CB071400

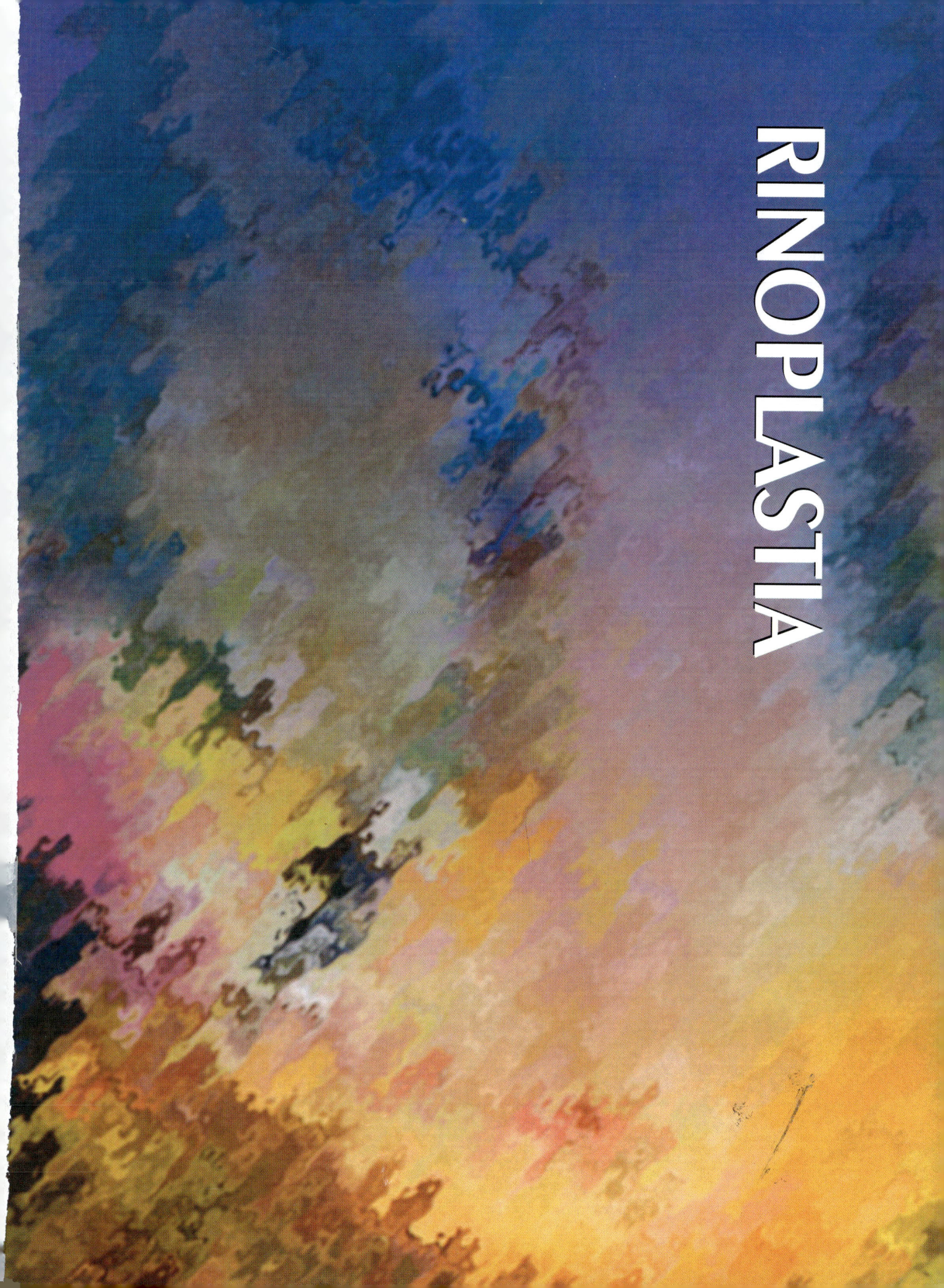

RINOPLASTIA

RINOPLASTIA
BÁSICA E AVANÇADA

Atlas de Técnicas Cirúrgicas

Rollin K. Daniel

Com 259 fotografias coloridas e DVD com vídeos intraoperatórios

Jaye Schlesinger, Medical Illustrator

Chuck Cox, Videographer

Revisão Técnica
Antonio Juliano Trufino
Diretor da Clínica Trufino – Londrina, PR
Cirurgião Plástico do Hospital Niterói D'Or, RJ
Cirurgião Plástico do Hospital Araucária – Londrina, PR
Cirurgião Plástico do Hospital Evangélico de Londrina, PR
Membro da Sociedade Brasileira de Cirurgia Plástica (SBCP)
Membro da Associação dos Ex-Alunos do Prof. Ivo Pitanguy (AExPI)
Membro da International Confederation for Plastic Reconstructive and Aesthetic Surgery (IPRAS)
Membro da International Society for Plastic Regenerative Surgery (ISPRES)
Residência Médica em Cirurgia Plástica pelo Hospital Fluminense – Serviço do Prof. Ronaldo Pontes (MEC e SBCP)
Residência Médica em Cirurgia Geral no Hospital Universitário Regional da Universidade Estadual de Londrina (UEL)
Título de Especialista em Cirurgia Plástica pela Sociedade Brasileira de Cirurgia Plástica,
Associação Médica Brasileira (AMB) e Conselho Federal de Medicina (CFM)
Graduado em Medicina pela Universidade Estadual de Londrina (UEL)

Segunda Edição

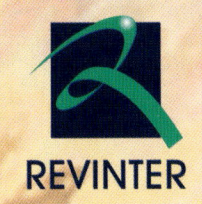

REVINTER

Rinoplastia Básica e Avançada – Atlas de Técnicas Cirúrgicas, Segunda Edição
Copyright © 2012 by Livraria e Editora Revinter Ltda.

ISBN 978-85-372-0468-9

Todos os direitos reservados.
É expressamente proibida a reprodução
deste livro, no seu todo ou em parte,
por quaisquer meios, sem o consentimento
por escrito da Editora.

Tradução:
SILVIA SPADA (Caps. 1 a 6)
Tradutora, SP
NANCY DOS REIS JUOZAPAVICIUS (Caps. 7 a 12)
Tradutora, SP

Revisão Técnica:
ANTONIO JULIANO TRUFINO
Diretor da Clínica Trufino – Londrina, PR
Cirurgião Plástico do Hospital Niterói D'Or, RJ
Cirurgião Plástico do Hospital Araucária – Londrina, PR
Cirurgião Plástico do Hospital Evangélico de Londrina, PR
Membro da Sociedade Brasileira de Cirurgia Plástica (SBCP)
Membro da Associação dos Ex-Alunos do Prof. Ivo Pitanguy (AExPI)
Membro da International Confederation for Plastic Reconstructive and Aesthetic Surgery (IPRAS)
Membro da International Society for Plastic Regenerative Surgery (ISPRES)
Residência Médica em Cirurgia Plástica pelo Hospital Fluminense – Serviço do Prof. Ronaldo Pontes (MEC e SBCP)
Residência Médica em Cirurgia Geral no Hospital Universitário Regional da Universidade Estadual de Londrina (UEL)
Título de Especialista em Cirurgia Plástica pela Sociedade Brasileira de Cirurgia Plástica, Associação Médica Brasileira (AMB) e Conselho Federal de Medicina (CFM)
Graduado em Medicina pela Universidade Estadual de Londrina (UEL)

CIP-BRASIL. CATALOGAÇÃO-NA-FONTE
SINDICATO NACIONAL DOS EDITORES DE LIVROS, RJ

D186r

Daniel, Rollin K.
    Rinoplastia básica e avançada: atlas de técnicas cirúrgicas/Rollin K. Daniel ; revisão técnica Antonio Juliano Trufino ; [tradução de Silvia Spada, Nancy dos Reis Juozapavicius]. - Rio de Janeiro: Revinter, 2012.

    Tradução de: Mastering rhinoplasty, 2nd ed.
    Inclui bibliografia e índice
    ISBN 978-85-372-0468-9

    1. Rinoplastia. 2. Nariz - Cirurgia. I. Título
12-3031.   CDD: 617.52
                                       CDU: 611.86:616-089.8

Nota: A medicina é uma ciência em constante evolução. À medida que novas pesquisas e experiências ampliam os nossos conhecimentos, são necessárias mudanças no tratamento clínico e medicamentoso. Os autores e o editor fizeram verificações junto a fontes que se acredita sejam confiáveis, em seus esforços para proporcionar informações acuradas e, em geral, de acordo com os padrões aceitos no momento da publicação. No entanto, em vista da possibilidade de erro humano ou mudanças nas ciências médicas, nem os autores e o editor nem qualquer outra parte envolvida na preparação ou na publicação deste livro garantem que as instruções aqui contidas são, em todos os aspectos, precisas ou completas, e rejeitam toda a responsabilidade por qualquer erro ou omissão ou pelos resultados obtidos com o uso das prescrições aqui expressas. Incentivamos os leitores a confirmar as nossas indicações com outras fontes. Por exemplo e em particular, recomendamos que verifiquem as bulas em cada medicamento que planejam administrar para terem a certeza de que as informações contidas nesta obra são precisas e de que não tenham sido feitas mudanças na dose recomendada ou nas contraindicações à administração. Esta recomendação é de particular importância em conjunto com medicações novas ou usadas com pouca frequência.

Título original:
Mastering Rhinoplasty – A Comprehensive Atlas of Surgical Techniques with Integrated Video Clips, 2nd Edition
Copyright © Springer-Verlag Berlin Heidelberg

Livraria e Editora Revinter Ltda.
Rua do Matoso, 170 – Tijuca
20270-135 – Rio de Janeiro – RJ
Tel.: (21) 2563-9700 – Fax: (21) 2563-9701
livraria@revinter.com.br – www.revinter.com.br

Dedicatória

A BEATRIX TIRKANITS, MD, FRCS (C)
Diplomata, American Board of Plastic Surgery
Parceira profissional e pessoal cujo sacrifício
e apoio tornaram este livro possível.

A ANDREW NICHOLAS DANIEL, PhD
Filho, estudioso e companheiro de aventuras.

Sumário

1 Simplificando a Rinoplastia 1

2 Uma Cirurgia Básica de Rinoplastia 13

3 Raiz e Dorso 67

4 Técnicas de Ponta 101

5 Base Nasal 155

6 Fatores Funcionais 183

7 Enxertos 225

8 Rinoplastia Primária: Tomada de Decisão 269

9 Rinoplastia Primária Avançada 307

10 Rinoplastia Secundária: Técnicas Cirúrgicas 349

11 Rinoplastia Secundária: Tomada de Decisão 379

12 Rinoplastia Reconstrutora Estética 407

Índice Remissivo 441

Tabela de Clipes de DVD

1 Rinoplastia Simplificada

Nenhum

2 Cirurgia de Rinoplastia Básica

2.1a	Análise
2.1 b	Planejamento Cirúrgico
2.2	Anestesia Local
2.3 a-d	Abordagem Aberta
2.3 e, f	Dissecção: Da Columela até a Ponta
2.3 g, h	Dissecção: Bidirecional
2.4 a, b	Exposição Septal: Transfixação/Bidirecional
2.4 c, d	Exposição Septal: Divisão da Ponta
2.4 e	Túneis Extramucosais
2.5 a-c	Análise da Ponta
2.5 d-f	*Crura* Laterais Alares Simétricas
2.6	Redução da Giba Óssea
2.7 a-f	Redução da Giba Cartilaginosa
2.8 a-d	Ressecção Caudal Septal
2.9 a-c	Relocação Caudal Septal
2.10	Remoção Septal
2.11 a, b	Osteotomias: Baixa a Alta
2.11 c, d	Osteotomias: Baixa a Baixa
2.12	Enxertos Expansores (*Spreader Grafts*)
2.13	*Strut* e Sutura Columelar
2.14	Sutura de Criação Domal
2.15	Sutura Interdomal
2.16	Sutura de Posição da Ponta
2.16 d-f	Enxerto de Refinamento de Ponta
2.17 a, b	Excisão de Assoalho da Narina
2.17 c, d	Excisão de Cunha Alar
2.17 e, f	Excisão Combinada de Assoalho e Cunha
2.18	Fotos da Equipe e Pós-Operatórias

3 Raiz e Dorso

3.6	Análise
3.7	Enxerto de Fáscia (F)
3.8	Enxerto (CC+ F)
3.13	Redução de Cúpula Óssea
3.14	Redução de Cartilagem Dividida
3.15 a, b	Osteotomias: Baixa a Alta
3.15 c, d	Osteotomias: Baixa a Baixa
3.15 j-l	Enxertos Expansores (*Spreader Grafts*)
3.19	Enxerto de Fáscia (F) para o Dorso
3.20	Enxerto (CC-F)
3.22	Tomada de Decisão

4 Técnicas de Ponta

4.1	Ponta: Planejamento Cirúrgico
4.5	Ponta: Anatomia e Estética
4.8	Ponta: Análise
4.9	Abordagem Aberta
4.10	Exposição: Da Columela até a Ponta
4.11	Exposição: Bidirecional
Tabela 4.2	Técnica de Sutura Aberta de Ponta: Passo a Passo
4.12 a, b	*Crura* Laterais Alares Simétricas
4.14	*Strut* e Sutura Columelar
4.16 a, b	Sutura de Criação Domal
4,19 a, b	Sutura Interdomal
4.21	Sutura de Equalização Domal
4.23 a, b	Sutura de Colchoeiro da *Crus* Lateral
4.25 a, b	Sutura de Posicionamento da Ponta
4.27	Enxerto de Refinamento de Ponta
4.29	Enxerto de Contorno Alar, Enxerto de Estrutura de Contorno Alar

4.31 a, b	Enxerto Aberto Estrutural de Ponta (EAEP)	7.18	Enxertos Expansores (*Spreader Grafts*)
4.31 c, d	EAEP: *Strut* e Sutura Columelar	7,19 a-c	Enxerto de Raiz: Fáscia
4,31 e, f	EAEP: Sutura de Domal	7.19 d-f	Enxerto Combinado de Raiz e Dorso: Fáscia
4.32 a, b	EAEP: Excisão do Domo e Enxerto de Ponta	7.19 g-i	Enxerto de Raiz ou de Dorso: CC+F
4.32 c	EAEP: Enxerto de Ponta Integrado	7.20	Enxerto Dorsal: Osseocartilaginoso de Costela
4.32 d	EAEP: Enxerto de Ponta Projetado	7.21	Enxerto Dorsal: Fáscia em Dupla Camada
4.39	EAEP: Cirurgia com Resultado de 4 Anos	7.22 a	CC–F: Visão Geral

5 Base Nasal

5.4	Análise	7.22 b	CC–F: Cartilagem Cortada em Pequenos Cubos
5.5	Análise da Base	7.22 c	CC–F: Bolsa da Fáscia
5.6 a, b	Excisão de Assoalho da Narina	7.22 d	CC–F: Preenchimentio da Bolsa de Fáscia
5.6 c, d	Excisão de Cunha Alar		
5.6 e, f	Excisão Combinada de Assoalho e Cunha	7.22 e-h	CC–F: Inserção de Enxerto
		7.25	Enxertos de Contorno Alar
5.7	Excisão: Septo Caudal e Espinha Nasal Anterior	7.26	Enxertos de Estrutura de Contorno Alar
		7.27	Enxerto de Suporte para *Crus* Lateral
5.11	Enxertos Compostos	7.28	Enxerto de Suporte para *Crus* Lateral com Transposição Alar
5.20	Talas (*Splints*) nas Narinas		
		7.31 e	Enxerto de Derme: Coleta
		7.31 f	Enxerto de Derme: Inserção

6 Fatores Funcionais

6.1 a, b	Obstrução de Septo e da Válvula		
6.1 e, f	Desvio Total de Septo	**8 Rinoplastia Primária: Tomada de Decisão**	
6.2	Obstrução Nasal em um Caso Estético	8.17 b	Enxerto de Suporte para *Crus* Lateral
6.3 a, b	Exposição de Septo: Abordagem de Transfixação	8.17 c	Enxerto de Suporte para *Crus* Lateral com Transposição Alar
6.3 c, d	Exposição de Septo: Separação Dorsal/de Ponta	**9 Rinoplastia Primária Avançada**	
6.3 e, f	Exposição de Septo: Separação Dorsal	Nenhum	
6.3 g, h	Exposição de Septo: Rotação da Ponta	**10 Rinoplastia Secundária: Técnicas Cirúrgicas**	
6.4 a, b	Exposição do Septo		
6.4 c, d	Ressecção do Septo	10.4	Análise
6.6 a-e	Relocação Septal Caudal	10.5	Remoção de Gordura da Pele
6.9	Septoplastia Total	10.6	Manta de Fáscia
6.10 a-c	Válvula da Narina	10.7	Septo Secundário
6.11	Válvula Vestibular	10.8 b	Enxerto de Ponta Estruturado
6.12	Válvula Interna	10.9	Enxerto de Dorso/Expansor
6.23	Reparo de Laceração na Mucosa	10.10 a	Substituição do Septo Caudal
		10.11 b	Micro-osteotomias

7 Enxertos

		10.11 e-h	Enxertos Expansores
7.3	Coleta de Septo	10.13 a-c	Cobertura de Fáscia
7.4 a	Coleta de Septo: Abordagem Bidirecional	10.13 d-f	Enxerto de Sobreposição para Refinamento da Ponta
7.5 b-e	Coleta de Cartilagem da Concha	10.13 g-i	Enxerto de Ponta Estruturado (EAEP)
7.6	Enxerto Composto de Orelha: Coleta	**11 Rinoplastia Secundária: Tomada de Decisão**	
7.8 a	Coleta de Fáscia: Abordagem		
7.8 b-d	Coleta de Fáscia: Visualização Endoscópica	11.2	Manta de Fáscia
		11.11	Estudo de Caso: Rinoplastia Secundária Complexa
7.9 a, b	Fáscia: Enxerto de Raiz		
7.9 c, d	Fáscia: Enxerto Combinado Raiz-Dorso	**12 Rinoplastia Estética Reconstrutora**	
7.11 a, b	Cartilagem Costal: Coleta Suprapericondrial	12.1 b	Camada de Base
		12.1 c	Enxerto Expansor
7.11 c, d	Cartilagem Costal: Coleta Subpericondrial	12.1 d	Cartilagem Cortada em Pequenos Cubos
		12.1 e, f	Fixação de *Strut* Septal na Espinha Nasal Anterior
7.12	Costela Inframamária: Ressecção de Espessura Total		
		12.1 i, j	Fixação de *Strut* Septal e Enxerto Expansor
7.13	Coleta de Enxerto Osseocartilaginoso de Costela		
		12.1 k, l	Inserção de *Strut* Columelar e Enxerto de Ponta
7.14 b	*Strut* Columelar: Modelagem e Inserção		
7.14 c	*Strut* Columelar Estendido	12.1 m, n	Enxerto Dorsal: CC–F
7.14 d	*Strut* Septocolumelar	12.7	Enxerto Dorsal: Osteocartilaginoso
7.15	Enxertos de Refinamento de Ponta	12.8	Suporte de Narina: Grandes Enxertos de Borda
7.16	Enxerto de Ponta Estruturado: Integrado		
7.17	Enxerto Estruturado e de Cobertura: Projetado	12.10	Enxerto de Derme: Inserção

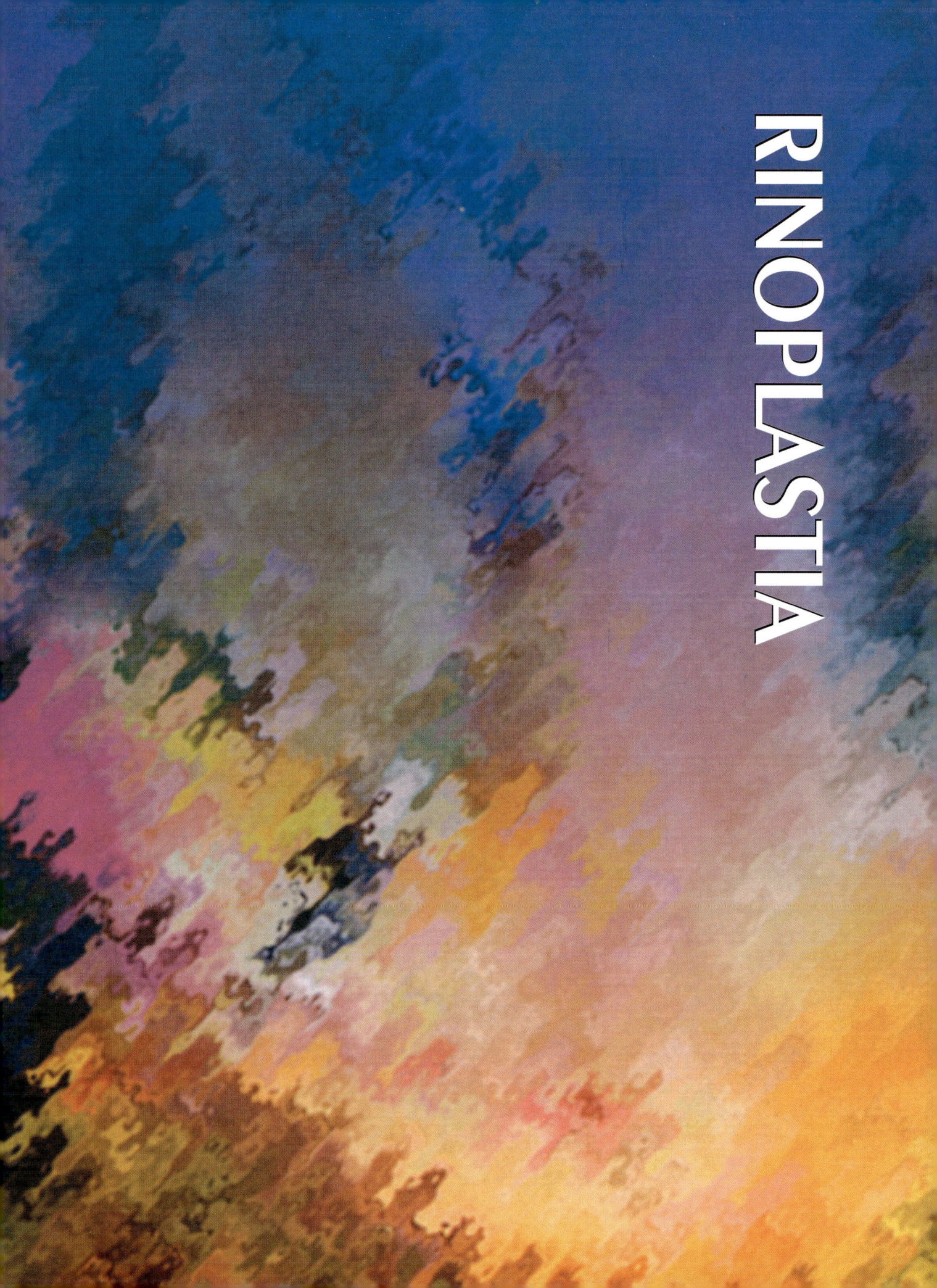

RINOPLASTIA

Simplificando a Rinoplastia 1

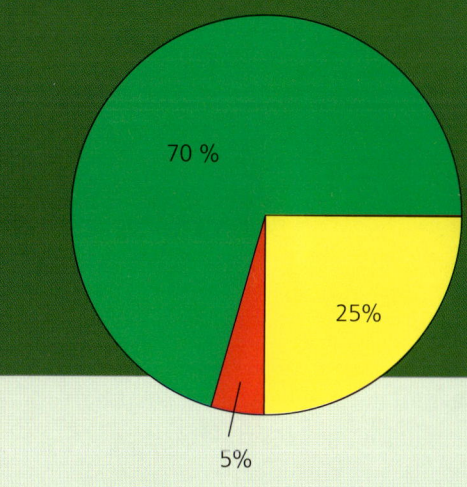

Introdução

Com base em meus 25 anos de experiência em praticar, ensinar e escrever sobre a cirurgia de rinoplastia, cheguei à conclusão de que devemos simplificá-la. Para o cirurgião médio, que realiza menos de 25 rinoplastias por ano, não faz sentido tentar várias técnicas novas a cada ano e depois descartá-las antes de alcançar a proficiência. Em vez disso, deve-se dominar uma cirurgia fundamental de rinoplastia, que pode ser adaptada a uma ampla gama de deformidades nasais primárias. Inicialmente, o cirurgião deve operar dentro de sua zona de conforto e progredir gradualmente para os casos mais difíceis. Em um período de 3 a 5 anos, a causa e o efeito cirúrgico da operação se tornarão aparentes. Com esta abordagem, o cirurgião alcançará proficiência e confiança em lidar com uma variedade de deformidades nasais. Igualmente, um número crescente de pacientes felizes assegurará expansão da prática de rinoplastia.

Em vez de escrever um texto enciclopédico de vários procedimentos nasais, este Atlas enfatizará uma cirurgia de rinoplastia fundamental e sua aplicação a uma ampla gama de pacientes com vários níveis de dificuldade, progredindo de deformidades menores (Nível 1) a moderadas (Nível 2) até as maiores (Nível 3). O Atlas é dividido em três seções. Os Capítulos 1-7 apresentam os princípios básicos da cirurgia de rinoplastia, enquanto nos Capítulos 8 e 9 examinamos em profundidade as rinoplastias fundamentais progressivamente mais difíceis, e os Capítulos 10-12 revisam os desafios complexos das rinoplastias reconstrutivas estética e secundária. Como acredito firmemente que a cirurgia de rinoplastia deve ser aprendida na sala cirúrgica e não na biblioteca, o leitor encontrará muitos vídeos em DVD das técnicas cirúrgicas ao longo do livro. Esses vídeos curtos de 1-5 min em DVD são referenciados nas figuras e proporcionam a oportunidade única de ver e experienciar como uma técnica específica é realmente efetuada. Minha expectativa é de que este texto represente um grande avanço no ensino de uma abordagem simplificada à cirurgia de rinoplastia.

Um Fundamento da Cirurgia de Rinoplastia

Em que consistiria uma cirurgia de rinoplastia P.E.R.F.E.C.T.? Acho que os seguintes atributos são importantes e talvez componham um acrônimo.

Progressiva. O cirurgião deve ser capaz de usar a técnica cirúrgica para casos com dificuldade cada vez maior, acrescentando algo à cirurgia básica (Fig. 1.1). Em vez de aprender um procedimento inteiramente novo pode-se, simplesmente, acrescentar passos adicionais, à medida que sejam encontrados casos mais exigentes. Por exemplo, depois que o cirurgião aprender a dominar as técnicas abertas de sutura da ponta, então, uma definição adicional da ponta poderá ser alcançada, acrescentando-se Enxertos de Refinamento da Ponta (ERP) de cartilagem excisada.

Expansível. Embora se inicie com certa população de pacientes, é inevitável que se comece a ver diferentes tipos de pacientes que necessitam modificação da técnica básica. Na Califórnia do Sul, vi um grande número de pacientes hispânicos e asiáticos, cuja pele mais fina e pontas que se projetavam para baixo forçaram-me a expandir meu repertório cirúrgico. Em vez de ser uma nova cirurgia, os acréscimos e as modificações representam uma expansão da cirurgia básica.

Reproduzível. Cada cirurgião deseja alcançar resultados reproduzíveis. O primeiro passo crítico é dominar um procedimento em profundidade e aprender sua causa e efeito cirúrgicos. Muitos desses passos nessa cirurgia são reproduzidos de maneira consistente, incluindo-se enxertos de raiz, suturas de ponta e enxertos expansores. O número de surpresas e de revisões pode ser muito baixo.

Funcional. A forma sem função não é aceitável. Estou convicto de que 35% dos pacientes que necessitam rinoplastia cosmética têm significativa obstrução nasal anatômica *preexistente*, a qual, se não corrigida, levará à obstrução nasal pós-operatória. Portanto, a clara compreensão das funções septal, valvular e dos cornetos nasais, assim como de sua correção cirúrgica, deve ser um componente crítico de uma cirurgia de rinoplastia.

Estética. A realidade é que praticamente todas as pacientes desejam um nariz mais atraente, mas que pareça natural. Quanto mais jovem a paciente, maior o desejo de um nariz menor e mais gracioso – nove vezes em dez, elas herdaram as características nasais de seu pai. Além de um nariz menor, geralmente elas querem um dorso ligeiramente curvo, um ângulo levemente rodado e uma ponta bem definida. Esta cirurgia permite ao cirurgião alcançar esses objetivos de forma consistente.

Conforto, Zona de. Cada cirurgião possui sua própria "zona de conforto na rinoplastia". Após completar sua residência ou especialização, a maioria dos cirurgiões tem experiência com uma sequência cirúrgica. Inicialmente, o cirurgião deverá selecionar aqueles pacientes para os quais ele tem confiança de que pode obter um bom resultado. A vantagem desta cirurgia é que o cirurgião pode progredir para níveis de maior dificuldade a partir de uma base sólida.

Trabalho Intensivo da Ponta. Uma das realidades da cirurgia cosmética de rinoplastia é que os pacientes estão convencidos de que "se a ponta estiver boa, o resultado também está". Se a ponta não for atraente, o paciente não ficará feliz. Assim, a cirurgia da ponta é bastante enfatizada nesta cirurgia e ao longo do texto.

A cirurgia, a seguir, é um procedimento relativamente padrão que utilizo de rotina, mas com variações praticamente ilimitadas. A sequência cirúrgica é individualizada para cada rinoplastia primária, sendo deletados ou modificados certos passos, conforme indicado.

Uma Sequência Cirúrgica Padrão

1) Essenciais – Lupas de 2,5×, foco de luz frontal de fibra óptica, instrumentos próprios.
2) Anestesia – geral com monitores apropriados.
3) Injeção de anestesia local seguida pela preparação – esperar 10-15 min.
4) Remover compressa intranasal e raspar vibrissas.
5) Abordagem aberta utilizando incisões infracartilaginosa e transcolumelar.
6) Elevação do envoltório de pele.
7) Exposição septal via incisão de transfixação e túneis extramucosos.
8) Análise da ponta e reavaliação do plano cirúrgico.
9) Simetrização das cartilagens alares.
10) Redução incremental da giba – osso: raspa, cartilagem: tesoura.
11) Septo caudal/excisão da espinha nasal anterior (ENA) (opcional).
12) Colheita septal/septoplastia.
13) Osteotomias.
14) Preparação de enxerto.
15) Enxertos expansores (opcional).
16) *Strut* e sutura columelar.
17) Suturas da ponta com enxertos de sobreposições opcionais de cartilagem alar excisada.
18) Fechamento.
19) Modificação de base alar (opcional)
20) Enxertos de contorno alar.
21) Imobilizadores de Doyle, moldes externos e bloqueio anestésico nasal.

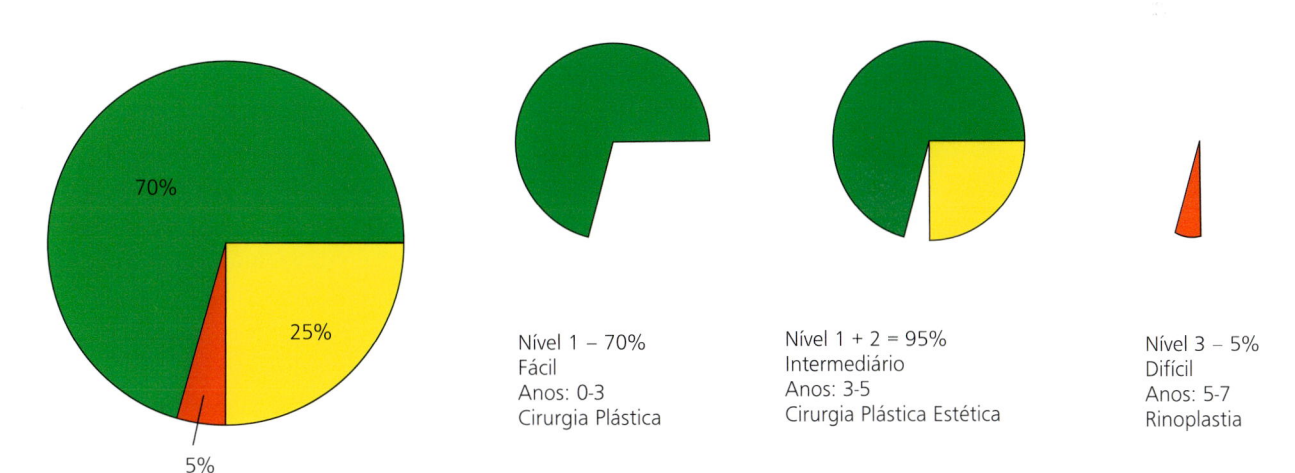

Nível 1 – 70%
Fácil
Anos: 0-3
Cirurgia Plástica

Nível 1 + 2 = 95%
Intermediário
Anos: 3-5
Cirurgia Plástica Estética

Nível 3 – 5%
Difícil
Anos: 5-7
Rinoplastia

Fig. 1.1 Nível de dificuldade de rinoplastia primária.

Nível de Dificuldade: Uma Classificação

Nossa avaliação da dificuldade de uma rinoplastia envolve a integração da anatomia, estética, objetivos do paciente e requisito de técnicas cirúrgicas. Embora cada cirurgião tenha sua própria classificação individual, sugiro dividir a gama das rinoplastias primárias em três "níveis de dificuldade", com base no grau exigido de modificação, requisito de especialização técnica e complexidade do plano cirúrgico. Eu uso os simples Níveis 1 a 3 para classificar rinoplastias primárias – Nível 1 (menor), Nível 2 (moderado) e Nível 3 (maior).

Pedido do Paciente. A maioria dos pacientes de rinoplastia Nível 1 tem três queixas básicas: a protuberância no perfil, o dorso largo e a ponta mal definida. O desafio é conseguir um resultado estético que o paciente deseja. A característica de um caso de Nível 2 são as queixas semelhantes às de um caso de Nível 1, mas a deformidade de apresentação e as manobras cirúrgicas exigidas são mais desafiadoras. Uma ponta quadrada que requer suporte do contorno alar seria um caso de Nível 2. Em contraposição, os casos de Nível 3 são realmente "deformidades" em que o paciente sofre significativa perda da autoestima. Eles estão em busca de serem "normais". A correção cirúrgica requer uma abordagem agressiva complexa. Sutilezas não funcionarão.

Deformidade do Paciente. Talvez, o melhor método para atribuir o nível de dificuldade a um nariz específico é utilizar um sistema clássico de "desvio padrão" com base no desvio do normal. O exemplo mais simples é a modificação da base nasal. Utilizando uma régua ou compasso de calibre, medem-se a largura intercantal, a largura da base alar e a largura do sulco alar. Se a largura da base alar estiver dentro da largura intercantal, então, geralmente nenhuma modificação é necessária (Nível 1). Se a base alar for bastante larga e exceder a largura intercantal em 2 mm ou mais, então será necessária uma excisão combinada da base alar/margem da narina (Nível 2). Quando são encontradas larguras extremas em narizes étnicos ou asas nasais acentuadamente retraídas em decorrência da hipoplasia das cartilagens alares, então serão necessárias técnicas avançadas (Nível 3).

Técnicas Cirúrgicas. Após desenvolver uma série individual de critérios "estéticos" de graduação para os casos de Níveis 1 a 3, com base na deformidade de apresentação, isso pode ser expandido pelo acréscimo das técnicas cirúrgicas exigidas. A magnitude da dificuldade na redução da raiz é maior que a do aumento da raiz. Narizes étnicos são mais desafiadores do que o nariz caucasiano habitual. No que se refere à ponta, um enxerto aberto estrutural de ponta sinaliza um caso mais difícil do que uma sutura na ponta. Além disso, é mais fácil fazer um enxerto aberto de ponta em associação à sutura dos domos do que em casos que os domos foram excisados para diminuição da projeção.

Complexidade Cirúrgica. Cada técnica cirúrgica incluída no plano cirúrgico tem sua variação de resultados e de riscos. Portanto, deve-se manter o plano cirúrgico o mais simples possível e só fazer manobras, quando necessário. Os casos de Nível 1 podem não necessitar de enxertos, enquanto o Nível 3 sempre necessita. Osteotomias laterais podem variar de nenhuma, no caso de nariz estreito, e chegar a 8, no caso de nariz largo. Assim, a complexidade cirúrgica consiste tanto no número de manobras necessárias como em quão complexo é cada um dos passos.

Nível 1: Forma e Função

Esta paciente tem uma típica deformidade nasal de Nível 1 com a tríade de giba no perfil, ponta não refinada e nariz largo (Fig. 1.2). Muitas mulheres dirão que seus narizes são muito masculinos e solicitam um nariz mais feminino. Com muita frequência, é realmente o nariz do papai na filha. Pacientes cosméticos estão mais preocupados com a aparência e podem ignorar totalmente a existência de uma obstrução nasal. Neste caso, a paciente disse que não tinha qualquer comprometimento funcional, apesar de um óbvio desvio septal e colapso da válvula interna em virtude do nariz em tensão (veja Fig. 2.22). O elo entre a *forma e a função* é central a toda cirurgia de rinoplastia.

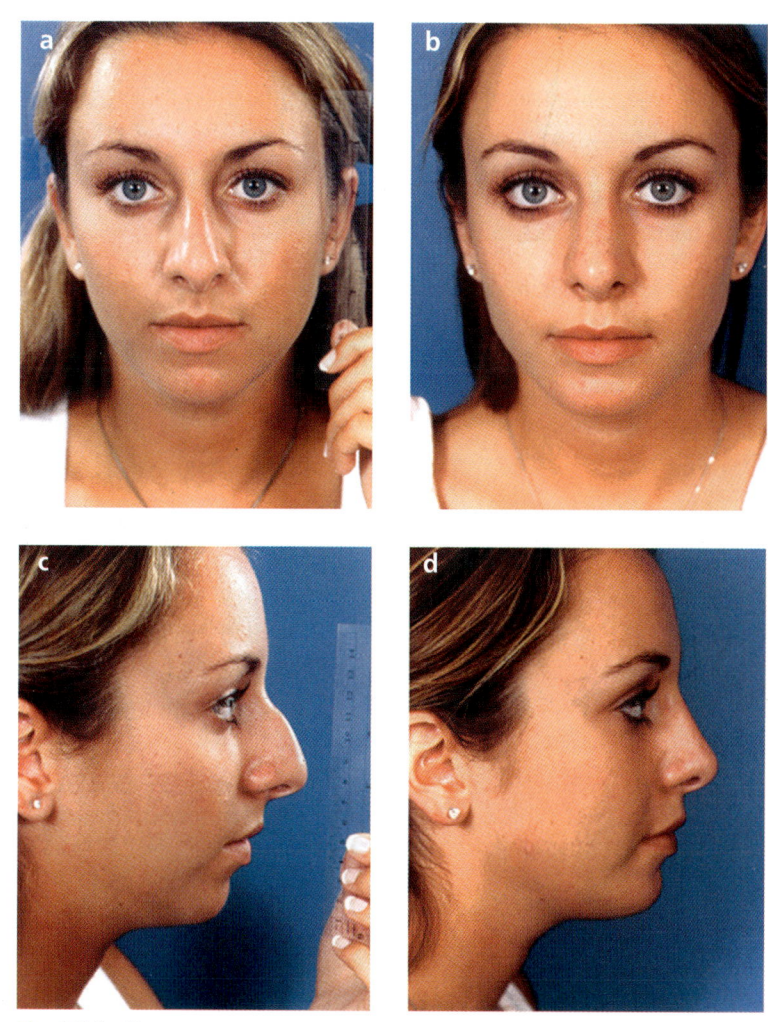

Fig. 1.2 (a-d)

Nível 2: Desafios da Ponta

O paciente de Nível 2 tem um grau *progressivamente* maior de complexidade, quando comparado ao paciente de Nível 1. Como se observa na paciente adiante (Fig. 1.3), qualquer melhora na ponta deve ser alcançada, apesar de uma cobertura desfavorável de pele e fracas cartilagens alares. O passo crítico foi a adição de enxerto de cartilagem alar ressecada, dobrado, na ponta. Nos casos de Nível 2, uma ampla série de técnicas, tanto de suturas como de enxertos, é necessária para se conseguir a ponta desejada. No que se refere ao perfil, com frequência deve-se procurar uma abordagem "equilibrada" – reduzindo proeminências e construindo deficiências. À medida que o cirurgião expande sua zona de conforto, serão encontrados pacientes com um envoltório de pele mais espesso, uma base nasal ampla ou deficiências dorsais. Inesperadamente, o sucesso ou o fracasso dependerá da inserção dos principais enxertos de ponta, excisões de base alar ou enxertos de cartilagem cortada em cubo no dorso. Muitos cirurgiões decidirão limitar sua prática de rinoplastia a este nível e a fazem em 95% dos pacientes que apresentam deformidades de Níveis 1 e 2, enquanto encaminham os outros 5% a um especialista em rinoplastia.

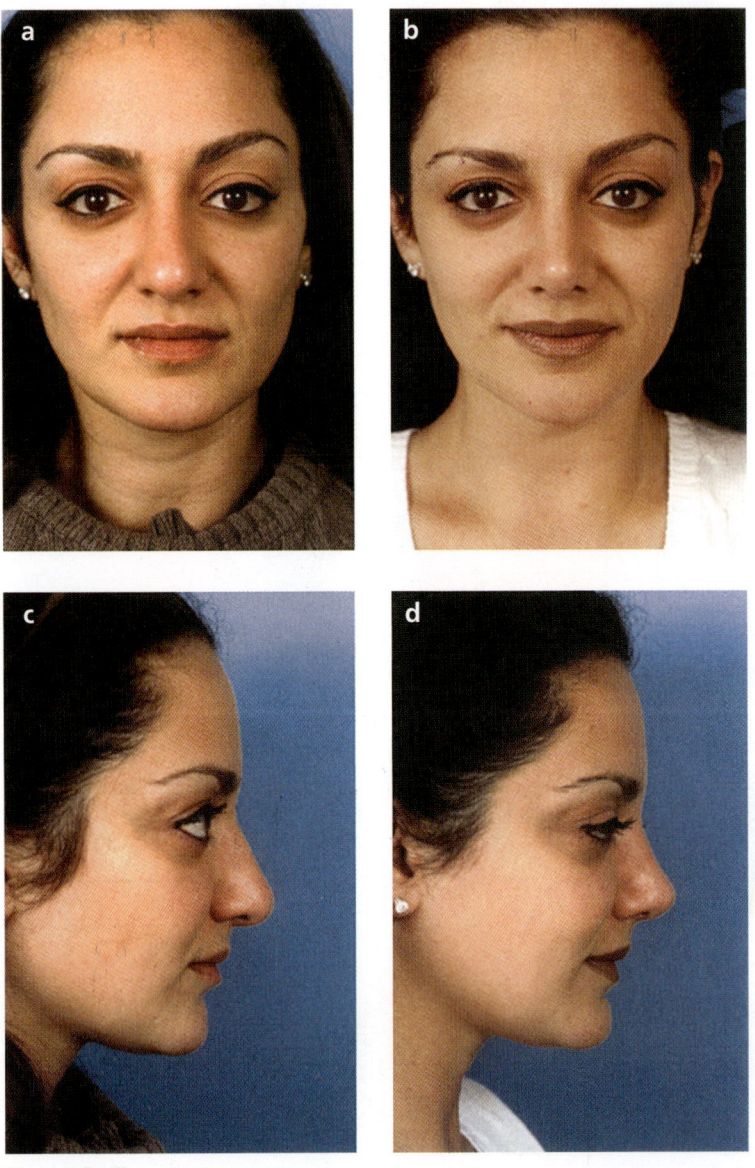

Fig. 1.3 (a-d)

Nível 3: Modificações Importantes

Os pacientes de Nível 3 desejam uma modificação importante em seus narizes. Esses narizes não são casos de sutis artifícios. O cirurgião deve conseguir uma significativa modificação no nariz, ao mesmo tempo que lhe confere uma aparência atraente, natural e não estigmatizada de cirurgia. Como se vê na Fig. 1.4, esta jovem de 15 anos queria desesperadamente reduzir a incessante provocação na escola, enquanto seus pais queriam promover sua autoestima antes que ela entrasse na faculdade. As técnicas cirúrgicas exigidas fazem parte da cirurgia básica de rinoplastia, mas aplicadas em escala extrema. Elas incluíram uma redução dorsal de 11 mm, um encurtamento septal caudal de 9 mm e 7 osteotomias assimétricas. Deve-se lidar com os extremos da anatomia nasal e remodelar todo o nariz. Uma significativa assimetria intrínseca ao nariz e dentro da face limitará o resultado. Muitas vezes, as técnicas precisam ser executadas com diferenças quantitativas dos dois lados para fazer ajustes relativos à assimetria. Felizmente, esses pacientes, em geral, ficam felizes com uma melhora limitada.

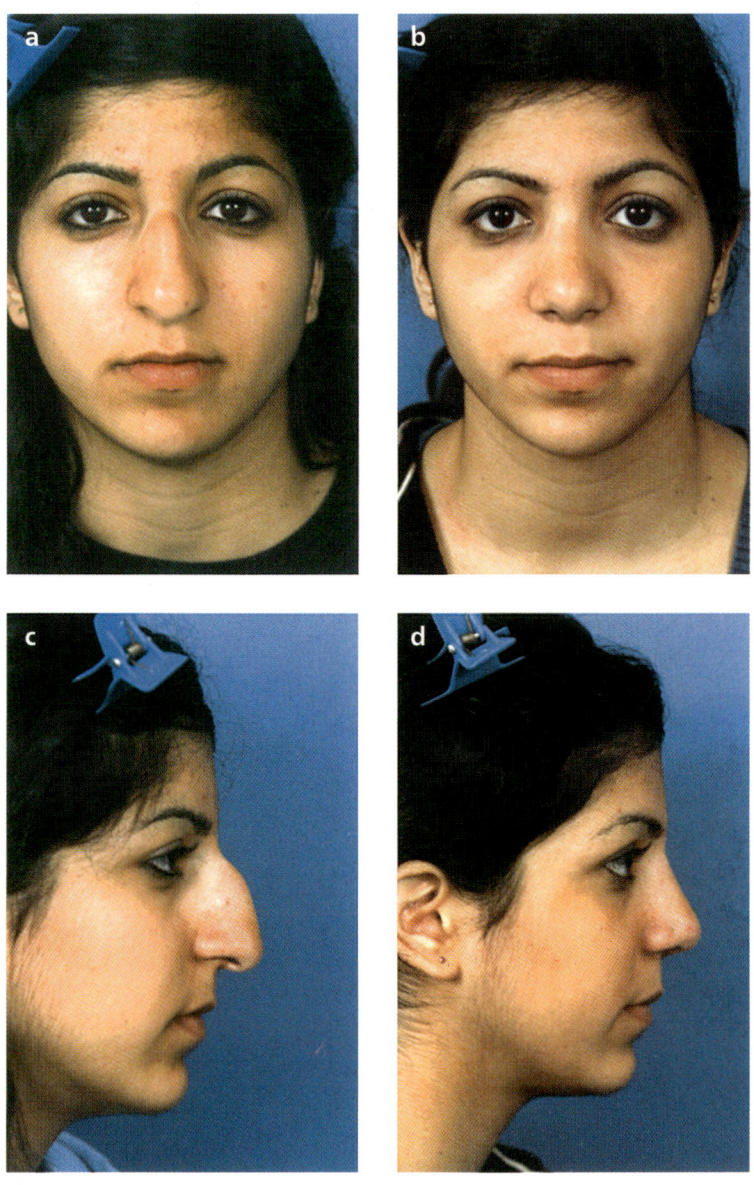

Fig. 1.4 (a-d)

Ensinando-se a Causa e o Efeito Cirúrgicos

Ninguém já nasce cirurgião de rinoplastia. Com duas ou três exceções, ninguém termina sua residência ou *fellowship* sendo muito bom em rinoplastia, e nisto eu me incluo. Entretanto, a maioria dos cirurgiões pode se tornar proficiente em cirurgia de rinoplastia, contanto que desejem reservar algum tempo para ensinar a si mesmos a causa e o efeito cirúrgicos. Seguem dez maneiras de melhorar sua compreensão de causa e efeito cirúrgicos.

1) *Análise Fotográfica Pré-Operatória.* Com o advento da fotografia digital, não se justifica não se ter excelentes fotografias pré-operatórias *padronizadas* em todas as vistas, estáticas e sorridentes. É importante desenvolver um sistema reproduzível com iluminação compatível. Igualmente, impressões em tamanho grande, de acordo com o tamanho natural, são facilmente disponibilizadas. Aprender a fazer uma análise fotográfica sequencial é a maneira mais rápida de treinar seu olho para analisar deformidades clínicas. Siga em progressão pelas três etapas de desenvolvimento do plano cirúrgico – defina a deformidade, revista-a com a estética ideal e desenvolva um objetivo cirúrgico realista.

2) *Escreva o Plano Cirúrgico.* Escrever passo a passo o plano cirúrgico, desde a anestesia ao curativo, e fixá-lo na sala cirúrgica é a melhor maneira de simplificar sua cirurgia. Ao escrever cada passo, você é forçado a decidir se realizará cada um deles e, mais importante, como o fará. Ao fazer e responder o máximo possível de perguntas no pré-operatório, será maior seu senso de clareza e certeza na sala cirúrgica.

3) *Estética, Análise e Anatomia Nasais.* A anatomia nasal determina o que está errado com o nariz e o que deve ser modificado cirurgicamente para se alcançarem os objetivos estéticos. Um dos melhores exemplos é a definição de ponta e sua ligação com a incisura do domo e criação de sutura domal. A abordagem aberta permite que o cirurgião estude cuidadosamente e registre a anatomia dorsal e da ponta em cada caso. Se estiverem disponíveis, dissecções cadavéricas proporcionam importante oportunidade de aprendizagem, mas nada substitui a observação da anatomia nasal de cada caso.

4) *Instrumentos e Fotos Intraoperatórios.* Para mim foi suficiente uma única cirurgia na Universidade com os residentes para perceber que não se pode fazer uma cirurgia delicada com maus instrumentos. Embora um conjunto personalizado, completo, de instrumentos de rinoplastia seja o ideal, deve-se pelo menos ter o próprio conjunto de instrumentos cortantes (tesoura, raspas, osteótomos) desde o início. É extremamente importante fazer uma série de fotos em quatro ângulos da cirurgia completa da ponta antes de fechar a pele. Em seguida, reveja essas fotos em cada visita pós-operatória.

5) *Diagrama Cirúrgico e Três Perguntas.* É extremamente importante manter um registro visual da cirurgia final (veja Fig. 2.20). É tão importante que eu preencho o diagrama cirúrgico antes de ditar o relatório cirúrgico final. Embora quadros de checagem facilitem a recuperação de dados, são os numerosos desenhos que eu acrescento que são de importância vital. Na parte inferior da página, registro três perguntas a fazer nas visitas pós-operatórias. As perguntas típicas são: A definição da ponta é suficiente? Deveria ter feito um enxerto estrutural na ponta em vez de enxertos de aposição? O paciente precisa de *splints* de narina?

6) *Visitas Pós-Operatórias Frequentes e Fotos.* Quanto maior a frequência com que se vê o paciente no pós-operatório, mais rapidamente se aprenderá a causa e o efeito cirúrgico. Em meu consultório, o prontuário é aberto no diagrama cirúrgico e nas fotos intraoperatórias da ponta, quando entro na sala de exames. Preciso saber o que fiz ainda de duas formas, em diagramas e visualmente. No final do exame, respondo a três perguntas – algumas vezes suspeitas são confirmadas, enquanto em outras ocasiões tenho uma agradável surpresa, mas sempre aprendo alguma coisa.

7) *Revisões.* Sim, você terá que revisar seus próprios casos, é o que todos fazem. Você também tem uma escolha – pode ver isso como um sinal de fracasso ou uma oportunidade para aprender. Recentemente, revisei um nariz para reparar uma pequena protuberância na ponta. Para minha surpresa, não era um ponto de cartilagem domal agudizado, mas sim uma extremidade cefálica de um enxerto de contorno alar. Em minha experiência, aprendi a estreitar meus enxertos ECA ainda mais, não hesito em encurtá-los e em verificar a faceta de tecido mole quanto a qualquer distorção. Aprenda a fazer suas revisões.

8) *Leitura e Reuniões.* Leia tudo o que puder sobre cirurgia de rinoplastia. Obviamente, comece com os artigos e livros recentes mais pertinentes. Não hesite em ler os "clássicos". A familiaridade com técnicas menos populares é valiosa em casos secundários em que o reconhecimento de uma "ponta Universal" ou "ponta de Goldman" permite reverter o procedimento primário e reduzir o número de enxertos.

9) *Visite Outros Cirurgiões ou Encontre um Mentor.* Todo ano, tento passar alguns dias na Sala Cirúrgica e observar um colega. Essa experiência é tremendamente útil, uma vez que aprendi muitos truques e maneiras alternativas de fazer as coisas, assim como novas cirurgias – das quais algumas eu farei, e outras não. Nos estágios iniciais de sua prática, o ideal é encontrar um mentor e alguém próximo que você possa observar com frequência e discutir com ele seus problemas. A experiência é um estimado professor e requer tempo para adquirir.

10) *Faça uma Apresentação, Escreva um Trabalho.* Até alguém preparar uma apresentação, ele pode pensar que sabe como fazer uma boa rinoplastia. Todas as ilusões se acabam quando são examinadas as fotos, em todas as vistas, dos resultados de 1 ano. Em vez de aceitar a falha, deve-se verificar quais são os erros e continuar a trabalhar até apresentar resultados suficientemente bons. Redigir um trabalho produz um entendimento até maior, pois esclarece seus pensamentos e o põe no contexto do trabalho anterior. Eu sempre digo que escrever esses livros tornou-me um cirurgião melhor, mas um jogador de golfe pior.

O Passo Mais Importante – Progredir para o Próximo Nível. Com experiência e maior compreensão da causa e do efeito cirúrgico, está-se pronto para o próximo nível. A realidade é que a maioria dos cirurgiões inadvertidamente já operou além de sua zona de conforto, por subestimar a dificuldade de alguns casos. Além disso, a oportunidade de fazer as próprias revisões faz parte da experiência de aprendizagem. Lembre-se: o trabalho duro e o compromisso com a excelência são críticos para a evolução de um cirurgião de rinoplastia.

Princípios-Guia

Ao se adentrar a prática e começar aprender cirurgia de rinoplastia no mundo real, devem ser tomadas decisões, e suas consequências devem ser aceitas. A expectativa é que esses princípios guiem o cirurgião mais jovem pelos desafios de aprender a cirurgia de rinoplastia.

- Rinoplastia é a mais difícil das cirurgias por três razões: (1) a anatomia é bastante variável, (2) o procedimento deve corrigir forma e função, e (3) o resultado final deve atender às expectativas do paciente.
- Poucos cirurgiões fazem mais de 25 rinoplastias por ano. Assim, deve-se maximizar a experiência de aprendizagem de cada caso por meio de cuidadosa documentação do procedimento cirúrgico e frequentes visitas de acompanhamento – somente você pode ensinar a si mesmo a causa e o efeito cirúrgicos.
- Forma sem função é um desastre. Na maioria das vezes, a obstrução nasal pós-operatória reflete uma falha em diagnosticar e tratar a condição subclínica pré-operatória. Deve-se identificar e corrigir deformidades anatômicas preexistentes do septo, válvulas nasais e cornetos nasais. Não se justifica a não realização de um exame pré-operatório completo e um registro de um plano cirúrgico específico.
- Deve-se aceitar antecipadamente a inexistência de uma cirurgia mágica que garanta resultados perfeitos. Cada manobra cirúrgica dentro de uma cirurgia possui uma curva de aprendizagem. Dentro de uma sequência cirúrgica, as manobras individuais são acréscimos, mas suas interações e potencial de complicações são geométricos. Mantenha uma cirurgia simples – ganho máximo, risco mínimo. Expanda o que conhece a partir de sua própria zona de conforto. Não incorpore cada nova moda.
- No início de sua prática, selecione bons pacientes, com deformidades evidentes que possam ser facilmente corrigidas com o uso de técnicas cirúrgicas que você conheça. Com a experiência, comece a acrescentar novas manobras e, então, assuma casos de maior dificuldade. Opere dentro de sua zona de conforto, desde o início.
- O curso pré-operatório é limitado, mas o curso pós-operatório é ilimitado, então escolha cuidadosamente seus pacientes. Em geral, problemas pós-operatórios são confirmações de suspeitas intraoperatórias – se a ponta não parecer exatamente correta durante a cirurgia, raramente tornar-se-á melhor. Não corte os cantos ou você vai andar em círculos. Depois de operar um paciente, ele é o seu resultado, independentemente de quantas cirurgias anteriores tenham sido feitas ou da não obediência do paciente. Selecione seus pacientes cuidadosamente.
- Depois de ocorrer uma complicação ou ter mau resultado, admita-o diretamente ao paciente e discuta como se pode melhorar isso. Não finja que não há nada ou constranja o paciente a aceitar uma melhora mínima, nem torne a correção do problema financeiramente impossível. Trate os pacientes como uma família – na pior das hipóteses, eles ficarão desapontados, mas não litigantes.
- Compreenda suas próprias limitações e progrida para os casos de Níveis 1 a 3 antes de partir para as rinoplastias secundárias complexas. A rinoplastia secundária é, tecnicamente, mais exigente e requer maior experiência cirúrgica que só se poderá adquirir com a experiência cirúrgica. Nos casos primários, muitas vezes afastam-se os pontos negativos para se revelar um nariz subjacente atraente, enquanto nos secundários o cirurgião deve ser capaz de reconstruir uma estrutura destruída com o uso de numerosos enxertos.
- Rinoplastia é a mais gratificante de todas as cirurgias cosméticas, tanto para o paciente como para o cirurgião. Poucas cirurgias podem causar tanta mudança na aparência de uma pessoa jovem ou em sua autoconfiança. Para o cirurgião, a rinoplastia é a suprema arte na escultura tridimensional. Vale realmente a pena o risco do paciente e o compromisso do cirurgião.

Como Usar Este Livro

Neste ponto do texto, o leitor sofisticado perceberá que, na realidade, este capítulo é o Prefácio deste livro. Em minha opinião, bem poucos cirurgiões leem o Prefácio e, portanto, fiz dentro deste capítulo a apresentação do que virá. Ainda que seja recomendável ler este texto em sequência, na realidade muitos cirurgiões focalizam-se na parte que lhes é mais relevante em um determinado momento. Assim, é necessário tornar cada seção completa e independente, o que leva a certa repetição de pontos importantes ao longo do texto. Acho que é importante para o leitor integrar os *vídeos de DVD* à experiência de aprendizagem. Considero inestimável a oportunidade de realmente estar na sala cirúrgica e ver como a técnica é efetuada. Idealmente, deve-se ter um computador disponível e carregar o DVD apropriado, e depois entrar na sala cirúrgica para ver como é efetuada no mundo real. A experiência global deve ser a mais próxima possível de um *Fellowship* em Rinoplastia. Outro ponto a anotar é que o número das referências citadas é pequeno porque este livro foi escrito a partir de anotações e diagramas feitos durante e depois de minhas cirurgias. Assim, esta é a abordagem de um cirurgião à rinoplastia e não um texto enciclopédico com muitos volumes sobre todo o tema. Depois de completado o texto, revisei a literatura de rinoplastia e acrescentei a Lista de Leitura em cada capítulo. Certas referências serão citadas utilizando o seguinte formato (Autor, data). Mais uma vez, descobri que escrever um livro sobre cirurgia de rinoplastia me tornou um cirurgião muito melhor e só posso ter a esperança de que o mesmo seja verdadeiro para o leitor.

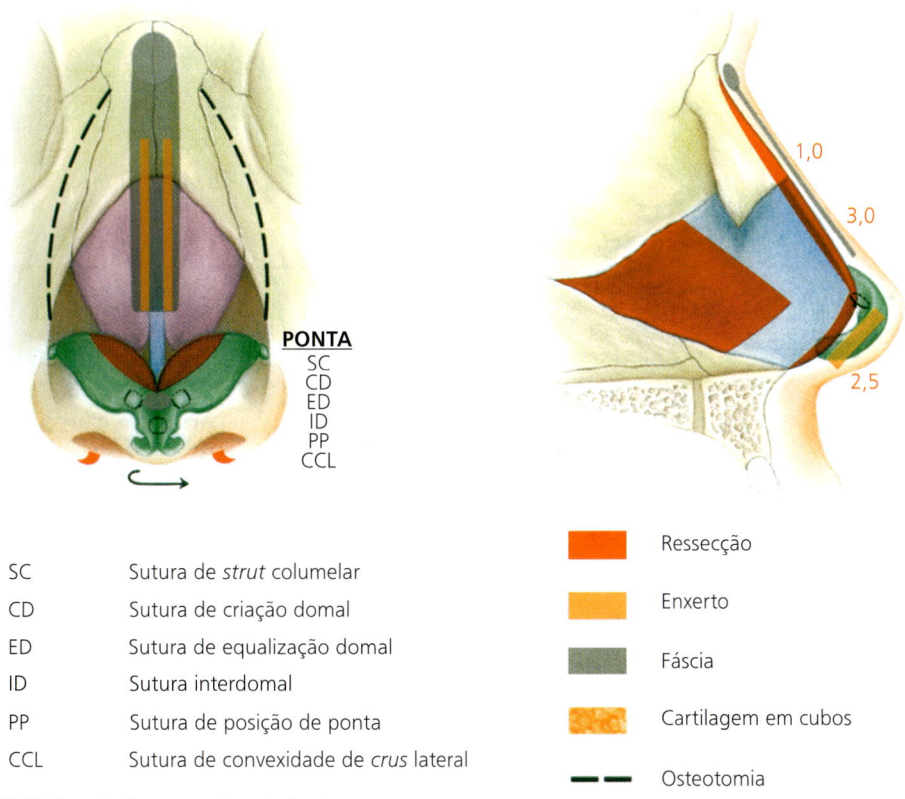

PONTA
SC
CD
ED
ID
PP
CCL

SC	Sutura de *strut* columelar
CD	Sutura de criação domal
ED	Sutura de equalização domal
ID	Sutura interdomal
PP	Sutura de posição de ponta
CCL	Sutura de convexidade de *crus* lateral

- Ressecção
- Enxerto
- Fáscia
- Cartilagem em cubos
- Osteotomia

Fig. 1.5 Códice do diagrama de estudo de caso.

Uma Cirurgia Básica de Rinoplastia 2

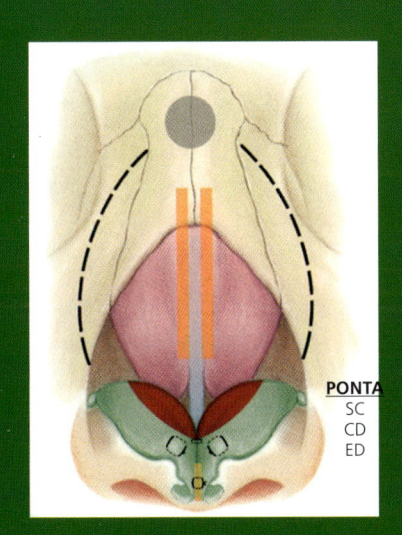

Introdução

Por que a rinoplastia é tão difícil? A resposta é a ampla variação da anatomia nasal e os desejos estéticos do paciente. Para o cirurgião, o desafio é dominar o número infinito de técnicas cirúrgicas disponíveis. Assim, a questão passa a ser: pode-se planejar uma cirurgia básica de rinoplastia? Um ex-residente, com 3 anos de prática particular, fez o seguinte pedido: "Você pode me dar uma cirurgia de rinoplastia básica com a qual eu possa ter bons resultado e poucas revisões?" Minha resposta foi rápida e brusca – "É impossível porque tanto a anatomia como os requisitos técnicos são muito variados". Apesar de minha negatividade, o desejo de desenvolver uma cirurgia básica de rinoplastia continuou a intrigar-me. Gradualmente, os fundamentos da cirurgia padrão de rinoplastia começaram a se cristalizar. A cirurgia a seguir destina-se ao cirurgião plástico médio bem treinado. Ela pode ser expandida para se adaptar a uma grande variedade de deformidades nasais. Contudo, requer que o cirurgião aceite dois princípios. Primeiro, o cirurgião deve começar a fazer somente aqueles casos que se enquadrem à sua zona de conforto cirúrgico. Segundo, o cirurgião deve implementar uma abordagem progressiva para aprendizagem da cirurgia de rinoplastia. Começa-se pelos casos mais fáceis de Nível 1, avançando, então, para as deformidades mais desafiadoras de Nível 2, antes de, finalmente, assumir os problemas mais difíceis de Nível 3. A criteriosa distribuição, talvez 70% dos casos primários, é de Nível 1, 25% são de Nível 2 e apenas 5% são de Nível 3. Uma cirurgia fundamental será apresentada passo a passo, neste capítulo, e suas progressivas adaptações aos três níveis serão detalhadas no resto do texto. É importante selecionar apenas aqueles passos que são apropriados para um caso específico.

Lembre-se da regra de os 95-95% dos artigos e palestras sobre rinoplastias lidarem com os 5% mais esotéricos dos narizes, ainda que 95% dos cirurgiões não queiram os 5% dos casos mais difíceis. Esta cirurgia de rinoplastia básica destina-se a permitir que o cirurgião faça a cirurgia de 95% dos pacientes primários vistos por ele numa prática particular de cirurgia estética.

Consulta Durante a consulta inicial, faço a mim mesmo duas perguntas críticas sobre o paciente. Primeira, uma rinoplastia trará significativa melhora no nariz deste paciente? Segunda, eu quero esta pessoa em minha prática? Se a resposta for não para ambas as perguntas, então não faço sua cirurgia. A rinoplastia não é uma cirurgia frívola; o procedimento deve ser considerado cuidadosamente tanto pelo paciente como pelo cirurgião. Os objetivos do paciente deverão passar por uma avaliação realista do risco cirúrgico para compensar o valor e determinar se eles se sentem confortáveis em que seja você o cirurgião. Infelizmente, os cirurgiões se concentram com muita frequência no desafio técnico e no benefício econômico de fazer cada nariz, ainda que os riscos de selecionar o paciente errado sejam muito reais para eles, e esses vão desde a frustração até a infelicidade de um abuso físico.

Deformidade Nasal. Em casos primários, normalmente os pacientes são muito precisos em definir o que está errado com seus narizes, mas com frequência não são muito específicos sobre o que desejam. Os pacientes mais fáceis são os que solicitam a eliminação de deformidades óbvias (giba no perfil, ponta redonda), enquanto os mais difíceis são os incapazes de dizer exatamente o que desejam ou os que exigem uma determinada "aparência". Essencialmente, deve-se conseguir dos pacientes o compromisso com aquilo que querem. Por esta razão, peço-lhes para me dizer quais são as três coisas que devem ser melhoradas em ordem de importância. Em seguida, examino o nariz em detalhes e faço minha lista do que deve ser feito para tornar o nariz atraente e alcançar o equilíbrio com o rosto. Talvez 90% de todas as consultas primárias tenham deformidade nasal corrigível à avaliação. Os outros 10% são mulheres atraentes com deformidades mínimas, homens que procuram refinamentos do "modelo", e pacientes que desejam uma "grande mudança", quando somente uma limitada melhora é realista.

Fatores do Paciente. É importante avaliar a motivação do paciente. Perguntas abertas devem ser feitas, pois muitas vezes elas revelarão a motivação do paciente. "O que você não gosta em seu nariz? Por que deseja cirurgia neste momento?" "Que efeito terá a rinoplastia em sua vida?" É extremamente importante "ouvir" o que o paciente está dizendo psicologicamente em vez de simplesmente ouvir as palavras. Quais pacientes eu rejeito para rinoplastia primária? Estes incluiriam o homem abertamente narcisista, a mulher perfeccionista que nunca estará satisfeita, e o paciente infeliz que pensa que a cirurgia mudará sua vida. Depois que optar por operar, você deverá prestar os cuidados e ter as preocupações que o paciente precisa e não apenas o que seria um tanto razoável. Aprendi o difícil caminho de que o "curso pré-operatório é finito, mas o pós-operatório é infinito".

Análise. Dada a escolha, a maioria dos cirurgiões seria de fato um técnico especialista, com mãos de ouro, ou um estrategista tático com olho estético crítico? Em rinoplastia, como no xadrez, acredita-se que o processo antes da manipulação das peças é que é crítico. Caso se falhe em reconhecer que a raiz é baixa, então o dorso será excessivamente abaixado, resultando em um nariz visivelmente operado. Em contrapartida, a simples adição de um enxerto de fáscia à raiz permite redução dorsal mais limitada, produzindo uma aparência mais natural, elegante e não operada. A diferença não é a habilidade cirúrgica, mas sim o desenho do plano cirúrgico com base na análise pré-operatória.

Antes da minha avaliação, entrego um espelho aos pacientes e lhes peço que me mostrem o que mais os incomoda, de preferência em ordem de importância. Registro isso na ficha de planejamento cirúrgico e isso se torna a base para o plano cirúrgico, assumindo-se que eles sejam corrigíveis. Após um exame interno e externo completo, faço o exame da região de cima abaixo.

Raiz e Dorso. A raiz é analisada em vista lateral tanto na área da raiz (da glabela ao nível do canto) como do násio (o ponto mais profundo no ângulo nasofrontal). A decisão crítica é se a raiz precisa ser mantida, aumentada ou reduzida. Felizmente, não é necessária nenhuma modificação na maioria dos casos (82%). Em seguida, o dorso é avaliado quanto à altura e à largura, enquanto a base óssea é avaliada quanto à largura. O determinante-chave da altura dorsal é o ângulo nasofascial, que é medido do násio até a ponta. A linha de perfil desejada é ligeiramente curva em mulheres e reta nos homens. Em vista anterior, a largura das "linhas dorsais" paralelas é aproximadamente a mesma das colunas filtrais ou pontos de definição da ponta, de 6-8 mm nas mulheres, 8-10 mm nos homens. A largura máxima da base óssea é marcada como o "ponto X" e deve ser menor que a largura intercantal dos olhos.

Ponta. A análise da ponta é complexa e será discutida em maior profundidade nos Capítulos 4 e 8. Segue-se uma visão geral básica. O "lóbulo" é toda a área sobrejacente às cartilagens alares, enquanto a "ponta intrínseca" incorpora exatamente a área entre os pontos de definição da ponta, em direção transversal, e entre o ponto de quebra da columela e o ponto da supraponta verticalmente. Concentro-me nessas características: (1) os fatores intrínsecos de volume, definição e largura; (2) fatores extrínsecos/intrínsecos de rotação e projeção e (3) os fatores gerais de forma da ponta e envoltório de pele. Eu atribuo um "valor" ideal a cada um: deformidade ideal, menor, moderada ou maior, tanto em direção positiva como negativa. Em seguida, tomo uma decisão crítica: a ponta é inerentemente atraente ou preciso de fato alterá-la. Como se discutirá extensamente nos capítulos sobre cirurgia da ponta, percebo que a maioria dos cirurgiões deve aprender uma técnica de sutura de ponta aberta que pode ser expandida para se adaptar a uma ampla gama de deformidades da ponta. Na consulta, planejo um procedimento antecipado de cirurgia da ponta, incluindo as várias suturas e quaisquer enxertos de refinamento da ponta (ERP).

Base. A base do nariz consiste em bases alares, narinas e columela. Numerosos fatores devem ser avaliados, incluindo septo caudal, espinha nasal anterior e maxila. A decisão mais comum é se será reduzida a largura da base alar ou o tamanho da narina. Em geral, as bases alares deverão ser mais estreitas que a largura intercantal, e o assoalho da narina não deve ser excessivamente visível em vista anterior. Desenvolvi uma abordagem simplificada de três procedimentos – excisão do assoalho da narina, ressecção em cunha da asa nasal ou combinada para lidar com esses problemas. Embora conservadora na quantidade da excisão, não se deve limitar sua aplicação. A assimetria preexistente da narina deverá ser ressaltada para o paciente no pré-operatório, quando somente uma ligeira melhora é realista.

Planejamento Cirúrgico

A formulação de um plano cirúrgico envolve a seleção de técnicas cirúrgicas específicas que são combinadas para produzir uma sequência cirúrgica *individualizada* ideal para pacientes específicos (Fig. 2.1). O primeiro passo é definir os objetivos do paciente, e o cirurgião deverá registrar por escrito a sequência cirúrgica proposta, após exame interno e externo completo (Plano Cirúrgico nº 1). Fotografias nasais são feitas, e fotos individuais são impressas para permitir o planejamento detalhado, utilizando pontos de referência e ângulos definindo objetivos reais, ideais e realistas (Plano Cirúrgico nº 2). Quando o paciente retorna para a visita pré-operatória, o nariz é examinado sob a perspectiva do cirurgião, sendo feitas as perguntas: Do que eu não gosto em meu nariz (coisas negativas)? Quais são as possibilidades estéticas para este nariz (o objetivo para a parte superior) O que o tecido do paciente e a minha experiência me permitem conseguir (checar a realidade)? (Plano Cirúrgico nº 3). Em seguida, revejo as fotografias de narizes desejados que o paciente trouxe. No fim da visita pré-operatória, o plano cirúrgico final evoluiu (Plano Cirúrgico nº 4). Um plano cirúrgico passo a passo é registrado e será fixado na sala cirúrgica com a análise fotográfica do paciente. Durante a cirurgia real, podem ocorrer alterações em "escala móvel", mas raramente se diminui uma etapa. A cirurgia final é registrada o por meio de base de dados em tabelas mais desenhos e prescrições (Cirurgia Final). A tabela de dados com desenhos é verificada a cada visita pós-operatória com ênfase na causa e no efeito cirúrgicos.

Sequência Cirúrgica

A vantagem de uma cirurgia-padrão é que a sequência cirúrgica é, em grande parte, predeterminada (Tabela 2.1). Prefiro a sequência do dorso até a ponta. Estabeleço primeiro a linha de perfil ideal e depois adapto a ponta a ele. Faço a redução antes da cirurgia septal, pois esta minimiza a disjunção da estrutura septal crítica. As modificações da base alar são efetuadas depois de fechadas todas as incisões, e os enxertos de contorno alar (ECA) seguem-se a qualquer modificação da base alar. Inicialmente, o cirurgião deve registrar por escrito a sequência para cada paciente antes da cirurgia e depois fixá-la na sala cirúrgica embaixo das fotografias do paciente.

Marcações

No dia da cirurgia, com o paciente sentado, marco o seguinte: linha de perfil dorsal ideal, ponto X, osteotomias laterais, ponto ideal de ponta, incisão transcolumelar e quaisquer incisões da base alar.

PRINCÍPIOS

- Devem-se corrigir as deformidades que incomodam o paciente ou ele não ficará feliz.
- Quanto mais detalhes tiver o planejamento pré-operatório, mais tranquila será a cirurgia.
- Quanto mais simples for o plano cirúrgico, menor o risco. Sempre desenhe o plano cirúrgico com o máximo de ganho e um mínimo de risco.
- Registre por escrito, passo a passo, a sequência cirúrgica e fixe-a na sala de cirurgia – saiba o que vai fazer.

Marcações 17

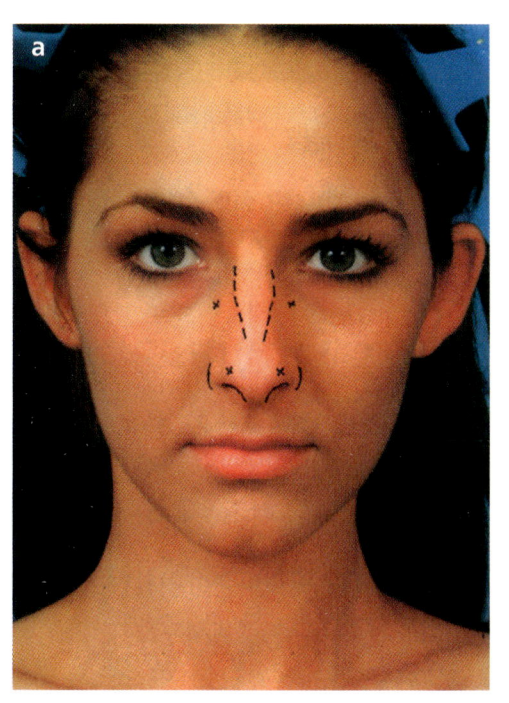

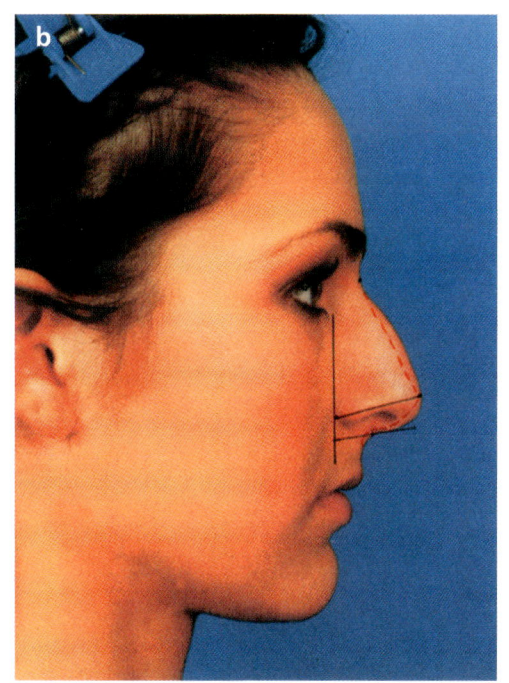

Fig. 2.1 (**a**) Análise da paciente, (**b**) planejamento cirúrgico.

Tabela 2.1 Sequência cirúrgica de uma cirurgia de rinoplastia básica

1. Instrumentos essenciais – lupas 2,5 ×, foco de luz frontal de fibra óptica, instrumentos próprios
2. Anestesia – Geral com monitores apropriados
3. Injeção local seguida de preparação – aguardar 10-15 min
4. Remover tampão intranasal e raspar vibrissas
5. Abordagem aberta, utilizando incisões infralobular e transcolumelar
6. Elevação do envoltório de pele
7. Exposição septal via incisão de transfixação e túneis extramucosos
8. Reavaliar plano cirúrgico com base nas anatomias alar e septal
9. Criação de tiras das *crura* laterais das alares simétricas
10. Redução gradual da giba: raspa: osso, tesoura: cartilagem
11. Septo causal/incisão ENA (Opcional)
12. Colheita septal/septoplastia
13. Osteotomias
14. Preparação do enxerto
15. Enxertos expansores (Opcional)
16. *Strut* e sutura columelar
17. Suturas da ponta com enxertos de sobreposição opcionais (cartilagem alar excisada)
18. Fechamento
19. Modificação da base alar (Opcional)
20. Enxertos de contorno alar (ECA) (Opcional)
21. *Splints* Doyle, molde externo e bloqueio nasal

A cirurgia básica é a sequência relativamente padronizada que uso de rotina, mas com variações praticamente ilimitadas. A sequência cirúrgica é personalizada a cada rinoplastia, deletando-se certos passos, se for indicado. Embora cada passo da cirurgia de rinoplastia básica não tenha que ser efetuado em cada paciente, estou convicto de que cada um deles será necessário em suas primeiras 25 rinoplastias.

Anestesia Faço a grande maioria das minhas rinoplastias sob anestesia geral porque assim deseja o paciente e eu prefiro. Certas precauções melhoraram o registro de segurança da anestesia geral: (1) usa-se uma sonda de Raye, e esta é marcada com fita adesiva na linha do lábio, (2) sensores de alarme podem determinar qualquer desconexão da sonda em 5 segundos, e (3) monitores de oxigênio e dióxido de carbono são utilizados rotineiramente. Outras precauções são a pomada ocular para prevenir abrasão corneana e tampão de garganta de gaze úmido de 2 polegadas para prevenir ingestão de sangue. Em pacientes não alérgicos, 1 g de Cefazoli é administrada por via intravenosa durante a cirurgia.

Depois de completa a entubação, as áreas externa e interna do nariz são completamente lavadas pelo cirurgião com tintura de Povidine. Então, anestesia local, com seu agente vasoconstritor (xilocaína a 1% com epinefrina 1:100.000), é injetada (Fig. 2.2). As injeções são feitas em dois componentes: um bloqueio ao redor do nariz para reduzir o suprimento sanguíneo e em seguida em áreas específicas da cirurgia. Este método também produz um bloqueio sensorial eficaz. Especificamente, as cinco áreas para injeção consistem em: (1) ponta e columela, (2) parede lateral, (3) dorso/túneis extramucosos, (4) linhas de incisão e (5) septo, se for apropriado. Primeiro, insere-se a agulha a partir do vestíbulo em direção ao forame infraorbital, injetando-se conforme a agulha é retirada. Os locais de injeção são: forame infraorbital (vasos infraorbitais), sulco nasofacial lateral (vasos faciais laterais) e base alar (vasos angulares). A base da columela é injetada, estendendo-se para fora, abaixo dos limites das narinas (vasos columelares). A agulha é, então, inserida ao longo da parte superior do septo na área dos túneis extramucosos (vasos etmoidais anteriores). À retirada, a agulha passa ao longo do dorso para facilitar a futura dissecção, terminando na área da raiz em ambos os lados (vasos infratrocleares). Em seguida, as incisões de acesso são injetadas com quantidades mínimas de anestesia local. O septo é bloqueado de posterior a anterior. Para uma abordagem aberta, injeto o envoltório de pele lobular sobre as cartilagens alares desde a ponta e estendo-se lateralmente e abaixo da columela. As vibrissas nasais são aparadas com mais facilidade com tesouras. São postos tampões intranasais com faixas de gaze de 0,5 polegada úmidas com 4 mL de três soluções: cocaína a 4%, xilocaína a 1% com epinefrina 1:100.000 ou Afrin. Prefiro cocaína a 4%, mas qualquer um dos três é eficaz.

PRINCÍPIOS

- Use anestesia geral com monitores apropriados e tampão de garganta.
- Faça a preparação intranasal completa com Povidine antes da injeção.
- Faça uma injeção em cinco áreas de anestesia local com base na anatomia vascular.
- Com a abordagem aberta, não hesite em hidrodissecar todo o lóbulo (1,5-2 mL). Isto desaparecerá rapidamente.
- Faça o curativo do nariz com gaze de 0,5 polegada embebida em um agente vasoconstritor tópico.
- Depois da injeção, aguarde 15 minutos. Faça a preparação definitiva e o curativo.

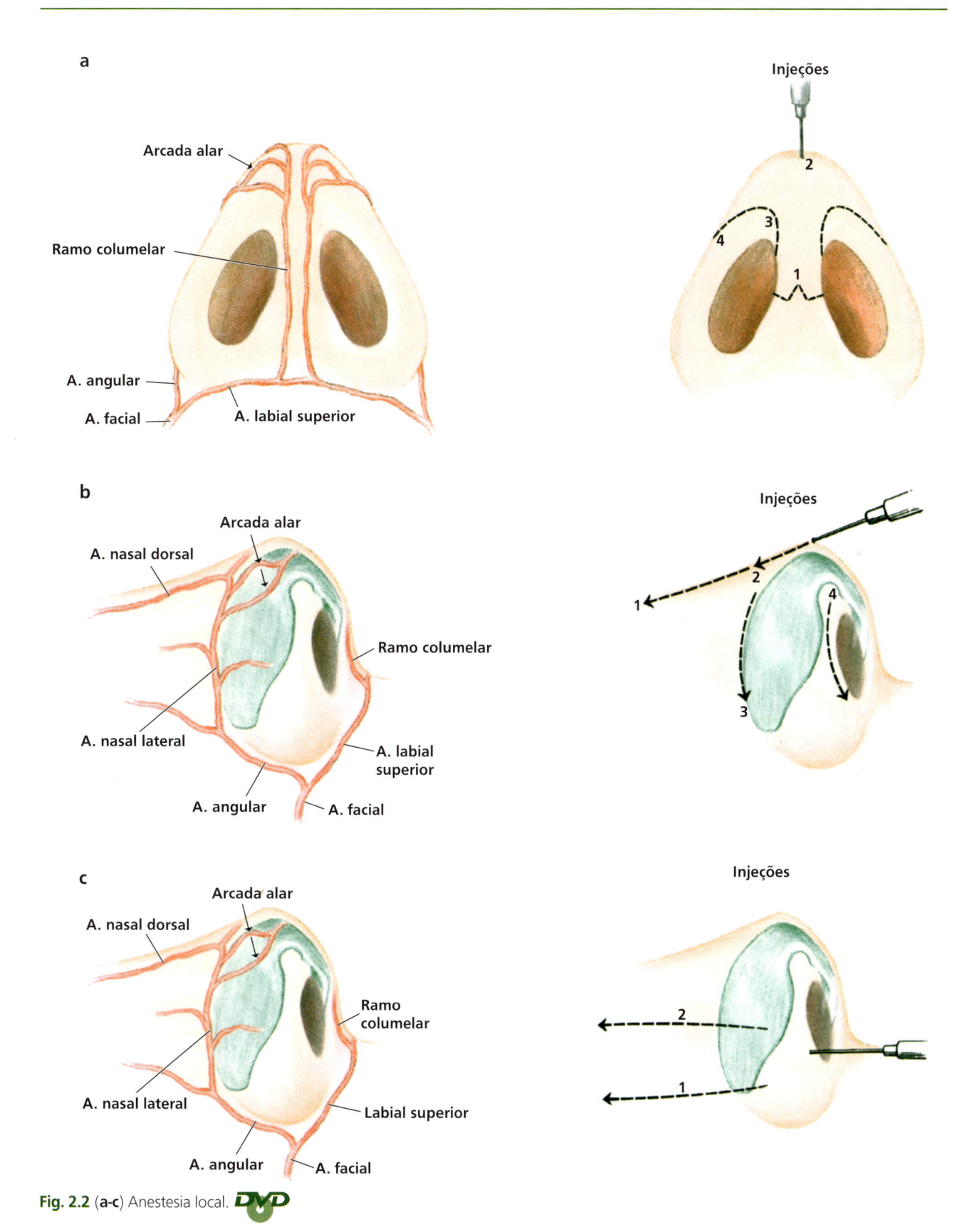

Anestesia

Fig. 2.2 (**a-c**) Anestesia local.

Abordagem Aberta

Imediatamente antes das incisões, faço outro desenho da incisão transcolumelar e reinjeto a columelar com anestesia local. Com os anos, tentei praticamente todas as incisões columelares, mas ainda prefiro a original em V invertido de Goodman com asas. Um pequeno V invertido de 3 mm, equilateral, é desenhado, sendo o seu ápice o ponto mais estreito da columelar (Fig. 2.3a-d). As asas transversas são desenhadas transversalmente e atrás dos pilares columelares. A incisão infracartilaginosa padrão compreende três partes: *crura* laterais, domo e columela. Deve-se ressaltar que esta incisão *segue a margem caudal das crura laterais* e não a margem da narina. Utilizando-se um gancho duplo de 10 mm, o cirurgião retrai a margem alar e, então, é efetuado o corte lateral, seguindo a borda caudal das *crura* laterais. Em seguida, o gancho duplo é reajustado, aplicando-se contrapressão sobre o domo, permitindo que a incisão seja "riscada" cuidadosamente no alto do vestíbulo do domo para baixo sobre a columelar ao nível da incisão transcolumelar. Prendendo a columela com a mão não dominante, usa-se lâmina nº 11 para fazer a incisão em V invertido e depois uma lâmina nº 15 para fazer as asas transversas, tendo o cuidado de "riscar" a pele sobrejacente da cartilagem.

Exposição Columela-Ponta. Depois de concluída a incisão, utiliza-se uma técnica de dissecção com tração em três pontos (Fig. 2.3e, f). O assistente retrai a margem alar para cima com um pequeno gancho duplo, enquanto retrai o domo para baixo com um único gancho duplo. O cirurgião, então, eleva a pele columelar com um pequeno gancho duplo e disseca para cima com tesoura de converse angulada. Com frequência, é necessário alternar para a frente e para trás entre os dois lados e usar de extrema cautela ao se aproximar dos domos. O envoltório de pele é retraído para cima com um retrator de Ragnel, penetrando-se na área sobrejacente ao ângulo septal para expor a abóbada cartilaginosa brilhante. Hemostasia é efetuada, se necessário.

Exposição Bidirecional. Embora o método de exposição "ponta-columela" seja o clássico, a técnica de exposição "bidirecional" é fácil de aprender e extremamente útil em pontas secundárias cicatrizadas (Fig. 2.3g, h). Essencialmente, faz-se a incisão infracartilaginosa padrão e, em seguida, disseca-se sobre as *crura* laterais com a ponta romba da tesoura de tenotomia. Depois as pontas da tesoura são viradas em sentido perpendicular e bem abertas para permitir a rápida dissecção avascular, que é continuada na direção dos domos. O tecido mole é elevado desde a incisão transcolumelar para cima. A exposição bidirecional permite a preservação do domo.

PRINCÍPIOS

- A localização da incisão transcolumelar é mais importante que sua forma. Seu ápice está no ponto mais estreito da columelar.
- A incisão infracartilaginosa segue a margem caudal da cartilagem alar – uma incisão na margem verdadeira da narina pode ser um desastre.
- Não hesite em injetar 1-2 mL de anestesia local dentro do lóbulo da ponta – isso facilita a dissecção e se dissipará rapidamente.

Abordagem Aberta

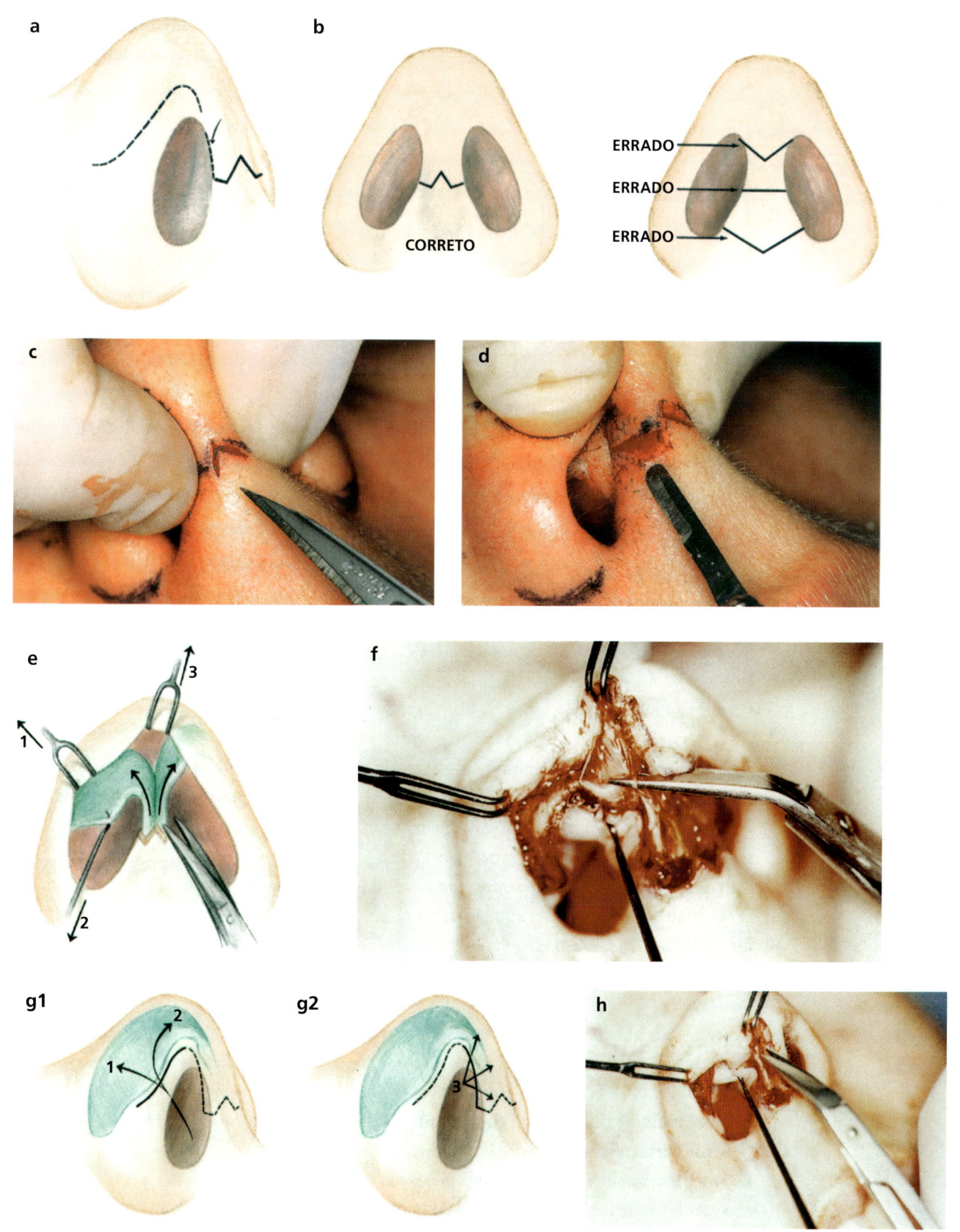

Fig. 2.3 (**a-d**) Abordagem aberta: incisões, (**e, f**) exposição columela-ponta, (**g, h**) exposição bidirecional.

Exposição Septal e Túneis Extramucosos

A maioria dos cirurgiões pensa em exposição como a elevação do envoltório de pele a partir das estruturas subjacentes. Na realidade, deve-se elevar a pele para cima e a mucosa para baixo da estrutura osteocartilaginosa (túneis extramucosos) antes de fazer a redução dorsal.

Exposição Septal

Existem dois métodos básicos de exposição septal – a clássica abordagem de transfixação e a abordagem bidirecional de cima para baixo.

Abordagem de Transfixação. O septo caudal é exposto por retração da margem da narina e columela à esquerda, utilizando-se dois ganchos duplos largos (Fig. 2.7a, b). Uma incisão de transfixação vertical em espessura total é efetuada 2-3 mm atrás da borda caudal no lado direito. Com tesoura angulada Converse, eleva-se a mucosa, e o espaço subpericondral é adentrado. O revestimento é excisado em linhas perpendiculares de forma quadriculada com uma lâmina nº 15 e, em seguida, descolado pela cartilagem, utilizando-se amálgama dental. Depois de elevado o pericôndrio, a dissecção continua em direção posterior sobre a cartilagem e sobre os ossos etmoide e vômer com o uso de um elevador de Cottle. Em direção inferior, a dissecção é bloqueada na junção da cartilagem e pré-maxilar graças à fáscia contígua, onde ocorre a fusão do pericôndrio e do periósteo. Na maioria dos casos, é suficiente este grau de exposição via "túnel anterior". Entretanto, em casos complexos, é necessário criar um "túnel inferior" para o acesso completo à pré-maxila para corrigir deflexões septais ósseas inferiores (Capítulo 6).

Abordagem de Cima para Baixo Bidirecional. Com a tração para baixo nas cartilagens alares, a área do ângulo septal anterior é exposta, podendo-se elevar facilmente a mucosa septal. Exposição adicional pode ser obtida, separando-se as cartilagens laterais superiores (CLS) do dorso cartilaginoso ou as cartilagens alares na linha média (Fig. 2.7c, d). Em casos secundários, esta área pode ser fortemente fibrosada, e, assim, uma dissecção cuidadosa para cima, a partir da incisão de transfixação, permite a exposição bidirecional.

Que método de dissecção é preferível? Na realidade, o cirurgião pode usar um ou ambos. Eu começo com a incisão de transfixação, e, em seguida, separo as CLS via túneis extramucosos. Após a redução dorsal, sempre faço exposição bidirecional combinada, que facilita qualquer cirurgia septal, preservando ao mesmo tempo as relações com a ponta da cartilagem.

Túneis Extramucosos

A finalidade dos túneis extramucosos é afastar a mucosa de revestimento do dorso para permitir que a giba dorsal seja modificada sem ruptura ou fibrose da mucosa subjacente (Fig. 2.7e). Depois da exposição do septo, injeta-se, então, a anestesia local sob a abóbada do dorso. A ponta redonda do elevador de Cottle é passada embaixo do dorso e depois desviada para baixo sobre o septo. Se for necessário remover uma grande giba, então, disseca-se a mucosa sob a superfície das cartilagens laterais superiores. Na fase avançada da cirurgia, depois de ressecadas as *crura* laterais, pode ser efetuada uma segunda dissecção confirmatória dos túneis extramucosos sob visão direta.

Exposição Septal e Túneis Extramucosos

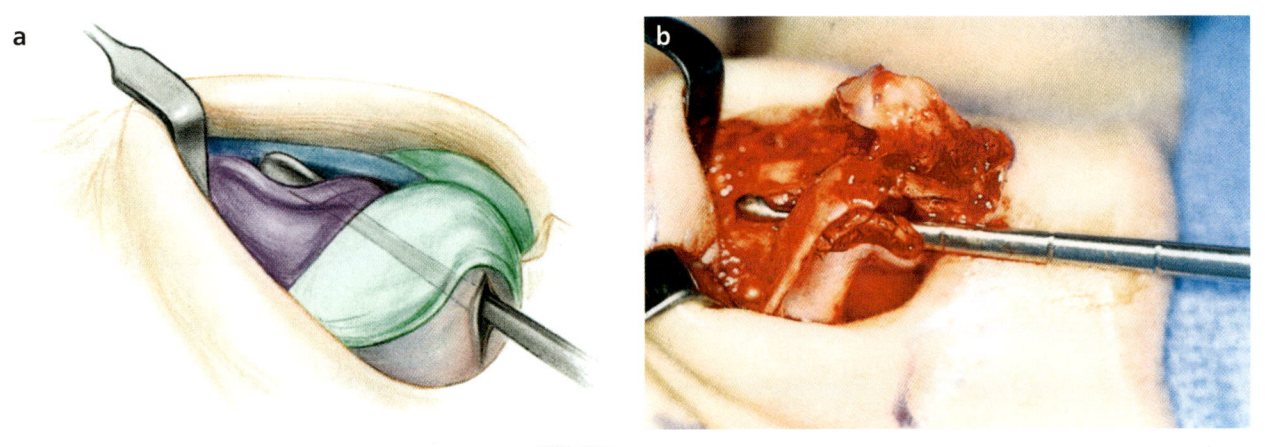

Fig. 2.4 (a, b) Exposição septal: transfixação/bidirecional. **DVD**

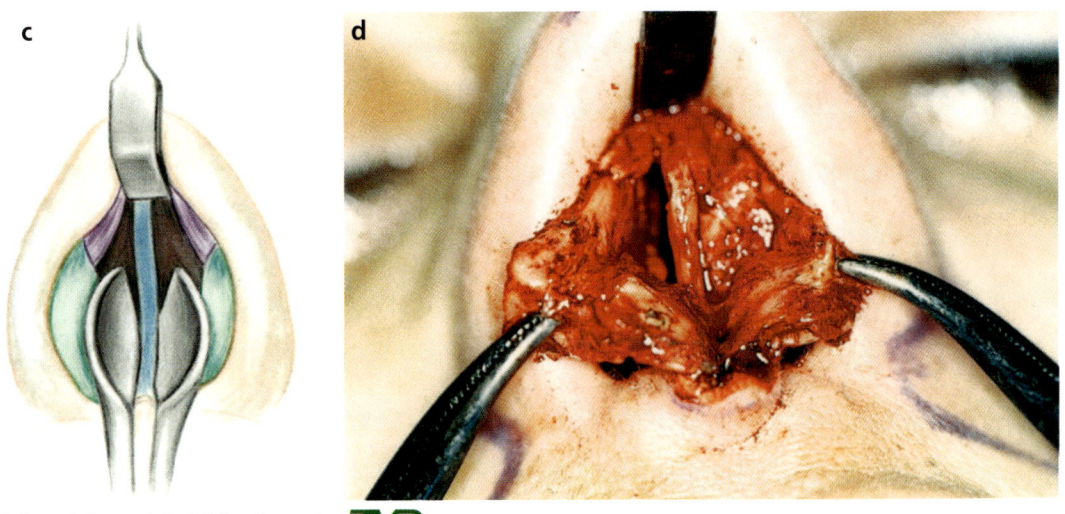

Fig. 2.4 (c, d) Exposição septal: divisão da ponta. **DVD**

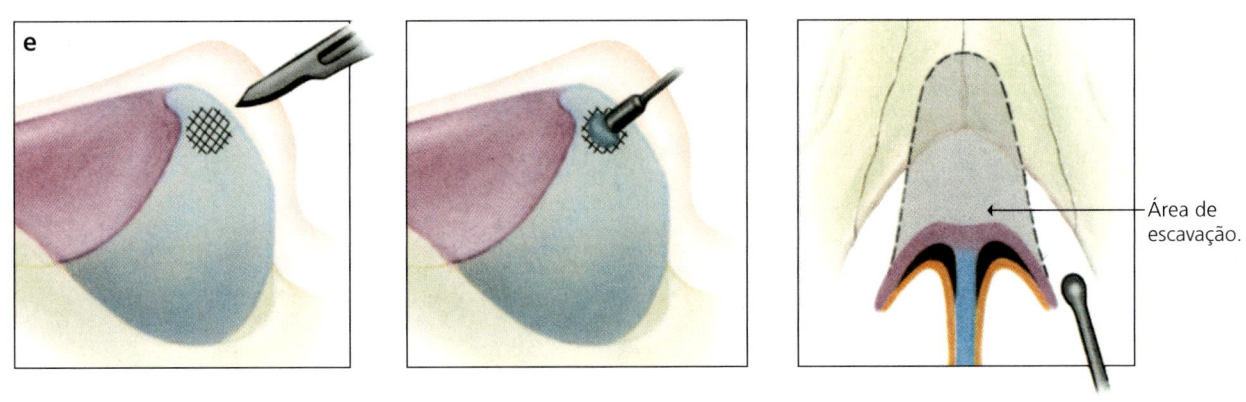

Área de escavação.

Fig. 2.4 (e) Túneis extramucosos. **DVD**

Análise da Ponta e Simetrização das Cartilagens Alares

Análise da Ponta. Depois de completada a exposição, é importante fazer um "intervalo cirúrgico" e revisar o plano cirúrgico com base na anatomia nasal recém-revelada, especialmente as cartilagens alares (Fig. 2.5a-c). Deve-se reconciliar a cirurgia de ponta planejada com a real configuração, especialmente os domos e as *crura* laterais. Algumas vezes, são encontradas variações anatômicas inesperadas, como a assimetria acentuada do domo (solução: um enxerto para ocultar da cartilagem alar excisada) ou a significativa concavidade das *crura* laterais (solução: uma dobra da *crus* lateral em vez de excisão). Além disso, as cartilagens da ponta podem ser finas (preserve mais de 6 mm) ou mais espessas (podem ser necessárias mais suturas). Além disso, devem-se reavaliar o dorso e o septo caudal/espinha nasal anterior (ENA). Neste ponto, o cirurgião deve ter uma noção referente ao grau de desvio septal e à quantidade de cartilagem disponível para colheita.

Simetrização das Cartilagens Alares. A atenção é, então, dirigida para a ressecção da porção cefálica das cartilagens alares. Uma porção das *crura* laterais é excisada, praticamente em todos os casos, para reduzir o volume da ponta nasal e aumentar a maleabilidade da cartilagem para lhe dar forma com suturas (Fig. 2.5d-f). Além disso, a excisão provoca significativas alterações na convexidade das *crura* laterais. A linha de incisão é marcada sobre a cartilagem alar, utilizando-se um compasso e uma caneta marcadora. Deixa-se uma tira de 6 mm das *crura* laterais cefálicas, pois esta largura facilita a inserção de suturas e mantém suporte suficiente para o contorno, minimizando, assim, qualquer retração alar. Entretanto, três pontos são importantes ao desenhar a linha de incisão: (1) largura inicial de 6 mm é desenhada no ponto mais largo das crurais laterais, (2) medialmente, a linha é afilada para preservar a largura natural da incisura domal e (3) lateralmente, a linha segue a margem caudal das *crura* laterais, preservando a largura de 6 mm. Depois de desenhada a linha, injeta-se anestesia local na superfície mucosa subjacente da cartilagem alar para facilitar a dissecção. A cartilagem é, então, presa com pinça, e uma lâmina nº 15 é usada na incisão das *crura* laterais ao longo da linha marcada. A excisão real da cartilagem, geralmente, é feita a partir da área da incisura domal lateralmente. A excisão segue a junção da margem superior das cartilagens alares com as cartilagens laterais superiores em direção cefálica. Envidam-se todos os esforços para remover a cartilagem intacta, uma vez que com frequência ela é usada para enxertos de sobreposição.

Uma das vantagens de fazer a excisão neste ponto da sequência cirúrgica é a melhora da visualização da redução dorsal. Pode-se facilmente elevar a mucosa sobre o ângulo septal pela dissecção a partir do septo caudal exposto, obtendo-se, assim, uma exposição bidirecional. Em seguida, o elevador de Cottle é inserido, longitudinalmente, sob o dorso para se certificar de que os túneis extramucosos estão adequados.

PRINCÍPIOS

- A redução do volume da ponta é alcançada por excisão das *crura* laterais.
- Excisar as *crura* laterais cria tiras simétricas de cartilagens alares que serão suturadas.
- Mantenha uma tira de *crus* lateral de 6 mm de largura para apoio e sutura.
- Raramente é necessário estreitar a área da incisura domal.
- Seguir a margem caudal das *crura* laterais, estreitando sua incisão em cada extremidade.

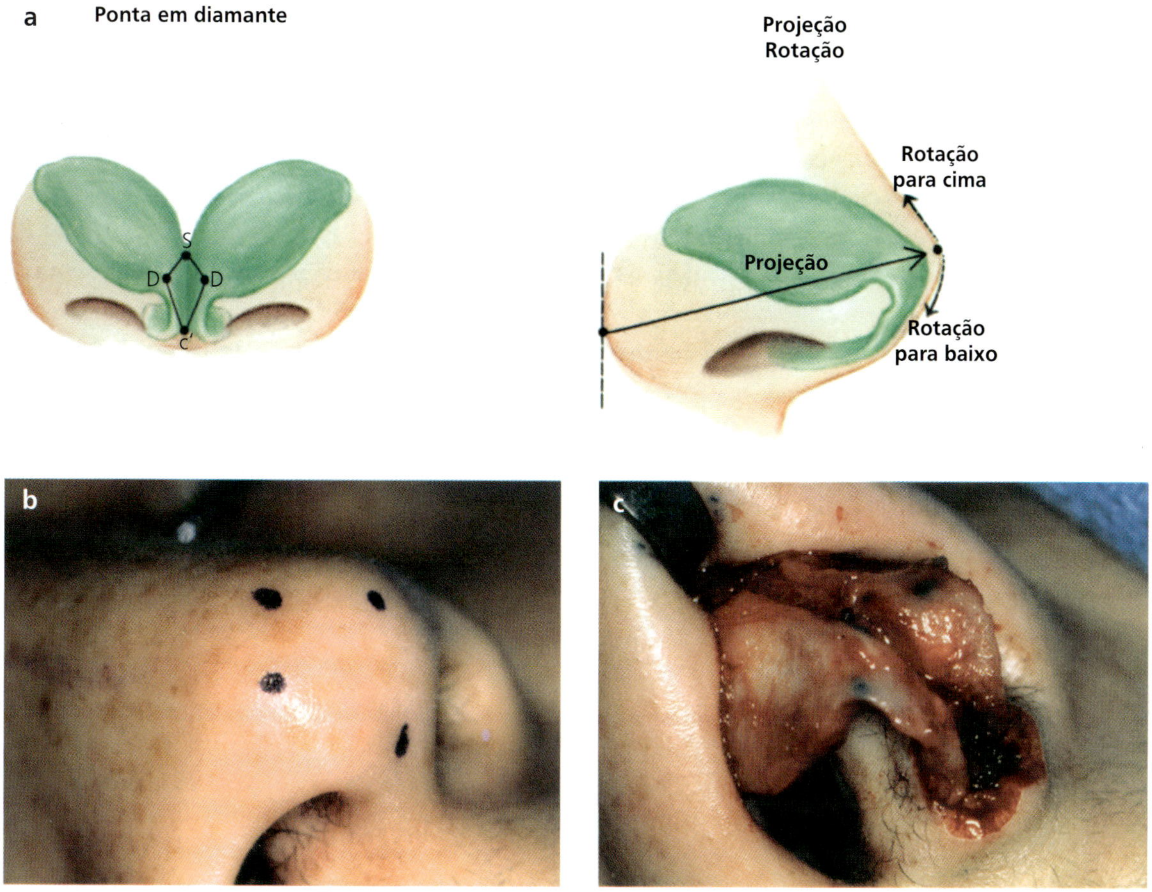

Análise da Ponta e Simetrização das Cartilagens Alares

a   Ponta em diamante   Projeção / Rotação

Rotação para cima

Projeção

Rotação para baixo

Fig. 2.5 (a-c) Análise da ponta. **DVD**

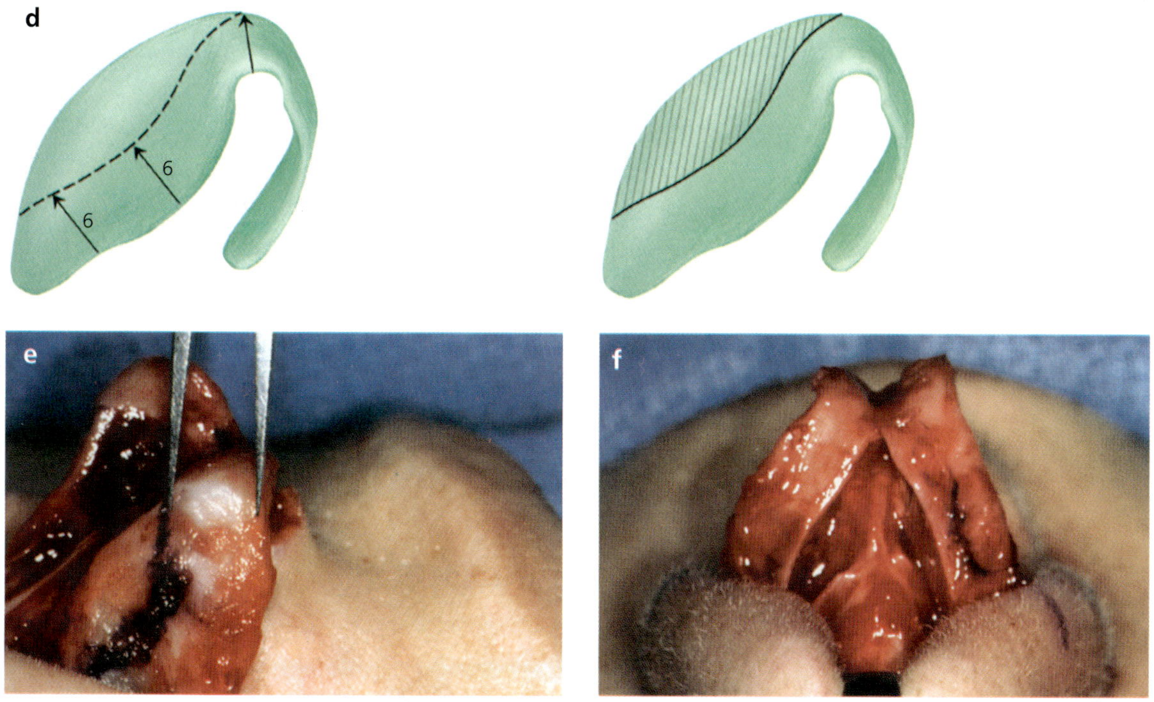

Fig. 2.5 (d-f) Tiras simétricas das alares. **DVD**

Modificação Dorsal

No pré-operatório, devem-se tomar decisões, como altura dorsal (redução, aumento ou preservação), largura (correção mais estreita, mais larga ou assimétrica) e comprimento (mais curto ou mais longo).

Redução Dorsal Gradual. A seleção mais comum é a redução dorsal, que é feita gradualmente, utilizando-se raspas para a giba óssea e tesoura para a giba cartilaginosa (Figs. 2.6 e 2.7). O osso é feito primeiro com raspas com cerdas para baixo para reduzir a linha média e depois cada osso nasal individualmente em um ângulo. Depois que o dorso se equiparar à linha de perfil ideal desenhada na pele no pré-operatório, então a giba cartilaginosa será reduzida. Prefiro a "técnica da giba dividida", em que a giba cartilaginosa é separada em três partes (septo e duas cartilagens laterais superiores). Insere-se verticalmente tesoura romba, reta, com ponta serrilhada, nos túneis extramucosos. Em seguida, a cartilagem é cortada perpendicular ao septo, dividindo, assim, a giba. O septo dorsal é reduzido gradualmente com tesoura. Recobre-se novamente com pele, e a linha dorsal é checada, puxando-se a pele nasal lateralmente. Qualquer abaixamento adicional do septo é efetuado em minúsculas quantidades com uma lâmina nº 11 angulada. Em seguida, as cartilagens laterais superiores são excisadas de maneira conservadora. Deve-se ter cautela nesta excisão, pois o simples ato de retrair a pele para cima pode fazer com que as laterais superiores pareçam mais altas do que realmente são. Em geral, a excisão lateral superior é de 33 a 50% da redução da cartilagem dorsal (3 mm de septo, 1-1,5 mm da lateral superior). Além disso, o objetivo é diferente nas duas excisões – a excisão do septo dorsal *reduz a altura do perfil*, enquanto a excisão das laterais superiores *estreita a largura dorsal*. Neste ponto da cirurgia, é extremamente importante checar o dorso cartilaginoso próximo ao ângulo septal anterior. Qualquer proeminência remanescente é facilmente removida com tesoura. Finalmente, a linha dorsal é verificada com cuidado, e, se for o caso, são efetuados microajustes.

Por que prefiro a redução da abóbada óssea antes da abóbada cartilaginosa e por que não um osteótomo? Na maioria das gibas, a abóbada óssea é bem fina (< 1 mm), e a raspagem revela a bossa cartilaginosa subjacente que se estende 8-10 mm em direção cefálica sob o osso. Assim, a raspagem é eficaz e conservadora, enquanto o osteótomo possui pequena margem de erro e um risco muito real de excisão excessiva. Remover primeiro o osso revela as verdadeiras dimensões da necessária remoção da giba cartilaginosa.

PRINCÍPIOS

- Noventa e cinco por cento dos pacientes desejam um nariz menor, o que implica em redução dorsal.
- Redução gradual utilizando uma raspa para a giba óssea e tesoura para a excisão com divisão da giba de cartilagem é o método mais controlável e conservador.
- Excisão lateral superior (redução da largura dorsal) é geralmente de 33 a 50% da excisão septal dorsal (redução da altura dorsal).

Modificação Dorsal 27

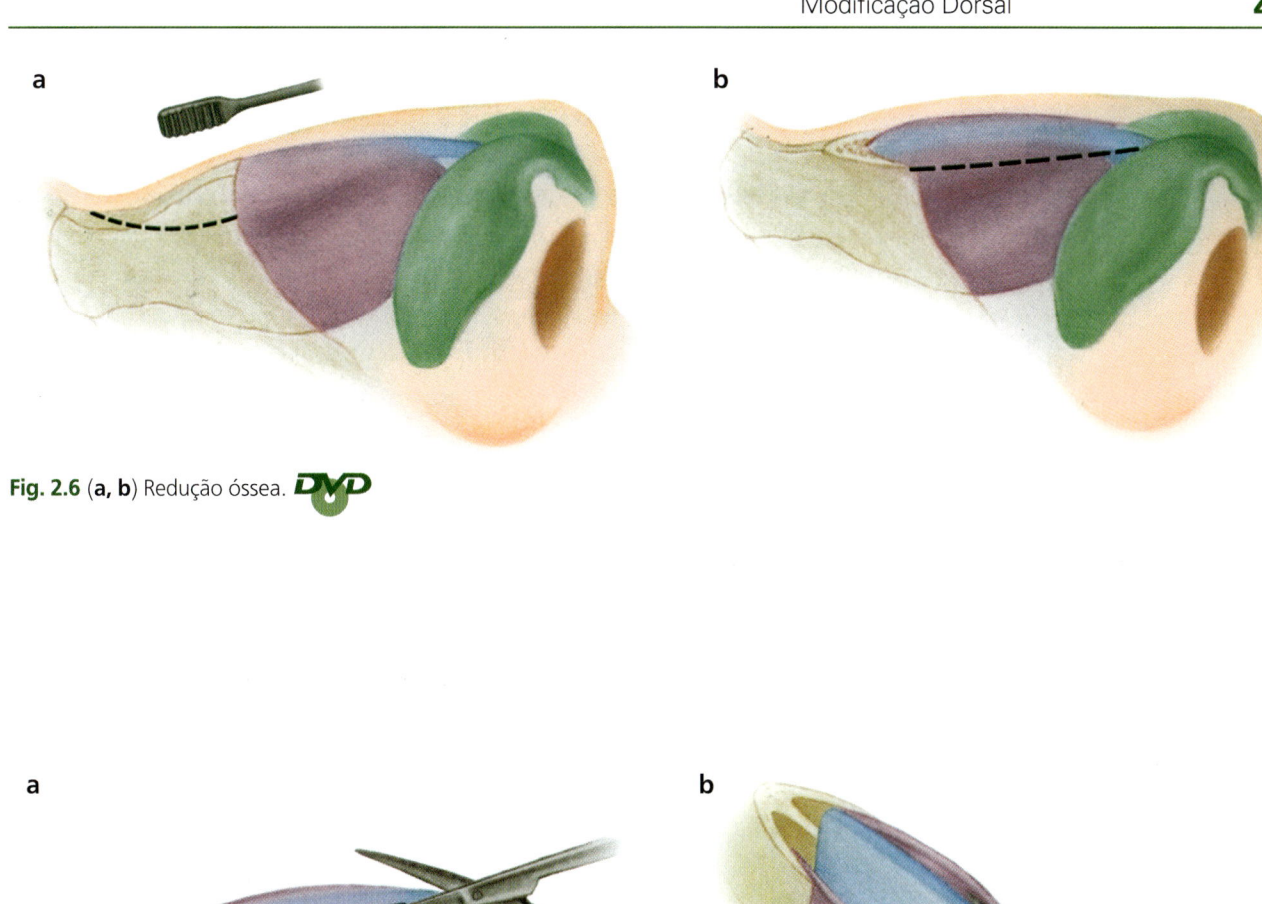

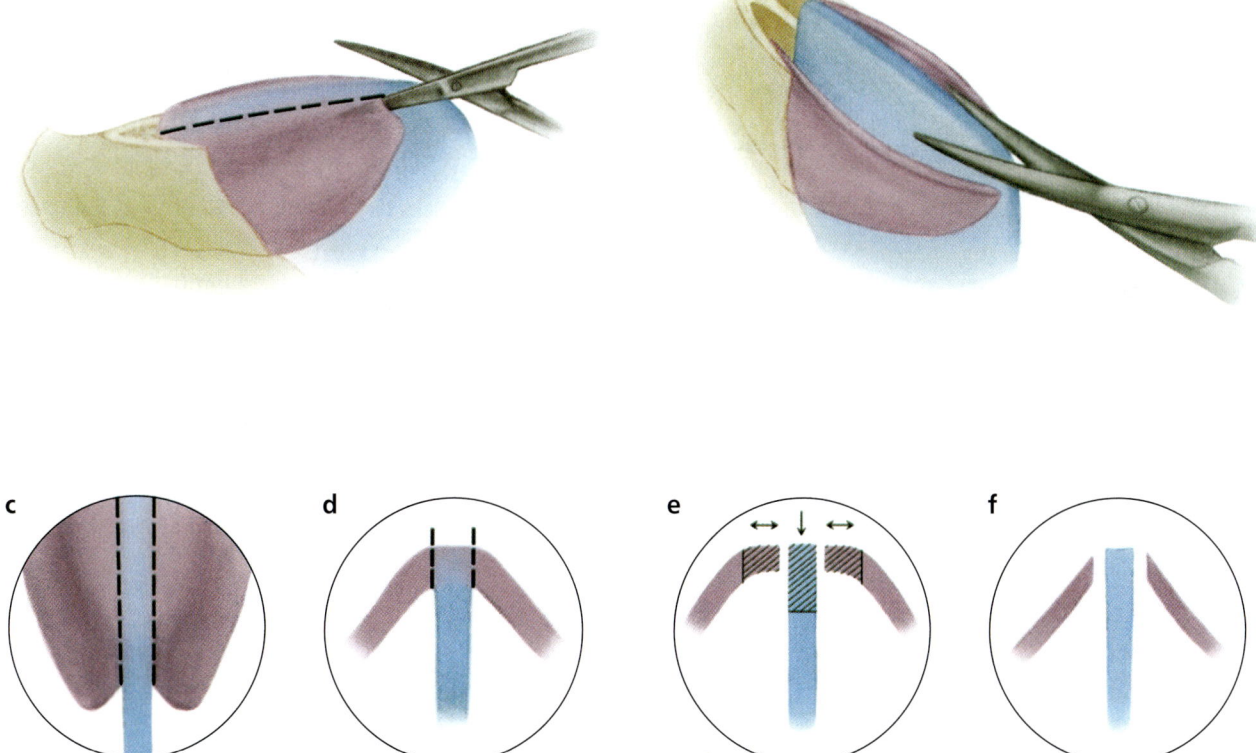

Fig. 2.6 (**a, b**) Redução óssea.

Fig. 2.7 (**a-f**) Redução da cartilagem.

Septo Caudal e Espinha Nasal Anterior

Ressecção. A modificação desta área deverá ser feita de maneira conservadora. É essencial a avaliação pré-operatória visual e palpável, em repouso e ao sorrir. Embora a região possa ser abordada por "divisão da ponta" das cartilagens alares, é possível um maior controle e flexibilidade por meio de incisão de transfixação. Três alterações são consideradas: (1) rotação da ponta por ressecção da metade superior, (2) encurtamento do nariz por ressecção da metade inferior e (3) alterar o segmento labial columelar, contornando ou ressecando a espinha nasal anterior (Fig. 2.8). Normalmente, alterações menores consistem em ressecções de cartilagem somente (2-3 mm) anguladas em direção cefálica para rotação ou alternativamente uma ressecção paralela em extensão total para encurtamento, mantendo a dupla angulação. Moderadas modificações tendem a ser ligeiramente mais largas (3-5 mm), mas raramente incluem a mucosa sobrejacente bilateralmente. Para uma modificação máxima, a ressecção pode ser mais larga e incluir uma porção da mucosa. Na grande maioria dos casos, deve-se evitar a excisão do septo membranoso. A espinha nasal anterior (ENA) pode ser reduzida (excisando-se sua proeminência e mantendo ao mesmo tempo o seu contorno) ou ressecada para deliberadamente modificar o contorno do segmento labial da columela.

Colocação de Enxerto. O aumento da base columelar normalmente é efetuado na forma de *strut* columelar para empurrar para baixo a inclinação da columela ou com pequenos enxertos "de enchimento" colocados embaixo do segmento labial da columela. Só em casos graves ou em certos grupos étnicos, seriam colocados enxertos de cartilagens em cubo na posição transversa subperiosteal através da abertura piriforme.

Reposicionamento Septal Caudal. A correção do septo caudal desviado é alcançada com mais facilidade por reposicionamento (Fig. 2.9). O septo caudal é liberado de suas inserções ósseas/fibrosas, sendo levado até a linha média e depois suturado na ENA. Este método funciona extremamente bem se forem respeitados três fatores: (1) o septo caudal deve ser completamente liberado e estar totalmente móvel, (2) a fixação à ENA deve ser rígida, e (3) a integridade estrutural do septo caudal não deve ser comprometida por incisões e excisões. O septo caudal cartilaginoso é liberado da ENA, fazendo-se um furo através da ENA. Uma sutura de polidioxanona (PDS) 4-0 é aplicada pela ENA a partir do lado não desviado, depois pelo septo, e faz-se uma laçada. O nó é feito, então, no lado não desviado da ENA. Quando completada, o septo caudal é fixado de forma rígida no lado não desviado da linha média da ENA.

PRINCÍPIOS

- A excisão conservadora do septo caudal permite a rotação da ponta e o encurtamento de um nariz longo com ponta pendente.
- Evitar a excisão do septo membranoso, pois isso geralmente leva à desastrosa rotação para cima e ao encurtamento.
- O reposicionamento do septo caudal desviado, geralmente, é necessário tanto por razões funcionais, como estéticas.
- O aprendizado e o domínio da técnica de reposicionamento do septo caudal são fáceis. Não devem ser feitas incisões do septo caudal, pois isso o enfraquecerá.

Septo Caudal e Espinha Nasal Anterior

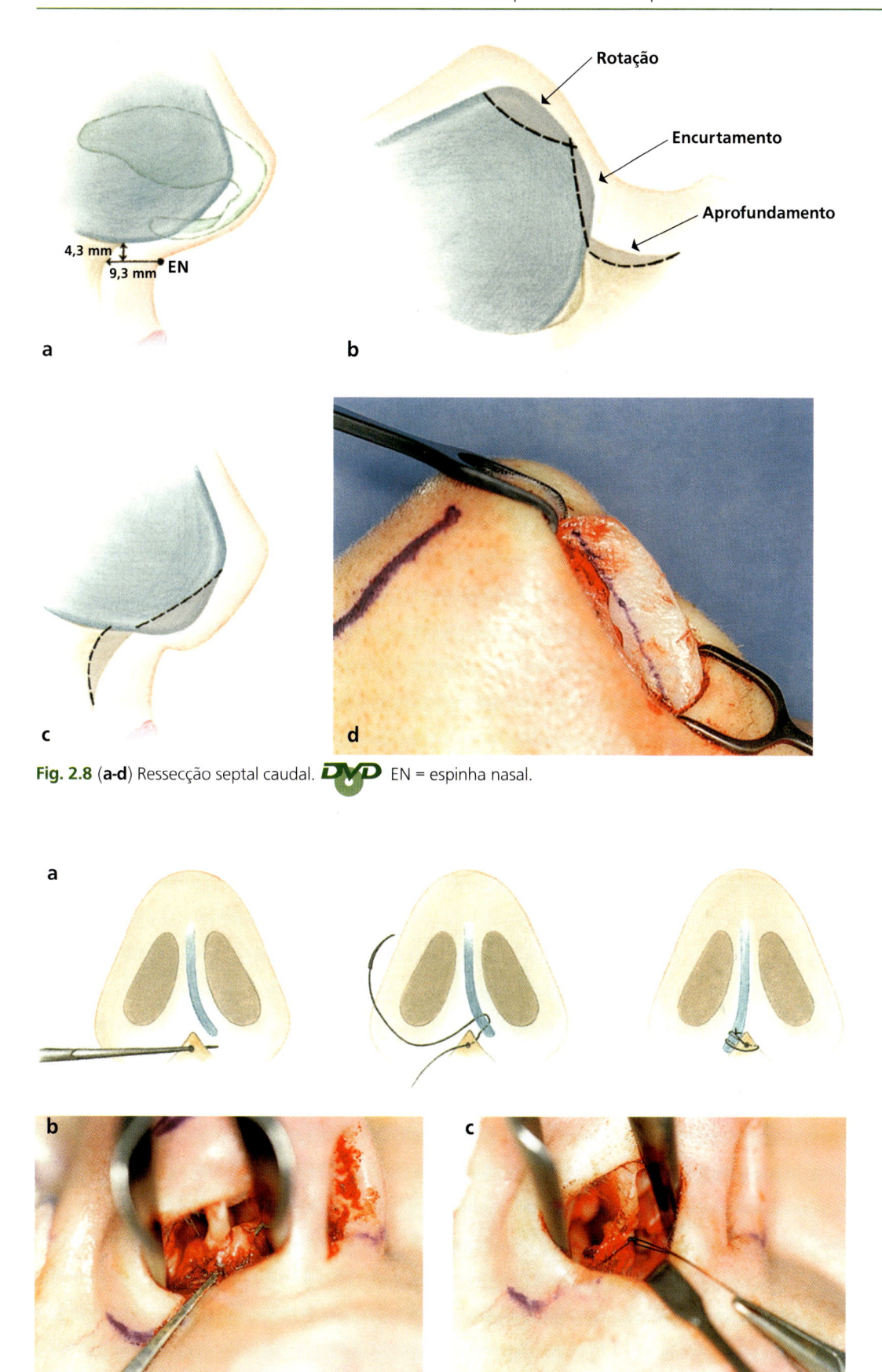

Fig. 2.8 (**a-d**) Ressecção septal caudal. EN = espinha nasal.

Fig. 2.9 (**a-c**) Realocação septal caudal.

Colheita Septal e Septoplastia

Depois de estabelecido o perfil nasal desejado, a correção e a colheita septais podem ser feitas com segurança sem comprometer o suporte septal ou se arriscar à ruptura do septo. Em um procedimento de colheita septal, a tendência é colher a quantidade necessária de cartilagem, mantendo-se ao mesmo tempo o *strut* essencial de 10 mm em forma de L (Fig. 2.10). As variações comuns incluem: (1) metade inferior da cartilagem para o *strut* da columela e/ou enxertos expansores, (2) a cartilagem quadrangular disponível para múltiplos enxertos e (3) extensa cartilagem e osso em bloco especialmente na rinoplastia de asiáticos. Em todos os aspectos práticos, a colheita septal é o aspecto equivalente à septoplastia do corpo septal.

Exposição Septal Definitiva. Neste ponto da cirurgia, geralmente é prudente inspecionar o nariz interno e reinjetar anestesia local no septo para hidrodissecção. A elevação do revestimento mucoso septal geralmente é bastante fácil, já que se dispõe da *abordagem bidirecional* – de cima para baixo, partindo da ressecção dorsal e, diretamente, para trás a partir da incisão de transfixação. Os planos de dissecção já são definidos desde a criação de túneis extramucosos. A mucosa é elevada de caudal para cefálico sobre a porção superior da cartilagem com a ponta cortante arredondada de um elevador de Cottle. Em seguida, uma varredura vertical é feita atrás, sobre a placa perpendicular do etmoide, e para baixo, sobre o vômer. A mucosa inferior é elevada do vômer posterior para a frente, o que permite a separação mais fácil das fibras fundidas perincondrais/periosteais. Em desvios significativos, é sempre melhor começar no lado côncavo mais fácil e palpar os tecidos antes de fazer o lado convexo mais desafiador.

Colheita Septal. Depois de se estar satisfeito com a exposição, pode-se colher cartilagem quadrangular que corrige simultaneamente qualquer desvio do corpo septal. Com a mucosa rebatida lateralmente, são feitos cortes paralelos aos limites dorsal e caudal do desejado *strut* em forma de L. O corte caudal é estendido para baixo até a junção vomeriana cartilaginosa, de forma paralela à margem septal caudal, preservando assim um *strut* de 10 mm. O corte dorsal é completado facilmente sob visão direta com uma abordagem dorsal, preservando-se também um *strut* de 10 mm. Então o corpo septal é dissecado e liberado do sulco vomeriano o mais posteriormente possível, utilizando-se a ponta cortante arredondada do elevador de Cottle. Separa-se a cartilagem do osso verticalmente ao longo da junção cartilaginosa com a placa perpendicular etmoidal. A "extensão" do septo cartilaginoso normalmente é removida com o corpo do septo. Eu não uso sutura septomucosa para aproximar o espaço mucoso, mas em vez disso recorro aos *splints* de Doyle suturados para comprimir o espaço morto. Nota: raramente é necessário excisar grandes porções osseocartilaginosas do septo que aumentam o risco de colapso septal.

PRINCÍPIOS

- Um *strut* septal em forma de L de 10 mm sempre é mantido.
- Uma colheita septal implica em excisão de cartilagem quadrangular (nenhum osso) e também é uma septoplastia eficaz para desvios septais.
- Deve-se estar apto a fazer um reposicionamento septal caudal.

Colheita Septal e Septoplastia

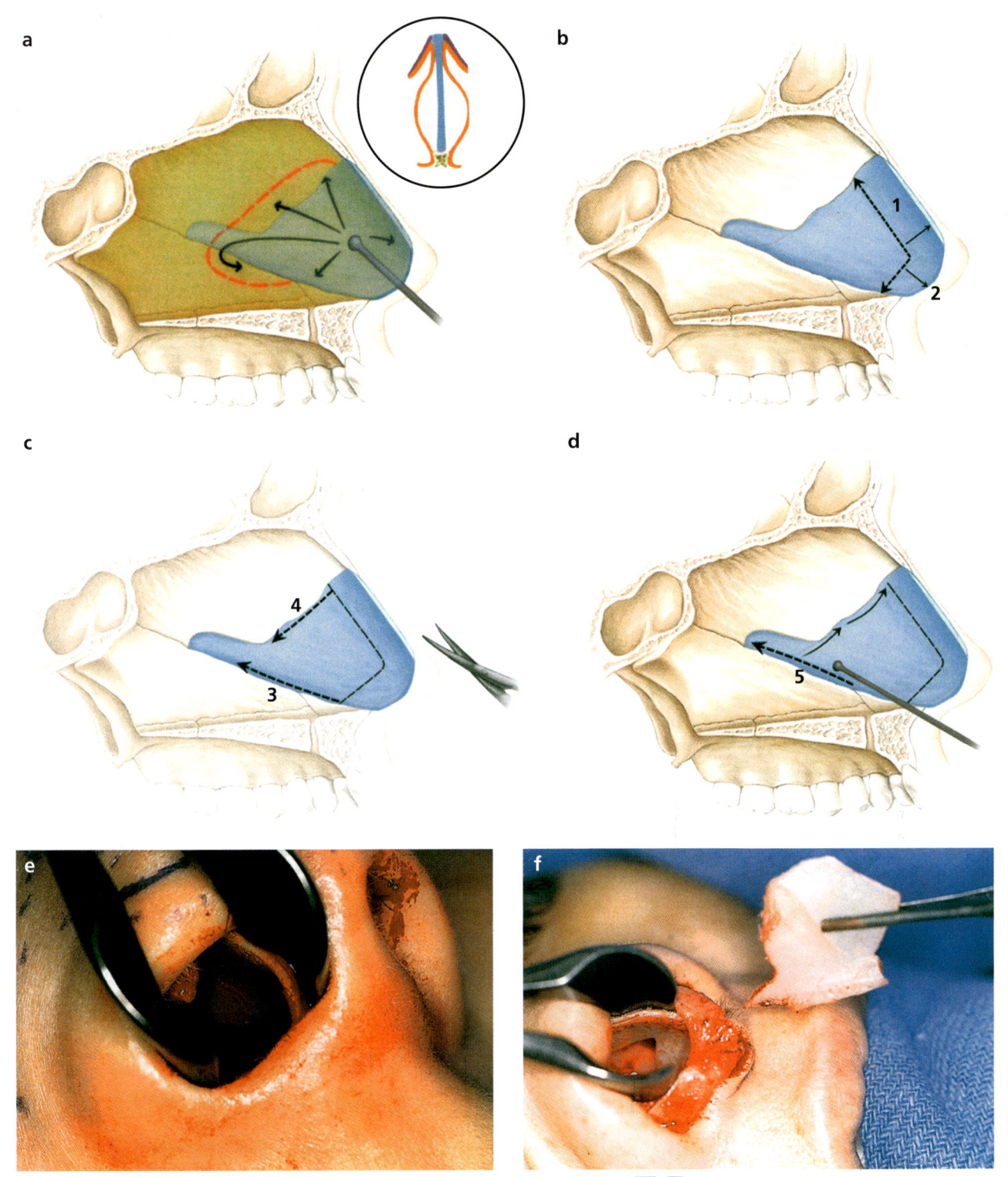

Fig. 2.10 (**a-d**) Colheita septal, (**e**) abordagem de transfixação, (**f**) abordagem dorsal.

Osteotomias

Tipos de Osteotomias. O objetivo das osteotomias laterais é estreitar a largura da base óssea (x-x) do nariz, conforme medido em seu ponto mais largo; e não simplesmente fechar o teto dorsal aberto. Os dois métodos mais comuns são as osteotomias baixa-alta e baixa-baixa que diferem em sua direção, grau de fratura óssea e movimento. A *osteotomia baixa-alta* começa na abertura piriforme do processo nasal da maxila e passa tangencialmente através dela para a linha de sutura nasal ao nível do canto medial (Fig. 2.11a, b). Em seguida, a pressão digital na parede lateral resulta em fratura em galho verde da porção transversa e leve inclinação da parede nasal lateral. Em contraposição, a *osteotomia baixa-baixa* é efetuada em dois passos (Fig. 2.11c, d). Primeiro, efetua-se osteotomia transversa com osteótomo de 2 mm, inserido por pequena incisão perfurante exatamente acima do canto medial. O osteótomo é delicadamente utilizado para assegurar uma completa osteotomia vertical na parede nasal lateral. Segundo, faz-se uma osteotomia lateral baixa-baixa com um osteótomo reto. É iniciada na abertura piriforme do processo nasal da maxila e passa diretamente para cima para a parede lateral para terminar ao nível do canto medial. A pressão digital produz completa mobilização da parede lateral e define o estreitamento do nariz. A diferença primária é que a osteotomia baixa-alta preserva o contato ósseo na fratura em galho verde transversa que limita o movimento. Em contrapartida, a osteotomia baixa-baixa incorpora uma osteotomia completa em direção transversal, permitindo o movimento total da parede nasal lateral.

Técnicas de Osteotomia. O tipo de osteotomia selecionado é determinado pela largura da base óssea (ponto X), que deverá ser mais estreito do que a distância entre os olhos. Reinjeta-se 0,5 mL de anestesia no local de osteotomia, tanto por via subcutânea, como por via submucosa. Um pequeno espéculo é inserido verticalmente na narina e expõe de forma ampla a abertura piriforme. Efetua-se um corte transverso na mucosa, utilizando-se cautério. O osteótomo é inserido, deixando-se a guia para fora para facilitar a palpação. O cirurgião segura o osteótomo *curvo* na mão dominante e palpa o protetor com a outra mão. A osteotomia lateral continua ao nível do canto medial ou na base da osteotomia transversa prévia. Para uma osteotomia baixa-alta, o osteótomo é retirado, e usa-se pressão digital para criar uma fratura em galho verde transversa que produz a inclinação desejada. Para a osteotomia baixa-baixa o osteótomo *reto* é girado a 90°, tracionando-se a lâmina contra a maxila, o que força a parede nasal lateral para dentro.

PRINCÍPIOS

- Determinar a indicação para osteotomias na vista anterior: a largura da base óssea é a chave.
- Determinar o método de osteotomia pela quantidade de movimento necessária: inclinação (baixa-alta) ou estreitamento completo da parede lateral (baixa-baixa).
- Embora eu prefira uma osteotomia interna contínua, outros cirurgiões preferem um método percutâneo – utilize qualquer método que seja confortável para você.

Osteotomias

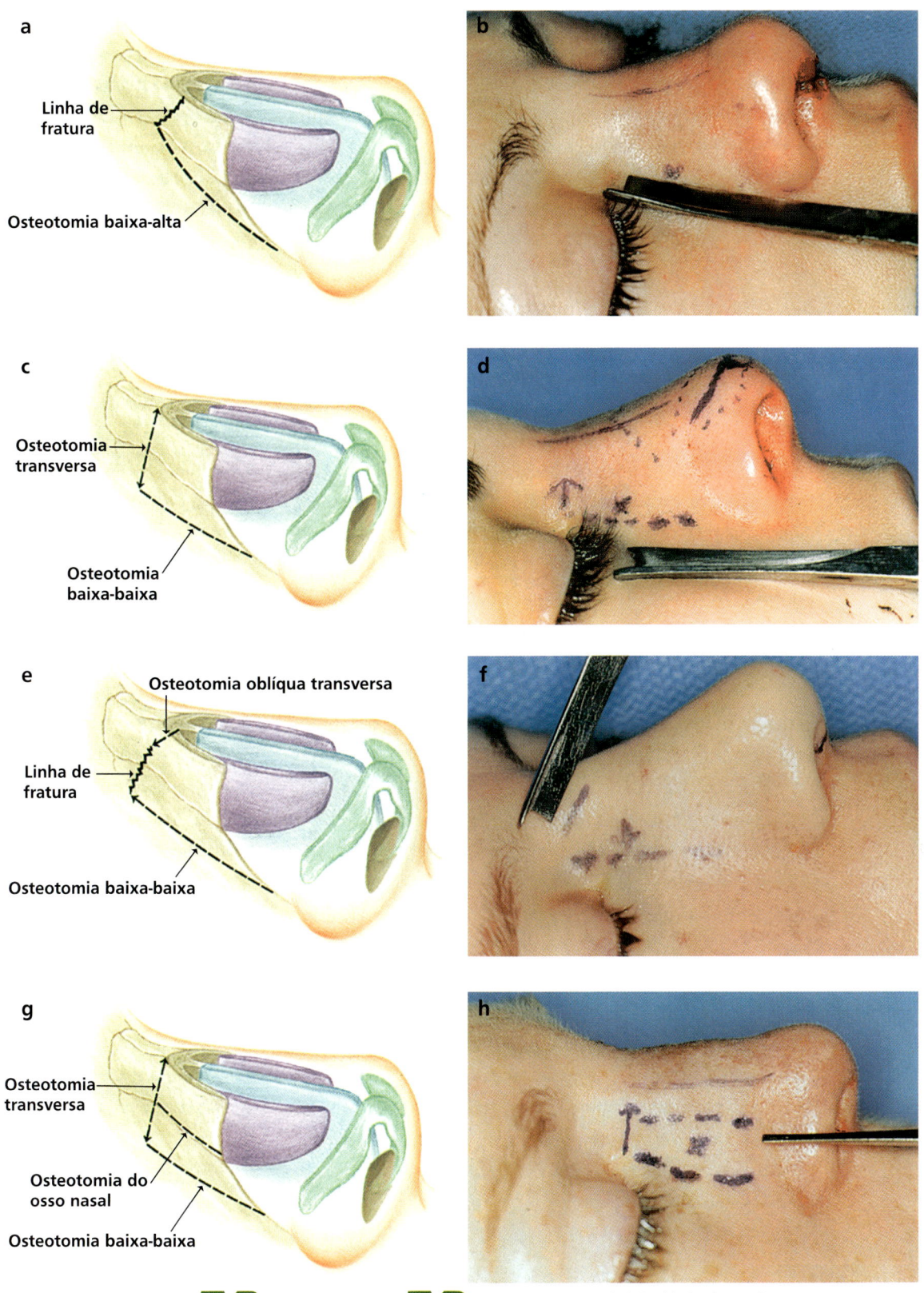

Fig. 2.11 (**a, b**) Baixa-alta DVD (**c, d**) baixa-baixa DVD (**e, f**) oblíqua medial, (**g, h**) duplo nível.

Preparação do Enxerto e Enxertos Expansores

Preparação do Enxerto. Após as osteotomias, o cirurgião prepara os enxertos com os materiais disponíveis, incluindo o tecido excisado (dorso, *crura* laterais cefálicas), septo, corneto nasal ou fáscia. Eu altero o material do enxerto o mínimo possível, preferindo os enxertos de cartilagens sólidas aos enxertos enfraquecidos ou esmagados pelo risco imprevisível de absorção tardia. Neste ponto da cirurgia, devem-se conciliar os enxertos necessários com o material de enxerto disponível e estabelecer prioridades. Na maioria dos casos, o *strut* columelar é o enxerto estrutural crítico, seguido pelos enxertos de contorno alar e, então, pelos enxertos expansores. As exceções seriam quando é planejado um enxerto estrutural importante de ponta (nariz com pele grossa) ou quando são necessários enxertos de *strut* de *crura* laterais (ponta em parênteses). É importante desenhar os vários enxertos no material doador e certificar-se de ter alcançado a utilização mais efetiva.

Enxertos Expansores. Após as osteotomias, o dorso é reavaliado quanto à uniformidade e ao perfil final. Qualquer raspagem adicional é efetuada, assim como pequenas excisões na cartilagem na junção com o osso. Depois de satisfeito com o dorso, então os enxertos expansores são inseridos. Os enxertos expansores são pedaços de cartilagem ou osso vomeriano de tamanho adequado e compatível, semelhantes a um palito de fósforo, para restaurar a largura dorsal normal do septo que se perdeu durante a redução dorsal (Fig. 2.12). Eles podem corrigir assimetrias, prevenir deformidade em V invertido e evitar um pinçamento nasal. Em termos funcionais, eles expandem as cartilagens laterais superiores para a parte externa, restaurando ao mesmo tempo a abertura de 10 a 15° da valva interna e mantendo uma abóbada média estética. Eles são cortados facilmente até a extensão desejada (20-25 mm) e altura (2,5-3,5 mm) que varia conforme a estética desejada da abóbada média. A maioria dos cirurgiões eleva a mucosa ao longo do septo cartilaginoso e cria pequenas bolsas em direção cefálica sob o dorso remanescente intacto. Os enxertos são, então, fixados com duas agulhas nº 25 passadas percutaneamente pela pele. É importante que os enxertos sejam nivelados com o septo dorsal, estejam ligeiramente proximais à válvula e se estendam embaixo do dorso intacto. Os enxertos são em seguida suturados em posição. Com mais frequência, utiliza-se a sutura de colchoeiro horizontal de PDS 4-0 para fixar as cinco estruturas (laterais superiores, enxertos expansores e septo). Em direção cefálica podem-se variar as técnicas de sutura.

PRINCÍPIOS

- Avalie cuidadosamente as necessidades de enxerto e priorize o material disponível.
- Verifique cuidadosamente o dorso – estire a pele lateralmente, palpe com o dedo úmido, aplaine tudo.
- Tenha um baixo limiar para indicar os enxertos expansores. Nunca me arrependi de fazê-los, mas sim de não fazê-los.
- Os enxertos expansores têm melhor resultado quando suturados na posição correta; caso contrário deslizarão fora do lugar ou poderão subir para o dorso.

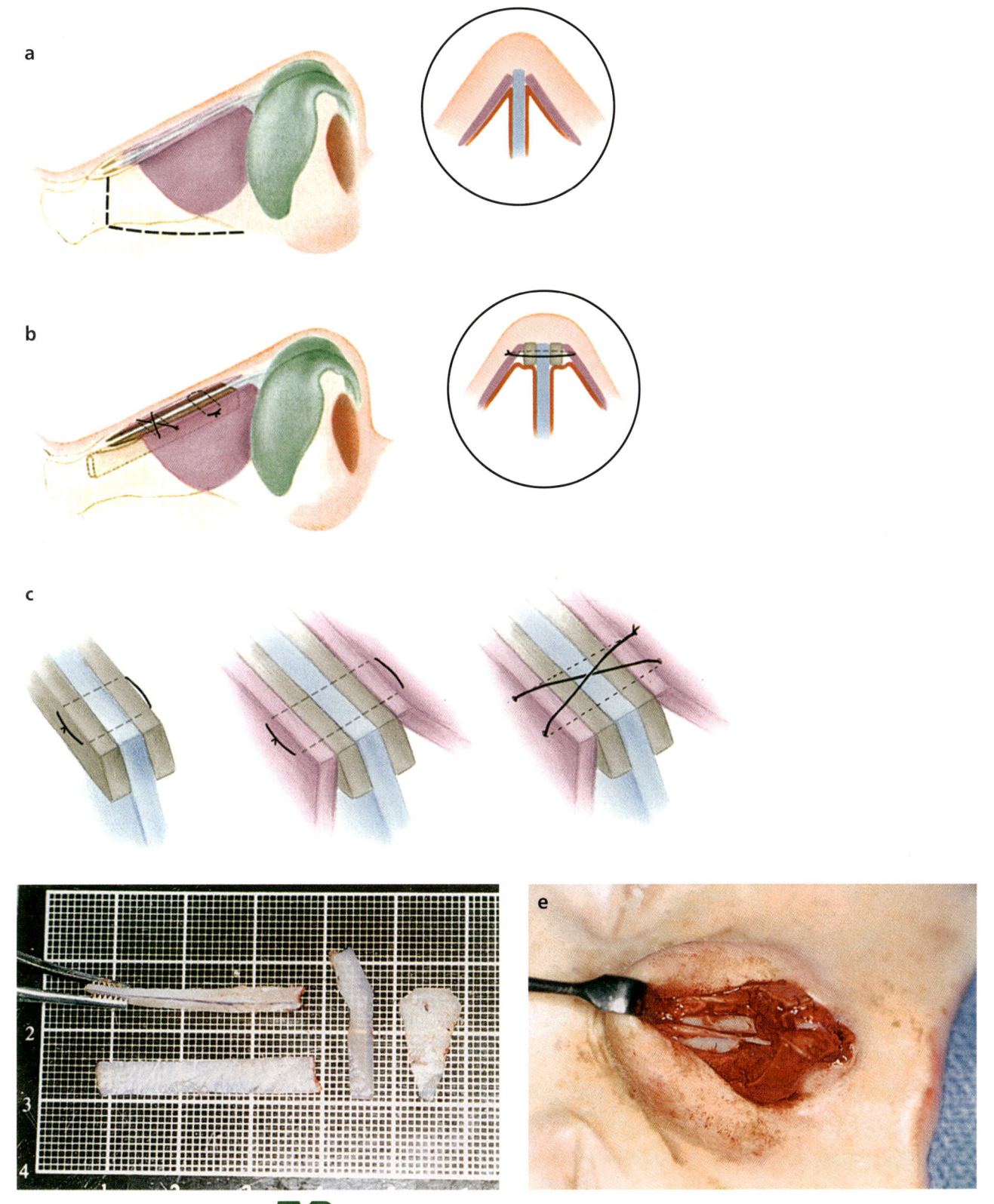

Preparação do Enxerto e Enxertos Expansores 35

Fig. 2.12 (a-e) Enxertos expansores.

Cirurgia de Ponta

Após 25 anos de experiência, tornou-se evidente para mim que uma técnica de sutura aberta pode produzir uma bela ponta estética. Ela possui flexibilidade, *finesse* e controle que são praticamente impossíveis com outras técnicas (Tabela 2.2). A incorporação de enxertos de sobreposição de cartilagem alar excisada à sequência de sutura reduziu drasticamente a necessidade de enxertos estruturais abertos de ponta com os seus problemas associados. Assim, a técnica de sutura aberta deverá ser a primeira cirurgia básica de ponta a ser dominada pelos cirurgiões rinologistas. Apresentarei os destaques da sequência de sutura de ponta neste capítulo. Nota: as técnicas de sutura de ponta serão discutidas repetidamente ao longo do texto. Considero esta parte somente uma introdução à técnica com maiores detalhes disponíveis nos Capítulos 4 e 8. A importância de visualizar os clipes do DVD de cada sutura não pode ser superenfatizada. Neste ponto da cirurgia, o perfil dorsal ideal já foi estabelecido e produzidas as tiras simétricas das alares. Agora é o momento de criar uma ponta estética.

1) *Strut* e Sutura Columelares

O *strut* e a sutura columelar proporcionam três importantes benefícios: estabilidade da ponta, projeção da ponta e forma columelar. O *strut* promove verticalidade e projeção, eliminando ao mesmo tempo a ponta "caída". Suturar as alares no *strut* cria um complexo unificado de ponta, melhorando a simetria.

Os três passos são: modelamento, inserção e fixação com sutura do *strut* (Fig. 2.13). O *strut* columelar geralmente é cortado com extensão de 20 mm, 2,5 mm de largura e 1,5 de espessura. O material ideal de enxerto é a cartilagem septal vomeriana em virtude de sua rigidez e espessura. O enxerto é modelado facilmente nas dimensões desejadas com uma lâmina nº 15. O ponto médio é marcado com uma caneta. A forma real do enxerto pode variar muito, dependendo da necessidade, incluindo a correção de um ângulo labial columelar retrusivo. Faz-se com facilidade uma bolsa receptora entre as cartilagens alares, e o *strut* é inserido até seu ponto médio. Em seguida, as alares são elevadas e giradas a 90° em direção medial. Elas são fixadas individualmente ao *strut* com uma agulha nº 25 em inserção alta nas *crura* médias logo abaixo dos domos. A colocação desta agulha tende a verticalizar a ponta. A simetria é importante no que diz respeito à localização do domo e relações caudais. Uma sutura PDS 5-0 vertical é feita pela columela que se prende "em sanduíche" entre as *crura* médias. Embora alguns cirurgiões separem amplamente as cartilagens alares, seja para exposição septal seja para mobilização total, esta manobra requer a total reconstrução da relação das *crura* em vez de um simples ajuste.

PRINCÍPIOS

- Todos os materiais de sutura são absorvíveis para minimizar infecção e coloridos (violeta) para aumentar a visibilidade.
- Uma das maiores vantagens do *strut* columelar é assegurar que a columelar seja reta e a torna independente do septo caudal.
- Aprenda a reconhecer a incisura domal – é o ponto de referência-chave para localização da sutura de criação domal.
- A sutura de posição da ponta é a mais poderosa de todas as suturas de ponta, e seu nó nunca deve ser muito forte! É melhor ficar muito solta do que muito apertada.
- Sempre que possível, use cartilagem alar excisada e enxertos adesivos de sobreposição.
- Estes enxertos proporcionam refinamento sutil à ponta e acentuam as alterações produzidas pelas suturas.

Tabela 2.2 Técnica de sutura aberta de ponta

Passo	Técnica cirúrgica	Efeito	Frequência
Passo #1	Tiras simétricas de *crura* laterais	Diminuição de volume	99%
	Excisão cefálica das *crura* laterais	Mais suturáveis	Deixar 6 mm
Passo #2	*Strut* colunelar com sua sutura	Aumenta a projeção	99%
		Evita desfalecimento	
Passo #3	Sutura de criação domal D & E	Aumenta a definição	95%
Passo #4	Sutura interdomal	Diminui a largura da ponta	90%
		Gera ponta em formato de diamante	
Passo #5	Sutura de equalização domal	Aumenta a simetria	75%
Passo #6	Sutura de convexidade da *crus* lateral	Diminui a convexidade da *crus* lateral	20%
Passo #7	Sutura de posição da ponta	Aumenta a projeção	75%
		Aumenta a rotação	
Passo #8	Enxertos adesivos (sobreposição)	Aumenta a definição	40%
		Aumenta as projeções	
Passo #9	Enxertos e contorno alar	Dá suporte aos contornos alares	10-15%

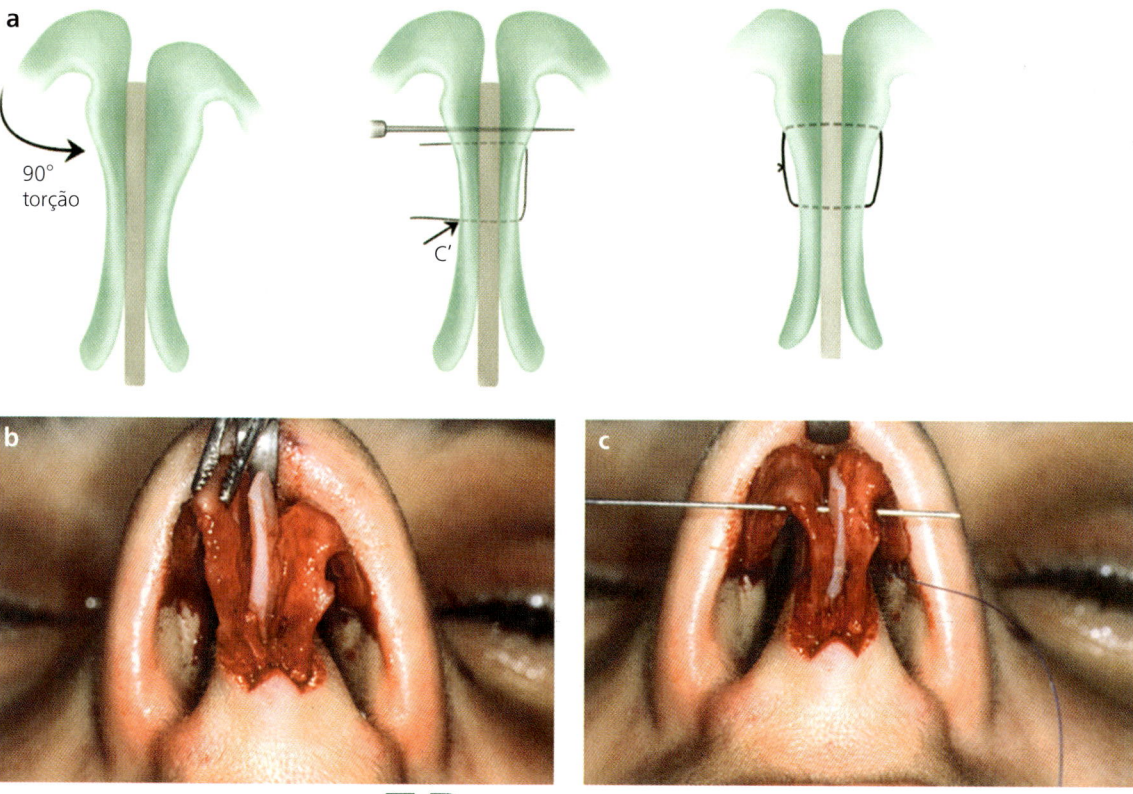

Fig. 2.13 (**a-c**) *Strut* e sutura columelares.

2) Sutura de Criação Domal

A sutura de criação domal produz a definição da ponta pela criação da anatomia ideal do domo, e até de cartilagens planas ou côncavas. Essencialmente, insere-se uma sutura de colchoeiro horizontal pelo segmento domal na incisura do domo, prendendo-a com firmeza para baixo para criar um segmento domal convexo próximo às *crura* laterais côncavas (Fig. 2.14). Esta configuração anatômica produz uma ponta mais atraente depois de recoberta com pele.

Embora conceitualmente simples, o cirurgião deve se tornar destro neste tipo de sutura. A incisura domal é determinada e levemente comprimida com uma pinça de Adson-Brown para estabelecer a quantidade desejada de convexidade. Marca-se o novo domo que define a ponta.

Em seguida, aplica-se uma sutura de colchoeiro medial a lateralmente com o nó amarrado em direção medial. Aumenta-se gradualmente tensão até ser alcançada a desejada convexidade domal. Embora se focalize a convexidade domal, a realidade é uma convexidade domal gradualmente aumentada próxima de uma concavidade das *crura* laterais aumentada aos poucos. A seguir, os cinco erros de sutura a serem evitados: (1) muito apertada pode resultar em um ponto agudo sob a pele fina, (2) muito solta não alcança a definição desejada, (3) a aplicação muito medial de um nariz pequeno e arrebitado descentralizado da ponta, (4) a aplicação muito lateral encomprida o infralóbulo e (5) não tente modificar as *crura* laterais inteiras, mas apenas a área que compreende o domo. Ao contrário das técnicas de incisão e excisão, que enfraquecem a *crus* lateral da alar e muitas vezes levam à bossa, a sutura domal é inicialmente reversível e pode ser reaplicada várias vezes, dependendo da rigidez da cartilagem. Ao contrário dos enxertos de ponta com suas desvantagens, as suturas de ponta alcançam definição sem visibilidade, atrofia da cartilagem ou afinamento da pele.

3) Sutura Interdomal

A sutura interdomal controla a largura da ponta nos domos e no infralóbulo. É uma sutura vertical simples que começa em uma *crus* adjacente à sutura de criação domal, sai acima da sutura da *crus*, depois entra na *crus* oposta no mesmo nível, saindo adjacente à sutura de criação domal (Fig. 2.15). O nó é gradualmente apertado até se alcançar a largura ideal. A simplicidade da inserção deste ponto se deve à sua posição na sequência de suturas de ponta. Uma vez já em posição a sutura do *strut* columelar e as suturas de criação domal, estará praticamente predeterminada a localização da sutura interdomal. A sutura entra exatamente abaixo do nó de criação domal, à esquerda, e sai exatamente acima da *crus* média. Então a sutura entra na *crus* direita diretamente através da *crus* média, saindo exatamente abaixo do nó de criação domal. As únicas decisões são a que distância retrógrada, a partir da margem caudal, insere-se a sutura e até que ponto se deve apertar o nó. Em geral, a sutura é aplicada 2-3 mm atrás, a partir da margem caudal das *crus*. Se aplicada muito perto da borda caudal, ocorre, então, excessivo estreitamento da columelar. A sutura é gradualmente apertada para reduzir a largura interdomal e não para criar uma ponta nasal afilada. Lembre-se do conceito do "diamante na ponta". Além disso, a columelar dilata-se em sua base, estreita-se em seu ponto médio e alarga-se gradualmente no infralóbulo.

4) Sutura de Posição da Ponta

A sutura de posicionamento da ponta consegue fazer a rotação da ponta e aumentar a projeção, o que por sua vez cria a angulação da *supraponta* que a maioria dos pacientes deseja. É uma sutura transversa simples entre a mucosa infralobular e o septo dorsal anterior (Fig. 2.16a-c). À medida que o nó é apertado, a ponta gira para cima e se projeta acima da linha

Cirurgia de Ponta

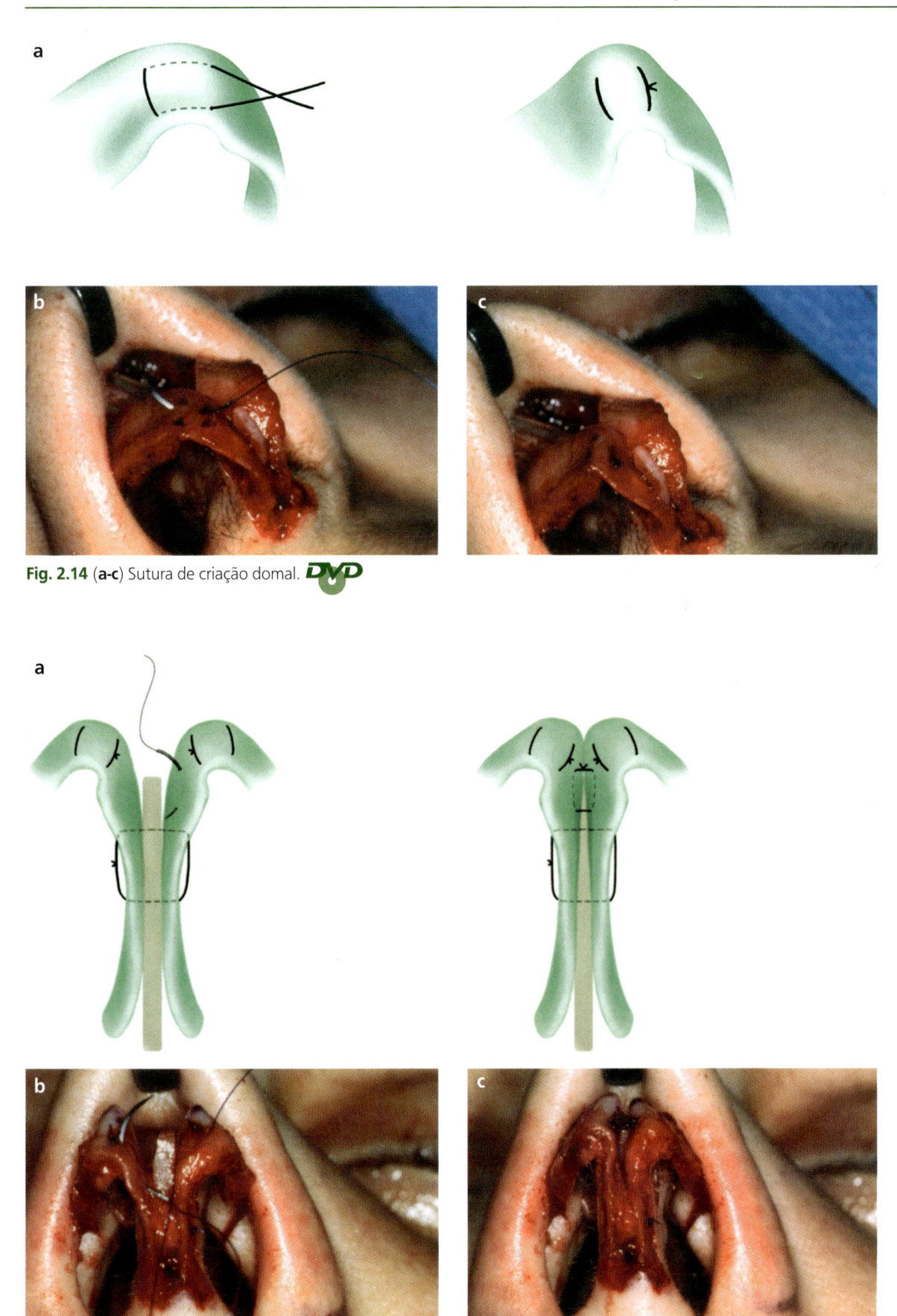

Fig. 2.14 (**a-c**) Sutura de criação domal.

Fig. 2.15 (**a-c**) Sutura interdomal.

dorsal, criando uma compensação da supraponta. Inicialmente, deve-se fazer um único lance, recobrir com pele e avaliar seu efeito – seja cuidadoso, a excessiva rotação é um desastre.

A sutura de posição é inserida como segue. Usa-se uma sutura PDS 4-0 em agulha FS2. O cirurgião fica à cabeça da mesa. A sutura é transversa começando com uma passagem na mucosa do infralóbulo com inclusão opcional do *strut* columelar. A passada seguinte atravessa o septo dorsal cerca de 3-4 mm atrás do ângulo septal anterior, evitando geralmente os enxertos expansores. Em geral, de uma só vez, recubra com pele e avalie as alterações antes de fazer nós adicionais. Nunca faça os nós muito apertados, mas em vez disso eles devem servir como uma alça que leve a ponta acima do ângulo septal anterior. O objetivo é girar a ponta ligeiramente, conferindo ao mesmo tempo um suporte adicional, o que por sua vez cria a angulação desejada na supraponta. Considero este método de suturar mais eficaz e com menos risco de distorção columelar que a sutura septal columelar de Gruber. Igualmente, eu não sou um entusiasta da técnica "*tongue-in-groove*" em que as cartilagens alares são giradas em cada lado do septo caudal e depois fixadas com suturas. O problema desta última sutura é que os ajustes com graduação fina em rotação e projeção não podem ser feitos depois de suturadas as alares no septo. Em contraposição, a sutura de posicionamento de ponta é inserida depois de criada a ponta ideal, e a tensão pode ser aumentada aos poucos.

5) Enxertos de Sobreposição para Refinamento da Ponta

Depois de concluída a sutura, pequenos enxertos de ponta podem ser adicionados para prover refinamento adicional (Daniel, 2002, 2009). Idealmente, esses enxertos são feitos de cartilagem alar excisada e podem ser posicionados em locais e combinações diferentes (Fig. 2.16d-f). Inicialmente, utilizo esses enxertos como "ocultadores", ou seja, para esconder a assimetria da ponta ou bifidez sob a pele fina. Entretanto, sua aplicação se expandiu para incluir maior curvatura infralobular (posição infralóbulo) e definição da ponta (posição transdomal). Eles realmente se "aderem" à ponta final suturada para aumentar o refinamento desta com um mínimo de risco. Sempre que possível, a cartilagem alar excisada é usada por ser bastante maleável, moldada com facilidade e pode ser disposta em camadas. Esses enxertos têm mínimo risco de se mostrar através da pele em contraste com os enxertos rígidos de cartilagem septal ou conchal. As duas localizações mais comuns são: transdomal (enxerto tipo Peck) e infralobular (enxerto tipo Sheen). O enxerto *onlay transdomal* é colocado sobre os domos para aumentar a definição da ponta ou é usado como uma camada dupla para aumentar ligeiramente a projeção da ponta. Os enxertos são suturados às cartilagens alares subjacentes nos quatro cantos do enxerto. O *enxerto infralobular* é cortado em um estilo de "escudo" de Sheen afilado e suturado às cartilagens alares na incisura domal e nos pontos médios da columela. Antes de suturar, o topo do enxerto pode ser levantado da cartilagem ou ligeiramente acima para aumentar a projeção ou acentuar a posição caudal da ponta. Se a borda do topo for levantada mais de 1 mm acima da cartilagem, então um enxerto em "capuz" deverá ser colocado atrás dela para fornecer um suporte da margem superior. Esses enxertos são transdomais ou em cunha vertical, dependendo de onde se deseja o refinamento da ponta. Naturalmente, esses enxertos também ocultam quaisquer assimetrias. Se eles forem muito visíveis, a primeira escolha é removê-los. Se os enxertos forem absolutamente essenciais, como no caso de ponta assimétrica com pele fina, então, pode-se considerar a adição de um enxerto de fáscia para prover uma cobertura mais espessa de tecido mole.

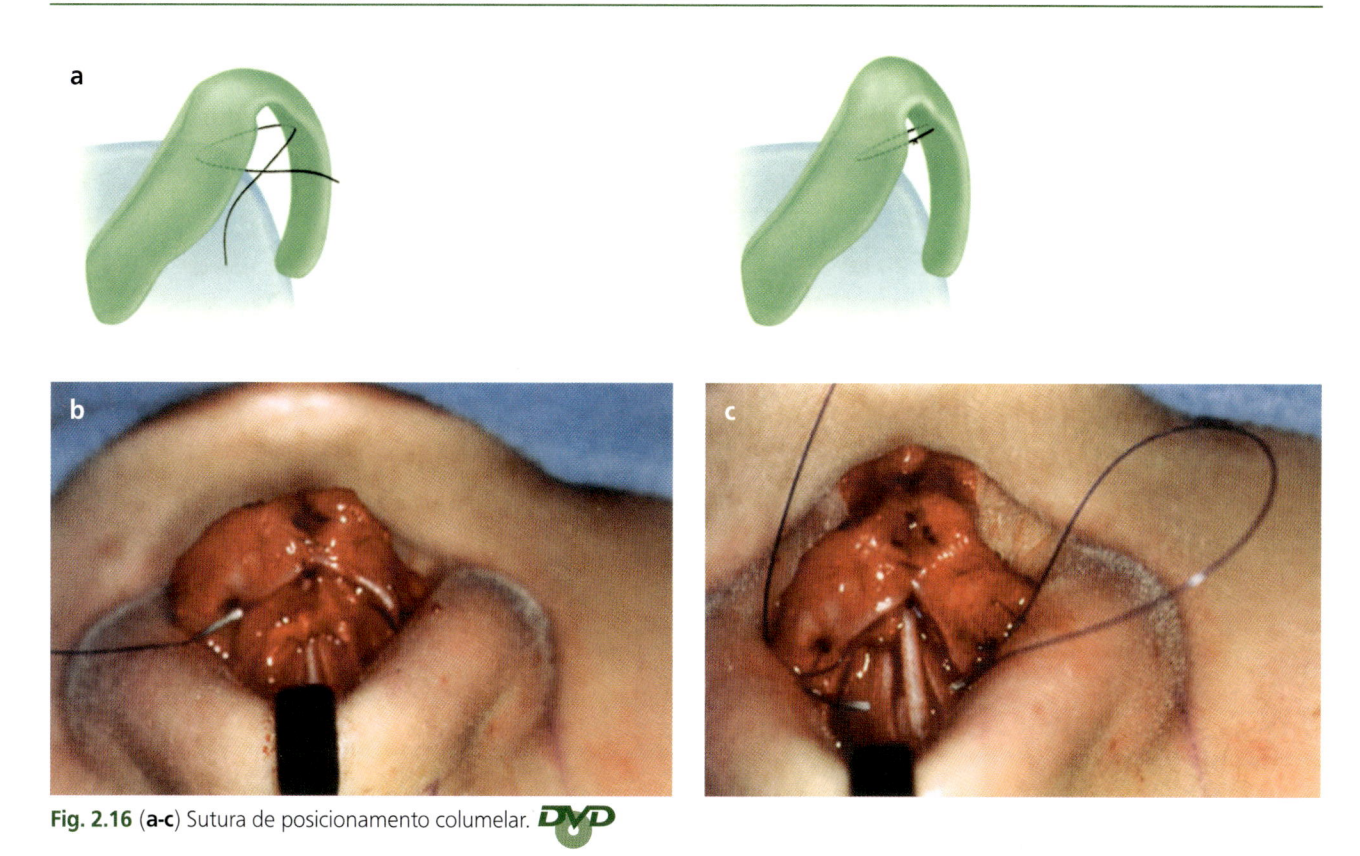

Cirurgia de Ponta

Fig. 2.16 (a-c) Sutura de posicionamento columelar.

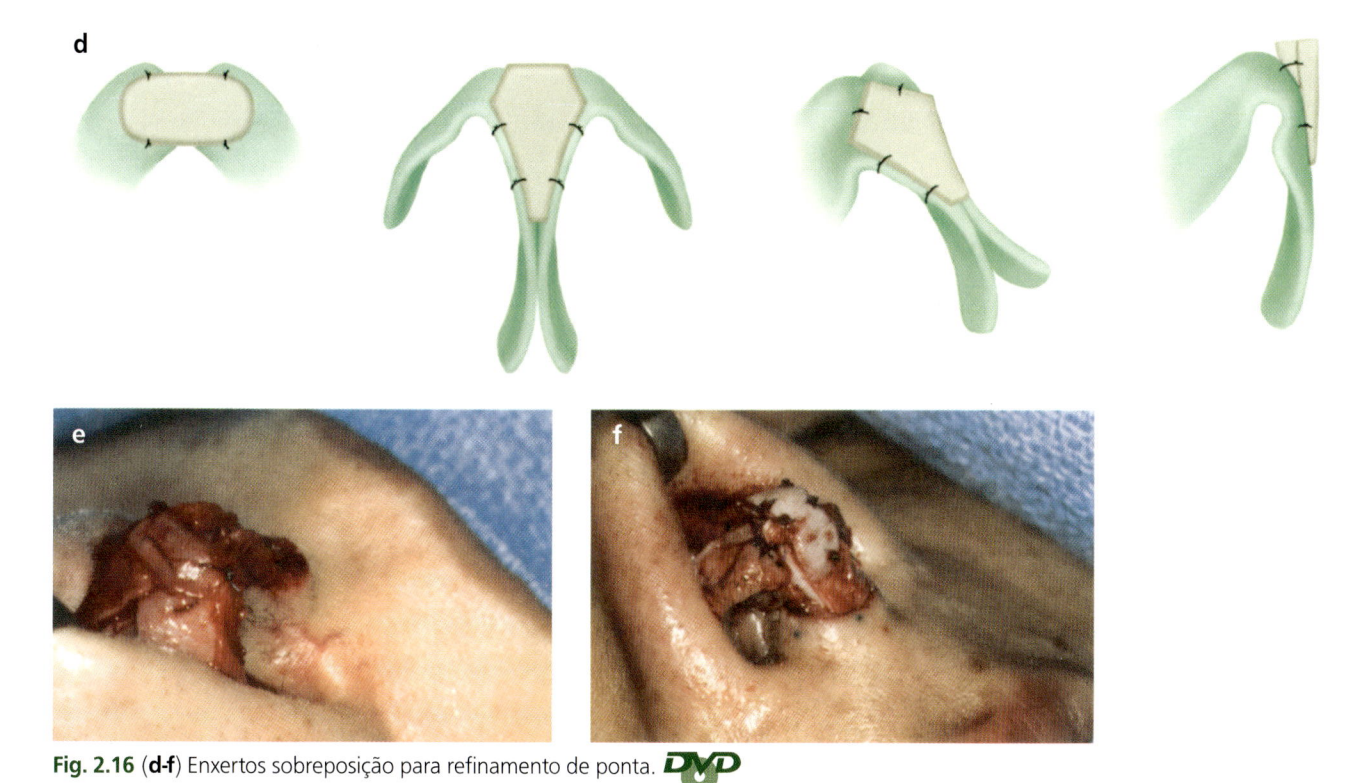

Fig. 2.16 (d-f) Enxertos sobreposição para refinamento de ponta.

Modificação da Base Alar

A modificação da base alar deve ser cuidadosamente planejada no pré-operatório e executada de maneira muito conservadora; excisões agressivas podem ser desastrosas e praticamente irreparáveis. A decisão sobre o tipo e a quantidade da excisão baseia-se na forma da narina e largura do seu limiar. O fator crítico é a relação entre a dilatação alar e a largura alar com relação à largura intercantal. A largura alar (AC-AC) é medida na dobra alar, enquanto a dilatação alar (AL-AL) é medida no maior ponto da alar, em geral 3-4 mm acima da dobra. Estas duas distâncias, assim como a largura intercantal (EN-EN), são facilmente medidas com deslizamento de um compasso diretamente no paciente. A decisão crítica é se a largura alar (AL-AL) é maior que a largura intercantal (EN-EN) no pré-operatório ou tornar-se-á maior quando o suporte dorsal e as projeções da ponta forem reduzidos no intraoperatório. Existem basicamente três técnicas cirúrgicas básicas: (1) uma excisão simples na borda inferior da narina para reduzir a mostra da narina, (2) uma excisão alar em cunha para reduzir a dilatação da narina e (3) uma excisão combinada em cunha da borda inferior com componentes que reduzam a dilatação, assim como a largura alar.

Excisão da Borda Inferior da Narina. No caso de excisões da borda inferior da narina, é desenhado um trapezoide invertido com uma largura de 2,5-3,5 (Fig. 2.17a, b). Os lados são verticais e depois triangulares com igual extensão dentro do vestíbulo e sobre a superfície da pele. Após a injeção com anestesia local, excisa-se a cunha. O componente borda/vestíbulo é fechado com uma sutura de colchoeiro horizontal de categute simples 4-0 que everte as bordas e previne uma cicatriz deprimida. A pele é fechada com *nylon* 6-0.

Excisão Alar em Cunha. No caso de excisões alares em cunha, é importante que a linha de incisão seja aplicada na dobra alar; se for muito alta produzirá uma cicatriz visível. A linha de excisão é desenhada, utilizando-se um compasso (2,5-4 mm em média) com variância quantitativa nos dois lados para acomodar assimetrias (Fig. 2.17c, d). Injeta-se anestesia local na base; uma lâmina nova nº 15 é usada. Com a área estabilizada em um gancho de pele, faz-se uma excisão em V em cunha sem penetrar a pele vestibular subjacente. Após hemostasia, as bordas são fechadas com *nylon* 6-0, e os nós são feitos no lado mais dependente.

Excisão Combinada de Borda Inferior/Cunha. Na maioria dos casos graves, é necessária uma excisão combinada de borda inferior da narina e cunha alar (Fig. 2.17e, f). Estas são excisões complexas avançadas, que são mais comuns em casos de rinoplastia étnica e serão discutidas adiante.

PRINCÍPIOS

- Modificação de base alar deve ser efetuada com precisão e de maneira conservadora.
- Devem-se dominar as excisões em cunha alar e de borda inferior da narina, antes de fazer as excisões combinadas.
- Enxertos de contorno alar geralmente são necessários, já que as excisões de base alar acentuam a incisura do contorno alar.

Modificação da Base Alar

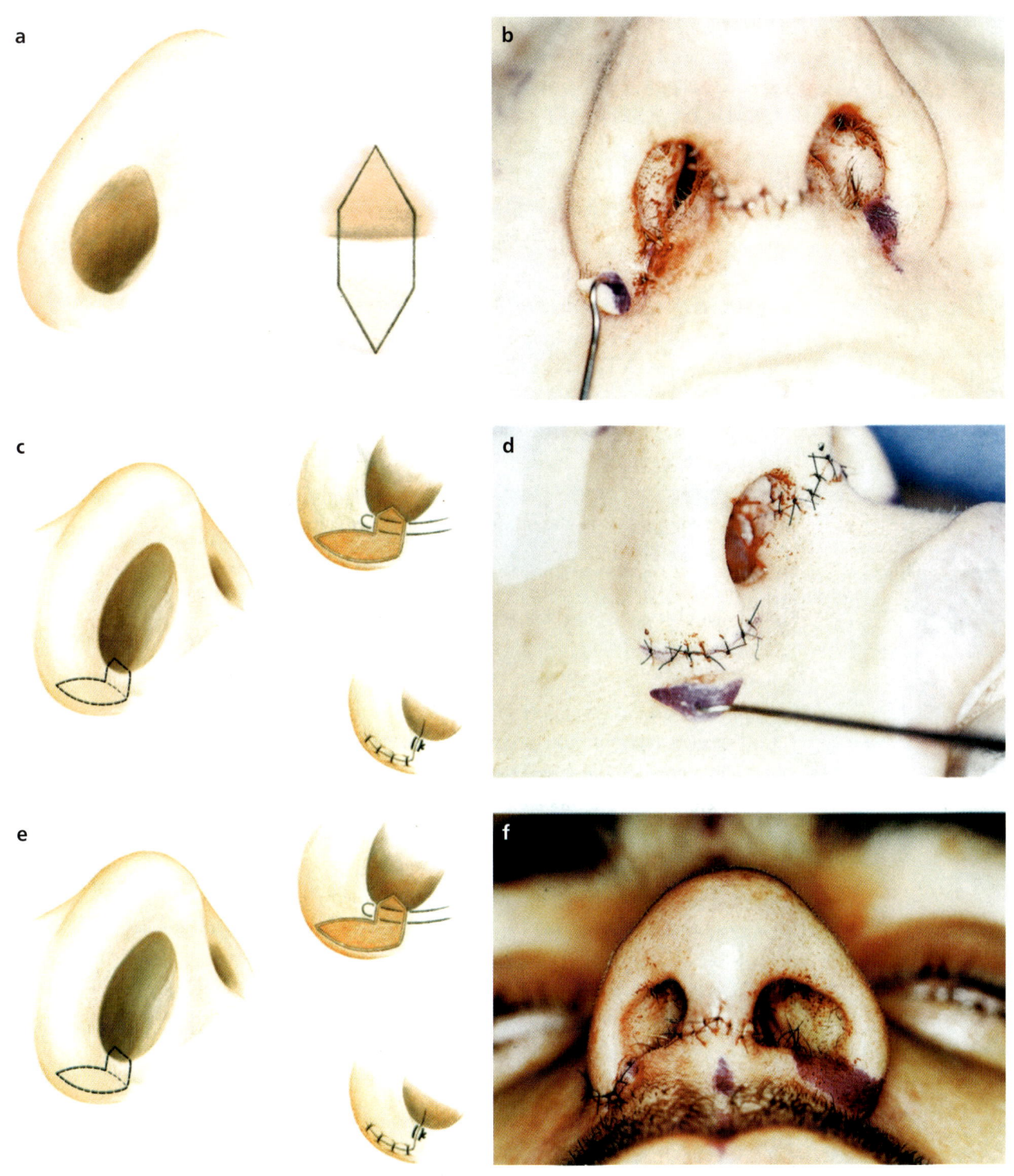

Fig. 2.17 (**a, b**) Borda inferior da narina, (**c, d**) cunha alar, (**e, f**) excisão de borda inferior/em cunha combinada.

Fechamento, Moldes e Tratamento Pós-Operatório

Todas as incisões são suturadas. Começo com a incisão transcolumelar: primeiro, a sutura na linha média no ápice do V para alinhamento; em segundo lugar, as suturas de canto lateral para assegurar a recobertura com pele e, terceiro, as suturas do pilar columelar. Suturas interrompidas adicionais de *nylon* 6-0 são acrescentadas, se indicado. Em seguida, são fechadas as incisões infracartilaginosas com categute simples 5-0. Em vez de revestir pontos predeterminados, prefiro duas suturas anguladas desde a lateral até o domo. Entretanto, deve-se evitar formar incisuras no contorno alar com a sutura de contorno alar móvel até a cartilagem alar retraída. Este problema pode ser tratado com a inserção de um enxerto de contorno alar. A incisão de transfixação é fechada com 2 a 3 suturas de categute simples 4-0.

A inserção clássica de tampão nasal não é usada. Ela não é necessária, e os pacientes a odeiam. Se for feito um trabalho septal ou no corneto nasal, então *splints* de Doyle lubrificados com pomadas de polisporina são inseridos nas vias aéreas nasais (Fig. 2.18a, b). Os *splints* são suturados juntamente para comprimir os folhetos mucosos com uma única sutura de colchoeiro horizontal de *nylon* 4-0, na qual sempre se dá um nó no lado esquerdo. Esses *splints* minimizam o risco de hematoma septal e previnem a formação de sinéquias. Deixam-se sondas nos *splints* de Doyle, quando foi efetuada a correção septal importante, e elas são removidas, em outros casos, para facilitar a respiração. Em seguida, coloca-se no nariz fita adesiva de 0,5 pol. de largura. Fitas *Steri-strips* que comprimem o envoltório nasal reduzem o edema e modelam a ponta nasal (Fig. 2.18c). As fitas adesivas são aplicadas na seguinte sequência: (1) três fitas levemente sobrepostas em sentido transverso sobre a ponte da raiz para a suraponta, (2) fitas longitudinais colocadas ao longo das margens da ponte nasal e, então, fixadas juntas para estreitar a ponta e apoiá-la, e (3) outra fita transversa é aplicada para comprimir a pele da suraponta. Um pequeno pedaço de gaze Telfa (4 × 1 cm) é posto ao longo do dorso, o que facilitará a subsequente remoção do *splint* nasal. O *splint* de polímero plástico é posto em água fervente para se tornar flexível, moldado sobre a porção óssea do nariz e depois enrijecido imediatamente, despejando-se água gelada sobre ele.

Imediatamente o cirurgião dita o relatório cirúrgico e preenche a ficha e os diagramas cirúrgicos. A regularidade do curso pós-operatório é diretamente proporcional à quantidade de tempo despendido na visita pré-operatória, explicando ao paciente o quê esperar. As medicações pós-operatórias são confirmadas (Vicodin para dor, antibiótico cefalosporina por 5 dias). Lembra-se o paciente de limpar todas as linhas soltas, mantendo-as sem crostas – duas a três vezes ao dia com peróxido de hidrogênio e aplicar pomada de polisporina. Em 6 dias os curativos são removidos na seguinte sequência: (1) o molde externo é movimentado de um lado para o outro e se solta com facilidade em razão da lâmina Telfa no dorso, (2) *Steri-strips*, (3) *splints* internos após cortar a sutura do lado esquerdo e (4) suturas columelares e alares.

PRINCÍPIOS

- O curso pós-operatório tranquilo é diretamente relacionado com a eficácia da visita pré-operatória.
- A eversão do fechamento da borda inferior da narina é crítica, assim é a sutura de colchoeiro horizontal simples 4-0 que everte as bordas.
- Depois de removido o molde, aplica-se fita adesiva ao nariz, usando o mesmo método de aplicação do intraoperatório. O paciente aplica fitas adesivas à noite por 3 semanas.

Fechamento, Moldes e Tratamento Pós-Operatório

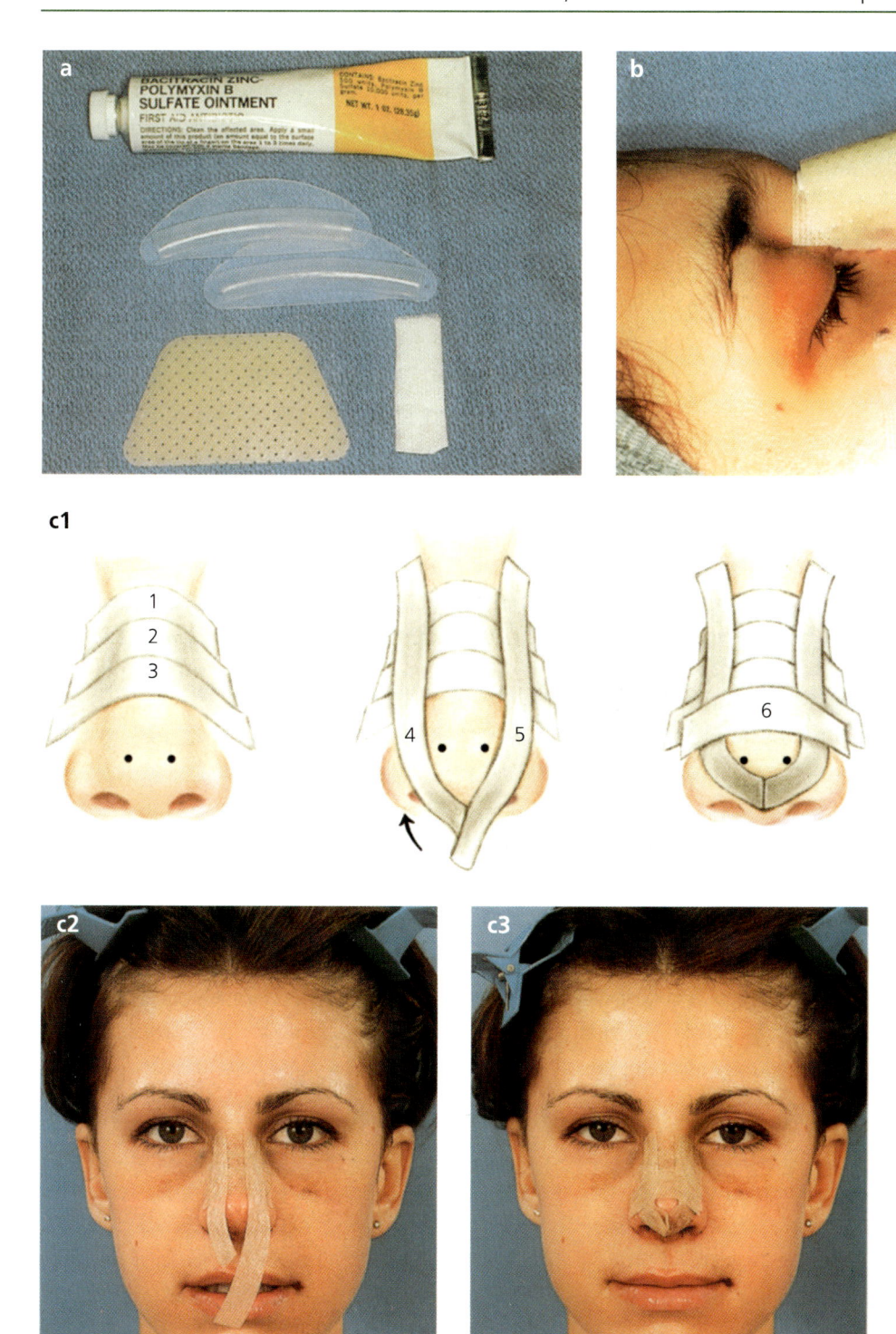

Fig. 2.18 (**a, b**) Curativos, (**c**) colocação de fitas adesivas.

A Cirurgia Básica de Rinoplastia: Uma Solução a 95%

Esta cirurgia de rinoplastia fundamental permite aos cirurgiões alcançarem resultados muito bons com uma excelente margem de erro. Assume-se que o cirurgião possua habilidades básicas de rinoplastia, adquiridas durante seu treinamento de residência. Construindo os próprios fundamentos, devem-se assimilar as várias partes desta cirurgia-padrão. O cirurgião não precisa usar cada passo em cada cirurgia nasal. Entretanto, pode-se certificar de que cada passo poderia ser necessário no caso real que está realizando nesse dia. Não se pode evitar a correção de causas anatômicas da obstrução nasal preexistente em 35% dos casos cosméticos. À medida que o cirurgião adquire experiência, a cirurgia pode ser expandida para uma variedade sempre crescente de casos, sendo acrescentadas técnicas específicas. Um bom exemplo é a incorporação de enxertos de sobreposição para conseguir maior definição da ponta em pacientes com pele grossa e o uso de enxertos de contorno alar para minimizar a retração alar. Alguns cirurgiões questionarão os vários aspectos desta cirurgia básica e eu tentarei abordar suas preocupações.

P – Originalmente, acredita-se que uma cirurgia básica de rinoplastia fosse impossível pela diversidade de pacientes e de técnicas cirúrgicas. O que é diferente agora?

R – Concluí que um cirurgião que faz menos de 35 rinoplastias ao ano deve aprender bem uma cirurgia expansível, selecionar os casos que estejam dentro de sua zona de conforto e se comprometer com a causa e o efeito cirúrgicos, mantendo registros meticulosos de cada procedimento. Durante um período de 3 anos, o cirurgião poderá, então, expandir sua zona de conforto e perfil de um caso do Nível 1 para um de Nível 2, o que cobrirá 95% dos pacientes primários vistos em uma prática normal.

P – Por que a abordagem aberta em todos os casos?

R – É muito mais fácil se fazer a rinoplastia aberta do que a fechada. A variedade de procedimentos disponíveis para a ponta é muito maior, e, em 95% dos principais casos secundários, faz-se a aberta. Portanto, faz sentido dominar a abordagem aberta. Caso se esteja confortável com a abordagem endonasal e se queira usá-la em alguns casos com deformidades limitadas na ponta, esta abordagem certamente é apropriada. Contudo, para aqueles com a habitual experiência limitada da residência, faz sentido concentrar-se em uma só abordagem e será nesta abordagem aberta expansível.

P – Você está sugerindo um colheita septal em todos os pacientes?

R – Sim, estou fazendo uma colheita septal na maioria dos casos para obter material de enxerto. É importante perceber que uma rinoplastia é realmente uma "septorrinoplastia estética" e se deve lidar com todos os aspectos funcionais de um caso cosmético. Estou convicto de que 35% dos pacientes de rinoplastia cosmética pura têm obstrução nasal anatômica fixa que causará obstrução pós-operatória, a não ser que seja tratada durante a cirurgia. Assim, uma colheita septal também é uma septoplastia do corpo septal que melhorará a função em muitos casos. Caso se vá fazer a cirurgia de rinoplastia, deve-se estar confortável com todos os aspectos da cirurgia septal, incluindo a realocação septal caudal.

P – Com que frequência você faz enxertos expansores?

R – A porcentagem está em torno de 75% com metade para função e metade para estética. Quanto maior a redução, mais frequente o uso de enxertos expansores para evitar uma deformidade em V invertido. Certamente, qualquer redução superior a 2 mm converte o dorso em forma de Y em um rínio dentro de um septo central em forma de L, com potencial para colapso das cartilagens laterais superiores e bloqueio da válvula nasal. Ao todo, metade dos enxertos expansores é realizada com largura assimétrica para corrigir assimetrias pré-operatórias. Nunca me arrependi de ter inserido enxertos expansores, mas sim de não fazê-los. Em minha opinião, os "retalhos expansores" podem ser usados para problemas mínimos, mas não são a solução de serviço completo.

P – Por que o *strut* columelar?

R – O *strut* columelar é quase mágico em seus efeitos benéficos à ponta. O *strut* columelar e sua sutura servem a três finalidades: estabilidade da ponta, projeção da ponta e forma columelar. O *strut* promove a verticalidade e a projeção da ponta, eliminando ao mesmo tempo a queda desta ao sorriso. Suturar as alares ao *strut* cria um complexo de ponta unificado e melhora a simetria. É esta a ponta que pode ser posicionada com sutura de posicionamento para criar uma compensação na supraponta. É igualmente importante que o *strut* proporcione uma forma rígida intrínseca à columela, reduzindo, assim, a influência de um septo caudal desviado.

P – Qual é a flexibilidade da cirurgia de sutura de ponta?

R – A técnica de sutura de ponta que defendo é essencialmente um procedimento de "costurar até ficar perfeito". Normalmente, o fundamento da ponta é estabelecido com o *strut* (sutura do *strut*), em seguida cria-se a definição da ponta (sutura de criação domal), estreita-se a largura ponta (sutura interdomal), reduz-se a assimetria (sutura de equalização domal) e, então, consegue-se a angulação desejada na supraponta, assim como a projeção e a rotação (sutura de posicionamento da ponta). Para-se quando a ponta parece grande com a pele fechada. Estes passos são efetuados somente quando a anatomia o exigir. Por exemplo, talvez não seja necessária uma sutura de criação domal em ambos os lados, ou a simetria é excelente, e não se efetua uma sutura de equalização domal. Não existem suturas ou instrumentos especiais exigidos. Tudo isto é feito com suturas que estão à mão de PDS 5-0 e 4-0.

P – Por que sigo a abordagem de nível e aprendo a cirurgia básica?

R – Se você acabou de entrar na prática profissional, tanto sua experiência clínica quanto o seu conjunto de habilidades cirúrgicas são limitados, enquanto a variedade de narizes é infinita. Se cada bom resultado lhe trouxer três encaminhamentos, e cada mau resultado o fizer perder nove, por que começar com os casos mais difíceis? Obviamente um dos objetivos deste texto é ensiná-lo a reconhecer os vários níveis de dificuldade e ajudá-lo a selecionar os pacientes apropriados. Cirurgicamente, a maioria dos residentes termina seu treinamento depois de efetuar menos de 20 rinoplastias cosméticas com um acompanhamento mínimo. A compreensão que têm sobre causa e efeito cirúrgicos é, na melhor das hipóteses, marginal. Para os primeiros anos de prática, deve-se concentrar em aprender uma única cirurgia expansível. Registros meticulosos devem ser mantidos para permitir ao cirurgião avaliar seus resultados a cada visita pós-operatória. Embora todos os passos da cirurgia básica não precisem ser efetuados em cada paciente, estou convicto de que cada um deles será necessário em suas 25 primeiras rinoplastias. Assim, faz sentido aprender a cirurgia básica como uma coleção de técnicas cirúrgicas que o cirurgião seleciona para fazer um plano cirúrgico ideal para cada paciente individual.

Tomada de Decisões de Nível 1: Planejando uma Rinoplastia

Passo nº 1: A Consulta. Uma rinoplastia só terá sucesso se for conseguido o que o paciente deseja. Portanto, deve-se pedir ao paciente que aponte no espelho até três coisas que o incomodam. Registre em uma ficha o planejamento cirúrgico. A maioria das mulheres deseja um nariz menor e mais feminino com um perfil menor, largura mais estreita e ponta mais refinada. Em seguida, é a sua vez de examinar o nariz interna e externamente. Decida quais são os pontos negativos e quais deverão ser alcançados de forma realista, conforme a anatomia do paciente. Faça uma breve descrição do plano cirúrgico proposto – de quanto será a redução, quais os tipos de osteotomias, cirurgia da ponta, qualquer modificação na base e os fatores funcionais. Avalie o nível de dificuldade, e se este caso se enquadra à sua zona de conforto. Depois de conversar com o paciente, determine se deseja este paciente em sua prática. São obtidas fotos-padrão nasais dos pacientes, assumindo-se que ambos desejam o procedimento. Pede-se ao paciente para trazer, na próxima consulta, as fotos dos narizes que o agradam. Como é mostrado no DVD da Fig. 6.2, a importância do exame intranasal não pode ser superenfatizada.

Passo nº 2: A Visita Pré-Operatória. Ao iniciar a prática profissional, deve-se fazer a análise da foto de todos os pacientes, pois isto o treina a "ver" a deformidade e a solução. A sequência crítica é definir a deformidade, para sobrepor o ideal e depois determinar o que é cirurgicamente viável. Ao retorno do paciente, examine novamente o nariz sem olhar suas anotações – você quer ver o que está errado com ele e visualizar o que a rinoplastia poderá conseguir. Em seguida, abra suas anotações, dê o espelho ao paciente e pergunte o que mais o incomoda em ordem de importância. Verifique seus pedidos contra o seu plano cirúrgico. Depois olhe as fotos de narizes que o paciente gosta. Então revise o plano cirúrgico e faça quaisquer alterações necessárias. Escreva passo a passo o plano cirúrgico personalizado.

Passo nº 3: A Cirurgia. A vantagem de passar algum tempo escrevendo o plano cirúrgico passo a passo é que a grande maioria das cirurgias segue um curso de acordo com o plano. Você pode se concentrar na execução cirúrgica e na eficiência e não na tomada de decisão. Sim, podem ser necessárias ligeiras alterações com base na real anatomia (enxerto de sobreposição, enxerto de contorno alar etc..), mas você não está olhando um nariz imaginando o que vai fazer em seguida. É prudente fazer um conjunto de quatro vistas fotográficas da ponta acabada, exposta, antes do fechamento. No final da cirurgia, faz-se um diagrama detalhado que registra cada etapa e quaisquer perguntas que possa ter no que se refere à causa e efeito (Fig. 2.20).

Passo nº 4: Acompanhamento Pós-Operatório. O Paciente é visto 1 semana depois, e o imobilizador é removido. A ficha é aberta na página do diagrama cirúrgico o qual lhe permite avaliar a causa e o efeito cirúrgicos. O paciente, que segura um espelho, é ensinado a aplicar fita adesiva para compressão de seu nariz. Recomenda-se que ele use a fita adesiva por 2-3 dias e, em seguida, à noite durante 3 semanas. Os pacientes recebem uma série de fotografias pré-operatórias. As visitas de retorno são marcadas em 1, 3 e 6 semanas, com visitas adicionais aos 4 e aos 12 meses.

Uma Cirurgia Básica de Rinoplastia: Sequência Cirúrgica

1) Instrumentos essenciais – lupas de 2,5×, focos de luz frontal de fibra óptica, instrumentos próprios.
2) Anestesia geral com monitores apropriados.
3) Injeção de anestesia local, em seguida preparação – espere 10-15 minutos.
4) Remova o tampão intranasal e raspe as vibrissas.
5) Abordagem aberta usando incisões infralobular e transcolumelar.
6) Elevação do envoltório de pele.
7) Exposição septal via incisão de transfixação e túneis extramucosos.
8) Reavalie o plano com base em anatomias alar e septal.
9) Criação de *crura* laterais alares simétricas.
10) Redução gradual da giba – raspa: osso, tesoura: cartilagem.
11) Septo caudal/Excisão de ENA.
12) Colheita septal/septoplastia.
13) Osteotomias.
14) Preparação do enxerto.
15) Enxertos expansores.
16) Sutura e *strut* columelares.
17) Suturas de ponta.
18) Fechamento.
19) Modificação da base alar.
20) Enxertos de suporte de contorno alar (ARS).
21) *Splints* de Doyle e molde externo e bloqueio nasal.

Observação: Todos os passos são considerados, mas somente esses passos são realmente usados.

Quais São as Variações Mais Comuns?

1) A *redução* cartilaginosa dorsal é conseguida principalmente com a excisão de septo caudal isolado, enquanto o *estreitamento dorsal* é alcançado com excisão de cartilagem lateral superior. A relação geralmente é de 3:1 com mínima ressecção da CLS.
2) O septo caudal é alterado em menos de 50% dos casos, e ENA em menos de 5%.
3) A maioria dos problemas septais em casos cosméticos são os desvios do corpo septal ou septo caudal. Uma colheita septal muitas vezes corrige o anterior, enquanto a realocação fixa o septo caudal.
4) Osteotomias são efetuadas em 10% dos casos, uma vez que a abóbada óssea é bastante estreita no pré-operatório, e não se deseja reduzir a via área nasal.
5) Enxertos expansores não são feitos em 25% dos casos, porque o dorso foi reduzido em menos de 2 mm. A maioria de enxertos pareados é assimétrica, e 50% deles são inseridos por razões estéticas.
6) Suturas de ponta são suficientes em 75% dos pacientes, dos quais 20% têm enxertos de sobreposição de cartilagem alar excisada. Um verdadeiro enxerto de ponta de cartilagem septal é usado em menos de 5% dos pacientes caucasianos, mas em 95% dos asiáticos.
7) Inicialmente, a modificação da base alar deverá ser algo que o paciente deseja (narinas menores), em vez de algo que o cirurgião sugere. É essencial a conservação.
8) Enxertos de contorno alar podem ser necessários para minimizar a fraqueza do contorno alar. Eles são colocados com facilidade em bolsas subcutâneas que ficam paralelas ao contorno alar.

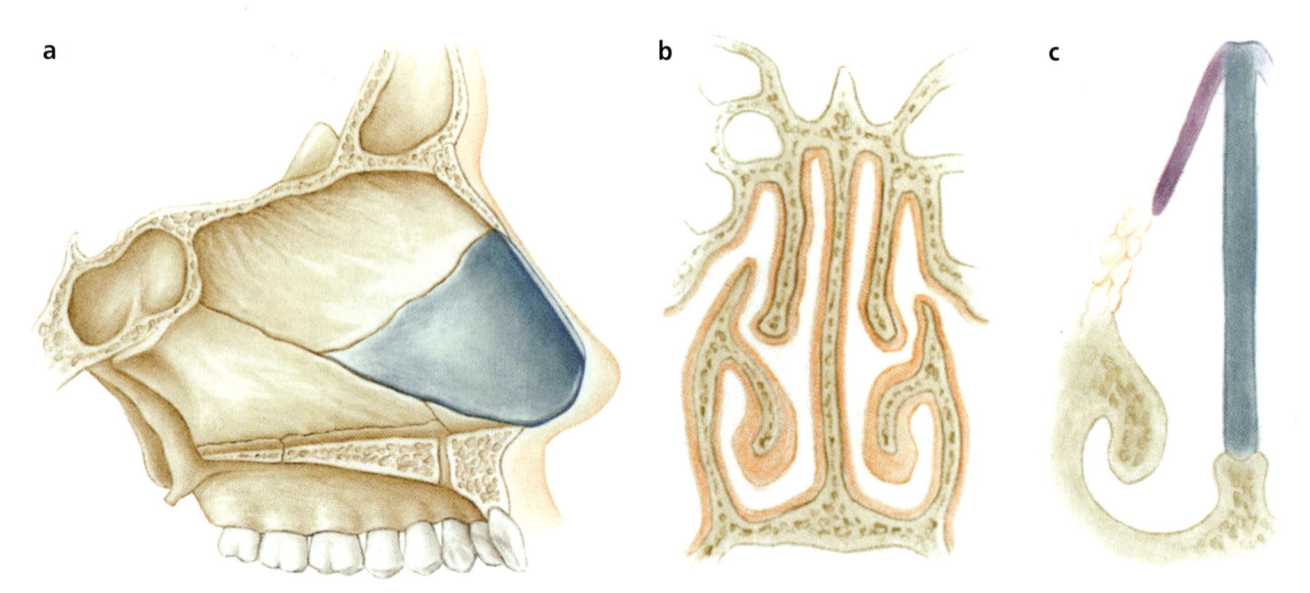

Fig. 2.19 (a-c)

Tabela 2.3 Análise fotográfica

Anterior	Lateral	\multicolumn{2}{c}{}		
		$N-T_i = 0{,}67 \times MFH$		$N-T_i =$	
EN-EN =	C-N =	$AC-T_i = 0{,}67 \times N-T_i$		$AC-T_i =$	
X-X =	AC-T =	$C-N_i = 0{,}28 \times N-T_i$		$C-N_i =$	
AL-AL =	N-C' =		Real	Ideal	Alteração
AC-AC =	N-SN =	N			
IDD =	N-FA =	T			
MFH =	TA =	SN			
LFH =	CIA =	NFA			
SME =	CLA =	TA			
		CIA			
		C-N			
		M-T			
		AC-T			

Septorrinoplastia – Procedimento Cirúrgico

Rollin K. Daniel, MD

SOBRENOME　　　　　　　　　NÚMERO DO CASO　　　　　　　　　DATA

INCISÕES E ABORDAGEM

Incisões: ☐ INTER　☐ INTRA　☐ INFRA　☐ Trans-columelar
☐ Transfixação -Unilateral　☐ Transfixação -Bilateral　☐ Killian

Abordagem: ☐ Fechada　☐ Aberta　☐ Fechada/Aberta
☐ Retrógrada　☐ Trans-cartilaginosa　☐ Liberação

PONTA NASAL　☐ NÃO TOCADA

Ressecção cefálica: ☐ Retrógrada　☐ Trans-cartilagem:　☐ Liberação　☐ Aberta

Liberação: ☐ Ressecção cefálica　☐ Incisões　☐ Excisão do seg. lateral　☐ Excisão domal

Suturas: ☐ Intradomal　☐ Transdomal　☐ Criação
☐ Outros: _____

Enxerto de ponta: ☐ Tampão　☐ Juri　☐ Outros: _____

Enxerto de Sheen: ☐ Tipo I Esmagado　☐ Tipo II Contuso　☐ Tipo III Sólido　☐ Tipo IV Barreira

Estrutura Aberta: ☐ Sutura　☐ Enxerto　☐ Excisão domal　☐ Outros:

Comentário:

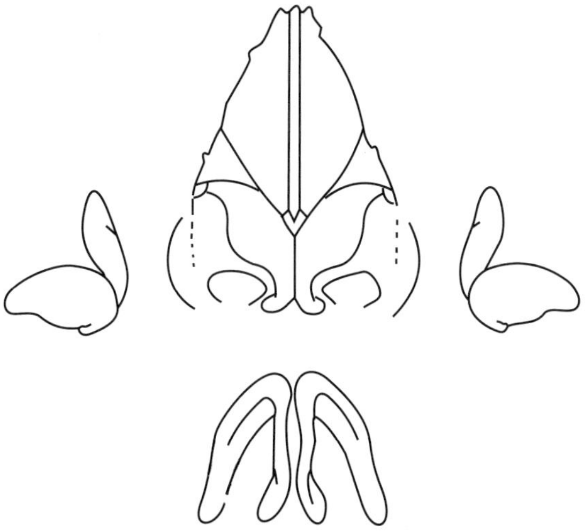

DORSO　☐ NÃO TOCADO

Dorso: ☐ Não tocado　☐ Abaixado　☐ Aumentado　☐ Aplainado
☐ Outros: _____

Raiz: ☐ Redução raspa　☐ Redução osteótomo　☐ Aumentada enxerto único　☐ Aumentada Enxertos múltiplos
☐ Outros: _____

Osso: ☐ Raspa　☐ Osteótomo　☐ Outros: _____

Cartilagem: ☐ Abaixado　☐ Aumentada　☐ Encurtada　☐ Expansor
☐ Outros: _____

OSTEÓTOMOS　☐ NÃO TOCADO

	Direita	Esquerda
LATERAL Nenhum		
Baixa-alta		
Baixa-baixa		
Duplo nível		
TRANSVERSA Nenhum		
Digital		
Osteótomo		
MEDIAL Nenhum		
Medial		
Medial Oblíqua		
CONTÍNUA		
Movimento Galho verde		
Completo		

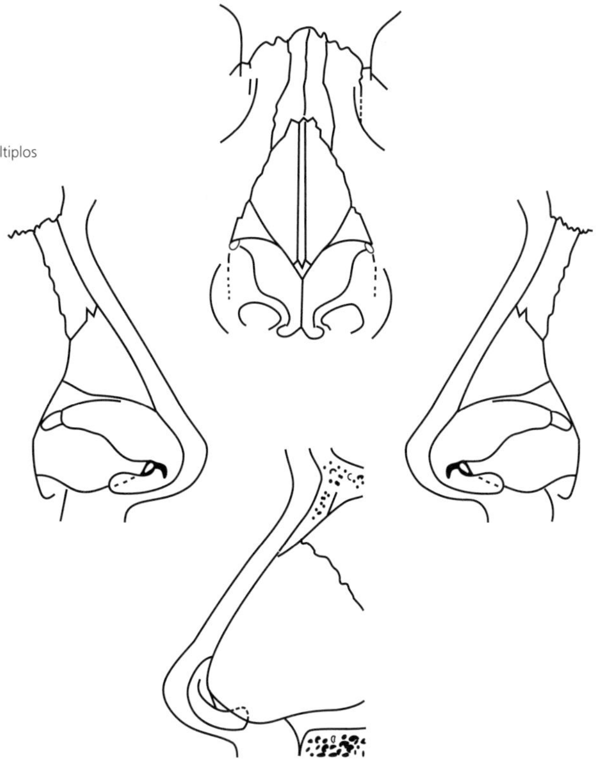

Fig. 2.20

Estudo de Caso: Septorrinoplastia Estética (Nível 1)

Análise. Uma jovem de 16 anos apresentou-se para rinoplastia (Fig. 2.21). Ela comentou que não gostava de seu perfil, e que sua respiração era normal. O exame externo revelou um desvio do septo caudal para a esquerda. De perfil e em vista oblíqua, ela tinha um "nariz em tensão" e um grande potencial para deformidade em V invertida. Ao exame interno, o septo bloqueava totalmente a via aérea direita, enquanto a deflexão caudal bloqueava a valva externa. Esteticamente, este é um caso fácil para se obter um excelente resultado. Uma redução dorsal gradual (osso 2 mm, cartilagem 4 mm) e 4 mm de ressecção septal caudal foi realizada. Além disso, um implante de queixo deu melhor equilíbrio ao rosto. O caso ainda ilustra a necessidade de se estar apto a corrigir desvios de septo e fazer enxertos expansores para fins funcionais e estéticos. Assim, ambas as técnicas fazem parte da cirurgia básica de rinoplastia.

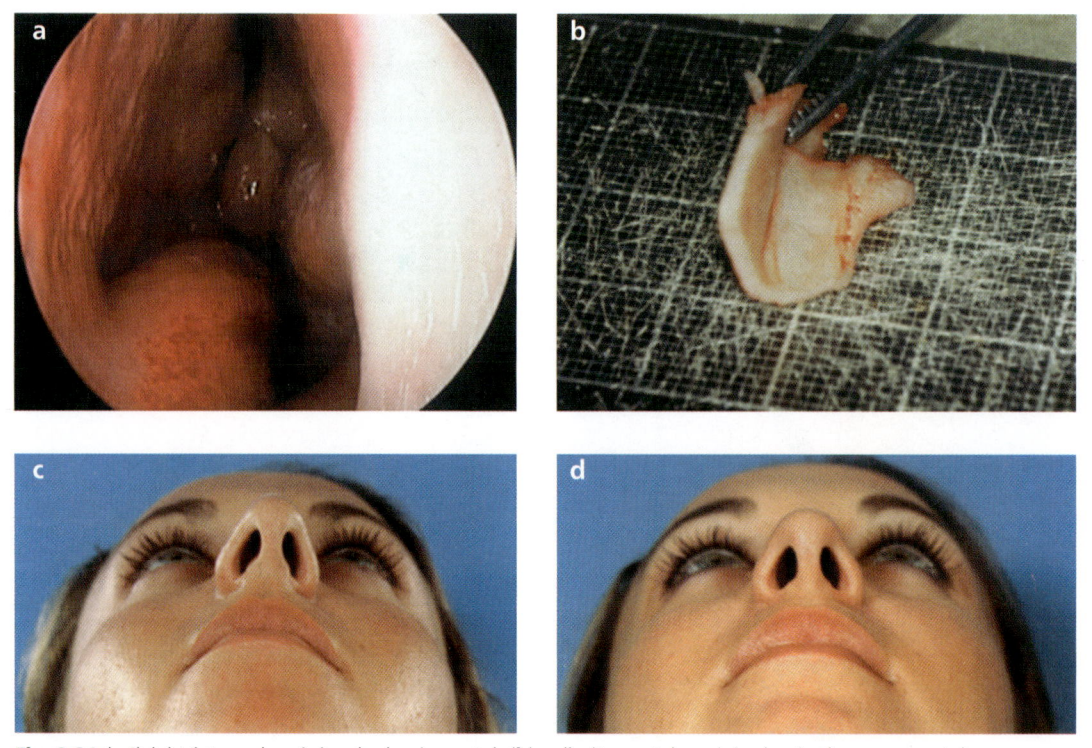

Fig. 2.21 (a-l) (**a**) Vista endoscópica de desvio septal, (**b**) colheita septal corrigiu desvio do corpo septal, (**c, d**) realocação do septo caudal.

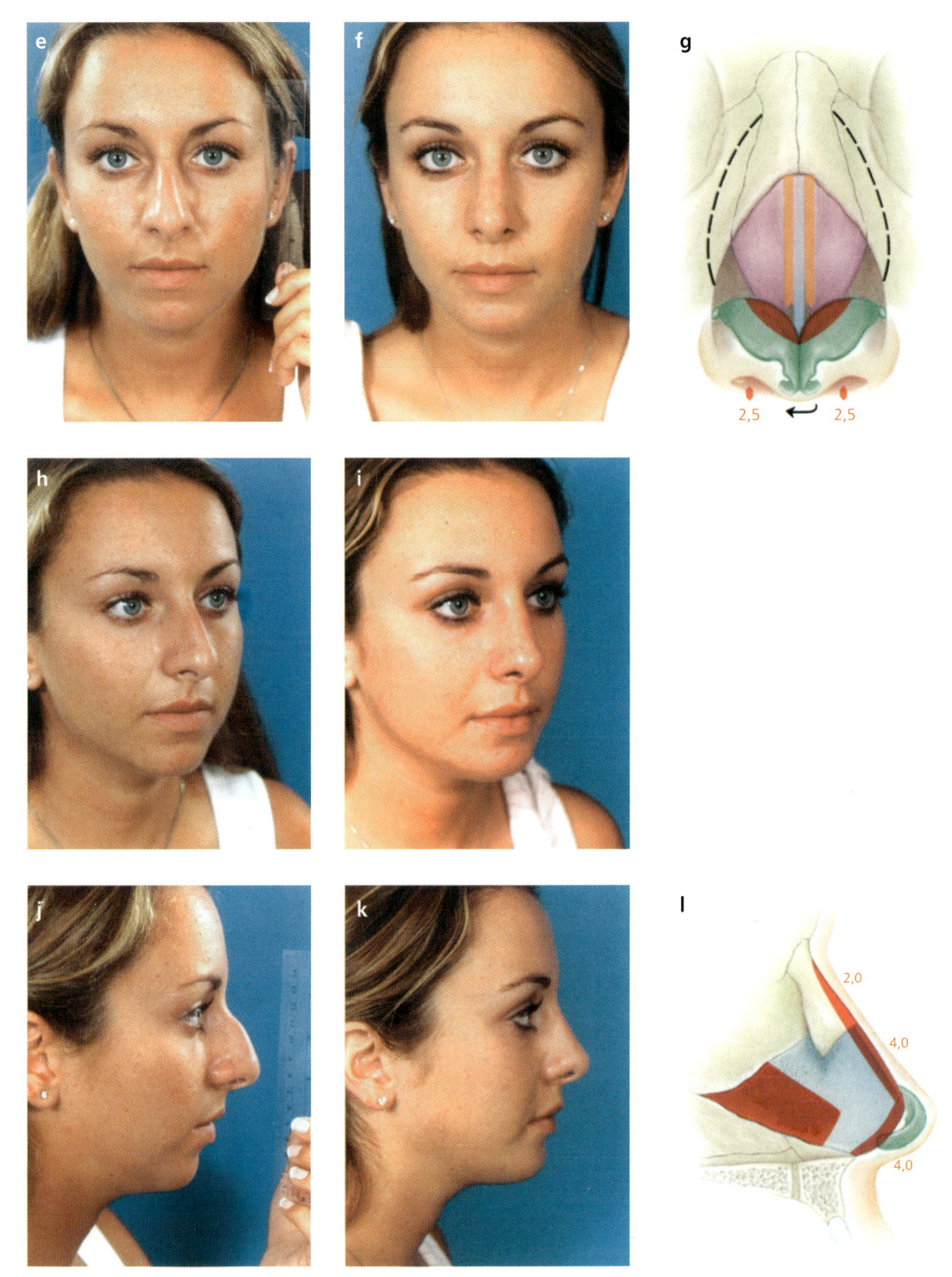

Estudo de Caso: Septorrinoplastia Estética (Nível 1)

Fig. 2.21 *(Cont.)*

Tomada de Decisões de Nível 2: O Nariz Mais Difícil

Cada cirurgião deve desenvolver seus próprios critérios para atribuir um grau de dificuldade a cada nariz, do Nível 1 ao 3. Talvez, o melhor método seja usar um clássico sistema de "desvio-padrão" com base no desvio do normal (Fig. 2.22). Cada um dos seis critérios de ponta pode ser analisado, assim como a espessura da pele. Após avaliar a ponta, o grau de dificuldade é atribuído ao dorso, base e septo. Acrescentados à mistura estão os fatores do paciente e a história de trauma ou de obstrução nasal. Seguem alguns dos meus próprios critérios e preocupações.

Fatores do Paciente. Psicologicamente este paciente é um candidato à cirurgia, e uma rinoplastia faria uma diferença real em sua aparência? Como este paciente enfrentaria uma complicação? Qual é a minha margem de erro? Até onde posso conseguir aquilo que o paciente deseja? Estou confortável com este paciente e o plano cirúrgico?

Fatores Cirúrgicos

1. **Ponta.** Na maioria dos casos de Nível 2, o desafio é levar a ponta de volta à variação normal sem ter que fundamentalmente alterar sua forma. Um exemplo é a diferença entre uma ponta larga (Nível 2) que requer suturas agressivas e talvez enxertos de sobreposição *versus* um enxerto sobre a ponta em bola que se projeta (Nível 3), podendo necessitar transposição alar mais enxertos de *strut* das *crura* laterais.
2. **Dorso.** Os casos de Nível 2 geralmente diferem dos casos de Nível 1 qualitativamente – a quantidade de redução e sua extensão cefálica muitas vezes são maiores. Os enxertos expansores são agora uma necessidade. Qualquer enxerto de raiz será de fáscia e, ocasionalmente, terá cartilagem em cubos embaixo. Todos os aumentos ou reduções importantes da raiz são de Nível 3.
3. **Base.** A atribuição de um nível para a base é mais facilmente a partir do plano cirúrgico. Por exemplo: Nível 1 (borda inferior da narina ou cunha alar), Nível 2 (borda inferior da narina/cunha alar combinada com enxerto de contorno alar) ou Nível 3 (excisões importantes combinadas em nariz étnico). Nos casos de Nível 2, deve-se estar confortável com todos os tipos de excisão da base e enxertos de contorno alar padrão (ARG, ARS).
4. **Septo.** Os septos mais difíceis são aqueles com graves desvios em decorrência das etiologias de desenvolvimento ou traumáticas. A correção pode exigir colocação de *splint* dorsal, e a divisão que pode ser desafiadora. Depois de se estar confortável em restaurar a estabilidade dorsal e reposicionar o septo caudal, pode-se fazer uma septoplastia total – uma manobra bastante temerária quando efetuada pela primeira vez. Os septos pós-traumáticos e secundários graves são considerados de Nível 3 por não haver certeza até que ponto a cirurgia se tornará complexa, incluindo possíveis enxertos de costela.

PRINCÍPIOS

- Quanto mais simples a cirurgia, maior a chance de sucesso.
- Transição dos casos de Nível 1 para os de Nível 2, aceitando os casos em que só uma ou duas áreas do nariz são mais difíceis – não em todos os aspectos.
- Certifique-se de que o nariz tenha aparência significativamente melhor no final da cirurgia – continue até ficar tão bom quanto seja possível para você.
- Nunca hesite em retirar suturas ou enxertos que não estejam perfeitos.

Tomada de Decisões de Nível 2: O Nariz Mais Difícil

Largura da ponta (Níveis 1-3)

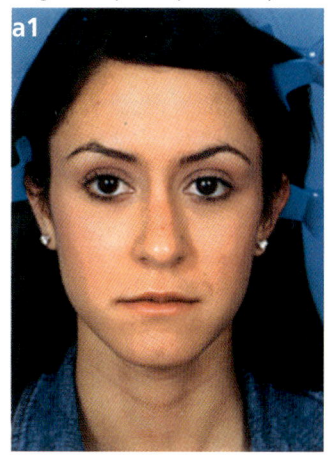

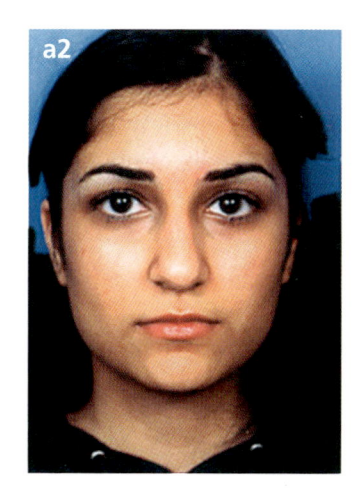

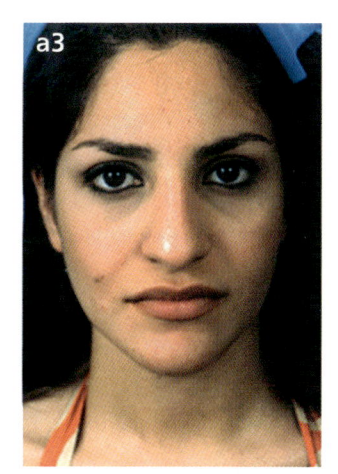

Dorso (Níveis 1-3)

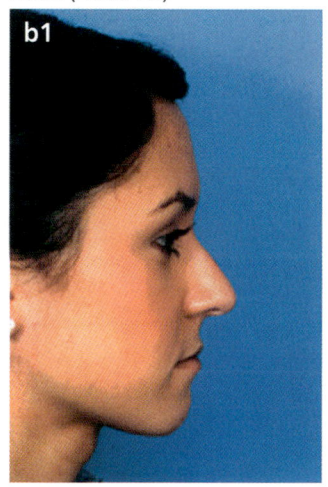

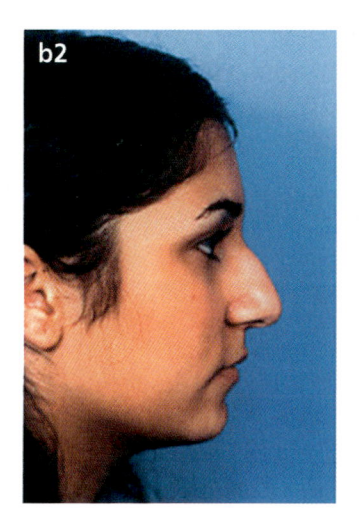

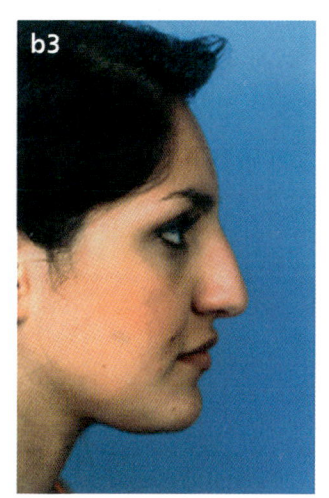

Base nasal (Níveis 1-3)

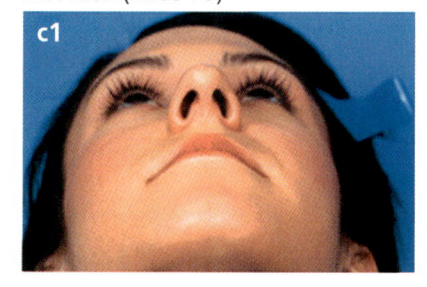

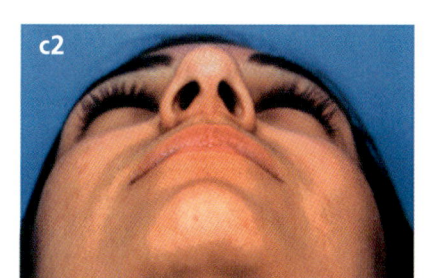

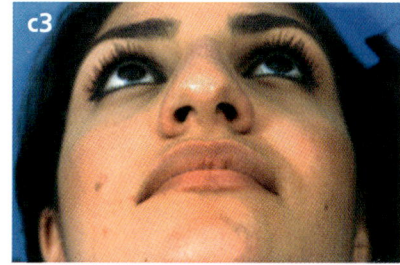

Septo (Nível 2+)

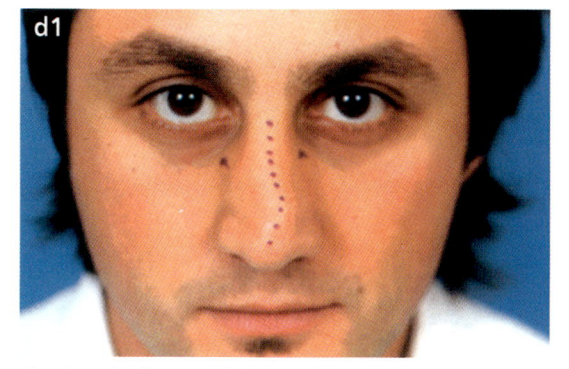

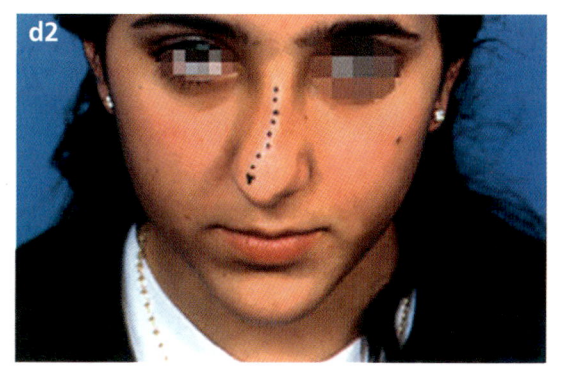

Fig. 2.22 (**a-d**) Casos (Níveis 1-3).

Estudo de Caso: A Ponta Caída (Nível 2)

Uma jovem hispânica, de 17 anos queixou-se da vista de seu perfil, e que o nariz caía, quando ela sorria (Fig. 2.23). Na vista lateral, o dorso tinha altura normal, enquanto a raiz era baixa. Em vista anterior, o dorso era largo tanto dorsal como lateralmente. Uma "abordagem equilibrada" foi usada com aumento da raiz e suporte da ponta. O septo caudal foi encurtado em 6 mm, o que eliminou a tração descendente sobre a ponta ao sorrir. A capacidade de girar a ponta para cima foi alcançada com o *strut* columelar e uma sutura de posicionamento dorsal. O estreitamento da largura dorsal e lateral sem abaixar o dorso foi conseguido, utilizando osteotomias paralelas dorsal e lateral. No pós-operatório em 4 anos, tudo estava bem.

Destaques da Técnica Cirúrgica

1) Exposição do nariz – sem redução dorsal.
2) Ressecção do septo caudal de 6 mm e colheita septal.
3) Osteotomias paramediana e baixa-baixa.
4) *Strut* da *crus* e suturas de ponta: SC×2, CD, SI, ED, C-S.
5) Enxerto de raiz com cartilagem em cubos na fáscia (0,5 cc).
6) Excisões da borda inferior da narina 2,5 mm.
7) Pequeno implante de queixo.

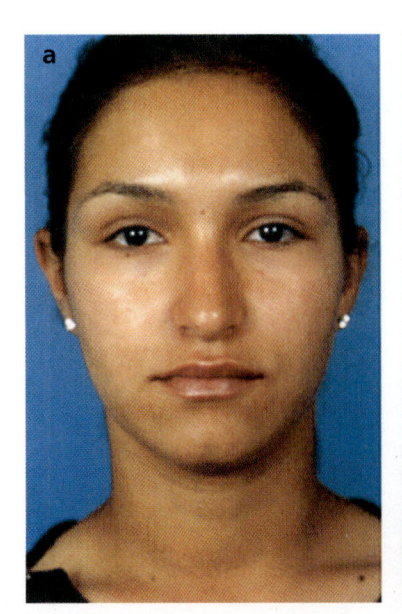

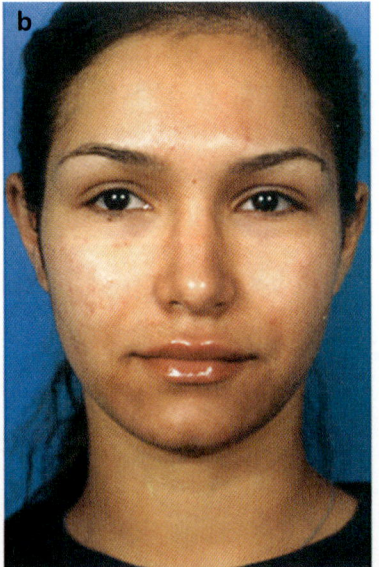

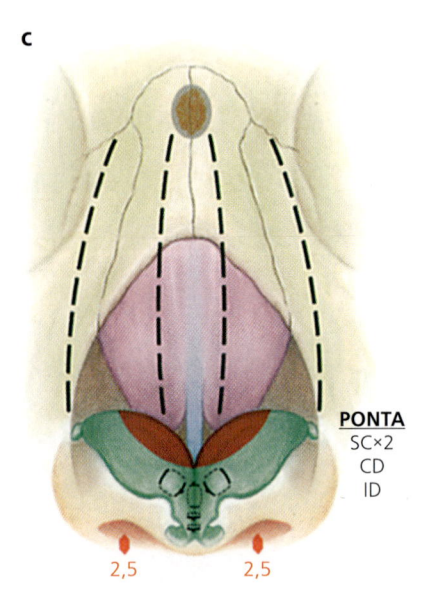

Fig. 2.23 (a-j)

Estudo de Caso: A Ponta Caída (Nível 2)

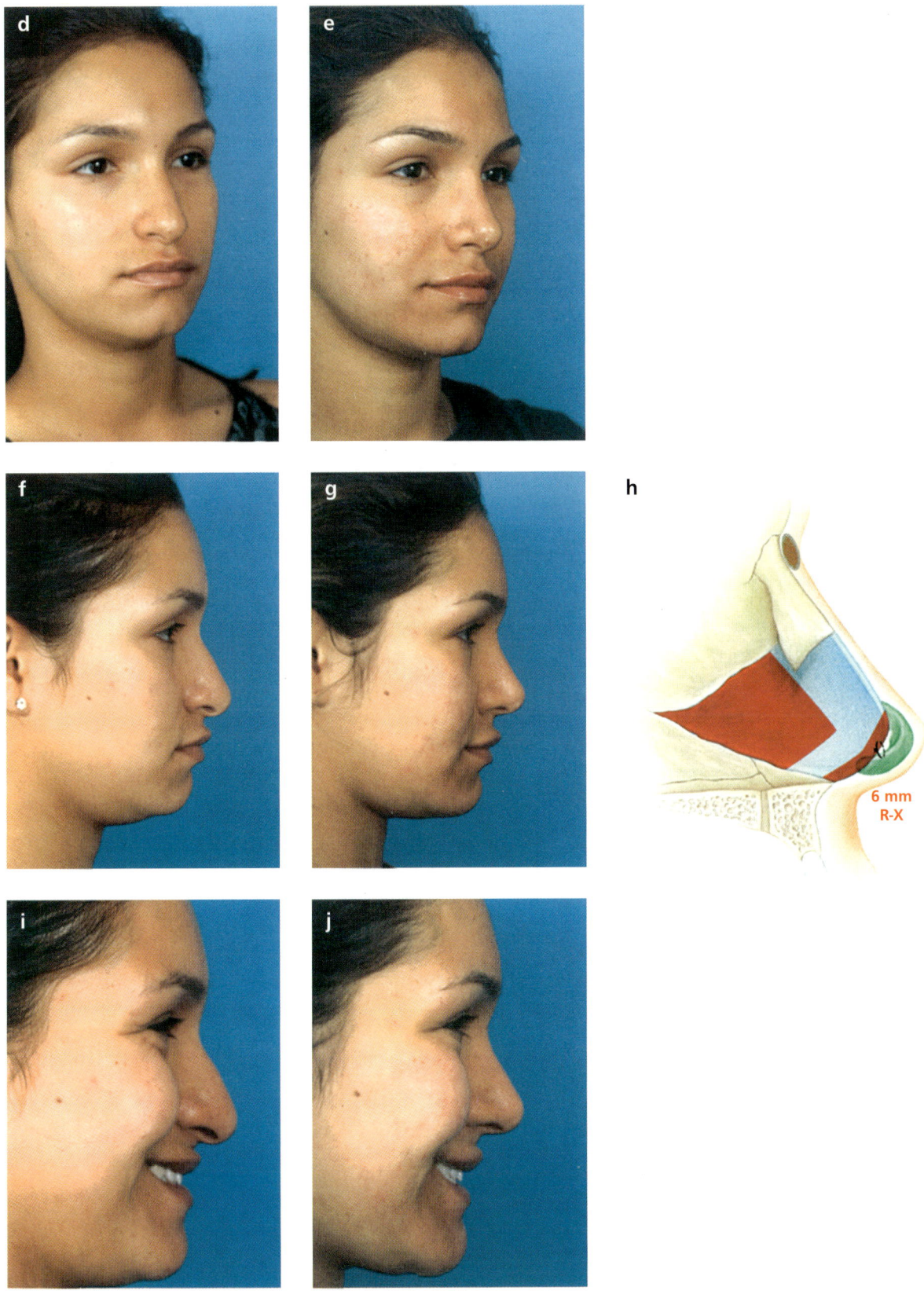

Fig. 2.23 *(Cont.)*

Tomada de Decisões de Nível 3: O Nariz Mais Difícil

Nível de Dificuldade. Simplificando, o nariz de Nível 3 é aquele cuja deformidade anatômica limita a obtenção de um resultado excelente. Com frequência, a pele será muito espessa, as alares muito assimétricas, ou todo o nariz não é atraente. No início de minha prática profissional, eu sempre pude reconhecer estes casos porque não dormia bem na noite que precedia a cirurgia. O resultado foi que passei horas na sala cirúrgica, suando em cima dos detalhes, e depois meses na sala de exames, ouvindo os pacientes se queixarem. Um cirurgião mais esperto os teria reconhecido na consulta, e não os faria até expandir sua habilidade cirúrgica. O que se deveria fazer?

Primeiro, você desenvolve o seu próprio conjunto individual de critérios "de estética" para graduar os casos de Níveis 1-3 com base na deformidade de apresentação. Devem-se conciliar a deformidade e os pedidos do paciente com sua habilidade cirúrgica para alcançar o objetivo do paciente. Nos primeiros anos de prática, nada há de errado em fazer "um terço da distribuição" para cada nível de dificuldade. Segundo, à medida que adquire experiência e progride dos casos de Nível 1 para os de Nível 2, você pode diminuir a porcentagem de casos atribuídos ao Nível 3. Terceiro, a experiência lhe dará o julgamento e a confiança para fazer os casos mais difíceis.

Expansão das Técnicas Cirúrgicas. Os casos de Nível 3 demandam tanto *excelência* dos passos fundamentais na cirurgia de rinoplastia quanto a *expansão* do conjunto de habilidades. Por exemplo, praticamente todos os tipos de enxertos podem ser necessários desde os *struts* columelares aos enxertos de ponta até os enxertos alares. Uma redução da raiz é, em magnitude, mais difícil que o aumento da raiz. Uma ressecção combinada de borda inferior da narina/base alar é um grau mais difícil do que a ressecção da base alar. Narizes étnicos são mais desafiadores do que o nariz caucasiano usual. No que se refere à ponta, um enxerto aberto estrutural de ponta sinaliza um caso mais difícil do que a sutura de ponta. Além disso, o enxerto aberto de ponta adicionado aos domos suturados é mais fácil do que aquele em que os domos são excisados para diminuição da projeção. Pode-se encontrar mau posicionamento alar grave sob a pele fina que requer transposição alar e cobertura com enxerto fascial em cobertura.

Transição do Nível 2 para o Nível 3. Para a maioria dos cirurgiões, a transição dos casos de Nível 2 para os de Nível 3 será gradual e algumas vezes não planejada. Por exemplo, ao lidar com um nariz e ponta grandes combinados, torna-se necessária a redução de ambos. O dorso é reduzido primeiro gradualmente, e de repente a ponta parece relativamente enorme. O procedimento de sutura de ponta aberta planejado não reduzirá a ponta. Em vez disso, a excisão domal e o enxerto de ponta se tornam obrigatórios. Sim, teria sido ideal ter decidido sobre este plano cirúrgico primeiro, mas acontece o inesperado. Obviamente, o planejamento pré-operatório é melhor, e a identificação de um subgrupo de pacientes que requer técnicas mais sofisticadas é o objetivo. Em minha própria prática profissional, a transição dos casos de Nível 2 para os de Nível 3 foi possível ao operar narizes mais fáceis asiáticos e hispânicos Tipo II. No pré-operatório, sabe-se que o envoltório de pele será espesso, grande a necessidade de estrutura, frequente aumento do dorso e obrigatória a redução da base alar. Estes casos requerem sofisticação e são provavelmente de Nível 2,5, o que os torna ideais para se fazer a transição para o Nível 3 (Fig. 2.24).

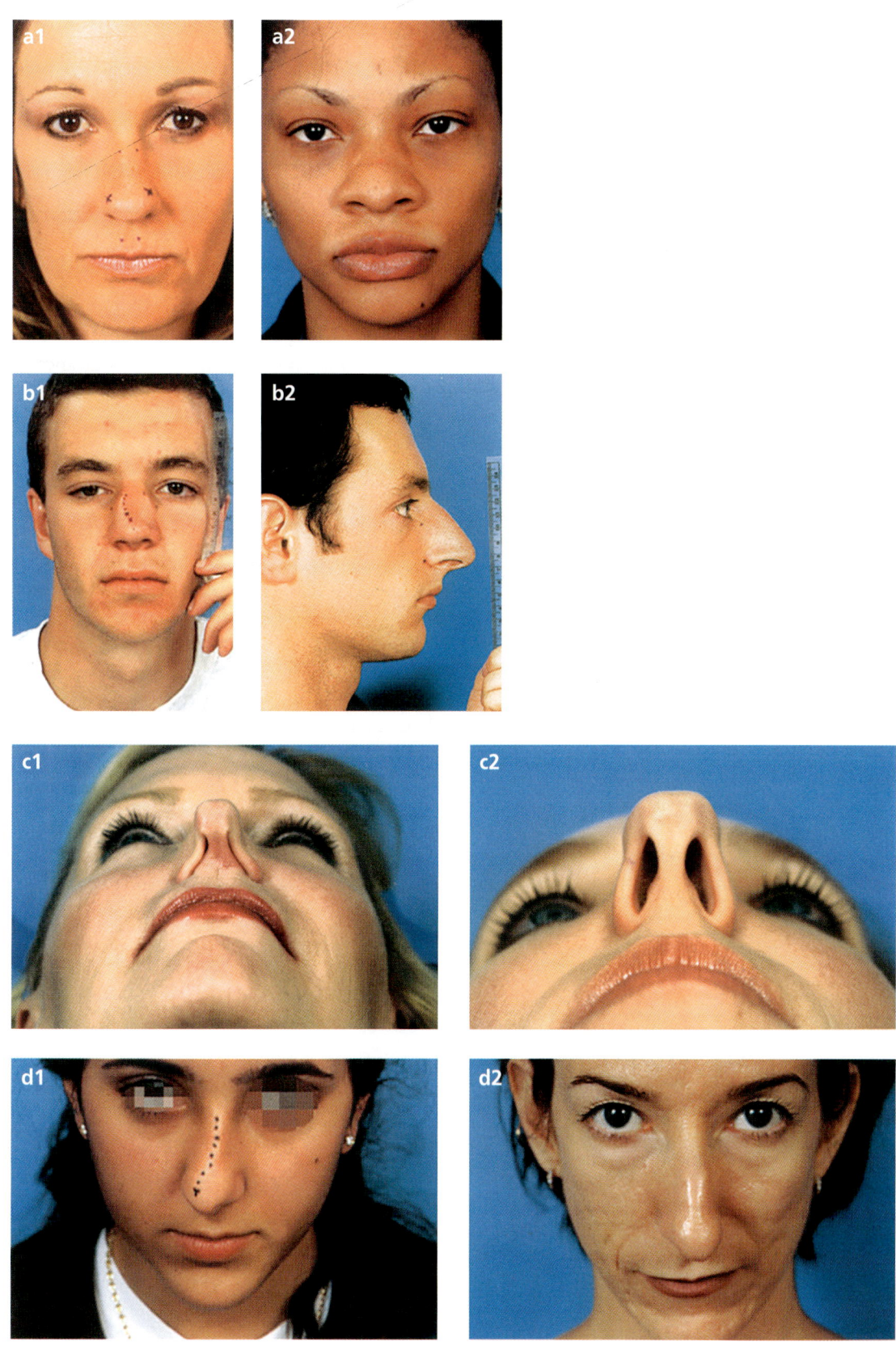

Tomada de Decisões de Nível 3: O Nariz Mais Difícil

Fig. 2.24 (**a-d**) Casos (Nível 3).

Estudo de Caso: As Pontas em Bola (Nível 3)

Uma mulher de 44 anos queria fazer rinoplastia por odiar sua grande ponta redonda (Fig. 2.25). O tamanho da ponta compunha-se pela justaposição de um dorso estreito. Não havia mau posicionamento alar. Ela possuía uma cartilagem alar profunda – junção A1 comprimindo a valva vestibular, que colapsava à respiração profunda. Após extensa discussão, ela deixou claro que queria uma "ponta de modelo menor".

Nada de simples havia sobre este nariz senão uma perspectiva estética ou funcional. Era preciso excisar as fortes cartilagens alares em forma de bola na presença de colapso vestibular e de valva da narina. Seis passos funcionais foram efetuados para fornecer a estrutura: (1) um *strut* columelar, (2) enxertos de *struts* crurais laterais, (3) aspecto de septoplastia da colheita septal, (40) grandes enxertos expansores, (5) fratura externa dos cornetos nasais e (6) a decisão de não fazer osteotomias laterais. Por comparação, a excisão direta de um segmento domal e cobertura com um enxerto de ponta da cartilagem excisada eram óbvias.

Técnica Cirúrgica

1) Exposição das cartilagens alares redondas de 14 mm de largura.
2) Redução dorsal gradual (osso 1 mm, cartilagem 4 mm).
3) Colheitas septal e fascial.
4) Sem osteotomias.
5) Enxertos expansores bilaterais.
6) Criar *crura* laterais de 6 mm.
7) Inserção de *strut* da *crus*. Excisão de 5 mm do segmento domal.
8) Reparo de excisão domal. Cobertura com enxerto alar "ocultador".
9) Excisão da alar – junção A1. Inserção de enxertos de *strut* da *crus* lateral Tipo I.

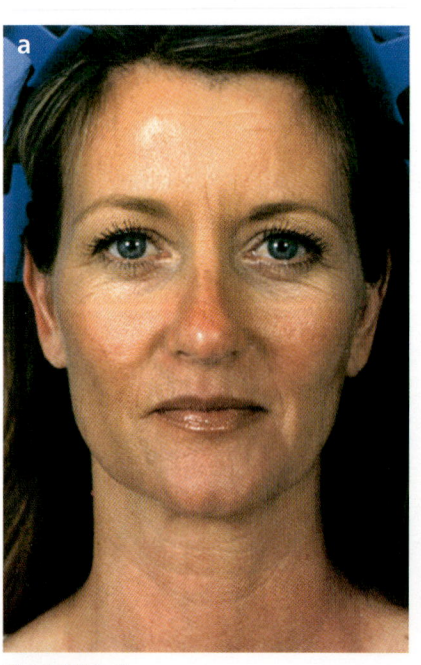

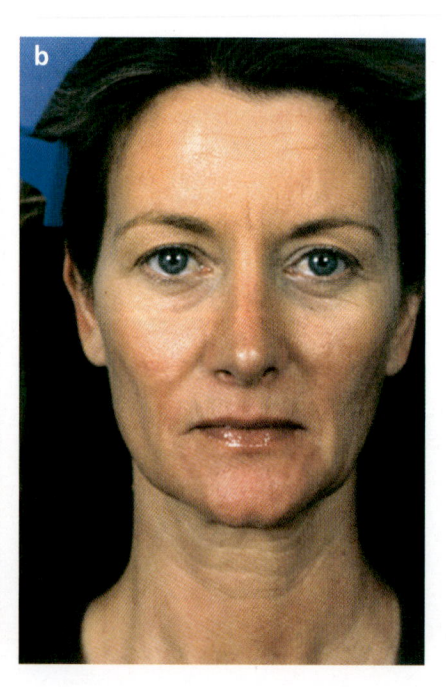

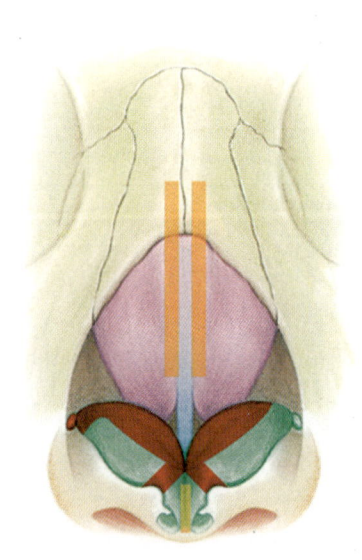

Fig. 2.25 (a-j)

Estudo de Caso: As Pontas em Bola (Nível 3)

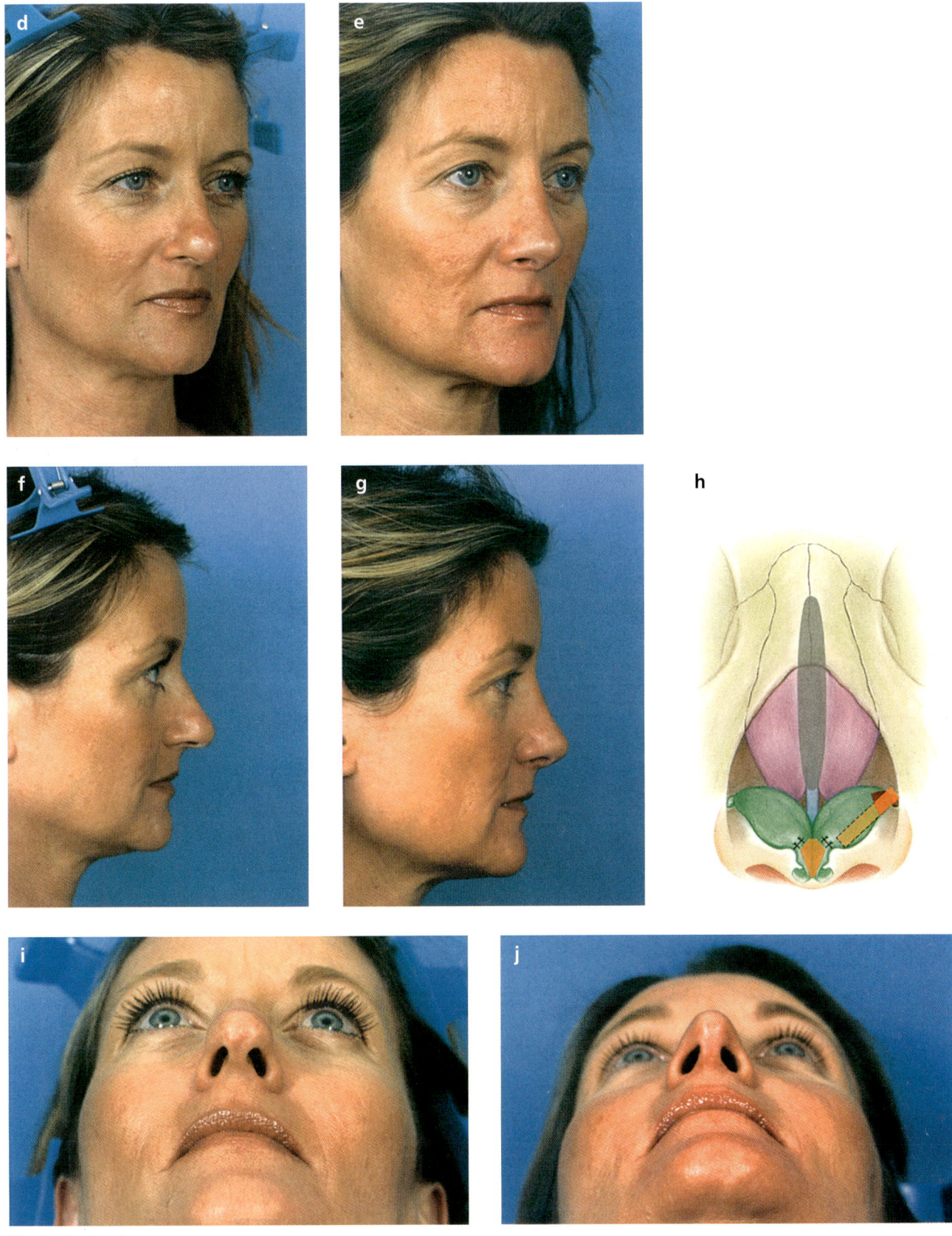

Fig. 2.25 *(Cont.)*

Tratamento Pós-Operatório

A tranquilidade do curso pós-operatório é diretamente proporcional à eficácia da preparação pré-operatória. Outra cópia das "10 Perguntas mais Frequentes" é dada ao cuidador do paciente. O paciente é instruído a começar suas medicações e antibióticos orais (Ciprof 500 mg duas vezes ao dia por 5 dias). Recomendam-se elevação da cabeça e compressas de gelo sobre os olhos por 36 horas. O coxim de gotejamento (*drip pad*) é trocado, conforme necessário. Enfatiza-se a meticulosa limpeza de todas as linhas de sutura duas a três vezes ao dia com água oxigenada, bem como a cobertura com pomada de antibiótico. O paciente é visto 1 semana depois. Na manhã de retirada do molde, o paciente é instruído a tomar um banho de chuveiro e a deixar que o molde e o nariz fiquem umedecidos. É-lhes dito ainda para tomar um comprimido para dor 30 minutos antes de irem para o consultório. A sequência de remoção do curativo é a seguinte: (1) o molde acrílico é levantado, balançando-se delicadamente (a tira Telfa dorsal permite que ele saia sem puxar a pele), (2) as *Steri-strips* são removidas, (3) os *splints* nasais são extraídos depois que a sutura é cortada no lado esquerdo, (4) todas as suturas externas são removidas, e (5) o nariz é limpo delicadamente com água oxigenada. Permite-se que o paciente veja o nariz ao espelho; especialmente a vista de perfil, mantendo ao lado da cabeça a fotografia lateral pré-operatória para comparação. Em seguida, o paciente é ensinado a como colocar as fitas adesivas e também recebe um "diagrama de colocação das fitas adesivas", passo a passo, e um rolo de fita adesiva. A técnica é como segue: (1) cortam-se quatro pedaços de 2 cm, um pedaço de 4 cm e um pedaço de 6 cm de 0,5 polegada de fita de papel cor da pele, (2) três pedaços pequenos são sobrepostos ligeiramente sobre o dorso, (3) os pedaços longo e médio são colocados longitudinalmente ao longo da borda do dorso, (4) as pontas distais são fixadas uma à outra para estreitar a ponta, e o pedaço mais longo é virado para o lado oposto, e (5) o pedaço curto final é colocado transversalmente para fazer a ponta. O paciente é incentivado a colocar a fita adesiva no nariz à noite por 3 semanas para reduzir inchaço. Em pacientes com pele grossa, a colocação da fita adesiva pode ser feita durante 4 a 6 semanas. Se as narinas estiverem extensamente estreitadas ou se se ficar preocupado com sua forma, então são inseridos "*splints* de narinas" antes da colocação das fitas. Quando cirurgia complexa septal e dos cornetos é realizada, o paciente é incentivado a irrigar o nariz com *spray* de solução salina genérica. O paciente é visto 2 semanas depois e, então, a intervalos regulares: 3, 6 e 12 meses e depois anualmente. As preocupações habituais incluem equimose, edema, respiração, sorriso, dormência e aparência inicial.

Equimose e Edema

A equimose e o edema são ocorrências normais após uma rinoplastia. Como o paciente deverá deixar o uso de aspirina 2 semanas antes da cirurgia, raramente a equimose persistirá por mais de 1 semana. Alguns pacientes têm equimose residual na área malar a qual pode ser coberta com maquiagem, e infelizmente alguns pacientes têm hemorragia que pode persistir por 3 a 6 semanas. Muito raramente, um paciente de descendência mediterrânea terá olheiras grandes que requerem um curso de solaquin forte a 4%. É dito aos pacientes no pré-operatório que esperem inchaço, e que ele regredirá em dois estágios. No estágio I é um edema generalizado que se reduz de maneira uniforme nas primeiras 2 a 3 semanas. O estágio II é um período mais gradual de remodelagem da cicatriz que segue um padrão constante: o dorso ósseo 3 meses, o dorso cartilaginoso 6 meses, a área da supraponta 9 meses, e a ponta 12 meses. Ressalto ao paciente que um terço do inchaço de sua ponta alivia-se em 2 meses, o terço subsequente entre 3 e 9 meses, e o terço final entre 9 e 12 meses.

Respiração

A maioria dos pacientes respira bem, especialmente após a remoção dos *splints* intranasais. Eles foram avisados de que os *splints* estariam comprimindo a mucosa e que poderia ocorrer um edema de rebote por 1 semana ou mais. Eles são incentivados a usar *spray* nasal para substituir as secreções nasais normais e a limpeza mecânica, as quais muitas vezes se reduzem temporariamente após a cirurgia. Durante o inverno, incentiva-se o uso de um umidificador e a cobertura do vestíbulo/septo caudal com vaselina em geral para combater a secura e forçar o aquecimento do ar.

Aparência Inicial

Antes da remoção do molde, o paciente é lembrado das advertências pré-operatórias: (1) o nariz ficará inchado, (2) o nariz parecerá inchado na vista frontal, mas as linhas do nariz ficarão visíveis na vista de perfil, e (3) a ponta poderá parecer um pouco virada para cima a princípio. O paciente é tranquilizado de que logo que o molde for removido, seu nariz parecerá melhor do que era no pré-operatório e ficará, gradualmente, cada vez melhor. Além disso, é-lhes dito também que o nariz inchará na posição deitada e que não se surpreendam se inchar mais de um lado que do outro, dependendo do lado em que eles dormem. A colocação de fita adesiva no período noturno é estimulada.

Sorriso

Quando é efetuado um extenso trabalho septal, incluindo a realocação do septo caudal, não raro o paciente se queixa de um débil sorriso e limitada exposição de seus dentes superiores. A liberação do depressor do septo nasal é a causa, e o retorno completo, em geral, ocorre em 4 a 6 semanas. É melhor avisar o paciente sobre esta ocorrência em potencial no pré-operatório.

Dormência

Muitos pacientes se queixam de que o nariz fica dormente no pós-operatório. Esta ocorrência se deve à secção da continuação dos nervos etmoidais anteriores. Embora a maioria dos cirurgiões considere isso um problema menor e que sempre se resolve em 6 meses, minha experiência tem sido diferente. Minha impressão é que o retorno geralmente é muito demorado (12 a 18 meses) e muitas vezes é parcial em vez de completo. Mais uma vez, um paciente preparado aceitará com mais facilidade a redução de sensação.

Complicações Em contraposição à morbidade associada esperada de qualquer cirurgia, complicações não são desejadas nem aceitas facilmente pelo paciente. O cirurgião deve informar o paciente sobre os riscos normais e dar-lhe alguma ideia sobre sua incidência e tratamento. Para alguns cirurgiões, o maior erro não é a ocorrência da complicação, mas sim a tentativa que fazem de ignorá-la ou a má administração do fato. A advertência é que sejam diretos, honestos, compulsivos e cuidadosos, pois assim se resolverá até a mais irritante das situações.

Incidência

É praticamente impossível obter uma indicação acurada das complicações pós-operatórias. Em termos absolutos, minhas complicações para os 100 casos cosméticos, com um acompanhamento médio de 18 meses, seriam como segue: hemorragia 1%, infecção 0%, perfuração septal 1%, crosta cutânea 0%, visibilidade da cicatriz 0%, obstrução nasal 1% e revisões 5%. Embora os dados sejam precisos, as conclusões são simplesmente um "instantâneo" de minha prática durante um determinado período de tempo. Por exemplo, passei 7 anos sem uma hemorragia pós-operatória e depois tive 3 em 3 meses. Pelo que sei, esta foi a primeira perfuração septal que me ocorreu em 1.000 rinoplastias nos últimos 6 anos. Assim, a incidência real da perfuração septal é de 1% ou 0,1? Um dito cirúrgico é "caso se façam cirurgias suficientes, eventualmente haverá complicações", fique preparado.

Hemorragia

Após o reconhecimento do papel da aspirina no sangramento cirúrgico, a incidência da hemorragia diminuiu significativamente. Na maioria dos casos, o sangramento intraoperatório pode ser controlado por cauterização e o criterioso tamponamento com gaze embebida em epinefrina. A delicada compressão por 5 a 10 minutos permitirá melhor visualização e cauterização. Minha impressão é que a maioria dos sangramentos importantes segue-se a osteotomias mediais ou turbinectomia. Em casos envolvendo cirurgia septal extensa e de corneto nasal, insiro *splints* de Doyle e gaze com Gelfoam para tamponar completamente a via aérea e deixo-a por 5 a 7 dias. Certamente, o tratamento da hemorragia pós-operatória foi bastante simplificada com a introdução dos tampões nasais (RhinoRocket). Em meus três últimos episódios de sangramento, descobri que a inserção de tampão nasal era um primeiro passo excelente, e que não havia necessidade de progredir para a cauterização ou tamponamento posterior.

Infecção

A infecção aguda após rinoplastia diminuiu para menos de 1%. Contínuo a usar antibióticos profiláticos por 5 dias no pós-operatório em vista do grande número de enxertos. Tive duas infecções agudas, ambas em pequenos casos de revisão sem qualquer trabalho septal ou enxertos. Nos dois casos, foi necessário o tratamento agressivo: (1) incisão e drenagem, (2) tamponamento com gaze, (3) cobertura imediata com antibióticos de amplo espectro e altas doses de penicilina, (4) culturas com subsequente ajuste do antibiótico e (5) visitas diárias ao consultório até a resolução. Apesar da horrenda aparência inicial, ambas as feridas curaram-se sem formar cicatriz, não sendo necessária cirurgia adicional. A infecção crônica com edema periódico e o eritema podem estar associados a cisto mucoso subjacente. Ocorre *síndrome do choque tóxico* (SCT) após rinoplastia, e deve-se estar ciente de seus sintomas: (1) febre (38-39°C), (2) hipotensão, (3) sintomas do trato gastrointestinal (diarreia, vômito), (4) erupção cutânea malar eritematosa com eventual descamação e (5) exclusão de outras doenças infecciosas. Em todos os estudos de caso, é aparente a combinação de um hipotensivo letárgico e um paciente muito doente. Estes pacientes devem ser tratados como uma emergência potencialmente fatal, hospitalizados, com a presença de um consultor para doença infecciosa, sendo removidos todos os tampões nasais, e efetuada a limpeza das vias aéreas nasais.

Problemas Septais

Infelizmente, hematomas septais, abscessos e perfurações ainda ocorrem. Vi um hematoma septal pós-operatório que precisou de drenagem. Fiz uma incisão unilateral inferior e depois inseri *splints* bilaterais de Silastic. O abscesso septal ocorreu após uma revisão dorsal *sem* cirurgia septal. A mucosa flutuante obviamente o era em ambas as laterais. A drenagem purulenta ocorreu após incisão na pequena extensão de 0,25 polegada. O dreno de Penrose foi suturado dentro do espaço para promover a drenagem. O dreno foi removido em 4 dias, e não houve problemas subsequentes. As ocorrências de perfurações septais após rinoplastia são infrequentes. Estou ciente de ter produzido pelo menos três, mas todos eram orifícios posteriores assintomáticos que não precisaram de tratamento. Por que ocorreram? Minha explicação seria o de uma técnica precária em um dos casos (o pericôndrio foi removido com o septo em um lado) e em outro fatores mucosos (mucosa friável crônica em um carpinteiro) e no último caso uma etiologia não específica. Em cada um deles, foi dito ao paciente que havia perfuração e que a correção cirúrgica ou um botão de Silastic era a opção, caso se tornassem sintomáticos.

Obstrução Nasal

A etiologia relatada e a incidência de obstrução nasal após rinoplastia são diferentes. No período *inicial*, a causa habitual é o edema intranasal e a ausência de funções fisiológicas normais. Certamente, o transporte mucociliar fica lento, resultando em estagnação e até obstrução. A limpeza dentro do nariz, feita pelo médico ou pelo paciente, com *spray* de soro fisiológico comercial em geral melhora a condição. No período *tardio*, a tendência é considerar as etiologias médicas ou anatômicas. Obviamente, um questionário pré-operatório deveria ter revelado a extensão da rinite alérgica ou vasomotora que, às vezes, exacerbará muito a exposição das grandes vias aéreas e o ambiente associado. A combinação apropriada de descongestionantes e *sprays* nasais poderá ser instituída.

Lista de Leitura

Aiach O. Atlas of Rhinoplasty (2nd ed). St. Louis: Quality Medical Publishing, 1996

Daniel RK. Rhinoplasty: Creating an aesthetic tip. Plast Reconstr Surg 80: 775, 1987

Daniel RK. (ed) Aesthetic Plastic Surgery: Rhinoplasty. Boston: Little, Brown, 1993

Daniel RK. Open tip suture techniques. Part I: Primary rhinoplasty. Part II: Secondary rhinoplasty. Plast Reconstr Surg 103: 1491, 1999

Daniel RK. Rhinoplasty: Nostril/tip disproportion. Plast Reconstr Surg 107: 1454, 2001

Daniel RK. Rhinoplasty: An Atlas of Surgical Techniques. Berlin: Springer-Verlag, 2002

Daniel RK. Rhinoplasty: Septal saddle nose deformity and composite reconstruction. Plast Reconstr Surg 119: 1029, 2007

Daniel RK, Calvert JC. Diced cartilage in rhinoplasty surgery. PlastRreconstr Surg 113: 2156, 2004. Follow-up in: Daniel RK. Diced cartilage grafts in rhinoplasty surgery: Current techniques and applications. Plast Reconstr Surg 122: 1883, 2008

Daniel RK. Tip refinement grafts: the designer tip. Aesth Surg J 29: 528, 2009

Goodman WS. External approach to rhinoplasty. Can J Otolaryngol 2: 207 (Entire Issue devoted to Open Rhinoplasty) 1973

Gorney M. Patient selection in rhinoplasty: Practical guidelines. In: Daniel RK (ed) Aesthetic Plastic Surgery: Rhinoplasty. Boston: Little, Brown, 1993

Gruber RP, Nahai F, Bogdan MA et al. Changing the convexity and concavity of nasal cartilages and cartilage grafts with horizontal mattress sutures. Part I. Experimental results. Plast Reconstr Surg 115:589, 2005. Part II Clinical Results. Plast Reconstr Surg 115: 595, 2005

Gruber R, Chang TN, Kahn D et al. Broad nasal bone reduction: an algorithm for osteotomies. Plast Reconstr Surg 119:1044, 2007

Gubisch W. Twenty-five years experience with extracorporeal septoplasty. Facial Plast Surg 230, 2006 (Note: entire journal issue is devoted to septal surgery)

Gunter JP. Secondary rhinoplasty: The open approach. In: Daniel RK (ed) Aesthetics Plastic Surgery: Rhinoplasty. Boston: Little, Brown, 1993

Gunter JP, Rohrich RJ, and Friedman RM. Classification and correction of alar-columellar discrepancies in rhinoplasty. Plast Reconstr Surg 97: 643, 1996

Gunter JP, Rohrich RJ, and Adams WP. (eds) Dallas Rhinoplasty: Nasal Surgery by the Masters. QMP, 757, 2007

Guyuron B. Dynamic interplays during rhinoplasty. Clin Plast Surg 23: 223, 1996. (Entire Issue)

Guyuron B. Precision rhinoplasty. Part I: The role of life-size photographs and soft-tissue cephalometric analysis. Plast Reconstr Surg 81: 489, 1988

Johnson CM Jr. and Toriumi DM. Open Structure Rhinoplasty. Philadelphia: Saunders, 1990. Additional information in Johnson CM, Wyatt CT. A Case Approach to Open Structure Rhinoplasty. 2nd ed. New York: Elsevier, 2006

Meyer R Secondary Rhinoplasty. Berlin: Springer, 2002

Sheen JH. Rhinoplasty: Personal evolution and milestones. Plast Reconstr Surg 105: 1820, 2000

Sheen JH, and Sheen AP. Aesthetic Rhinoplasty (2nd ed.) St. Louis: Mosby, 1987

Tardy ME. Rhinoplasty: The Art and the Science. Philadelphia: Saunders, 1997

Tebbetts JB. Rethinking the logic and techniques of primary tip rhinoplasty. Clin Plast Surg 245, 1996. (Entire Issue)

Toriumi DM and Johnson CM. Open structure rhinoplasty: Featured technical points and long-term follow-up. Facial Plast Clin 1: 1, 1993. (Entire Issue)

Toriumi, DM. New concepts in nasal tip contouring. Arch Facial Plast Surg 8: 156, 2006

Thomas JR. The relationship of lateral osteotomies in rhinoplasty to the lacrimal drainage system. Otolaryngology 94: 362, 1986

Raiz e Dorso 3

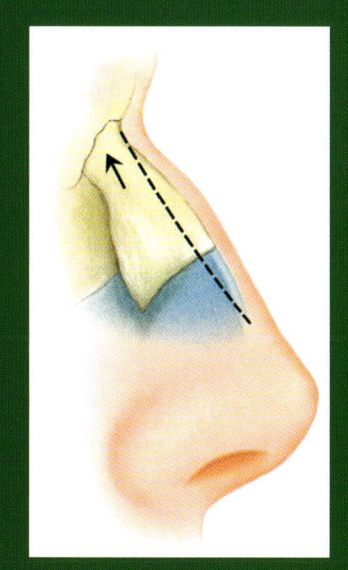

Introdução

A raiz e o dorso são fundidos anatômica, estética e cirurgicamente. Na grande maioria dos pacientes são três as principais queixas, em ordem de importância: "giba" no perfil, falta de definição da ponta e nariz largo. Assim, duas das três queixas estão localizadas na raiz e no dorso. Anatômica e embriologicamente, a abóbada óssea e a cartilaginosa são uma única entidade – a abóbada osteocartilaginosa (daqui em diante, o dorso). A chave para planejar a solução cirúrgica ideal é o ângulo nasofacial (ANF), que a maioria dos cirurgiões considera como o mais importante ângulo estético em toda a face. A definição do ponto ideal do násio determina o ângulo facial e também se a área da raiz precisa ser aumentada ou reduzida. Igualmente, a linha de união do násio até a ponta revela a necessidade de modificação dorsal. Esta ligação é expressa na "abordagem equilibrada" ao dorso. Por exemplo, aumentar a raiz diminui a quantidade de redução dorsal exigida, preservando assim um perfil mais natural. Osteotomias para estreitar a abóbada óssea não são uma manobra automática, nem uma técnica isolada. A abóbada de cartilagem requer igual ênfase com enxertos expansores feitos para preservar a função e melhorar a estética. A falha em estabilizar a porção média da abóbada pode levar a uma deformidade visível em V invertido com colapso da válvula interna. A importância de se conhecer o dorso e selecionar a cirurgia mais eficiente é óbvia, quando se examina um grande número de pacientes de rinoplastia secundária em que o sinal de um nariz operado são agora as deformidades do dorso e não os problemas da ponta.

Visão Geral Aproximadamente 90% dos pacientes caucasianos de rinoplastia desejam um nariz menor e natural que leve à redução dorsal. A quantidade real de redução dorsal pode ser limitada se for usada uma "abordagem equilibrada". A combinação de um enxerto de raiz e de maior projeção da ponta minimiza a quantidade de redução da altura dorsal. O cirurgião não reduz o dorso para adaptar a ponta, mas em vez disso procura o dorso ideal e, então, adapta a ponta ao dorso.

Nível 1

Raiz. Na revisão de 100 rinoplastias primárias, modifiquei a raiz como segue: (1) nada na raiz (80%), (2) aumentei-a com fáscia (12%), (3) aumentei-a com fáscia mais cartilagem em cubo (4%) e (4) reduzi-a (4%) (Fig. 3.1). Iniciantes devem ser capazes de fazer um enxerto básico de fáscia na raiz – não use enxertos de cartilagem sólida, porque eles sempre aparecem.

Dorso. Percebo de fato que a redução dorsal feita gradualmente, utilizando raspas e tesoura reta, é o método mais controlável, flexível e seguro para essa redução (Fig. 3.2). Além disso, deve-se aperfeiçoar um método de fazer osteotomias laterais. Prefiro a abordagem endonasal, pois permite-me fazer osteotomias baixa-alta e baixa-baixa. Enxertos expansores são realizados tanto por razões estéticas, como funcionais. Não há como deixar de aprender fazer enxertos expansores.

Nível 2

Raiz. À medida que a deficiência da raiz aumenta em profundidade e/ou se estende caudalmente dentro do dorso, torna-se necessário acrescentar cartilagem em cubo abaixo do enxerto de fáscia. Para defeitos significativos, a cartilagem em cubo é colocada sobre o osso e coberta com enxerto fascial (CC+F). Conforme o defeito se estende para dentro da abóbada óssea, usa-se uma verdadeira cartilagem em cubo no enxerto de fáscia (CC-F) para esses defeitos dorsais de meia extensão. Quando a raiz é totalmente cheia em razão do tecido mole, a excisão do tecido muscular pode reduzi-la.

Dorso. O tratamento de dorso assimétrico e desviado requer modificações no desenho do enxerto expansor e a seleção das osteotomias. Diante de um dorso amplo, podem ser necessárias osteotomias mediais, oblíquas ou paramedianas. Alterações na convexidade da parede lateral podem exigir osteotomias de duplo nível.

Nível 3

Raiz. A redução óssea da raiz nunca é fácil e é menos eficaz do que seria desejável. Reduções menores a moderadas implicam excisão de tecidos moles ou extensão da redução da giba em direção cefálica. Em contrapartida, grandes reduções requerem total excisão da raiz óssea como uma entidade distinta, utilizando-se osteótomo com guia dupla ou esmeril.

Dorso. Em virtude dos avanços na cartilagem em cubo na fáscia (CC-F), o aumento do dorso pode ser efetuado com sucesso e poucos problemas. Previamente, enxertos dorsais sólidos do septo ou enxertos de corneto nasal em camadas sempre foram desapontadores graças à visibilidade ou deslocamento. Como o número de rinoplastias étnicas aumentou, o uso de enxertos CC-F ofereceu uma maravilhosa solução ao desafio do aumento dorsal.

Visão Geral

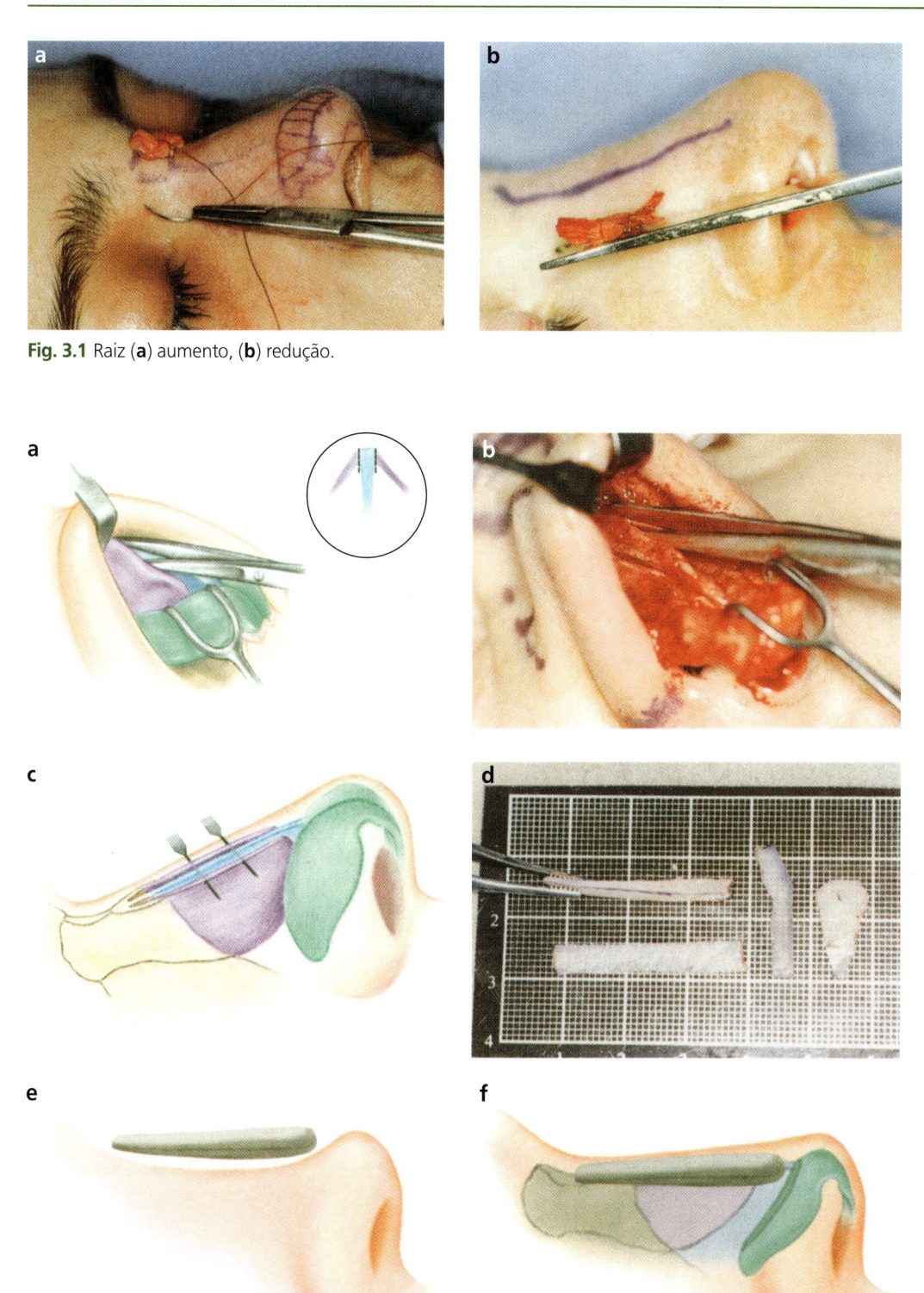

Fig. 3.1 Raiz (**a**) aumento, (**b**) redução.

Fig. 3.2 Dorso. (**a, b**) Redução gradual, (**c, d**) enxertos expansores, (**e, f**) aumento dorsal.

Anatomia

Raiz. O tecido mole da área da raiz é geralmente pesado e consiste em pele mais grossa, gordura subcutânea e músculo (7,2 mm em adultos, variação de 3,5-9,5 mm). Em contrapartida, a pele de muitos pacientes adolescentes tem uma forte contração que revela qualquer cartilagem subjacente. O osso na área da raiz funde-se em um triângulo sólido de múltiplos ossos que só podem ser reduzidos com dificuldade (Fig. 3.3c). O osso define o contorno do ângulo nasofrontal. No pré-operatório, é importante diferenciar se toda a raiz se deve a tecido mole ou a osso.

Dorso. A anatomia da abóbada osteocartilaginosa reflete sua embriologia. O assentamento dos ossos nasais sobre a abóbada cartilaginosa reflete-se em sua ampla sobreposição que mede 11 mm na linha média e 4 mm lateralmente (Fig. 3.3a, b). Assim, as abóbadas óssea e cartilaginosa não são unidas simplesmente em uma linha de junção, mas em vez disso se tem uma integração sobreposta. A importância desta sobreposição é evidente na rinoplastia de redução – a giba é muito mais cartilaginosa que óssea. Tecnicamente, a implicação é que raspar primeiro a giba óssea produz liberação da bossa cartilaginosa subjacente e evita a super-ressecção do dorso ósseo. Na infância, a altura nasal decorre principalmente dos ossos nasais. Durante a puberdade, o nariz sofre alterações decorrentes da propulsão da maxila para a frente e absorção/deposição ao longo da linha do perfil nasal. Assim, osteotomias laterais são efetuadas dentro, ou atravessam o processo frontal da maxila para estreitar a largura da base óssea.

Talvez o maior equívoco anatômico em todo o nariz refira-se à *abóbada cartilaginosa* – ela é uma entidade anatômica única, e não um septo com duas cartilagens laterais justapostas. A redução do dorso cartilaginoso destrói permanentemente a arquitetura normal e cria uma entidade em três partes, que pode ser visível como uma deformidade em V invertido. Enxertos expansores são uma tentativa de recriar a anatomia nasal. Outro ponto importante é a alteração da forma do *dorso cartilaginoso* à medida que ela progride de uma forma ampla em "T" embaixo do dorso ósseo para uma forma em "Y" na abóbada média (Fig. 3.3d) e para a de "I" perto do ângulo septal (Fig. 3.3e).

O envoltório de tecido mole sobrejacente varia dramaticamente desde a sua porção mais espessa na área da raiz, até uma mais fina no rínio e com espessura mais imprevisível na área da sobreponta (Fig. 3.4). O rínio é o mais fino por haver mínima gordura subcutânea e por terem as fibras do músculo transverso nasal aberto caminho para uma aponeurose. A área da sobreponta geralmente é preenchida com gordura subcutânea que mascara a descida do dorso cartilaginoso. Essas camadas de tecido mole constituem um Sistema Aponeurótico Muscular Superficial (SAMS). Cirurgicamente, o plano de dissecção mais avascular e menos traumático está na direção suprapericondral no espaço subaponeurótico. Quando o envoltório de tecido mole é levantado, deve-se ver o brilho da cartilagem branca embaixo.

Anatomia

Extensão da abóbada cartilaginosa

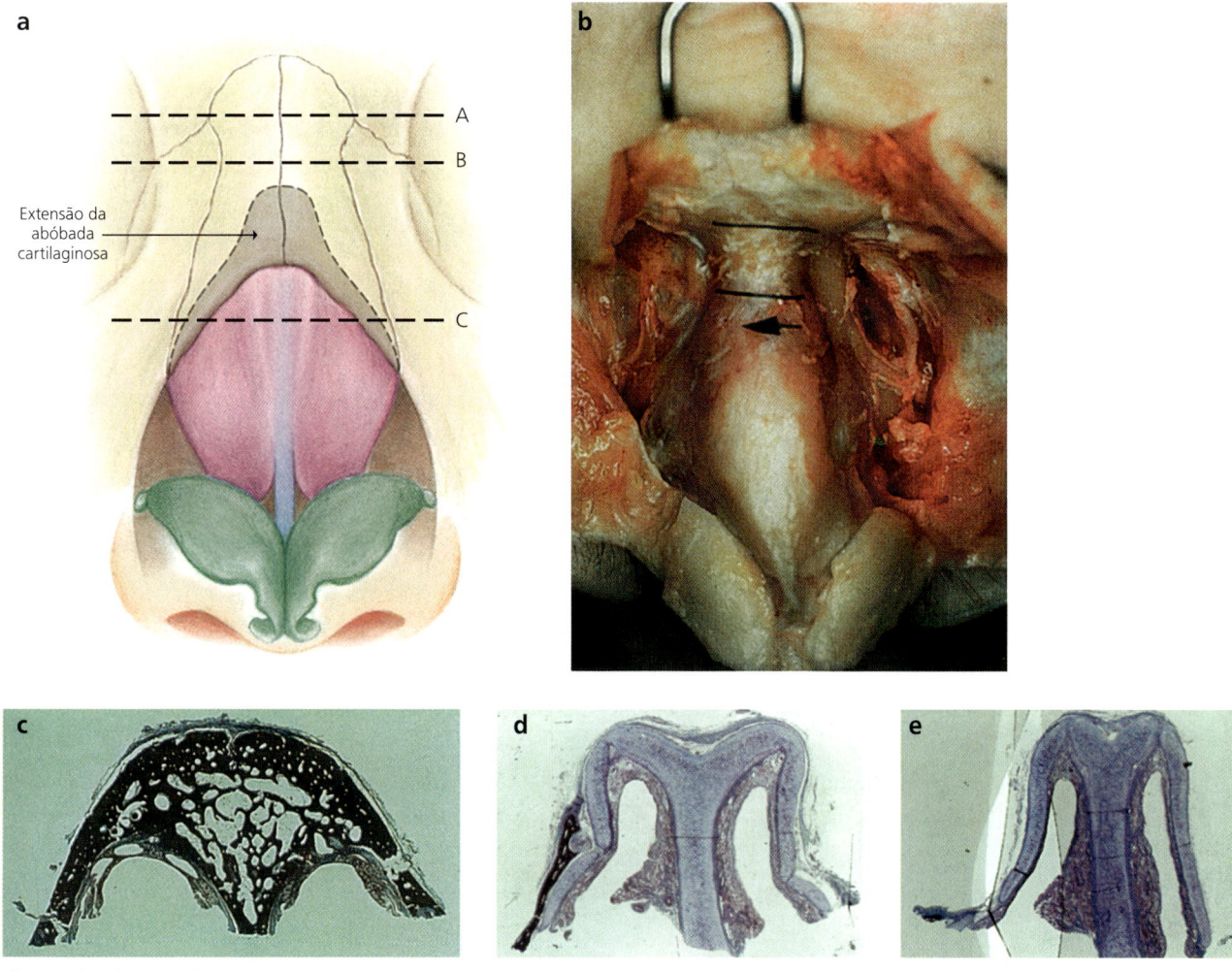

Fig. 3.3 (**a-e**) Abóbada osseocartilaginosa.

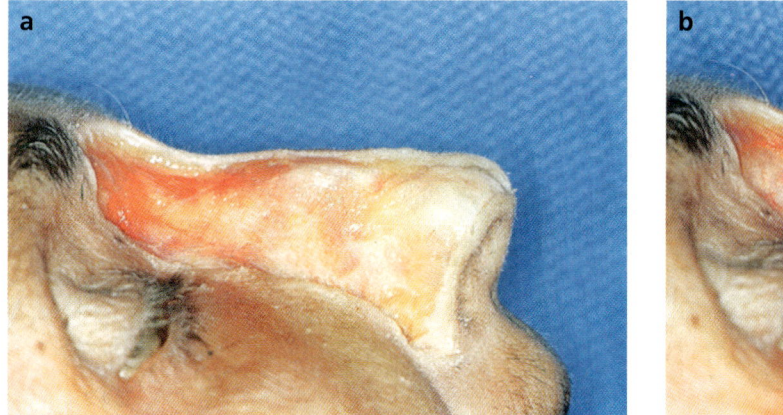

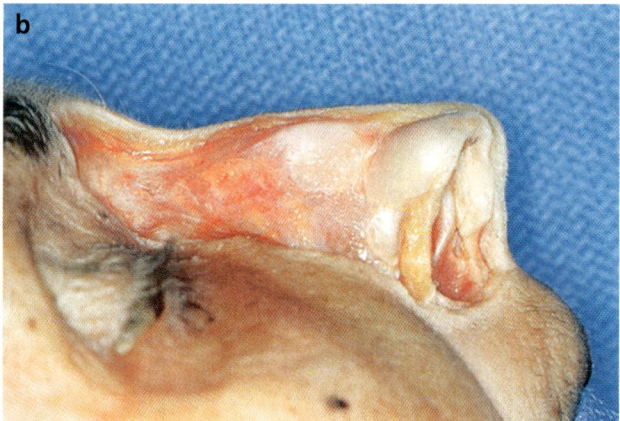

Fig. 3.4 (**a, b**) Cobertura de tecido mole.

Estética   **Raiz.** O násio (N) refere-se a um ponto específico – o ponto mais profundo do ângulo nasofrontal. Estabelece-se o *nível de násio* ideal ou posição vertical entre o cílio e o sulco da pálpebra superior (Fig. 3.5). A *altura do násio* ou projeção pode ser mensurada a partir da tangente vertical até a córnea ou glabela. Estes dois fatores determinam a *localização* do násio, que por sua vez estabelece o ponto de partida crítico do nariz em relação ao ângulo nasofacial e ao comprimento nasal. Assim, geralmente, estabelecer o násio é o primeiro passo no planejamento de uma rinoplastia.

Dorso. Em vista anterior, avaliam-se linhas dorsais, largura da base óssea e inclinações da parede lateral (Fig. 3.6). As linhas dorsais paralelas começam na crista supraorbital, estreitam-se na raiz e continuam descendo até os pontos de definição da ponta. A largura ideal das linhas dorsais geralmente corresponde à largura dos pontos de definição da ponta e colunas do filtro. Uma regra geral prática é de 6-8 mm para mulheres e 8-10 mm para homens. A ruptura visual na continuidade das linhas dorsais cria a deformidade em V invertido que é visível após uma rinoplastia. A largura da base óssea (ponto X em cada um dos lados, X-X no caso da largura total) é o ponto mais largo do nariz ao nível da maxila. É facilmente mensurado com um compasso. Compara-se a largura da base óssea (X-X) com a largura intercantal (EN-EN) para determinar a necessidade e o tipo de osteotomias laterais. Se os ossos forem mais largos que a largura intercantal, então normalmente faço osteotomias transversa e baixa-baixa para conseguir movimento completo. Por outro lado, uma osteotomia simples baixa-alta é efetuada juntamente com uma delicada fratura em galho verde. A inclinação da abóbada óssea é verificada e só raramente se nota excessiva curvatura ou verticalização. Entretanto, assimetrias são observadas em mais de 25% dos casos primários, e essas diferenças são sempre apontadas para o paciente no pré-cirúrgico.

Em análise lateral, o determinante-chave é o ângulo nasofacial. Em arte clássica, um ângulo nasofacial de aproximadamente 34° para mulheres e 36° para homens é o padrão aceito. O ângulo nasofacial (ANF) é mensurado a partir da vertical através do násio ideal (Ni), e uma linha é desenhada do násio até a ponta ideal (Ti). Se houver giba, a linha é desenhada por ela. A linha estética final geralmente é côncava nas mulheres e reta nos homens. Os pacientes com excesso de ângulo se queixam de que seus narizes se estiram muito, e aqueles com pouco ângulo não gostam de seus narizes retos. Deve-se ter cuidado ao usar esta rigidez no ângulo no planejamento cirúrgico. Em certos casos, o násio/a raiz podem estar errados e talvez não sejam corrigíveis, o que por sua vez limitará o valor do ângulo. Em segundo lugar há uma altura relativamente ideal que é independente dos ângulos. Um exemplo clássico é o do paciente com uma raiz baixa e ponta que se projeta para baixo, cujo dorso interveniente parece bastante proeminente. A abordagem equilibrada é o enxerto tanto de raiz, como de ponta com mínima redução do dorso. A importância de manter um dorso alto natural é observada nas recentes alterações da técnica cirúrgica que se afastam do "fazer o dorso se adaptar à ponta" para "fazer a ponta adaptar-se ao dorso ideal".

Estética 73

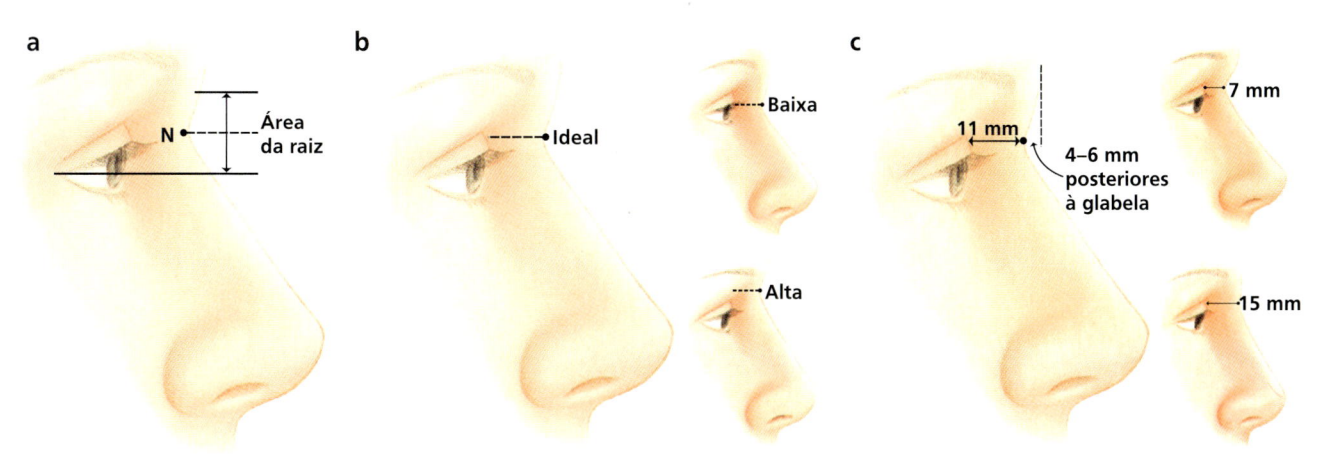

Fig. 3.5 (**a-c**) Estética da raiz.

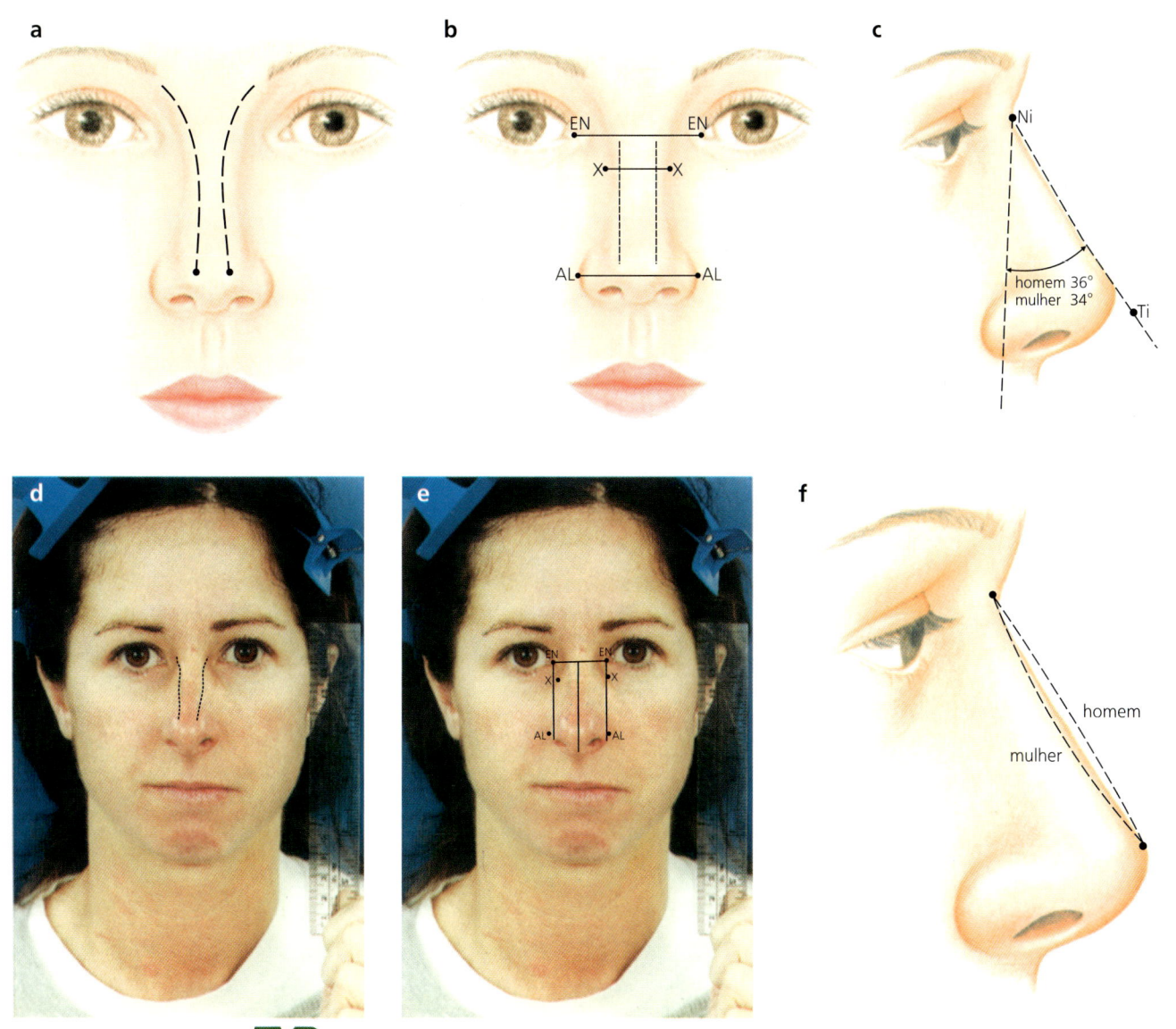

Fig. 3.6 (**a-f**) Estética dorsal.

Aumento da Raiz

Sheen (1978) popularizou o aumento da raiz como um "procedimento de equilíbrio" para minimizar a redução da giba, mantendo, assim, tanto a altura dorsal, como um nariz mais natural. Seus dramáticos resultados validaram um princípio simples, mas minimizado por irritantes problemas de visibilidade e altura excessiva. Atualmente, uso a fáscia para aumento da raiz, e os problemas pós-operatórios são inferiores a 1%.

Enxerto de Fáscia (F). Marca-se a área da raiz que receberá o enxerto com o paciente sentado. A quantidade de tecido necessária ou é a lâmina completa (5 × 5 cm) ou a parcial de fáscia temporal profunda (Fig. 3.7). O enxerto de fáscia é colhido conforme o padrão (veja Capítulo 6). O enxerto é dobrado, e depois suturado em uma bola com categute simples 4-0, deixando a agulha fixada. Uma supercorreção leve (< 20%) é planejada. O enxerto de raiz é guiado para dentro da área da raiz por levantamento da pele, inserindo-se a agulha fixada pelo ponto do násio a partir de baixo, e, então, puxando o enxerto para a posição. Um curativo oclusivo Steri é aplicado na pele dorsal para prevenir deslocamento. Em 1 semana, quando o imobilizador é removido, a sutura ou é removida ou cortada rente à pele.

Cartilagem em Cubo e Fáscia (CC+F). Nestes casos, o defeito é maior particularmente com relação à depressão da raiz (Fig. 3.8). A sequência cirúrgica é acurada. Primeiro, uma bolsa receptora bem apertada é feita, evitando excessiva dissecção lateral. Segundo, um enxerto de raiz com fáscia de tamanho limitado é aplicado ao defeito, utilizando a técnica percutânea habitual. Então, com o enxerto de fáscia mantido fora por um retrator de Aufricht, coloca-se a cartilagem em cubo embaixo, contra a raiz óssea, geralmente 0,1-0,3 mL de uma seringa de tuberculina. A cartilagem em cubo se fundirá com o osso, enquanto o enxerto de fáscia impedirá irregularidades visíveis, até sob a pele mais contraída.

Cartilagem em Cubo na Fáscia (CC-F). O enxerto dorsal de "meia extensão" é o mais desafiador de todos os enxertos dorsais. Inevitavelmente, a junção entre um enxerto sólido e o dorso sempre se mostra pela pele fina no rínio. Em contraposição, a cartilagem em cubo na fáscia solucionou este problema (Fig. 3.9). Após a redução dorsal, o "construto CC-F" é feito na tábua posterior. Preenche-se simplesmente a fáscia com cartilagem em cubo, lava-se com seringa de tuberculina contendo 0,2-0,5 mL, e as suturas são fechadas com categute simples 4-0. O enxerto é deslizado para dentro da bolsa com sutura percutânea cefálica. A ponta caudal pode ser aberta, e qualquer excesso de cartilagem, removido. É importante imobilizar a pele muito bem em cada lado e moldar o enxerto para que se adapte de maneira exata. Os enxertos de cartilagem em cubo nunca são supercorrigidos.

PRINCÍPIOS

- A modificação da raiz é parte integrante do planejamento de rinoplastia.
- A maioria dos pacientes pode aceitar uma subcorreção, mas não uma supercorreção visível. Use fáscia e terá que fazer menos revisões.
- Em casos significativos de hipoplasia da raiz, pode-se colocar cartilagem em cubo profundamente, cobrindo-a com enxerto de fáscia.

Aumento da Raiz

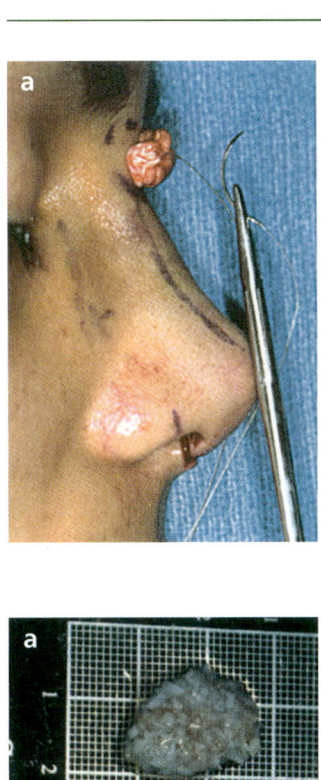

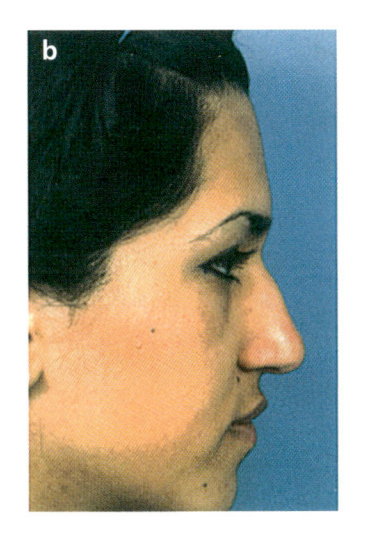

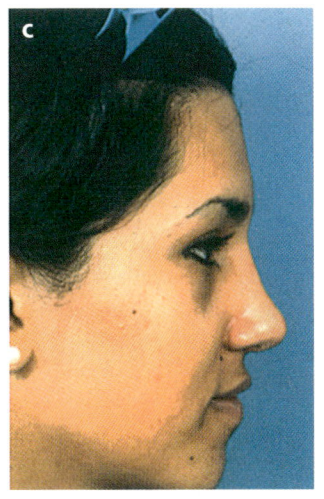

Fig. 3.7 (**a-c**) Enxerto de fáscia em raiz. **DVD**

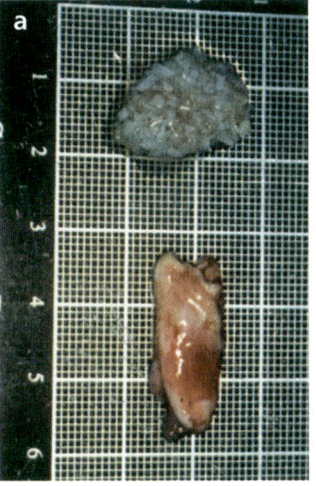

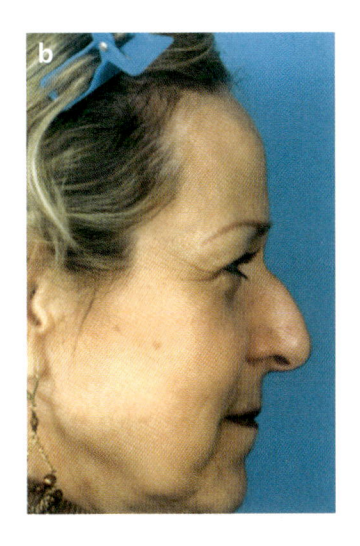

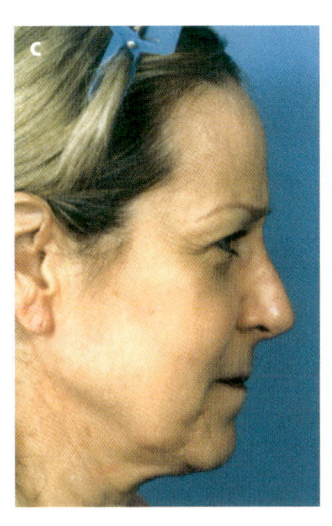

Fig. 3.8 (**a-c**) Enxerto de raiz CC+F. **DVD**

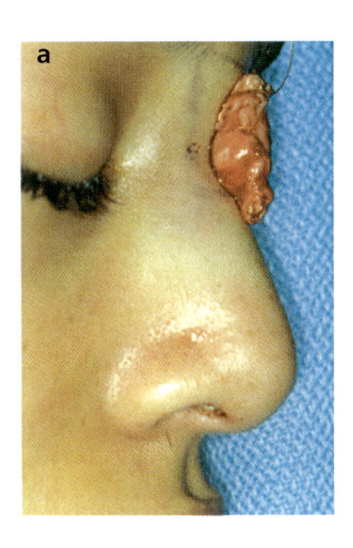

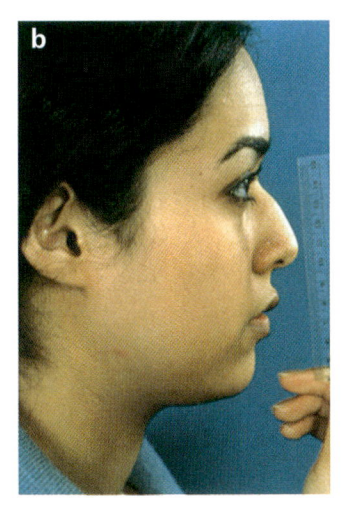

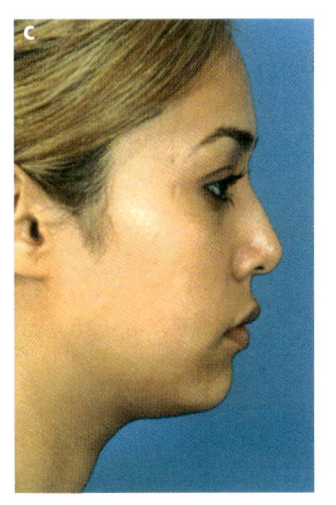

Fig. 3.9 (**a-c**) Enxerto de raiz/dorsal CC-F.

Redução da Raiz

O autor desenvolveu uma nova abordagem à redução da raiz, dividindo os seus componentes em tecido mole e osso com base na palpação pré-operatória. É importante atribuir uma relativa importância a cada componente ao selecionar a técnica cirúrgica (Fig. 3.10).

Redução de Tecido Mole. No pré-operatório, deve-se avaliar o volume do tecido mole que abranda o ângulo nasofrontal e a largura das linhas orbitais mediais que continuam para dentro das linhas dorsais. Em pacientes jovens, pode-se excisar todo o tecido mole usando a seguinte técnica: (1) elevar a pele acima da raiz e região glabelar, (2) em seguida, dissecar para cima no topo dos ossos dorsais, (3) excisar o tecido mole interveniente e (4) colocar um dreno e curativo compressivo (Fig. 3.11). Em pacientes idosos, pode ser necessário fazer um levantamento endoscópico central concomitante da testa.

Redução Óssea. O primeiro passo é separar visualmente a raiz do dorso usando uma linha transversa através do canto lateral. Então determina-se o násio ideal e estabelece-se o ângulo nasofacial, que revela a nova linha dorsal. Como normalmente ambas as áreas são excessivas, é necessária a redução dorsal, e esta é realizada primeiro. Ao contrário da clássica excisão em bloco com osteótomo que muita vezes resultou em destruição dorsal, prefere-se uma técnica em duas etapas (Fig. 3.12). Primeiro abaixa-se o dorso utilizando raspas para a abóbada óssea e tesoura para a abóbada de cartilagem. Depois de se estar satisfeito com a linha dorsal, a área da raiz é escavada extensamente, utilizando um elevador de Joseph. A liberação completa do tecido mole facilita a subsequente remoção do osso. Então, um osteótomo de 12 mm de largura, fino, com duas guias é inserido até alcançar a junção dorso/raiz, que geralmente marca o limite superior da raspagem eficaz. O cabo da guia é girado para cima em 45-60°, dependendo da quantidade de osso a ser excisada. Com múltiplos golpes, o osteótomo é ajustado, e a raiz óssea se torna palpável no topo do osteótomo. A quantidade de osso que está sendo removida pode parecer assustadoramente grande. O osteótomo é impulsionado para cima até a glabela, onde ocorre uma distinta modificação no som, à medida que as guias encontram o crânio. Então o osteótomo é girado para cima e torcido, o que desarticula o osso da linha de sutura nasofrontal. Caso não seja possível desalojar o osso, insere-se um osteótomo de 2 mm abaixo da sobrancelha medial e "caminha-se pela" linha de sutura nasofrontal, descendo até o osteótomo com guias, que foi deixado em posição. Na maioria dos casos, que envolvem tanto a raiz como o dorso, é necessário usar enxertos expansores ou um enxerto dorsal em extensão total para preencher o vazio dorsal. Após redução da raiz, o sangramento é significativo e rotineiramente eu dreno o nariz com dreno de sucção de 7 Fr. Um trocarte curvo é inserido pelo nariz, fazendo-o sair na linha do cabelo. O dreno é removido após 3 dias.

PRINCÍPIOS

- A área da raiz é feita de osso sólido, e sua redução requer significativa remoção – geralmente 10-12 mm de comprimento e espessura de 4-8 mm.
- Nunca tente fazer uma redução em bloco dorso/raiz, pois você removerá excesso de dorso e bem pouca raiz.

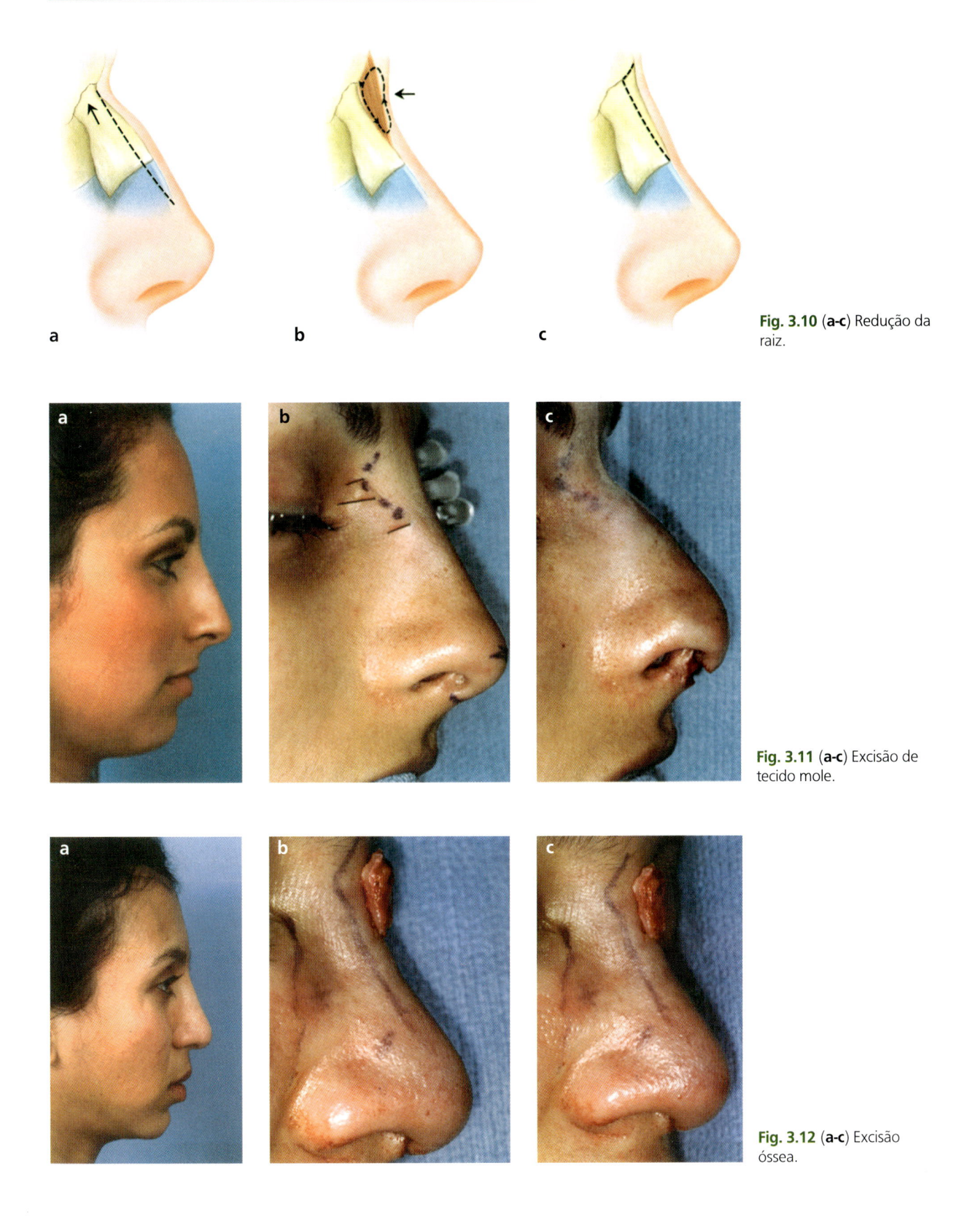

Redução da Raiz

Fig. 3.10 (**a-c**) Redução da raiz.

Fig. 3.11 (**a-c**) Excisão de tecido mole.

Fig. 3.12 (**a-c**) Excisão óssea.

Redução Dorsal

O primeiro passo no planejamento cirúrgico é decidir se o dorso deverá ser reduzido, aumentado, equilibrado ou mantido. Excluindo os pacientes étnicos, as rinoplastias primárias são reduzidas (89%), modificadas (7%) ou aumentadas como parte de uma abordagem equilibrada (4%). Embora sejam possíveis numerosos instrumentos e sequências para a redução dorsal, descobri a raspagem óssea incremental graduada seguida de excisão cartilaginosa de uma giba dividida, utilizando tesoura, para que o método seja mais eficaz com o mínimo de risco. A abordagem gradual permite que se faça o ajuste ideal da redução dorsal pelo menos em três tempos: durante a ressecção inicial, em seguida o ajuste graduado, e, finalmente, seguem-se as osteotomias.

Redução da Abóbada Óssea. O envoltório de tecido mole é elevado em dois estágios. Primeiro, é efetuada a dissecção com tesoura em íntimo contato com a cartilagem sobre a abóbada cartilaginosa. Segundo, um elevador de Joseph é usado no plano subperiosteal sobre a abóbada óssea. Na maioria dos casos, *túneis extramucosos* são, então, feitos para evitar transecção da mucosa subjacente, quando a giba cartilaginosa é excisada. Uma raspa com dentes para baixo afiada é usada primeiro na linha média e depois progressivamente em ambos os lados (Fig. 3.13). À medida que a raspa continua, ocorrem duas alterações – a giba cartilaginosa se torna mais evidente, e é necessário raspar cada osso nasal separadamente e em um ângulo. A raspagem continua até se ficar satisfeito com a altura do dorso ósseo, à medida que ele se relaciona com o násio, isto é, ao se atingir a metade superior da linha dorsal ideal. Então, o dorso cartilaginoso é rebaixado.

Redução da Abóbada Cartilaginosa. Dois métodos estão disponíveis para redução da abóbada cartilaginosa: uma técnica de divisão de giba utilizando tesoura ou redução em bloco transversa, usando uma lâmina nº 11 angulada (Fig. 3.14). A clássica redução paravertical de divisão de giba envolve fazer cortes verticais parasseptais com tesoura reta em cada lado do septo após a criação de túneis extramucosos. As lâminas das tesouras se abrem a cavaleiro verticalmente sobre a abóbada cartilaginosa. O corte produz um septo estreito com duas cartilagens laterais superiores, geralmente com bordas dorsais curvas. Então, a tesoura é virada transversalmente, e cada um dos três componentes da abóbada cartilaginosa é abaixado aos poucos. A excisão do septo dorsal *diminui* a altura dorsal, enquanto a excisão da lateral superior *estreita* a largura dorsal. Em termos absolutos de redução de altura, a excisão das laterais superiores é muito mais conservadora do que a ressecção do septo dorsal. Deve-se estar ciente de que a tração para cima sobre o envoltório de tecido mole tende a levantar as cartilagens laterais, deixando-as artificialmente altas. Depois de completadas as osteotomias adicionais, raspagem adicional da abóbada óssea e mínima excisão do septo e das cartilagens laterais superiores podem ser necessárias. O único método que não recomendo para uso rotineiro é a remoção em bloco da giba utilizando osteótomo em virtude do risco de super-ressecção da abóbada óssea e pouca ressecção da abóbada cartilaginosa.

PRINCÍPIOS

- A *exposição* consiste em duas etapas – elevação do tecido mole acima e túneis extramucosos abaixo.
- Redução da giba cartilaginosa de mais de 1 mm requer túneis extramucosos abaixo.
- Uma raspa é muito mais fácil de controlar do que um osteótomo.
- A excisão do septo cartilaginoso reduz a *altura*, e a excisão das laterais superiores reduz a *largura*.

Redução Dorsal

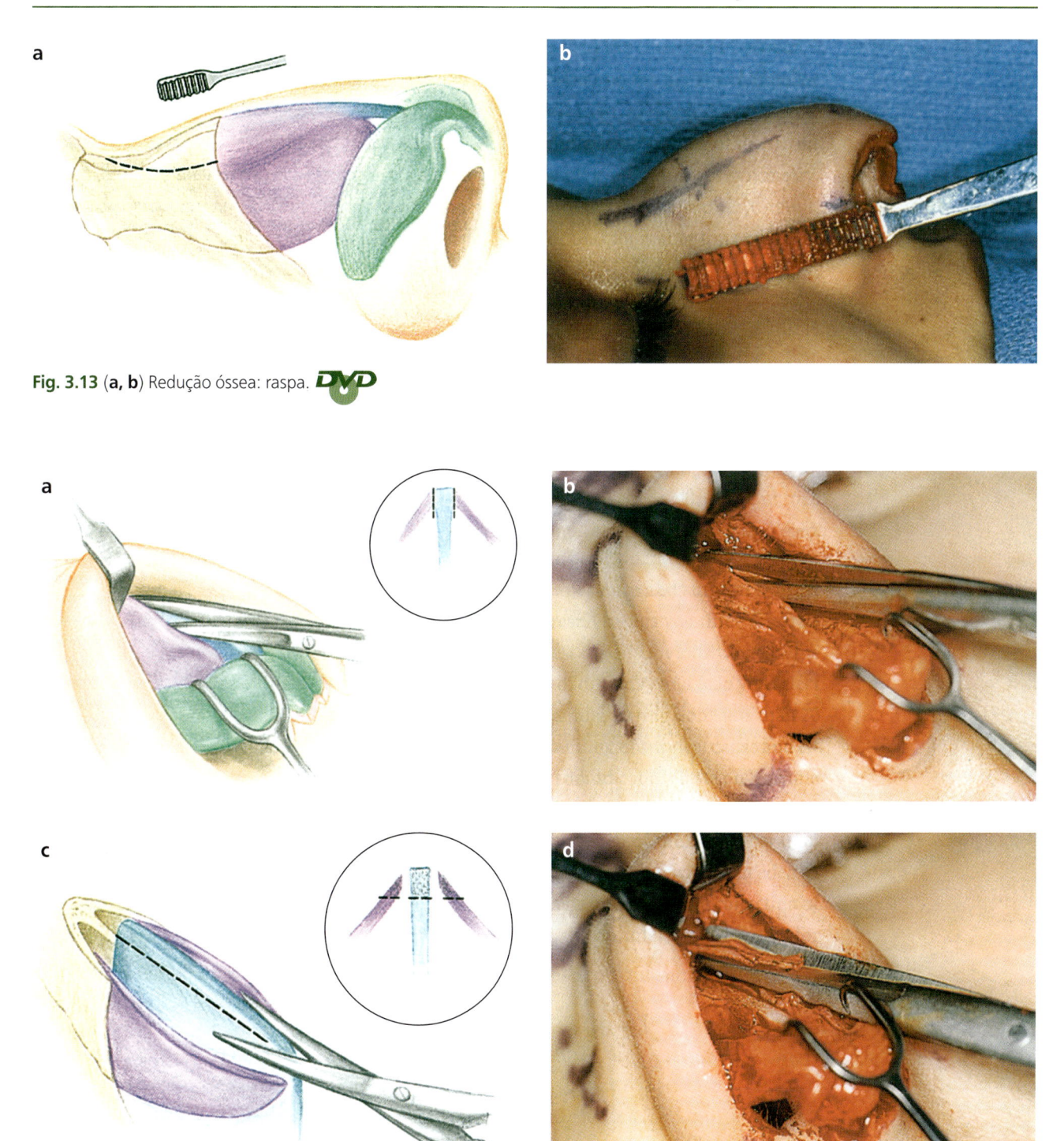

Fig. 3.13 (a, b) Redução óssea: raspa.

Fig. 3.14 (a-d) Redução cartilaginosa: giba dividida.

Osteotomias

Com poucas exceções, o tipo de osteotomias pode ser decidido no pré-operatório e executado sem alterações no intraoperatório. Durante anos, as osteotomias laterais eram classificadas de acordo com sua localização ou nível e não por sua finalidade. O fator crítico é qual a quantidade de movimento da parede nasal lateral necessária para estreitar a largura da base óssea. Se for preciso muito movimento, então completam-se as osteotomias com separação óssea. Em contrapartida, se for necessário apenas um estreitamento mais limitado, então é suficiente uma fratura em galho verde ao longo do componente transverso. Em segundo lugar, a osteotomia lateral deverá seguir por baixo do ponto mais largo da largura da base óssea (ponto X). Com estes parâmetros, 95% das minhas osteotomias podem ser divididas em dois tipos: (1) osteotomia baixa-alta seguida por compressão digital para produzir uma fratura em galho verde transversa (movimento limitado) e (2) osteotomia transversa seguida por osteotomia baixa-baixa, resultando em osteotomia contínua (movimento completo). Faço osteotomias laterais por via intranasal, porque descobri que a abordagem intraoral é muito baixa e inflexível, enquanto o método percutâneo resulta em pontes ósseas muito segmentares e perfurações na mucosa. Não existem osteotomias mediais nem fraturas para fora. A eliminação de osteotomias mediais reduziu dramaticamente as irregularidades ósseas e os sangramentos importantes. A clássica fratura para fora leva à excessiva mobilidade e à verticalização dos ossos nasais e, portanto, tem sido eliminada.

Osteotomia Baixa-Alta. Injeto anestesia local na área imediatamente antes das osteotomias. *Não* crio um túnel subperiosteal, pois danifica os vasos sanguíneos e aumenta a equimose. A abertura piriforme é aberta, afastando-se as lâminas de um pequeno espéculo e é efetuado um corte transverso na mucosa. Ao efetuar a osteotomia baixa-alta, uso um osteótomo com leve curvatura e coloco-o na parte inferior da abertura piriforme (Fig. 3.15a, b). Em seguida, com o auxiliar batendo em ritmo sequencial, o osteótomo é impulsionado da porção inferior da abertura piriforme através do processo frontal da maxila, terminando na porção superior da linha de sutura óssea nasal ao nível do canto medial. Não é necessário impulsionar o osteótomo para cima até a base craniana. Então, uso o polegar para fazer a fratura transversa através do osso nasal fino que se estende desde a osteotomia lateral até dentro do teto aberto. A parede nasal lateral faz duas coisas: dobra-se ao longo da fratura em galho verde transversa, enquanto se move medialmente e inclina-se com a porção dorsal, fechando-se no teto aberto.

Osteotomia Baixa-Baixa. Quando é necessário um movimento maior, faço uma osteotomia combinada em duas partes: primeiro uma osteotomia percutânea transversa seguida por uma osteotomia baixa-baixa(Fig. 3.15c, d). Uma incisão perfurante vertical é efetuada logo acima do canto medial com uma lâmina nº 15, e, em seguida, utiliza-se um osteótomo de 2 mm para fraturar completamente a parede lateral em sentido transverso, partindo logo acima do canto medial para cima. Em seguida, efetua-se a osteotomia lateral baixa-baixa, usando um osteótomo reto. Essencialmente, o osteótomo é impulsionado ao longo da base do processo frontal da maxila e não através dele de maneira ascendente, como na osteotomia baixa-alta. Depois de se atingir o nível da osteotomia transversa precedente, o osteótomo é girado medialmente, forçando a parede lateral em direção medial e alcançando um movimento máximo. A razão para a osteotomia transversa é assegurar que o processo frontal espesso da maxila se quebre no nível desejado, separando-se para permitir o movimento completo.

Osteotomias

a
Linha de fratura
Osteotomia baixa-alta

c
Osteotomia transversa
Osteotomia baixa-baixa

e
Osteotomia oblíqua medial
Linha de fratura
Osteotomia baixa-baixa

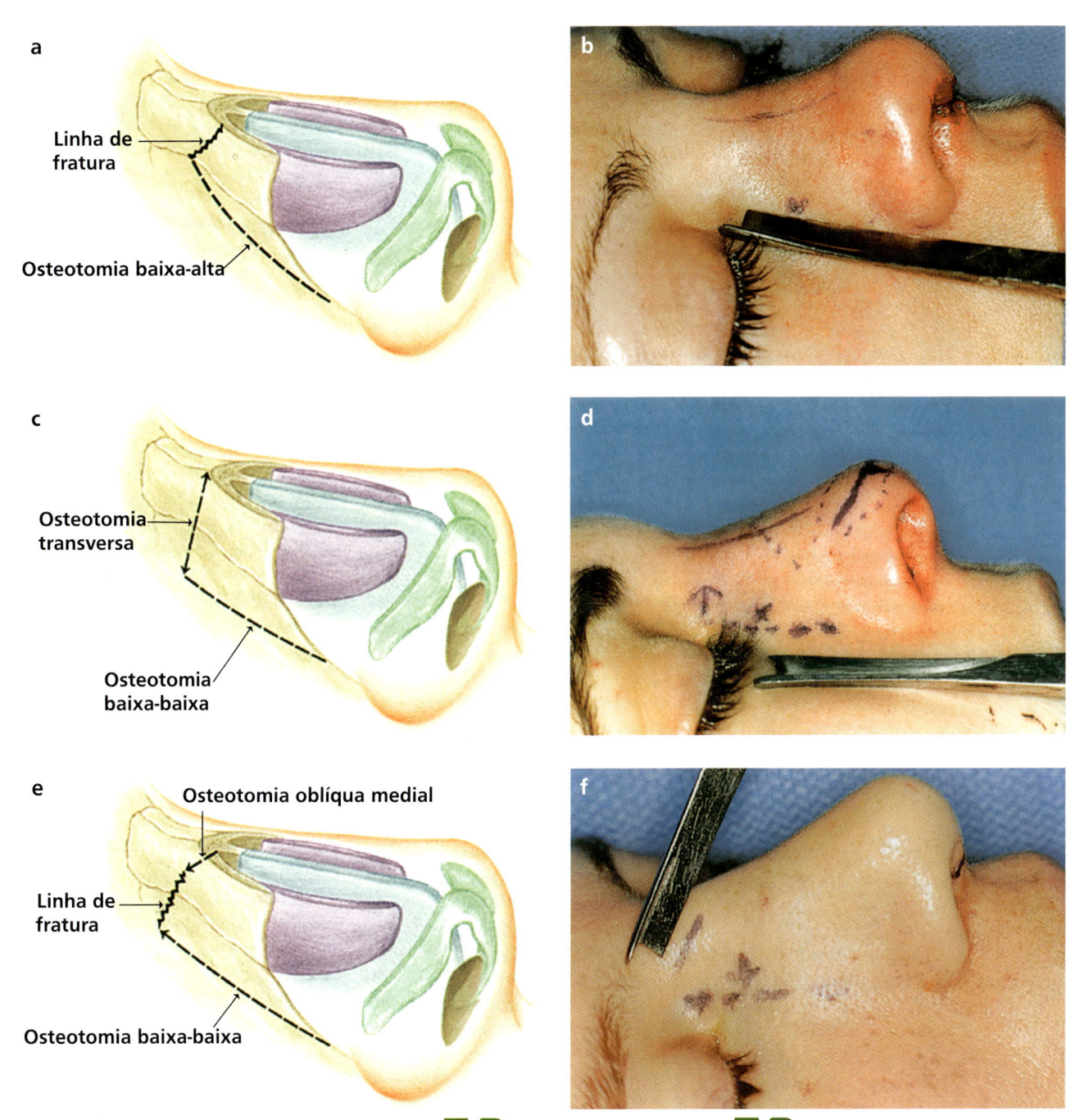

Fig. 3.15 (**a-f**) Osteotomia. (**a, b**) Osteotomia baixa-alta DVD, (**c, d**) osteotomia baixa-baixa DVD, (**e, f**) osteotomia oblíqua medial.

Osteotomias Especializadas

De vez em quando, outras osteotomias serão necessárias, incluindo a oblíqua medial, a de duplo nível, a paramediana e a micro-osteotomia. A *osteotomia oblíqua medial* destina-se a estreitar o largo dorso ósseo e é unida à osteotomia baixa-baixa (Fig. 3.15e, f). Um osteótomo curvo é colocado na ponta cefálica do teto aberto e impulsionado para baixo na direção do canto medial. A *osteotomia de duplo nível* é feita ao longo da borda inferior do osso nasal paralela e combinada à osteotomia baixa-baixa (Fig. 3.15g-i). O objetivo é reduzir a convexidade da parede lateral. A osteotomia mais alta deve ser efetuada primeiro. A *osteotomia paramediana* é usada em nariz largo, quando não se deseja alterar a altura dorsal. Estas são osteotomias essencialmente retas, efetuadas 3-5 mm paralelas à linha média dorsal. As *micro-osteotomias* são feitas com osteótomo de 2 mm e são usadas para corrigir assimetrias ou irregularidades intrínsecas dos ossos.

Enxertos Expansores

Os enxertos expansores são usados para tratar ou prevenir o colapso de válvula interna em casos primários (Fig. 3.15j-l). Atualmente, estou usando enxertos expansores na maioria dos meus casos primários com a mesma ênfase sobre a função e a estética. Descobri que os enxertos expansores são extraordinariamente valiosos para a manutenção da largura da abóbada cartilaginosa, além de reduzirem assimetrias. As considerações técnicas são as seguintes: (1) os enxertos têm comprimento de 15-20 mm, 3 mm de altura, e a largura é determinada por necessidades estéticas, (2) túneis extramucosos são feitos começando próximo à junção da cartilagem lateral superior com o septo e estendendo-se sob a abóbada óssea, (3) a ponta afilada dos enxertos expansores é inserida na bolsa, e, então, os enxertos são mantidos em posição com duas agulhas percutâneas nº 25 e (4) duas suturas horizontais de polidioxanona 4-0 (PDS) são usadas para fixar os enxertos posicionados. A porção cefálica repousa embaixo da abóbada óssea intacta ou dentro de um túnel submucoso definido, que evita o deslocamento pós-operatório e a visibilidade. Em geral, prefiro suturar as cartilagens laterais superiores, os enxertos expansores e o septo (cinco camadas). É necessária uma sutura alta em três camadas na abóbada óssea. Se não se suturar os enxertos em posição, o resultado pode ser a extrusão subsequente quando da aplicação de curativo.

PRINCÍPIOS

- Adapte as osteotomias para se encaixar na deformidade da abóbada óssea. Em 7% dos casos primários não são efetuadas osteotomias.
- O movimento e a estabilidade das paredes laterais são fatores críticos no processo de decisão.
- Não são necessárias osteotomias mediais nem fraturas para fora dramáticas.
- Considere os enxertos expansores como parte integrante de uma rinoplastia tanto por razões funcionais, como estéticas. Eles impedem o colapso da válvula interna e a deformidade em V invertido.

Enxertos Expansores 83

g

Osteotomia transversa

Osteotomia de osso nasal

Osteotomia baixa-baixa

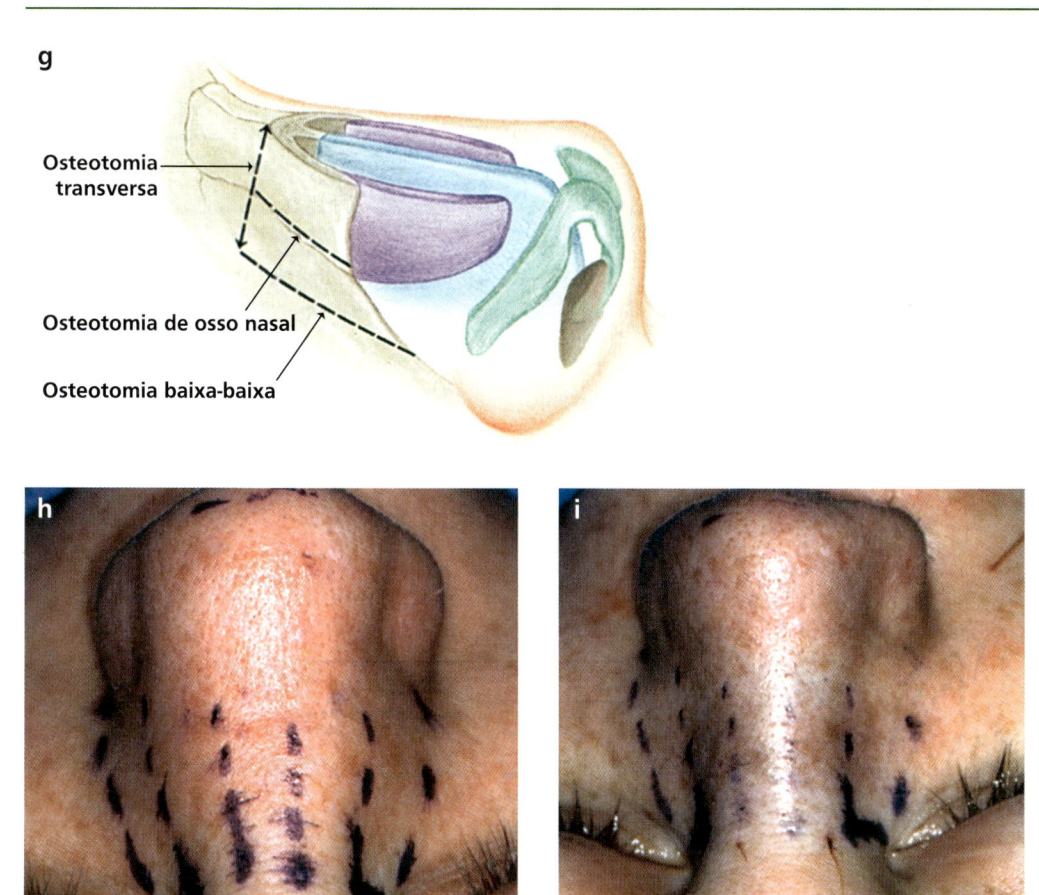

Fig. 3.15 *(Cont.)* (**g-i**) Osteotomia de duplo nível, note o estreitamento das paredes ósseas.

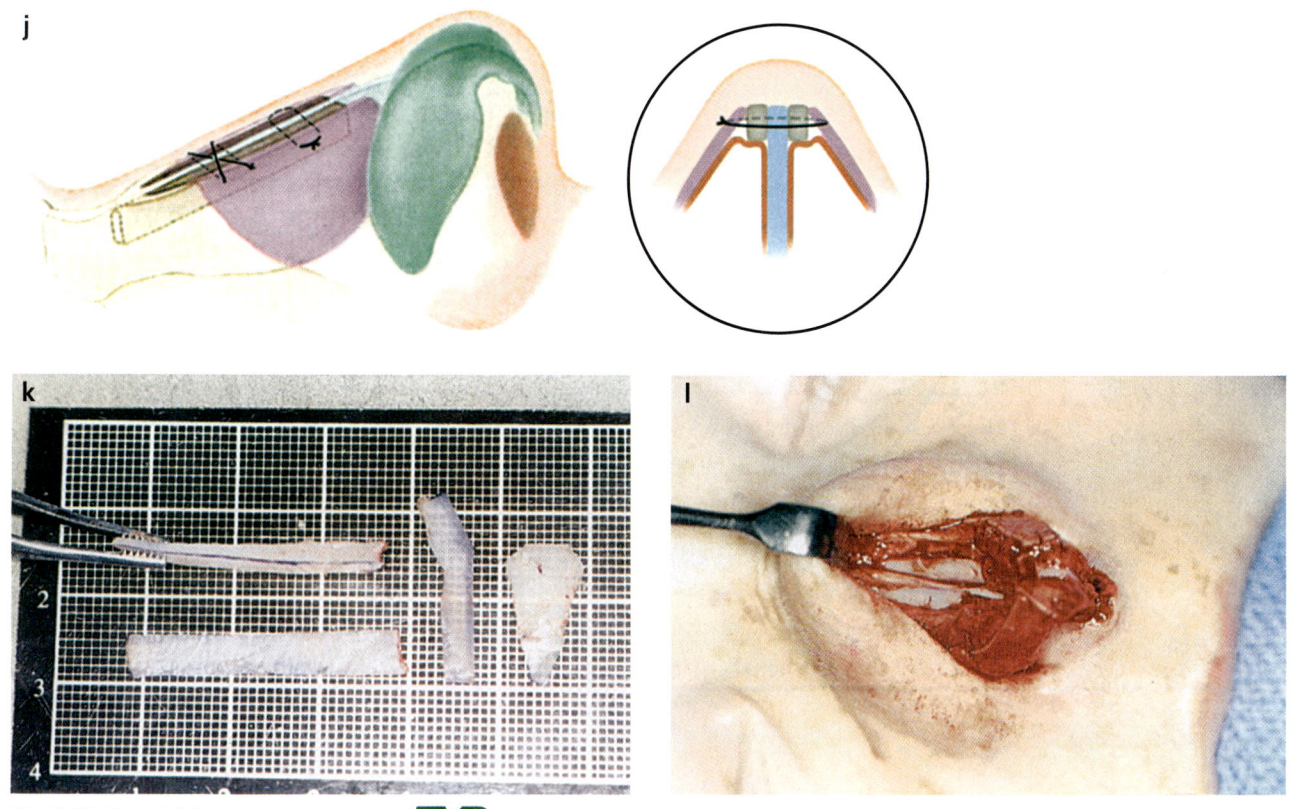

Fig. 3.15 *(Cont.)* (**j-l**) Enxertos expansores.

Modificação Dorsal

Aproximadamente 5-7% dos narizes primários não requerem redução. A modificação da assimetria e da largura são questões primárias.

Dorso Assimétrico Estreito. O dorso assimétrico estreito deve ser analisado cuidadosamente, à medida que ocorrerem problemas em qualquer das três seguintes áreas: (1) o componente da parede dorsal ou lateral de cada abóbada, (2) o septo e (3) ramos laterais adjacentes (Fig. 3.16). A sequência cirúrgica é como segue: (1) modificação dorsal), (2) a retificação septal, (3) osteotomias, (4) enxertos expansores assimétricos e, ocasionalmente, unilaterais, (5) enxertos em camadas anatômicas sobre as cartilagens laterais superiores e (6) modificação da ponta. A etapa crítica é conseguir retificar o septo como for possível e colher cartilagem para os enxertos. Em uma minoria de casos, enxertos expansores assimétricos de diferentes larguras alcançarão melhor simetria nas linhas dorsais. Nos casos moderados, muitas vezes é preciso acrescentar um enxerto de parede lateral com desenho anatômico que recrie a cartilagem lateral superior e é suturado sobre a cartilagem hipoplásica. A dificuldade com esses enxertos é a espessura excessiva e a visibilidade. Na maior parte das deformidades, muitas vezes é preciso fazer osteotomias assimétricas e sofisticadas para se conseguir paredes laterais mais simétricas. O objetivo é encontrar no meio da discrepância, visto que é cirurgicamente impossível, fazer um lado assemelhar-se à sua contraparte não operada.

Dorso Largo. Um dorso largo é corrigido na maioria das rinoplastias pela redução da grande giba e por fratura com movimentação medial das paredes nasais laterais. Para excessos menores da largura, consigo estreitar com a redução da giba mais osteotomias transversa e baixa-baixa. No caso de problemas moderados de largura, faço a redução da bossa e, então, a osteotomia oblíqua medial vindo do teto aberto e angulando em 45° após osteotomia lateral baixa-baixa. A razão para a osteotomia oblíqua medial é que ela assegura que ocorra o estreitamento no dorso. No caso de deformidades maiores e especialmente aquelas com altura dorsal normal, criei o seguinte procedimento (Figs. 3.17 e 3.18): (1) o dorso é exposto por abordagem aberta, e sendo feitos túneis extramucosos, (2) a linha média é marcada, (3) a largura ideal do dorso é marcada sobre a abóbada osteocartilaginosa (5-8 mm), (4) são feitos cortes paramedianos ao longo da abóbada cartilaginosa até a área de encontro da cartilagem com o osso, (5) estes cortes se estendem pelo osso como osteotomias paramedianas, utilizando osteótomo com guia reto, (6) osteotomias laterais são feitas em geral, utilizando osteotomias transversa e baixa-baixa, (7) após as fraturas com deslocamento medial, a altura excessiva das cartilagens laterais superiores é excisada (geralmente 3-6 mm) e (8) as cartilagens laterais superiores são suturadas adjacentes, ou sob, o septo em forma de T.

PRINCÍPIOS

- O dorso assimétrico requer enxertos expansores asismétricos.
- O nariz assimétrico normalmente tem um desvio de septo.
- O *nariz largo com altura dorsal* normal pode ser facilmente estreitado com múltiplas osteotomias, incluindo a paramediana.

Modificação Dorsal   85

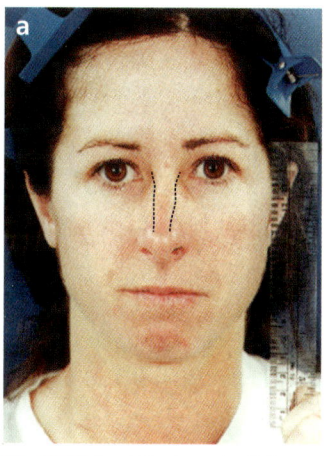

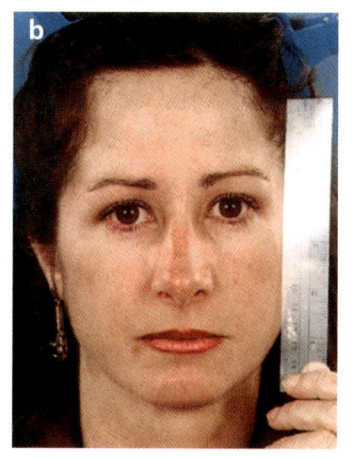

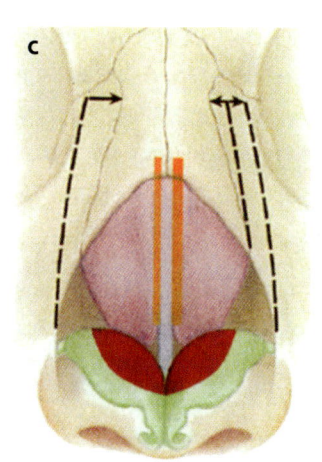

Fig. 3.16 (a-c) Nariz assimétrico estreito.

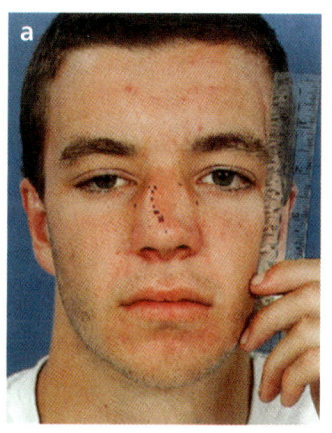

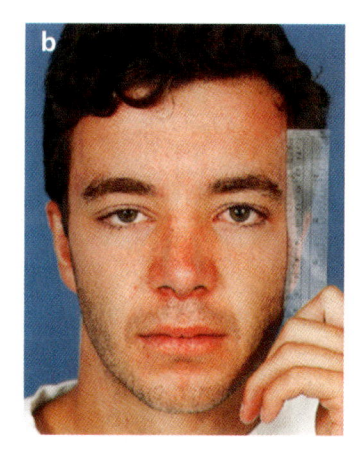

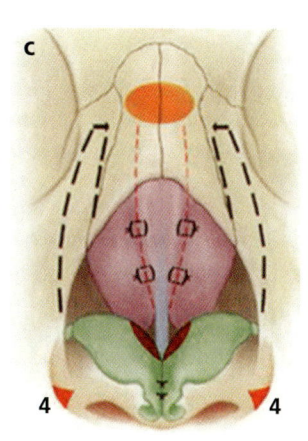

Fig. 3.17 (a-c) Dorso largo.

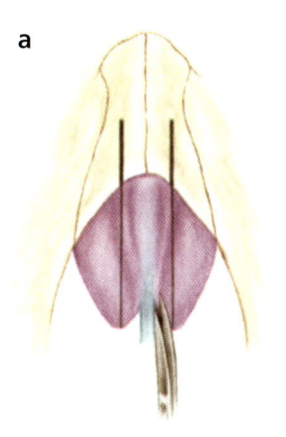

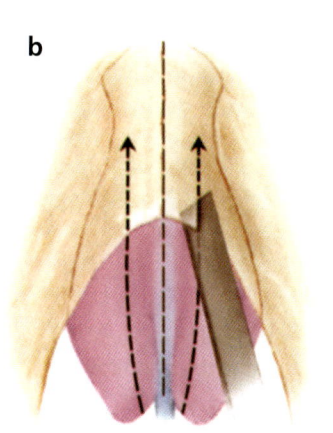

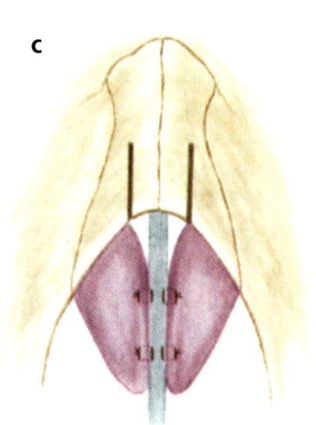

Fig. 3.18 (a-c) Estreitando o dorso largo.

Aumento Dorsal

Eu só uso tecido autógeno para o aumento dorsal, e oponho-me firmemente aos enxertos aloplásticos, especialmente em casos secundários. Qualquer material aloplástico ou cartilagem cadavérica posta sobre o dorso nasal é essencialmente subdérmica e propensa à visibilidade, extrusão, infecção ou absorção. É no melhor interesse do paciente que uso tecidos autógenos. Em casos primários, a maior parte dos enxertos dorsais é feita por razões estéticas, enquanto nos secundários é usada por razões estéticas, funcionais e estruturais.

Enxertos de Fáscia. Quando se quer assegurar um dorso regular ou criar uma curvatura mais natural sob a pele fina, então geralmente insiro fáscia temporal como lâmina única ou dobrada para espessura dupla (Fig. 3.19). O enxerto é guiado para dentro da bolsa até a raiz, com suturas percutâneas e, então, suturado caudalmente na área da sobreponta até a abóbada cartilaginosa. A pele dorsal é, então, fixada com curativos oclusivos externo de *Steri-strips*.

Enxertos CC-F. Tradicionalmente, um pedaço reto de cartilagem septal medindo 35 mm de comprimento e 5-6 mm de largura, era o padrão ouro dos enxertos dorsais. Este enxertos podem ser difíceis de se obter em casos secundários e propensos a ter bordas visíveis. Em decorrência da facilidade dos enxertos de cartilagem cortada em cubo, não tenho usado enxerto dorsal septal nos últimos 7 anos, e eles não fazem mais parte de meu armamentário cirúrgico. Em vez disso, emprego cartilagem em cubo em enxertos da fáscia, cuja forma é extremamente variável e eficiente no material doador (Fig. 3.20). A cartilagem é cortada em cubo de 0,5 mm e depois colocada na fáscia que é suturada com categute simples 4-0. O *construto* é "feito sob medida" sobre a tábua dorsal e guiado para dentro da bolsa dorsal, usando suturas percutâneas. Qualquer excesso de cartilagem é extraído na ponta caudal, e depois o enxerto é fechado e suturado no dorso cartilaginoso.

Enxerto Osteocartilaginoso Estrutural de Costela. Embora o osso craniano tenha sido por uma década a preferência para aumento nasal, descobri rapidamente suas desvantagens muito reais (colheita complexa, só tecido ósseo e aceitação limitada do paciente). Quando é essencial maior suporte estrutural, acho que o enxerto osteocartilaginoso estrutural de costela é extremamente flexível para o dorso nasal, e a ponta da costela cartilaginosa é usada para a columela (Fig. 3.31). Um segmento osteocartilaginoso reto da nona costela é colhido e depois moldado circunferencialmente, utilizando um esmeril elétrico. A maioria dos enxertos têm 40-46 mm de comprimento, 5-8 mm de largura e uma espessura estreitada de 4 mm no násio a 7-10 mm na área da sobreponta. O enxerto é fixado em direção cefálica com fios de Kirschner (fios K) percutâneos que são removidos em 10 dias de pós-operatório. Estes enxertos proporcionam excelente suporte estrutural com pouco risco de distorção.

PRINCÍPIOS

- Enxertos dorsais são infinitamente mais fáceis do que há uma década.
- A fáscia é o material de camuflagem ideal sob a pele fina.
- Os enxertos CC-F permitem variações de comprimento e altura para preencher qualquer defeito dorsal, usando todos os tipos de pedaços de cartilagem.

Aumento Dorsal 87

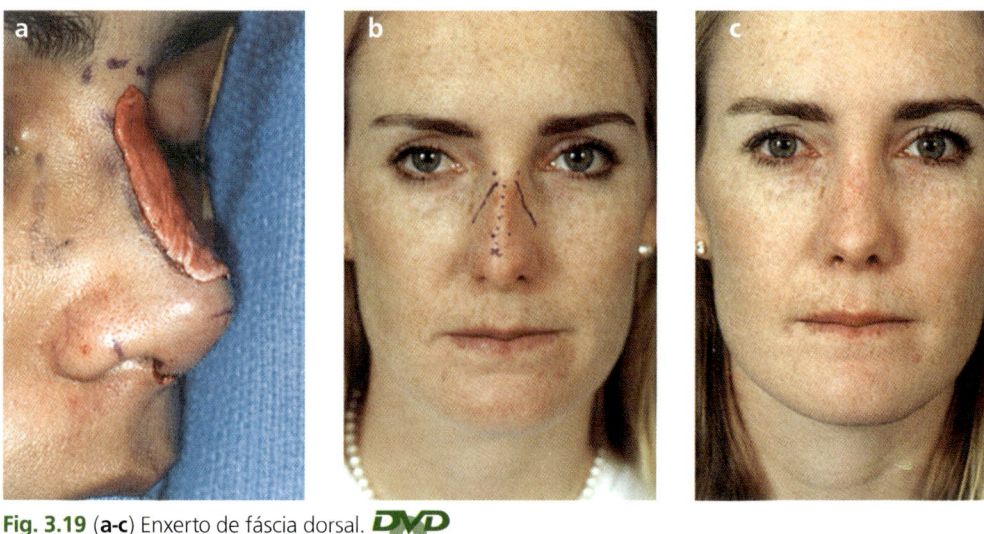

Fig. 3.19 (**a-c**) Enxerto de fáscia dorsal. DVD

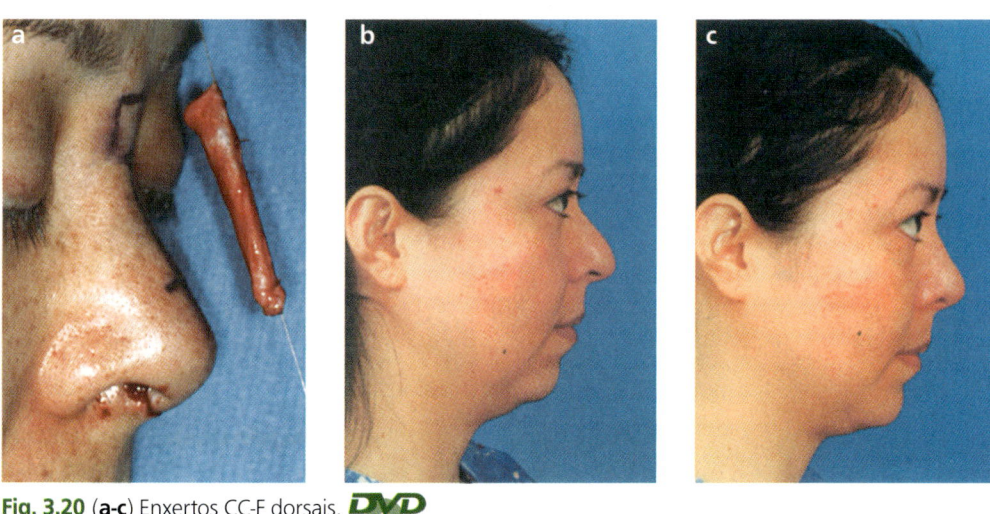

Fig. 3.20 (**a-c**) Enxertos CC-F dorsais. DVD

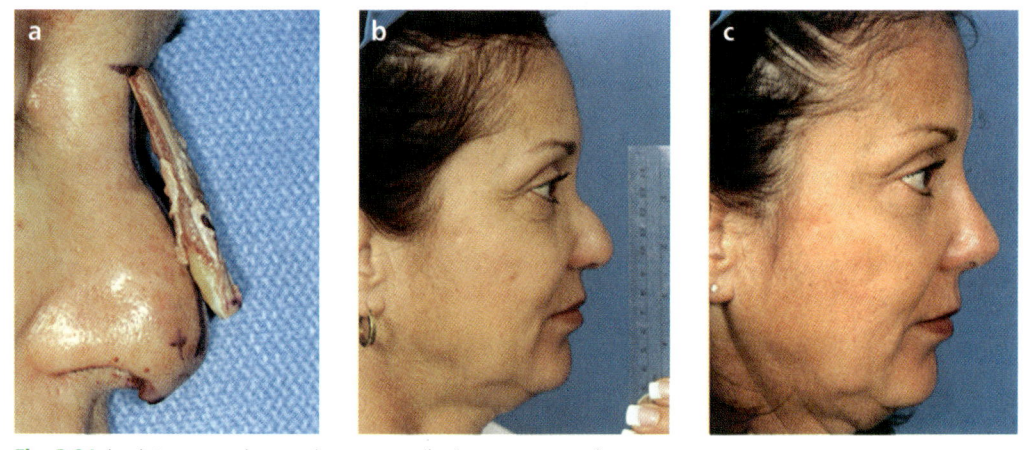

Fig. 3.21 (**a-c**) Enxertos de costela osteocartilaginosa estrutural.

Tomando Decisão Nível 1

Planejamento Cirúrgico. Como sempre, o planejamento cirúrgico começa com "o que a paciente quer e o que seus tecidos me permitem conseguir?" Em seguida, vem uma análise relativamente simples de foto. Em vista lateral, o násio, assim como seu nível e altura, geralmente no nível do cílio é marcado (Fig. 3.22). Quando em dúvida não tente alterações maiores na raiz. Qualquer alteração acima de 4 mm não é realista em qualquer direção. Em seguida, desenha-se a linha de perfil ideal através de qualquer giba dorsal preexistente. Deve-se decidir se o dorso deverá ser reduzido, aumentado, equilibrado ou mantido. Em vista anterior, as linhas dorsais são desenhadas, medindo-se a distância X-X. Deve-se decidir sobre as indicações estéticas por enxertos expansores e o tipo de osteotomias.

Técnica

Passo nº 1. As alterações da raiz são efetuadas por necessidade, raramente realizando-se redução (< 5%). O aumento da raiz (15%) é feito com frequência como parte de uma abordagem equilibrada. O dorso é reduzido primeiro, e, então, a fáscia é colocada na área da raiz (Fig. 3.23).

Passo nº 2. Excluindo os narizes étnicos, a redução dorsal é feita em quase 90% dos casos, visto que a maioria das pacientes deseja um nariz menor e mais bonitinho. Uma abordagem gradual à redução dorsal é a abordagem mais segura e fácil. Em sequência, o dorso ósseo é reduzido primeiro com raspas, e o dorso cartilaginoso é depois reduzido com uma técnica de "giba dividida" com tesoura. Nota: A colheita septal é sempre efetuada após a redução dorsal, mas antes das osteotomias.

Passo nº 3. As osteotomias são empregadas para estreitar a largura da base óssea e fechar o teto aberto, embora os enxertos expansores também possam alcançar este último. As opções de osteotomias são como segue: (1) nenhuma (7%), (2) baixa-alta (45%), (3) baixa-baixa mais transversa (45%) e (4) duplo nível (3%).

Passo nº 4. Os enxertos expansores são sempre considerados, visto que seus benefícios funcionais e estéticos excedem de longe quaisquer demandas técnicas (Fig. 3.24). A prevenção do colapso da válvula interna e da deformidade em V invertido justifica qualquer inserção tediosa de enxertos expansores.

Lições Aprendidas

1) Pensar na rinoplastia de "equilíbrio" e, especialmente, na redução equilibrada.
2) O násio ideal está na linha do cílio ± 2 mm.
3) Quando em dúvida, não altere a raiz.
4) Imprima duas fotos laterais. Faça o paciente desenhar sua alteração de perfil desejada e compare-a com sua análise ao planejar a alteração importante de perfil.
5) Redução dorsal gradual com raspa e tesoura é a técnica mais segura e mais fácil de se dominar.
6) Começar com a redução da abóbada óssea conforme ela expõe a deformidade verdadeira em giba cartilaginosa.
7) Uma redução em "giba dividida" da abóbada cartilaginosa é muito precisa.
8) A redução do componente septal diminui a *altura* dorsal. A excisão lateral superior diminui a *largura*. A excisão septal geralmente é 3 vezes a excisão de cartilagem lateral superior (CLS).
9) Osteotomias estreitam a largura da base óssea (largura X-X em vista anterior).
10) Enxertos expansores são uma necessidade funcional e estética.

Tomando Decisão Nível 1

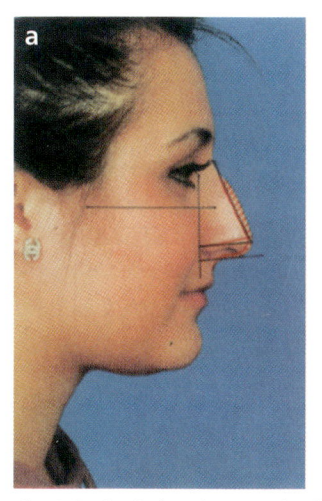

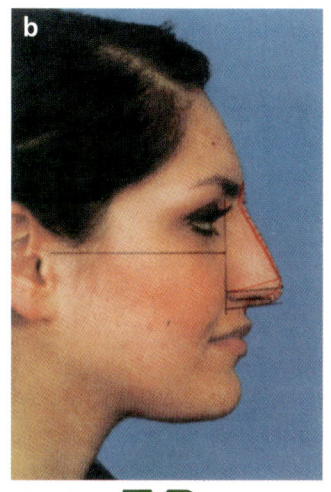

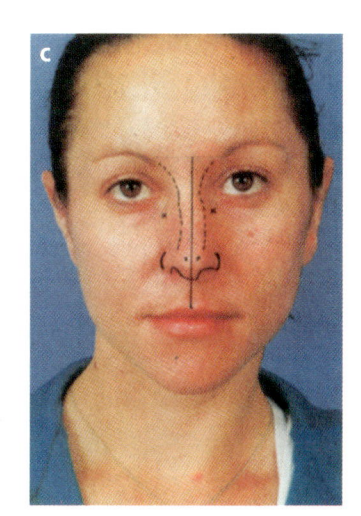

Fig. 3.22 (**a-c**) Planejamento/análise cirúrgicos.

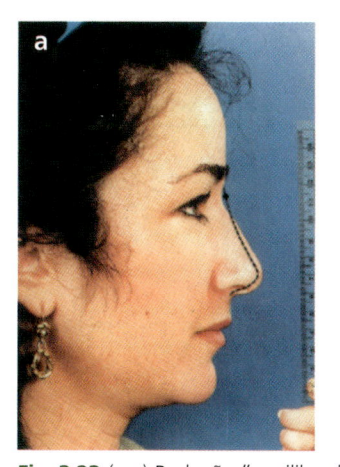

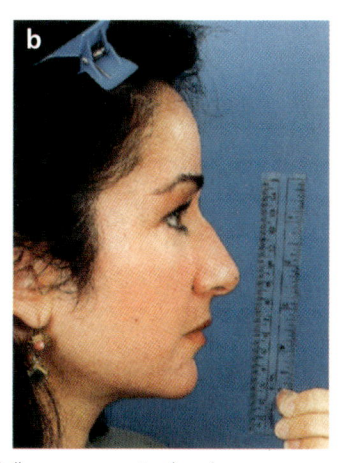

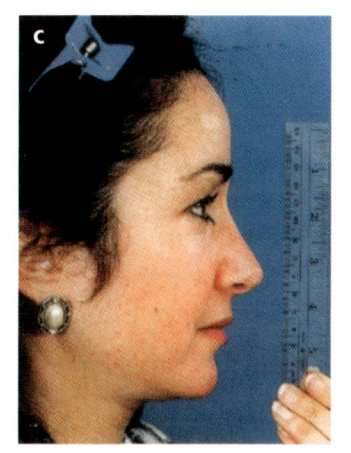

Fig. 3.23 (**a-c**) Redução "equilibrada" com aumento da raiz.

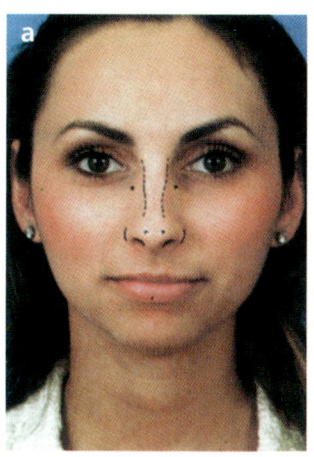

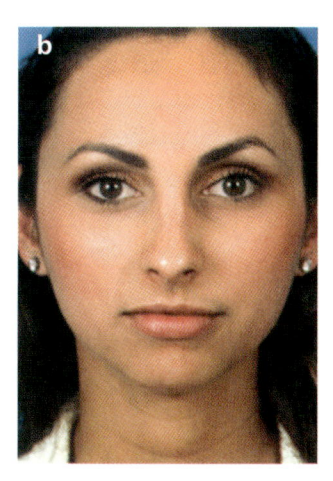

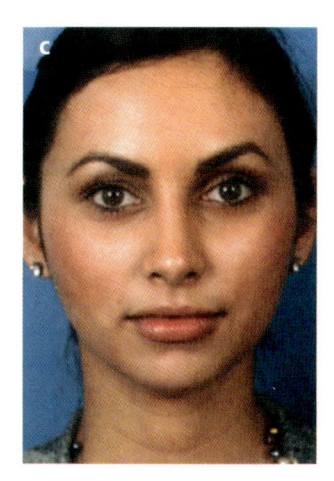

Fig. 3.24 (**a-c**) Enxertos expansores.

Estudo de Caso: Correção de Perfil

Análise

Uma jovem de 19 anos de idade com 1,60 m de altura queria um nariz bonitinho, menor (Fig. 3.25). Ela achava que seu perfil era muito parecido a um bico, especialmente quando sorria. A redução e o encurtamento dorsais graduais do septo caudal resultaram em nariz menor e bonitinho. Apoiar a ponta em um *strut* columelar impede que ele caia quando ela sorri. Diferentes tipos de osteotomias laterais reduziram a assimetria preexistente da abóbada óssea. Funcionalmente, a paciente respirava bem, mas o septo caudal estava desviado. Cirurgicamente, o objetivo era alcançar uma "redução funcional" – torna o nariz significativamente menor sem comprometer a via aérea.

Destaques da Técnica Cirúrgica

1) Exposição aberta do nariz e do septo, incluindo os túneis extramucosos.
2) Redução dorsal gradual: óssea (1,5 mm), cartilagem (4 mm).
3) Encurtamento do septo caudal (4 mm) e desbaste da espinha nasal anterior (ENA).
4) Septoplastia importante/colheita septal, incluindo 7 mm de esporão ósseo.
5) Relocação do septo caudal: direita para esquerda.
6) Osteotomias assimétricas: direita (baixa-baixa), esquerda (baixa-baixa).
7) *Strut* columelar mais suturas da ponta: SC, CD, ID, ED e PP.

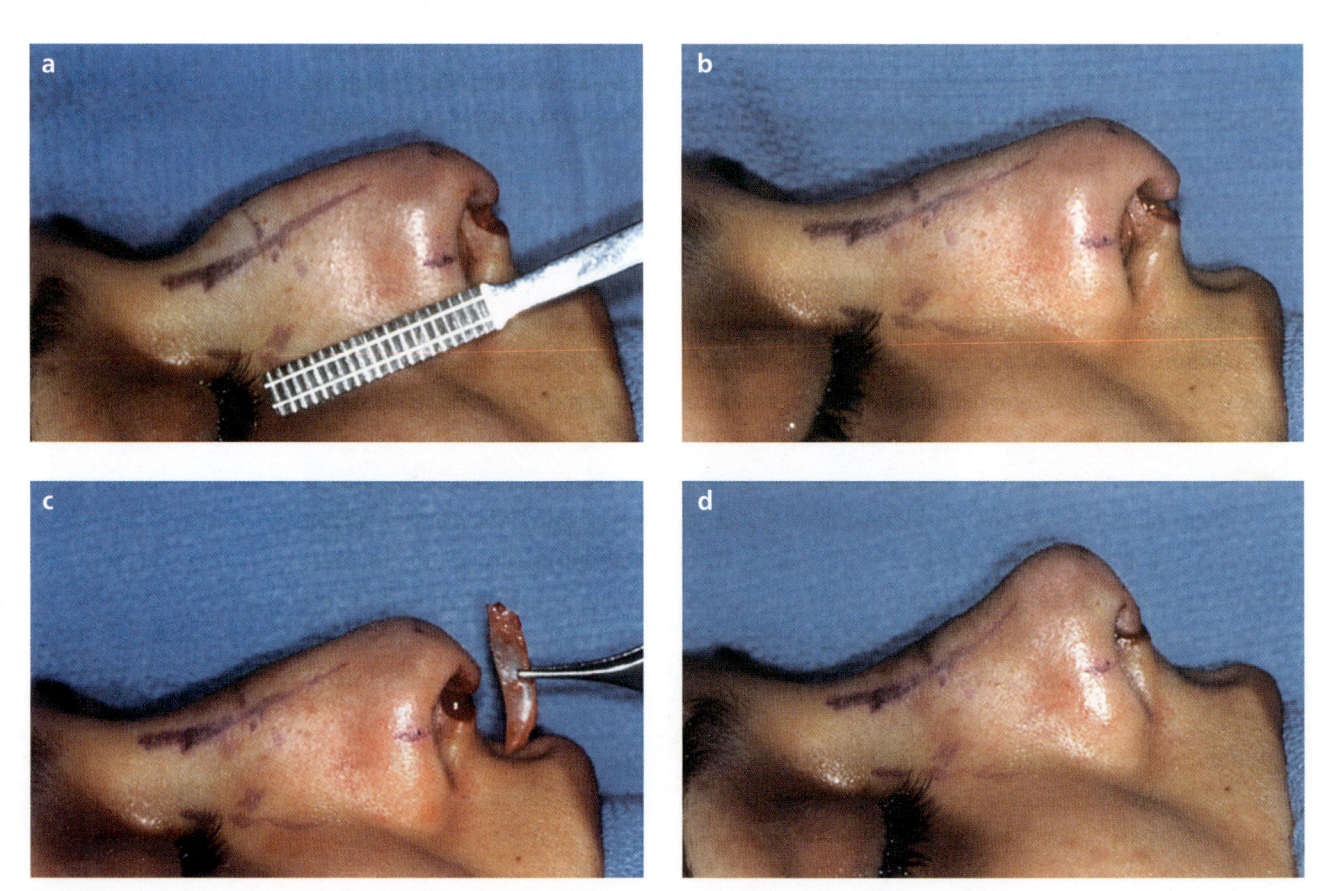

Fig. 3.25 (**a, b**) Redução dorsal gradual, (**c**) encurtamento do septo caudal, (**d**) projeção e posição da ponta.

Estudo de Caso: Correção de Perfil

PONTA
SC
CD
ED
ID
PP

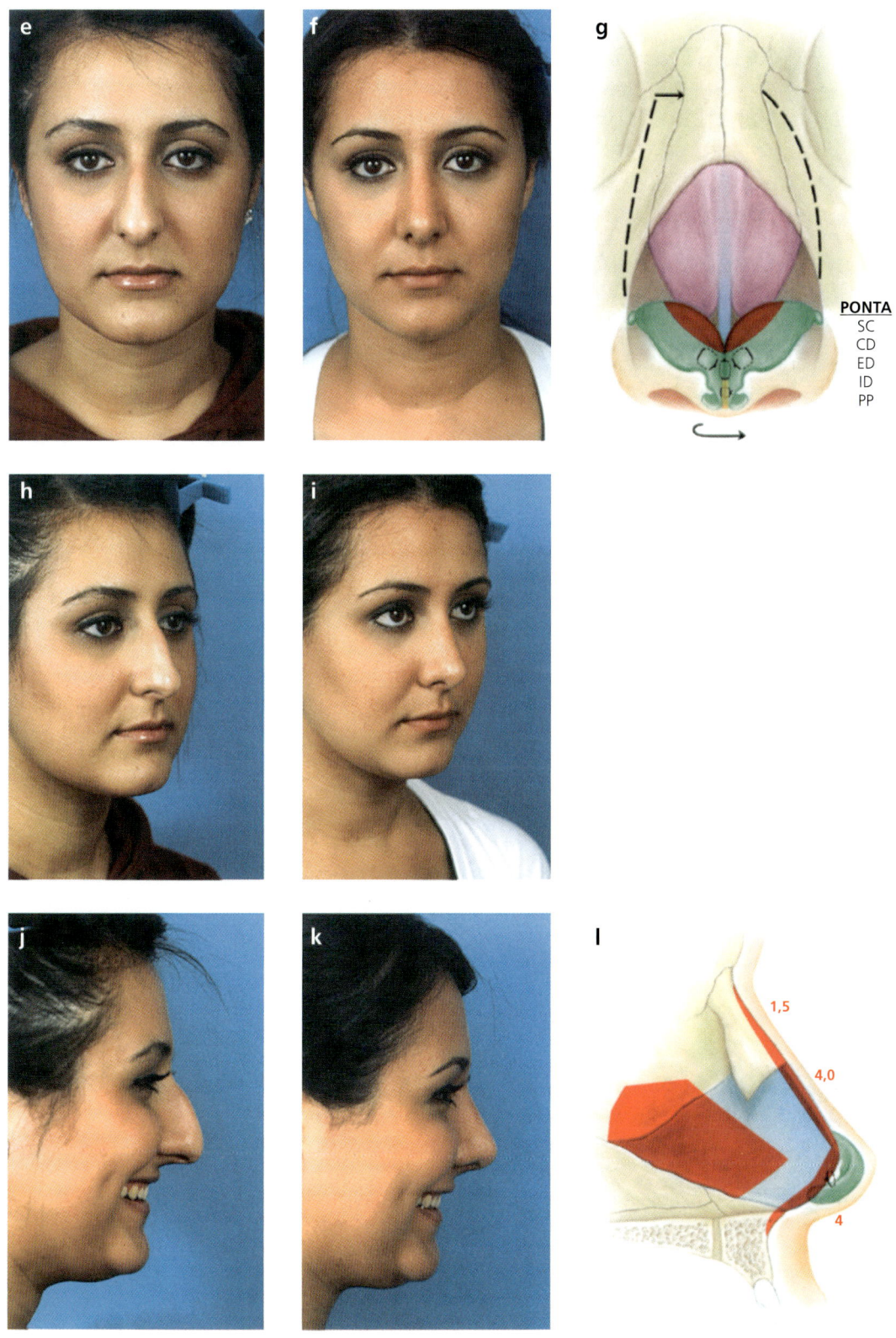

Fig. 3.25 (e-l)

Tomando Decisão Nível 2

Raiz. A maioria dos enxertos da raiz é feita com fáscia. Entretanto, à medida que a hipoplasia da raiz aumenta, o aumento com "fáscia somente" não é mais suficiente (Fig. 3.26). Ou se adiciona cartilagem em cubo abaixo do enxerto de fáscia (CC+F) ou cartilagem em cubo envolvida pela fáscia (CC-F). A maioria dos enxertos de CC+F é feita para aumentar a altura da área da raiz com fusão da cartilagem em cubo ao osso e fáscia, proporcionando uma cobertura regular. Quando se encontra uma raiz e metade superior do dorso hipoplásicos, usa-se um enxerto CC-F para aumentar a deficiência mais longitudinal.

Dorso. Conforme a altura e a extensão cefálica da redução dorsal progridem para cima, mais enxertos expansores e osteotomias exóticas se tornam necessários (Fig. 3.27a). Depois que a redução dorsal atinge o nível do canto medial, a deformidade de teto aberto é bem estendida. Osteotomias laterais não podem mobilizar as paredes laterais o suficiente, e os enxertos expansores devem ser usados para evitar uma deformidade em V invertido.

1) A largura dorsal pode ser bastante larga ao nível da junção das duas abóbadas. Nestes casos, geralmente faço uma osteotomia oblíqua medial antes da osteotomia baixa-baixa, uma vez que a combinação produz um estreitamento importante da largura dorsal (Fig. 3.27b). Não uso esta técnica rotineiramente, já que muitas vezes existe um degrau ósseo palpável na área da raiz.
2) As paredes laterais podem ser muito convexas graças à angulação do processo de osso nasal/frontal da linha de sutura da maxila. Assim, deve-se alcançar uma verdadeira alteração na forma intrínseca das paredes laterais em vez de mera mobilização. Uma osteototmia de "duplo nível" é necessária (Fig. 3.27c). A osteotomia superior fratura a parede lateral na junção entre o osso nasal e o processo da maxila. A osteotomia inferior segue através do processo frontal da maxila o mais próximo possível da maxila. Finalmente, é efetuada uma osteotomia transversa. Com frequência, são necessárias três osteotomias por lado, sendo a sequência alta, transversa e baixa-baixa.
3) Enxertos expansores devem ser cortados maiores e colocados em direção mais cefálica para assegurar o fechamento da abóbada óssea após as osteotomias. Pode ser necessário fazer uma fixação de sutura alta dentro da área de abóbada óssea.

PRINCÍPIOS

- O aumento da raiz é progressivo em relação à altura e comprimento, começando com F, então CC+F e, finalmente, CC-F para deficiências dorsais superiores.
- A seleção das osteotomias laterais baseia-se no grau de movimento, sendo suficientes nenhuma, baixa-alta e baixa-baixa em 95% dos casos.
- Osteotomias oblíquas mediais são úteis para os dorsos muito largo e amplo. Nota: deve-se concentrar no estreitamento da largura dorsal, e não apenas na largura da base óssea.
- Osteotomias transversa e de duplo nível podem alterar efetivamente a parede lateral mais convexa.

Tomando Decisão Nível 2

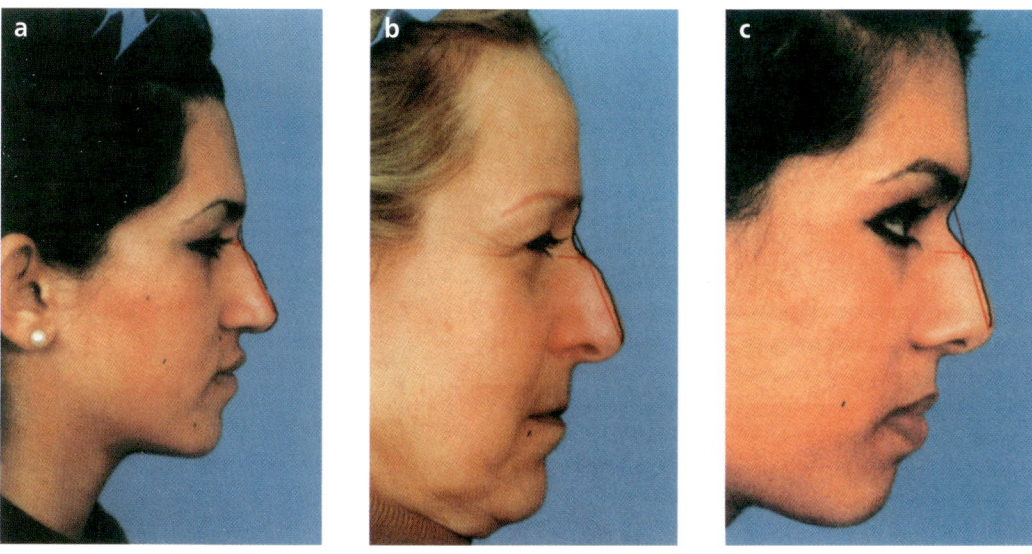

Fig. 3.26 Decisões da raiz. (**a**) Fáscia, (**b**) CC+F, (**c**) CC-F.

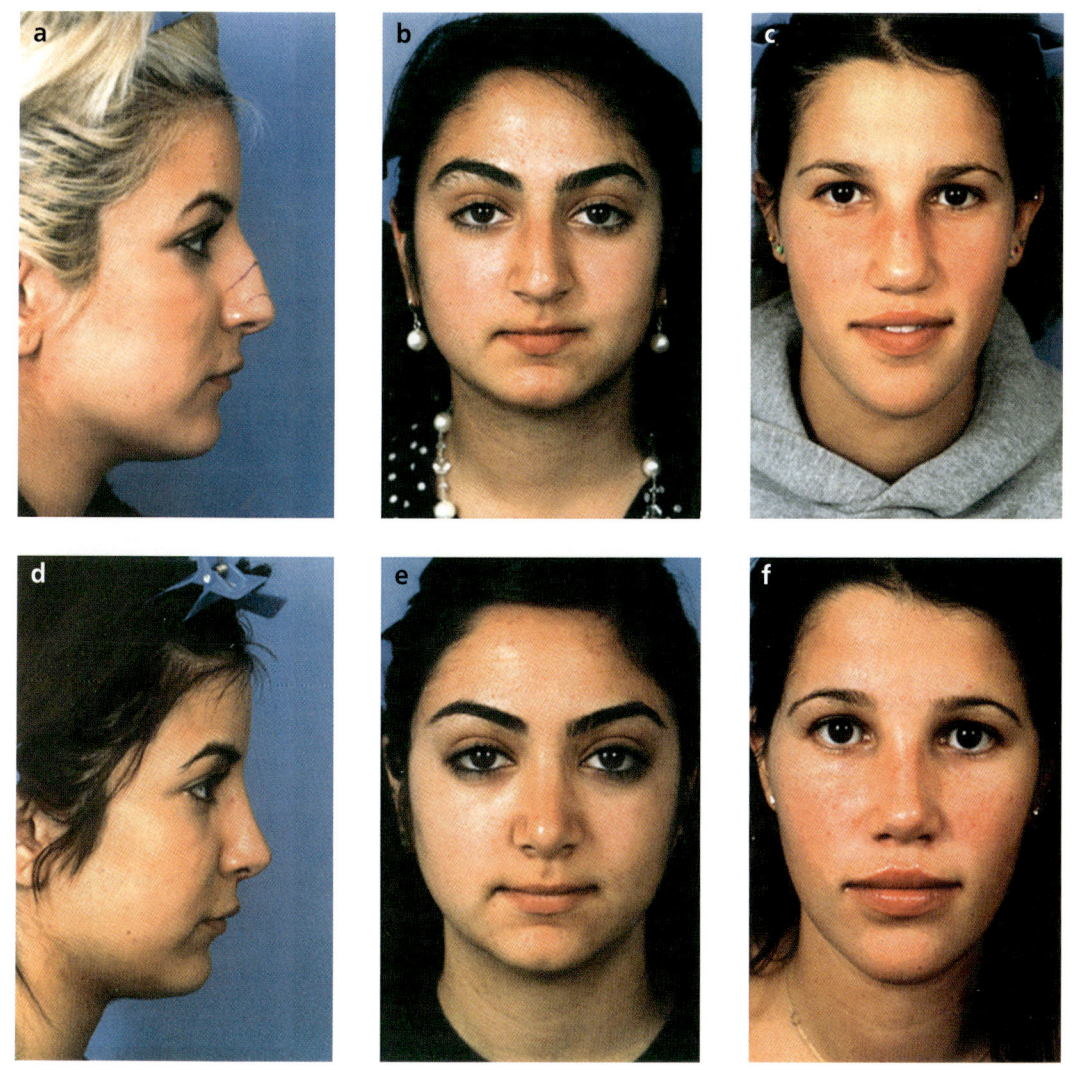

Fig. 3.27 Decisões dorsais. (**a, d**) Dorso ósseo alto, (**b, e**) dorso largo, (**c, f**) paredes laterais convexas.

Estudo de Caso: Abóbada Assimétrica

Análise

Uma jovem de 27 anos de idade com desvio assimétrico no nariz e uma vaga história de trauma nasal que não foi tratado (Fig. 3.28). Em termos funcionais, ela tinha obstrução em sua válvula externa esquerda. Esteticamente, a paciente estava aborrecida pelo desvio do nariz, dorso proeminente e com o tamanho geral. O desafio técnico era estreitar tanto o dorso ósseo muito assimétrico como todo o nariz, criando ao mesmo tempo uma aparência menor e mais refinada. A relocação do septo caudal era uma necessidade absoluta para o estreitamento do nariz e abertura da válvula externa. Diferentes osteotomias nos dois lados melhoraram a assimetria inerente dos ossos. Os enxertos expansores foram maiores que o habitual (25 mm) e colocados mais elevados dentro da abóbada óssea para assegurar estabilidade. Um enxerto de fáscia sobre o dorso foi feito para assegurar a uniformidade.

Destaques da Técnica Cirúrgica

1) Colheita de fáscia temporal profunda.
2) Exposição do dorso e do septo.
3) Criação de *crura* laterais de 6 mm e túneis extramucosos.
4) Redução dorsal gradual: 0,5 mm de osso, 3 mm de cartilagem.
5) Ressecção septal caudal: 3 mm.
6) Colheita septal seguida por realocação septal caudal esquerda para direita.
7) Osteotomias assimétricas: direita duplo nível, esquerda baixa-baixa.
8) *Strut* columelar e suturas da ponta: SC, CD, SI, ED.
9) Inserção de enxerto de fáscia dorsal e enxerto de fáscia na ponta.
10) Excisões na base da narina: direita 1,7 mm, esquerda 2 mm.
11) Enxertos de suporte de margem alar suturados dentro das incisões marginais.

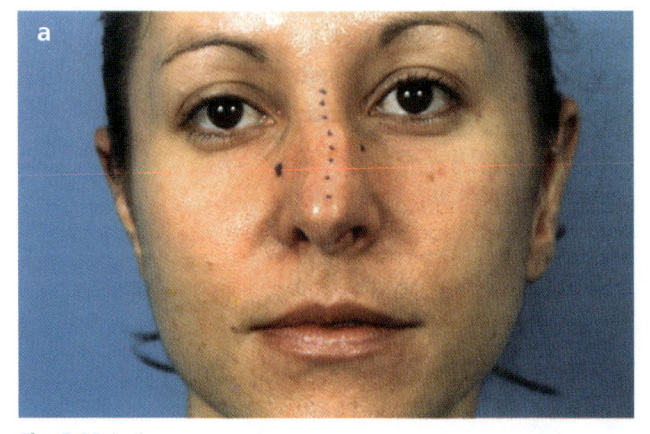

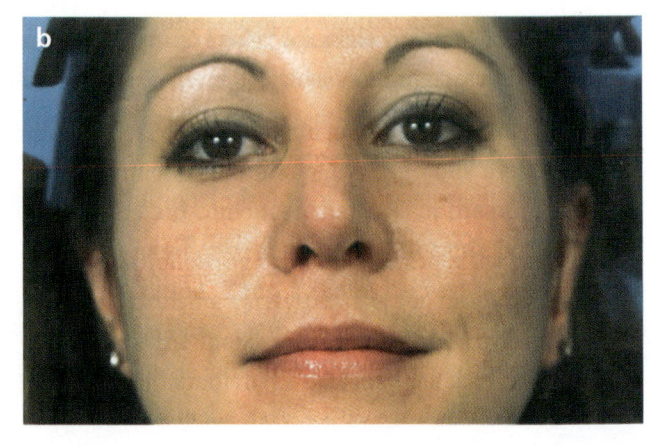

Fig. 3.28 (a-j)

Estudo de Caso: Abóbada Assimétrica 95

PONTA
SC
CD
ED
LD
fáscia

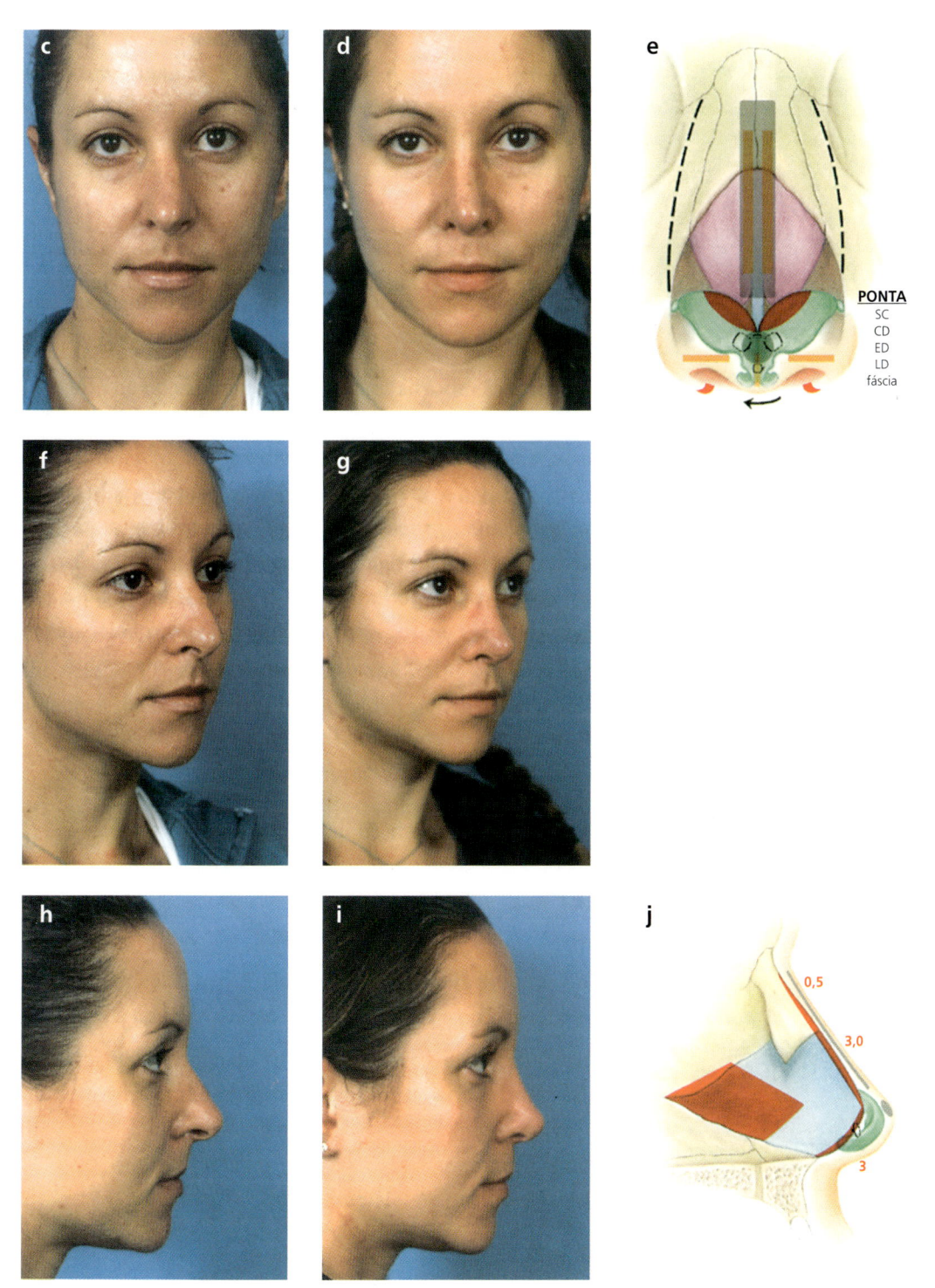

Fig. 3.28 *(Cont.)*

Tomando Decisão Nível 3

Raiz. A redução da raiz não é fácil ou eficaz quanto se poderia desejar (Fig. 3.29). Assim, deve-se ser cuidadoso ao pensar que é possível uma redução importante – nunca desenhe um plano cirúrgico de "tudo ou nada" com base em importante redução da raiz. Não reduza excessivamente o dorso para adaptar um novo násio que seria produzido por grande redução de raiz. No planejamento e execução cirúrgicos é importante separar a *área da raiz* do dorso. Geralmente farei primeiro uma redução dorsal gradual usando uma raspa para abóbada óssea e tesoura para a abóbada cartilaginosa. Esta redução dorsal inicial é conservadora. Então o osteótomo com duplo guia é inserido contra a borda cefálica da abóbada óssea. O cabo é levantado para cima na direção de 45° e em seguida golpeado com martelo. Após várias batidas, deve-se palpar a quantidade de osso que está sendo removida. Se satisfeito, continua-se batendo até que o osteótomo golpeie o crânio, o que é indicado por um baque surdo. Girar o osteótomo faz com que o osso da raiz se desarticule da linha de sutura nasofrontal. Se o osso não for facilmente removido, pode ser impulsionado um osteótomo de 2 mm em direção transversal através da raiz via incisão penetrante embaixo da sobrancelha.

Dorso. Conforme mencionado anteriormente, o aumento dorsal tem-se alterado dramaticamente (Fig. 3.30). Não uso mais enxertos sólidos de septo ou enxertos corneto nasais em camadas, mas, em vez disso, enxertos de cartilagem em cubo na fáscia (CC-F). Visto que a maioria dos aumentos dorsais tem sido feita na Ásia, casos secundários ou reconstrutivos, esta técnica será discutida em profundidade nessas seções. No que se refere a narizes caucasianos, a necessidade de aumento geralmente está na faixa de 1-3 mm e pode ser alcançado com dupla camada de fáscia (F) ou um enxerto afilado muito pequeno CC-F com a porção mais espessa na área da sobreponta. Nestes pacientes faço um *construto* de enxerto dorsal na tábua dorsal. A fáscia é presa com pino a um bloco de silicone. A cartilagem em cubo é colocada na fáscia na quantidade desejada, a fáscia é dobrada, e as margens suturadas com categute simples 4-0. O enxerto é moldado com as pontas dos dedos até ser alcançada a forma desejada. Esses enxertos são mantidos no lado conservador e sempre podem ser aumentados com pequenas quantidades de cartilagem em cubo embaixo, geralmente na área da sobreponta. A maioria dos casos secundários super-ressecados exigirá a máxima integridade sobre a abóbada óssea, enquanto em narizes asiáticos é necessário um enxerto de espessura uniforme.

PRINCÍPIOS

- Seja conservador no planejamento da redução da raiz, mas seja relativamente agressivo na quantidade de osso que remover.
- Um osteótomo com duplo guia é mais seguro que esmeril.
- Enxertos CC-F substituíram os enxertos dorsais do septo ou corneto nasal.
- Enxertos CC-F podem ser customizados para se adaptar o defeito dorsal, variando de meia extensão a extensão total, assim como espessura (2-8 mm).
- Enxertos CC-F nunca são feitos maiores do que o necessário, pois não há absorção.

Fig. 3.29 (**a, b**) Excisão óssea da raiz.

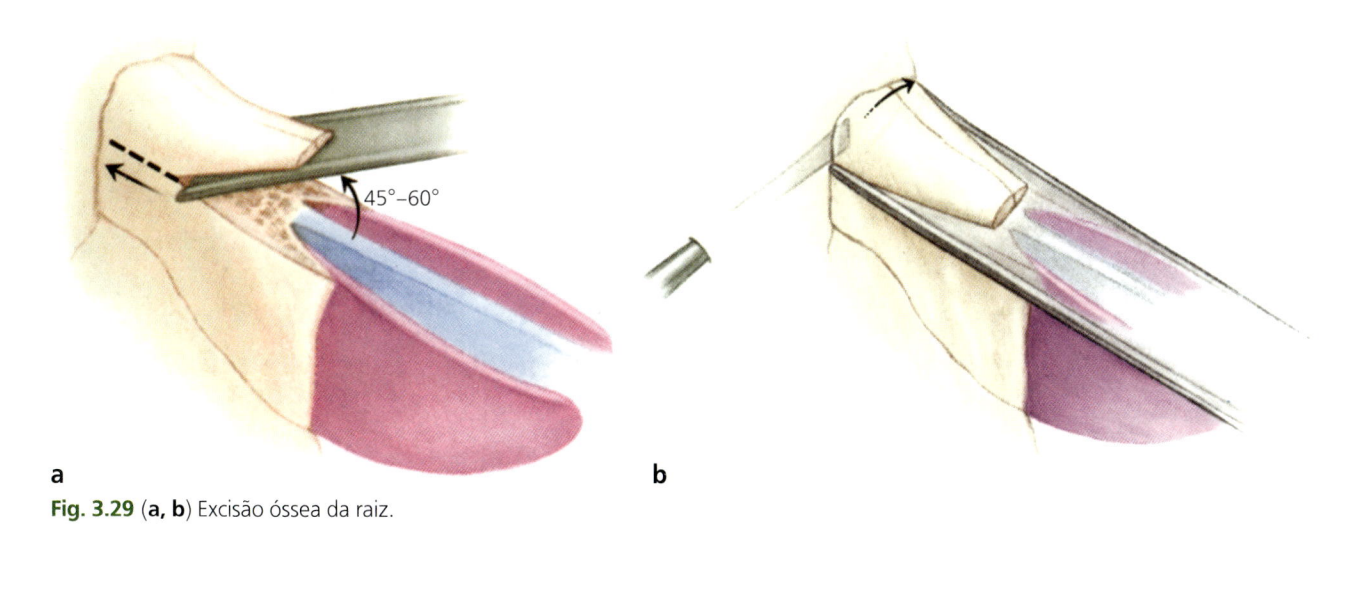

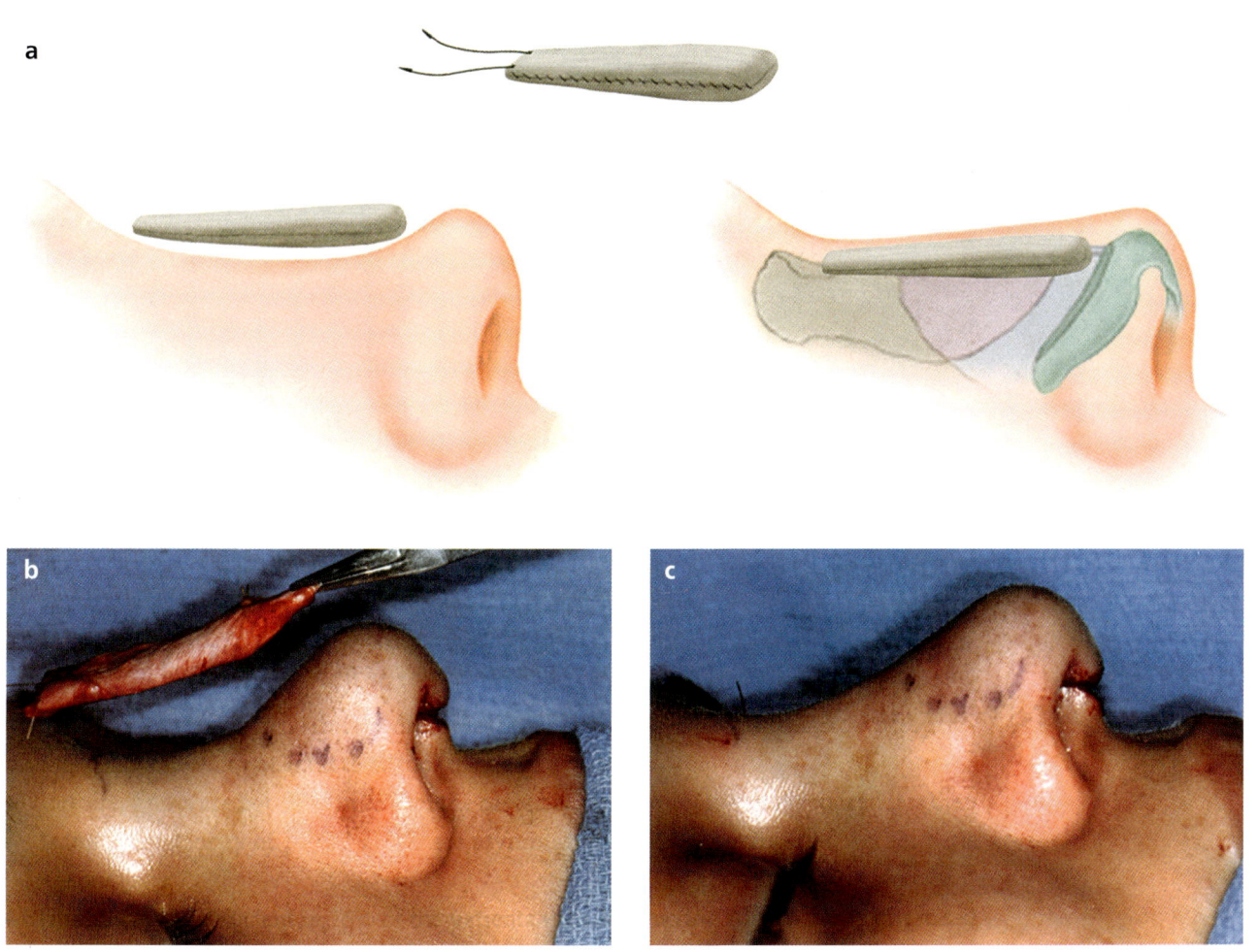

Fig. 3.30 (**a-c**) Aumento dorsal usando cartilagem em cubo na fáscia (CC-F).

Estudo de Caso: Redução da Raiz

Análise

Uma jovem de 19 anos de idade de descendência persa percebeu que seu nariz era muito grande, muito largo e nada atraente (Fig. 3.31). Compondo o problema de uma pesada cobertura de pele estava toda a raiz que dava a impressão de que o nariz começava nas sobrancelhas. A palpação indicou que toda a raiz era de tecido mole e não de osso. A ressecção muscular seguida pela elevação da sobrancelha medial resultou em uma ponta de násio mais específica além de abaixar o início do nariz da sobrancelha medial para a linha ciliar. A largura da abóbada óssea foi acentuadamente estreitada, mas necessitava um total de oito osteotomias mais estabilização com longos enxertos expansores.

Técnica Cirúrgica

1) Máxima retirada de gordura de tecido mole sobre ponta e dorso.
2) Máxima ressecção muscular na área da raiz.
3) Redução dorsal gradual: osso 2 mm, cartilagem 4 mm.
4) Ressecção septal caudal 5 mm e ressecção ENA.
5) Colheita septal.
6) Estreitamento máximo da abóbada óssea: osteotomias oblíqua medial, duplo nível e transversa.
7) Enxertos expansores colocados no alto dentro da abóbada óssea.
8) Inserção de *strut* columelar e suturas na ponta; SC, CD e CRL.
9) Enxerto aberto estrutural de ponta suturado aos domos e columela.
10) Ressecções em cunha alar e enxertos de margem alar.
11) Levantamento endoscópico central da testa sem suturas temporais.

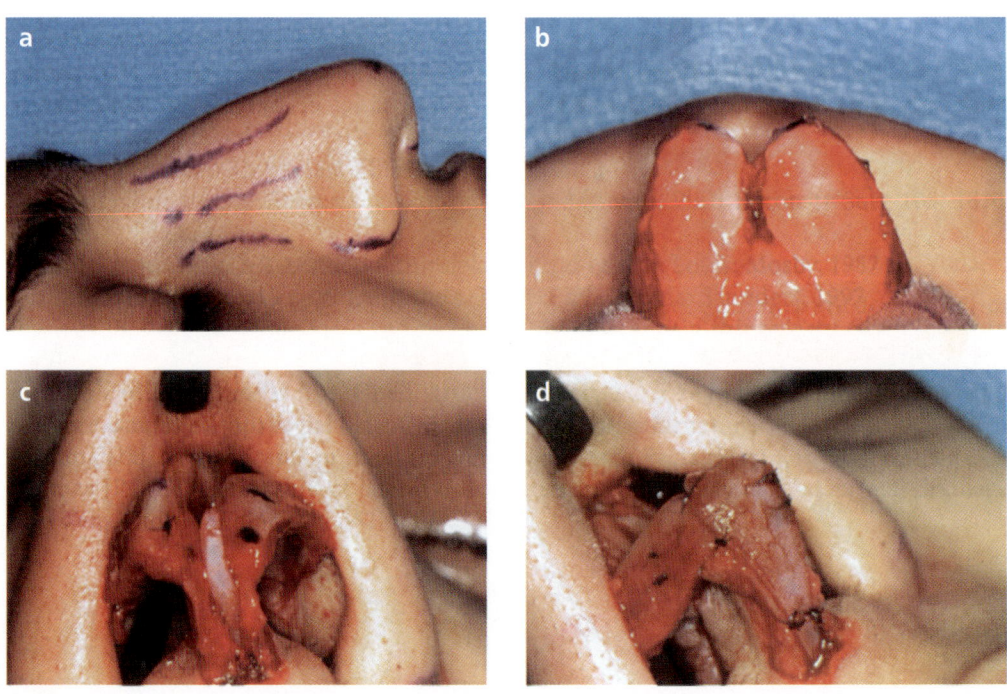

Fig. 3.31 (a-l)

Estudo de Caso: Redução da Raiz

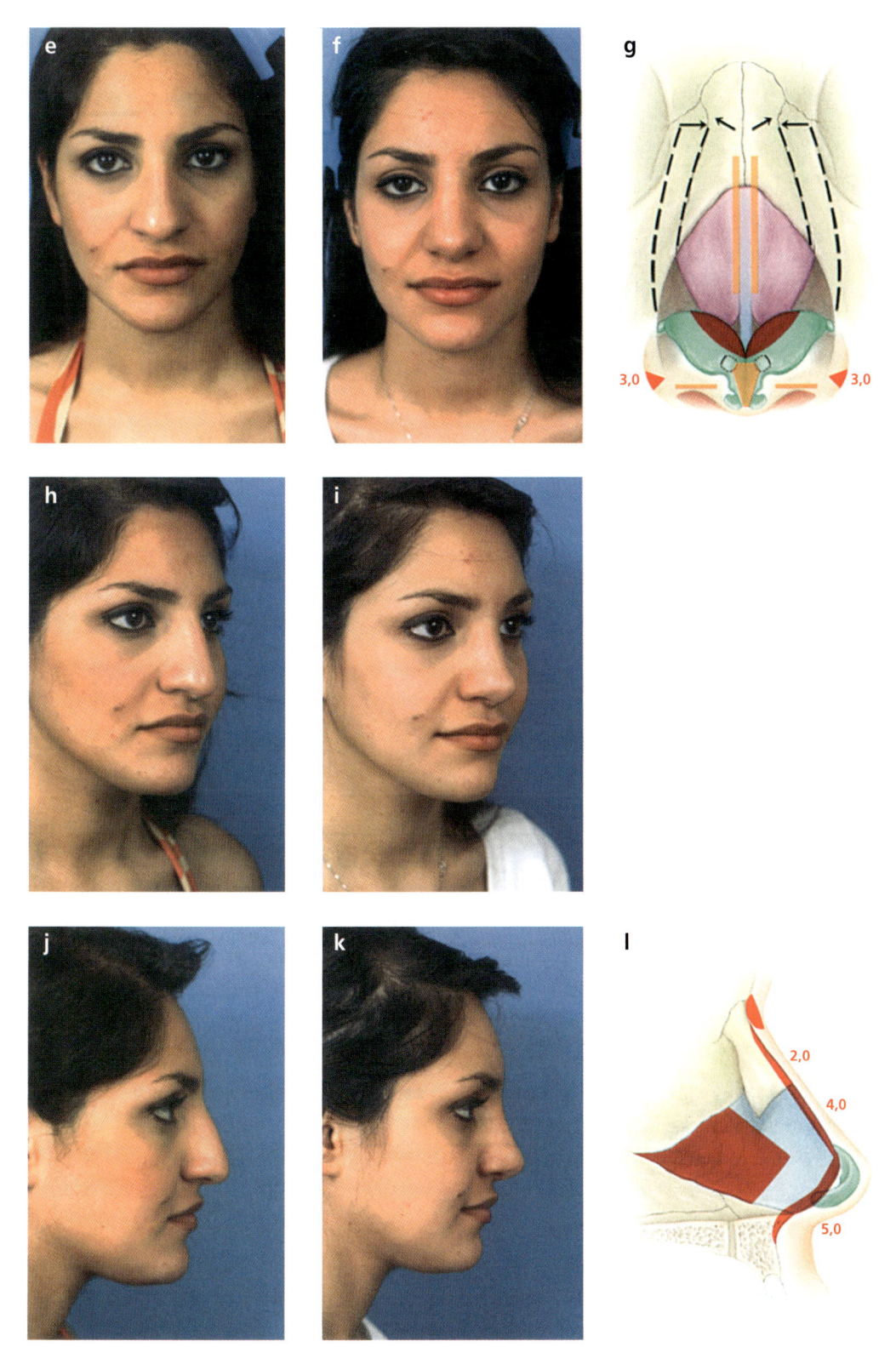

Fig. 3.31 *(Cont.)*

Lista de Leitura

Aiach G, Gomulinski L. Resection controlée de la bussé nasal osseuse au niveau de l'angle naso-frontal. Ann Chir Plast 27: 226, 1982

Byrd S, Hobar PC. Rhinoplasty: A practical guide for surgical planning. Plast Reconstr Surg 91: 642, 1993

Daniel RK. The radix. In: Daniel RK (ed) Aesthetic Plastic Surgery: Rhinoplasty. Boston: Little, Brown, 1993

Daniel RK, Lessard ML. Rhinoplasty: A graded aesthetic anatomical approach. Ann Plast Surg 13: 436, 1984

Daniel RK, Farkas LG. Rhinoplasty: Image and reality. Clin Plast Surg 15: 1, 1988

Daniel RK, Letourneau A. The superficial musculoaponeurotic system of the nose. Plast Reconstr Surg 82: 48, 1988a

Daniel RK, Letoumeau A. Rhinoplasty: Nasal anatomy. Ann Plast Surg 20: 5, 1988b

Gruber R, Chang TN, Kahn D et al. Broad nasal bone reduction: An algorithm for osteotomies. Plast Reconstr Surg 119: 1044, 2007

Guerrosantos J. Nose and paranasal augmentation: Autogenous, fascia, and cartilage. Clin Plast Surg 18: 65, 1991

Guyuron B. Precision rhinoplasty. Part I: The role of life-size photographs and soft-tissue cephalometric analysis. Plast Reconstr Surg 81: 489, 1988

Guyuron B. Guarded burr for deepening of nasofrontal junction. Plast Reconstr Surg 84: 513-516, 1989. Updated, Plast Reconstr Surg 106: 1417, 2000

Lessard ML, Daniel RK. Surgical anatomy of the nose. Arch Otolaryngol Head Neck Surg 111:25,1985

Miller TA. Temporalis fascia graft for facial and nasal contour augmentation. Plast Reconstr Surg 81: 524-533, 1988

Nievert H. Reduction of nasofrontal angle in rhinoplasty. Arch Otolaryngol 53: 196, 1951

Parkes ML, Kamer, F, Morgan, WR. Double lateral osteotomy in rhinoplasty. Arch Otolaryngol 103: 344, 1977

Rohrich Rj, Hollier, LH. Versatility of spreader grafts in rhinoplasty. Clin Plast Surg 2: 225, 1996

Rorhrich RJ, Gunter JP, Deuber MA et al. The deviated nose: Optimizing results using a simplified classification and algorithmic approach. Plast Reconstr Surg. 110: 1509, 2002

Rorhrich RJ, Muzaffar, AR, Janis, JE. Component dorsal hump reduction: The importance of maintaining dorsal aesthetic lines in rhinoplasty. Plast Reconstr Surg 114: 1298, 2004

Shah AR, Constantinides M. Aligning the bony nasal vault in rhinoplasty. Facial Plast Surg 22: 3, 2006

Sheen, JH. Aesthetic Rhinoplasty. St. Louis: Mosby, 1978

Sheen JH. The radix as a reference in rhinoplasty. Perspect Plast Surg 1: 33, 1987

Sheen JH. Rhinoplasty: Personal evolution and milestones. Plast Reconstr Surg 105: 1820, 2000

Skoog T. A method of hump reduction in rhinoplasty. Arch Otolaryngol Head Neck Surg 101: 207, 1975

Tardy MA Jr, Denneny, JC. Micro-osteotomies in rhinoplasty. Facial Plast Surg 1: 137, 1984

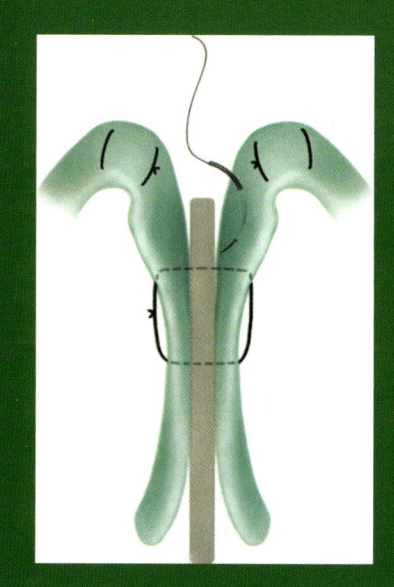

Técnicas de Ponta 4

Introdução

A cirurgia de ponta continua a ser o aspecto mais discutido e menos compreendido da cirurgia de rinoplastia. A formulação da cirurgia de ponta está inter-relacionada a "3 As", de anatomia, estética (aesthetics, em inglês) e análise. As seis características de ponta: volume, largura, definição, projeção, rotação e forma estarão relacionadas com a anatomia subjacente e a estética da superfície sobrejacente. O cirurgião aprenderá a distinguir a ponta intrínseca do lóbulo, assim como a influência dos fatores intrínsecos e extrínsecos da própria ponta. Então, talvez o aspecto mais controverso deste livro seja o fato de se apresentar somente duas cirurgias de ponta, ainda que com numerosas variações. As cirurgias são: com sutura de ponta aberta e enxerto de ponta aberto. Com estas duas cirurgias, o cirurgião pode corrigir 95% das deformidades primárias da ponta. Cada etapa do procedimento será apresentada em grandes detalhes e deverá ser dominada pelo leitor. Em vez de tentar cada cirurgia de ponta disponível, o cirurgião novato se dará o luxo de dominar apenas dois procedimentos inter-relacionados, obtendo, desse modo maior, compreensão de causa e efeito cirúrgicos. Este capítulo servirá como informação para todos os tipos de cirurgias de ponta. Aplicações adicionais a uma ampla gama de deformidades específicas de ponta são discutidas ao longo de todo o livro, especialmente nos Capítulos 8 e 9.

Visão Geral

A cirurgia de ponta pode parecer extraordinariamente complexa graças à ampla variação de sua anatomia, desejos do paciente e opções cirúrgicas. Para superar esta complexidade, prefiro a seguinte cirurgia progressiva de ponta, que um cirurgião pode dominar e depois expandir aos casos de níveis crescentes de dificuldade (Fig. 4.1).

Nível 1. Técnica de Sutura de Ponta em Cinco Passos. A combinação de uma abordagem aberta e de sutura de ponta revolucionou a cirurgia de ponta, permitindo ao cirurgião controlar as características individuais da ponta, como largura, projeção, definição e quebra de supraponta. A aplicação de sutura fornece um método controlado e graduado de moldagem da ponta. Os cinco componentes são os seguintes; (1) criar tiras simétricas de *crus* lateral, (2) inserir e fixar um *strut* columelar, (3) suturas de criação domal para definição, (4) uma sutura interdomal para controle da largura da ponta e (5) uma sutura para o posicionamento da ponta para criar uma quebra da supraponta (Fig. 4.2). Esta abordagem relativamente simples, utilizando suturas-padrão absorvíveis, funcionará para, pelo menos, 60% de todas as pontas primárias. Enquanto o cirurgião for conservador na tensão da sutura, todas as pontas suturadas serão mais simétricas e refinadas do que quando foram expostas pela primeira vez. Devem ser mantidos registros cuidadosos, à medida que o cirurgião ensina a si mesmo a causa e o efeito cirúrgicos a cada visita pós-operatória. Obviamente, o julgamento advém da experiência que só se adquire na sala cirúrgica.

Nível 2. Suturas Avançadas e Enxertos de Sobreposição. Depois que o cirurgião tiver uma experiência moderada com suturas de ponta, poderão ser empregadas suturas adicionais quando lidar com pontas mais desafiadoras no que se refere à assimetria e largura excessivas. A sutura de equalização domal faz o alinhamento dos domos, enquanto a sutura de convexidade de *crus* lateral reduz a convexidade das *crura* laterais. Ainda, é a aplicação dos Enxertos de Refinamento de Sobreposição da Ponta à ponta suturada que dará a forma e a definição necessárias que elevam e refinam o resultado final.

Nível 3. Enxertos de Estrutura de Ponta. Em contraposição aos enxertos de sobreposição, que acentuam a ponta suturada, um enxerto de estrutura de ponta substitui a anatomia desta. A definição da ponta vista pela pele é criada pelo enxerto de ponta e não pelas cartilagens alares. A maior parte dos enxertos de estrutura de ponta é simplesmente enxertos em forma de escudos, como pinos de bola de golfe inseridos na arquitetura alar ou posicionados *acima* dos domos alares para alcançar maior definição. Esses enxertos atingem sua expressão final como entidades isoladas, em casos secundários em que as cartilagens alares inteiras foram previamente excisadas.

Simplificando a Cirurgia de Ponta. Só nos últimos 5 anos é que me convenci de que 95% *de todas as pontas primárias* são casos de Níveis 1 e 2. Este fato significa que o cirurgião pode conseguir bons resultados, dominando uma cirurgia – técnicas de sutura de ponta aberta com enxertos *de sobreposição adicionais*. A capacidade de dominar as nuanças de uma cirurgia progressiva que pode ser personalizada a cada caso específico é revolucionária. Não é necessário lutar com dez diferentes tipos de cirurgias de ponta, a menos que se deseje fazer os 5% restantes dos casos que são de Nível 3. Igualmente, não recomendo uma abordagem de liberação fechada para suturar a ponta, uma vez que minha experiência indica que raramente alcança a simetria ou a precisão de uma abordagem aberta.

Visão Geral

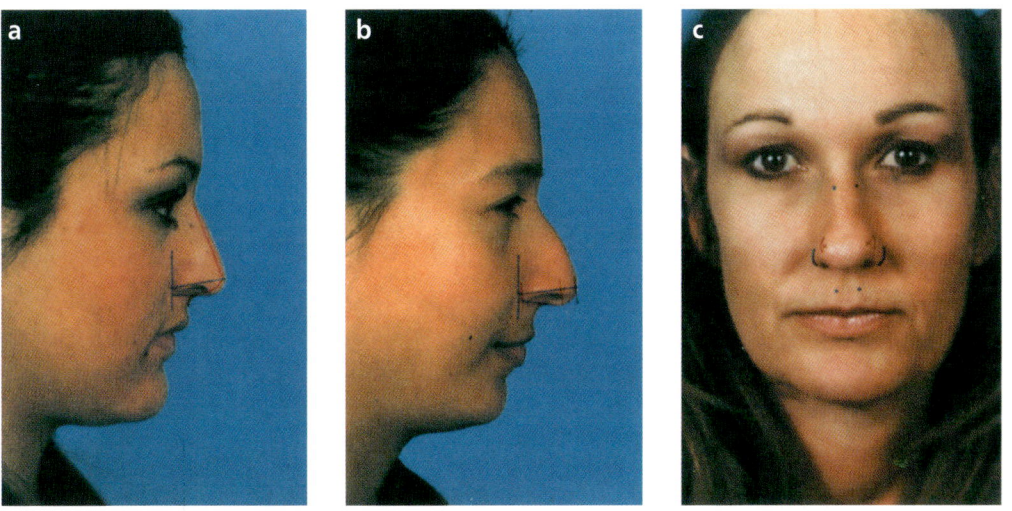

Fig. 4.1 Análise de ponta. (**a**) Nível 1, (**b**) Nível 2, (**c**) Nível 3, veja estudos de caso no final do capítulo.

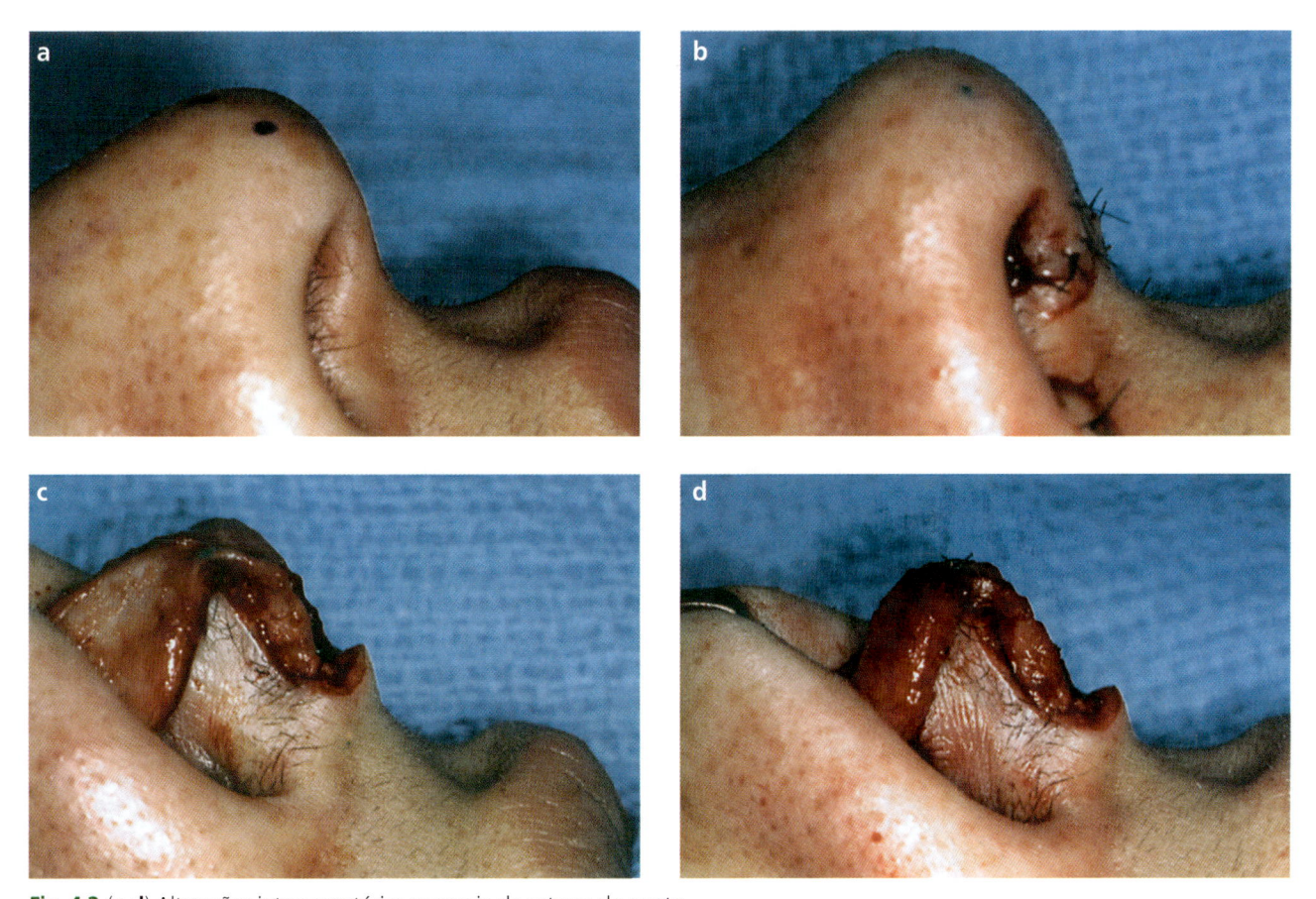

Fig. 4.2 (**a-d**) Alterações intraoperatórias por meio de suturas de ponta.

Estudo de Caso: Análise da Sutura de Ponta

Análise

Uma jovem de 20 anos apresentou-se com a queixa de perceber que a ponte de seu nariz era muito convexa e a ponta muito caída (Fig. 4.3). Ela queria um nariz menor e bonitinho. Não havia problemas funcionais. Esta paciente mostra que uma técnica de sutura simples de ponta pode modificar drasticamente uma ponta. Não havia excisões ou incisões desestabilizantes das crurais laterais. Além disso, não havia necessidade de enxerto aberto de estrutura ou em múltiplas camadas de ponta sob esta pele fina. Na vista anterior, a modificação da ponta é bastante drástica. As técnicas de sutura de ponta revolucionaram a cirurgia de rinoplastia por permitir ao cirurgião fazer alterações significativas, ainda que controladas, na ponta com mínima morbidade.

Técnicas Cirúrgicas

1) Abordagem aberta com confirmação de análise pré-operatória e plano cirúrgico.
2) Criação de tiras simétricas de *crura* laterais – 12 mm de largura reduzida para 6 mm.
3) Redução dorsal gradual: osso (1 mm), cartilagem (3 mm).
4) Encurtamento do septo caudal (2,5 mm), a espinha nasal anterior (ENA) foi ressecada.
5) Colheita septal.
6) Osteotomias transversas baixa-baixa.
7) Enxertos expansores bilaterais.
8) Inserção de *strut* columelar e suturas de ponta: SC, CD, ID, PP.
9) Excisões de assoalho da narina (D:2, E:2).

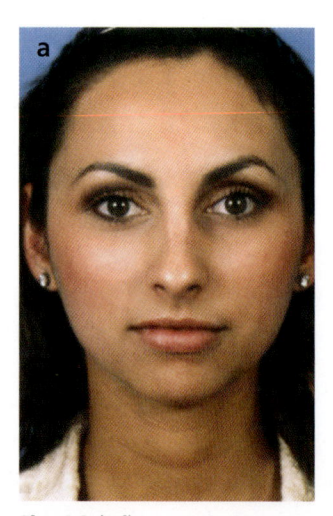

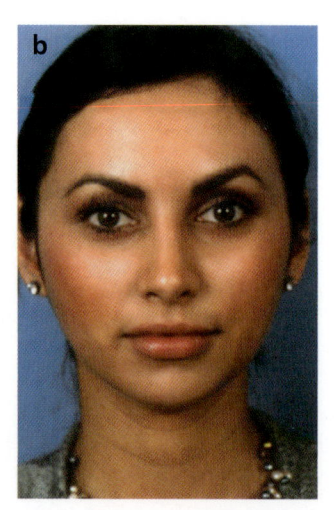

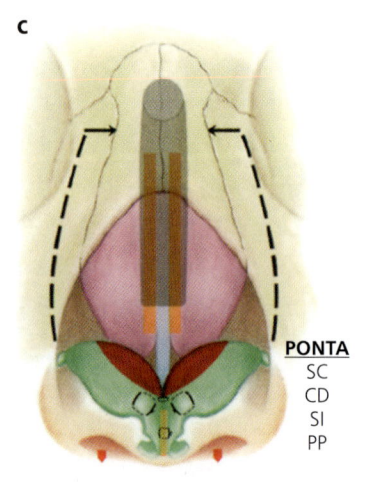

Fig. 4.3 (a-j)

Estudo de Caso: Análise da Sutura de Ponta

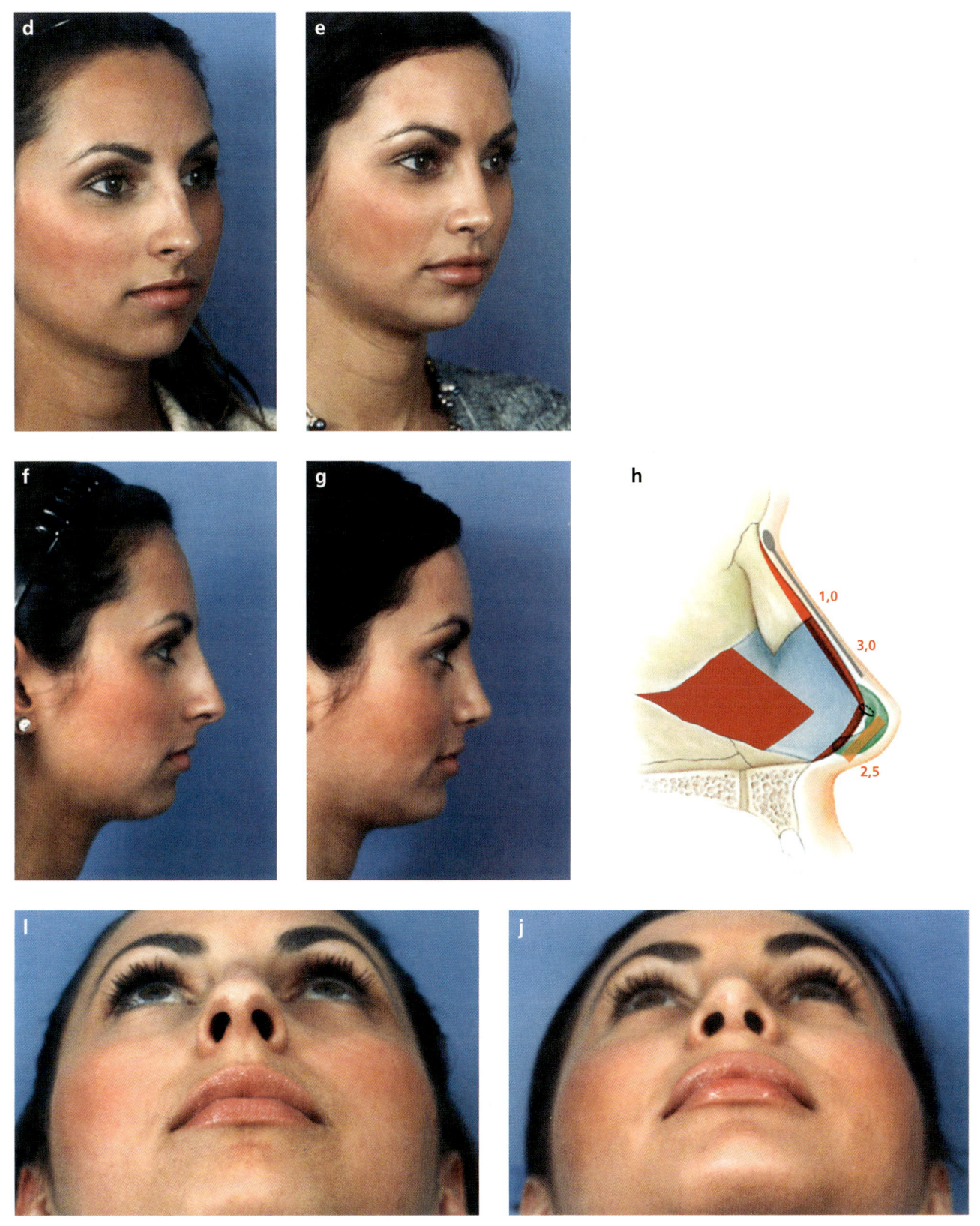

Fig. 4.3 *(Cont.)*

Anatomia da Ponta

Com base em dissecções em cadáver recente e em observações intraoperatórias durante rinoplastia aberta (Daniel, 1992), dividi as cartilagens alares em três *crura* (medial, média e lateral), cada qual composta por dois segmentos com distintos pontos de junção de importância estética (Fig. 4.4).

***Crus* Medial.** A *crus* medial é o componente primário da columela e pode ser subdividida em duas porções: segmento inferior da plataforma e segmento columelar superior. As plataformas variam em tamanho, forma e angulação. O segmento da columela superior representa a cintura estreita da columela, e seu comprimento geral correlaciona-se com o comprimento da narina.

Junção Columelo-Lobular. Ocorre uma distinta junção entre as *crura* mediais pareadas verticalmente e as *crura* médias angulares divergentes. Isto marca a transição da base nasal até o lóbulo da ponta e geralmente corresponde ao ápice da narina +/- 1-2 mm. É o ponto de quebra na "quebra dupla" da columela.

***Crus* média.** Como originalmente definida por Sheen (1987), a *crus* média começa na junção columelo-lobular e termina nas *crura* laterais. Pode ser subdividida em um segmento lobular e um segmento domal. A forma do segmento lobular varia em largura e comprimento, o que pode ter um profundo efeito na forma da ponta, isto é, segmentos de pontas arrebitadas e pequenas. Os segmentos lobulares serão limítrofes à linha média cefalicamente, mas divergem caudalmente à semelhança de um livro aberto que se afina na extremidade. O *segmento domal* estende-se do *genu* medial, que marca sua transição com o segmento infralobular, para o *genu* lateral, o que marca sua junção com as *crura* laterais e abrange a *incisura domal*, o que por sua vez determina triângulos moles ou facetas de tecido mole do lóbulo. A forma do segmento domal varia de côncava a uniforme à convexa.

Junção Domal. A junção domal é o ponto de referência crítica da ponta refinada e marca a transição das *crura* médias até as *crura* laterais. Os pontos de definição da ponta caem, de forma consistente, na linha da junção domal. Anatomicamente, a principal configuração estética é um segmento domal convexo adjacente às *crura* laterais côncavas. É esta configuração que se está tentando produzir com as suturas domais.

***Crura* Laterais.** As *crura* laterais podem ser subdividas em *crus* lateral e anel cartilaginoso acessório. A *crus* lateral é o principal componente do lóbulo nasal e influencia sua forma, tamanho e posição. Cada uma de suas bordas tem significância cirúrgica. Cefalicamente, existe uma sobreposição entre a *crus* lateral e a cartilagem lateral superior com as cartilagens sesamoides intercaladas. Lateralmente, a *crus* passa posterior e distante da margem da narina, e o seu tamanho se afunila. Três fatores adicionais são críticos: configuração, eixo de orientação e eixo da curvatura. A configuração é subdividida em seis formas com base na concavidade e convexidade. Por exemplo, as *crura* laterais intensamente côncavas produzem uma ponta pinçada, mas são facilmente corrigidas por inversão em vez de excisão do excesso das *crura* laterais cefálicas.

Anatomia da Ponta

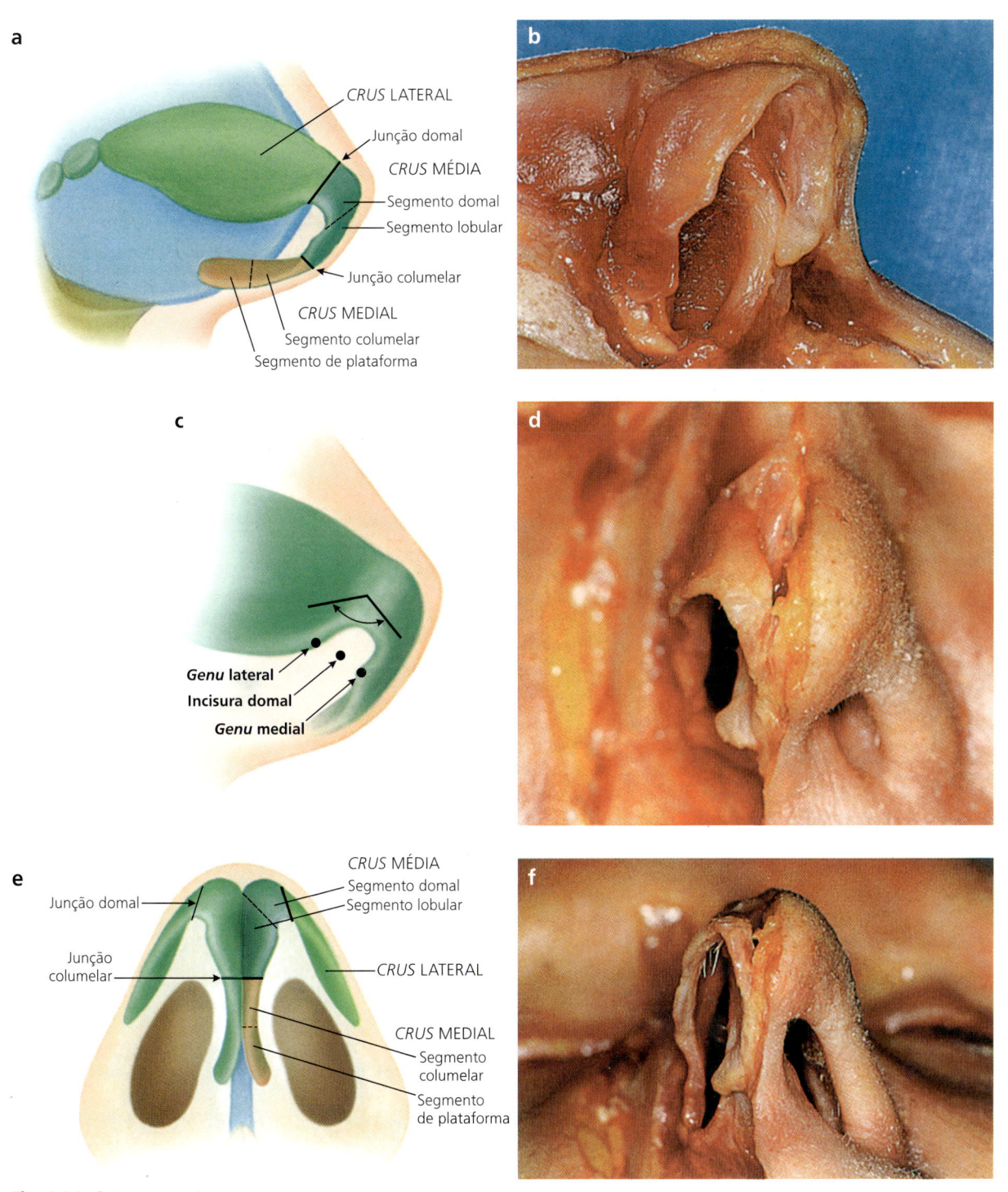

Fig. 4.4 (**a-f**) Anatomia da ponta.

Estética: Fatores Intrínsecos

Embora a análise da ponta possa ser subjetiva, devem-se tomar decisões e formular um plano cirúrgico. O objetivo da análise é determinar quais são as características de ponta e o quanto estas se distanciam do ideal. Com os anos, desenvolvi uma série de seis critérios que facilitam a tomada de decisão. Estas características consistem em três fatores intrínsecos (volume, definição e largura) e três fatores adicionais (projeção, rotação e posição), que podem ser intrínsecos, extrínsecos ou ambos (Fig. 4.5). Cada critério pode ser graduado como normal ou anormal com a progressão partindo de menor, moderado a maior. Embora inicialmente seja confuso, este sistema é rapidamente aplicado e serve como uma escala para a tomada de decisões para se formular o plano cirúrgico.

Volume. O volume da ponta refere-se ao tamanho das *crura* laterais. Essencialmente, avaliam-se tamanho, forma e eixo das *crura* laterais. Em 90% das rinoplastias femininas, algum grau de ressecção das *crura* laterais é efetuado, o que reduz o volume, minimiza a sobreposição das *crura* laterais com as cartilagens laterais superiores, além de reduzir a curvatura convexa intrínseca das *crura* laterais. Esta excisão produz três *melhoramentos estéticos*: (1) torna a ponta menor, (2) projeta a ponta, melhorando, assim, a definição e (3) gira ligeiramente a ponta para cima. Também facilita a sutura da ponta.

Definição. A definição é um verdadeiro conceito estético, que implica em um grau de detalhes, refinamento e angularidade da ponta. É determinada anatomicamente pela relação adjacente entre a *convexidade* do segmento domal e a *concavidade* das *crura* laterais com sua expressão de superfície revelada ou obscurecida pela pele sobrejacente. A configuração anatômica que se correlaciona com a melhor definição de ponta é um segmento convexo com *crura* laterais adjacentes. A importância crítica do envoltório de pele nunca deve ser esquecida (Fig. 4.6).

Largura. Largura refere-se à distância interdomal e é facilmente mensurada na superfície cutânea entre os dois pontos definidores da ponta. A largura interdomal ideal correlaciona-se geralmente com a largura das colunas filtrais e linhas dorsais.

Forma. Praticamente cada clínico reconhece certos tipos de formas, incluindo os 3 Bs (larga (em inglês, *broad*), em bola e quadrada [em inglês, *boxy*]), os 3 Ps (de Pinóquio, pinçada e em parênteses), além de muitas outras formas. Cada uma dessas formas denota certa combinação de deformidades anatômicas e, mais importante, uma determinada série de problemas pós-operatórios em potencial. Por exemplo, muitas vezes a ponta quadrada consiste em cartilagens alares espessas, mas as paredes alares fracas podem facilmente entrar em colapso no pós-operatório, a menos que sejam apoiadas com enxertos de contorno.

Estética: Fatores Intrínsecos 109

a Definição — Largura — Projeção Rotação

Rotação para cima
Projeção
Rotação para baixo

b

Incisura domal

Lisa

Convexa

Côncava

Fig. 4.5 (**a, b**) Estética – fatores intrínsecos. DVD

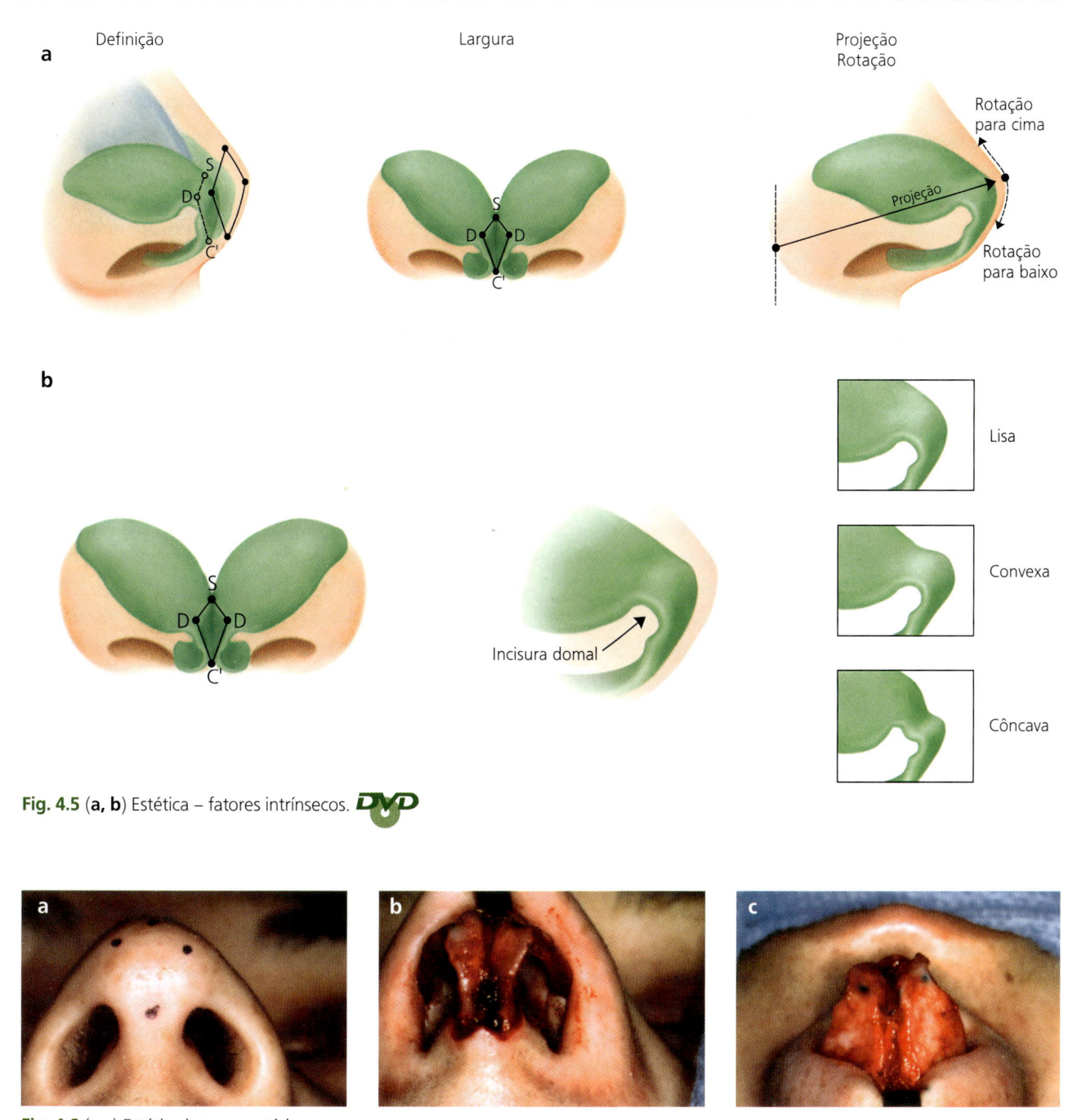

Fig. 4.6 (**a-c**) Estética intraoperatória.

Estética: Fatores Extrínsecos

As características *intrínsecas* são ditadas pela configuração das cartilagens alares. Em contrapartida, os fatores *extrínsecos* em geral são determinados pelas estruturas de suporte limítrofes (Fig. 4.7). Um exemplo clássico é o nariz em tensão muito arqueado. A projeção total da ponta pode ser excessiva, mas depois de excisados a giba dorsal e o longo septo caudal, a ponta pode até ficar intrinsecamente deficiente graças às pequenas cartilagens alares. Assim, deve-se aprender a analisar a ponta, tanto em seus fatores intrínsecos, como extrínsecos (Fig. 4.8). Finalmente, deve-se considerar a característica total que compreende tanto as contribuições intrínsecas, como as extrínsecas.

Projeção. A projeção da ponta pode ser definida como a distância de um plano facial vertical que passa através da dobra alar até a ponta nasal. Segundo Byrd (1993), considera-se que dois terços do comprimento dorsal são o ideal para a projeção da ponta, a qual por sua vez tem dois terços da altura ideal da face média. É determinada pela configuração da cartilagem intrínseca da ponta, pelos pontos de apoio estruturais extrínsecos ou ambos. Pode-se mensurar a projeção intrínseca por um plano vertical a partir do ponto de quebra da columela até a linha de projeção da ponta. Por exemplo, a verdadeira ponta de Pinóquio deve-se a cartilagens alares extremamente longas, ao passo que a ponta mais comum com superprojeção em geral se deve a uma grande abóbada cartilaginosa que empurra a ponta para fora. Cirurgicamente, os fatores extrínsecos são eliminados primeiro, e, depois, é efetuada a modificação da ponta intrínseca, se necessário.

Rotação. A rotação da ponta é definida mais facilmente como o *ângulo de ponta*, que é mensurado desde o plano vertical na dobra alar até a ponta. Este ângulo é estabelecido em 105° para mulheres, e em 100° para homens. Anatomicamente é determinado pela configuração intrínseca da cartilagem da ponta, pontos de apoio estruturais extrínsecos ou ambos. Por exemplo, a ponta pode ser empurrada para baixo por grandes *crura* laterais (intrínsecas), um septo caudal proeminente (extrínseco) ou ambos. É crítico determinar a etiologia para se projetar a cirurgia ideal. Essencialmente, o diagnóstico pode ser feito pela avaliação de cada uma das três *crura* e, depois, por palpação do septo caudal/ENA.

Posição. A posição da ponta refere-se à localização da ponta ao longo da linha dorsal (N-T) e é muito preocupante no encurtamento do nariz longo. Essencialmente, muitas vezes excisam-se as *crura* laterais cefálicas (intrínsecas, e o septo caudal (extrínseco) para encurtar o nariz. Certamente, enxertos septocolumelares demonstram o conceito de estender o comprimento dorsal sem alterar a rotação. Além disso, a relação crítica é lembrar-se de que a linha dorsal (N-T) pode ser drasticamente efetuada por modificações no násio (N), o que cria a ilusão de que a posição da ponta foi alterada. Por exemplo, aumentar a raiz tornará o dorso mais longo e cria a ilusão de que a ponta é mais pendente.

Estética: Fatores Extrínsecos

a

Ni

Projeção intrínseca

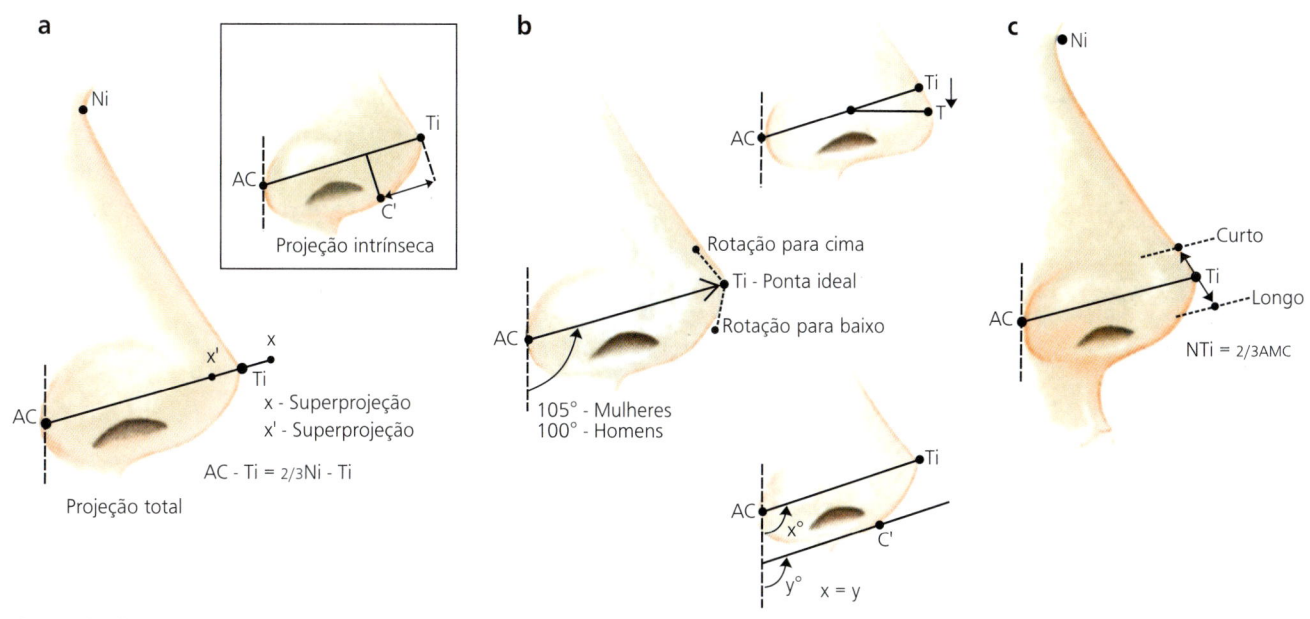

AC — Ti
C'

x' x
Ti
x - Superprojeção
x' - Superprojeção

AC - Ti = 2/3 Ni - Ti

Projeção total

b

Ti
AC T

Rotação para cima
Ti - Ponta ideal
Rotação para baixo

AC

105° - Mulheres
100° - Homens

Ti
AC
x° C'
y° x = y

c

Ni

Curto
Ti
Longo

AC

NTi = 2/3 AMC

Fig. 4.7 (a-c) Estética – fatores extrínsecos.

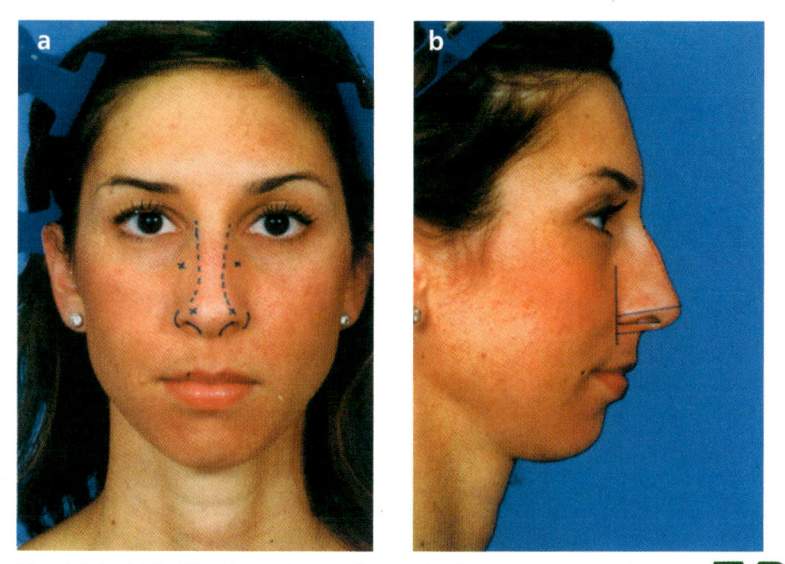

Fig. 4.8 (a, b) Análise da paciente – fatores intrínsecos *versus* extrínsecos. DVD

Abordagem Aberta

Incisões. Imediatamente antes das incisões, redesenho a *incisão transcolumelar*. Ainda prefiro o V invertido de Goodman com asas (Fig. 4.9). Desenha-se um pequeno V invertido, com 3 mm equilaterais, cujo ápice é o ponto mais estreito da columela sob o ponto de quebra da columela. A incisão columelar é feita agora. Segurando-se a columela com a mão dominante, usa-se uma lâmina nº 11 para fazer a incisão em V invertido e, depois, uma lâmina nº 15 para fazer asas transversas, tendo o cuidado de tangenciar a pele sobrejacente à cartilagem. A *incisão infracartilaginosa* padrão consiste em três partes: *crura* laterais, domo e columela. Usando um gancho duplo de 10 mm, o cirurgião retrai a margem alar e, então, produz contrapressão com o dedo anular. É feita uma incisão ao longo da margem caudal da cartilagem alar. A porção columelar da incisão infracartilaginosa é feita 2 a 3 mm atrás da margem lateral da columela, pois isto simplifica a subsequente sutura do *strut* columelar.

Exposição. A exposição consiste em duas etapas: visualização das cartilagens alares e do dorso. Concluídas as incisões, usa-se uma técnica de dissecção da *columela até a ponta* com tração em três pontos (Fig. 4.10). O assistente retrai a margem alar para cima com um pequeno gancho duplo e retrai o domo para baixo com um gancho único. O cirurgião, então eleva a pele columelar com um pequeno gancho duplo e disseca para cima, usando tesoura angulada Converse. Em geral, é necessário alternar entre os dois lados e usar de extrema cautela ao se aproximar dos domos. Logo que a pele for retraída para cima, os domos são puxados para baixo com um gancho duplo de 10 mm, e a pele for elevada das cartilagens alares. Então adentra-se o espaço dorsal na linha média. A área sobrejacente ao ângulo septal é adentrada com a ponta romba da tesoura, e a dissecção continua no espaço avascular sobre o dorso.

Embora o método de exposição da "ponta da columela" seja o clássico, a técnica de exposição *bidirecional* é fácil de aprender e extremamente útil em pontas secundárias cicatrizadas (Fig. 4.11). Essencialmente, faz-se uma incisão infracartilaginosa padrão, e, em seguida, disseca-se sobre as *crura* laterais, utilizando a ponta romba da tesoura de tenotomia. A dissecção é continuada na direção dos domos. A pele columelar é elevada da cartilagem via componente columelar da incisão infracartilaginosa. Em seguida, o segmento curto de pele é elevado da incisão transcolumelar até a dissecção anterior.

Análise da Ponta. Depois de concluída a exposição, é importante fazer um *intervalo de ponta* e reavaliar o plano cirúrgico. Faça as seguintes perguntas; (1) A anatomia alar me permite fazer o procedimento que planejei? (2) As suturas funcionarão, e se sim em qual combinação? (3) Os enxertos de sobreposição serão necessários para conseguir a definição necessária? (4) As alares são tão maciças, deformadas ou superprojetadas que uma excisão domal, e enxertos de sobreposição (*add-on*) serão necessários?

Abordagem Aberta

Fig. 4.9 (**a-c**) Incisões.

Fig. 4.10 (**a, b**) Exposição: columelar até a ponta.

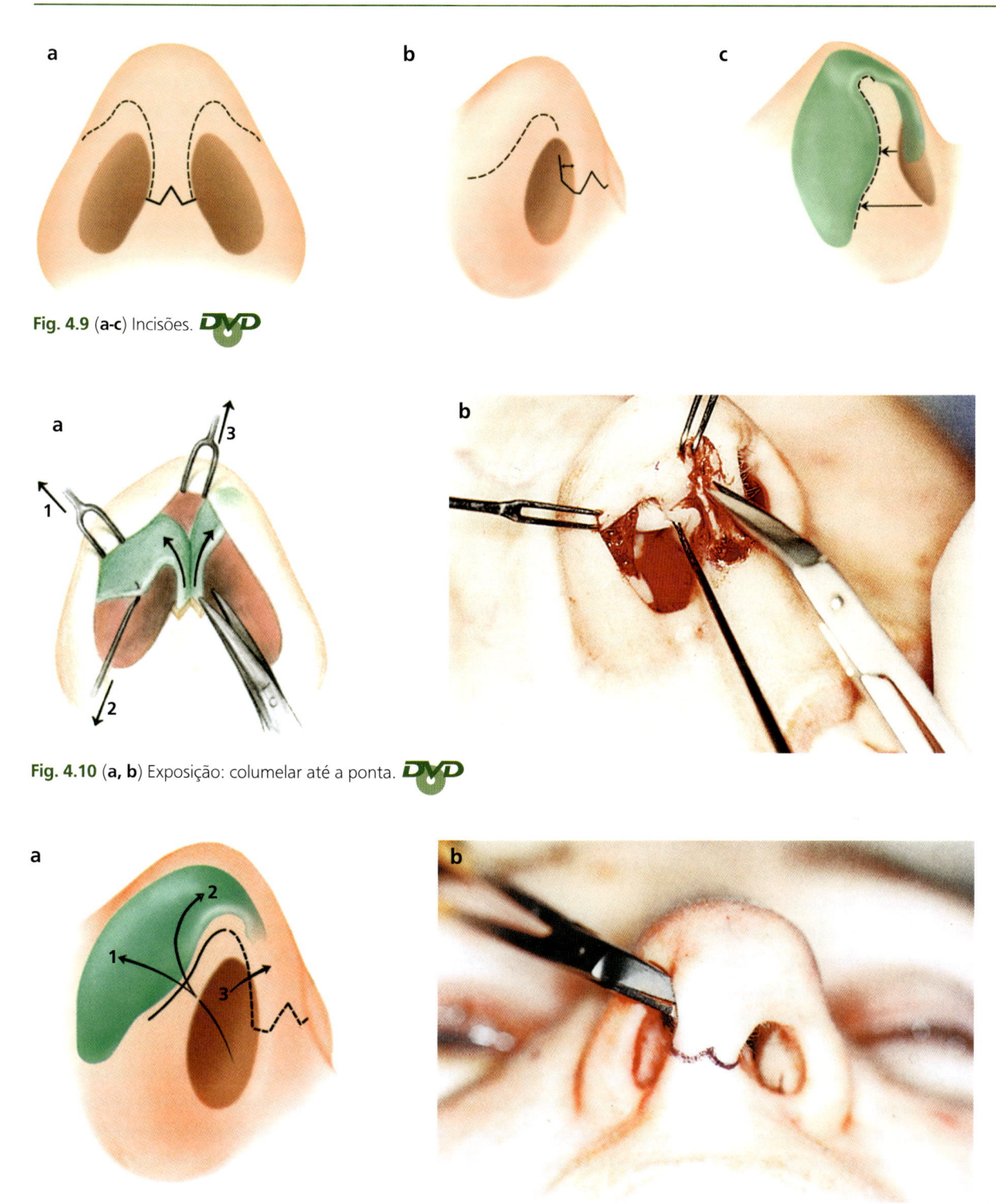

Fig. 4.11 (**a, b**) Exposição: bidirecional.

Técnica de Sutura de Ponta Aberta: Uma Visão Geral

Sem dúvida, a cirurgia de ponta é a porção mais complexa e frustrante da rinoplastia graças às expectativas do paciente e variações anatômicas. Em meu primeiro Atlas, caí na armadilha de ser enciclopédico e apresentar um grande número de técnicas de ponta. Hoje, acho que uso suturas de ponta e enxertos de sobreposição *(add-on)* simples de cartilagem alar excisada em 85% dos meus casos primários (Tabelas 4.1 e 4.2). Os outros 15% consistem em rinoplastia fechada com mínima alteração na ponta (10%) ou um enxerto aberto de ponta estrutural para uma mínima alteração (5%).

Publiquei meu primeiro estudo sobre suturas de ponta abertas em 1987 e durante os 20 anos subsequentes cheguei a algumas conclusões (Daniel, 1987, 1999). Primeiro, as suturas de ponta são efetivas em atingir significativo refinamento permanente da ponta. Segundo, a técnica não precisa ser complexa, mas ao contrário ser sequencialmente aditiva até se alcançar a modificação desejada na ponta. Terceiro, cada característica da ponta pode ser alcançada, utilizando-se uma sutura específica, isto é, definição de ponta com suturas de criação domal. Quarto, o material de sutura é sempre absorvível (sutura de polidioxanona [PDS]), o que elimina a extrusão ou a infecção a longo prazo, é sempre colorido (violeta) para melhorar a visibilidade, geralmente é pequeno (PDS 5-0) e em uma agulha aguda de fio curto (PS3). Cinco, a assimétrico é minimizada durante todo o processo, sendo os resultados finais sempre menos assimetria do que a configuração alar original. Seis, deve-se usar somente o número necessário de suturas para conseguir a ponta desejada, não sendo preciso aplicar oito suturas em cada nariz. Sete, nunca hesitei em remover uma sutura que não esteja correta – um domo pontudo se mostrará pela pele, e uma columelar muito vertical resultará em um longo infralóbulo. Oito, as suturas devem ser amarradas no ponto de tensão ideal, nem muito apertadas nem muito soltas. Evite o excesso de tensão, em caso de erro é sempre melhor que seja por menos tensão do que por excessiva tensão. Nove, não é preciso escavar a mucosa antes de aplicar a sutura; simplesmente penetra-se a cartilagem sem atravessar a mucosa subjacente. Se necessário, pode-se injetar anestesia local na mucosa subjacente antes da aplicação de sutura para evitar sua penetração. Dez, devem-se aprender a causa e o efeito cirúrgicos, assim mantenha um diagrama de detalhes das suturas e consulte-o a cada visita pós-operatória. Melhor ainda, faça fotos intraoperatórias de quatro vistas diferentes e imprima-as – olhe-as a cada visita pós-operatória.

Recentemente se tornou óbvio para mim que os cirurgiões estão ensinando técnicas de sutura de ponta de maneira errônea. Tradicionalmente, enfatizavam-se as consequências diretas e indiretas de cada uma das suturas. Em contrapartida, agora ensino técnicas de sutura de ponta exatamente de um ponto de vista oposto – qual é a característica de ponta que desejo e qual sutura a produzirá. Felizmente, a cirurgia é sequencial, e o método é um verdadeiro "vá costurando conforme a cirurgia vai seguindo". Simplesmente pare quando obtiver o refinamento desejado.

Esteja consciente de que numerosos autores usam diferentes nomes para a mesma sutura. Eu sempre tentei respeitar o nome original da suturas, conforme a intenção de seu autor. Esta mesma cortesia não se estendeu a outros e, portanto, há uma confusão total entre os vários textos. Felizmente, sutura é o nome mais importante e de duração prolongada.

Tabela 4.1 Fatores e suturas de ponta

Volume	Excisão das *crura* laterais
Projeção	*Strut* columelar
Definição	Sutura de criação domal
Largura da ponta	Sutura interdomal
Posição da ponta	Sutura de posição da ponta
Assimetria	Sutura de equalização domal
Convexidade da *crus*	Suturas de convexidade da *crus* lateral
Projeção de definição extra	Enxertos de sobreposição (ERP)

Tabela 4.2 Técnica de sutura aberta de ponta: passo a passo 🅳🆅🅳

Passo	Técnica cirúrgica	Efeito	Frequência
Passo nº 1	Tiras simétricas de *crura* laterais	Diminuem o volume	99%
	Excisão de *crura* laterais	Mais suturáveis	Deixa 6 mm
Passo nº 2	*Strut* columelar com sutura de *strut*	Aumenta a projeção	99%
		Previne a queda	
Passo nº 3	Sutura de criação domal D & E	Aumenta a definição	95%
Passo nº 4	Sutura interdomal	Diminui a largura da ponta	90%
		Cria a ponta em diamante	
Passo nº 5	Sutura de equalização domal	Aumenta a simetria	75%
Passo nº 6	Sutura de convexidade da *crus* lateral	Diminui a convexidade das *crura* laterais	20%
		Crura retas	
Passo nº 7	Sutura de posição da ponta	Aumenta a projeção	75%
		Aumenta a rotação	Sem excesso
Passo nº 8	Enxertos de sobreposição (ERP)	Aumentam a definição	40%
		Aumentam a projeção	
Passo nº 9	Enxertos de contorno alar	Suporte de contorno alares	10-15%

Passo nº 1: Tiras Simétricas de *Crura* Laterais (Redução do Volume da Ponta)

Objetivo

A porção cefálica das *crura* laterais é excisada praticamente em todos os casos para reduzir o volume da ponta nasal e aumentar a maleabilidade das cartilagens para a aplicação de sutura. A excisão também produz uma modificação significativa na convexidade das cartilagens. As *crura* laterais não são excisadas, quando existem grandes cavidades das *crura* laterais, as quais podem ser tratadas por dobras ou inversão das *crura*.

Técnica

A pele é elevada sobre a ponta nasal com o uso de abordagem aberta. As cartilagens são analisadas quanto à configuração, tamanho e simetria. O plano cirúrgico é reavaliado para verificar se quaisquer modificações se justificam com base nos achados. Um exemplo de alteração do plano cirúrgico seria uma concavidade significativa que é encontrada na cartilagem alar, a qual se decide tratar com uma "dobra" da *crus* lateral em vez de excisão. A linha de excisão planejada é marcada sobre a cartilagem alar, utilizando-se um compasso e um marcador. A linha excisada é marcada 6 mm à margem caudal (Fig. 4.12). A preservação de 6 mm de tira da *crus* lateral permite a inserção de quaisquer suturas necessárias de moldagem, assim como retenção de apoio suficiente para o contorno da narina e previne qualquer retração alar. Entretanto, três pontos são importantes ao se desenhar a linha de excisão: (1) a largura inicial de 6 mm é desenhada no ponto mais largo das *crura* laterais, (2) a linha é, então, afunilada para preservar a largura natural da incisura domal e (3) a linha segue lateralmente a margem caudal das *crura* laterais, preservando-se uma largura de 6 mm (Fig. 4.13). Depois de desenhada uma linha, a superfície mucosa subjacente da cartilagem alar é injetada com anestesia local para facilitar a dissecção. A cartilagem é presa, então, com pinça, e uma lâmina nº 15 é usada para incisar as *crura* laterais ao longo da linha marcada. A real excisão da cartilagem começa na incisura domal e prossegue depois lateralmente. A excisão segue a junção das cartilagens laterais superiores em direção cefálica. São feitos todos os esforços para remover a cartilagem intacta, uma vez que ela é usada para enxertos de sobreposição (TRG) de refinamento da ponta.

PRINCÍPIOS

- A redução de volume da ponta é alcançada pela excisão das *crura* laterais.
- A remoção das *crura* laterais cria tiras simétricas, as quais serão suturadas.
- Mantenha uma tira de *crus* lateral com 6 mm de largura para apoio e para suturar.
- Acompanhe a borda caudal das *crura* laterais, afunilando sua excisão em ambas as pontas.
- Raramente é necessário estreitar a área de incisura domal.

Passo nº 1: Tiras Simétricas de *Crura* Laterais (Redução do Volume da Ponta)

Tiras Simétricas de *Crura* Laterais

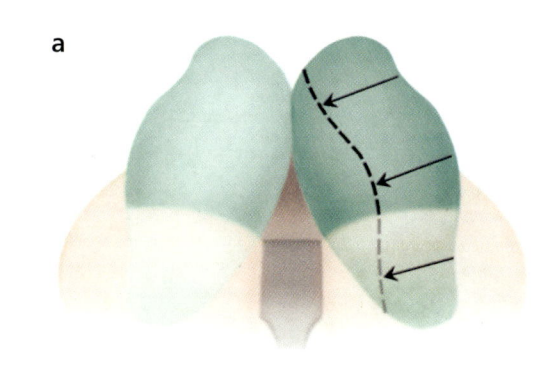

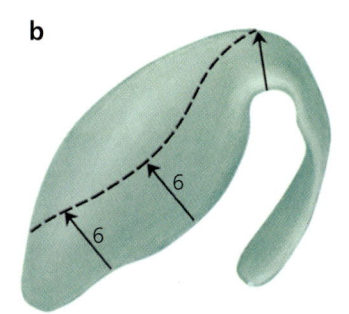

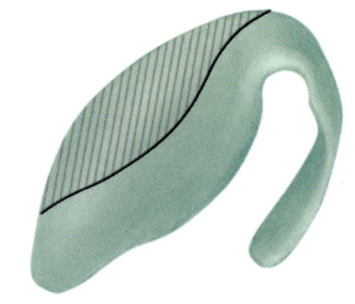

Fig. 4.12 (**a, b**) Tiras simétricas de *crura* laterais. **DVD**

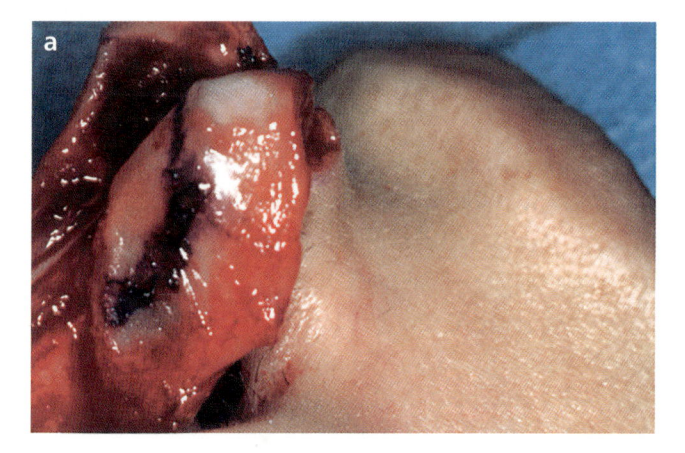

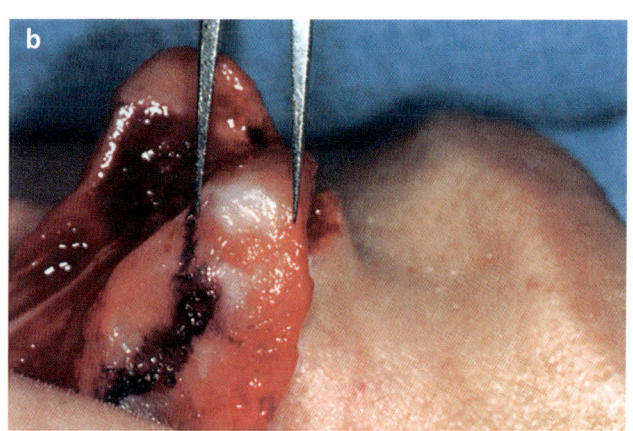

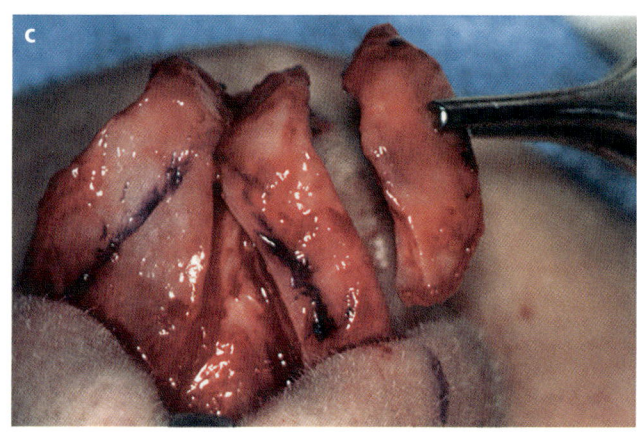

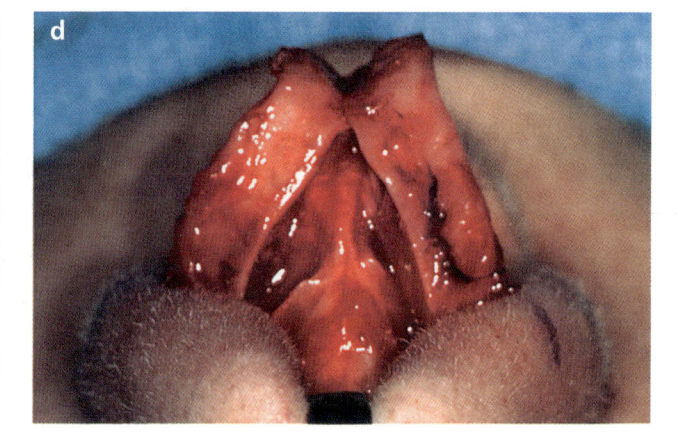

Fig. 4.13 (**a-d**)

Passo nº 2: *Strut* e Sutura Columelares (Projeção da Ponta)

Objetivo

O *strut* e a sutura columelares servem a três objetivos: estabilidade da ponta, projeção da ponta e forma columelar (Fig. 4.14). O *strut* promove verticalidade e projeção, ao mesmo tempo que elimina a queda da ponta ao sorrir no pós-operatório. A sutura das alares ao *strut* cria um complexo unificado de ponta e melhora a simetria. Igualmente importante, o *strut* fornece uma forma rígida intrínseca para a columelar tornando-a de certa forma independente dos desvios septais caudais.

Técnica

Os três passos são: moldagem, inserção e fixação de sutura. Embora a forma possa variar, o *strut* columelar em geral é cortado com 20 mm de comprimento, 2,5 mm de largura e 1,5 mm de espessura. O material ideal de enxerto é proveniente da cartilagem septal vomeriana graças à sua rigidez e espessura (Fig. 4.15). O enxerto é facilmente modelado nas dimensões desejadas usando-se uma lâmina nº 15. O ponto médio é marcado com caneta. O local receptor entre as cartilagens alares é feito com facilidade por expansão vertical da tesoura de dissecção na direção da ENA. O *strut* é inserido até o seu ponto médio. Então, as alares são elevadas, giradas na direção da linha média e fixadas individualmente ao *strut* com uma agulha nº 25. A agulha é inserida alto nas *crura* médias logo abaixo dos domos. Esta fixação colocada acima do ponto de quebra da columela tende a verticalizar a ponta. A simetria é importante, no que diz respeito à localização do domo e relações caudais. A agulha nº 25 pode ser ajustada, conforme necessário para alcançar a simetria. A sutura columelar consiste em uma sutura vertical de PDS 5-0. A agulha entra no ponto de quebra da columelar, atravessa as alares e o *strut*, e, então, cruza novamente alto no infralóbulo – assim a sutura está totalmente dentro das *crura* médias.

Embora alguns cirurgiões separem amplamente as cartilagens alares para exposição septal ou mobilização total, esta manobra necessita a total reconstrução da relação das *crura*. Prefiro criar uma bolsa verdadeira entre as alares, uma vez que ela preserva significativas conexões fibrosas intercrurais e simplifica a inserção do *strut*.

PRINCÍPIOS

- Não separe exageradamente as *crura* medial e média.
- Uma das maiores vantagens do *strut* columelar é que ele assegura que a columelar seja reta e a torna de certa forma independente do septo caudal.
- Os *struts* podem ser encurtados por incisão de transfixação, e com frequência isso é feito para queda da projeção ou evitar que a região nasal fique cheia.

Passo nº 2: *Strut* e Sutura Columelares (Projeção da Ponta) **119**

Inserção de *Strut* Columelar

Fig. 4.14 Inserção de *strut* columelar.

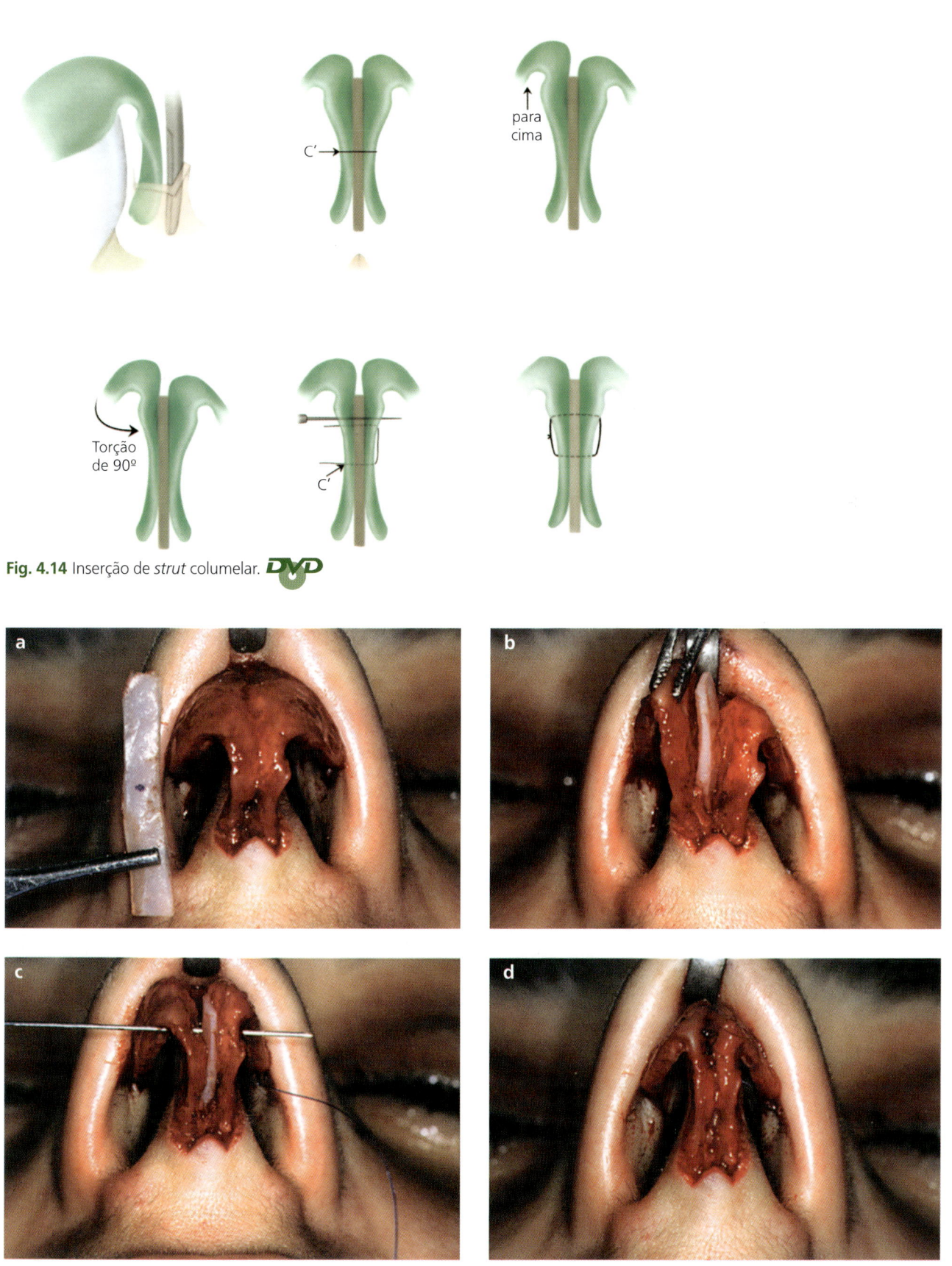

Fig. 4.15 (a-d)

Passo nº 3: Sutura de Criação Domal (Definição da Ponta)

Objetivo

A sutura de criação domal produz definição da ponta pela criação de uma anatomia de ponta estética ideal, mesmo a partir de cartilagens planas ou côncavas (Fig. 4.16). Essencialmente, insere-se uma sutura de colchoeiro horizontal na incisura domal e é apertada de maneira controlada para criar um segmento domal convexo, próximo às *crura* laterais côncavas. Esta configuração anatômica produz uma ponta muito atraente depois de recoberta com pele. Em vez de ser uma forma anormal, esta configuração é um achado anatômico em pontas atraentes, quando vista durante rinoplastia aberta. Nosso desejo é replicar a configuração domal normal mais atraente.

Técnica

Embora conceitualmente simples, o cirurgião deve se tornar confortável com a inserção de sutura de criação domal. Prefiro usar uma agulha de fio curto *(short-cord)* (P3) com material de sutura absorvível de cor violeta visível (Fig. 4.17). A *incisura domal* é localizada. O segmento domal é delicadamente apertado, utilizando-se uma pinça de Adson-Brown para determinar a exata localização da sutura e a quantidade de convexidade. Marca-se o ponto de definição desejado de domo. Em seguida, uma sutura de colchoeiro horizontal é aplicada de medial a lateral, sendo o nó amarrado medialmente. A tensão é gradualmente intensificada até se alcançar a convexidade domal desejada. O objetivo é a *justaposição* da convexidade domal gradualmente crescente, próximo à concavidade das *crura* laterais. É preciso concentrar-se nestas duas áreas sem se preocupar com qualquer convexidade persistente das *crura* laterais que podem ser controladas com outras sutura. Os cinco erros de sutura, a seguir, devem ser evitados: (1) suturas muito apertadas resultam em uma ponta aguda sob a pele fina, (2) muito soltas não alcançam a definição desejada, (3) a aplicação muito medial arrebita a ponta, (4) a aplicação muito lateral encomprida o infralóbulo, e (5) não tente modificar as *crura* laterais inteiras, apenas a porção imediatamente adjacente ao domo. Ao contrário das técnicas de incisão e excisão que enfraquecem a tira da *crus* lateral e com frequência levam à bossa, a sutura de domo é inicialmente reversível e pode ser substituída várias vezes, dependendo da rigidez da cartilagem. Em contraste com os enxertos, as suturas de ponta alcançam definição sem visibilidade, sem atrofia de cartilagem ou afinamento da pele.

PRINCÍPIOS

- Aprenda a reconhecer a incisura domal – é o ponto de referência-chave para localizar a sutura de criação domal.
- Aperte delicadamente a incisura domal com uma pinça de Adson-Brown e determine a convexidade desejada e a localização ideal do ponto de definição da ponta.
- Aplique a sutura de medial a lateral, amarrando nó lateralmente.
- À medida que apertar, o segmento domal se tornará convexo. Tente evitar *crura* laterais adjacentes muito côncavas, ou, então, os enxertos de contorno alar serão necessários.
- Não aperte excessivamente. Considere a adição de uma segunda sutura de criação domal.
- Permaneça à cabeceira da mesa para avaliar a simetria.

Sutura de Criação Domal

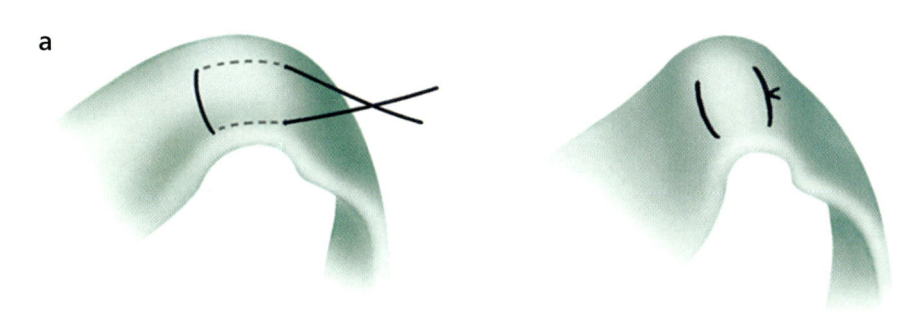

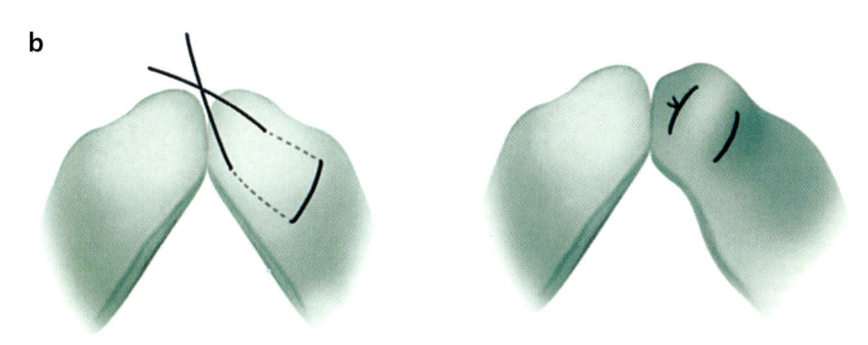

Fig. 4.16 (**a, b**) Sutura de criação domal.

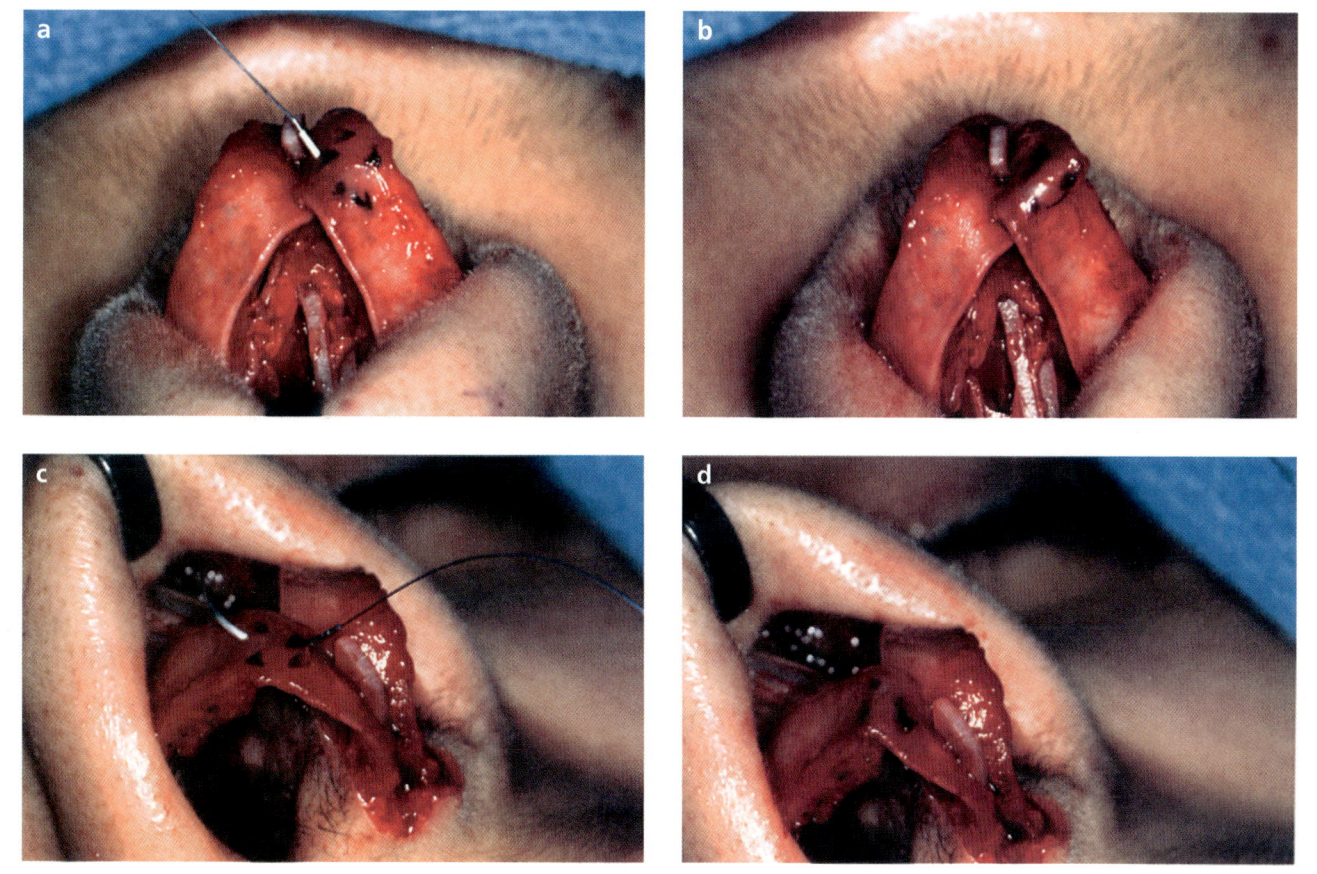

Fig. 4.17 (**a-d**)

Passo nº 4: Sutura Interdomal (Largura da Ponta)

Objetivo

A sutura interdomal controla a largura da ponta tanto nos domos, como no infralóbulo. É uma sutura simples, vertical, que começa em uma das *crura* adjacentes à sutura de criação domal, sai acima da sutura columelar, atravessa sobre as *crura* opostas ao mesmo nível, e depois sai adjacente à sutura de criação domal. O nó é gradualmente apertado até ser alcançada a largura ideal. Deve-se evitar a produção de uma ponta única aguda ou se aproximar muito do infralóbulo. Deve-se manter um ângulo normal de divergência domal. É prudente lembrar-se das variações anatômicas usuais das *crura* médias (Fig. 4.18).

Técnica

A simplicidade na inserção deste ponto se deve à sua ocorrência na sequência de aplicação de sutura de ponta (Figs. 4.19 e 4.20). Como as suturas de *strut* columelar e de criação domal já estão em posição, a localização da sutura interdomal é praticamente predeterminada. A sutura entra logo abaixo do nó de criação domal à esquerda e sai exatamente acima da sutura do *strut* nas *crura* mediais. Em seguida, a agulha entra nas *crura* direitas diretamente através das *crura* médias e sai logo acima do nó de criação domal. As únicas decisões são a que distância inserir a sutura, e o quanto se aperta o nó. Em geral, a sutura é aplicada 2 a 3 mm atrás da borda caudal das *crura*. Se aplicada muito perto da margem, então ocorre excessivo estreitamento da columelar. A aplicação muito distante é quase impossível por causa do *strut* columelar. A sutura é apertada gradualmente para reduzir a largura interdomal, e não para criar uma ponta única aguda. Lembre-se do conceito da "ponta em diamante". Além disso, a columelar dilata-se em sua base, estreita-se no ponto médio e alarga-se gradualmente no infralóbulo. Portanto, deve-se evitar o estreitamento excessivo da columela infralobular.

PRINCÍPIOS

- O nó muito apertado produz uma ponta aguda, enquanto o muito solto causa uma ponta larga.
- O ângulo normal de divergência domal é de, aproximadamente, 30°.
- Muito raramente, a ponta se apresenta muito estreita. A largura interdomal pode ser aumentada com o uso de um *strut* columelar mais largo e sem sutura interdomal.
- Como em todas as suturas, se a forma da ponta já for boa, então não há obrigação de inserir esta sutura.

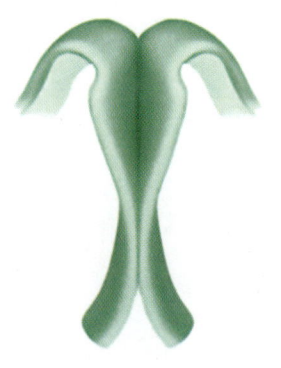

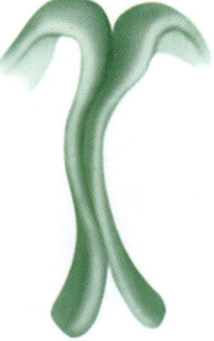

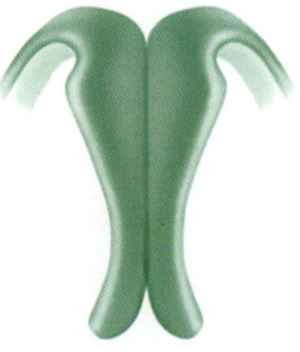

Fig. 4.18 Variações das *crura* médias.

Normal   Recíproca   Larga

Passo nº 4: Sutura Interdomal (Largura da Ponta) **123**

Sutura Interdomal

Fig. 4.19 (**a, b**) Sutura interdomal.

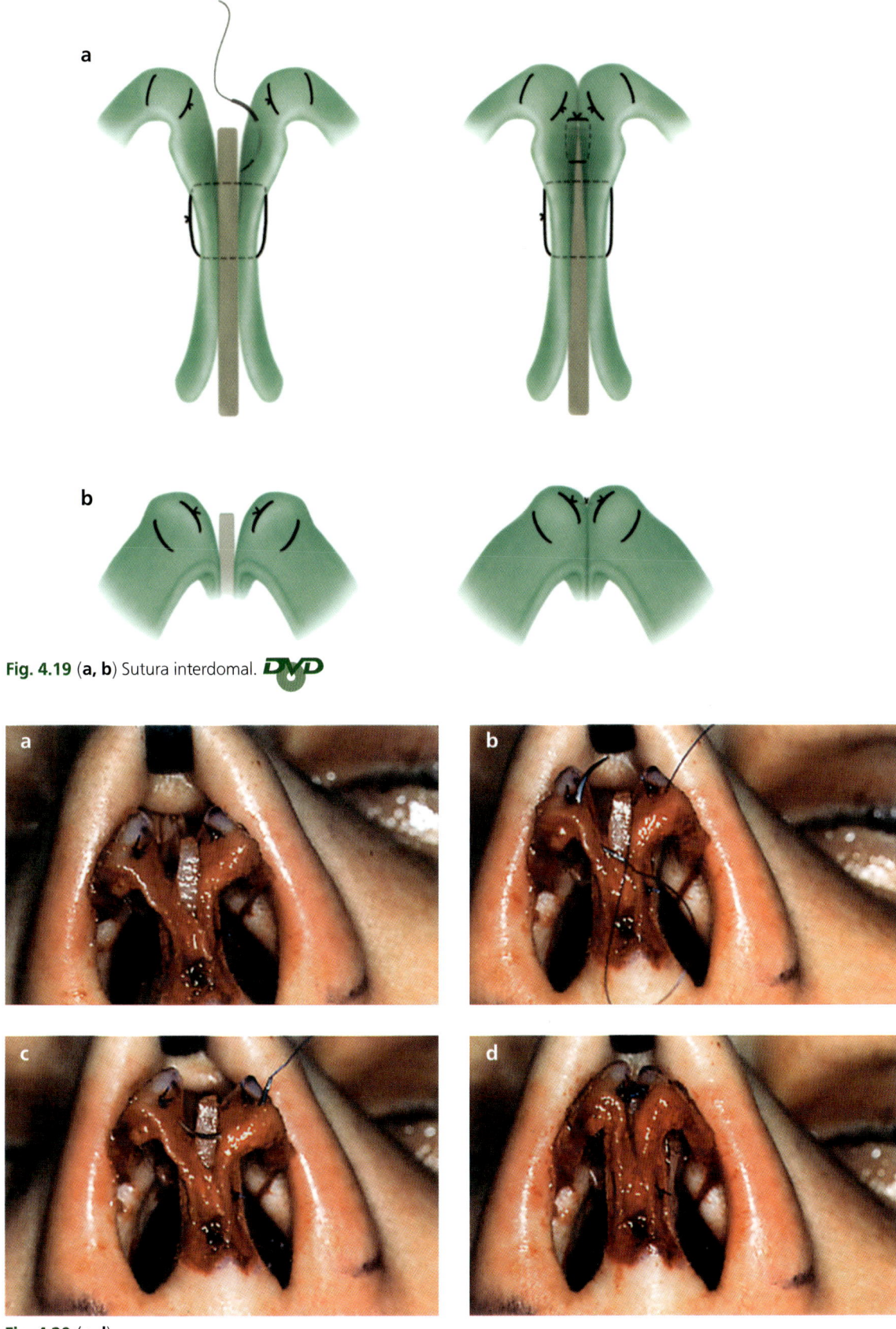

Fig. 4.20 (**a-d**)

Passo nº 5: Sutura de Equalização Domal (Simetria da Ponta)

Objetivo

A sutura de equalização domal ajuda a assegurar a simetria da ponta. Ela é inserida pela borda cefálica dos segmentos domais e apertada até tocar as cartilagens (Fig. 4.21). Conceitualmente, a sutura assegura a simetria da ponta, cria o ponto cefálico da ponta em diamante e abaixa a porção cefálica da tira de *crus* lateral abaixo dos pontos de definição da ponta. Embora a sutura de equalização domal seja principalmente o que assegura a simetria da ponta, cada passo neste processo melhora a simetria; isto é, a fixação das *crura* no *strut* columelar e as suturas de criação domal.

Técnica

De todas as suturas de ponta, o ponto de equalização domal é provavelmente o mais fácil de inserir e o mais difícil de se errar. A agulha entra no domo direito embaixo de sua borda cefálica, sai 1,5 a 2,5 mm sobre o segmento domal, entrando em seguida em um ponto comparável no segmento domal esquerdo e sai embaixo da borda cefálica à esquerda (Fig. 4.22). Dá-se, então, o nó até tocar as cartilagens. A sutura aproxima a borda cefálica dos dois segmentos domais convexos, criando assim o ápice da ponta em diamante. Corta-se o nó curto e ele fica sepultado sob a borda cefálica das tiras de *crus* lateral. Igualmente, ele deprime a borda cefálica da *crus* lateral abaixo da borda caudal, movendo, assim, o ponto de definição da ponta em direção à borda caudal do segmento domal.

PRINCÍPIOS

- Esta sutura é usada com frequência, mas nem sempre é necessária.
- Pequenas diferenças na aplicação do ponto são efetuadas em cada alar para otimizar a simetria.
- Esta sutura é surpreendentemente eficaz com um mínimo risco.

Passo nº 5: Sutura de Equalização Domal (Simetria da Ponta)

Sutura de Equalização Domal

Fig. 4.21 Sutura de equalização domal.

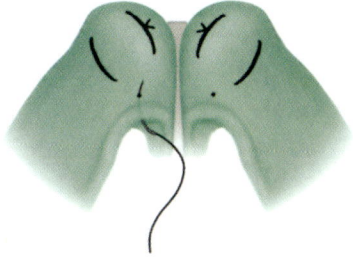

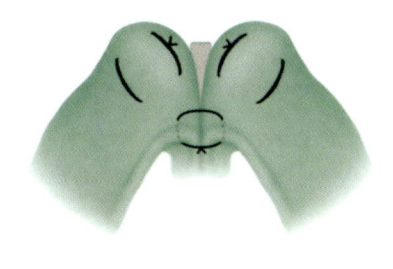

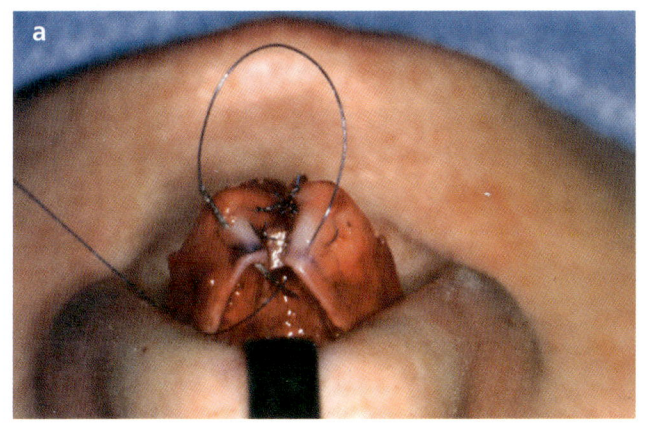

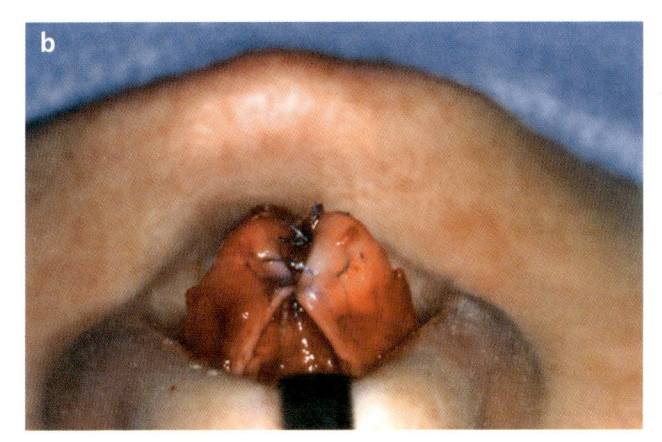

Fig. 4.22 (**a, b**)

Passo nº 6: Sutura de Colchoeiro da *Crus* (Convexidades das Crura)

Objetivo

O pioneiro em sutura de colchoeiro da *crus* lateral (LCMS [SCCL]) foi Gruber (2005), revolucionando nosso tratamento de ponta larga, assim como das pontas extensas, quadradas e em bola. É uma sutura de colchoeiro simples, transversal, aplicada no ponto de máxima convexidade nas *crura* laterais (Fig. 4.23). O ponto de convexidade é marcado com uma caneta, e, em seguida, uma sutura de colchoeiro é sobreposta "a cavaleiro", perpendicular à tira da *crus* lateral, começando na borda caudal. A agulha entra a cerca de 1 mm da borda caudal e sai a 1 mm da borda cefálica, depois efetua-se um ponto semelhante 6 a 8 mm lateralmente, indo da borda cefálica para a caudal. A sutura é gradualmente apertada até aplanar a convexidade.

Técnica

A sutura de colchoeiro da *crus* lateral soluciona um dos maiores desafios em rinoplastia de ponta – como eliminar a convexidade e a largura da tira de *crus* lateral alar sem incisar ou excisar a cartilagem alar. Durante anos, a única solução era alguma variação nos cortes interdigitados ou as excisões segmentares que finalmente levam à formação de bossa ou ao colapso das *crura* laterais. Assim esta sutura deve ser dominada. Felizmente, é bastante simples. Visto que a tira de *crus* lateral foi cortada em 6 mm, há cartilagem suficiente para se trabalhar. Ao usar pela primeira vez esta sutura, marque a convexidade e, então, meça 3 mm em cada lado (Fig. 4.24). A agulha é inserida a cerca de 1 mm da borda caudal e sai a 1 mm da borda cefálica. Move-se, então, lateralmente a uma distância equivalente à do ponto marcado de convexidade máxima. A agulha entra a 1 mm da borda cefálica e sai a 1 mm da borda caudal. O nó é apertado gradualmente até desaparecer a convexidade. As *crura* laterais devem ser retas ou ligeiramente côncavas. Deseja-se evitar o excesso de aperto, pois isto pode causar acentuada concavidade. Se ocorrer uma alteração insuficiente, o que muitas vezes é o caso com as cartilagens rígidas, e for possível adicionar uma sutura adicional, em geral será lateral à original. Por que inserir a sutura a partir da borda caudal? Gruber prefere este método, pois o nó fica menos visível. Em contraposição, percebo que a localização cefálica de alguma forma deprime e pode dobrar a borda cefálica, dois problemas que são evitados com a aplicação caudal.

PRINCÍPIOS

- A criação de tira de *crus* lateral alar simétrica com 6 mm de largura facilita a futura inserção da sutura de colchoeiro nas *crura* laterais.
- Com experiência, pode-se inserir a sutura nas tiras de *crus* lateral de 3 a 4 mm que, com frequência, são encontradas em casos secundários.
- Desejando-se evitar a penetração da mucosa e a exposição da sutura, pode-se adicionar anestesia local sob a convexidade antes de suturar.

Passo nº 6: Sutura de Colchoeiro da *Crus* (Convexidades das Crura) **127**

Sutura de Colchoeiro da *Crus* Lateral

Fig. 4.23 (a-b) Sutura de colchoeiro da *crus* lateral. **DVD**

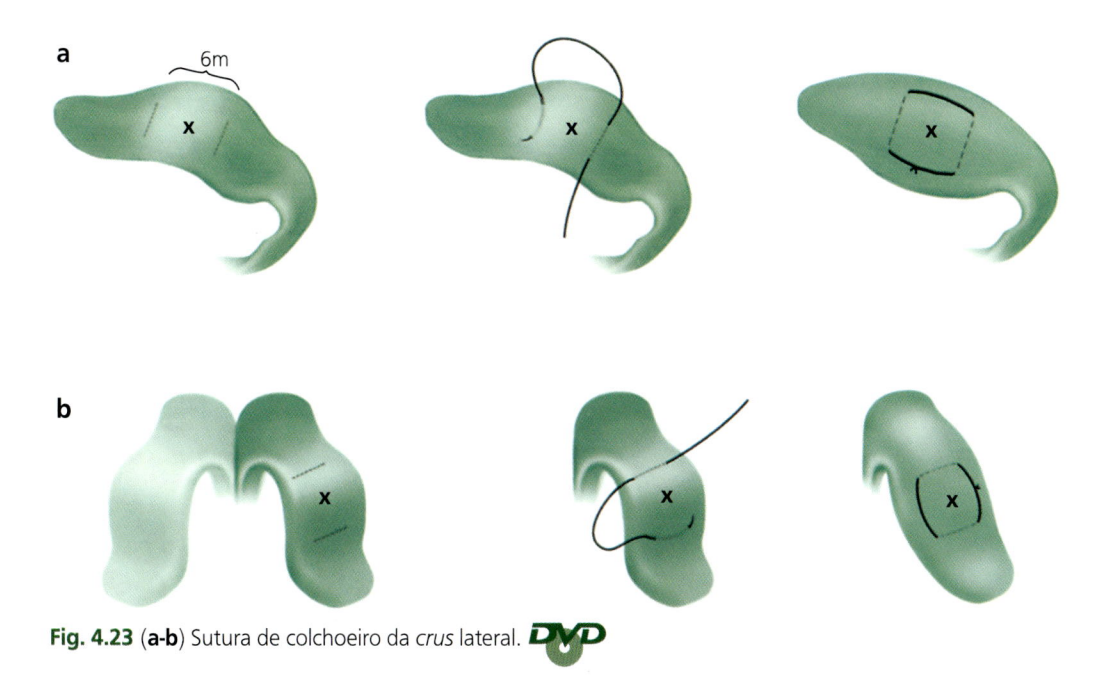

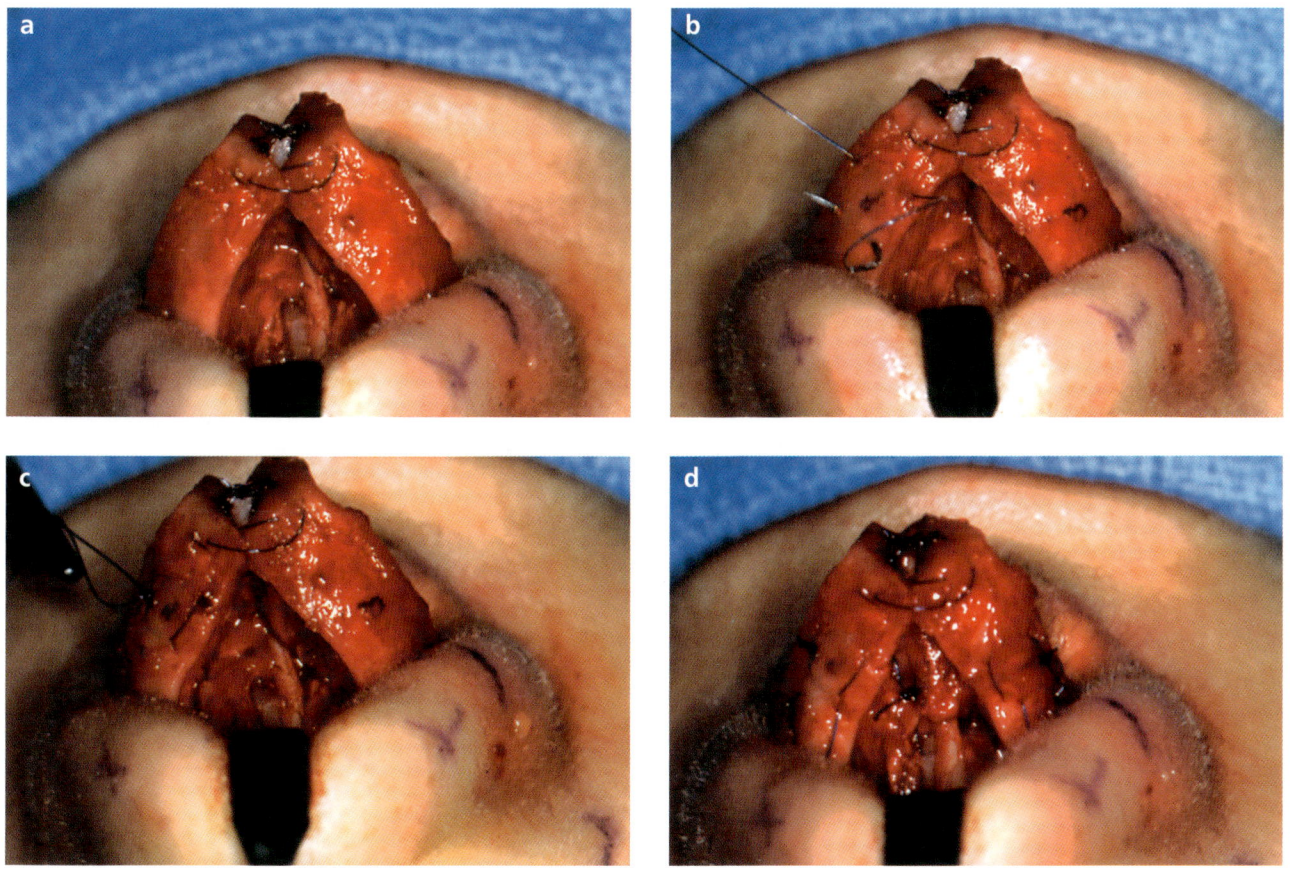

Fig. 4.24 (a-d)

Passo nº 7: Sutura de Posição de Ponta

Objetivo

A sutura de posição de ponta alcança tanto a rotação da ponta, como uma maior projeção, o que, por sua vez, cria, a quebra da supraponta que a maioria dos pacientes deseja (Fig. 4.25). É uma sutura transversal, simples, entre a mucosa infralobular e o septo dorsal anterior. É aplicada desde o topo por meio de abordagem aberta, usando PDS 4-0 em agulha de tamanho médio (FS2). À medida que o nó é apertado, a ponta gira para cima e se projeta acima da linha dorsal, criando projeção da supraponta. No início, deve-se fazer uma única laçada, recobrir com pele e avaliar o seu efeito – seja cuidadoso, o excesso de rotação é um desastre.

Técnica

Apesar dos desastres que se podem produzir, a sutura de posição de ponta alcança duas características muito desejadas de ponta – rotação e suficiente projeção para produzir uma quebra na supraponta. A sutura não é inserida até que a ponta ideal intrínseca seja criada. Depois de satisfeito com a largura e a definição da ponta, então a posição final se torna crítica. Utiliza-se sutura PDS 4-0 em agulha FS2. O cirurgião permanece à cabeceira da mesa. A sutura é transversal, começando com uma passagem através da mucosa do infralóbulo com inclusão opcional do *strut* columelar (Fig. 4.26). A passagem seguinte é através do septo dorsal, cerca de 3 a 4 mm atrás do ângulo septal anterior, normalmente evitando os enxertos expansores. Em geral, faço uma segunda laçada, recubro com pele e avalio as alterações antes de acrescentar suturas. Nunca as amarro apertadas. Em vez disso, a sutura serve como uma alça trazendo a ponta para cima do ângulo septal anterior. O objetivo é girar ligeiramente a ponta, dando-lhe, ao mesmo tempo, um suporte adicional, o que por sua vez cria a superquebra desejada na ponta. Considero este método de sutura mais eficaz e com menos risco de distorção columelar do que a sutura septo-columelar de Gruber. Igualmente, não sou um fã da técnica "encaixe em fenda" em que as cartilagens alares são giradas em cada lado do septo caudal e depois fixadas com suturas. O problema é que não podem ser feitos ajustes finos e graduados na rotação e na projeção, uma vez que as alares são suturadas ao septo. Em contrapartida, a sutura de posição de ponta é inserida depois de criada a ponta ideal, podendo ser acrescentada tensão aos poucos.

PRINCÍPIOS

- A sutura de posição de ponta é a *mais poderosa* das suturas e nunca deve ser amarrada muito forte!
- A agulha atravessa a mucosa da columela exatamente atrás das *crura* superiores médias. Não é necessário incluir *strut* columelar.
- Julga-se melhor o efeito da sutura dando-se uma única laçada no nó, recobrindo com pele e avaliando. É melhor ficar muito solta do que muito apertada.

Passo nº 7: Sutura de Posição de Ponta

Sutura de Posição de Ponta

Fig. 4.25 (**a, b**) Sutura de posição de ponta. *DVD*

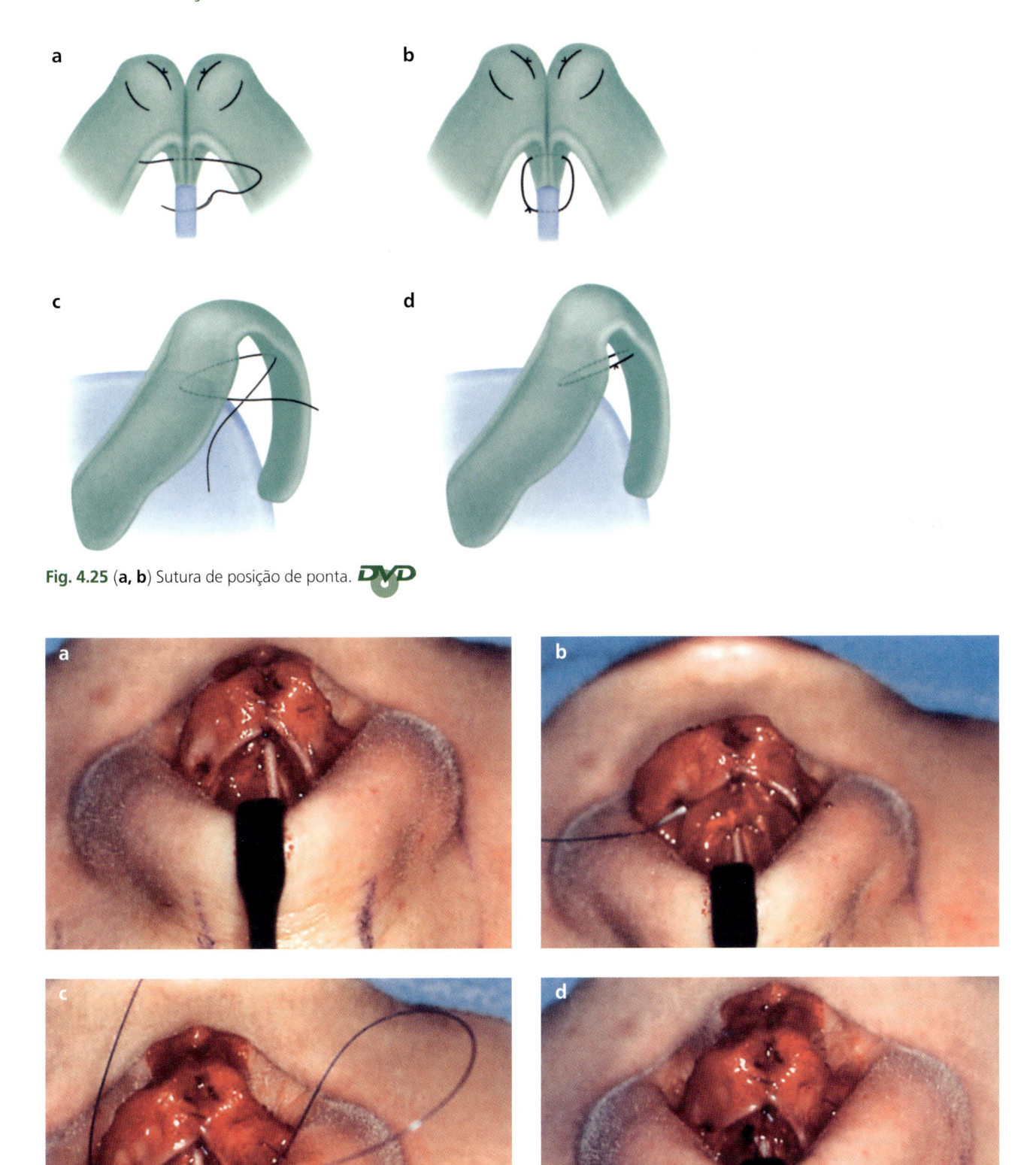

Fig. 4.26 (**a-d**)

Passo nº 8: Enxertos de Sobreposição (Refinamento de Ponta)

Objetivo

Depois de completada a sutura, pequenos enxertos são excisados da cartilagem alar para prover refinamento adicional de ponta (Fig. 4.27). Eles são realmente "Enxertos de Refinamento de Ponta – TRG [ERP], que são adicionados à ponta suturada final como uma "otimização", em vez de incorporados à estrutura da ponta (Daniel, 2009).

Técnica

Sempre que possível, usa-se cartilagem alar excisada por ser bastante maleável, fácil de ser moldada e pode ser posta em camadas. Estes enxertos têm risco mínimo de se mostrar pela pele, ao contrário dos enxertos rígidos de cartilagens septal ou conchal. Existem cinco tipos:

1) *ERP Domal*. Esses enxertos acentuam os pontos de definição de domo e são relativamente pequenos (8 × 4 mm). São suturados sobre os domos, cobrindo as suturas de criação domal. São empregadas camada única ou duplas, dependendo da definição desejada.
2) *ERP em Escudo*. Estes são em forma de escudo com uma distinta borda dorsal para produzir definição do domo. As porções laterais superiores do enxerto é suturado à incisura domal. Um segundo enxerto de "reforço" pode ser colocado atrás do escudo para forçar a ponta para mais caudal.
3) *ERP em Diamante*. Esses enxertos têm formato de diamante e cobrem todo o diamante da ponta para projetar a ponta do resto do lóbulo. São suturados a cada incisura domal, no ponto de quebra columelar e na junção da linha média das *crura* laterais cefálicas.
4) *ERP Dobrado*. Esses enxertos têm a mesma forma de um grande diamante, mas são dobrados em seu ponto mais largo, sendo a ponta mais curta dobrada para trás. O enxerto é projetado 1 a 2 mm acima dos domos. Essencialmente, empurram-se os pontos de definição do domo em direção caudal, alcançando-se, ao mesmo tempo, maior definição e projeção.
5) *ERP em Combinação*. Qualquer combinação destes quatro enxertos pode ser usada para se alcançar um objetivo específico. Uma variação é a inserção de múltiplos escudos e diamantes para aumentar o volume. Outro agrupamento é adicionar primeiro o enxerto domal, em seguida curvar o diamante sobre ele, o que acentuará a ponta do diamante embaixo da pele mais espessa.

Inerentemente, esses enxertos são também ocultadores de quaisquer assimetrias. Se os enxertos ficarem muito visíveis, a primeira escolha é a sua remoção. Se os enxertos forem absolutamente essenciais, como na ponta assimétrica com pele fina, então, pode-se considerar colocar um enxerto de fáscia como uma camada sobrejacente.

PRINCÍPIOS

- Sempre que possível, use cartilagem alar excisada para enxertos de sobreposição de ERP.
- Esses enxertos acentuam as modificações produzidas pela aplicação de sutura.
- Caso esteja em dúvida, remova o enxerto.
- Enxertos de fáscia podem cobrir e ocultar os enxertos sob o envoltório de pele fina.

Fotos Finais

Sempre faça 4 vistas fotográficas próximas (macrovistas) da ponta antes de fechar a pele. Essas devem ser de alto a baixo, lateral, oblíqua basilar e basilar. Imprima 4 fotos em uma página e coloque perto do diagrama cirúrgico no prontuário do paciente. Rever o diagrama cirúrgico e as fotos da ponta a cada visita pós-operatória é como ensinar a si mesmo a causa e o efeito cirúrgicos.

Passo nº 8: Enxertos de Sobreposição (Refinamento de Ponta)

Enxertos de Sobreposição

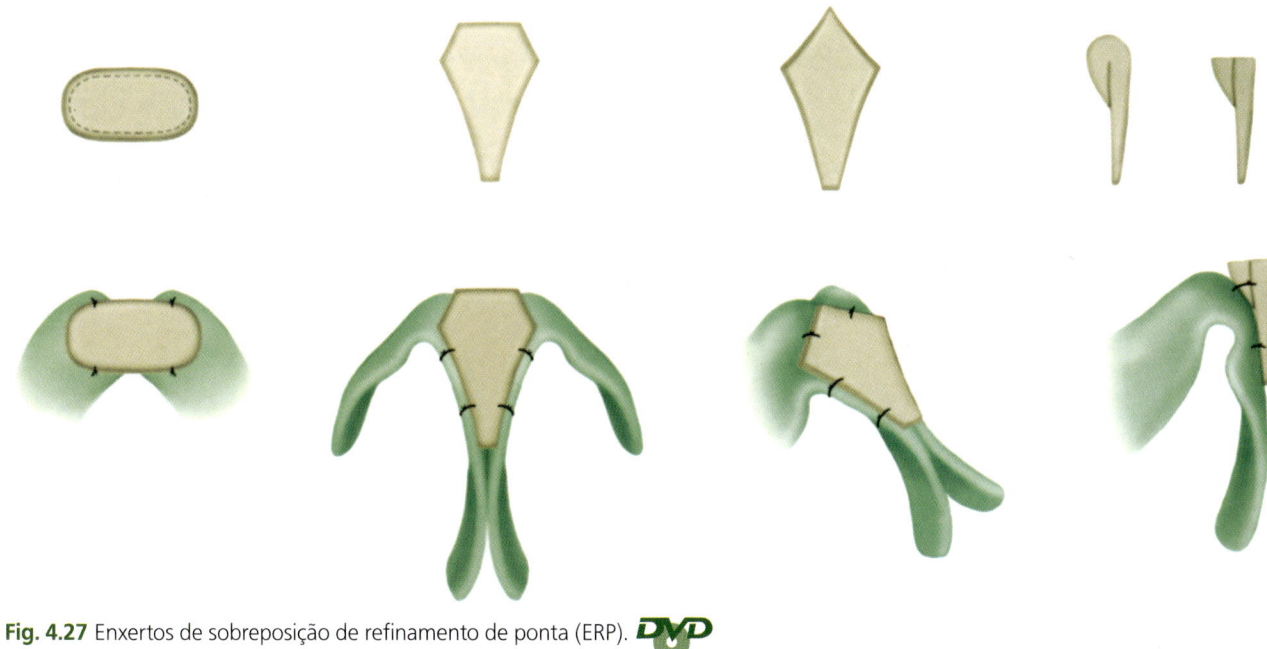

Fig. 4.27 Enxertos de sobreposição de refinamento de ponta (ERP).

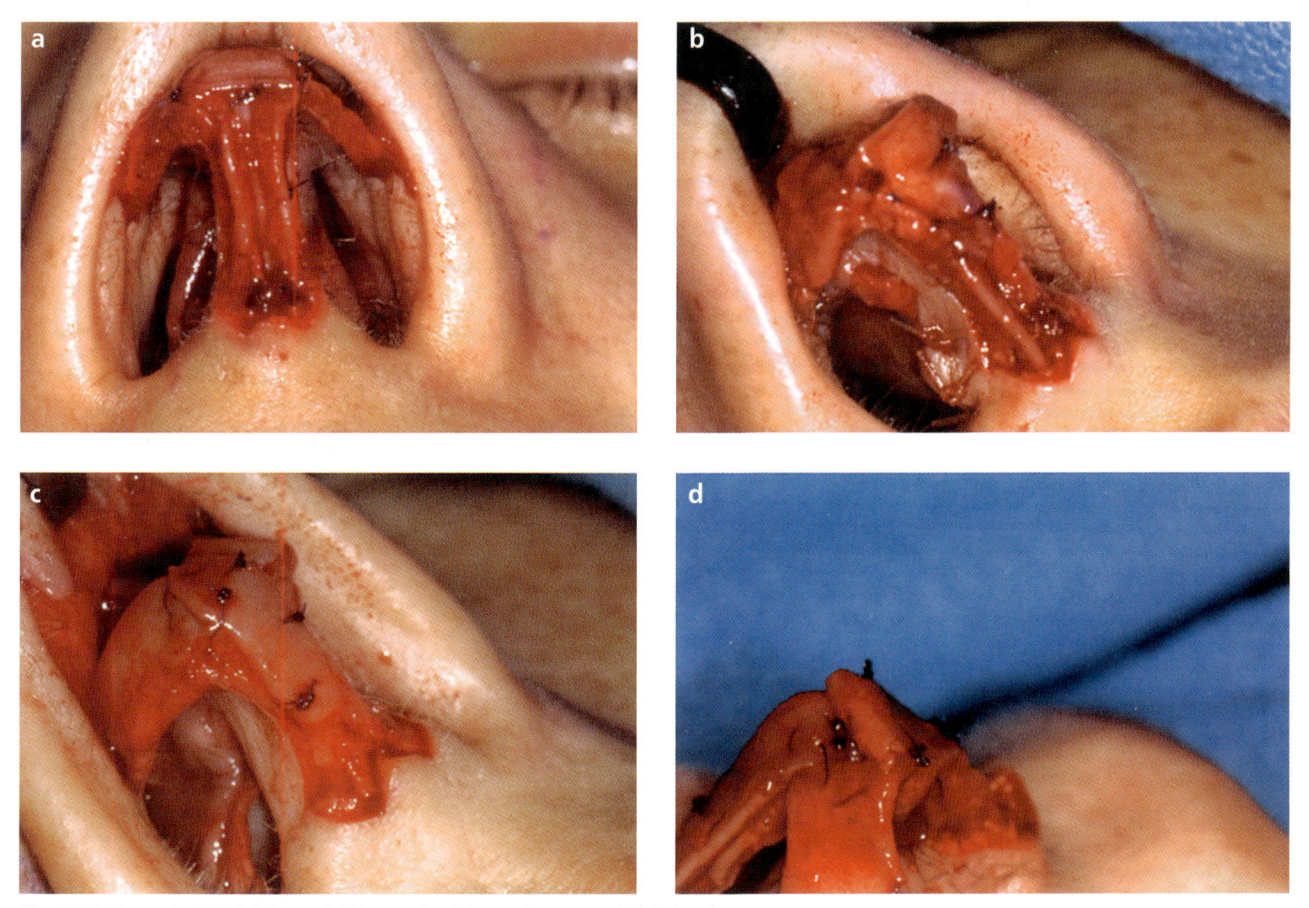

Fig. 4.28 Tipos de ERP. (**a**) Domal, (**b**) escudo, (**c**) em diamante, (**d**) dobrado.

Passo nº 9: Enxertos de Contorno Alar (Forma do Contorno da Narina)

Objetivo

Os enxertos de contorno alar foram desenvolvidos para corrigir a retração do contorno alar em casos secundários. Entretanto, seu uso aumentou drasticamente quando as técnicas de sutura ganharam popularidade. Os enxertos de contorno alar contornam os efeitos sutis da sutura da ponta na forma do contorno alar, tanto na retração, como na depressãoo do contorno. Pequenos pedaços afunilados de cartilagem rígida (8 a 10 mm de comprimento, 2 a 3 mm de largura) são postos por via subcutânea ao longo do contorno alar (enxerto de contorno alar – ECA) ou suturados dentro de uma incisão de contorno verdadeira (enxerto de estrutura de contorno alar –EECA), dependendo da gravidade das alterações do contorno (Fig. 4.29).

Técnica

Os enxertos são geralmente esculpidos de material septal ou de abóbada cartilaginosa excisada. Em geral, acho a cartilagem alar excisada muito fraca. As dimensões são de 8 a 12 mm de comprimento de e 2 a 3 mm de largura, afunilando-se a espessura e a largura em direção cefálica.

ECA. A inserção de enxerto de contorno alar pode ser feita medialmente a partir da incisão infracartilaginosa ou lateralmente a partir de uma incisão penetrante na superfície mucosa da base alar (Fig. 4.30a, b). Em seguida, é feita uma bolsa subcutânea de 2 a 3 mm atrás e em paralelo com o contorno alar. *Nunca se deve dissecar dentro ou estender o contorno alar, pois isso lhe causará irreparável distorção.* O enxerto é deslizado para dentro da bolsa, devendo-se ver imediata melhora tanto na retração como na depressão do contorno alar. A extremidade cefálica do enxerto na direção da ponta é sempre checada para evitar futura formação de bossa ou distorção da faceta de tecido mole. A incisão infracartilaginosa é fechada de maneira padrão. Deve-se esperar que os pacientes indaguem sobre esses enxertos, especialmente aqueles com dedos inquisidores. Pode-se dizer aos pacientes que os enxertos suavizarão com o tempo, e seu volume se reduzirá em 50%. Na realidade, a maioria dos pacientes adapta-se aos enxertos depois de tranquilizados.

EECA. Quando o contorno alar está extremamente fraco com o colapso da válvula externa preexistente, então o enxerto é suturado dentro de uma incisão de contorno marginal verdadeira independentemente da incisão aberta original (Fig. 4.30c, d). A bolsa é dissecada do contorno – nunca estenda o contorno alar. O enxerto é posto na bolsa. Ele é incorporado no fechamento, utilizando-se sutura 4-0 crômica. Às vezes, a extremidade cefálica pode ser muito rígida e colocada muito distante da ponta, resultando em bossa ou distorção da ponta da faceta de tecido mole. O tratamento é a excisão. Evita-se isto por meio de cuidadosa palpação e inspeção seguidas de apropriada excisão antes do fechamento. O enxerto muito longo lateralmente pode causar uma base larga da narina, mais uma vez o tratamento é a excisão.

PRINCÍPIOS

- Quando indicado, os enxertos de contorno alar são uma necessidade e não uma opção.
- A inspeção dos detalhes provenientes da cabeceira da mesa revelará a retração de contorno alar, enquanto a inspeção ao pé do leito mostra a depressão do contorno alar (pense na ponta quadrada).
- A cuidadosa escultura do enxerto é tão importante quanto à sua colocação cuidadosa.
- Prefere-se o enxerto muito pequeno ao muito grande.
- As alterações na narina são muito tridimensionais, assim inspecione-a cuidadosamente.

Passo nº 9: Enxertos de Contorno Alar (Forma do Contorno da Narina) **133**

Enxertos ECA e EECA

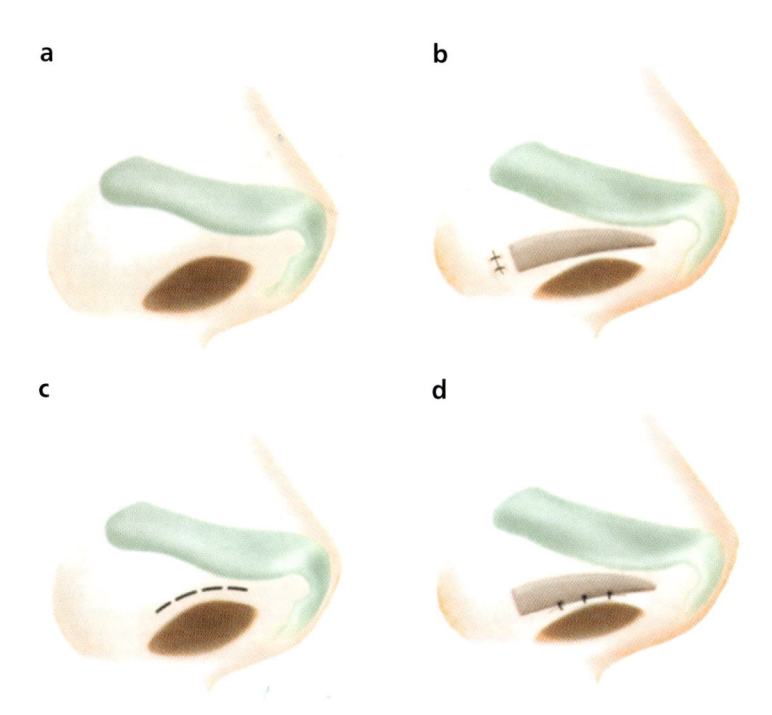

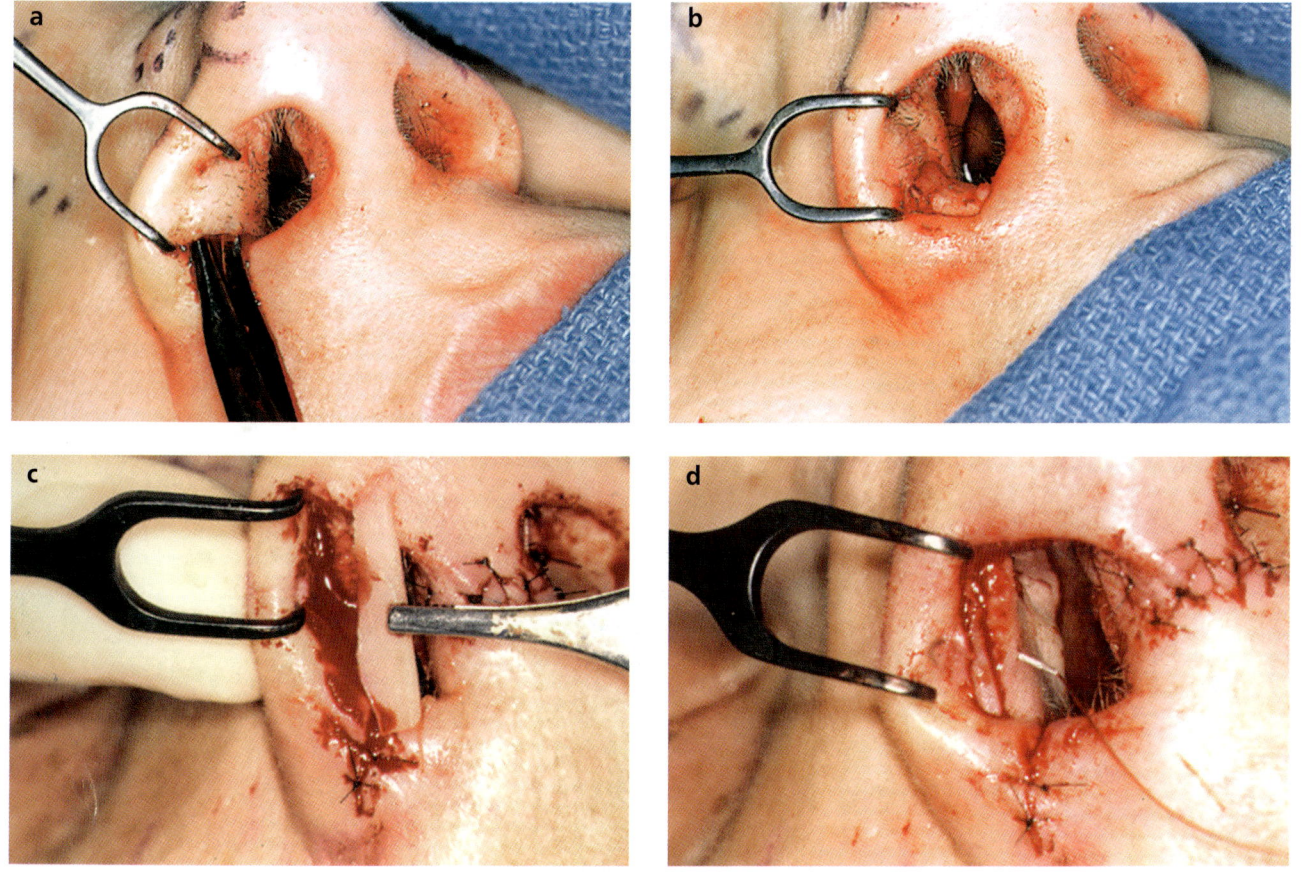

Fig. 4.29 (**a, b**) Enxertos de contorno alar (ECA), (**c, d**) enxertos de estrutura de contorno alar (EECA).

Fig. 4.30 (**a, b**) Enxertos de contorno alar (ECA), (**c, d**) enxertos de estrutura de contorno alar (EECA).

Enxerto Aberto Estrutural de Ponta

Na sua forma mais simples, o procedimento consiste em um *strut* columelar e um enxerto de ponta em forma de escudo suturado nas *crura* médias por meio de abordagem aberta. Originou-se com Johnson (1990), como uma solução impressionante para os "narizes-problema" da era endonasal. Durante a última década, modifiquei a cirurgia como segue: (1) suturas domais em vez de excisão domal para modificar os domos anatômicos, sempre que possível, (2) alterar forma e tamanho do *strut* da *crus*, se necessário, (3) suturas columelares-septais para efetuar ajustes de projeção e rotação em vez de confiar apenas no enxerto de ponta, e (4) reconhecimento das limitações do procedimento.

Indicações. Divido as indicações em três grupos: (1) deformidades graves, quando é necessária a excisão de um segmento domal seguida por um enxerto ocultador de ponta, (2) grandes deformidades, quando as suturas domais seriam inadequadas, necessitando, portanto, de um enxerto de ponta, e (3) deformidades moderadas, quando são tentadas suturas de ponta, mas a adição de um enxerto de ponta foi uma decisão intraoperatória. Esta abordagem "reversa" de grave à moderada está em paralelo com a minha preferência em usar uma técnica de ponta destrutiva (domal/excisão), reconstrutiva (enxerto de ponta) somente para os casos mais difíceis. Faço a abordagem aberta para os seguintes casos: (1) formas assimétricas e anormais, (2) grandes deformidades de largura ou definição, (3) importantes inadequações de projeção ou rotação e (4) narizes mais étnicos e fenda labial.

Técnica. Embora a impressão inicial seja a de um procedimento rígido fixo, a realidade é que um enxerto aberto estrutural de ponta pode variar amplamente para acomodar uma diversidade de pontas.

Passo nº 1: Tiras de *Crus* Lateral Cefálica. Após a exposição das cartilagens alares, reavalio minha análise e plano pré-operatórios. Tendo a excisar inicialmente as *crura* laterais cefálicas para melhorar a exposição dorsal e o acesso septal (Fig. 4.31a, b). O objetivo é estabelecer tiras de *crus* lateral simétricas em vez de excisões simétricas.

Passo nº 2: *Strut* Columelar. A forma, inserção e fixação do *strut* columelar são todas críticas. Na maioria dos casos, prefiro um *strut* de *crus* reto de 20 × 3 mm feito de cartilagem septal (Fig. 4.31c, d). Prefiro um *strut* columelar mais comprido e mais largo, quando a columela é retraída, ou o ângulo labial columelar é agudo. A bolsa de inserção é criada pela passagem vertical da tesoura de Stevens entre as *crura* para baixo, mas encurtada em pelo menos 2 mm, na direção da espinha nasal anterior, evitando assim o clique do *strut*. O enxerto é temporariamente mantido em posição com uma agulha nº 25. Uma sutura de colchoeiro simples PDS 5-0 é inserida pela columela no ponto de quebra columelar. Em seguida, os domos são modificados com suturas ou excisão.

Passo nº 3: Uma Modificação Domal (Suturas). Descobri que as suturas de criação domal são um excelente método não destrutivo de alcançar as desejadas alterações no ângulo domal antes da inserção do enxerto de ponta (Fig. 4.31e, f). Uso suturas domais para a maioria dos casos, e reservo a excisão de domo para as deformidades graves. Estas são as mesmas suturas de criação domal usadas em ponta aberta (4.31c, d). A equalização domal e as suturas interdomais são contraindicadas, visto que a largura interdomal será controlada pela largura do enxerto de ponta.

Enxerto Aberto Estrutural de Ponta

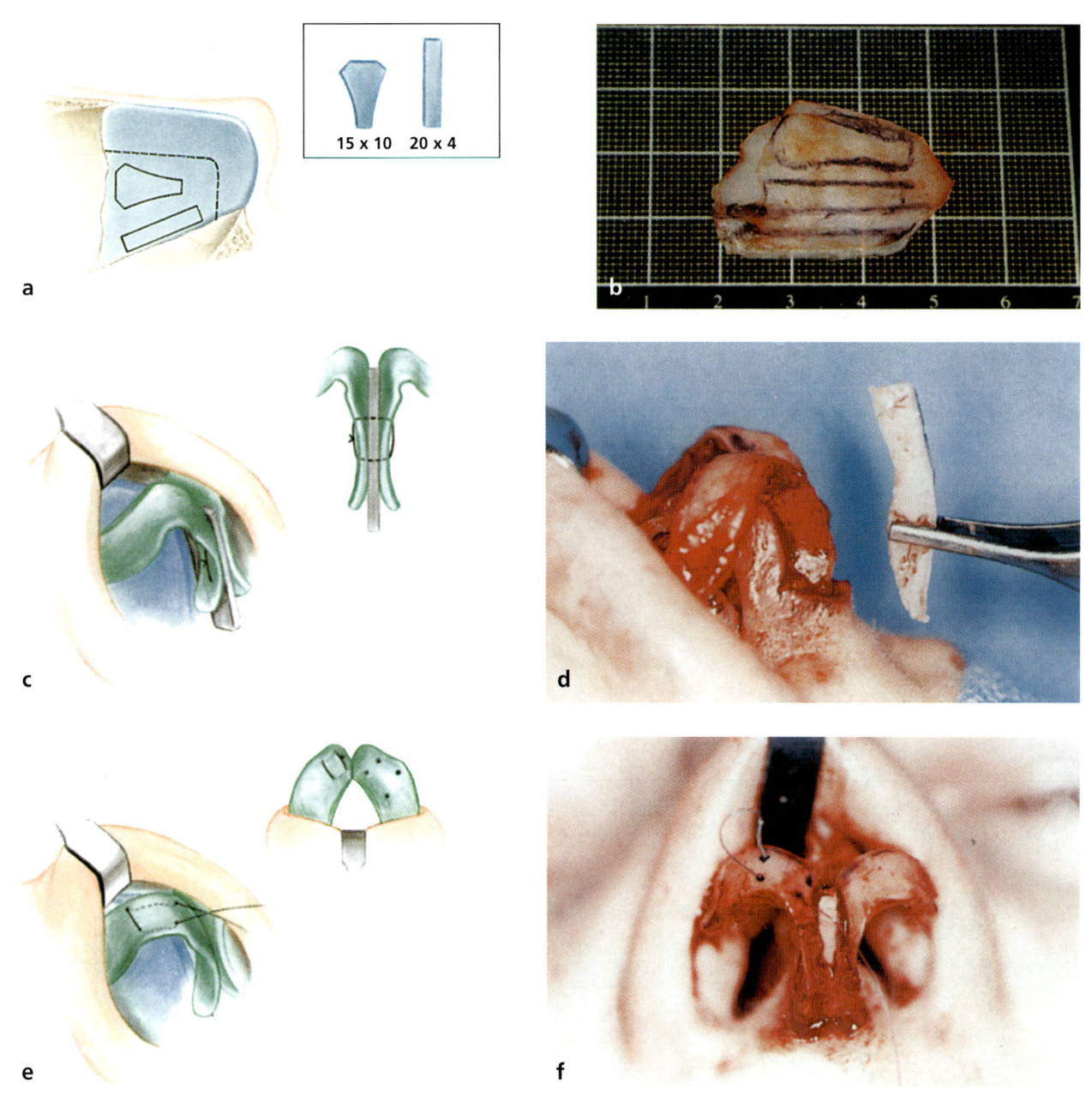

Fig. 4.31 Enxerto aberto estrutural de ponta (EAEP). (**a, b**) Tiras de *crura* laterais simétricas, (**c, d**) *strut* columelar, (**e, f**) sutura domal.

Passo nº 3B: Modificação Domal (Excisão). A excisão de um segmento domal é feita como uma excisão de segmento domal em largura total afunilada (Fig. 4.32a, b). Exciso um segmento domal para fazer grandes alterações na ponta. Depois de suturado o *strut* da *crus* em posição, mensuro 6 a 8 mm a partir do ponto de quebra e marco um corte transverso no segmento lobular das *crura* mediais (um ponto que, com frequência, corresponde ao *genu* medial da incisura domal). Em seguida, faz-se o corte sem atravessar a mucosa subjacente, uma ação simplificada é primeiro injetá-la com anestesia local. O segmento domal e as *crura* laterais são, então, elevados da mucosa, sobrepostos ao corte transverso e, em seguida, a redundância é excisada, que vai de 4 a 8 mm. As bordas cortadas são, então, reparadas com sutura PDS 5-0 interrompida.

Passo nº 4: Moldagem do Enxerto. Usa-se uma sequência em três estágios para a moldagem do enxerto de ponta. A forma do enxerto muda de escudo para um pino de bola de golfe afunilado integrado entre as *crura* médias divergentes. O "bloco" triangular inicial é cortado com uma borda superior com 10 mm de largura e lados afunilados para uma borda inferior com 4 mm de largura com um comprimento total de 15 a 18 mm (Moldagem nº 1). Em seguida, a borda dorsal é nivelada, os ombros são cortados em cada lado. Os lados são nivelados, criando-se uma estreita cintura (Moldagem nº 2). A moldagem final ocorre *in situ* depois que o enxerto é suturado em posição (Moldagem nº 3).

Passo nº 5: Colocação do Enxerto. Concebo agora a colocação de enxerto como sendo integrado ou projetado (Fig. 4.32c, d). Geralmente, integro o enxerto às *crura* médias permitindo que a ponta do enxerto seja elevada ligeiramente acima dos domos. O objetivo é criar a definição ideal de ponta e largura, acentuando a ponta preexistente, mas sem qualquer visibilidade do enxerto. Quando a pele é espessa ou são necessárias grandes alterações, então coloca-se o enxerto de ponta para projetar para cima os domos e criar uma nova ponta. Quando se começa a projetar o enxerto 2-3 mm acima dos domos, torna-se necessário adicionar um enxerto capuz atrás da ponta para dar apoio e preencher o espaço morto.

Passo nº 6: Sutura do Enxerto. Na maioria dos casos, uso quatro pontos de PDS 5-0 para manter o enxerto em posição: dois ao nível das *crura* médias e dois logo acima da incisão da columela (Fig. 4.33). Não hesito em acrescentar suturas ao nível dos domos para integrar o enxerto à arquitetura domal. Se o enxerto for angular ou assimétrico, então insiro um reforço em forma de um pequeno "batente de porta" ou enxertos niveladores atrás do enxerto de ponta principal.

Enxerto Aberto Estrutural da Ponta

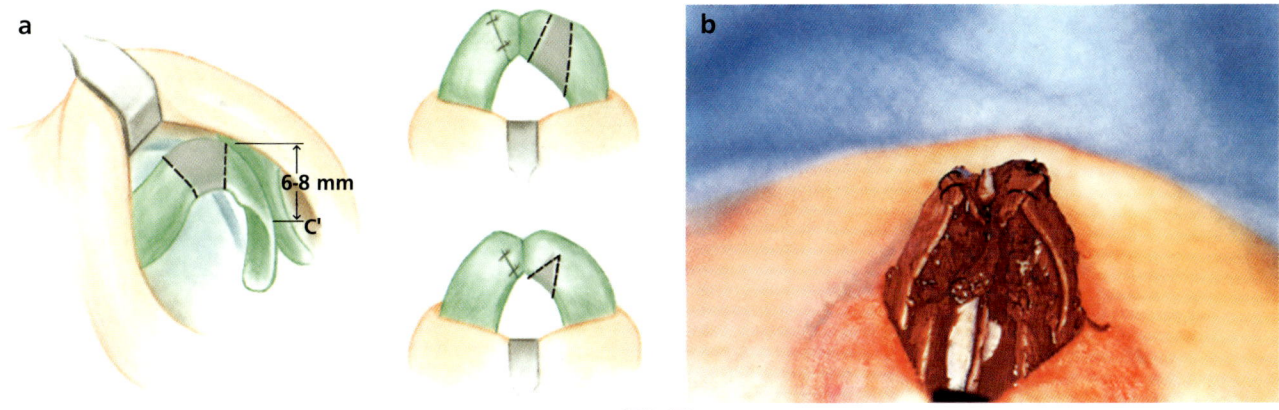

Fig. 4.32 (**a, b**) Enxerto aberto estrutural de ponta (excisão domal).

Integrado

Projetado

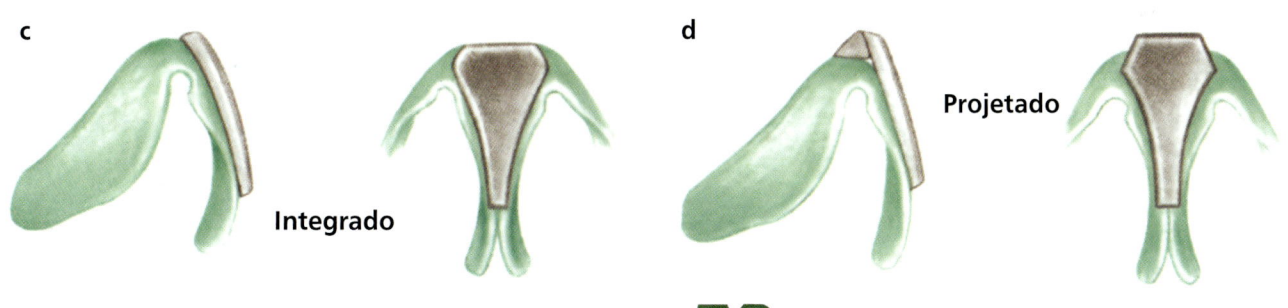

Fig. 4.32 (**c**) Enxerto de ponta integrado, (**d**) enxerto de ponta projetado.

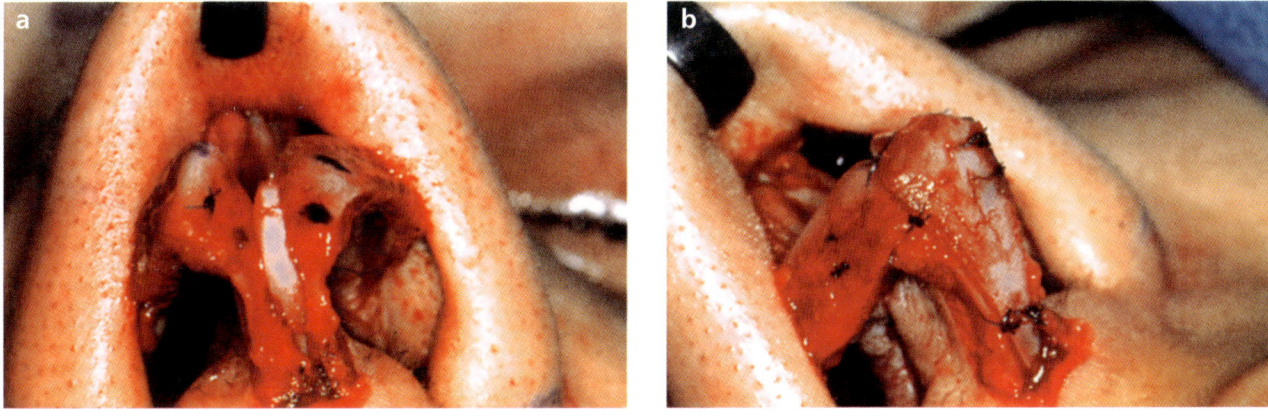

Fig. 4.33 (**a, b**) Suturas domais aberto estrutural de ponta.

Tomada de Decisão: Nível 1

O Problema

Nestes casos, a ponta simplesmente não é atraente. O objetivo é eliminar os pontos negativos pela produção de uma ponta mais refinada. As técnicas de *sutura de ponta* são altamente eficazes na correção desses problemas. A sequência cirúrgica é uma variação do que segue (Fig. 4.34).

Técnica

Passo nº 1. O volume geral da ponta é reduzido pela criação de tiras de *crus* lateral simétricas. A excisão de *crura* laterais cefálicas é paralela à borda caudal, e nunca ultrapasse a incisura domal em direção medial. Deixa-se uma tira de 6 mm de largura.

Passo nº 2. O *strut* columelar assegura a estabilidade e a projeção da ponta. Faz-se uma bolsa entre as *crura* médias descendente na direção de ENA. As cartilagens alares são elevadas, giradas medialmente e, então, fixadas temporariamente com agulha nº 25 no infralóbulo. Uma sutura vertical de PDS 5-0 fixa as *crura* ao *strut*.

Passo nº 3. A definição é criada em cada ponto de uma sutura de ponta de criação domal que cruza a incisura domal. Esta sutura de colchoeiro horizontal de PDS 5-0 começa e termina no lado medial da incisura domal. Quando a sutura é amarrada, o domo se torna convexo, enquanto as *crura* laterais adjacentes se tornam ligeiramente côncavas.

Passo nº 4. A largura da ponta é controlada com uma sutura interdomal. A aplicação da sutura é determinada com facilidade. A tensão é aumentada até que os domos se aproximem mutuamente em direção cefálica, enquanto a borda caudal em geral é separada por 4 a 6 mm. Tem-se a opção de acrescentar uma sutura de equalização domal para melhorar a simetria, se necessário.

Passo nº 5. Frequentemente, a quebra da supraponta é desejada com uma projeção da ponta acima da linha dorsal. Uma sutura de posição de ponta é inserida entre a mucosa da columela infralobular e o ângulo septal. A tensão é aumentada para alcançar a rotação e finalizar a projeção. Nota: não amarre esta sutura muito apertada: erre pelo lado do conservadorismo.

Lições Aprendidas

Após 20 anos e alguns milhares de pontas suturadas, a experiência me ensinou o seguinte:

1) Sempre use um *strut* columelar. Promova estabilidade, simetria e projeção, ao mesmo tempo que minimiza a inclinação da ponta. Previna a queda da ponta – muito a ganhar com pouco esforço.
2) Use suturas absorvíveis para minimizar a infecção. Suturas coloridas são mais fáceis de ver.
3) A maioria dos problemas ocorre por excesso de tensão, não por pouca.
4) A "incisura domal" é a localização para a sutura de criação domal – aprenda a reconhecê-la.
5) As *crura* médias devem ser "abertas" – não amarre muito forte a sutura interdomal.
6) A sutura de equalização domal melhora a simetria e abaixa a *crus* lateral cefálica.
7) A sutura de posição de ponta cria quebra da supraponta, mas seja muito cuidadoso – não amarre muito apertada.
8) Esteja preparado para fazer enxertos de contorno alar – com frequência eles são necessários.
9) Se o *strut* for muito longo e empurrar para baixo a base columelar, então encurte-o.
10) Registre sua cirurgia de ponta com fotos e desenhos intraoperatórios sobre o diagrama cirúrgico. Consulte-os a cada visita pós-operatória. Só você pode ensinar-se a causa e o efeito cirúrgicos.

Tomada de Decisão: Nível 1

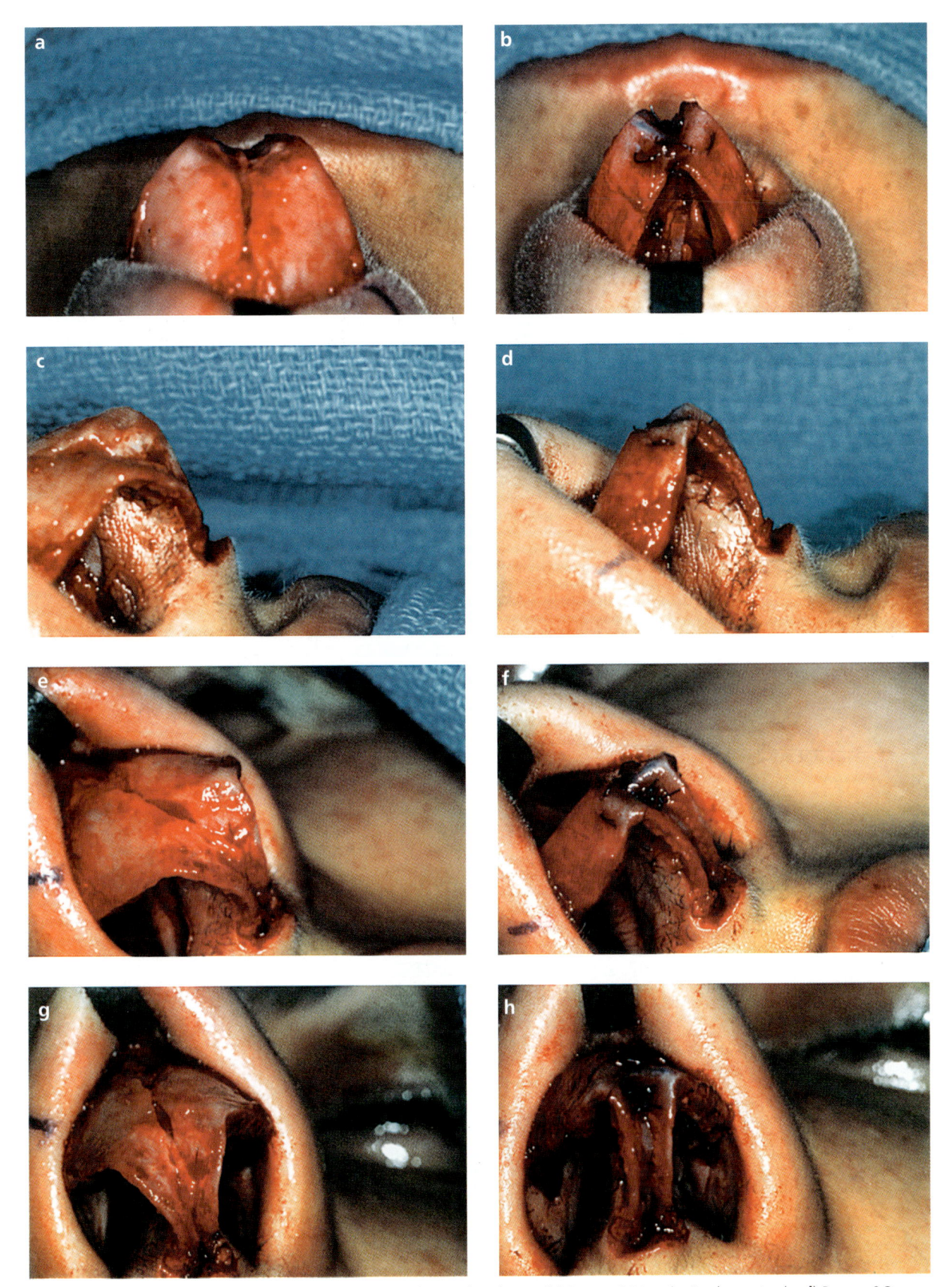

Fig. 4.34 Técnica de sutura de ponta. (**a**) Passo nº 1: redução de volume. (**b**) Passo nº 2: projeção de ponta. (**c, d**) Passo nº 3: definição domal. (**e, f**) Passo nº 4: largura interdomal. (**g, h**) Passo nº 5: quebra da supraponta.

Estudo de Caso: Uma Ponta Não Atraente

Análise

Uma paciente de 21 anos de idade com descendência do Oriente Médio apresentava uma ponta larga não atraente (Fig. 4.35). Ela queria uma significativa mudança no nariz, mas especialmente uma ponta mais bonitinha. Ela concordava em ter que fazer um implante de mento ao mesmo tempo. Este é realmente um caso de Nível 1, em que o cirurgião só precisa raspar uma pequena giba, estreitar a largura da base óssea e refinar a ponta. Uma abordagem equilibrada foi feita para estabelecer o perfil, incluindo um enxerto de fáscia na raiz. A alteração da ponta foi conseguida em apenas cinco etapas: (1) o volume foi reduzido com excisão das *crura* laterais cefálicas, (2) a projeção foi aumentada com um *strut* columelar (SC), (3) foi criada definição com sutura de criação domal (CD), (4) a simetria foi melhorada com uma sutura de equalização domal (ED), e (5) a quebra da suprapont foi assegurada com uma sutura de posição de ponta (PP).

Técnica Cirúrgica

1) Colheita de fáscia temporal profunda.
2) Abordagem aberta e confirmação da análise e plano cirúrgico da ponta.
3) Redução gradual – óssea, 5 mm, cartilagem, 3 mm.
4) Ressecção septal caudal (3 mm).
5) Osteotomias baixas-altas. Colocação de enxerto expansor bilateral.
6) Inserção de *strut* columelar seguida por suturas de ponta: SC, CD, ED, PP.
7) Enxerto na raiz de fáscia.

Um grande implante no mento foi inserido no início do caso.

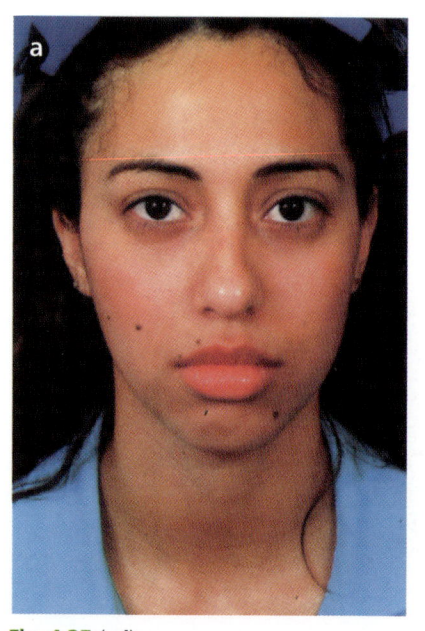

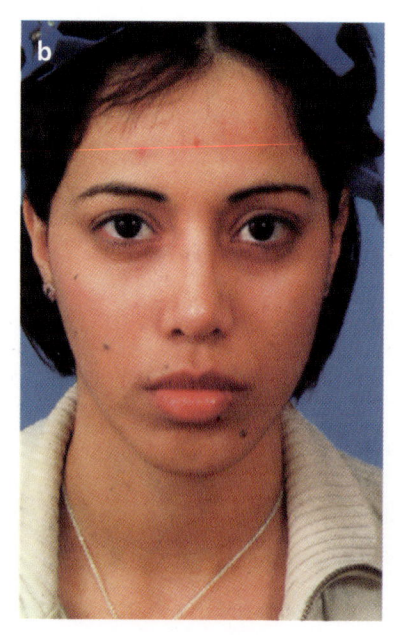

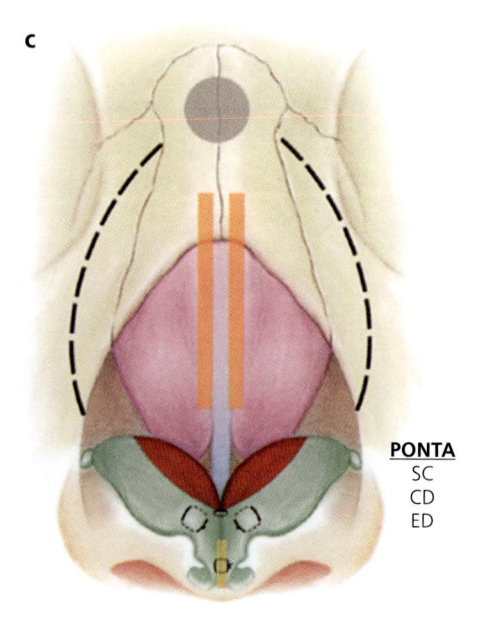

Fig. 4.35 (a-j)

Estudo de Caso: Uma Ponta Não Atraente 141

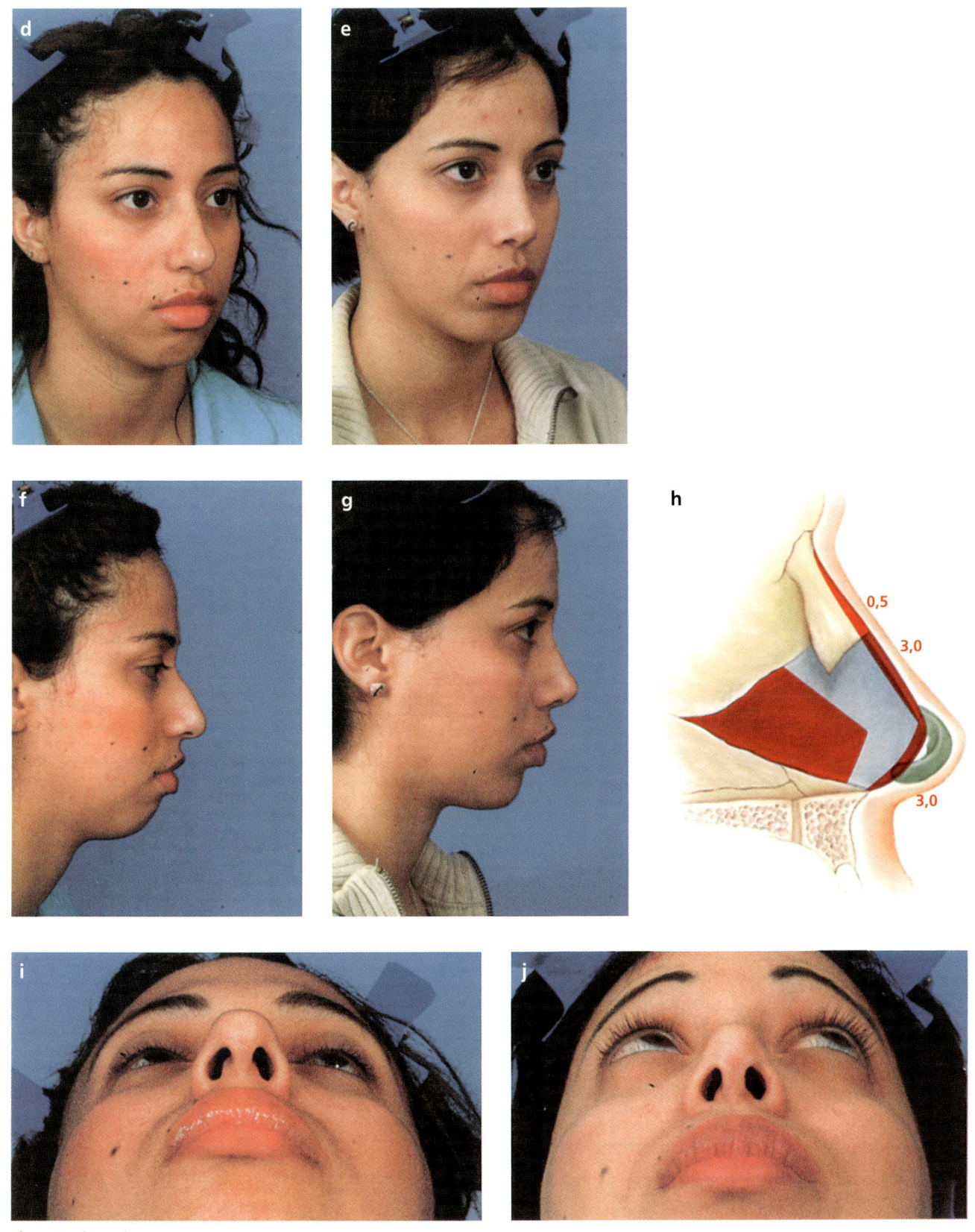

Fig. 4.35 *(Cont.)*

Tomada de Decisão: Nível 2

O Problema. A maioria dos pacientes de Nível 2 considera sua ponta a *principal razão* para fazer uma rinoplastia e deseja uma significativa melhora na ponta. Tecnicamente, é necessária uma alteração fundamental na anatomia subjacente da ponta para se alcançar o objetivo estético desejado. É neste ponto que os enxertos de *sobreposição* e de *estrutura* precisam ser considerados. Esses são casos intermediários entre o refinamento de Nível 1 e a alteração total de Nível 3. O cirurgião deve sentir-se confiante em suas habilidades de sutura de ponta antes de progredir para casos mais desafiadores.

Técnicas. Várias suturas podem ser acrescentadas à técnica-padrão de cinco passos em que as mais comuns são a sutura de colchoeiro da *crus* lateral (CCL). A ponta larga caracteriza-se por convexidade das *crura* laterais, o que é facilmente corrigido com CCL, evitando, assim, incisões ou excisões desestabilizadoras. Depois de completada a sutura e havendo necessidade de maior definição da ponta, são então usados enxertos de sobreposição (*add-on*). Caso alguém tenha recebido o diagnóstico totalmente errôneo de espessura ou complacência da pele de tal forma que os enxertos de sobreposição sejam ineficazes, então a única solução será o enxerto de ponta estruturado.

Suturas Especializadas. Depois de criar uma ponta atraente, o desafio mais comum é a convexidade excessiva das *crura* laterais, o que muitas vezes é visto como uma ponta larga. O ponto de convexidade lateral é marcado com uma caneta, e depois a sutura de colchoeiro nas *crura* laterais fica a cavaleiro (Fig. 4.36a). A tensão é aumentada até desaparecer a convexidade, e as *crura* ficam retas – deve-se evitar a produção de *crura* laterais côncavas. Quando a pele é fechada, pode ser necessário acrescentar um enxerto de contorno alar, especialmente na ponta quadrada.

Enxertos de Sobreposição. O uso de Enxertos de Refinamento de Ponta de sobreposição (*add-on*) (ERP) feitos com cartilagem alar excisada revolucionou o aspecto de sutileza da aplicação de sutura de ponta. Os enxertos podem ser postos no infralóbulo para esconder assimetrias ou criar volume (Fig. 4.36b). De forma alternativa, um enxerto domal pode ser posto sobre os domos para melhorar a definição e em camada dupla para aumentar a projeção em 1 mm. Tanto os enxertos em forma de escudo quanto os domais podem ser colocados em combinação para aumentar o refinamento e produzir volume adicional. Pela maior flexibilidade e serem finos, a visibilidade ou a absorção dos enxertos raramente é um problema (Daniel, 2009).

Enxertos de Estrutura de Ponta. Após completar a sutura de ponta, a definição e a projeção podem ser inadequadas especialmente em pacientes com pele mais grossa. A solução é um enxerto em forma de escudo rígido de cartilagem septal (Fig. 4.36c). Estes enxertos são altamente afilados e destinados a se ajustar dentro da estrutura da *crus*. Portanto, é *crítico* remover quaisquer suturas de equalização interdomal ou domal antes de suturar o enxerto em posição. Na maioria dos casos, duas suturas de fixação superior atravessam a borda caudal da incisura domal e são fixadas às extremidades superolaterais do enxerto de ponta. Esta manobra assegura que o enxerto se adapte entre as bordas crurais e proporcione maior definição de ponta. Em casos de Nível 3, um enxerto de estrutura de ponta é planejado desde o início, com frequência os domos precisam de excisão, e o enxerto de ponta é colocado mais alto com um enxerto em capuz atrás para maximizar a projeção da ponta.

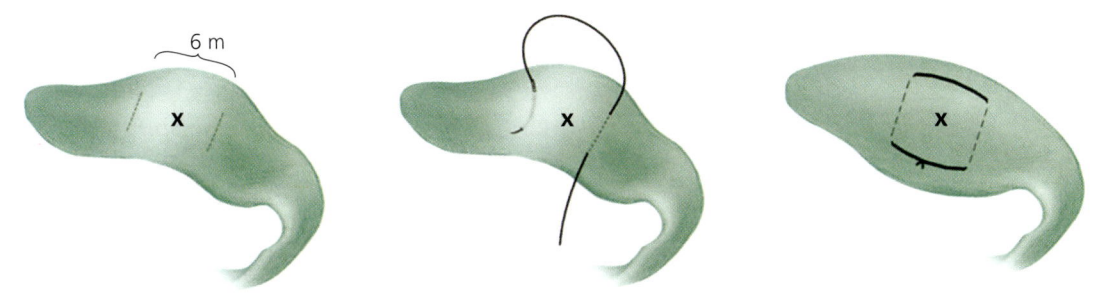

Fig. 4.36 (**a**) Suturas de convexidade da *crus* lateral.

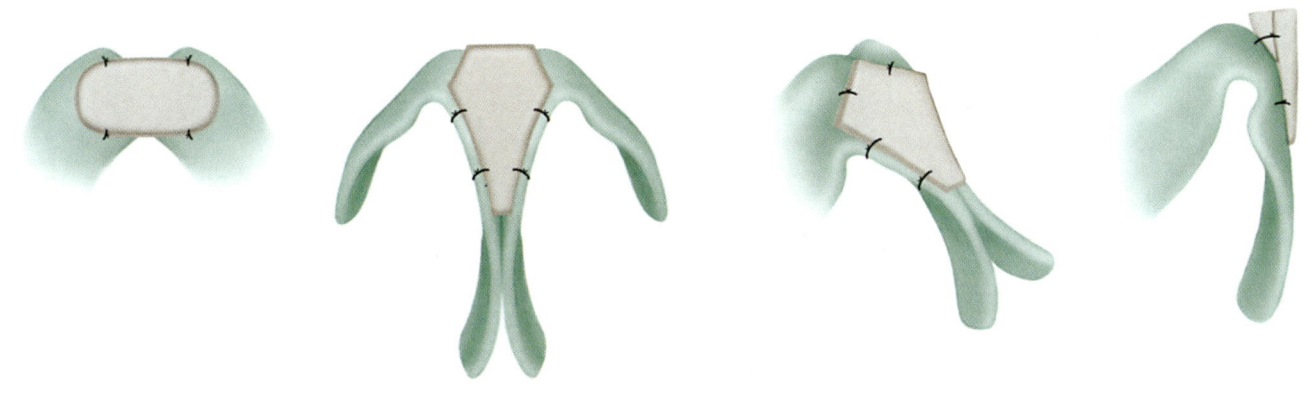

Fig. 4.36 (**b**) Enxertos de refinamento de ponta (ERP).

Integrado

Projetado

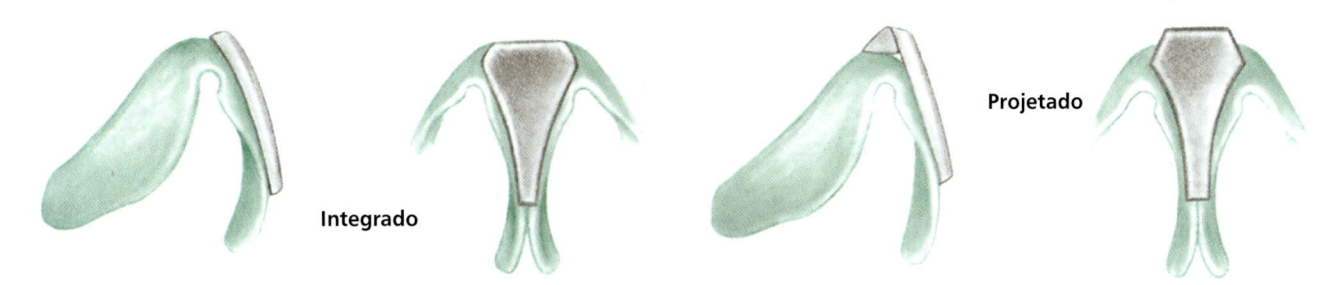

Fig. 4.36 (**c**) Enxertos abertos estruturais de ponta.

Estudo de Caso: Deficiência Intrínseca de Ponta

Análise

Desagradava a esta mulher de 31 anos sua aparência de nariguda (Fig. 4.37). A ponta de seu nariz tinha uma aparência achatada pendente – simplesmente não havia uma ponta intrínseca. Na vista lateral, a desproporção entre uma grande narina e uma ponta pequena era óbvia (Fig. 4.37). O sucesso neste caso dependia da capacidade de aumentar o volume e a definição da ponta intrínseca. Os passos críticos de sua cirurgia de ponta consistiram na inserção de *strut* columelar, projeção da ponta e enxertos de sobreposição. Após suturar a ponta, todo o complexo da ponta foi girado e projetado para cima do ângulo septal, usando-se sutura de posicionamento de ponta. A recobertura com pele indicou que era necessária mais definição de ponta, e, assim, uma dupla camada de enxerto de sobreposição de *crus* alar excisada foi posta pelos domos. Esta paciente tem a resposta de pestanejo mais rápida do mundo.

Técnica Cirúrgica

1) Abordagem aberta e confirmação da análise de ponta e plano cirúrgico.
2) Criação de tiras de *crura* laterais e túneis extramucosos.
3) Redução dorsal gradual – óssea, 1,5 mm; cartilagem, 5 mm.
4) Excisão de septo caudal (3 mm).
5) Colheita de fáscia. Colheita septal e realocação septal caudal, direita para esquerda.
6) Osteotomias baixas-altas, em seguida a colocação de enxertos expansores.
7) Inserção de *strut* columelar e suturas de ponta: SC, CD, SI, ED, PP.
8) Enxerto de sobreposição de ponta domal, usando dupla camada alar excisada.
9) Um enxerto de fáscia em "bola e avental" para aumentar a raiz e alisamento do dorso.
10) Excisões da base da narina (2,5 mm).

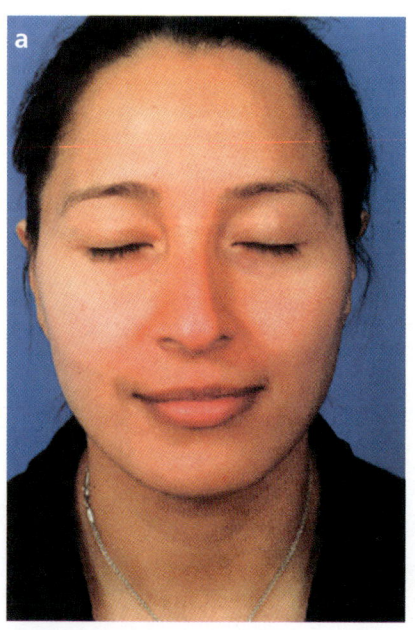

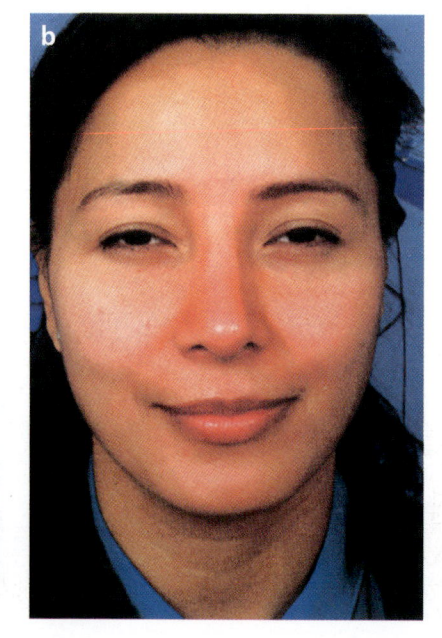

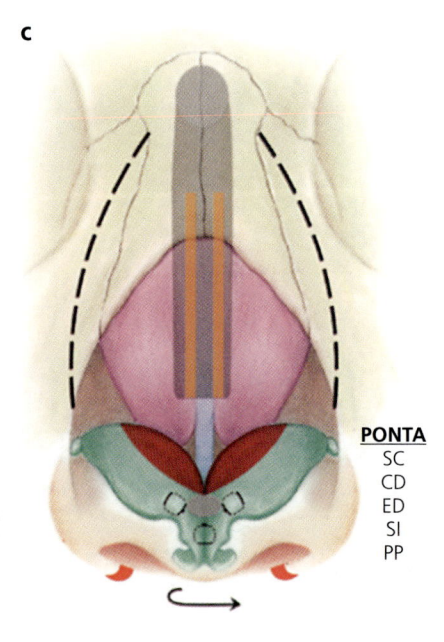

Fig. 4.37 (a-j)

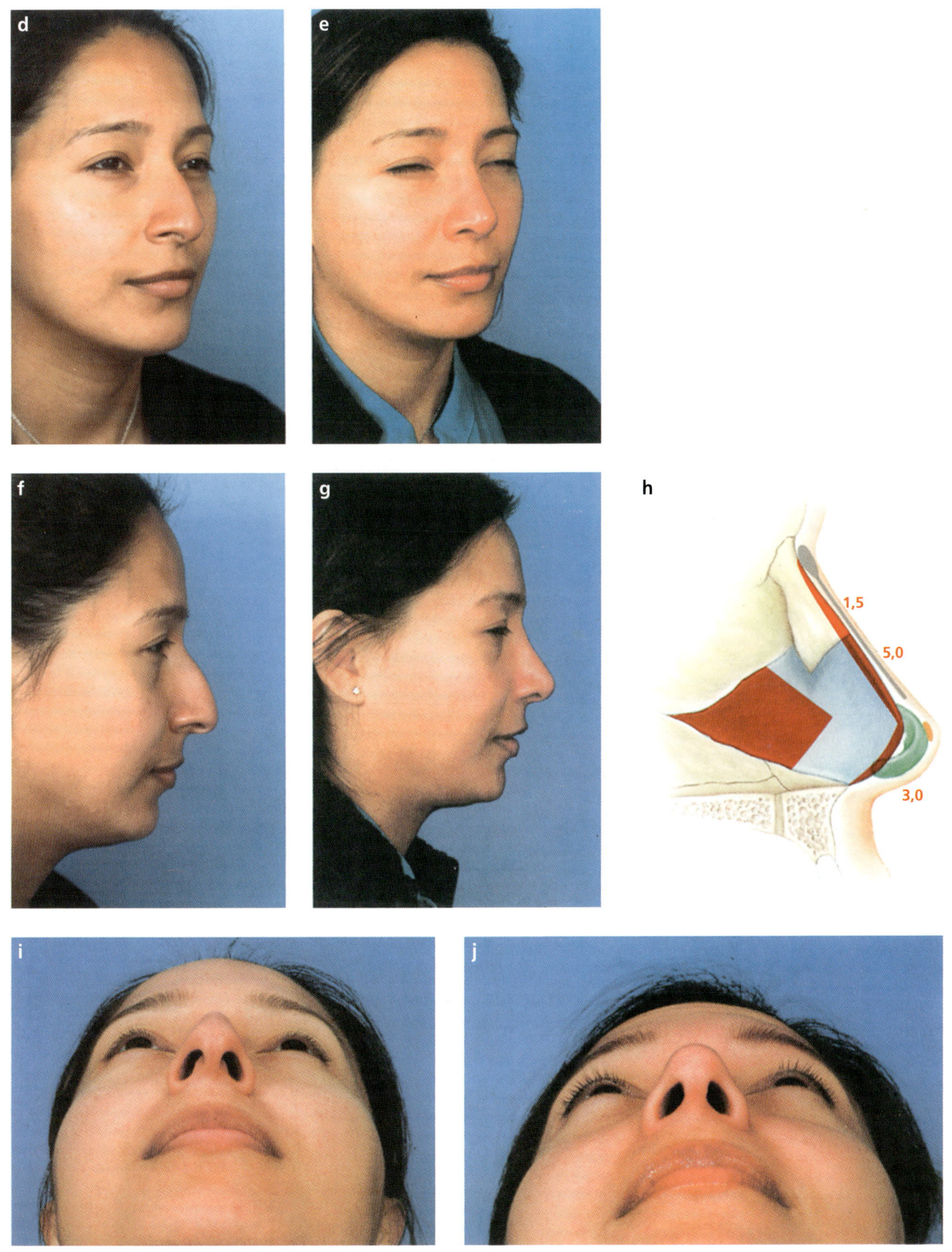

Estudo de Caso: Deficiência Intrínseca de Ponta

Fig. 4.37 *(Cont.)*

Tomada de Decisão: Nível 3

O Problema. Simplificando, estes pacientes odeiam sua ponta e desejam uma nova. O sucesso ou a falha desta na capacidade do cirurgião para criar uma nova ponta. Estas pontas são muitas vezes deformidades "extremas", em que o cirurgião precisa desconstruir a ponta existente seguida pela reconstrução de uma ponta atraente. Outra complicação ao desafio é o colapso da válvula externa à inspiração profunda. A real etiologia com mais frequência são as variações anormais ou extremas da anatomia alar embainhada em pele fina ou grossa. Uma comparação típica é que um caso de Nível 2 teria uma ponta larga, enquanto um paciente de Nível 3 teria uma má posição alar grave que necessita transposição alar. Uma verdadeira ponta de Pinóquio é uma deformidade de Nível 3, quando a anatomia intrínseca da cartilagem alar é deformada, necessitando, portanto, de excisão dos domos e substituição com um enxerto de estrutura de ponta. Em decorrência da gravidade do problema e mínima margem de erro, estes casos devem ser abordados com cautela.

Enxerto de Estrutura de Ponta e Excisão Domal. Uma ponta redonda coberta por pele grossa é um exemplo clássico em que as suturas podem se provar inadequadas, especialmente se houver superprojeção (Fig. 4.38a-d). Após a abordagem aberta, as alares são analisadas, criadas as tiras de *crura* laterais simétricas, e estabelecido o dorso definitivo. Insere-se e sutura-se um *strut* columelar. Então, faz-se uma marca de cerca de 6 mm acima do ponto de quebra columelar, e as alares são divididas. A porção lateral é escavada excisando-se um segmento domal (2 a 6 mm). Dependendo de sua localização, a excisão domal pode reduzir a projeção ou a largura da ponta ou uma combinação das duas. As bordas excisadas são reparadas com PDS 5-0. Um enxerto de ponta é, então, suturado às alares reparadas com a borda principal do enxerto de ponta 1 a 2 mm acima dos domos reparados. Recobre-se com pele, sendo avaliadas a projeção e a definição da ponta, e o enxerto é moldado, conforme necessário. Em seguida, um enxerto em capuz é suturado sobre os domos e atrás do enxerto de ponta para prevenir o seu achatamento.

Transposição Alar. Em casos de mau posicionamento alar significativo, muitas vezes é necessário mobilizar as *crura* laterais e sua reposição na direção do contorno da narina (Fig. 4.38e-h). Estes casos frequentemente têm fraqueza no contorno da narina que pode levar ao colapso total à inspiração profunda no pré-operatório. A transposição alar mais enxertos de *strut* nas *crura* laterais revolucionaram nosso tratamento de ponta instável quadrada. Se as alares estiverem orientadas em direção muito vertical (mau posicionamento), então é indicada a transposição alar. As *crura* laterais são dissecadas lateralmente e feita sua transecção em sua juntura com as cartilagens acessórias. São marcadas as incisuras domais. Sutura-se um *strut* columelar entre as *crura* médias. Com a mobilização das *crura* laterais, são inseridas suturas de criação domal e interdomal. Recobre-se com pele. Os enxertos de *strut* nas *crura* laterais com frequência são necessários para estabilizar e contornar as narinas. A maioria destes casos tem pele fina, e um enxerto em cobertura fascial é acrescentado sobre a ponta.

Casos Secundários. Conforme se discutirá no Capítulo 10, uma ampla variação de enxertos de ponta pode ser necessária, uma vez que as cartilagens alares com frequência foram excisadas ou estão gravemente comprometidas. Em certos casos, um enxerto de ponta isolado é inserido e acrescentados enxertos de contorno alar ao longo das margens sem qualquer substituição das *crura* laterais. Os casos secundários são realmente exigentes e deve-se estar confortável com os complexos casos primários antes de tentá-los.

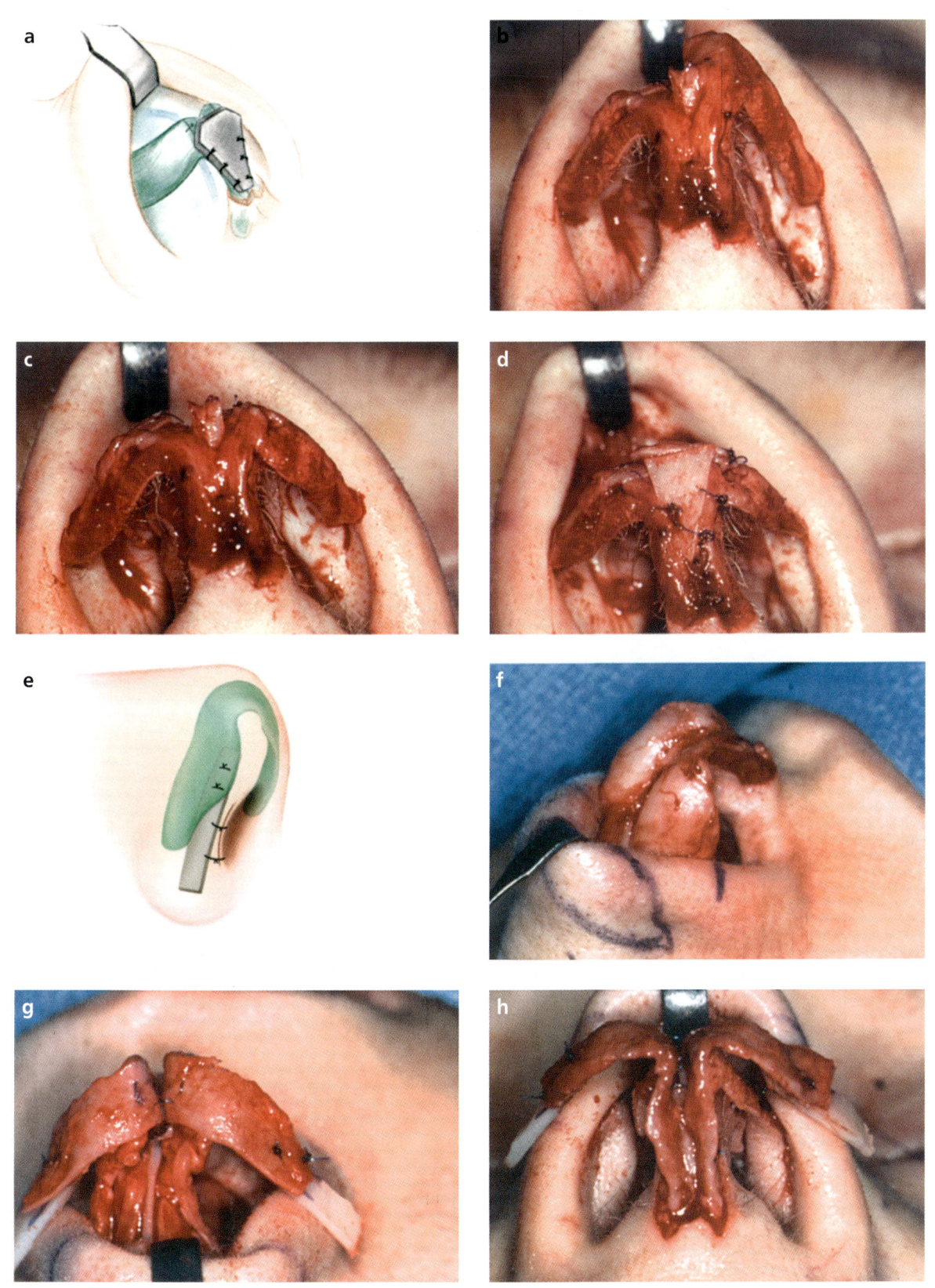

Fig. 4.38 (**a-d**) O enxerto aberto estrutural de ponta com excisão de domo, (**e-h**) transposição alar com enxertos de *strut* nas *crura* laterais.

Estudo de Caso: Enxerto Aberto Estrutural de Ponta

Análise

Uma paciente de 38 anos de idade percebia que seu nariz e pálpebras superiores a faziam parecer mais velha. O desafio nasal era óbvio – uma ponta em bola coberta por pele grossa (Fig. 4.39). O objetivo não era melhorar a ponta, mas em vez disso criar uma ponta inteiramente nova, menor e com maior definição. A composição do problema era um perfil que necessitava de mínima alteração, enfatizando, assim, a desproporção dorsal/base. Em 4 anos de pós-operatório, a ponta nasal do paciente parece muito mais refinada e mais estreita. Quando são necessárias grandes alterações, um enxerto de estrutura de ponta com excisão domal é a resposta. Nota: Um breve DVD deste caso está disponível (Fig. 4.39 DVD).

Técnica Cirúrgica

1) Blefaroplastia da pálpebra superior e colheita de fáscia.
2) Abordagem aberta com a análise da ponta e tiras de *crura* laterais simétricas.
3) Mínima modificação dorsal – aplanamento ósseo, cartilagem < 1 mm.
4) Colheita septal.
5) Osteotomias baixas-altas e enxertos expansores assimétricos: à direita, 2,5 mm, à esquerda, 1 mm.
6) Inserção e fixação de sutura de *strut* columelar.
7) Excisão de um segmento domal de 4 mm.
8) Enxerto de estrutura de ponta aberta.
9) Excisão alar em cunha (4 mm) e inserção de enxertos de contorno alar.

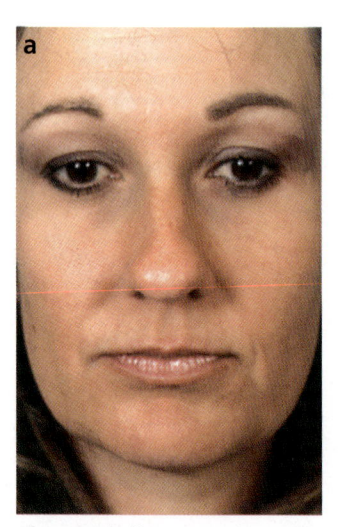

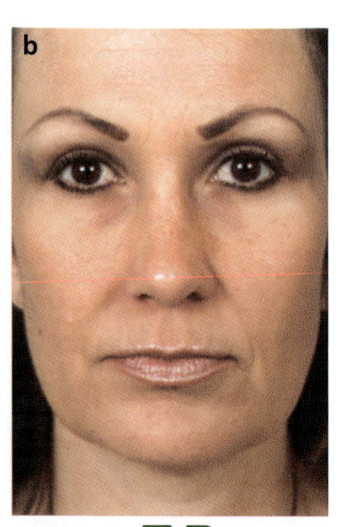

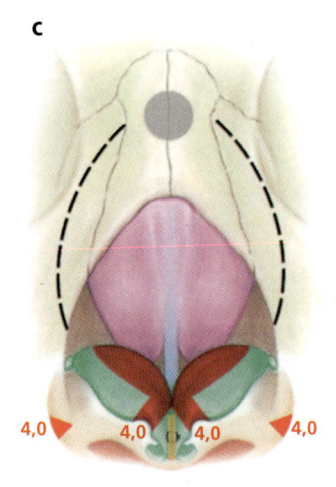

Fig. 4.39 (a-j) Enxerto aberto estrutural de ponta. DVD

Estudo de Caso: Enxerto Aberto Estrutural de Ponta

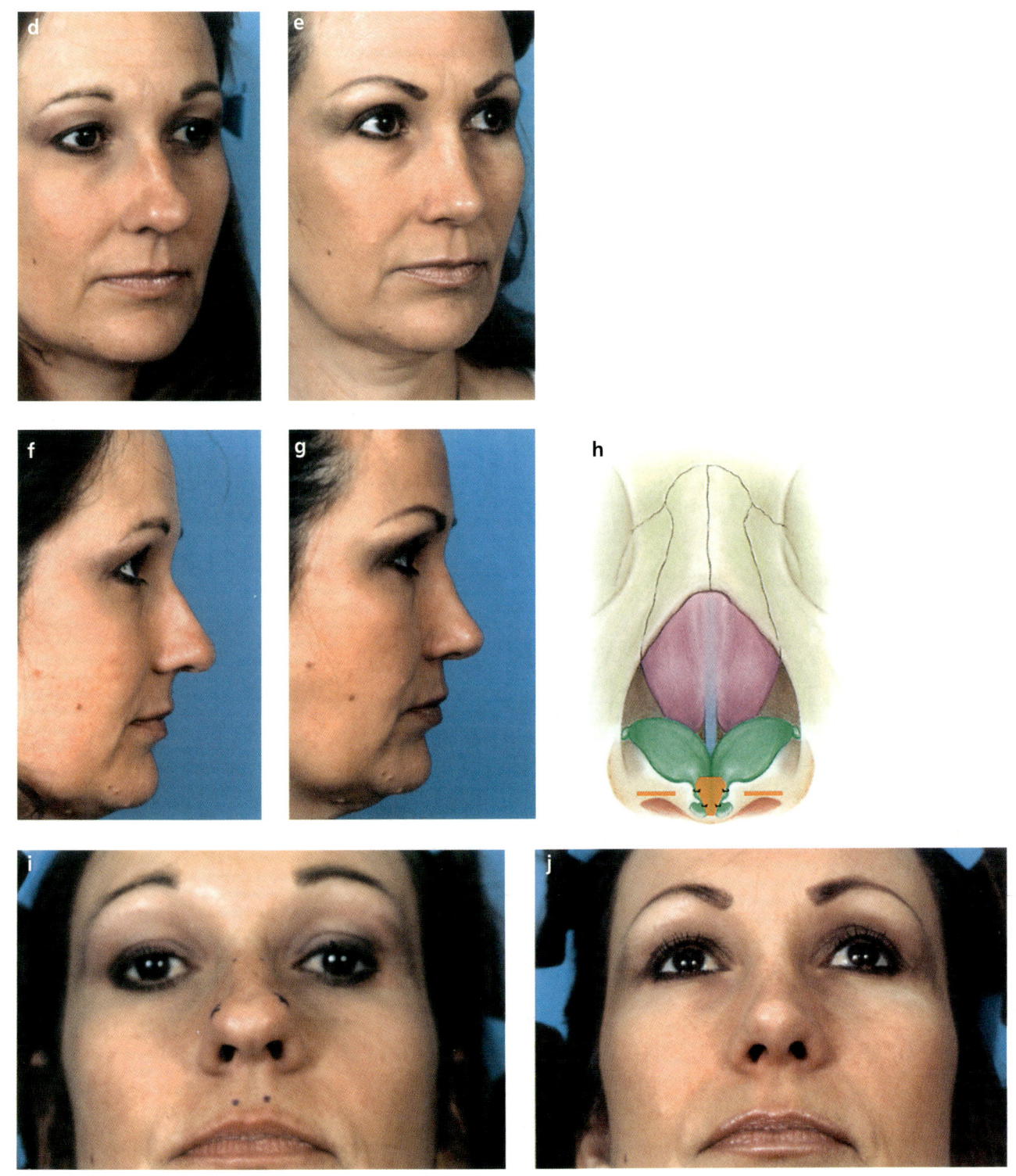

Fig. 4.39 *(Cont.)*

Suturas de Ponta que não Funcionam para Mim

Com os anos, descobri que uma variedade de suturas especializadas não funciona para mim. Desde que as descobri também em casos secundários, parece que elas não funcionam para os outros casos. A explicação pode ser que estas suturas são tecnicamente exigentes e imperdoáveis com os cirurgiões que não as usem com frequência. Obviamente, os proponentes destas suturas podem fazê-las funcionar, mas acho-as desafiadoras. As três últimas suturas ilustradas são provenientes do estudo de caso como segue (Fig. 4.41).

Suturas de Transposição da *Crus* Lateral (LCSS [STCL]). Conforme a concepção original de Tebbetts (1945), as STCLs destinam-se a moldar e a reposicionar as *crura* laterais, especialmente reduzindo sua convexidade (Fig. 4.40a, b). Os passos-chave são os seguintes: (1) coloque uma agulha através das *crura* laterais em ponto de máxima convexidade, (2) insira uma sutura de colchoeiro horizontal e (3) aperte aos poucos para reduzir a convexidade e estreitar a ponta. O problema com a STCL é sua tendência a causar a retração do contorno alar verdadeira. A STCL tem sido suplantada pela CCL de Gruber que é mais efetiva em fixar a convexidade em uma única *crus* lateral e tem risco mínimo de causar retração como subproduto.

Suturas de Linha Média. Não tenho ideia sobre quem propôs múltiplas suturas de linha média entre a borda caudal das duas *crura*, mas podem ter consequências devastadoras (Fig. 4.40c, d). Estas suturas produzem real distorção na columela, resultando em estreita suspensão da columela. À medida que a sutura em linha média progride na direção da ponta, é produzida uma *ponta em ponto único*, seguida pela retração das rimas alares, resultando em uma ponta emaranhada. Nem sequer pense em usar suturas de linha média.

Sutura de Cartilagem Lateral Inferior (LCC [SCLI]) para Cartilagem Lateral Superior (ULC [CLS]). Vários cirurgiões sugeriram suturar a borda cefálica das *crura* laterais na borda caudal das cartilagens laterais superiores para se conseguir a rotação e a estabilização da ponta (Fig. 4.40e, f). Um grau significativo de sofisticação e experiência é necessário para fazer esta sutura funcionar. Infelizmente, estas suturas são difíceis de executar podendo produzir abaulamento na área semelhante à formação excessiva de sobreposição. Não a recomendo.

Sobreposição da Columelar ao Septo Caudal. O conceito de suturar a columelar ao septo caudal é usado pelos cirurgiões desde as primeiras rinoplastias e pode ser efetiva. Entretanto, outros cirurgiões estenderam este conceito à técnica *"encaixe na tenda"*. Neste procedimento, as *crura* mediais são suturadas ao septo caudal em posição girada mais para cima, usando assim o septo caudal, como *strut* columelar (Fig. 4.40g, h). Para o cirurgião que realiza esta técnica, raramente poderá ser difícil posicionar as *crura* corretamente. Depois de fixadas em posição, o cirurgião não poderá fazer ajustes finos na projeção da ponta, uma vez que a ponta foi fixada caudalmente, isto é, a sutura de ponta não será efetiva na criação da quebra da supraponta. Não recomendo esta sutura para uso ocasional, porque é necessário muito critério e há pouca flexibilidade para a sutileza.

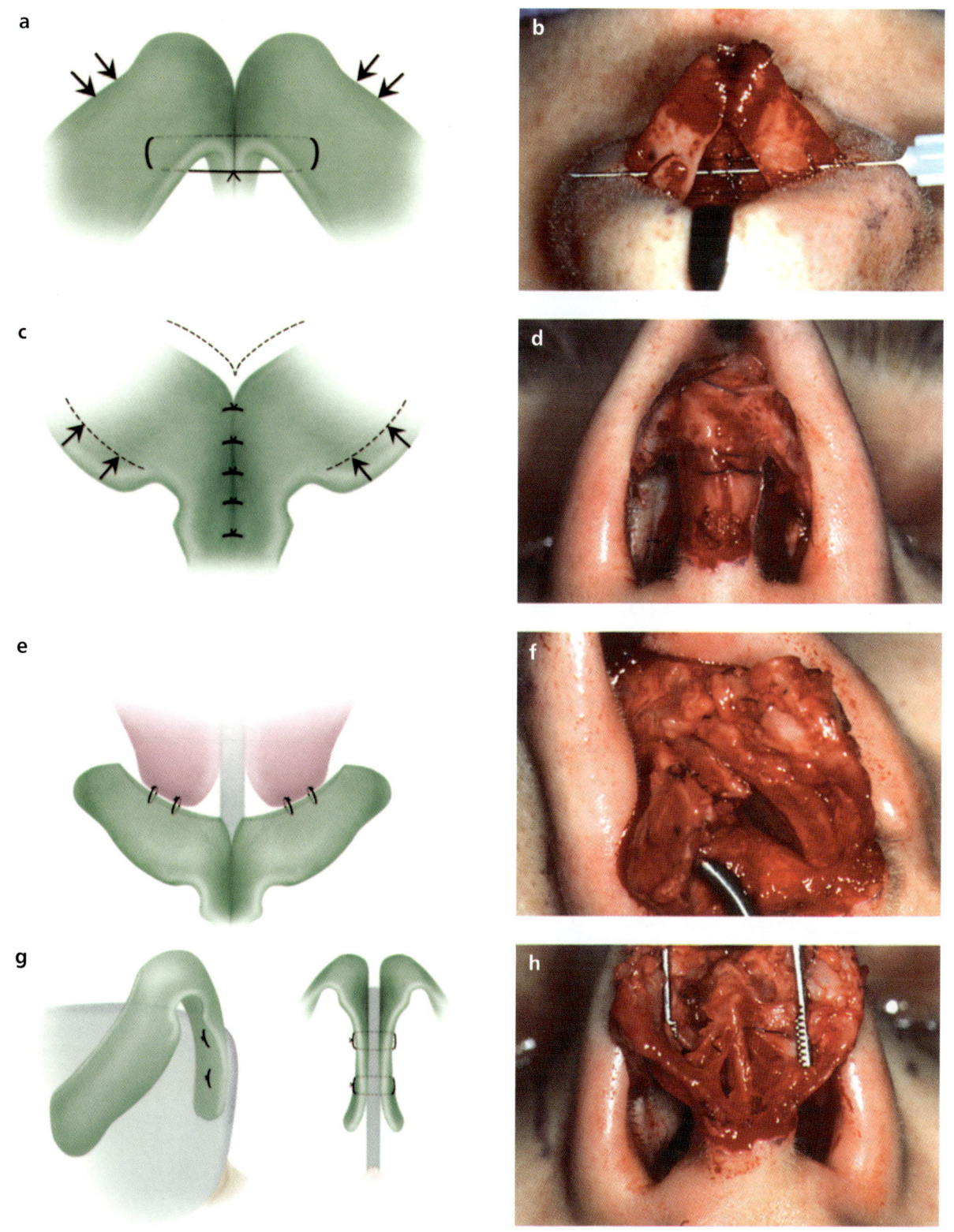

Fig. 4.40 (**a, b**) Sutura de transposição das *crura* laterais, (**c, d**) sutura em linha média, (**e, f**) sutura CLI a CLS, (**g, h**) encaixe em fenda.

Estudo de Caso: Um Nariz Superssuturado

Análise

Uma mulher de 28 anos havia feito rinoplastia aos 18 anos. Dez anos depois, suas queixas primárias eram que seu nariz parecia "feito" e esticado demais (Fig. 4.41). Este caso ilustra por que o cirurgião precisa estar preparado para toda e qualquer surpresa durante uma rinoplastia secundária. Era difícil decidir por que a surpresa era maior – a extensão da aplicação de sutura de ponta anterior ou o enxerto dorsal de Skoog. Certamente, a remoção do enxerto dorsal significava que a ponta estava grosseiramente superprojetada. As cartilagens alares estavam envolvidas em tecido de cicatrização, e a aplicação de sutura anterior certamente não era "reversível". Além disso, o colapso de válvula vestibular significava que as alares tinham que ser transpostas e acrescentados enxertos de *strut* da *crus* lateral. Este caso ilustra por que os casos secundários podem ser extraordinariamente difíceis – há sempre um momento em que se deseja nunca haver concordado em fazer o caso.

Técnica Cirúrgica

1) Incisão de transfixação revelou suturas de *encaixe em fenda* (Fig. 4.40b).
2) Abordagem aberta, usando a incisão transcolumelar anterior. Foi encontrada pele fina.
3) Suturas de linha média visíveis, explicando a retração alar e a ponta aguda (Fig. 4.40d).
4) Dissecção dorsal revelou um enxerto de "Skoog" de dorso reinserido.
5) Redução dorsal gradual – somente cartilagem, afunilando 3 mm.
6) Ressecção septal caudal (3 mm). Colheitas septal e fascial.
7) Osteotomias oblíqua medial, transversa e baixa-baixa.
8) Inserção de enxertos expansores bilaterais.
9) Transposição de alares revelou suturas SCLI a CLS (Fig. 4.40f).
10) Inserção de *strut* columelar e excisão domal de 5 mm para queda de projeção.
11) Enxerto ocultador de ponta de cartilagem excisada com cobertura de enxerto de fáscia.
12) Enxerto de fáscia dorsal.

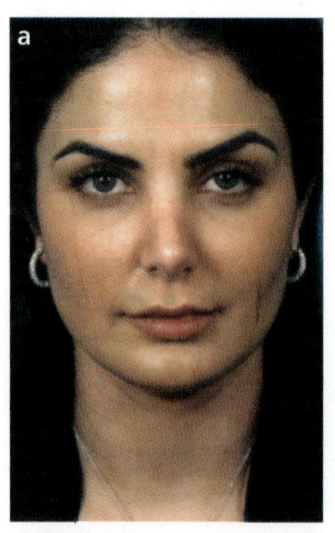

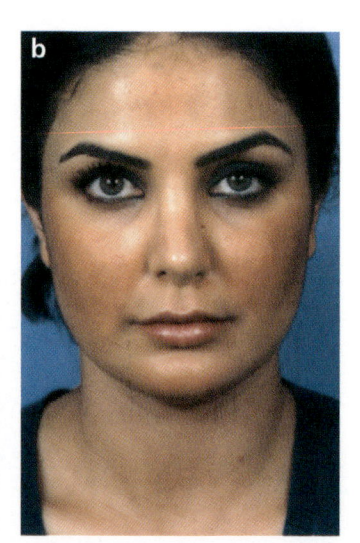

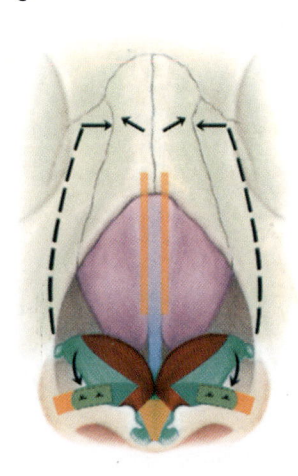

Fig. 4.41 (a-j)

Estudo de Caso: Um Nariz Superssuturado

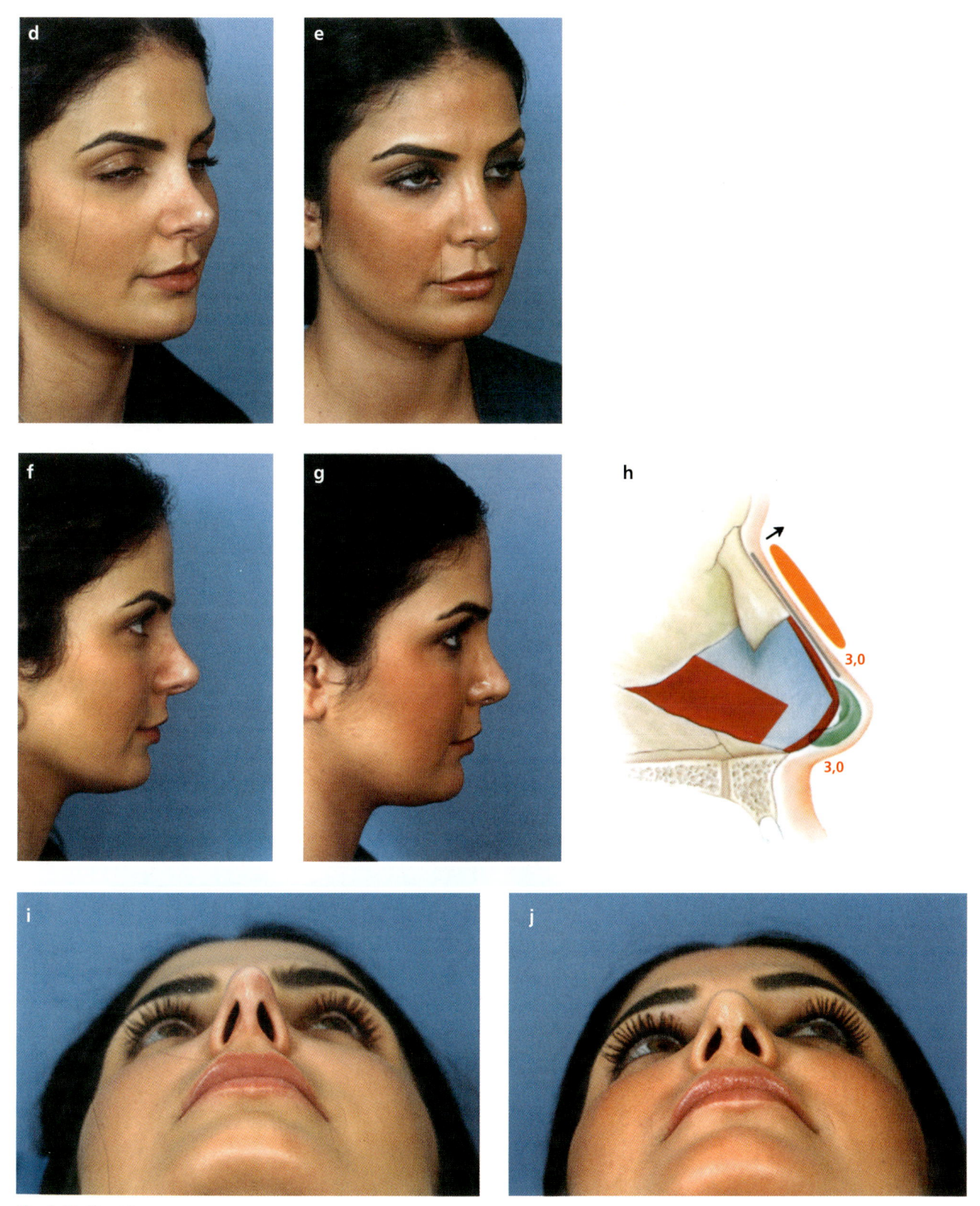

Fig. 4.41 *(Cont.)*

Lista de Leitura

Byrd HS, Hobar PC. Rhinoplasty: A practical guide for surgical planning. Plast Reconstr Surg 91: 642, 1993

Byrd HS, Andochick S, Copit S, and Walton KG. Septal extension grafts: A method of controlling tip projection shape. Plast Reconstr Surg 100: 999, 1997

Daniel RK. Rhinoplasty: Creating an aesthetic tip. Plast Reconstr Surg 80: 775, 1987

Daniel RK. Anatomy and aesthetics of the nasal tip. Plast Reconstr Surg 89: 216, 1992

Daniel RK. The nasal tip. In: Daniel RK (ed) Aesthetic Plastic Surgery: Rhinoplasty. Boston: Little, Brown, 1993

Daniel RK. Open tip suture techniques. Part I: Primary rhinoplasty, Part II: Secondary rhinoplasty. Plast Reconstr Surg 103: 1491, 1999

Daniel RK. Broad, boxy, and ball tips. Open Tech Plast Surg 4: 7, 2000

Daniel RK. Tip refinement grafts: the designer tip. Aesth Surg J 29: 528, 2009

Gruber RP, Nahai F, Bogdan MA et al. Changing the convexity and concavity of nasal cartilages and cartilage grafts with horizontal mattress sutures. Part I. Experimetnal results. Plast Reconstr Surg 115: 589, 2005. Part II: Clinical results. Plast Reconstr Surg 115: 595, 2005

Gruber RP, Bates SJ, Le JL. Advanced suture techniques in rhinoplasty. In Gunter, JP, Rohrich RJ, Adams WP Dallas Rhinoplasty: Nasal Surgery by the Masters. (2nd ed.), St. Louis: QMP Publishing, 411-446, 2007

Guyuron B, Behmand RA. Nasal tip sutures. Part II: The interplays. Plast Recon Surg 112: 1130, 2003. Part I: The evolution. Plast Reconstr Surg, 112: 125, 2003

Johnson CM, and Toriumi DM. Open Structure Rhinoplasty. Philadelphia: Saunders, 1990

Kridel RWH, Scott BA, Fonda HMT. The tongue-in-groove technique in septorhinoplasty: a 10 year experience. Arch Facial Plast Surg 1: 246-256, 1995

McCollough EG. Nasal Plastic Surgery. Philadelphia: Saunders, 1994

Natvig P, Setler LA, and Dingman RO. Skin abuts skin at the alar margin of the nose. Ann Plast Surg 2: 248, 1979

Rees TD, and La Trenta OS. Aesthetic Plastic Surgery (2nd ed.) Philadelphia: Saunders, 1994

Rohrich RJ, Adams WP Jr. The boxy nasal tip: classification and management based of alar cartilage suture techniques. Plast Reconstr Surg 107: 1849, 2001

Sheen JH. Middle crus: The missing link in alar cartilage anatomy. Perspect Plast Surg 5:3 1, 1991a

Sheen JH. Tip graft: A 20-year retrospective. Plast Reconstr Surg 91: 48, 1991b

Sheen JH. Rhinoplasty: personal evolution and milestones. Plast Reconstr Surg 105: 1820, 2000

Sheen JH, Sheen AP. Aesthetic Rhinoplasty (2nd ed.) St. Louis: Mosby, 1987

Tardy ME. Rhinoplasty: The Art and the Science. Philadelphia: Saunders, 1997

Tardy ME, and Cheng E. Transdomal suture refinement of the nasal tip. Facial Plast Surg 4: 317, 1987

Tebbetts JB. Shaping and positioning the nasal tip without structural disruption: A new, systematic approach. Plast Reconstr Surg 1994;94:61. Additional information in Tebbetts JB. Primary Rhinoplasty: A New Approach to the Logic arid Techniques. St. Louis: Mosby, 1998

Toriumi, DM. New concepts in nasal tip contouring. Arch Facial Plast Surg 8: 156, 2006

Toriumi DM, Johnson CM. Open structure rhinoplasty. Featured technical points and longterm follow-up in Facial Plast Clin 1: 1, 1993

Zelnik J, Gingrass RP. Anatomy of the alar cartilage. Plast Reconstr Surg 64: 650, 1979

Base Nasal 5

Introdução

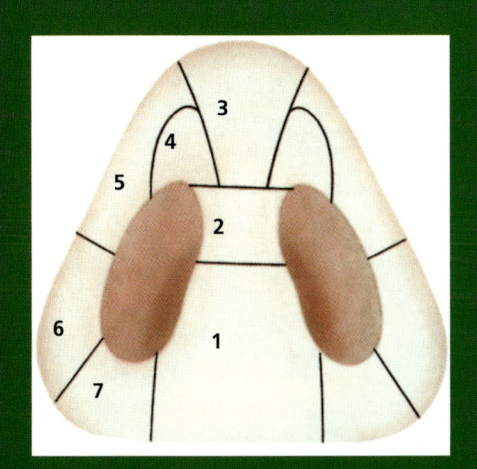

A base nasal é provavelmente a área menos compreendida e mais complexa do nariz. Erros cirúrgicos de omissão levam a resultados abaixo de ideais, enquanto os erros de comissão podem produzir deformidades irreparáveis. Os erros ocorrem porque os cirurgiões assumem que estes são "técnicas auxiliares" e não uma parte integrante de uma rinoplastia. Ou talvez não passem muito tempo estudando as sutilezas estéticas e anatômicas da área. Infelizmente, a análise pode ser bastante complexa, e a etiologia de um problema pode ser multifatorial. O impacto das estruturas adjacentes é de importância crítica. Deve-se sempre avaliar a influência do septo caudal sobre a columela, o que pode resultar em desvio, retração ou deformidade em suspensão. Apesar da complexidade analítica, a maioria das soluções cirúrgicas é simples, desde que seja feito o diagnóstico correto. O procedimento deve ser feito meticulosamente, ou deformidades permanentes podem ocorrer. Embora desafiador, acredito que uma modificação adequadamente planejada e executada de base alar pode causar grande impacto sobre o resultado da rinoplastia, como um enxerto de ponta.

Visão Geral

Os pacientes se queixam com frequência da largura de sua base nasal, tamanho das narinas ou sua ponta caída. Muitos cirurgiões tentam ignorar estas queixas, por não se sentirem confiantes de que são capazes de corrigi-las. No entanto, essas deformidades podem ser melhoradas com muita facilidade, contanto que o cirurgião analise sua etiologia e desenhe um plano cirúrgico efetivo (Fig. 5.1). A chave é pensar nos ABC da base nasal – Contorno *A*lar, *B*ase e Columela.

Nível 1

Contorno Alar. A maneira mais efetiva de apoiar o contorno alar é o enxerto de contorno alar (ECA). Um pedacinho delgado de cartilagem (3 × 10 mm) é posto em uma bolsa subcutânea em paralelo com o contorno alar. Ele corrige as principais debilidades preexistentes do contorno ou o que possa ocorrer após a aplicação de sutura da ponta.

Base. O cirurgião deve dominar a *excisão do assoalho da narina*, o que reduz a exibição da narina em vista anterior, e a *excisão em cunha alar*, o que reduz a dilatação alar. Essas excisões são extraordinariamente eficazes com um mínimo de risco, quando executadas adequadamente.

Columela. As excisões do septo caudal e espinha nasal anterior (ENA) são personalizadas para girar para cima ou encurtar um longo nariz. Seu efeito sobre a posição da ponta talvez seja tão importante quanto a anatomia alar.

Nível 2

Contorno Alar. À medida que a retração do contorno alar e a forma anormal da narina se tornam maiores, a solução cirúrgica se torna a sutura direta do enxerto de contorno alar dentro de uma incisão de contorno marginal – o *enxerto de estrutura de* contorno *alar* (EECA). Essencialmente, utiliza-se o mesmo enxerto, mas suturando-o diretamente ao longo da margem da narina para maior suporte e moldagem.

Base. À medida que a dilatação alar e a largura da narina aumentam, a solução cirúrgica se torna a ressecção *combinada* do assoalho da narina/em cunha alar.

Columela. A inserção de um *strut* columelar entre as *crura* é extremamente eficaz para empurrar para baixo a inclinação columelar. Na maioria dos casos, a correção de um desvio columelar requer tanto a correção do septo caudal desviado, como a inserção de um grande *strut* columelar.

Nível 3

Contorno Alar. À medida que a retração da margem se torna grave, acrescentam-se enxertos compostos de cartilagem conchal e pele para corrigir a deficiência. Quando o apoio do contorno alar está totalmente ausente, podem ser necessárias tábuas alares rígidas de cartilagem costal.

Base. Em certos casos étnicos e de fissura labial, são usados procedimentos de garantia para estreitar ao máximo a largura da narina. É necessária muita imaginação para revisar as deformidades secundárias da narina.

Columela. A retração da columela pode decorrer de encurtamento do septo ou de ressecção anterior do septo caudal ou membranoso. A reconstrução pode ser exigente.

Visão Geral

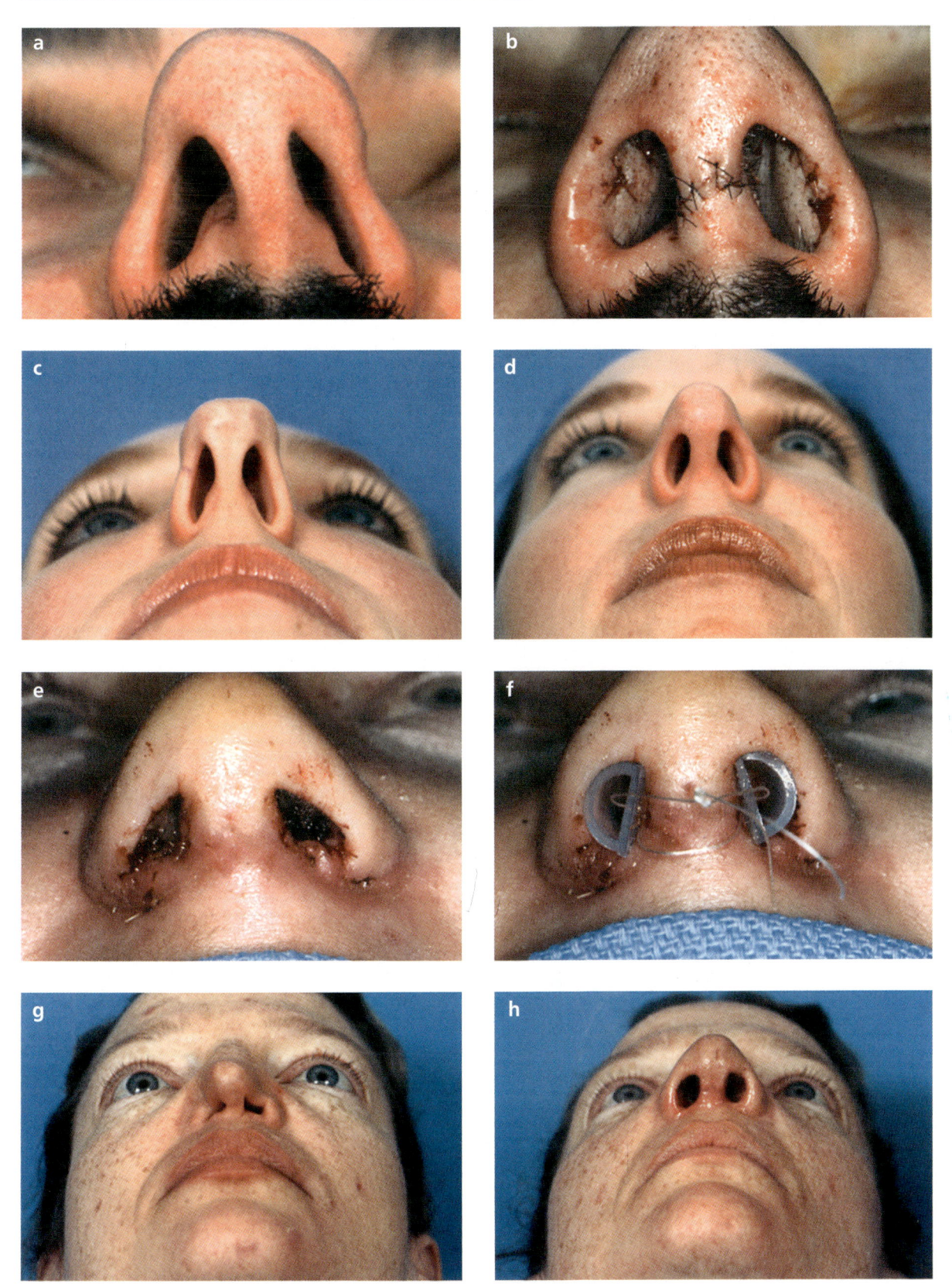

Fig. 5.1 Visão geral – ilustrações. (**a**, **b**) Correção de desvio e assimetria, (**c, d**), suporte e alteração da forma intrínseca da narina, (**e, f**) colocação de *splints* na válvula externa, (**g, h**) colapso total da narina tratada com enxertos alares "espessos".

Anatomia

Componentes Anatômicos. Tanto de uma perspectiva anatômica, como estética, a base nasal é subdivida em oito componentes: (1) base columelar, (2) pilar columelar central, (3) triângulo infralobular, (4) triângulo mole, (5) parede lateral, (6) base alar, (7) assoalho da narina e (8) narina (Fig. 5.2). Aprecia-se melhor a abordagem deste componente em vista basilar. A largura transversal da base columelar relaciona-se com a separação das plataformas e com a quantidade de tecido interveniente. O septo caudal/ENA é o fator crítico na determinação do ângulo lábio-columelar, conforme observado em vista lateral. O pilar columelar central é criado pela aposição das *crura* mediais e sua terminação na junção lóbulo-columelar. O triângulo infralobular e o triângulo mole são a pedra superior da pirâmide. O comprimento do segmento columelar das *crura* médias determina a altura do triângulo, e a largura determina a sua divergência. O triângulo mole é um reflexo da largura da incisura domal e consiste em um tecido de superfície e pele vestibular desprovido de cartilagem. A parede lateral reflete o apoio e a proximidade das *crura* laterais com a margem alar. É a amplitude cefálica da cartilagem lateral a partir da margem que cria o ponto de quebra da margem alar e marca a junção entre o lóbulo e a base alar. A base alar é composta por tecido subcutâneo e músculos. Ela serve como deflexão para o nariz, conforme influenciado pela musculatura facial. É uma área de importância cirúrgica, uma vez que determina a quantidade de dilatação alar e largura interalar. A margem da narina varia amplamente em suas superfícies vestibular e cutânea. A base alar pode terminar abruptamente, criando uma margem plana de narina ou ter uma borda contínua enrolada. Igualmente, as plataformas podem-se estender lateralmente, deixando uma margem mal definida de narina. A narina obviamente é o vazio cuja forma é determinada pelas estruturas circundantes.

Influências Extrínsecas. É na vista lateral que se começa a apreciar a importante inter-relação entre a base nasal e suas estruturas limítrofes. O *ângulo lábio-columelar* é um ponto de referência estético crítico. Como se observa em dissecção de cadáver, o achado anatômico chave é o de que a distância do ponto A da maxila até a ponta do nariz tem geralmente 4 cm. Ele se divide em quatro segmentos de 1 cm: espinha nasal anterior, septo caudal, *crura* mediais e *crura* médias. A ENA determina a projeção da maxila e pode ter embaixo uma crista óssea estrutural. O septo caudal determina o componente columelar, à medida que ele é coberto por tecido mole centralmente, mas sem nenhuma cartilagem por 1 cm, até que as *crura* mediais se encontrem. O componente labial é determinado pela forma da maxila e sua relação com os tecidos moles que compreendem o lábio superior. Em vista anterior, o fator anatômico chave é a dilatação alar (AL) e a largura das bases alares (AC).

Anatomia

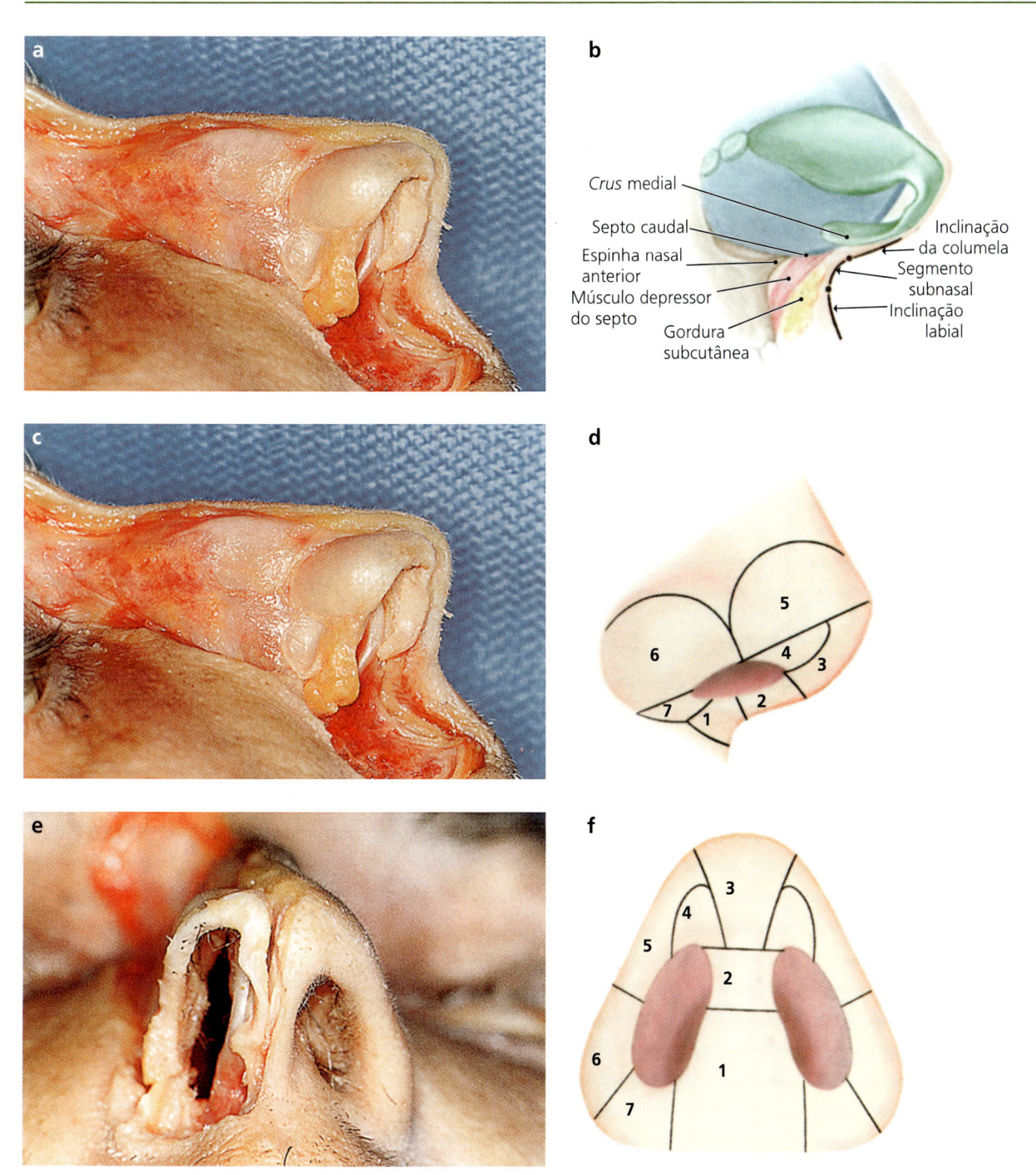

Fig. 5.2 (**a-f**) Anatomia basilar.

Labels in **b**:
- *Crus* medial
- Septo caudal
- Espinha nasal anterior
- Músculo depressor do septo
- Gordura subcutânea
- Inclinação da columela
- Segmento subnasal
- Inclinação labial

Estética/Análise

A estética dos quatro componentes da base nasal são cuidadosamente analisados: dilatação/largura alar, columela, ângulo lábio-columelar e narina (Figs. 5.3 e 5.4).

Dilatação alar (AL-AL) refere-se ao ponto mais largo entre as bases alares que geralmente ocorrem vários milímetros acima do sulco alar. Em contrapartida, a *largura interalar* (AC-AC) denota a distância entre os sulcos alares que geralmente é menor que a dilatação alar. A distinção é importante, já que a dilatação alar pode ser facilmente reduzida por excisão em cunha, ao passo que a largura interalar requer excisão combinada da base alar e do assoalho da narina. Esteticamente, as bases alares devem ser mais estreitas do que a largura intercantal (EN-EN). Estes valores são facilmente mensurados com uma régua ou compasso em vista anterior ou basilar.

A relação da *columela* com a ponta e a presença de uma columela pendente podem ser avaliadas pelo conceito de "gaivota em voo" em vista anterior. Essencialmente, o ponto de quebra da columela e cada ponto de quebra do contorno alar estão ligados de tal forma que ele representa uma gaivota em voo. Quanto mais verticais as asas, mais a pende a columela (ver Fig. 10.15, p. 377).

Conforme notado anteriormente, o *ângulo lábio-columelar* (ALC) é criado pela intersecção da tangente columelar e a tangente labial no subnásio (SN). Cada componente deve ser analisado separadamente. O componente da columela é um indicador muito poderoso de rotação nasal para cima. Um ângulo columelar verdadeiro é mensurado, estendendo-se a linha tangente columelar para trás até o eixo vertical que atravessa a base alar. Deve-se estar em paralelo ao ângulo da ponta e aproximadamente a 105° em homens. A columela deve ter uma leve convexidade em vez de uma concavidade retraída ou uma proeminência suspensa. O componente labial relaciona-se com o lábio superior com o ideal a -6° a partir da vertical do lábio superior, evitando-se retrusão ou proeminência. Devem-se considerar as influências óbvias da maxila, relação oclusão, inclinação dos dentes e composição do lábio superior. O segmento subnasal deve ser uma curva gradual, interconectando os dois componentes, e não uma ponta aguda nem um tecido rombo convexo que encurta o lábio superior. Em seguida, é obrigatória uma cuidadosa avaliação do septo caudal e da ENA. O exame é feito principalmente por palpação, o que muitas vezes indica etiologias ósseas ou de tecido mole. Nota: o termo ângulo nasolabial não é mais usado, visto que o ALC tem maior acurácia e relevância cirúrgica.

A análise do *complexo columela-narina-contorno alar (CCNCA)* requer o cuidadoso exame de múltiplos fatores. O primeiro passo é avaliar quatro inclinações em vista lateral: (1) ângulo da ponta, (2) tangente do contorno alar, (3) inclinação da narina e (4) inclinação columelar. Segundo, o ângulo da ponta e a inclinação columelar serão fatores críticos na determinação do resultado geral da rinoplastia e devem ser abordados antes da narina. Terceiro, devem-se avaliar tamanho, forma e inclinação da própria narina. Quarto, a configuração do contorno alar se torna um determinante da exibição da narina, e sua retração é um estigma comum pós-rinoplastia.

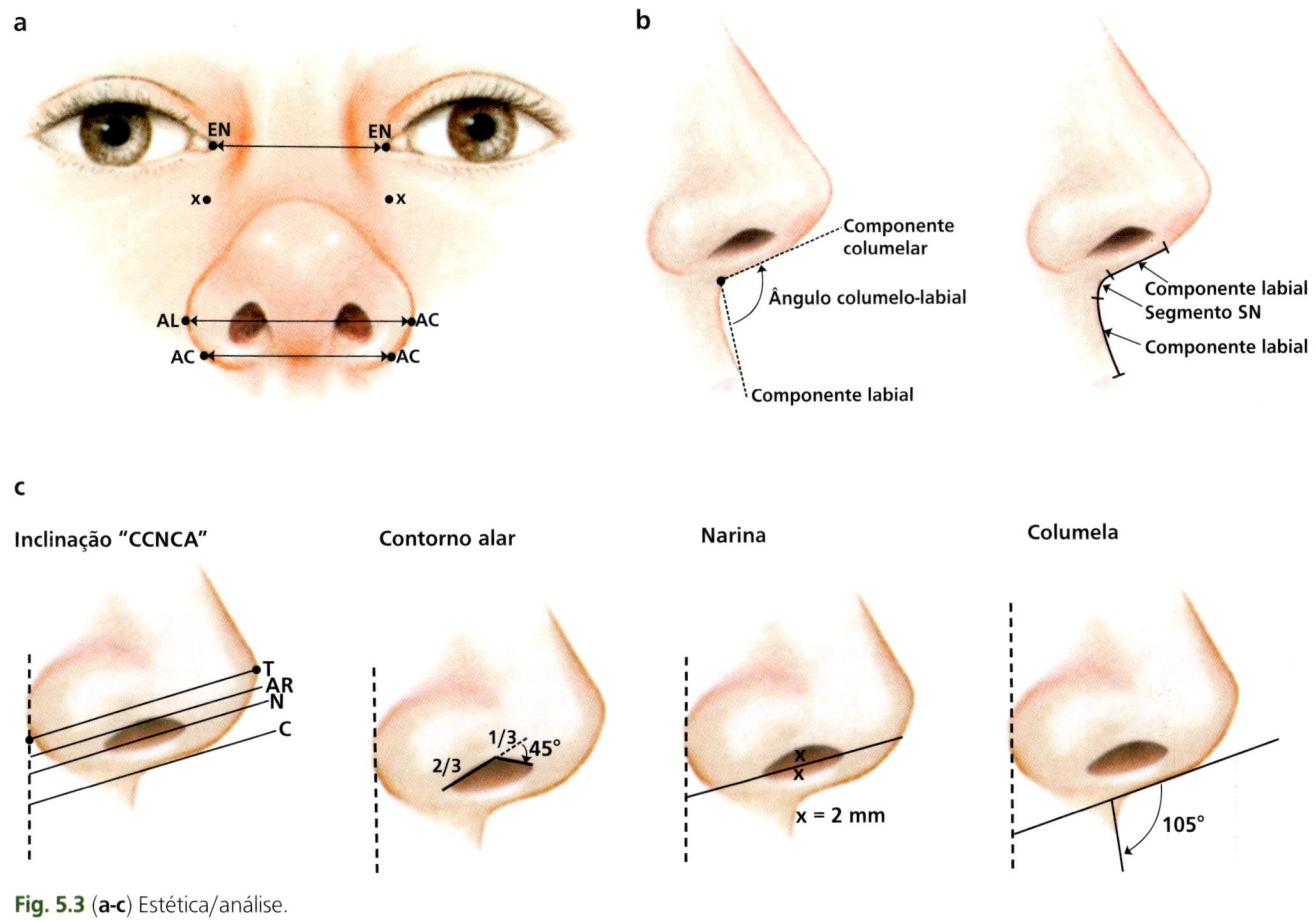

Estética/Análise **161**

a

b
Componente columelar
Ângulo columelo-labial
Componente labial

Componente labial
Segmento SN
Componente labial

c

Inclinação "CCNCA"
T
AR
N
C

Contorno alar
1/3
2/3
45°

Narina
x
x
x = 2 mm

Columela
105°

Fig. 5.3 (**a-c**) Estética/análise.

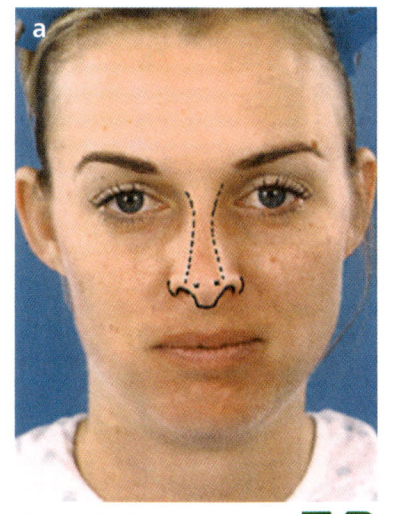

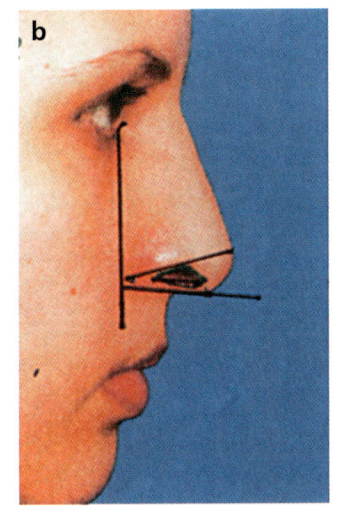

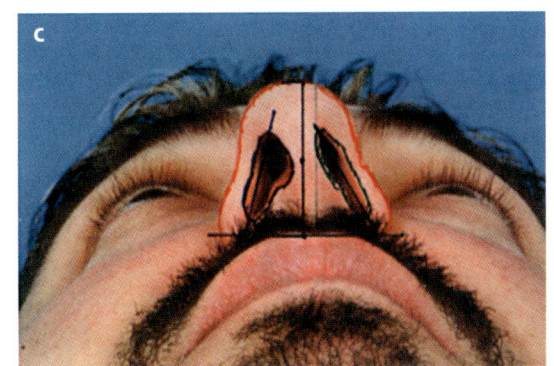

Fig. 5.4 (**a-c**) Análise de caso.

Modificação da Base

Embora existam muitas configurações de excisão para o estreitamento das bases alares, simplifiquei-as em três tipos de excisões: assoalho da narina, em cunha alar e combinada (Fig. 5.5). Alguns pontos técnicos: (1) a decisão quanto à indicação e ao tipo é tomada no pré-operatório, (2) o sulco alar é marcado no pré-operatório, e as incisões alares são feitas no sulco, (3) todas as excisões são mensuradas cuidadosamente com um compasso antes da injeção de anestesia local, (4) em 98% das vezes, procedimentos semelhantes são realizados em ambos os lados, variando apenas quanto ao tamanho da excisão para acomodar assimetrias, (5) usa-se uma lâmina nº 15 nova, e todos os cortes são feitos com tração do gancho na área sob a pele, (6) o assoalho é fechado com sutura de colchoeiro horizontal de categute simples 4-0 para assegurar a eversão e evitar, assim, uma cicatriz deprimida (sinal em Q), (7) a pele é fechada com sutura de náilon 6-0 e sem suturas profundas, e (8) as suturas são mantidas limpas até a remoção em 1 semana.

Excisão do Assoalho da Narina

Esta excisão destina-se a reduzir a "exibição da narina" em vista anterior ou oblíqua. A cunha é centrada verticalmente no assoalho e não é angulada verticalmente nem tem forma de vírgula (Fig. 5.6a, b). É essencialmente uma excisão em cunha trapezoidal vertical, medindo 2 a 4 mm de largura no assoalho da narina com paredes laterais verticais de 2 a 4 mm, altura que se afunila para baixo. O fechamento começa com sutura de colchoeiro de categute simples 4-0, no vestíbulo, seguida por uma ou duas suturas de náilon 6-0. O objetivo é aplanar a cicatriz e evitar uma cicatriz deprimida que distorce o assoalho da narina (sinal em Q).

Excisão em Cunha Alar

A excisão em cunha alar é uma excisão elíptica com uma borda inferior no sulco alar, e uma largura de 2 a 5 mm que pode se aproximar de 7 a 9 mm em certos narizes de negros (Fig. 5.6c, d). A cunha alar é destinada a reduzir a dilatação alar. Usando uma lâmina nº 15, faz-se uma excisão em V para baixo até o nível muscular médio, mas sem penetrar na pele vestibular subjacente. É necessário cauterização. A elipse é fechada a partir da ponta em direção ao meio, dando-se os nós no lado inferior. Com rara exceção, considerei as cicatrizes como um problema e discordo com aqueles que limitam sua modificação da base alar.

Excisão de Assoalho/Base Combinada

Esta excisão combinada destina-se a estreitar a base alar ao máximo, ao mesmo tempo reduzindo a dilatação (Fig. 5.6e, f). Essencialmente, desenha-se uma porção inferior da excisão em cunha alar ao redor da parede vertical medial da excisão do assoalho da narina. Em seguida, usando-se compassos, determina-se o componente de largura do assoalho e depois a altura do componente em cunha alar. Sob tração do gancho de pele, os limiares verticais são cortados primeiro, depois é feita a incisão alar inferior e finalmente a incisão em cunha superior. Após cauterização, o assoalho é fechado primeiro com categute simples 4-0 e depois o resto com náilon 6-0. Nota: ao longo do texto, denotarei primeiro o componente do assoalho e, em segundo lugar, o componente alar para que a excisão de 3/4 tenha 3 mm de assoalho e 4 mm de cunha alar.

Modificação da Base   163

Fig. 5.5 (**a, b**) Deformidades clínicas.

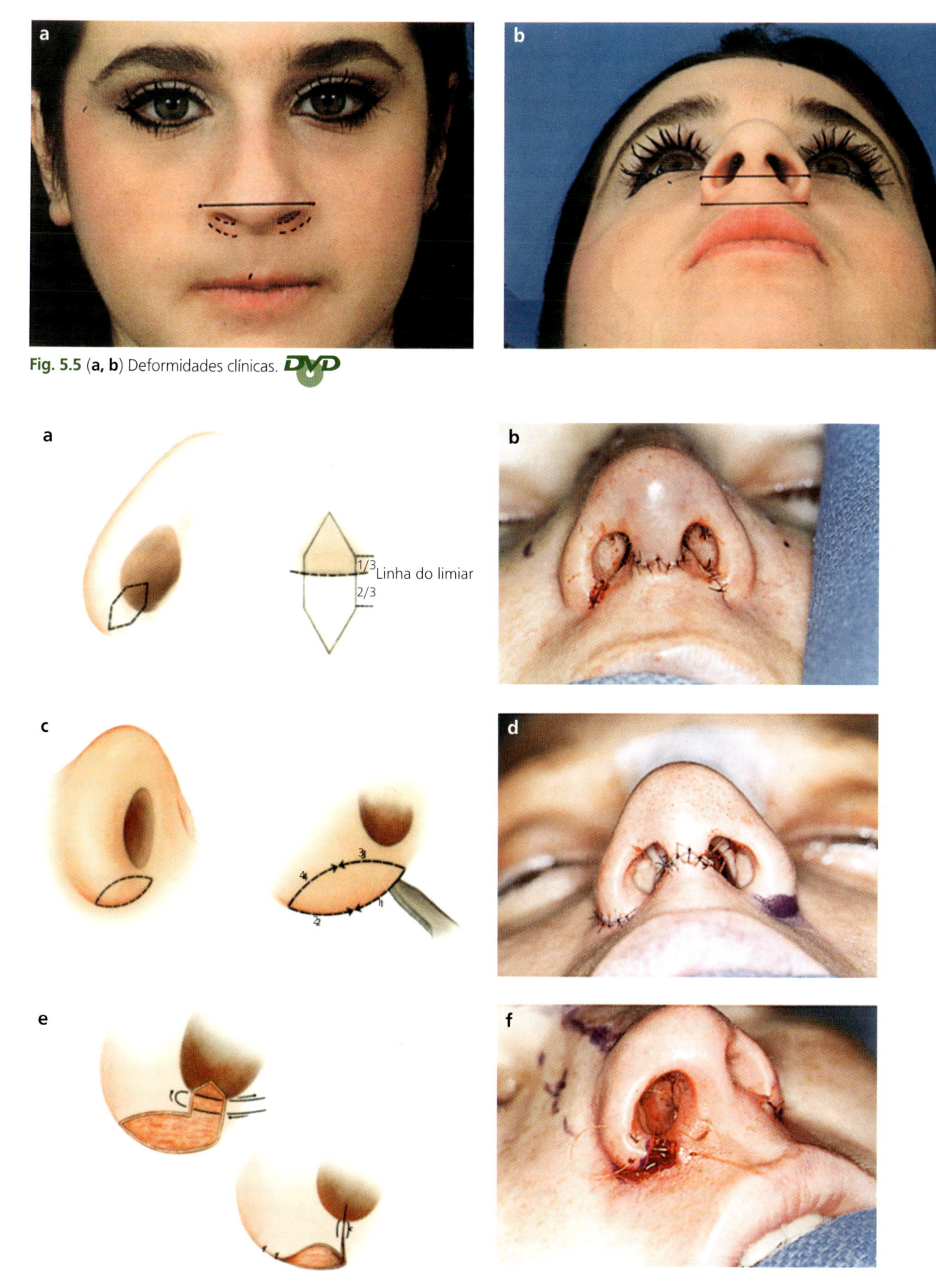

1/3 Linha do limiar
2/3

Fig. 5.6 Modificações da base. (**a, b**) Excisão do limiar da narina (**c, d**), excisão em cunha alar (**e, f**), excisão combinada de limiar/em cunha alar.

Ângulo Lábio Columelar

A cuidadosa análise visual e tátil do ângulo lábio-columelar (ALC) em repouso e ao sorrir é essencial para determinar se a etiologia de uma deformidade é isolada ou combinada. A modificação cirúrgica consiste em preservação, ressecção ou aumento da columela ou espinha nasal anterior (ENA).

Columela

A grande maioria dos problemas columelares são desvios em decorrência do septo caudal, os quais requerem a realocação septal caudal. A deformidade mais comum subsequente é a columela pendente graças ao septo caudal proeminente que pode ser ressecado para afetar o encurtamento e/ou rotação (Fig. 5.7). Em rinoplastias mais cosméticas, somente a *metade superior* do septo caudal é ressecada para se conseguir a rotação da ponta sem alterar o componente columelar. A ressecção da *metade inferior* do septo caudal afeta o componente da columela do ALC. Excisões retas de todo o septo caudal encurtam efetivamente o nariz. A retração clínica do componente da columela é corrigida pela inserção de um enxerto de *strut* columelar longo e largo (30 × 4), que se estende abaixo das plataformas das *crura* mediais. O enxerto empurra para baixo tanto o componente columelar, como o segmento do ALC. Deve-se evitar o excessivo comprimento para impedir que o enxerto balance através da ENA. Os "enxertos espessos" de cartilagem excisada são postos no ALC para refinar e corrigir o ALC agudo.

Espinha Nasal Anterior

A ENA proeminente pode ser encurtada, ou sua trama óssea subjacente é desbastada, usando-se uma raspas de dupla ação. O encurtamento reduz a proeminência da ponta da EN, enquanto a ressecção torna a inclinação do lábio superior negativa. A ENA retraída pode ser uma entidade isolada ou parte de uma pré-maxila hipoplásica que, com frequência, será expressa como ALC agudo. Na maioria dos casos, corrijo a posição retro da ponta EN com um grande enxerto de *strut* columelar e pequenos enxertos adicionais de cartilagem colocados por via subcutânea na base columelar sob o ALC (Fig. 5.8). Outros tentaram um enxerto piriforme de Proplast pré-formado ou GoreTex enrolado. A ideia é levar para a frente as bases alares e o ALC. Infelizmente, tive que remover vários enxertos aloplásticos pelas seguintes razões: (1) visibilidade em pacientes magros, especialmente ao sorrir, (2) movimento restrito do lábio superior, e (3) insatisfação geral. Por esta razão, uso 2 a 3 cm^3 de cartilagem em cubo (CC), quando o aumento peripiriforme é necessário, em especial no nariz de cocaína. Em casos primários muito assimétricos, posso construir a maxila hipoplásica com grânulos de hidroxiapatita, se não estiver disponível cartilagem suficiente. Não recomendo enxertos peripiriformes de rotina. Nota: em muitos casos secundários, o septo caudal foi excessivamente ressecado, e deve-se restabelecer tanto o segmento, como a inclinação columelar. Nestes casos, um grande *strut* columelar pode criar a ilusão de significativa rotação da ponta sem cirurgia de ponta direta. É importante compreender o ângulo columelar labial como uma entidade isolada e como parte integrante da rinoplastia.

Ângulo Lábio Columelar **165**

a 4,3 mm / 9,3 mm

b Rotação / Encurtamento / Aprofundamento

Fig. 5.7 (**a-f**) Ressecção de septo caudal/ENA.

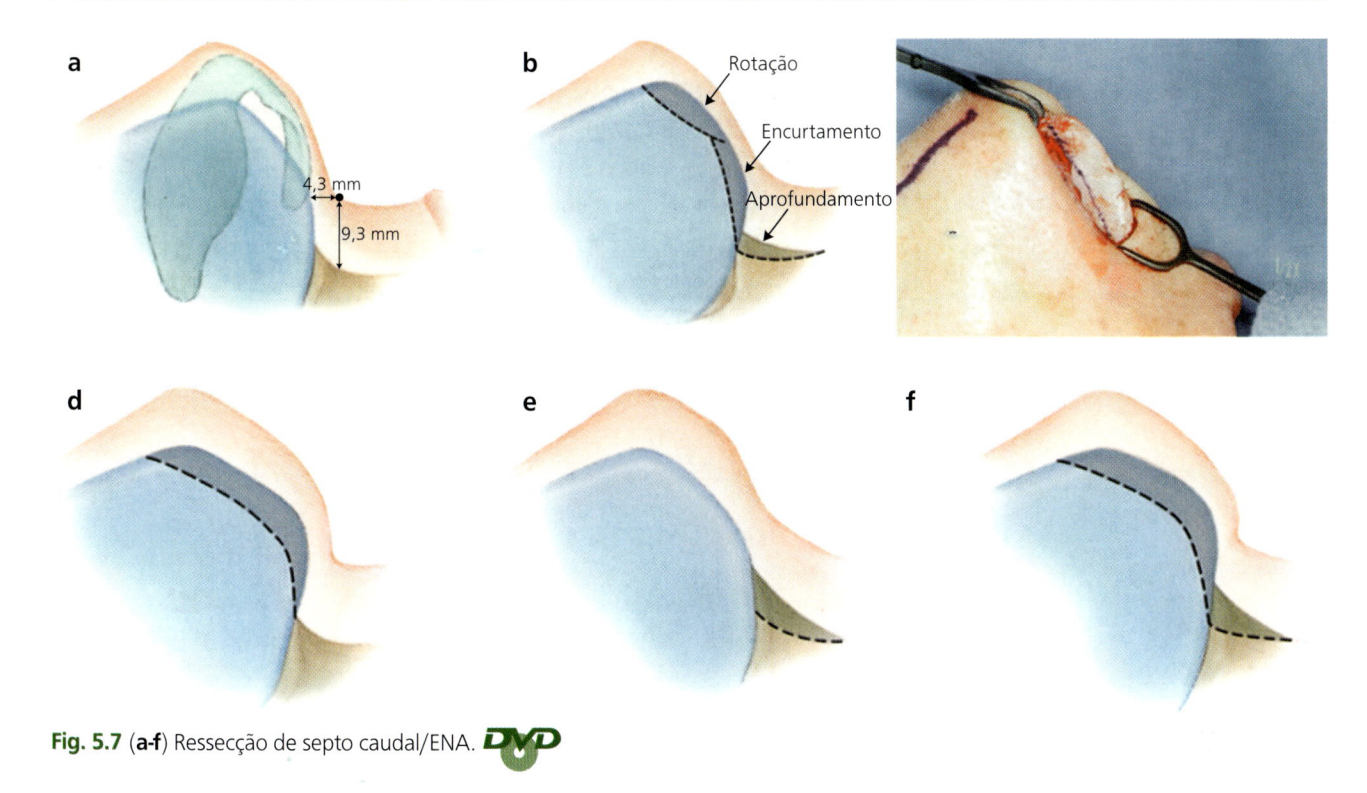

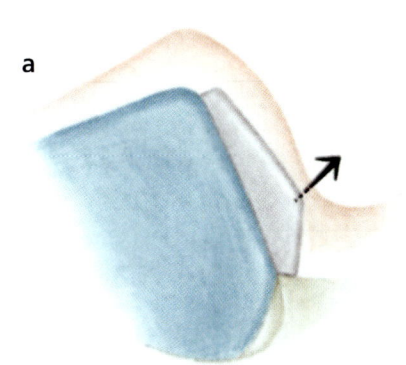

Fig. 5.8 (**a, b**) Enxerto de ALC.

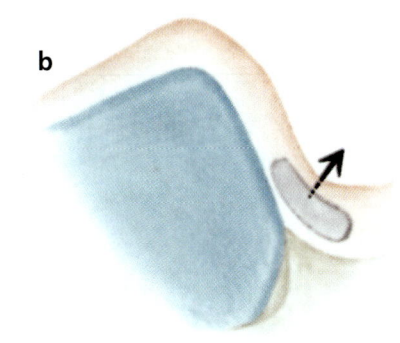

O Complexo Columelar-Narina-Contorno Alar

A análise do complexo columelar-narina-contorno alar (CCNCA) começa com o desenho de quatro inclinações em vista lateral: (1) ângulo da ponta, (2) tangente do contorno alar, (3) inclinação da narina e (4) inclinação da columela (Fig. 5.9). É crítico que o ângulo de ponta exigido e a inclinação columelar sejam alcançados antes de modificar as narinas. O ponto de quebra do contorno alar é marcado, assim como o membro proximal que deverá ser duas vezes o membro distal, e o ângulo de intersecção deverá ser de, aproximadamente, 45°. A circunferência da narina é desenhada, o que incorpora o contorno alar cefalicamente e a porção posterior da columela caudalmente. Uma linha é desenhada pelos pontos terminais e a resultante bissecção classificada como segue: (1) ideal com 2 mm de cada lado, (2) excessos acima de 2 mm, indicando uma alar retraída, columela pendente ou ambas, e (3) reduções de 1 mm ou menos, denotando uma alar pendente ou columelar retraída. A cirurgia de contorno alar pode ser dividida em: cirurgias para contorno alar pendente ou retraída.

Abaixamento do Contorno Alar

Nível 1. O método mais fácil para abaixar o contorno alar em 2 mm ou atenuar um contorno alar chanfrado é o enxerto de contorno alar simples (ECA) (Fig. 5.10). Um pedaço reto de cartilagem, medindo 10 × 2,5 mm, é cortado. Uma pequena incisão transversal é feita no vestíbulo lateral 3 a 4 mm na parte atrás do contorno, e uma bolsa subcutânea é dissecada em paralelo ao contorno. O enxerto deve ajustar-se firmemente na bolsa e corrigir a deformidade visível. Os erros habituais são uma ponta cefálica grossa, que pode ser visível na faceta de tecido mole ou a criação de uma bossa sobre o domo. O suporte rígido pode ser alcançado pela aplicação de suturas ao enxerto no contorno alar, como um EECA.

Nível 2. Para casos com retração de contorno alar de 2 a 4 mm, prefiro usar um enxerto composto de cima do corneto nasal (Fig. 5.11). Vários pontos técnicos: (1) marcar a borda do contorno alar e seu ápice no paciente; (2) fazer a incisão 2 mm na parte atrás do contorno; (3) ampliar perpendicularmente o contorno e nunca dissecar em direção ao contorno; (4) ter quantidades iguais de cartilagem e pele no enxerto; e (5) saber que o enxerto atua preenchendo o defeito. O maior problema é o desafio tridimensional de se conseguir a descida do contorno sem alargar a narina horizontalmente ou criar excesso de volume cefalicamente.

Nível 3. Qualquer retração alar maior que 5 mm é um grave problema, e os enxertos compostos em posição de contorno alar tendem a ser inadequados. Em casos graves, com estenose vestibular associada, uso um grande enxerto de cartilagem conchal (20 × 8 mm) colocado no vestíbulo.

Elevação do Contorno Alar. A elevação do contorno alar pendente tem limitada eficácia, uma vez que apenas 2 a 3 mm, no máximo, podem ser conseguidos. Uma elipse é desenhada 3 mm acima do contorno alar e centrada no ponto desejado de máxima elevação. A largura é duas vezes a elevação desejada. Este padrão é, então, transferido para o revestimento vestibular, e uma elipse em espessura total de tecido mole é excisada. A ferida é fechada com categute simples 5-0 que deverá elevar o contorno alar. Um método mais agressivo é a excisão direta ao longo do contorno, o que não recomendo, pois a formação de cicatriz é imprevisível.

O Complexo Columelar-Narina-Contorno Alar 167

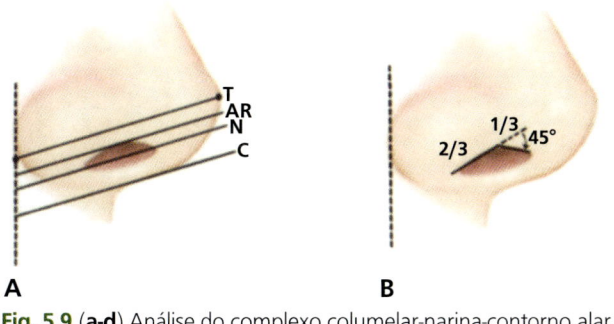

Fig. 5.9 (**a-d**) Análise do complexo columelar-narina-contorno alar.

Contorno alar retraído   Columela pendente   Combinação

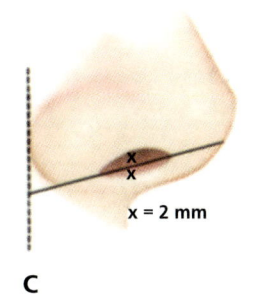

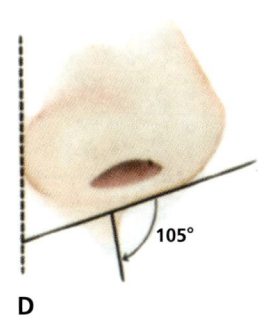

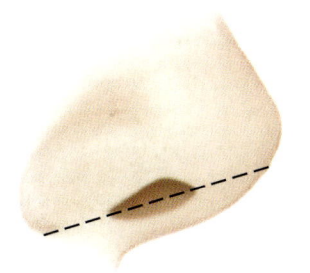

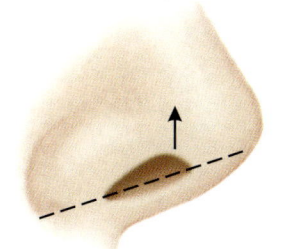

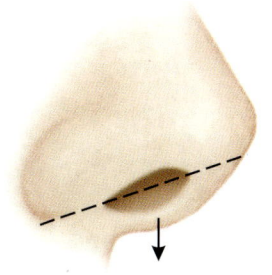

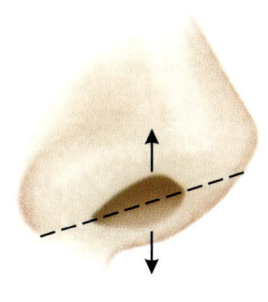

Fig. 5.10 Análise da narina.

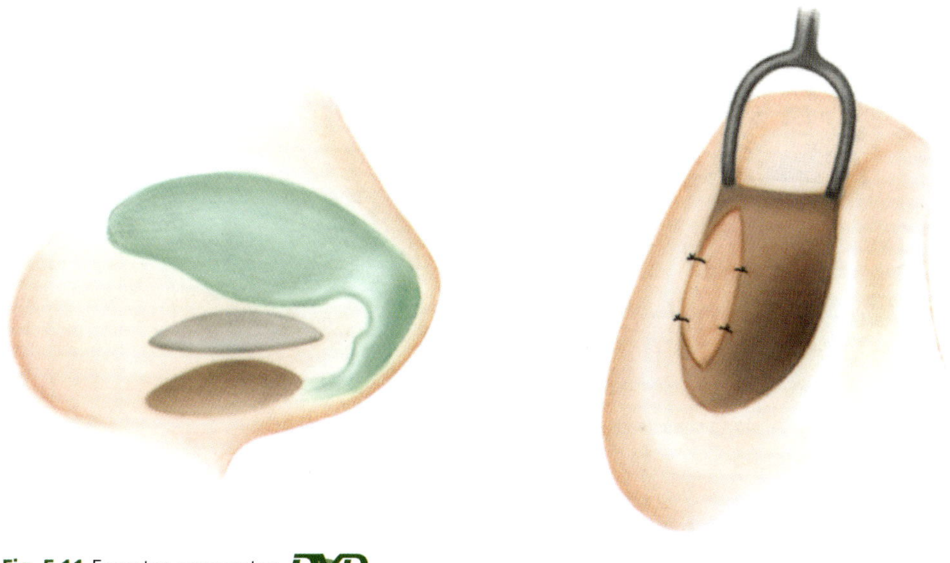

Fig. 5.11 Enxertos compostos. *DVD*

Alteração de Tamanho e Forma da Narina

Muitos cirurgiões dizem aos pacientes que o tamanho e a forma inerente das narinas não podem ser alterados – nada poderia estar mais distante da realidade cirúrgica. Tanto o tamanho como a forma das narinas podem ser alterados significativamente, mas requerem técnicas de Níveis 2 e 3.

Alterando o Tamanho da Narina. Narinas grandes são semelhantes a "rosquinhas esticadas". A abertura é afetada pela convexidade e projeção da abóbada cartilaginosa, assim como rotação descendente do septo caudal. Estas forças intrínsecas devem ser eliminadas antes de se poder determinar o tamanho real da narina (Fig. 5.12a-c). A combinação da redução dorsal e ressecção do septo caudal somada à excisão apropriada da base da narina, normalmente um assoalho de narina/em cunha alar, reduzirá adequadamente 90% das grandes narinas. Na narina alar realmente maciça (1 a 2% dos meus casos), é necessário excisar uma porção do segmento lateral ou fazer uma excisão domal mais enxerto aberto estrutural de ponta para reduzir as narinas. Nota: aumentar o tamanho da narina é um pesadelo e praticamente nunca é necessário em casos primários estéticos. Este tema será abordado adiante no texto em rinoplastias de fissura e secundárias.

Desproporção Narina/Ponta. Muitos pacientes se queixam de narinas grandes e de uma ponta mal definida e pouco projetada. Na análise lateral, é uma pequena ponta que está acentuando as narinas normais ou grandes (Fig. 5.13a-c). Deve-se aumentar a projeção intrínseca da ponta para se conseguir equilíbrio na proporção ideal 2:1 entre narina e ponta. O método mais comum é suturar as *crura* médias em um *strut* columelar, seguido por aplicação de suturas na ponta. Enxertos de sobreposição são usados para aumentar o volume infralobular da ponta e a definição domal.

Alterando a Forma da Narina. Praticamente nada foi escrito sobre alterar a *forma intrínseca da narina*. Após o uso de um grande número de enxertos EECA, percebo como se pode alterar drasticamente a forma da narina. Entretanto, são necessárias cuidadosa análise, habilidade cirúrgica e verificação dos mais mínimos detalhes (Fig. 5.14a-c). A ponta quadrada com seus contornos alares fracos é a deformidade mais comum que requer a alteração da forma da narina. Os passos são os seguintes: (1) eliminar as forças deformantes do dorso e do septo caudal, (2) conseguir a ponta desejada, o que pode envolver excisão domal ou até transposição alar, (3) reduzir a base da narina com a técnica apropriada de excisão, e (4) controlar a forma da narina com um enxerto EECA. A chave é suturar um enxerto EECA em uma incisão de contorno marginal verdadeira. Para o enxerto EECA, os passos são os seguintes: (1) fazer uma incisão no contorno verdadeiro de 2 mm retro, estendendo-se para dentro da base alar, (2) dissecar em direção cefálica, nunca caudal, para dentro do contorno da narina, (3) deve-se ver uma distinta alteração na forma da narina com a liberação da mucosa, (4) o enxerto EECA deve ser moldado meticulosamente – comprimento de 10 a 14 mm com uma largura de 2 a 3 mm, mas afunilando-se medialmente e afinando até 1 a 2 mm, (5) o enxerto é inserido ao longo da incisão marginal e suturado em seu ponto central com suturas simples 4-0, e (6) a porção medial não deve se sobrepor ao segmento domal, ou uma "bossa" visível aparecerá no pós-operatório.

Alteração de Tamanho e Forma da Narina

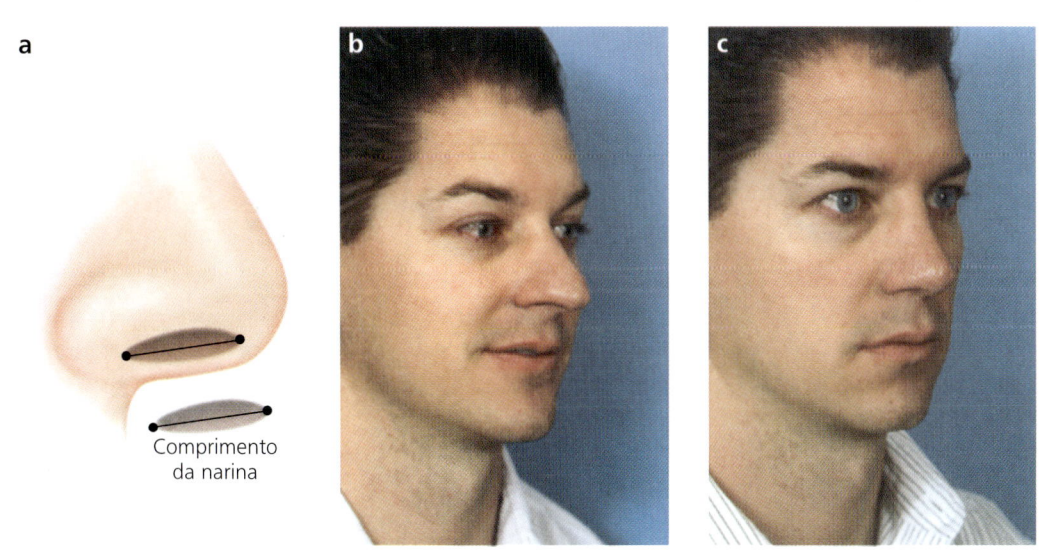

Fig. 5.12 (**a-c**) Alterando o tamanho da narina.

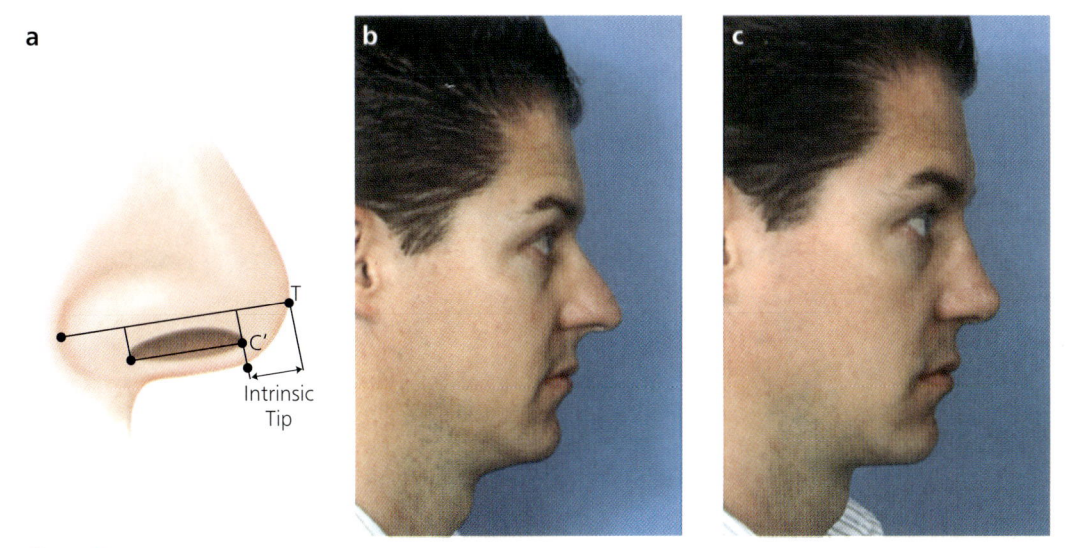

Fig. 5.13 (**a-c**) Corrigindo a narina: desproporção da ponta.

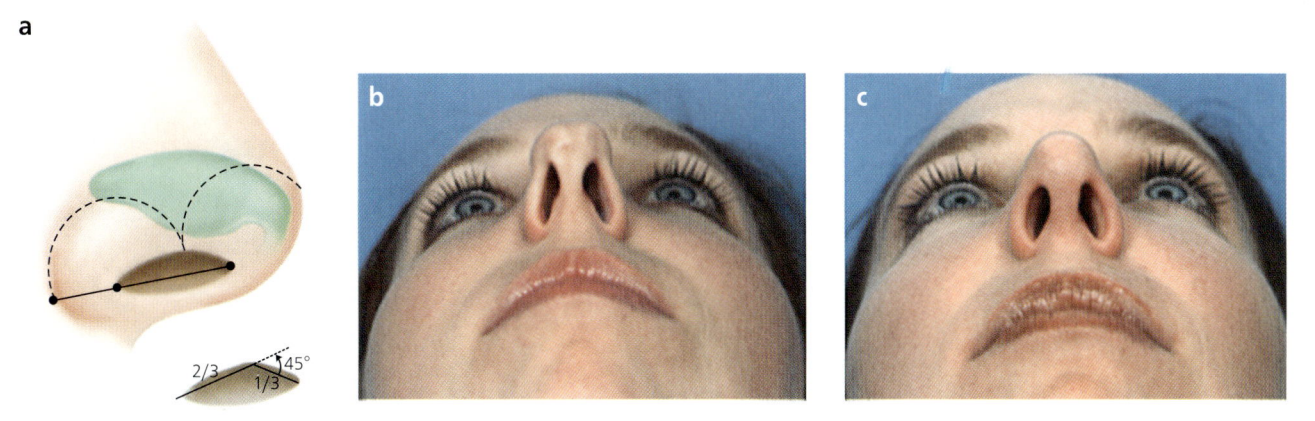

Fig. 5.14 (**a-c**) Alterando a forma da narina.

Tomada de Decisão de Nível 1

Planejamento Cirúrgico. A verdade é que na maioria dos casos de nível 1, não há cirurgia indicada para a base nasal. As exceções são as dos pacientes que se queixam de narinas largas ou significativo desvio do septo caudal que influencia a columelar. Ao começar, pela primeira vez, o cirurgião deverá ser forçado a um passo cirúrgico especial, ou a pedido do paciente (narinas muito largas) ou pela deformidade de apresentação (columelar torta). No intraoperatório, a excisão da base pode ser necessária, se uma redução dorsal importante for efetuada, o que resulta em alargamento secundário da base. Em contrapartida, os enxertos de contorno alar, após aplicação de suturas na ponta, podem ser necessários para minimizar a perda de suporte de contorno alar. Para analisar de forma correta o problema, o cirurgião deve responder às seguintes perguntas.

Base. Preciso estreitar a base do nariz? Devem-se examinar as vistas anterior e basilar para determinar a dilatação alar e a largura alar, em comparação com a largura intercantal. Pode-se fazer isto com fotos ou mensurações com um compasso diretamente no paciente (meu método preferido). Quanto do assoalho da narina eu vejo em vista anterior ou com a cabeça ligeiramente para trás? Uma simples excisão de assoalho da narina resolverá o problema ou a dilatação alar é tão grave que preciso fazer uma ressecção em cunha? A excisão do assoalho da narina tem menos risco de uma cicatriz visível, mas pouco faz quanto à dilatação alar. Escolha sempre o procedimento mais simples.

Columela/Septo Caudal. O nariz é muito longo? A ponta é virada para baixo? O lábio superior é sobrecarregado? A columela é desviada graças à deflexão do septo caudal? Além da inspeção direta, devem-se responder estas perguntas pela palpação da columelar e do septo caudal, assim como pela observação de suas alterações ao sorriso máximo. A deformidade mais comum é o nariz muito longo e a ponta um pouco virada para baixo. Ambos os problemas são minimizados, excisando-se 2 a 3 mm dos dois terços superiores do septo caudal. A ENA raramente é excisada, a não ser que o lábio superior esteja muito sobrecarregado. Devem-se corrigir os desvios do septo caudal tanto por razões funcionais, como estéticas. Um *strut* columelar entre as alares pode reduzir o impacto de um septo caudal desviado.

Contorno da Narina. O contorno alar está retraído na vista anterior ou fraco na vista basilar: após suturar a ponta, os contornos alares perdem o suporte? Na vasta maioria das rinoplastias cosméticas primárias, o contorno alar raramente é um problema no pré-operatório. Entretanto, a aplicação de suturas na ponta pode causar uma alteração sutil do contorno alar, sendo necessários enxertos desta para restaurar o seu contorno. Estes enxertos são importantes e, na dúvida, insira-os.

PRINCÍPIOS

- Mensurações da superfície com um compasso permitem a comparação direta de EN-EN, AL-AL e AC-AC. Asseguram uma análise pré-operatória completa.
- A modificação da base é um passo crítico no plano cirúrgico, e não um detalhe opcional e auxiliar menor.
- O meticuloso fechamento da excisão é essencial, especialmente a eversão do limiar da narina.

Análise

No pré-operatório, a paciente tem um nariz longo, virado para baixo e um perfil convexo. As narinas são bem visíveis em todas as vistas, mas especialmente a oblíqua, que só se acentuaria no pós-operatório. Por esta razão, são efetuadas excisões de 2 mm no assoalho da narina em ambos os lados. Note como parecem menores as narinas na vista pós-operatória oblíqua. Não houve enxertos ECA ou EECA – somente excisões bilaterais no assoalho da narina (Fig. 5.15).

Excisões do Assoalho da Narina

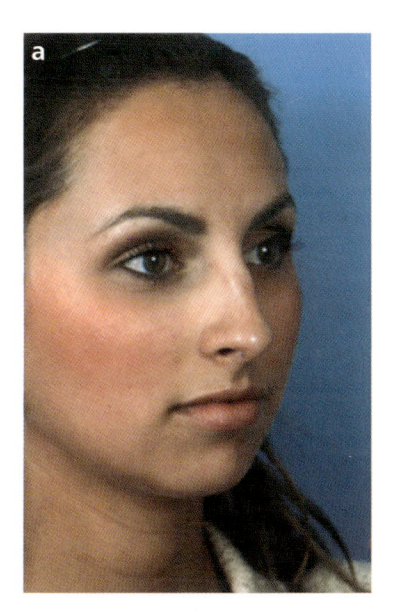

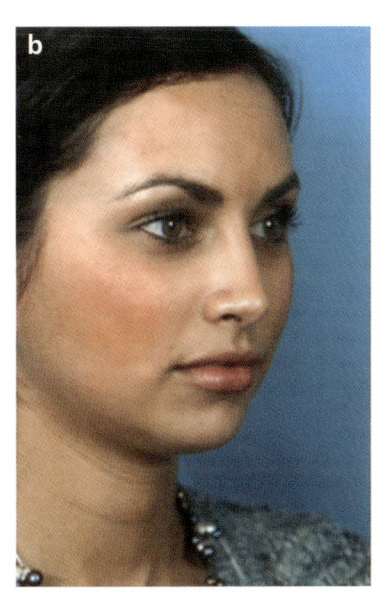

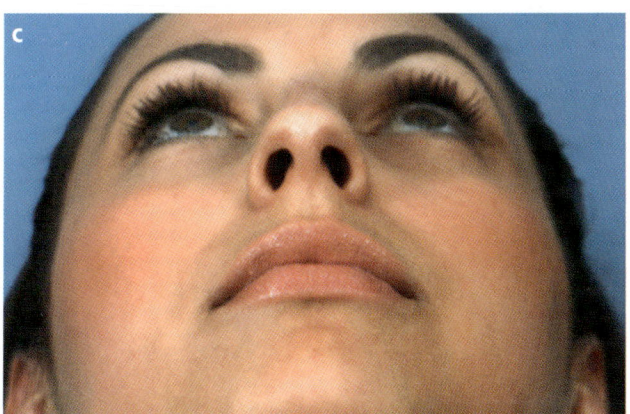

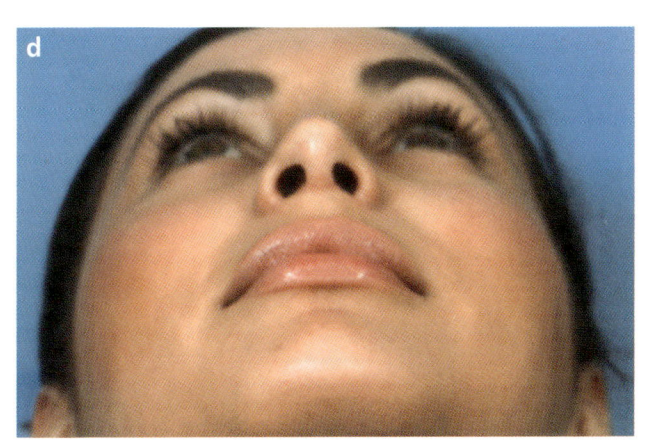

Fig. 5.15 (a-d)

Excisões em Cunha Alar

Esta paciente apresentou-se com a queixa de um nariz grande coroado por uma ponta bulbosa. O envoltório de pele era relativamente grosso. Na cirurgia, seu dorso cartilaginoso reduziu-se em 5 mm, e a projeção da ponta caiu com o uso de incisões bilaterais de transfixação. A ponta mudou de uma estreita superprojeção em triângulo isósceles para um triângulo equilátero mais largo. As excisões em cunha alares, com 4 mm de largura, foram uma necessidade intraoperatória, o que é uma ocorrência bastante rara (Fig. 5.16).

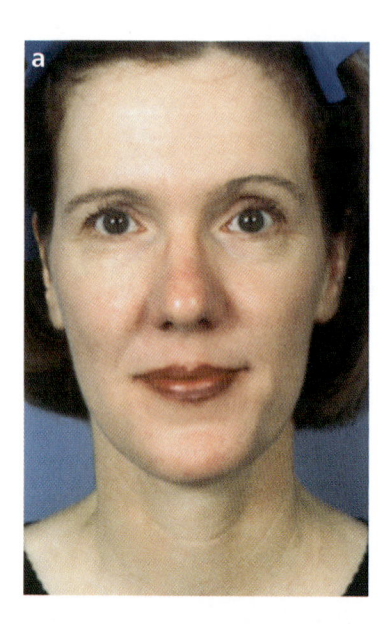

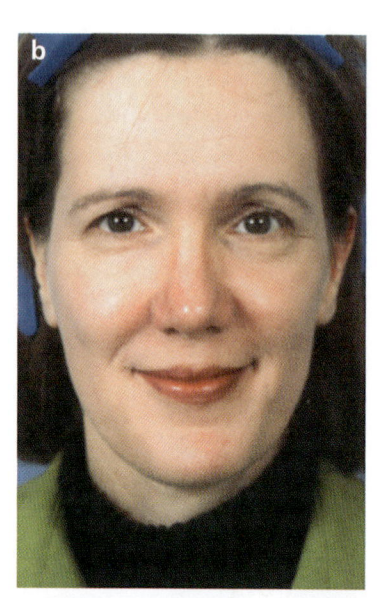

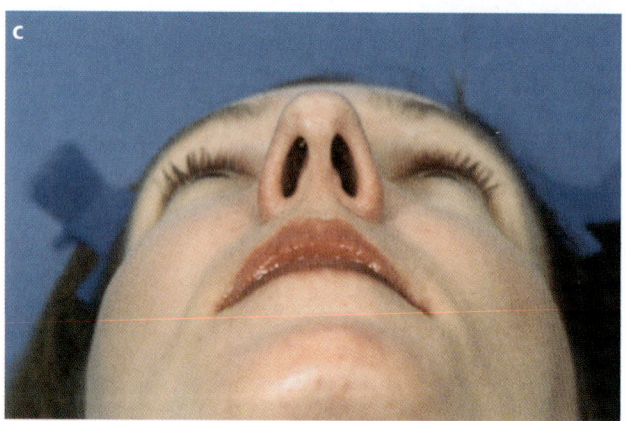

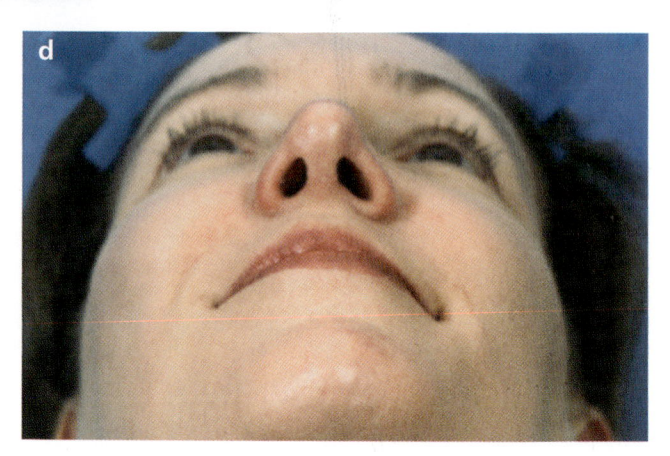

Fig. 5.16 (a-d)

Análise

No pré-operatório, as mensurações da superfície da paciente eram as seguintes: EN 28, AC 30 e AL 35. A dilatação alar (AL) era + 7 mm com relação à distância intercantal (EN), levando assim à excisão combinada de assoalho de narina/base alar (D & E: 2,5/2,5). Na vista basilar pós-operatória, a base nasal está significativamente mais estreita, enquanto as narinas estão menores. Os assoalhos da narinas não pendem mais sob os contornos alares em vista anterior. Não houve osteotomias (Fig. 5.17).

Excisões Combinadas de Assoalho/em Cunha

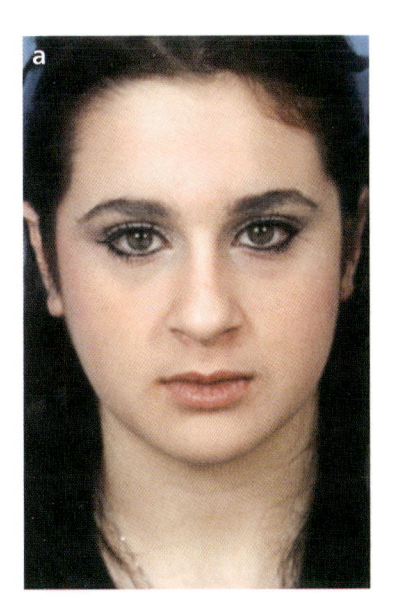

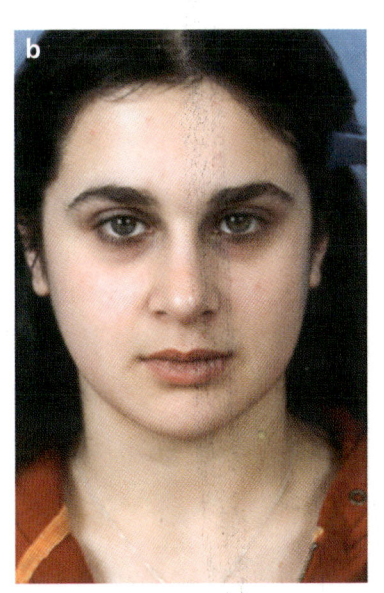

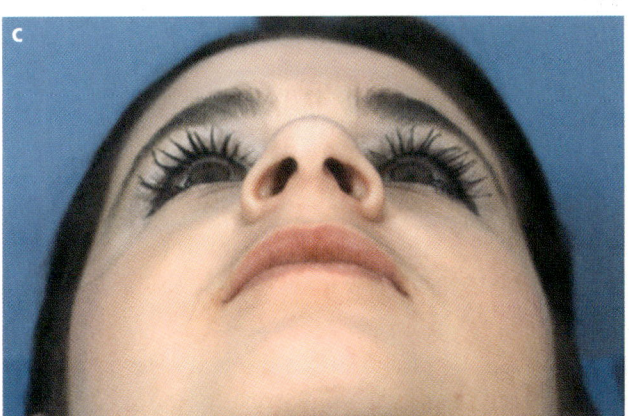

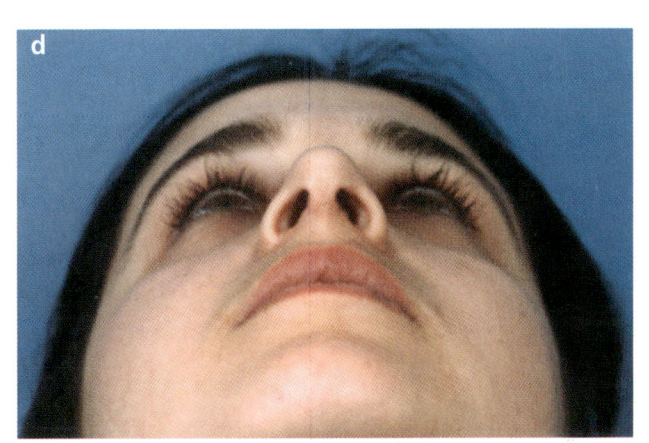

Fig. 5.17 (a-d)

Tomada de Decisões de Nível 2

Na maioria dos casos de Nível 2, os problemas são tanto estéticos, quanto funcionais, sendo a correção uma necessidade e não uma opção (Fig. 5.18). Deve-se estar preparado para lidar efetivamente com uma gama maior de problemas e de maior gravidade. Um exemplo clássico é a combinação de uma ponta quadrada e um desvio de septo caudal. Deseja-se reduzir as cartilagens rígidas da ponta alar, mas os contornos frágeis da narina já estão enfraquecidos. À respiração profunda, a válvula externa sofre colapso ao lado do desvio do septo caudal.

Base. É necessária a ressecção combinada de assoalho da narina/cunha alar quando se planeja uma importante redução na largura da base. A assimetria é comum, e com frequência são necessárias excisões assimétricas de cada componente. Marco primeiro o componente do assoalho da narina de maneira padrão. Então é efetuada a incisão em cunha alar inferior no sulco alar. A quantidade de excisão varia do normal, 2 a 3 mm, até o excepcional, 6 a 7 mm, em pacientes negros. O componente de assoalho da narina é incisado primeiro, usando-se cortes verticais paralelos. Em seguida, o componente em cunha alar é incisado de lateral a medial, afunilando-se na borda superior dentro do assoalho da narina. O fechamento do assoalho da narina com sutura de colchoeiro horizontal evertida de categute simples 4-0 é crítico para evitar uma cicatriz invertida (sinal em Q). Em virtude da incisura do contorno alar que se segue às grandes excisões, são inseridos enxertos EECA após a excisão da base alar na maioria dos casos.

Columela/Septo Caudal. A columela frequentemente está desviada graças à deflexão do septo caudal. O septo deve ser realocado e fixado na linha média. O simples posicionamento sem fixação rígida é suficiente. Assim, o septo é fixado à ENA na posição correta. Em seguida, coloca-se um *strut* columelar entre as cartilagens alares. As cartilagens da ponta são modificadas de maneira adequada e apoiadas com um *strut* columelar.

Contornos da Narina. O suporte do contorno da narina se torna crítico nestes casos, e um enxerto simples de contorno alar (ECA) raramente é adequado. Em vez disso, devem-se usar enxertos de suporte de contorno alar (EECA), em que o enxerto é suturado dentro de uma *incisão de contorno marginal* verdadeira. A incisão de contorno é efetuada em vez de uma incisão intracartilaginosa para permitir que o enxerto apoie o contorno. Então, sutura-se um pedaço delgado de cartilagem septal de 12 × 2,5 mm de cartilagem septal dentro da incisão do contorno. Esses enxertos oferecem tanto o suporte ao contorno, como são capazes de mudar significativamente a forma da narina. A aplicação de suturas é feita primeiro no ponto médio e, depois, lateralmente. A extensão medial do enxerto deve ser cuidadosamente verificada para evitar sobreposição acima do domo, o que pode resultar em bossa ou distorção das facetas de tecido mole. Quando em dúvida, é melhor um enxerto menor.

PRINCÍPIOS

- Deve-se corrigir primeiro a base (septo caudal), depois reduzir a assimetria na columelar, usando-se um *strut* e, então, a ponta.

- Qualquer ressecção combinada de assoalho da narina/cunha alar necessitará de um enxerto ECA ou EECA.

Tomada de Decisões de Nível 2

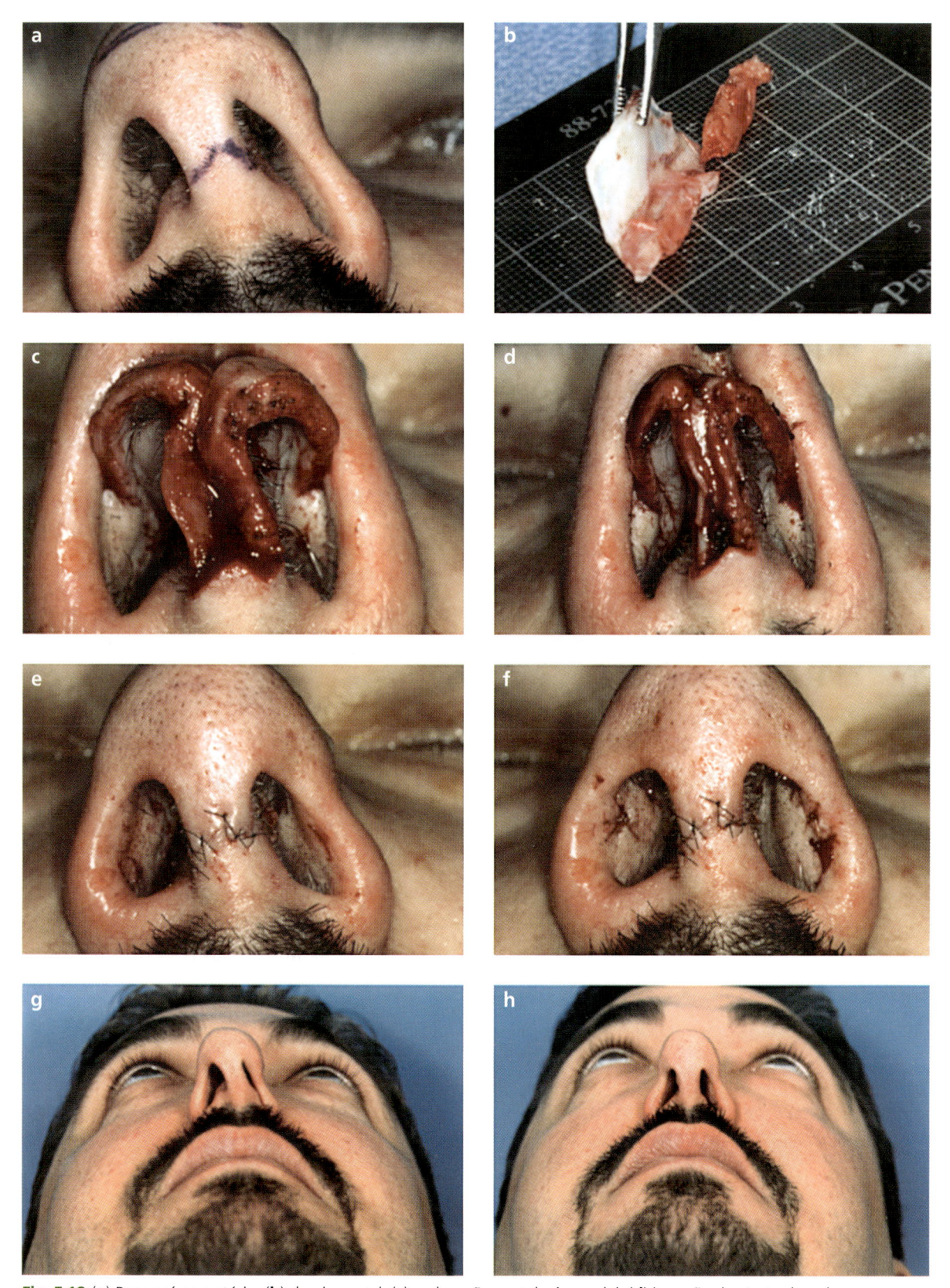

Fig. 5.18 (**a**) Base pré-operatória, (**b**) desvio septal, (**c**) realocação septal pós-caudal, (**d**) inserção de *strut* columelar, (**e**) fechamento, (**f**) ECA (D), EECA (E), (**g**) inspiração pré-operatória/profunda, (**h**) inspiração pós-operatória/profunda.

Estudo de Caso: Colapso da Base

Análise

Um homem de 41 anos de idade apresentou-se com uma história de grave obstrução nasal, mas sem trauma nasal anterior (Fig. 5.19). Literalmente, tudo o que podia causar obstrução nasal estava presente, incluindo o seguinte: (1) desvio do septo caudal para a esquerda, (2) fraqueza do contorno alar com colapso à inspiração profunda, (3) grave desvio em forma de S do corpo septal, e (4) estreitamento da válvula média. O último seria tratado com descolamento das laterais superiores, inserindo-se enxertos expansores e sem osteotomias. Conforme mostrado na página anterior, a correção do septo caudal melhorou a columelar, ao mesmo tempo que as narinas foram apoiadas com um ECA à direita e um EECA à esquerda. Esteticamente, o paciente queria um nariz que fosse mais compatível com o seu estilo de vida.

Técnica Cirúrgica

1) Exposição das cartilagens alares e do dorso.
2) Exposição septal através de incisão direita de transfixação.
3) Descolamento das laterais superiores para acesso septal bidirecional.
4) Túnel inferior para exposição septal óssea.
5) Septoplastia importante, mas manutenção de *strut* de 12 mm em L.
6) Realocação septal caudal da direita para a esquerda com fixação com sutura.
7) *Strut* columelar mais suturas de ponta: SC, CD, SI, CCL × 2.
8) ECA à direita, EECA à esquerda.
9) Fratura para fora dos cornetos nasais.
10) Sem osteotomias laterais, sem excisão do assoalho das narinas.

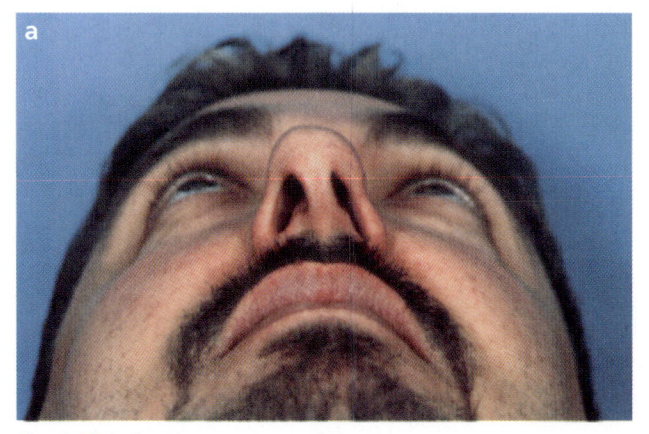

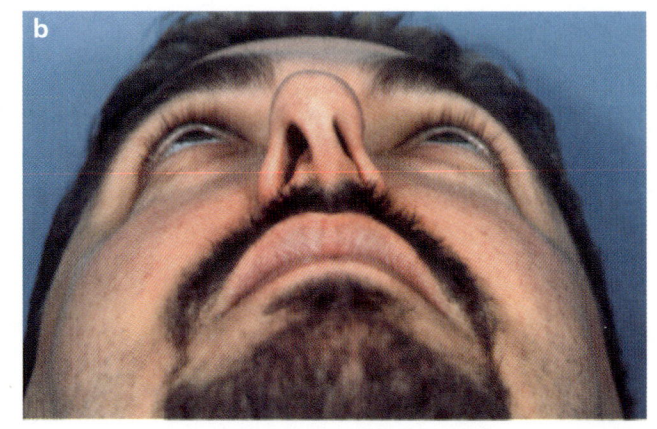

Fig. 5.19 (a-j)

Estudo de Caso: Colapso da Base   **177**

PONTA
SC
CD
SI
CCL

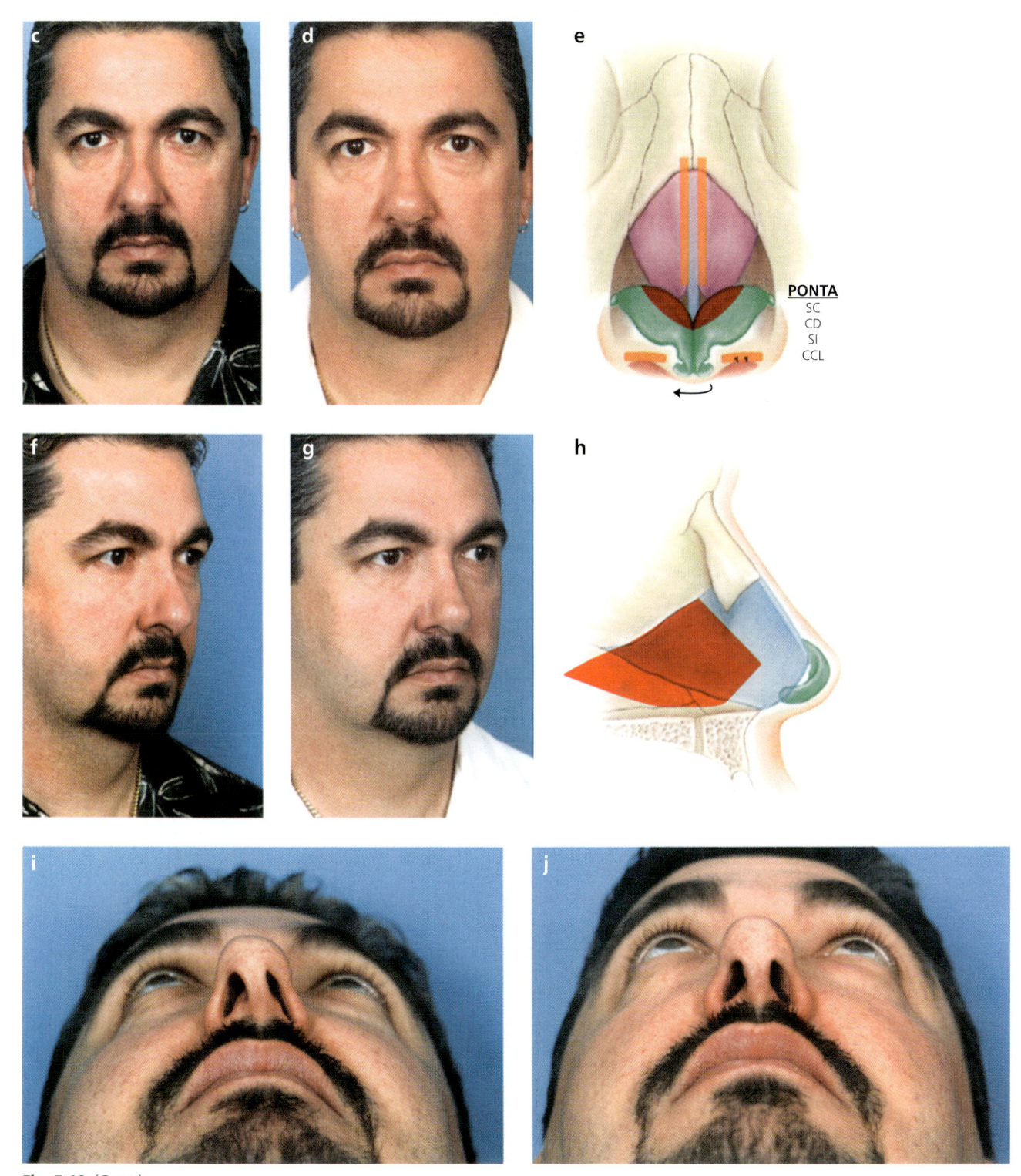

Fig. 5.19 *(Cont.)*

Tomada de Decisão de Nível 3

Estes casos, em geral, demandam criatividade e humildade cirúrgicas. Nos casos primários, progride-se de narinas não usuais aos desafios étnicos e até assimetrias por fissura labial. O requisito crítico é combinar as excisões de base com suporte alar rígido, usando-se enxertos de cartilagem ou compostos. *Splints* retentores de narinas são usados à noite por 2 a 3 semanas (Fig. 5.20).

Enxertos Compostos. Embora usados com frequência em rinoplastia secundária e de fissura labial, raramente os emprego em casos primários (< 3%). Esses casos incomuns envolvem significativa retração de contorno alar, em que o septo caudal não pode ser excisado. Enxertos ECA e EECA não resolveram o problema porque há hipoplasia verdadeira das *crura* laterais. A solução é preencher o defeito com suporte de cartilagem e revestimento com pele. Esses enxertos são personalizados de acordo com o defeito e em geral são "tiras compostas" (12 × 2 a 3 mm) em contraste com enxertos compostos largos de 4 a 6 mm, necessários em casos de fissura ou secundários. É importante raspar a superfície cartilaginosa até que ela tenha a espessura e a flexibilidade das cartilagens alares.

Enxertos de Cartilagem. Uma década atrás, a escolha dos enxertos de cartilagem para o contorno alar era simples – um enxerto alar espesso. Estes grandes enxertos proporcionam suporte, mas muitas vezes obscureceram o sulco alar ou alteraram a simetria. Enxertos ECA e EECA funcionam bem para o contorno da narina, mas provavelmente são insuficientes para a maioria dos grandes colapsos de valva externa. Assim, o *enxerto de strut* da *crus lateral* se tornou o enxerto de escolha, porque seu tamanho e posição podem ser elaborados de acordo com o problema (Fig. 5.21). Conforme discutido no Capítulo 7, as três posições para o enxerto da *crus* lateral são: piriforme (Tipo I), base alar (Tipo II) e contorno da narina (Tipo III). O fator crítico é que o enxerto está colocado embaixo e suturado às *crura* laterais, que por sua vez podem estar em sua posição normal ou transpostas. Simplificando, a transposição das *crura* laterais é uma decisão referente à ponta, enquanto a posição do enxerto de *strut* de *crura* laterais é uma decisão funcional. A localização piriforme Tipo I dá suporte à dobra alar, a localização de base alar Tipo II dá suporte ao vestíbulo, e a localização de contorno da narina Tipo III apoia e remodela a narina. Os enxertos de *strut* de *crus* são feitos idealmente de cartilagem septal rígida ou costela e são bastante delgados. Este tema complexo é discutido extensamente nos Capítulos 7 e 8.

PRINCÍPIOS

- Enxertos de "tira" compostos são eficazes na diminuição dos contornos alares, em casos de rinoplastia primária.
- Enxertos de *strut* de *crus* lateral substituíram os enxertos alares espessos na maioria dos casos primários.
- Os enxertos de *strut* de *crus* lateral dão suporte, mas nunca devem estar visíveis. Ocultar o enxerto embaixo das *crura* laterais é essencial.
- Uma incisão marginal verdadeira é usada, quando o enxerto de *strut* de *crus* lateral Tipo III é colocado dentro e suturado ao longo do contorno da narina.

Tomada de Decisão de Nível 3

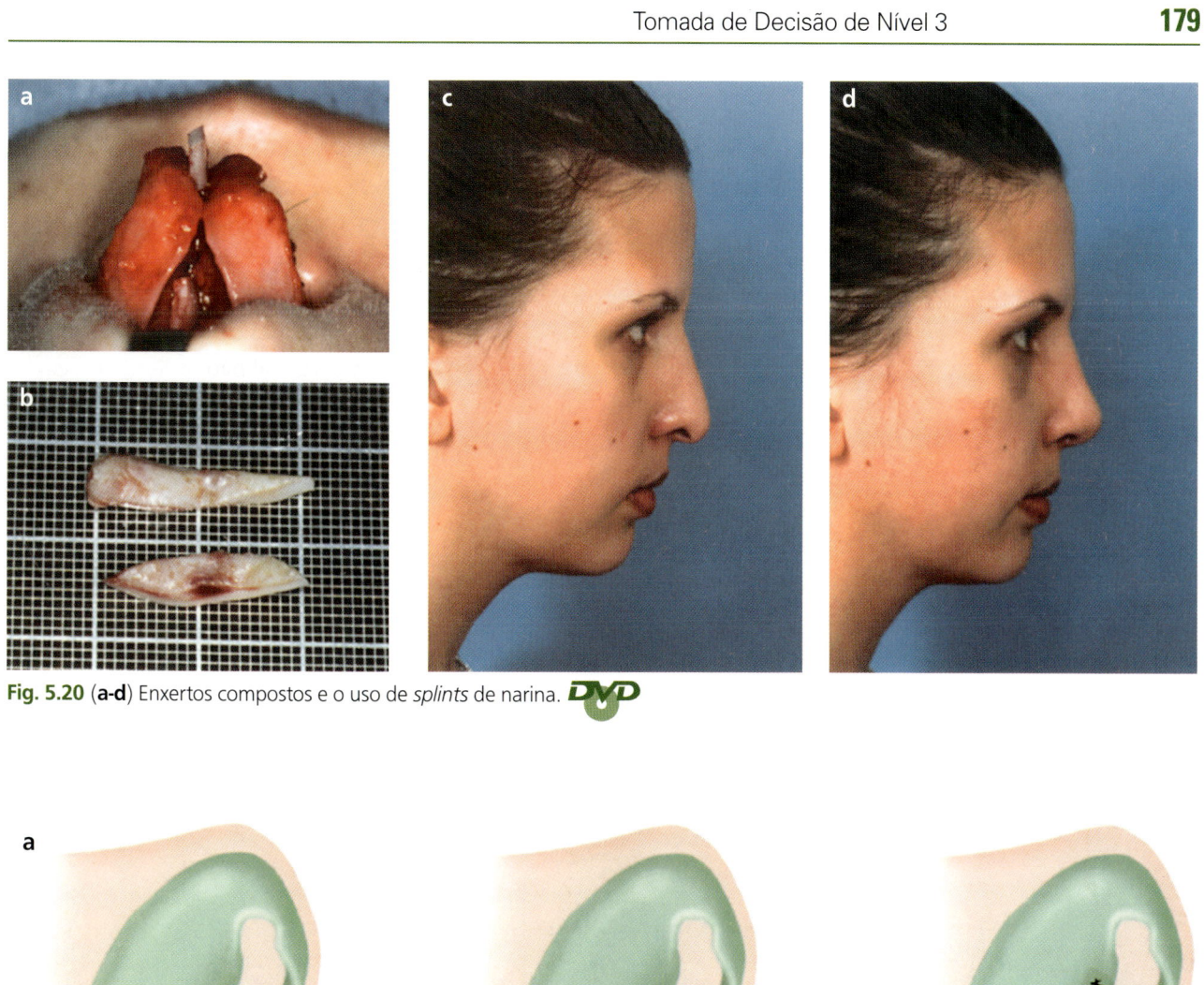

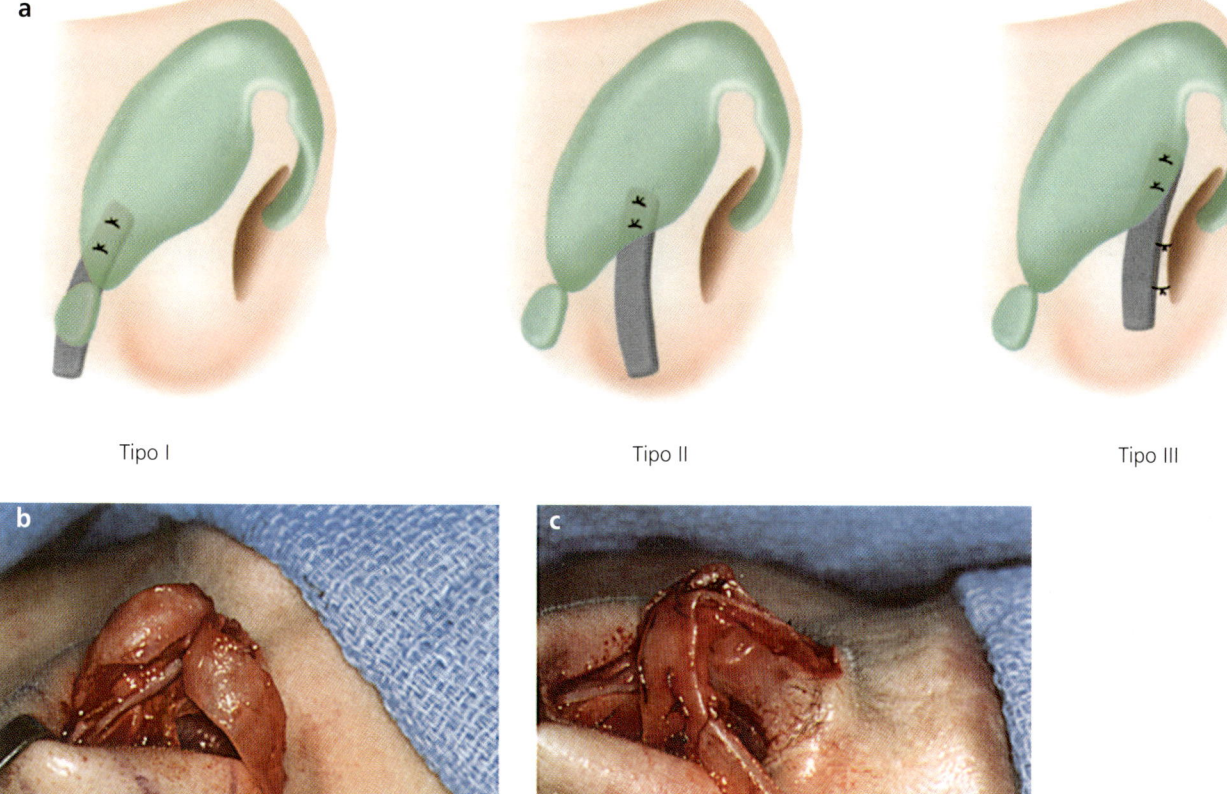

Fig. 5.20 (**a-d**) Enxertos compostos e o uso de *splints* de narina.

Tipo I

Tipo II

Tipo III

Fig. 5.21 (**a-c**) Enxertos de *strut* de *crus* lateral.

Estudo de Caso: Retração Alar

Análise

Uma mulher de 28 anos de idade, que trabalha em indústria de beleza, solicitou rinoplastia (Fig. 5.22). Suas três queixas eram as seguintes: "(1) perfil em bico, (2) narinas muito grandes e (3) queda de ponta". Concordei com o seu diagnóstico. Além disso, havia significativa desproporção de grande narina/ponta pequena. Tecnicamente, o principal problema seriam as alares retraídas preexistentes que necessitariam de enxertos compostos, especialmente se fosse realizada uma grande alteração de ponta. Visto que a análise da ponta intrínseca era praticamente impossível até serem removidas as forças deformantes extrínsecas, elegeu-se o uso de abordagem "fechada/aberta". Os enxertos compostos diminuíram o contorno alar e deram suporte ao contorno da narina. O resultado é mostrado em 2 anos de pós-operatório.

Destaques da Técnica Cirúrgica

1) Incisões intercartilaginosas e de transfixação mais exposição septal.
2) Redução dorsal (osso, 0,5 mm; cartilagem, 2 mm).
3) Ressecção septal caudal (4 mm) e de ENA seguidas por colheita septal.
4) Abordagem aberta. Ressecção cefálica mínima, "somente porção da sobreposição com a cartilagem lateral superior".
5) Osteotomias baixas-altas. Inserção de enxertos expansores.
6) Inserção de *strut* de *crus* mais suturas de ponta: SC, CD, ED, PP.
7) Excisão combinada de assoalho da narina/base alar D: 2,5/1,5; E: 3,5/2.
8) Enxertos conchais compostos para cada contorno da narina.

Nota: também foi realizado um implante de queixo (pequeno) e lipoaspiração do submento.

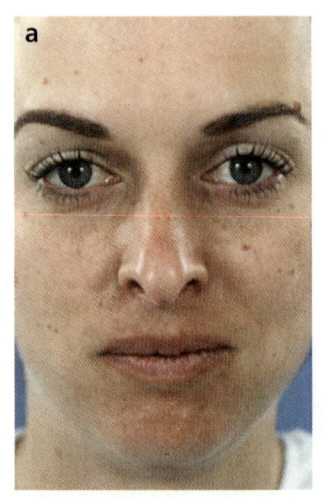

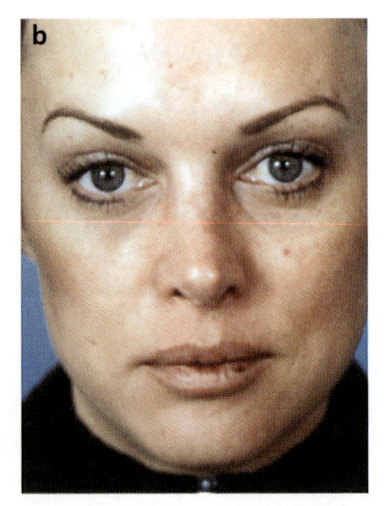

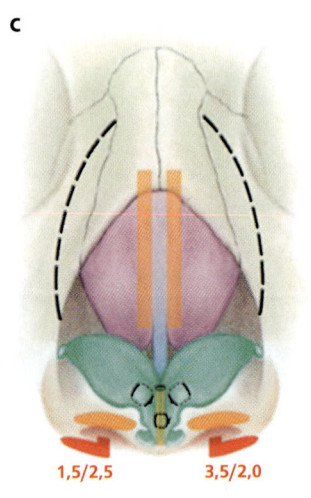

Fig. 5.22 (a-j)

Estudo de Caso: Retração Alar 181

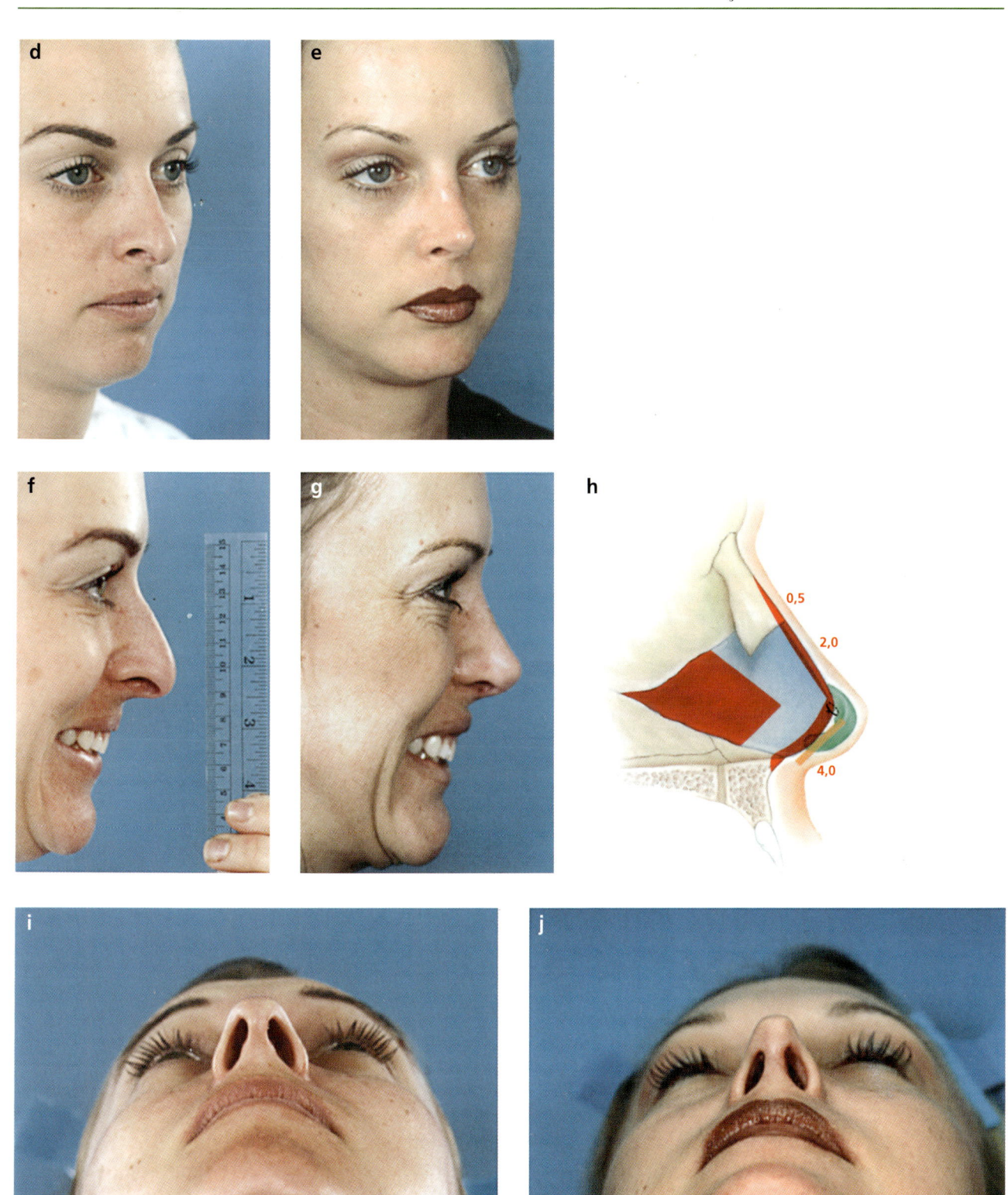

Fig. 5.22 *(Cont.)*

Lista de Leitura

Bennett GH, Lessow A, Song P et al. The long-term effects of alar base reduction. Arch Facial Plast Surg 7: 94, 2005

Byrd HS, Hobar C, Shewmake K. Augmentation of the craniofacial skeleton with porous hydroxyapatite granules. Plast Reconstr Surg 91: 15, 1993

Daniel RK. The nasal base. In Daniel, RK (ed) Aesthetic Plastic Surgery: Rhinoplasty. Boston: Little, Brown, 1993

Daniel RK. Rhinoplasty: Nostril/tip disproportion. Plast Reconstr Surg 107: 1454, 2001

Davis RE. Diagnosis and surgical management of the caudal excess nasal deformity. Arch Facial Plast Surg 7: 100, 2005

Ellenbogen R. Alar rim lowering. Plast Reconstr Surg 79: 50, 1987

Farkas LG, and Munro JR. Anthropometric Facial Proportions in Medicine. Springfield: Thomas, 1987

Farkas LG, Hreczko TA, Deutsch CC. Objective assessment of standard nostril types – A morphometric study. Ann Plast Surg 11: 381, 1983

Farkas LG, Kolar JC, Munro JR. Geography of the nose: A morphometric study. Aesthetic Plast Surg 10: 191, 1986

Gruber RP, Freeman MB, Hsu C et al. Nasal base reduction; a treatment algorithim including alar release with medialization. Plast Reconstr Surg 123: 716, 2009

Gruber RP, French MB, Hsu C et al. Nasal base reduction by alar release: A laboratory evaluation. Plast Reconstr Surg 123: 709, 2009

Gryskiewicz JM. The "inatrogenic-hanging columellar": preserving columellar contour after tip retroprojection. Plast Reconstr Surg 110: 272, 2002

Gunter JP, Rohrich RJ, Friedman RM. Classification and correction of alar-columellar discrepancies in rhinoplasty. Plast Reconstr Surg 97: 643, 1996

Guyuron B. Alar rim deformities. Plast Reconstr Surg 107: 856, 2001

Guyuron B. Footplates of the medial crura. Plast Recosntr Surg 101: 1359, 1998

Guyruron B. Alar base surgery. In Gunter, JP, Rohrich, RJ, and Adams, WP (eds) Dallas Rhinoplasty: Nasal Surgery by the Masters. 2nd ed. St. Louis: QMP, 2007

Guyuron B, Behmand, RA. Caudal nasal deviation. Plast Reconstr Surg 111: 2449, 2003

Kridel RW, Castellano RD. A simplified approach to alar base reduction; a review of 124 patients over 20 years. Arch Facial Plast surg 7: 81, 2005

Lessard ML, Daniel RK. Surgical anatomy of the nose. Arch Otolaryngol Head Neck Surg 111: 25, 1985

Letourneau A, Daniel RK. The superficial musculoaponecrotic system of the nose. Plast Reconstr Surg 82: 48, 1988

Meyer R, Kessering WK. Secondary rhinoplasty. In: Regnault P and Daniel RK (eds) Aesthetic Plastic Surgery. Boston: Little, Brown, 1984

Millard DR. Alar margin sculpturing. Plast Reconstr Surg 40: 337, 1967

Millard DR. The alar cinch in the flat, flaring nose. Plast Reconstr Surg 65: 669, 1980

Natvig P, Setler LA, Dingman RO. Skin abutts skin at the alar margin of the nose. Ann Plast Surg 2: 428, 1979

Ortiz-Monasterio F, Olmedo A, Oscoy LO. The use of cartilage grafts in primary aesthetic rhinoplasty. Plast Reconstr Surg 67: 597, 1981

Peck GC. Techniques in Aesthetic Rhinoplasty, 2nd ed. Philadelphia: JB Lippincott, 1990 Powell N, and Humphreys B. Proportions of the Aesthetic Face. New York: Thieme Stratton, 1984

Randall P. The direct approach to the "hanging columella". Plast Reconstr Surg 53: 544, 1974

Rohrich, Rj, Raniere J Jr, Ha, RY. The alar contour graft: correction and prevention of alar rim deformities in rhinoplasty. Plast Reconstr Surg 109: 2495, 2002

Rohrich RJ, Hoxworth RE, Thorton JF et al. The pyriform ligament. Plast Reconstr Surg 121: 277, 2008

Fatores Funcionais 6

Introdução

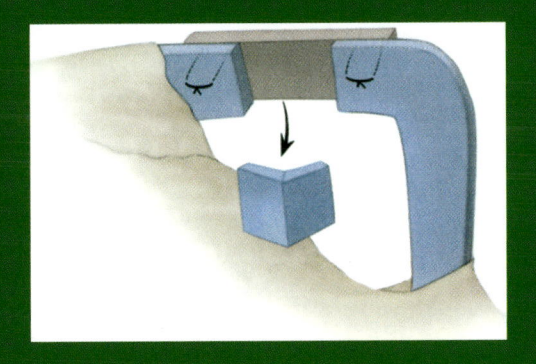

Como cirurgião plástico especializado em rinoplastia, lido com duas populações de pacientes: o paciente cosmético que deseja um nariz mais atraente com preservação do que eles percebem como respiração normal, e o paciente secundário cuja função nasal com frequência está comprometida. Estes problemas normalmente se devem a deformidades anatômicas fixas, que necessitam de soluções cirúrgicas, e não uma forma mais comum de obstrução nasal decorrente de rinite vasomotora que requer tratamento médico. Este capítulo dá ao jovem cirurgião um fundamento para analisar, diagnosticar e tratar o paciente de rinoplastia. O objetivo é preservar a função respiratória normal, reconhecer aqueles que seriam prejudicados pela cirurgia e tratar aqueles com deformidades anatômicas fixas. Durante a última década, duas modificações radicais ocorreram na cirurgia septorrinoplástica, no que se refere à cirurgia funcional. Primeiro, a cirurgia septal se tornou muito mais simples e consiste em quatro áreas: ressecção corporal, realocação septal caudal, endireitamento dorsal e septoplastia total. Em contrapartida, maior ênfase na cirurgia valvular requer atenção às válvulas externas e internas. Segundo, a causa primária de obstrução nasal pós-rinoplastia que evoluiu de cirurgia septal inadequada (1980), por meio de hipertrofia não tratada do corneto nasal (1990), até o colapso das válvulas nasais (2000). Atualmente, estou convencido de que a principal causa de obstrução nasal pós-rinoplastia é o insucesso em diagnosticar de maneira adequada e tratar um problema pré-operatório. História pré-operatória cuidadosa, exame e planejamento para a porção funcional do nariz interno são tão importantes quanto a melhora estética do nariz externo. O comprometimento da respiração nasal minimiza até o mais belo resultado.

Visão Geral

Os cirurgiões com frequência desejam que a rinoplastia seja simples. Uma de suas fantasias favoritas é que a rinoplastia cosmética realmente não requer correção de obstrução nasal funcional. Com frequência eles fazem as perguntas a seguir. É possível fazer uma rinoplastia sem fixar desvios septais? Não. Os enxertos expansores são necessários realmente? Sim, e frequentemente tanto por razões funcionais, como estéticas. A cirurgia pode ser dividida em duas partes, enquanto um cirurgião faz a parte funcional, o outro faz a porção cosmética? Não, é uma cirurgia integrada. Programo todos os meus casos estéticos como "septorrinoplastia cosmética com possível turbinectomia inferior e múltiplos enxertos", o que reflete a natureza dupla da cirurgia. Agora que a ilusão de uma cirurgia cosmética pura foi posta em repouso, podemos falar sobre fatores funcionais que devem ser avaliados em cada rinoplastia.

Nível 1. O cirurgião deve ser capaz de lidar com os quatro fatores a seguir: desvio do corpo septal, desvio do septo caudal, colapso da válvula interna e hipertrofia do corneto nasal inferior (Fig. 6.1a, b). As soluções cirúrgicas são simples: ressecar os desvios do corpo septal, realocar os desvios do septo caudal, inserir enxertos expansores para abrir a válvula interna e ressecar parcialmente os cornetos nasais hipertróficas inferiores.

Nível 2. A sofisticação cirúrgica adicional é necessária para lidar com graves desvios do septo por trauma ou causas de desenvolvimento. Os problemas de septo caudal vão além do deslocamento, da instabilidade ou colapso, o que pode necessitar reforço ou substituição com o uso de enxertos de cartilagem septal. Os desvios dorsais são uma realidade e são corrigidos na seguinte sequência: (1) coloque enxertos expansores no lado sem desvio, que é suturado acima e abaixo do desvio, (2) excise a porção desviada do septo, e (3) coloque um enxerto expansor do lado em que há desvio, fixando com sutura em cinco camadas (Fig. 6.1 c, d). Os problemas na válvula externa necessitarão o uso de enxertos de contorno alar (ECA) ou suporte de contorno alar (EECA) na válvula da narina e enxertos de *strut* nas *crura* laterais para a válvula vestibular. Podem ser encontrados problemas no corneto nasal média ou sinéquias entre os cornetos nasais e os tecidos adjacentes.

Nível 3. Sempre que se lida com casos primários graves (fissuras, cocaína e deformidades pós-traumáticas) e praticamente todas as rinoplastias secundárias, o cirurgião deve estar preparado para um grande desafio. Será necessário fixar o septo instável e até fazer uma septoplastia total (Fig. 6.1e, f). Estes casos requerem um significativo aprimoramento na sofisticação técnica e considero estes casos como "reconstrução do nariz interno". No septo, pode haver uma ampla gama de incisões prévias desestabilizantes e ressecções extensas. Deve-se estar preparado para estabelecer o suporte septal e colher enxertos dos locais alternativos, incluindo os de costela para estabilidade. A cirurgia valvular pode variar de abertura até áreas estenóticas contraídas com enxertos compostos para alargamento da válvula óssea. A cirurgia de corneto nasal pode ser complicada pela fusão da cicatriz com o septo ou superabundância de pólipos.

Visão Geral

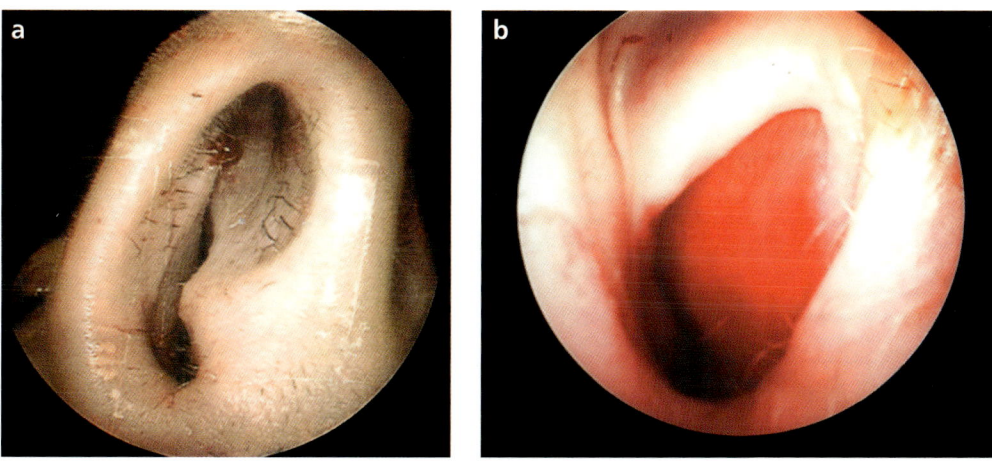

Fig. 6.1 (**a, b**) Obstruções septais e valvulares.

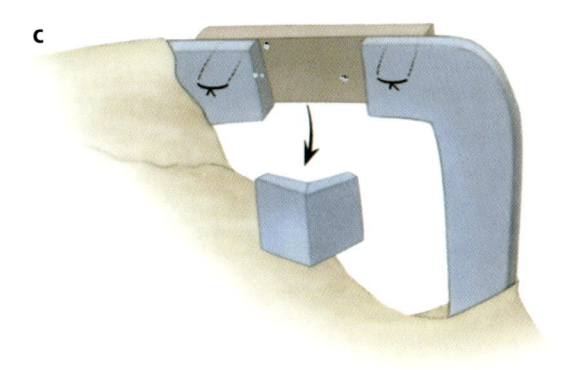

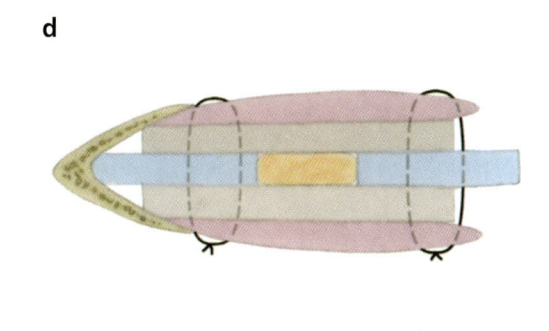

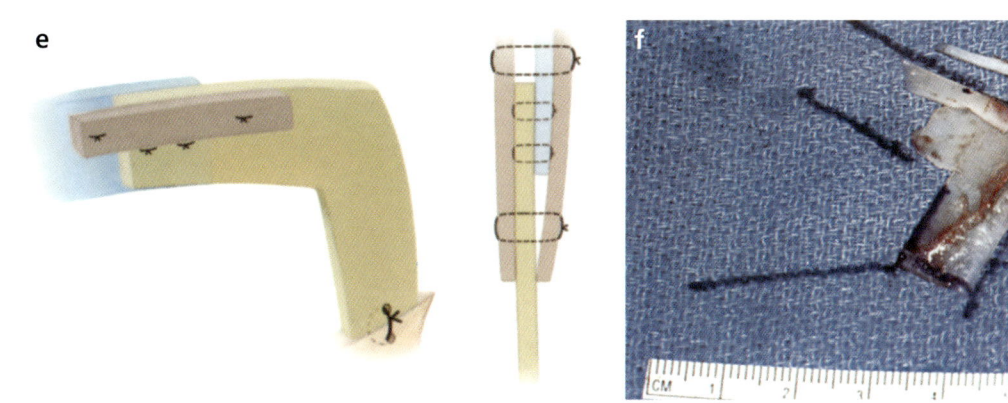

Fig. 6.1 (**c, d**) Desvio septal dorsal.

Fig. 6.1 (**e, f**) Septoplastia total.

Anatomia

A anatomia da via aérea nasal é discutida em maiores detalhes em muitos livros-textos. Em vez de repetir os achados anatômicos padrão, apresentarei algumas observações úteis (Fig. 6.2a).

Septo. O septo é composto de cartilagem quadrangular e cinco ossos (pré-maxila, crista do osso maxilar, crista do osso palatal, vômer e placa perpendicular do etmoide). O tamanho, espessura e integridade estrutural da cartilagem quadrangular variam enormemente. Estou convicto de que a maior parte da formação em sela é causada pela aplicação de técnicas agressivas à cartilagem septal fina. As fibras pericondrais e periosteais entrelaçadas na ENA e área pré-maxilar impedem uma dissecção fácil. Por que é tão difícil expor esta área? A explicação está na embriologia do septo. O vômer e a placa perpendicular do etmoide são ossificações do septo cartilaginoso primordial, enquanto a pré-maxila é um osso distinto que se submete a maciças alterações com o crescimento. As "asas" pré-maxilares escondem o forame palatino. A dissecção agressiva nesta área pode pôr em risco de ruptura os feixes neurovasculares, resultando em dentes insensíveis ou até enegrecidos. A área logo acima da junção da pré-maxila com o vômer é distinta por quatro razões: (1) a cartilagem quadrangular é mais fina aqui, (2) o prolongamento caudal da cartilagem começa aqui, (3) o órgão de Jacobson pode ocorrer, e (4) pode existir significativo crescimento central. Os 5 mm inferiores da cartilagem septal que corre no sulco pré-maxilar/vomeriano são bastante espessos e podem estar fora do sulco, em um lado, como uma "deflexão". A cartilagem septal tem um "prolongamento caudal" de 10 a 18 mm, o que separa o vômer e os ossos etmoides. As deformidades ósseas em geral são bastante impressionantes e podem assumir a forma de um "esporão" triangular. A ressecção deve ser efetuada com uma pequena pinça saca-bocados aguçada. A torção do osso pode resultar em ruptura catastrófica de toda a placa perpendicular que se estende dentro da placa cribriforme. Embora o pericôndrio seja considerado uma lâmina única, sua elevação confirma que é composto de múltiplas camadas.

Válvulas Nasais

Com base em minha experiência de fazer mais de 2.000 rinoplastias secundárias, classifico agora e utilizo o conceito de quatro válvulas: (1) narina, (2) vestibular, (3) interna e (4) óssea (Fig. 6.2b, c). A *válvula da narina* é composta por essas estruturas, que se formam e se projetam dentro da abertura da narina, incluindo a columela, septo caudal, plataformas crurais, margem alar de tecido mole, lóbulo alar e assoalho da narina. A *válvula vestibular* assenta-se entre duas estreitas aberturas (narina e válvula interna), sendo mais comuns as obstruções laterais, o colapso alar lateral ou a formação de sinéquias vestibulares. A válvula interna tem duas partes: o estreito *ângulo de válvula interna* tipo fenda e a *área valvular interna*. A *válvula óssea* compreende a parede óssea lateral e o septo, tanto o ângulo como a área transversal podem ser distorcidos após rinoplastia ou trauma.

Anatomia 187

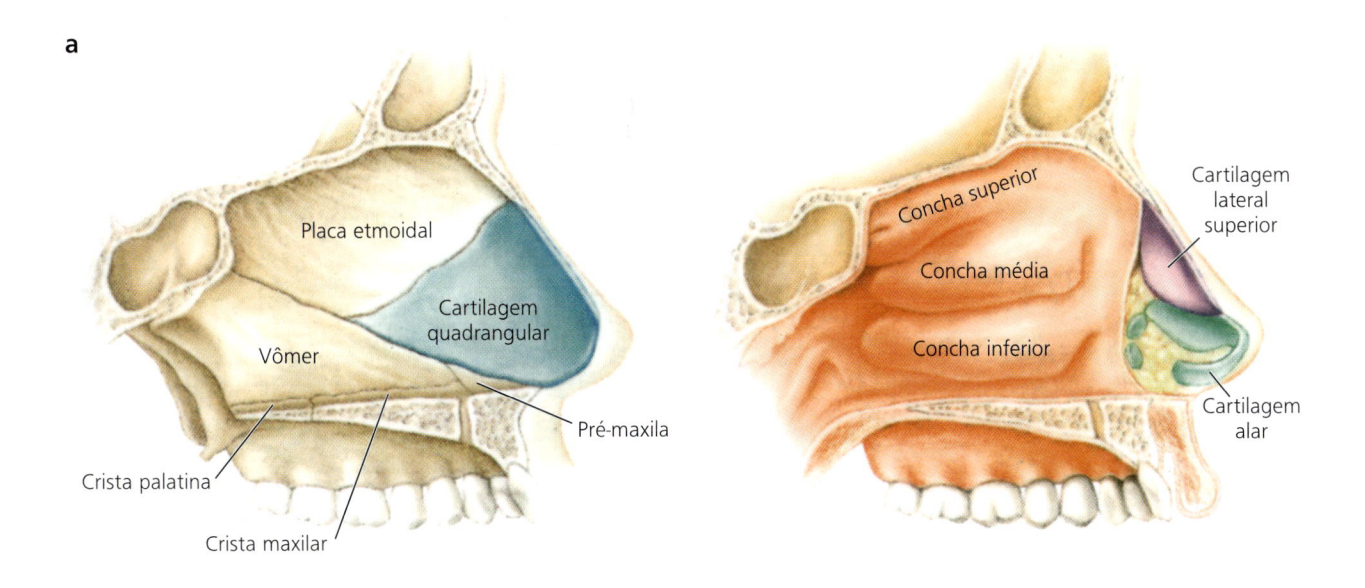

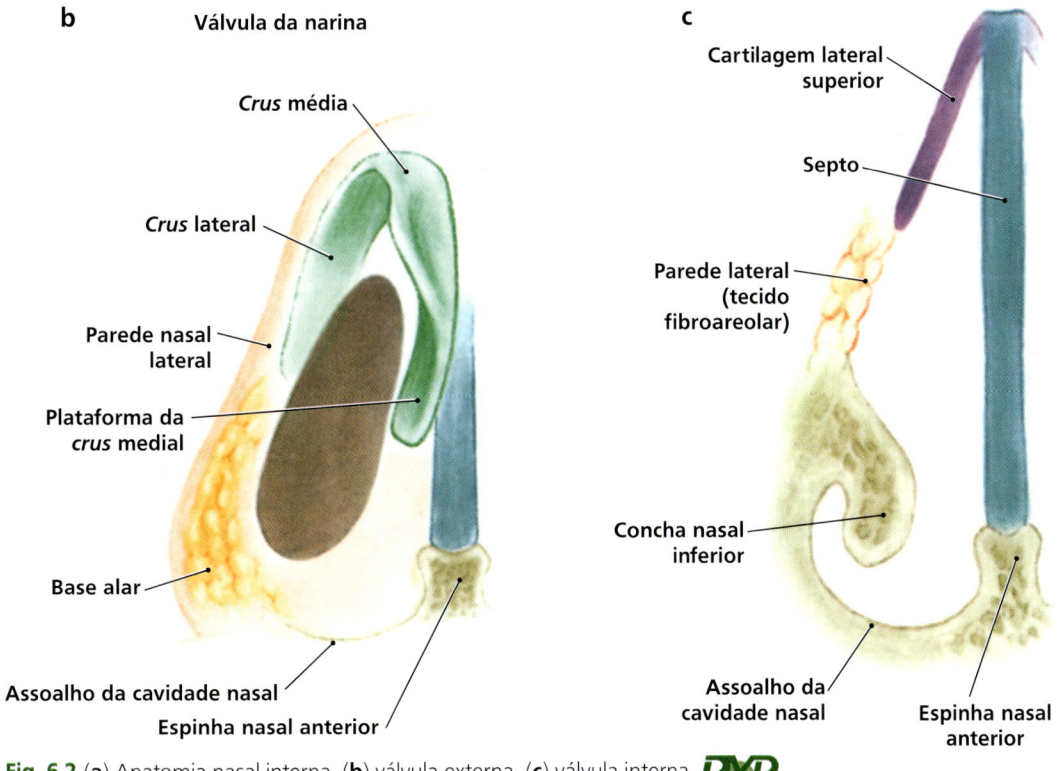

Fig. 6.2 (**a**) Anatomia nasal interna, (**b**) válvula externa, (**c**) válvula interna.

Cirurgia Septal

Anestesia. Após a preparação do nariz interno com *swabs* de Povidine, o espaço mucoso subpericondral é injetado, usando-se xilocaína a 1% com epinefrina 1:100.000. O objetivo é conseguir uma dissecção hídrica, o que facilitará a subsequente elevação da mucosa septal. As injeções permitem a avaliação da qualidade da mucosa e estrutura do septo. Em seguida, ocorrerá a vasoconstrição do revestimento mucoso com o uso de agentes tópicos. A maioria dos cirurgiões usa solução de cocaína a 4%, anestesia local ou Afrin. Acho que duas tiras de 18 polegadas de gaze de 0,5 polegada permitem tamponamento mais acurado com melhor contato. Em casos secundários complexos, com frequência é útil uma avaliação endoscópica.

Exposição Septal. Rotineiramente, uso uma incisão de transfixação unilateral completa direita, combinada com o acesso dorsal, para expor o septo. O septo caudal é exposto pela retração da columela para o lado esquerdo, e, então, uma incisão de transfixação de comprimento total é efetuada 2 a 3 mm atrás a partir da borda caudal. Usando-se tesoura angulada Converse, a mucosa é elevada adentrando-se o espaço subpericondral. Para assegurar uma dissecção limpa, rotineiramente faço incisões quadriculadas com uma lâmina nº 15 e depois raspo até a cartilagem usando um amálgama dental. Depois de elevado o pericôndrio, a dissecção continua posteriormente sobre a cartilagem, bem como sobre o etmoide e ossos vomerianos. Em contraposição a esta passagem ininterrupta, a dissecção em direção inferior é bloqueada na junção da cartilagem com a pré-maxila graças à fusão da fáscia, onde pericôndrio e periósteo se encontram. Qualquer tentativa de passar em direção inferior resultará em lacerações da mucosa. Para a maioria dos casos, este grau de exposição via "túnel anterior" é suficiente. Entretanto, em casos complexos com deformidades significativas, envolvendo a pré-maxila, é necessário criar um "túnel inferior" para acesso completo à pré-maxila.

Alternativas de Acesso. O acesso septal clássico via abordagem aberta foi obtido por técnica de *divisão dorsal* de cima para baixo, em que as cartilagens laterais superiores são separadas do septo (Fig. 6.3a, b). Esta divisão dorsal pode ser combinada com uma divisão da ponta, separando as cartilagens alares na ponta/columela, o que acrescenta exposição do septo caudal e permite sua correção (Fig. 6.3c, d). Entretanto, a combinação de uma transfixação unilateral com a divisão dorsal, *exposição dupla*, é usada com mais frequência; especialmente em *casos secundários* (Fig. 6.3e, f). O elevador é passado desde a incisão de transfixação até o ângulo septal e dentro do hiato entre o ângulo septal e o descolamento das cartilagens laterais superiores. Em casos secundários, esta dissecção subpericondral do conhecido (septo caudal) para o desconhecido (o dorso com seus planos anatômicos rompidos fortemente cicatrizados) é muito mais fácil do que uma dissecção de cima para baixo. O método de *inversão (flip) da ponta* é uma combinação das incisões intercartilaginosas estendidas para dentro das incisões de transfixação bilaterais somada à abordagem aberta com suas incisões transcolumelar e infracartilaginosas (Fig. 6.3g, i). Depois de completada a elevação do tecido mole, então todo o lóbulo da ponta poderá ser girado para baixo sobre o lábio superior. Começa-se diretamente no final do septo.

Cirurgia Septal

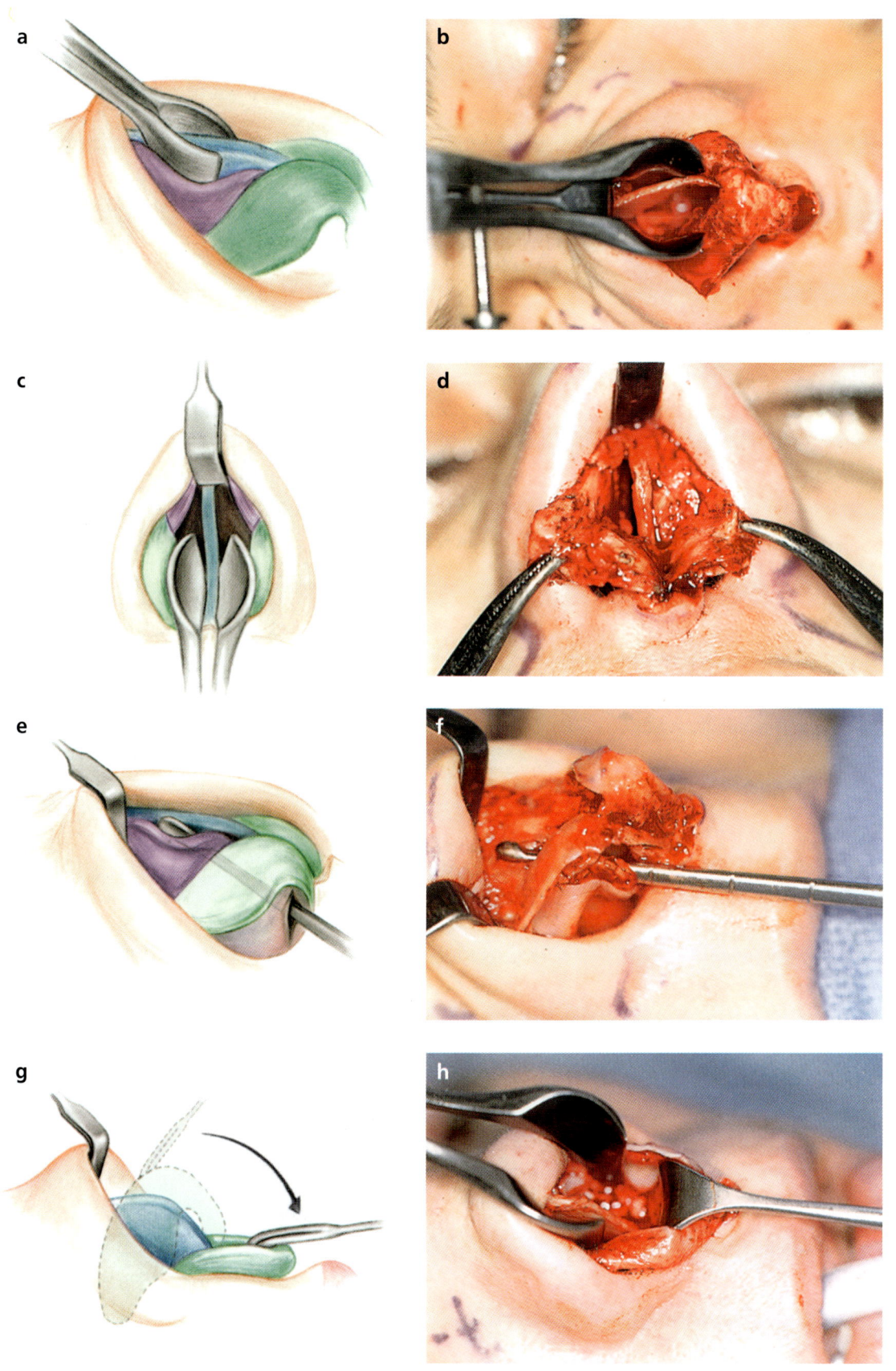

Fig. 6.3 Exposição septal. (**a, b**) Divisão dorsal, (**c, d**) divisão combinada dorsal/ponta, (**e, f**) transfixação, (**g, h**) inversão de ponta.

Corpo Septal

Nas décadas anteriores, a cirurgia do corpo septal variava da complexa até à fantasia. Cada cirurgião planejava uma cirurgia especial, que era lindamente ilustrada, mas impossível de ser realizada por outro cirurgião. Felizmente, tudo mudou com a adoção de enxertos de cartilagem e a necessidade de colher grandes porções de septo. O conceito de deixar um *strut* em forma de L de 10 mm para suporte do septo significava que essencialmente não havia diferença entre a colheita septal para adquirir o material de enxerto e a excisão de um corpo septal com grave desvio. De repente, a complexidade técnica dos cortes paralelos e as incisões quadriculadas se tornaram obsoletos. A regra simplista, mas efetiva, se tornou "quando em dúvida, remova". A conclusão obrigatória é avaliar primeiro a rigidez geral da cartilagem septal e ser conservador, quando a cartilagem for frágil. Deve-se remover somente a quantidade necessária para corrigir o desvio ou obter suficiente material de enxerto.

Correção da Cartilagem. Em termos conceituais, o "corpo septal cirúrgico" é aquela porção do septo sob e atrás do *strut* crítico de 10 mm em forma de L. Depois de estabelecidos o dorso definitivo e o septo caudal, mensuram-se 10 mm abaixo e atrás do ângulo septal anterior (Fig. 6.4a-d). Neste ponto, o septo é incisado com uma lâmina nº15 em paralelo com o dorso e permanecendo 10 mm abaixo do dorso sempre atrás do septo ósseo. Então, o componente caudal vertical estende-se para baixo até o sulco vomeriano, usando-se lâmina nº 15 paralela ao septo caudal, enquanto os folhetos mucosos são retraídos com um espéculo nasal. Não é um corte vertical, mas sim angulado em direção posterior para assegurar um *strut* caudal de 1 cm ao nível da junção septo-caudal/ENA. Em seguida, a borda inferior do septo cartilaginoso é liberada ao longo do sulco vomeriano. Então, a dissecção vem para baixo a partir do corte dorsal, "movendo-se rapidamente através" da junção entre o septo cartilaginoso e a placa perpendicular do etmoide. Em seguida, a dissecção continua posterior para liberar a *extensão vomeriana* do septo cartilaginoso. Esta extensão se sobrepõe ao septo ósseo em um lado, que é assinalado pelo "lado do esporão" do septo posterior; isto é, a maioria dos esporões são de cartilagem no lado convexo sobreposto por osso. Assim, em uma septoplastia pode-se dissecar a cartilagem em sua totalidade ou planejar excisar os esporões ósseos com sua cartilagem sobreposta. A cartilagem colhida é colocada em uma grande vasilha de solução salina com antibióticos.

Ressecção Óssea. Com a mucosa elevada em ambos os lados, é possível ressecar quaisquer deformidades ósseas fixas, usando-se uma pequena pinça de Takahashi (Fig. 6.4e, f). Estes "esporões ósseos" são retirados em "bocados" agudos com pinça e não são torcidos, pois há risco de romperem a placa cribriforme, resultando em extravasamento de líquido cefalorraquidiano. A correção do septo ósseo deve enfatizar a realocação delicada com ressecção limitada. A exceção a esta regra é o nariz pós-traumático, em que é obrigatória a ressecção óssea. Não estou convencido de que seja uma boa ideia tentar corrigir o septo ósseo com "expansão com espéculo". Pode funcionar quando o septo está essencialmente intacto, mas há riscos de ruptura septal, quando foi feita colheita septal.

Corpo Septal

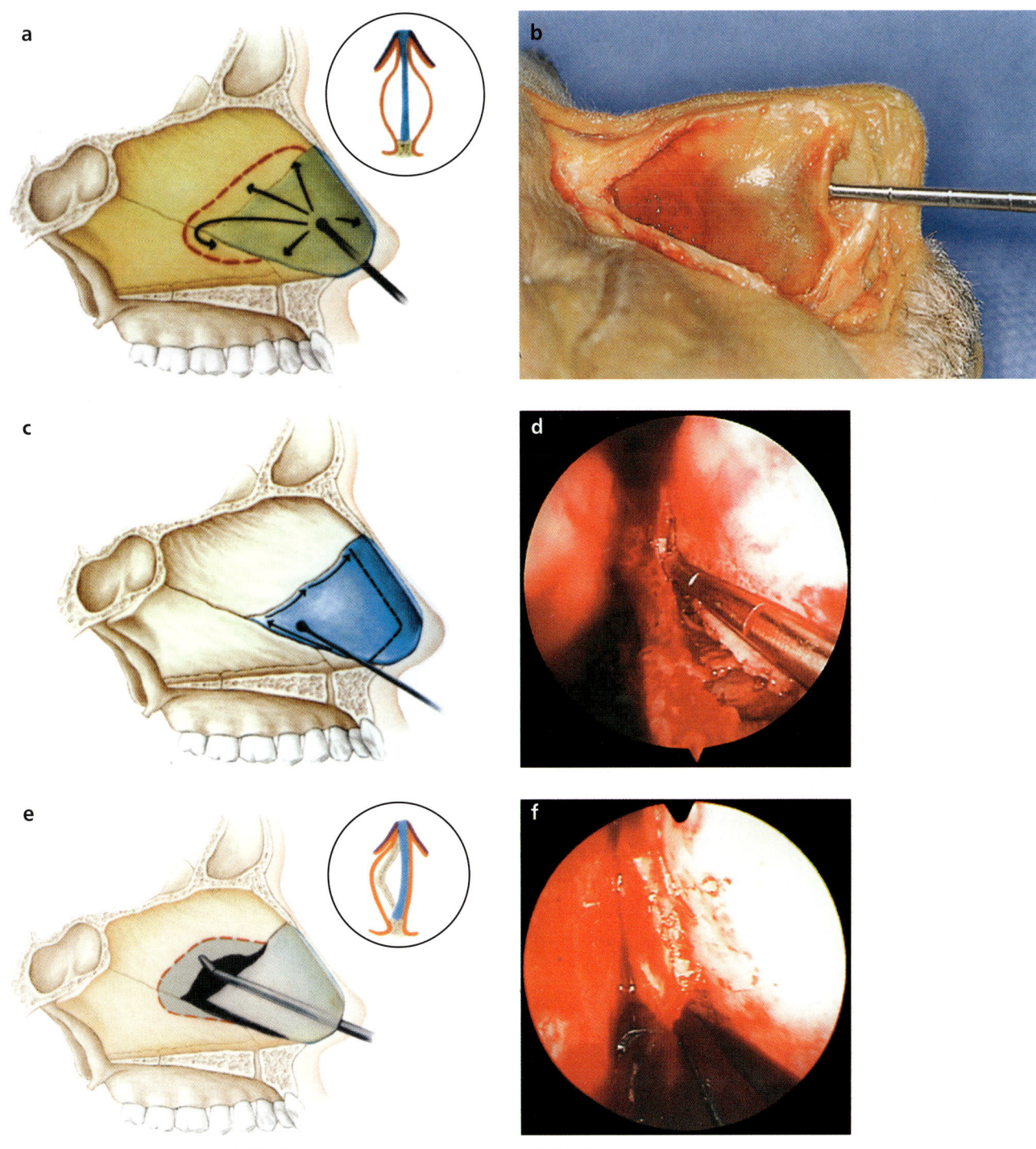

Fig. 6.4 (**a, b**) Exposição septal *DVD*, (**c, d**) ressecção cartilaginosa *DVD*, (**e, f**) ressecção óssea.

Septo Ósseo/Pré-Maxila: O Túnel Inferior

Os desvios ósseos de rotina são ressecados com o uso de pequenas pinças de Takahashi (Fig. 6.5a, b). Sempre que possível, deflexões retas são fraturadas a partir de trás até à linha média, sob visão direta, usando o elevador de Cottle. Quando o desvio ósseo envolve a área pré-maxilar, então deve-se fazer um "túnel inferior" (Fig. 6.5c, f). Após reinjeção do assoalho nasal, expõe-se a espinha nasal anterior e a abertura piriforme, usando-se um elevador de McKenty através da incisão de transfixação. Com o elevador curvo, o revestimento vestibular sobrejacente à pré-maxila é levantado e, então, continua-se em direção posterior ao longo do assoalho nasal, criando assim o "túnel inferior". À medida que se faz o descolamento em direção à pré-maxila, alcança-se a *fusão da fáscia* entre o periósteo e o pericôndrio. Esta fáscia fundida é cuidadosamente dividida em direção anterior a posterior com uma lâmina nº 64 de Beaver (Fig. 6.5b, g, h). Agora o septo está totalmente exposto em um lado. Se for necessária a exposição da pré-maxila oposta, pode-se mobilizar o septo cartilaginoso fora do sulco vomeriano seguido pela elevação do periósteo em direção de cima para baixo. A capacidade de levantar um túnel inferior sem retalhar a mucosa é habilidade importante a se dominar.

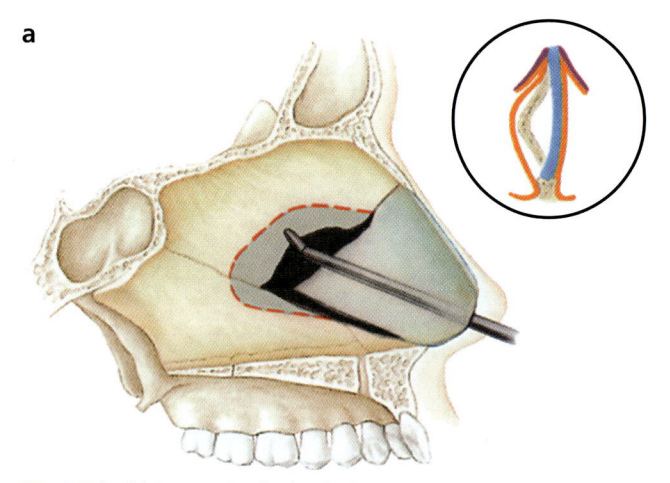

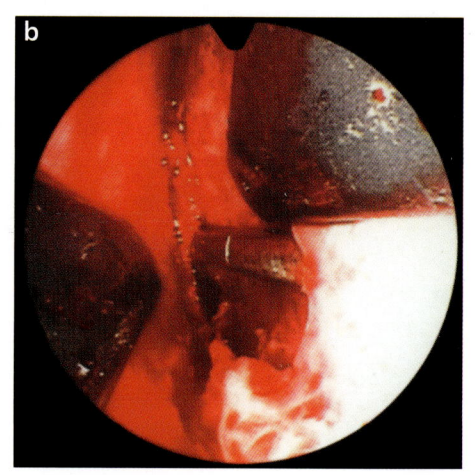

Fig. 6.5 (**a, b**) Ressecção do desvio ósseo.

Septo Ósseo/Pré-Maxila: O Túnel Inferior

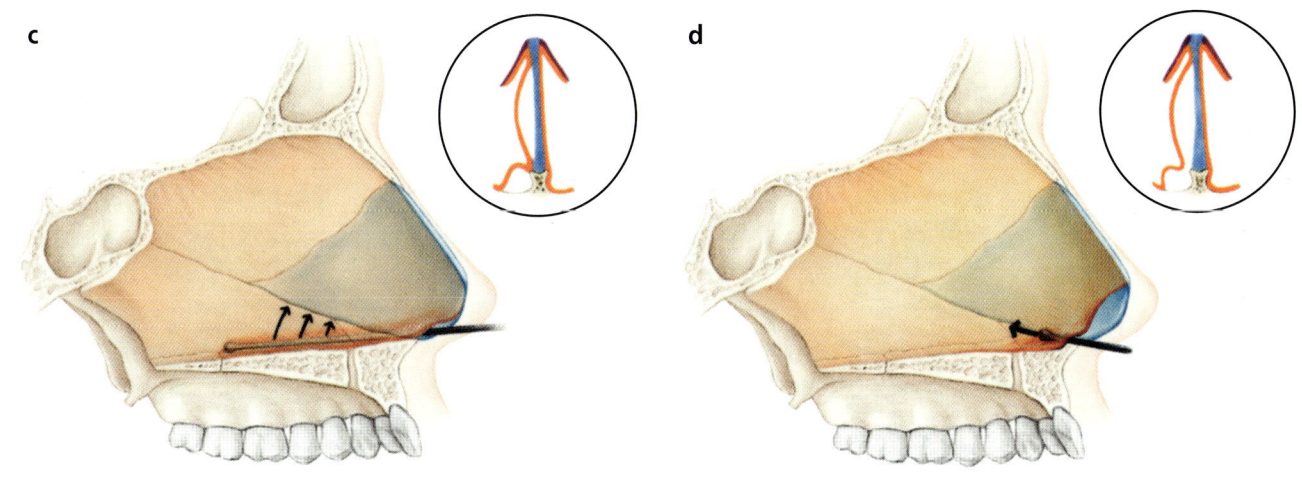

Fig. 6.5 (**c**) Túnel inferior, (**d**) dividindo a fáscia conjunta entre periósteo e pericôndrio.

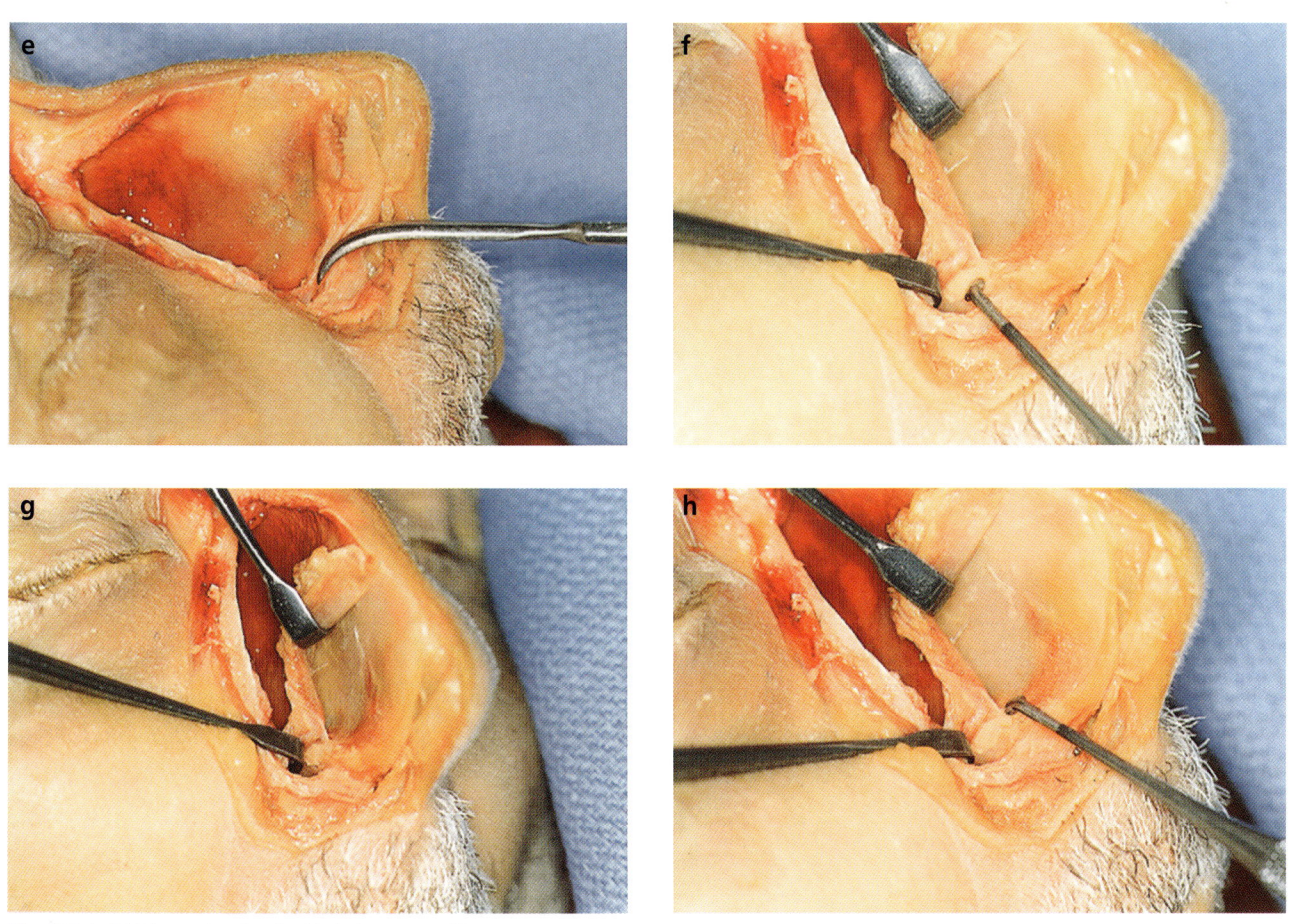

Fig. 6.5 (**e-h**) Dissecção de túnel inferior em cadáver.

Septo Caudal

Os problemas funcionais nesta área são os desvios e deformidades, que são tratados por ressecção, realocação ou substituição – *a cirurgia septal caudal dos 3 Rs.*

Ressecção. O septo caudal é facilmente exposto por uma incisão de transfixação unilateral. Um elevador de Joseph é usado para dissecar diretamente sobre a ENA e externamente, em cada lado. O paciente é avisado de que a elevação de seu lábio superior e o sorriso podem ficar enfraquecidos durante 4 a 6 semanas no pós-operatório. Em deformidades menores, o septo caudal desviado é limitado em sua extensão distal. Se esteticamente indicadas, a ressecção de 2 a 4 mm de septo caudal e a remodelagem da ENA são suficientes. A cuidadosa avaliação da consequência estética da ressecção do septo caudal é essencial – evita a rotação para cima.

Realocação. O método mais efetivo de correção de desvio do septo caudal é a sua liberação completa das inserções ósseas/fibrosas, levando-o através da linha média e suturando-o à ENA (Fig. 6.6). Este método funciona extremamente bem, caso sejam respeitados três fatores: (1) o septo caudal deve ser completamente liberado e alcançada a total mobilização, (2) a fixação da ENA deve ser rígida e (3) a integridade estrutural do septo caudal não deve ser comprometida por incisões ou excisões. A exposição da ENA precisa ser completa para eliminar a influência repressora do envoltório de tecido mole contraído. A deformidade visível é avaliada tanto para desvios cartilaginosos, como de ENA relativos à linha média do incisivo central. O septo caudal cartilaginoso é liberado da ENA através da área de junção. A mobilização total é conseguida depois que o septo caudal possa ser levado para o lado contralateral. Embora muitos cirurgiões recomendem suturas periosteais, prefiro um furo de broca através da ENA. A mobilização simples sem fixação é inadequada. As técnicas que prefiro são as seguintes; (1) o septo caudal é mobilizado completamente até que possa ser trazido até o lado contralateral, (2) faz-se um furo a broca através da ENA (se a ENA for ressecada, então faz-se um furo na borda piriforme contralateral), (3) aplica-se uma sutura PDS 4-0 partindo do lado sem desvio através da ENA, depois através do septo, faz-se uma laçada, e depois volta-se através do septo e (4) dá-se, então, o nó no lado sem desvio da ENA. Quando completada, o septo caudal deve ser fixado rigidamente em cima da ENA em seu lado sem desvio.

Reforço/Substituição. Quando a integridade estrutural do septo caudal está comprometida, então se deve considerar o reforço ou a substituição. Pode-se usar sobreposição ou enxertos de suporte angulado para reforçar o septo caudal enfraquecido ou ligeiramente curvo. Obviamente, esta inserção de enxerto é feita com mais facilidade por abordagem aberta. Deve-se considerar o volume adicional dos enxertos na área crítica. Certamente, o reforço tem risco mínimo e é o procedimento de escolha nos casos primários. A substituição é necessária com frequência em casos secundários e traumáticos, especialmente quando a integridade estrutural do septo caudal foi comprometida por várias incisões e excisões. De muitas formas, esta é uma septoplastia total "parcial".

Septo Caudal

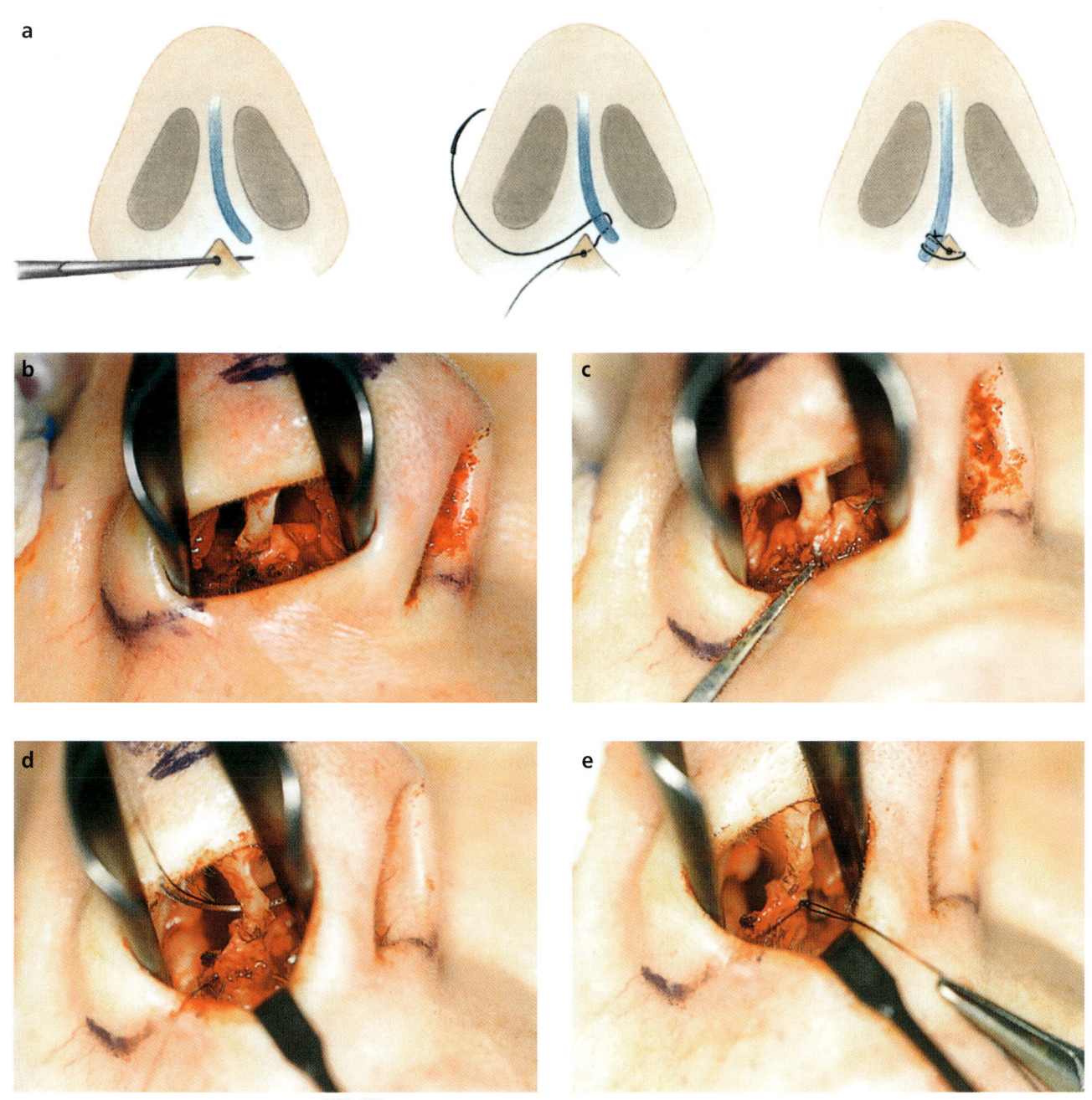

Fig. 6.6 (**a-e**) Realocação septal caudal.

Septo Dorsal

Os problemas dorsais são desvios ou assimetrias, e a solução geralmente é o endireitamento, colocação de suporte ou a ocultação. A solução desses problemas requer que se atribuam causas específicas aos vários componentes de toda a abóbada osteocartilaginosa e do septo.

Nível 1. Os desvios são corrigidos por abordagem aberta. As cartilagens laterais superiores são liberadas do septo para permitir a adequada mobilização septal, e, então, são inseridos enxertos expansores assimétricos, sendo os maiores enxertos colocados no lado côncavo. As diferenças de largura podem variar de 0,5 a 3,5 mm com assimetrias na abóbada média, muitas vezes necessitando de enxertos de camada superior sobre as cartilagens laterais superiores.

Nível 2. Estes problemas consistem em desvios lineares ou transversos do componente dorsal do *strut* em forma de L (Fig. 6.7). Mais uma vez, a redução dorsal deve ser feita primeiro seguida de correção septal nos corpos septal e caudal. Para os desvios transversos ou angulações, as cartilagens laterais superiores são descoladas do septo após avaliação da localização e da gravidade da angulação dorsal (Fig. 6.7a). Um enxerto expansor é colocado no lado côncavo para servir de suporte e manter as relações estruturais (Fig. 6.7b). É suturada ao septo acima e abaixo do desvio. Em seguida, a angulação no septo é incisada, se possível, e excisada somente se for necessário (Fig. 6.7c). Com o dorso agora reto, coloca-se um enxerto expansor no lado anteriormente desviado e suturado como "sanduíche" em cinco camadas, incorporando as cartilagens laterais superiores, enxertos expansores e septo (Fig. 6.7d).

Para desvios angulares/angulações, que resultam em "encurvamento dorsal", exposição total em ambos os lados é crítico. Deve-se ter o cuidado de analisar o ponto em que o septo superior começa a se curvar e se há ou não septo reto suficiente para fixar em cima o suporte. Se possível, um enxerto expansor maior (6 mm) de largura mínima (1 mm) é suturado no septo inferior reto no lado convexo, estendendo-se longitudinalmente além da área do desvio. Em seguida, efetua-se uma incisão em V longitudinal no lado côncavo do septo no ponto de angulação máxima. Posteriormente, o septo dorsal é suturado ao enxerto expansor, e providencia-se o suporte rígido. Um enxerto expansor semelhante é colocado no lado oposto para suporte através do corte.

Nível 3. Estes casos necessitam de "septoplastia total" e serão discutidos na próxima seção.

Ocultação/Camuflagem. Embora se possa camuflar um dorso desviado com cartilagem esmagada ou enxerto dorsal sólido, raramente isso é efetivo a longo prazo. A cartilagem esmagada com frequência se dissolve com o tempo, enquanto o enxerto sólido se torna visível, quando a pele retrai e o envolve. Contudo, o maior problema é que, embora o dorso possa aparecer mais reto, o próprio nariz permanece visivelmente desviado, e o paciente fica insatisfeito. Assim, cai-se na armadilha de efetuar um procedimento mais simples, que é ineficaz em vez de um procedimento mais agressivo, porém mais eficaz.

Septo Dorsal   **197**

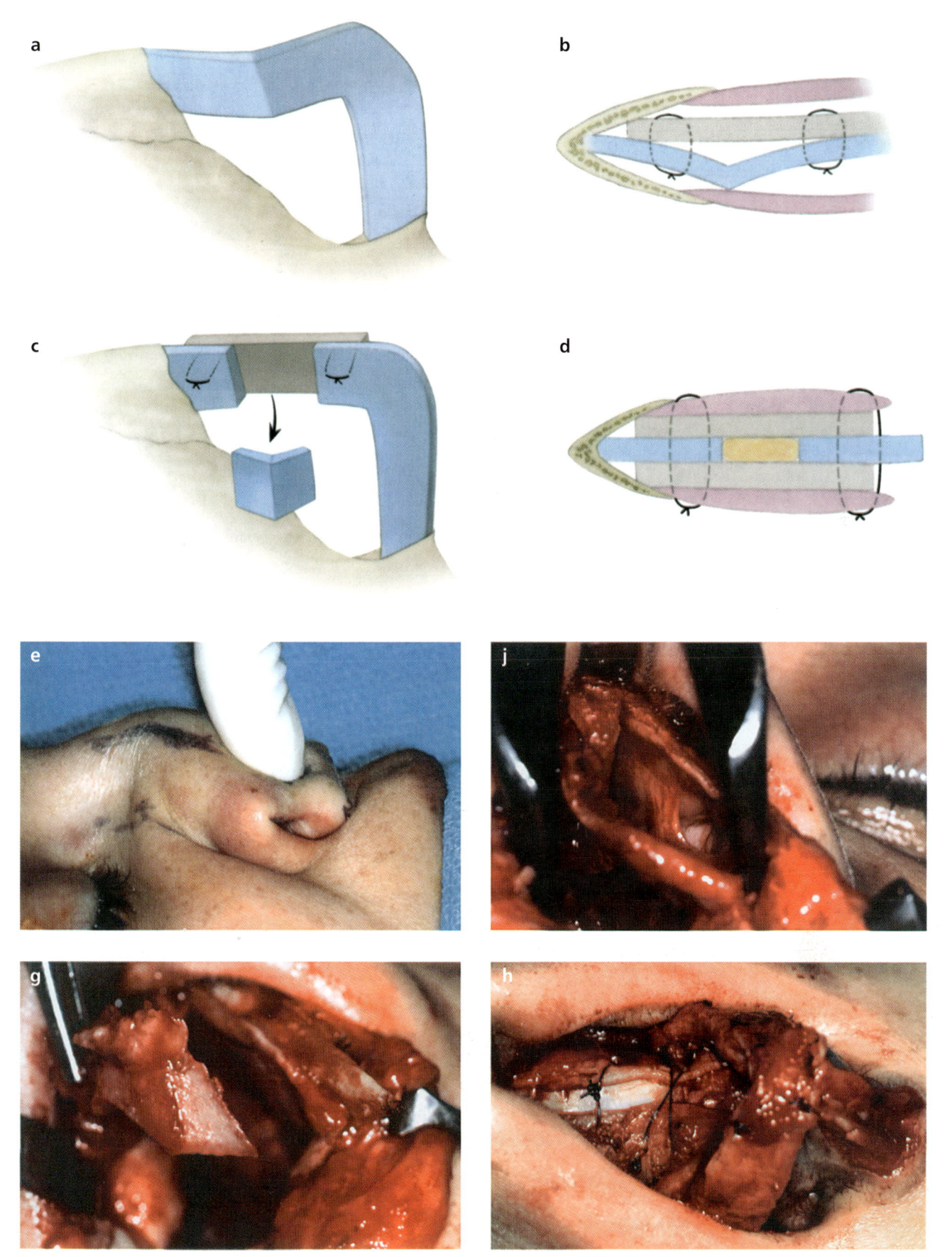

Fig. 6.7 (**a-h**) Endireitamento dorsal.

Septoplastia Total

À primeira vista, a remoção completa do septo cartilaginoso com reinserção de um *strut* em forma de L parece excessivo e cheio de riscos. No entanto, os resultados a longo prazo são excelentes, e poucas as complicações. Tanto Gubisch (2006) como Jugo (1995) resumiram sua experiência de 20 anos em septoplastia total em impressionantes publicações passo a passo. O enxerto de substituição de *strut* em forma de L é uma réplica direta do septo caudal que é sempre preservado durante a septorrinoplastia.

Técnica Cirúrgica. A seguinte cirurgia é usada para graves deformidades panseptais (Figs. 6.8 e 6.9).

Passo nº 1: Exposição. Uma abordagem de cima para baixo permite a exposição septal, ao mesmo tempo que deixa a membrana septal intacta. Os túneis extramucosos são completados, e as cartilagens laterais são descoladas do dorso septal. Uma dissecção de cima para baixo é efetuada, iniciando-se no lado côncavo, para expor o corpo do septo seguido por elevação posterior a anterior ao longo da junção vomeriana e através do septo caudal. Todo o complexo septo caudal-ENA deve ser exposto, e qualquer deformidade da ENA, tratada. Se a exposição for inadequada, não hesito em acrescentar uma "divisão da ponta" em direção caudal. Em casos graves, incisões de transfixação bilateral podem ser feitas, as quais permitem uma "inversão de ponta" para acesso total.

Passo nº 2: Excisão. Depois de exposto completamente o septo, reavalio a deformidade e o plano cirúrgico. Assumindo-se que seja indicada a substituição total, define-se o ponto de desvio ao longo do septo cartilaginoso dorsal, e em seguida um corte vertical de 10 mm de altura é feito logo acima do ponto de desvio. Então, um corte é estendido em direção cefálica em paralelo com o dorso atrás da placa etmoidal. Libero, então, o septo inferior da ENA na parte de trás ao longo dos sulcos pré-maxilares e vomeriano o mais posterior possível. Finalmente, a separação se estende para cima, a partir do vômer ao longo da junção da placa etmoidal até o corte cefálico. Remove-se todo o septo cartilaginoso.

Passo nº 3: Moldagem do Enxerto. A cartilagem é, então, colocada em uma toalha, e seu contorno é traçado. Em muitos casos, pode-se cortar um molde a partir deste diagrama; mas com o componente dorsal alongado para sobreposição. Então, a amostra é avaliada, e um enxerto de substituição em forma de L é desenhado com o uso de um molde previamente desenhado.

Passo nº 4: Reinserção do Enxerto. A reinserção consiste nos seguintes passos: (1) o *strut* é colocado em posição e avaliado, (2) o enxerto é colocado no lado oposto ao do desvio dorsal pré-operatório, (3) o enxerto é sobreposto dorsalmente com coto de cartilagem septal cefálica e é mantido em posição com agulhas percutâneas de nº 25, (4) a fixação na ENA é feita com sutura PDS 4-0 aplicada por um furo feito à broca na ENA, e o septo caudal é posicionado no lado oposto ao desvio cirúrgico, (5) o enxerto é suturado ao septo dorsal em dois pontos com sutura PDS 4-0, (6) um enxerto expansor contralateral em geral é acrescentado seguido por "suturas em sanduíche", incorporando as laterais superiores e enxerto, e (7) *splint*s de Doyle lubrificados com pomada de polisporina são suturados em posição e deixados por 10 dias.

Septoplastia Total 199

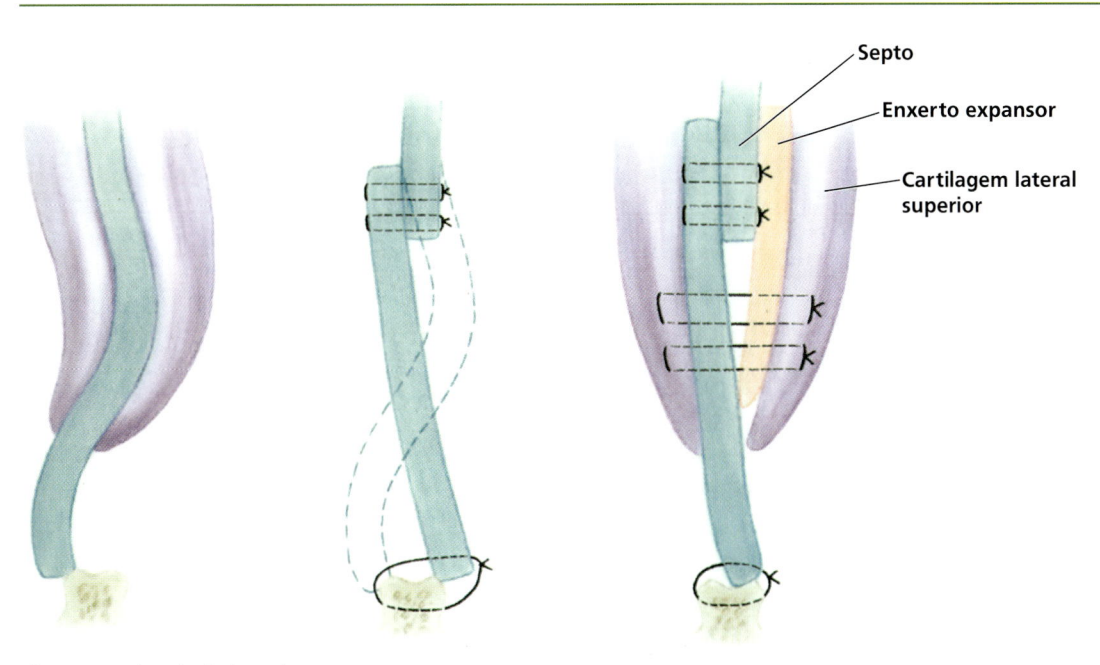

Fig. 6.8 Dupla substituição do septo.

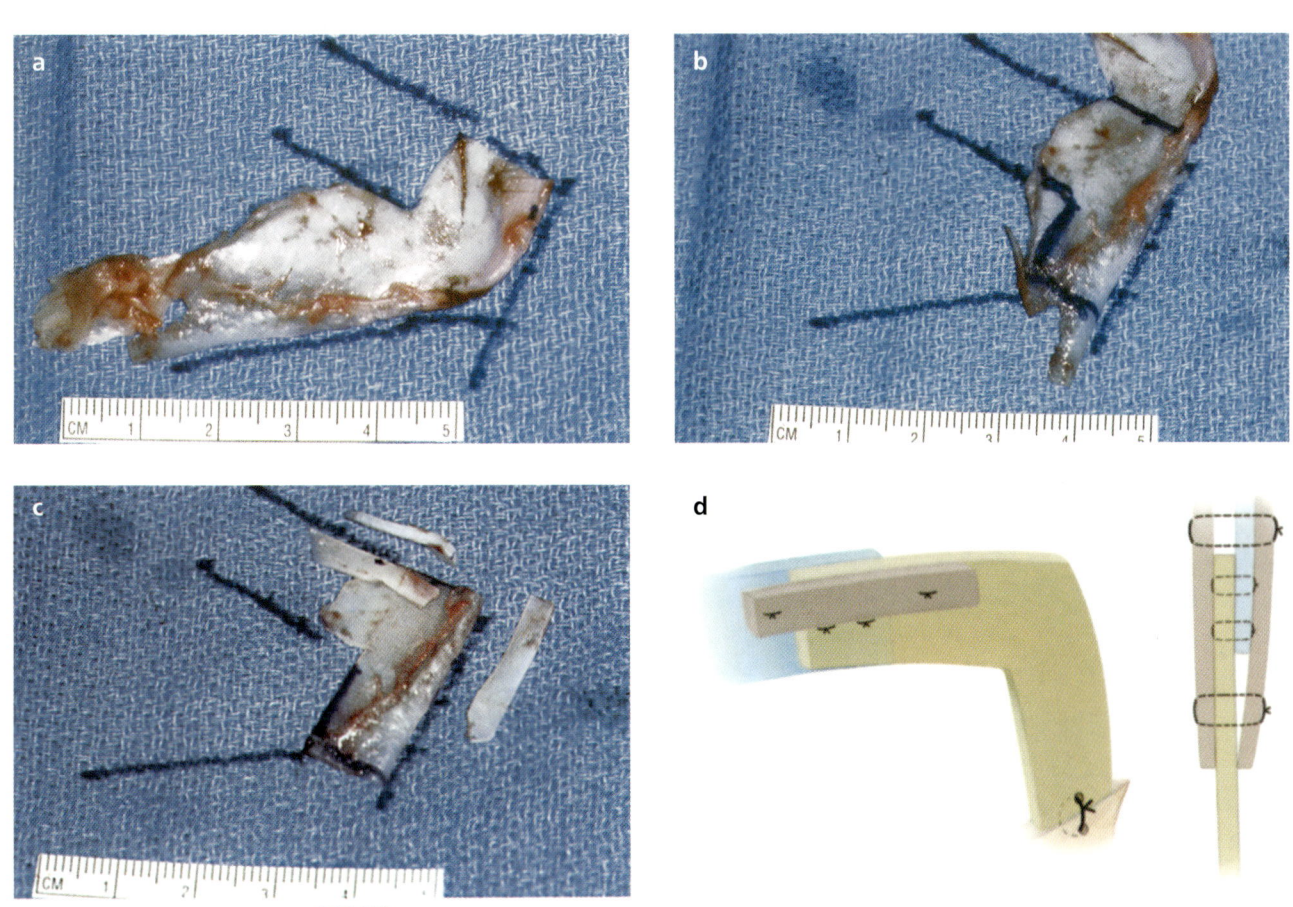

Septo
Enxerto expansor
Cartilagem lateral superior

Fig. 6.9 (**a-d**) Septoplastia total.

Válvula da Narina

A válvula da narina é composta por aquelas estruturas que se formam e se projetam dentro da abertura da narina. As três causas mais comuns do colapso de válvula da narina em casos primários são o desvio do septo caudal, colapso do contorno alar e estreitamento da narina (Fig. 6.10a-c).

Desvio do Septo Caudal. Como discutido anteriormente, os passos críticos para correção de desvio do septo caudal são os seguintes: (1) exposição bilateral da mucosa e liberação da mucosa restrita, (2) análise da deformidade e integridade estrutural do septo caudal/ENA, (3) a seleção de técnica apropriada com reposicionamento como primeira escolha, (4) mobilização completa do septo caudal e (5) fixação de sutura através da ENA em uma posição correta.

Colapso do Contorno Alar. A instabilidade do contorno alar com colapso dinâmico pode ser isolada ou combinada. Certas configurações de cartilagem alar contribuem para o colapso lateral, incluindo as pontas quadradas e em parênteses com suas fortes cartilagens medialmente e fracos lóbulos alares lateralmente. Em casos de Nível 1, enxertos de contorno alar (ECA) de cartilagem septal corrigirão o problema. Os enxertos têm 3 mm de largura, 8 a 14 mm de comprimento, e se afunilam em todas as dimensões. Faz-se uma pequena incisão transversal no vestíbulo atrás do contorno alar, e, depois, a bolsa receptora é dissecada em paralelo ao contorno com tesoura de ponta romba. A ponta afunilada do enxerto é inserida primeiro para prover um volume mínimo perto do domo, enquanto a ponta romba é escondida dentro da base alar. Em casos de Nível 2, os enxertos de suporte de contorno alar (EECA) são suturados dentro de uma incisão de contorno marginal verdadeira. Em casos de Nível 3, enxertos maiores de cartilagem conchal ou até o septo ósseo são inseridos. Esses enxertos se estendem da base alar e ficam paralelos ao contorno alar inteiro. Em casos estéticos, é crítico que o enxerto não seja tão largo que abrande o sulco alar, separando a base alar do lóbulo.

Narinas Estreitas/Columela Larga. Embora as narinas estreitas possam ter múltiplos fatores, a base columelar larga é um fator causal comum. Com frequência são produzidas por plataformas divergentes das *crura* mediais e excesso de tecido mole interveniente. Uma forma frequente é a "narina em vírgula". A técnica que prefiro atualmente é a excisão do tecido mole interveniente e suturando as plataformas divergentes (Fig. 6.10e, f). A técnica é a seguinte: (1) incisar a mucosa logo acima da borda cefálica das plataformas, (2) dissecar subcutaneamente transversal através da base columelar, (3) liberar o músculo interveniente (depressor nasal), (4) ressecar o músculo usando um cautério, (5) aplique uma sutura vertical de colchoeiro de Prolene 5-0 (sim, uma sutura permanente) entre as plataformas, e (6) apertar gradualmente e manter uma base columelar inclinada. Pode-se também adicionar suturas de moldagem columelar de PDS incolor. Narinas alargadas em casos primários são raras e difíceis. Os enxertos EECA são a melhor solução. Não defendo as excisões de moldagem da narina, uma vez que a fibrose em geral é significativa.

Válvula da Narina

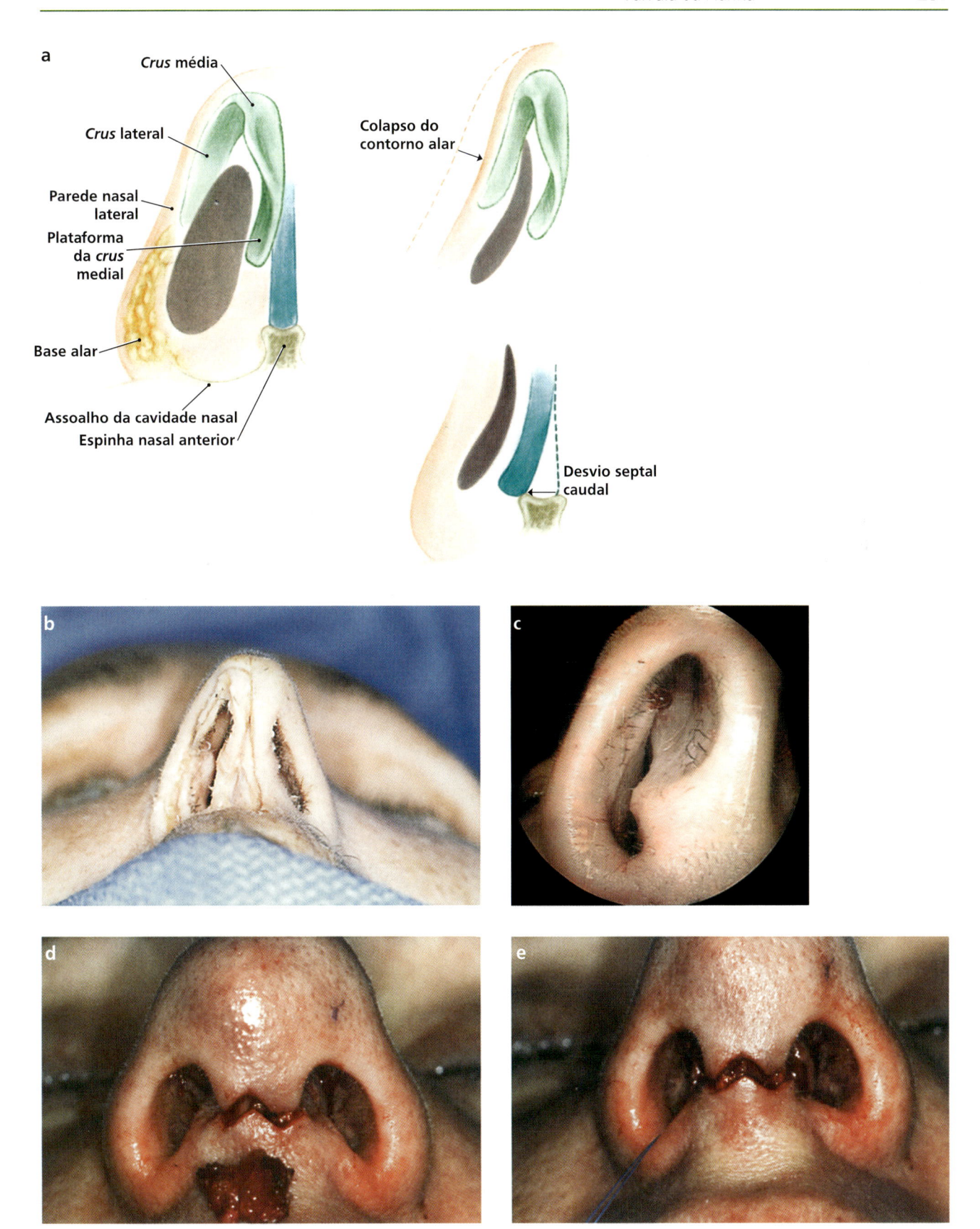

a
- Crus média
- Crus lateral
- Parede nasal lateral
- Plataforma da crus medial
- Base alar
- Assoalho da cavidade nasal
- Espinha nasal anterior
- Colapso do contorno alar
- Desvio septal caudal

Fig. 6.10 (**a-c**) Válvula da narina DVD, (**e, f**) estreitamento da base columelar.

Válvula Vestibular

A importância do vestíbulo nasal e seu papel na respiração é bem reconhecida. O clássico estudo de Cottle (1955) expressa claramente que o vestíbulo é uma série efetiva de resistores defletores que desacelera as correntes de ar e as dirige para cima para se aquecerem e umedecerem. Entretanto, a correção cirúrgica das deformidades da válvula vestibular somente agora é extrapolada dos casos secundários para os primários. Anatomicamente, o vestíbulo assenta-se entre duas estreitas aberturas – a narina e o óstio interno (Fig. 6.11). Embora uma variedade de problemas septais possa incidir, a maioria dos casos clínicos consiste em colapso alar lateral ou formação de sinéquias vestibulares, estas últimas nos casos secundários.

Colapso Alar Lateral. Existem essencialmente dois tipos de colapso alar lateral: o contorno alar flácido observado na ponta em parênteses e a junção de *crura* laterais colapsadas-cartilagens acessórias. A junção da cartilagem lateral serve como o principal defletor do vestíbulo, podendo ser obstrutivo. É importante distinguir as etiologias, uma vez que o enxerto de cartilagem para suporte é a primeira escolha, efetuando-se a incisão da junção da cartilagem, somente quando indicado. Para as deformidades combinadas, uso as seguintes técnicas: (1) a área de depressão é marcada na pele, e, em seguida, a borda caudal é transferida em direção interna, (2) a mucosa é injetada e é efetuada, a incisão, (3) a mucosa é elevada das *crura* laterais-junção da cartilagem acessória, (4) efetua-se uma dissecção subcutânea, (5) a junção da cartilagem e qualquer tecido fibrótico são excisados. (6) a bolsa receptora é dissecada até a abertura piriforme, (7) uma divisão recíproca da cavidade conchal fornecerá material suficiente para ambos os lados, (8) a porção mais larga sobrepõe-se à borda piriforme, enquanto a porção superior é afunilada, à medida que se aproxima da cartilagem alar, (9) a incisão é fechada com categute simples 5-0, e a borda do enxerto é incorporada dentro da sutura, (10) aplica-se um "*splint* em sanduíche" de lâmina de Silastic em cada lado para diminuir o espaço morto e forçar o enxerto para fora e (11) os *splints* são removidos após 3 a 5 dias para evitar dano à pele.

Formação de Sinéquia Vestibular. Tradicionalmente, a formação de sinéquia vestibular era atribuída ao encurtamento composto das cartilagens laterais superiores. Com base nos casos secundários, percebo que a etiologia é mais complexa e pode muito bem estar relacionada com a contratura e cicatrização da mucosa dissecada. O tratamento das sinéquias vestibulares é difícil. Vario a cirurgia dependendo do tipo e extensão da sinéquia. Sinéquias menores tendem a ser finas e são corrigidas com zetaplastias tridimensionais semelhantes às usadas no alongamento de um espaço interdigital com contratura entre o polegar e o indicador. Sinéquias moderadas tendem a ser mais espessas, e a sinéquia se transforma em um retalho com base medial, e a mucosa é elevada da parede lateral na direção do septo. O retalho de mucosa permitirá a restauração do átrio vestibular, e a parede lateral poderá ser fechada primariamente, ou se aplica um enxerto de mucosa fina. Para estenose importante, um enxerto composto colhido na cavidade conchal anterior é inserido por meio de abordagem aberta.

Válvula Vestibular   203

a
- Segmento domal-*crus* média
- Ático do vestíbulo
- Vestíbulo
- *Crus* lateral
- Septo
- Cartilagens acessórias
- Asas pré-maxilares
- Assoalho piriforme

b
- Fibrose vestibular
- Colapso da junção contra o septo

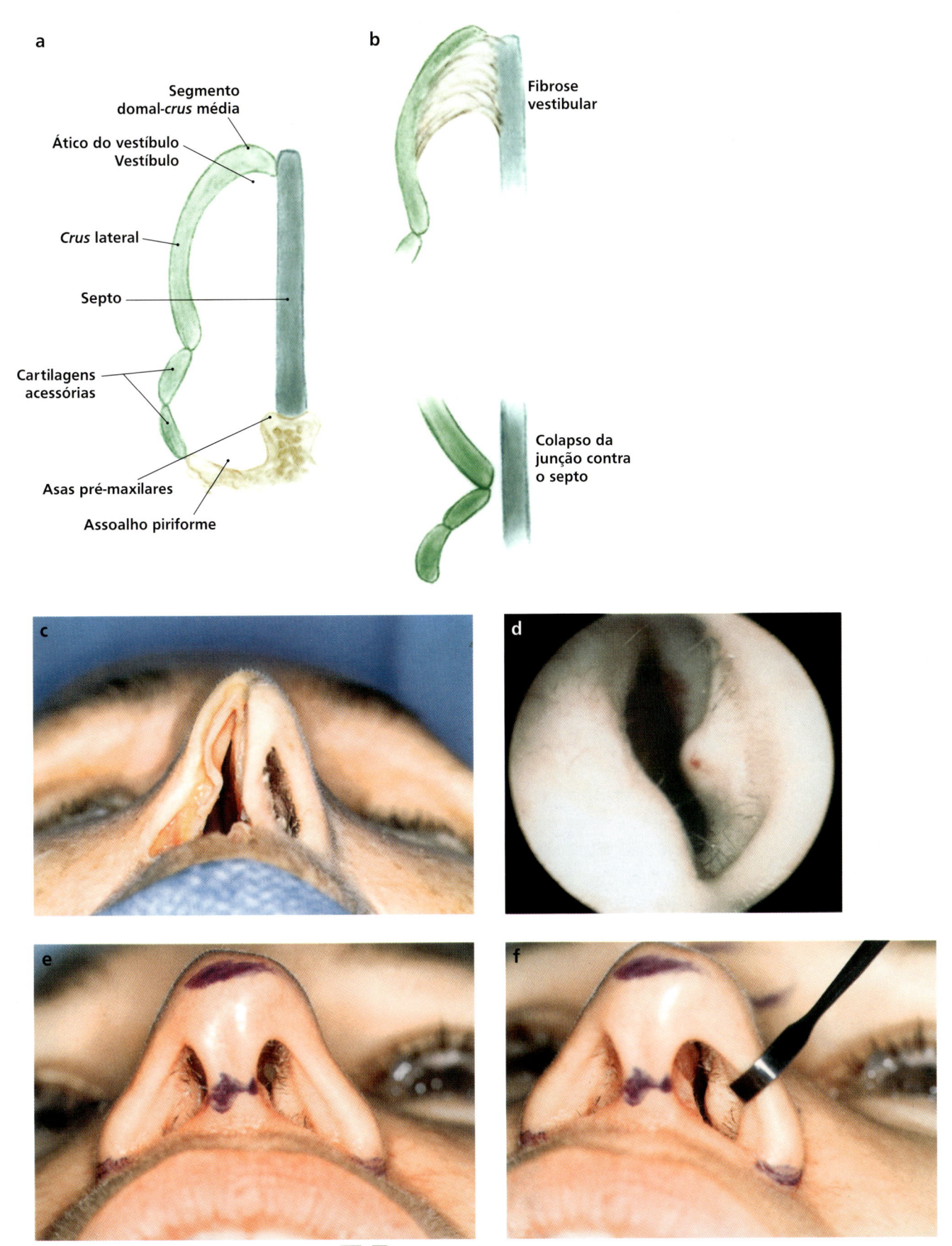

Fig. 6.11 (**a-f**) Anatomia da válvula vestibular.

Válvula Interna

Nos pacientes primários, as causas mais comuns de problemas de válvula interna são o desvio septal, estreitamento do ângulo da válvula interna, hipertrofia do corneto nasal e colapso da parede lateral (Fig. 6.12). Como a cirurgia septal e a do corneto nasal são discutidas separadamente, a ênfase será sobre os dois outros problemas. Clinicamente, pode-se diagnosticar a obstrução da válvula interna pela retração da bochecha para fora, o que deve abrir a válvula interna (teste de Cottle positivo). A inspeção intranasal antes e depois de *sprays* descongestionantes é crítica para determinar o local específico da obstrução.

Colapso da Válvula Interna (Primário). Arbitrariamente, pode-se discutir o "comprometimento" do ângulo da válvula interna, em que o ângulo é obstruído graças a qualquer dos três componentes: anormalidades mucosas, desvios do septo dorsal ou colapso da cartilagem lateral superior. Na maioria dos casos cosméticos primários, a etiologia é o colapso da cartilagem lateral superior contra o septo numa distância vertical de vários milímetros, resultando em estreitamento acentuado do ângulo. Embora inicialmente assintomática, a redução da giba, seguida por osteotomias laterais e encurtamento do nariz, pode inclinar bem o equilíbrio da obstrução nasal assintomática para sintomática. O tratamento preventivo com enxertos expansores é a solução e deve ser parte integrante dos casos mais cosméticos. Embora discutidos em outra parte, os pontos importantes no uso dos enxertos expansores são como segue: (1) a cartilagem septal ou os componentes da giba excisada são modelados em enxertos do "tamanho de um palito de fósforo", cuja largura é determinada pelas necessidades funcionais estéticas assimétricas, (2) a ponta caudal não se estende para dentro do ângulo, mas em vez disso força a cartilagem para fora e (3) os enxertos são suturados em posição.

Estreitamento da Válvula Interna (Secundário). Em alguns casos secundários, o acentuado estreitamento da válvula é encontrado e tem potencial para etiologias multifatoriais: deficiências de cicatrização cirurgicamente induzidas, desvios septais dorsais não tratados e colapso da cartilagem lateral superior. Obviamente, deve-se corrigir a causa seja isolada seja combinada. Sheen desenvolveu os enxertos expansores como um método eficaz de restaurar o ângulo da válvula interna. Embora muitos o considerem uma restauração normal da arquitetura, ele é realmente uma distração para fora da cartilagem lateral superior para longe do septo e um abaixamento/atenuação do ápice da mucosa, o que resulta em um ângulo mais largo da válvula. Em casos com super-ressecção do dorso, a colocação de um grande enxerto dorsal fará a distração das cartilagens laterais superiores, melhorando acentuadamente a restauração.

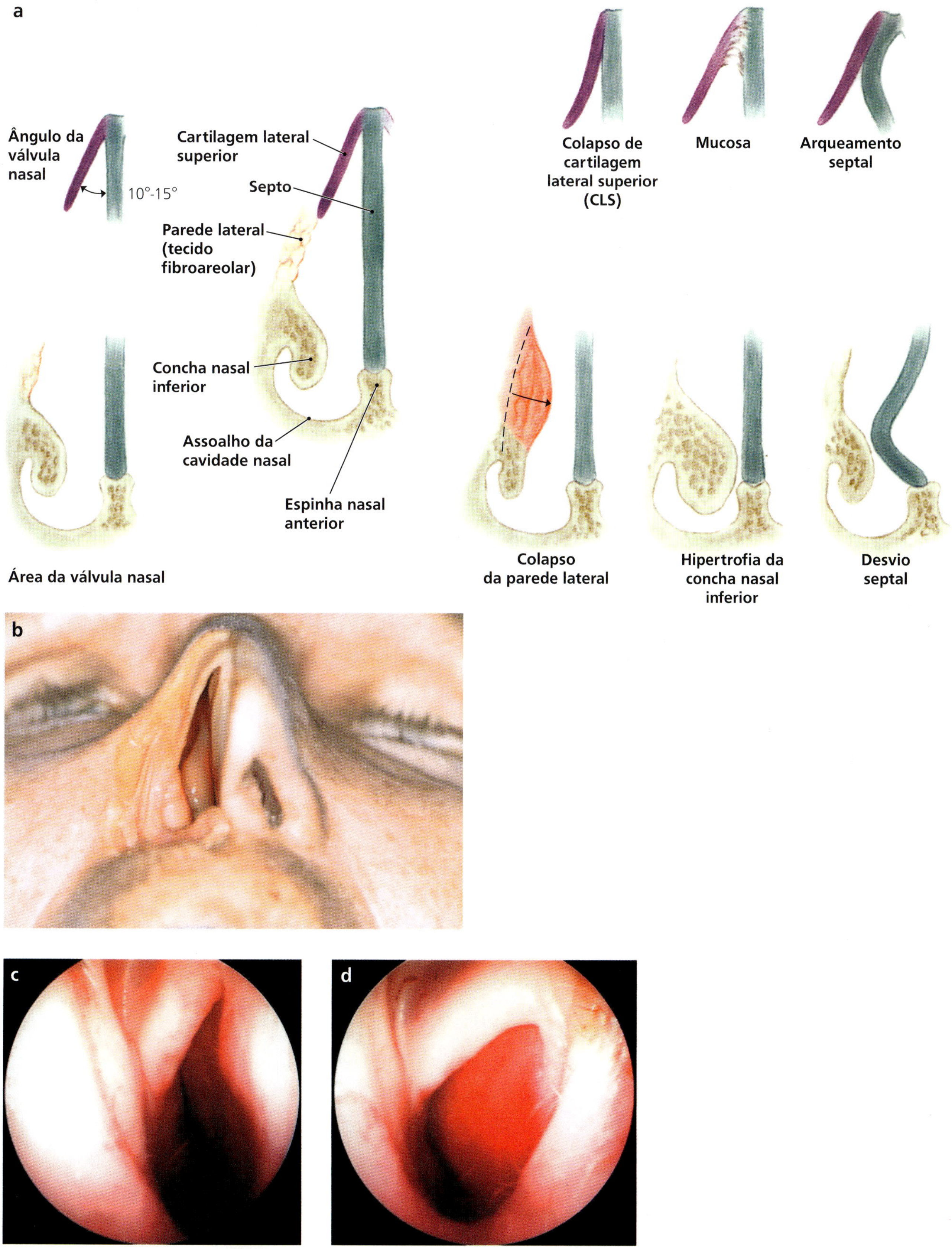

Válvula Interna 205

a

Ângulo da válvula nasal 10°-15°

Cartilagem lateral superior

Septo

Parede lateral (tecido fibroareolar)

Concha nasal inferior

Assoalho da cavidade nasal

Espinha nasal anterior

Área da válvula nasal

Colapso de cartilagem lateral superior (CLS)

Mucosa

Arqueamento septal

Colapso da parede lateral

Hipertrofia da concha nasal inferior

Desvio septal

Fig. 6.12 (**a-d**) Válvula interna.

Válvula Óssea

O conceito de uma válvula óssea evoluiu durante o exame de pacientes de rinoplastia secundária e foi, então, confirmado em narizes pós-traumáticos primários. Em pacientes de rinoplastias secundárias, a excessiva verticalização da parede lateral pode ocorrer especialmente após osteotomias mediais. Em casos primários, a causa usual é o trauma, quando a parede lateral é comprimida contra o septo. É somente pela mobilização do osso para fora que se pode abrir a via aérea.

Diagnóstico. Durante o exame intranasal, pode-se ver que a válvula interna está bloqueada pela verticalização da cartilagem lateral superior. Contudo, quando esta é elevada, é obvio que a via aérea ainda está bloqueada pela parede óssea lateral. A etiologia é primariamente o *movimento medial e o aumento da verticalidade* da parede óssea lateral; ambos comprometem e estreitam a passagem aérea nasal. A importância deste diagnóstico é que não se pode corrigir o problema apenas com enxertos expansores.

Tratamento Cirúrgico. Para corrigir o problema, deve-se mobilizar a parede lateral óssea para fora para aliviar o estreitamento. Para se conseguir a mobilização total da parede óssea, geralmente são necessárias osteotomias oblíqua medial, transversal e baixa-baixa. Depois de completadas as osteotomias, um elevador de Boise é colocado, então, no nariz, e a parede lateral é movida para fora e angulada. Com palpação digital externa concomitante, o cirurgião pode sentir o osso sendo levado para cima e para fora. A estabilização na posição desejada requer grandes enxertos expansores que se estendem para cima para dentro da abóbada óssea a fim de forçar a parede para fora. *Splints* de Doyle com a borda dorsal cortada permitem que a porção da sonda seja inserida alto na via aérea e provê distração externa por 2 a 3 semanas (Fig. 6.13).

Em casos graves de instabilidade, pode ser necessária a colocação de um par de furos à broca em cada osso nasal. Os enxertos expansores são, então, postos no alto dentro da abóbada óssea e fixados com uma agulha nº 25 através dos furos mais cefálicos. A porção distal dos enxertos expansores é suturada nas CLS ou em um *strut*. Em seguida, uma sutura PDS 4-0 é aplicada pelos furos caudais nos ossos nasais e amarrada de forma sobreposta. Em seguida, a agulha superior é removida, e uma segunda sutura é aplicada pelos furos cefálicos. Estas duas suturas estabilizarão a pirâmide óssea.

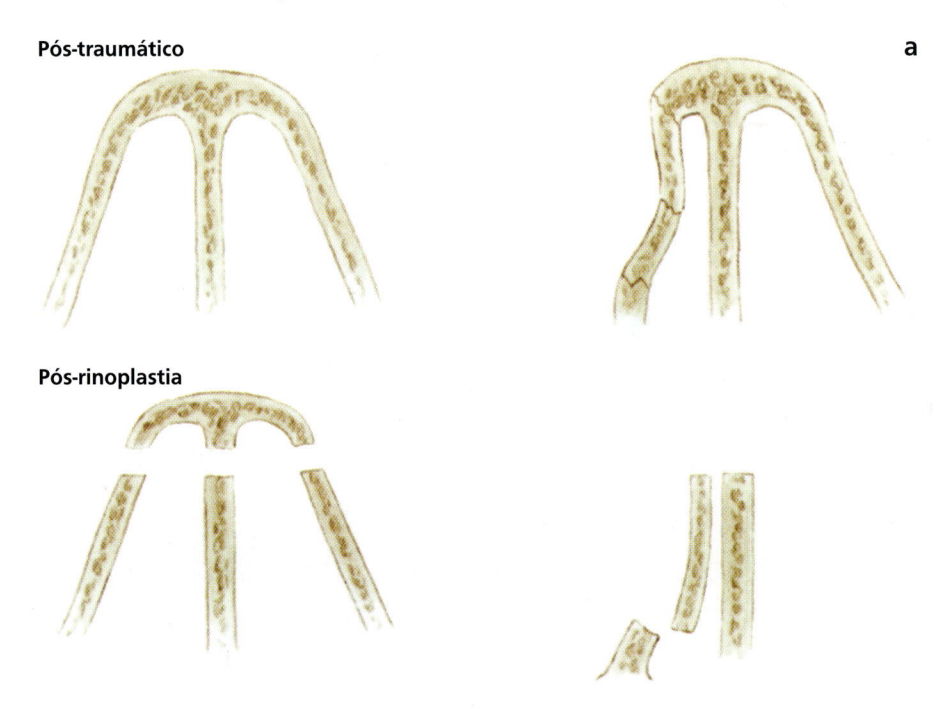

Pós-traumático

a

Pós-rinoplastia

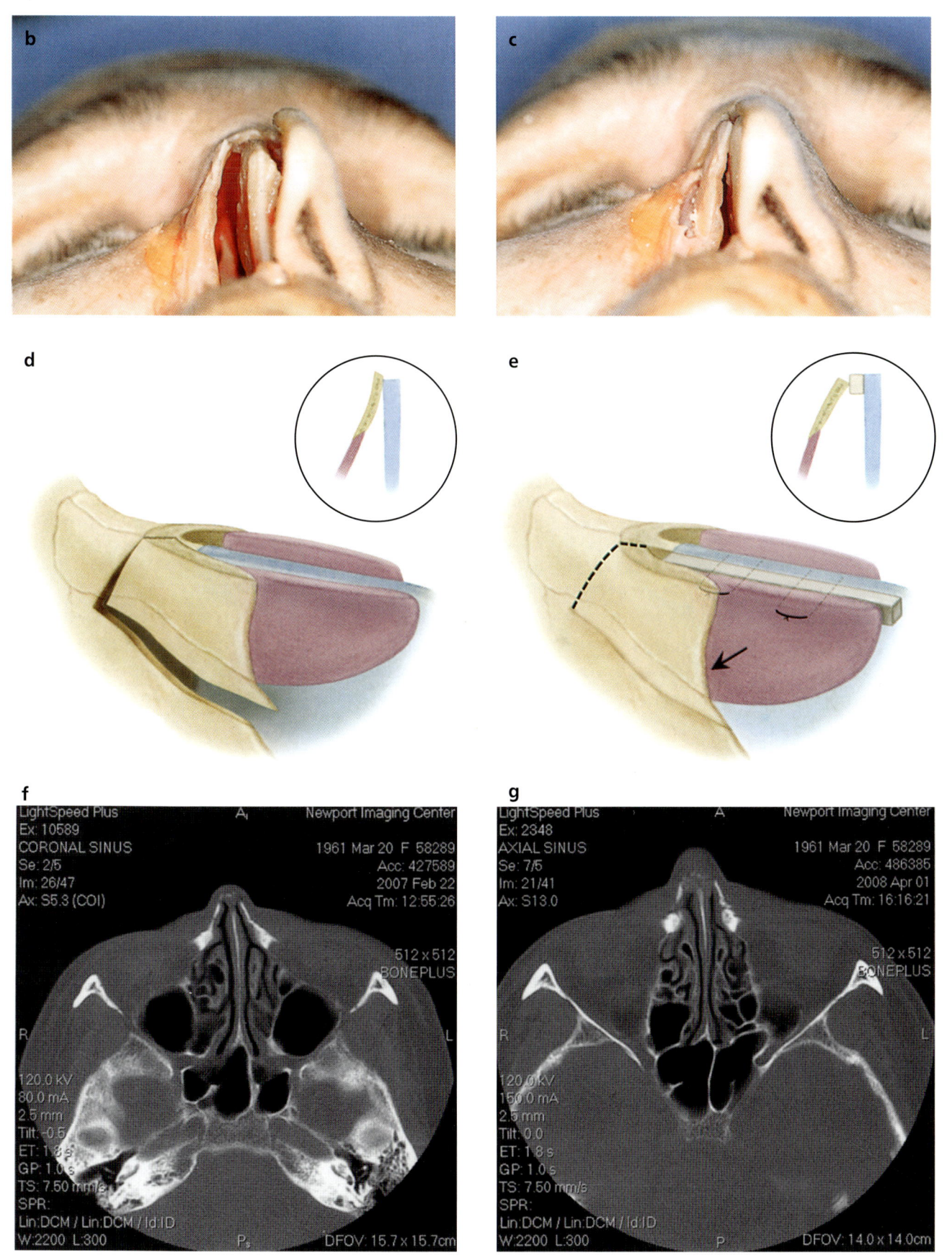

Fig. 6.13 (**a**) Etiologia de obstrução da válvula óssea, (**b, c**) bloqueio da válvula óssea, (**d, e**) mobilizando a parede óssea com fixação externa, usando enxertos expansores, (**f, g**) imagem de TC pré e pós-operatória com abertura da válvula óssea.

Cornetos Nasais

O corneto nasal inferior é uma estrutura dinâmica, que desvia o fluxo de ar nasal e fornece resistência primária (Fig. 6.14a). A cabeça do corneto nasal inferior é bastante larga (14 mm de altura), extremamente dinâmica e localizada na área crítica da válvula interna. O corneto nasal inferior está mais próximo do septo em sua porção média antes de se desviar do septo em direção posterior. O exame do nariz com rinoscopia anterior deverá focalizar-se no tamanho, forma e cor dos cornetos nasais, assim como na mucosa nasal e muco. Em seguida, faz-se a vasoconstrição do nariz (Afrin) e anestesia (tetracaína) com *sprays* tópicos. Após vários minutos, pergunta-se ao paciente se a obstrução melhorou. O alívio completo indica congestão da mucosa, enquanto a melhora parcial focaliza a atenção em causas anatômicas. Ao reexame, a incapacidade do corneto nasal para se retrair com mais frequência indica hipertrofia óssea.

Indicações. Finalmente, a turbinectomia é efetuada em três grupos de pacientes estéticos: (1) hipertrofia compensatória unilateral associada a desvio septal, (2) hipertrofia bilateral crônica e (3) ressecção preventiva.

Técnica. Na maioria dos casos, realizo uma turbinectomia inferior anterior parcial (doravante, turbinectomia) próximo ao final do procedimento, pois isto minimiza qualquer sangramento e permite a imediata inserção de *splints*, conforme necessário (Fig. 6.14b). As exceções são casos de hipertrofia óssea maciça, em que o acesso ao septo e à via aérea exige excisão precoce. A desvantagem de se realizar turbinectomia após osteotomias é o edema intracorneto que ocorre após ostetomias laterais. O plano pré-operatório é verificado com relação ao achado perioperatório, e uma decisão final é tomada referente a como serão tratadas as porções média posterior. Se a obstrução se dever a simples deslocamento medial do corneto nasal inferior, então uma fratura com desvio para fora é efetuada. A vantagem de fazer a fratura com desvio para fora neste ponto é por permitir a confirmação do diagnóstico e o subsequente tratamento alternativo, se necessário.

Então injeta-se na cabeça do corneto nasal 1 a 2 mL de anestesia local. Conforme modificado por Mabry (1988), faz-se uma incisão na cabeça do corneto nasal, e a mucosa é elevada a uma distância de 2 cm. Então, usando-se uma pinça de Greunwald modificada, excisam-se os tecidos glandular hipertrófico e ósseo por via submucosa. Se a porção posterior estiver hipertrófica, então são inseridas as pontas de um coagulador bipolar de Elmed através da incisão. Ocorre coagulação entre dois eletrodos-agulhas, reduzindo, assim, o seu tamanho. Em direção anterior, a mucosa redundante é excisada a partir da porção lateral, o que permite a criação de um "neocorneto" menor. A mucosa é, então, fechada com uma ou duas suturas de categute simples 5-0. Em todos os casos, um *splint* interno é usado, embora existam três variações: (1) lâmina de Silastic sem sondas laterais para turbinectomia somente, (2) lâmina de Silastic com sondas laterais para turbinectomia e concomitante correção septal e (3) lâmina de Silastic com Gelfoam para turbinectomia extensa e na maioria dos pacientes do sexo masculino. Os *splints* são removidos após 7 dias.

Problemas

Os três problemas pós-operatórios mais comuns são sangramento, sinéquias e insucesso a longo prazo. O sangramento após a turbinectomia é uma realidade que vai de 2 a 14% dos pacientes, mas 5 a 6% são uma norma aceita. É tentador especular que a incidência de sangramento esteja relacionada com a quantidade de excisão, especialmente na região posterior altamente vascularizada. Como não realizo a ressecção posterior extensa, pude evitar sangramento pós-operatório por quase 8 anos. Subsequentemente, tive três nos últimos 6 meses; dois dos quais ocorreram quando não usei Gelfoam em ressecções extensas, e o outro foi induzido pela medicação do paciente. O controle imediato foi conseguido no consultório com a remoção do *splint* de Silastic e inserção de um *splint* expansível (RhinoRocket) juntamente com redução da ansiedade com clorpromazina. A reoperação ou tamponamento posterior não foi necessário. A taxa de formação de sinéquias vai de 4 a 22%, sendo ocasionalmente necessária a reoperação. Este problema é evitado com facilidade com o uso de *splints* intranasais, que são deixados no local por 7 dias.

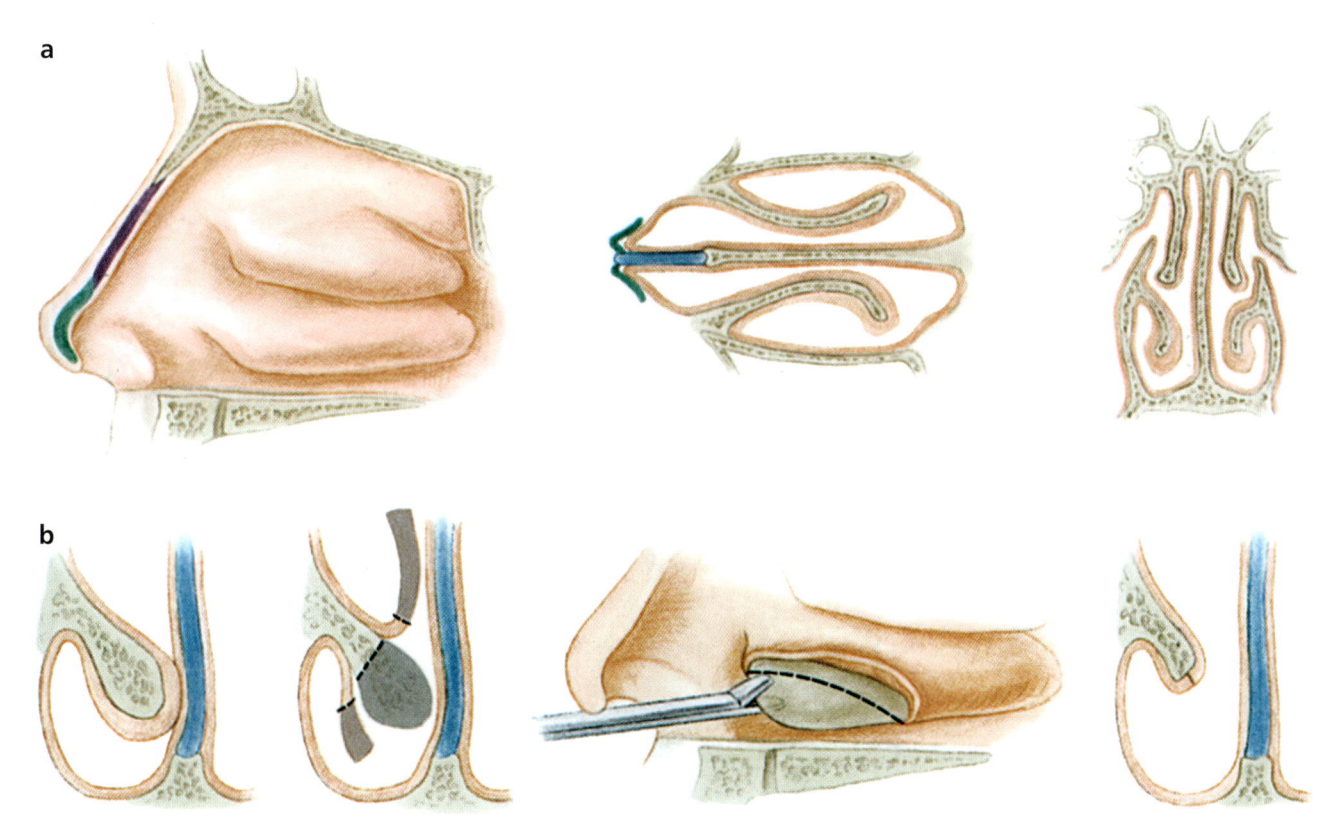

Fig. 6.14 (**a**) Anatomia do corneto nasal, (**b**) ressecção da mucosa.

Tomada de Decisão de Nível 1

O resultado funcional de uma rinoplastia é tão importante quanto o resultado estético, um fato facilmente confirmado ao se lidar com pacientes secundários.

História Nasal. A obstrução nasal é um termo usado com frequência, mas raramente definido. A obstrução nasal pode ser considerada uma alteração da função normal, que se correlaciona com o aumento da resistência nasal. O diagnóstico é feito por história e exame rinoscópico. A questão referente a início, duração, frequência, exacerbação e fatores de remissão, assim como o caráter e frequência da rinorreia são importantes na distinção entre obstruções alérgica e anatômica. Igualmente, deve-se dar cuidadosa atenção às medicações, fatores ambientais, assim como a trauma ou cirurgia anterior. Os sintomas mais comuns são entupimento nasal, gotejamento pós-nasal e sinusite bilateral recorrente.

Exame Nasal. O paciente é examinado em posição sentada. Tenho disponíveis os seguintes instrumentos: (1) folha de exame padronizada, (2) foco de luz frontal de fibra óptica, (3) *sprays* de Afrin e xilocaína, (4) espéculo nasal e retrator de margem alar, (5) aplicadores com ponta de algodão e (6) endoscópio. O nariz externo é examinado em repouso e à inspiração profunda, quanto a desvio, deformidades e colapso dinâmico, assim como para cicatrizes e condições da pele. Um exame interno em dois estágios é efetuado em ambos os lados antes e depois da vasoconstrição (Fig. 6.15). É importante examinar a narina/o vestíbulo bem como o ângulo da válvula interna, usando um retrator de margem alar, em vez de um espéculo para evitar distorção das estruturas. O ângulo da válvula é inspecionado durante inspirações normal e profunda. Os cornetos nasais são avaliados quanto a tamanho, cor e alterações da superfície. O septo é avaliado quanto aos desvios, deslocamentos e impactações. O revestimento da mucosa é observado, assim como a mucosa. Os achados são registrados e depois se aplica nele um *spray* com descongestionante. Está-se tentando eliminar o efeito de congestão da mucosa, o que deve revelar deformidades anatômicas fixas subjacentes. Repete-se o exame interno, e o plano cirúrgico para o nariz interno é registrado.

Plano Cirúrgico. A maioria dos desvios do corpo do septo é corrigida durante a colheita septal. Os desvios de septo caudal são realocados para fora do lado desviado e rotineiramente fixados à ENA, usando-se uma sutura através de um furo feito à broca. Os enxertos expansores são o tratamento definitivo para o colapso da válvula interna, prevenindo ao mesmo tempo uma deformidade em V invertido. Em geral, prefiro a fratura com desvio para fora dos cornetos nasais inferiores e reservo a ressecção para os casos de Nível 3+ hipertrofia fixa ou hipertrofia compensatória. Em desvios septais graves, não me impressiona a rapidez com que a hipertrofia compensatória se resolve e percebo que é justificável a redução definitiva do corneto nasal concomitante com septoplastia.

Septos CARTILAGINOSO GRAUS I-V	
CORPO	
CAUDAL	
DORSO	
DEFORMIDADE ÓSSEA	

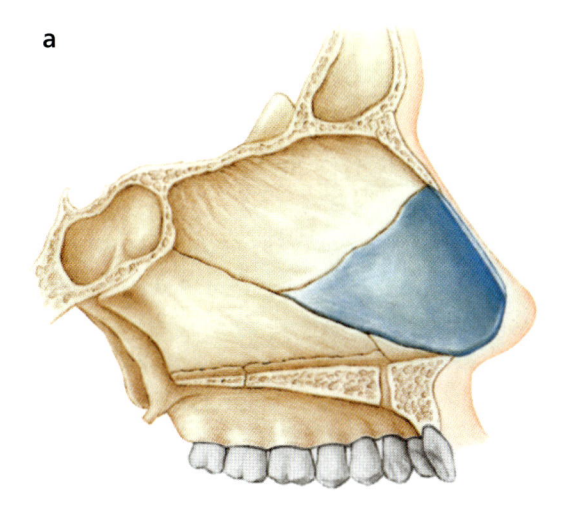

Turbinados GRAUS I-IV	D	E

ANTERIOR
  MUCOSA
  OSSO		

POSTERIOR
  MUCOSA
  OSSO		

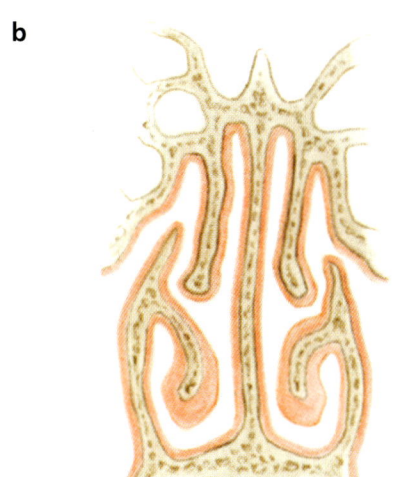

Válvulas	D	E
NARINA		
VESTIBULAR		

INTERNA
  ÂNGULO
  ÁREA		

CORPO		

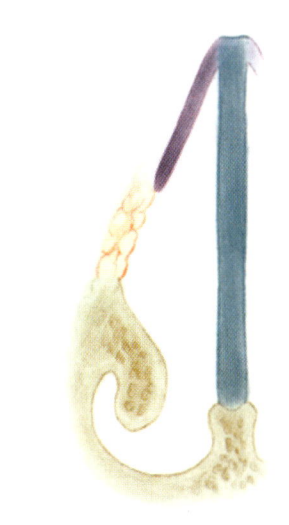

Fig. 6.15 (**a-c**) Exame intranasal.

Estudo de Caso: Desvio de Septo

Análise

Uma mulher de 32 anos apresentou-se com história de acentuada obstrução nasal pior no lado esquerdo que no direito. Não havia história de trauma nasal. Esteticamente, a paciente queria o refinamento de seu nariz existente e não uma alteração significativa. Funcionalmente, este caso exigia as quatro técnicas básicas da cirurgia de Nível 1. O septo caudal tinha de ser realocado da direita para a esquerda e fixado à ENA. O grave desvio de septo foi ressecado e realmente media 14 mm de um lado a outro. As válvulas internas forma abertas com enxertos expansores, que eram assimétricos por razões estéticas. O corneto nasal inferior direita hipertrófica foi parcialmente ressecada incluindo a hipertrofia óssea. Aos 14 meses de pós-operatório, sua respiração está acentuadamente melhor (Fig. 6.16).

Técnica Cirúrgica

1) Abordagem aberta.
2) Redução dorsal gradual (osso, 0,5; cartilagem, 1).
3) Ressecção septal caudal de 5 mm.
4) Exposição septal bidirecional via incisão de transfixação e de dorso.
5) Ressecção de cartilagem quadrangular e algum osso vomeriano.
6) Realocação septal caudal da direita para a esquerda com fixação com sutura na ENA.
7) Osteotomia unilateral esquerda, baixa-alta, sem osteotomia direita.
8) Enxertos expansores assimétricos (D, 2; E, 3,5).
9) *Strut* de *crus* e suturas de ponta: SC, CD, ED e Pp.
10) Ressecção parcial do *corneto nasal* inferior direito, incluindo osso

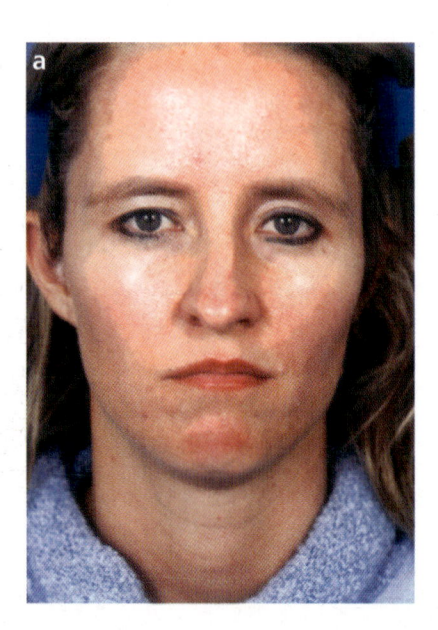

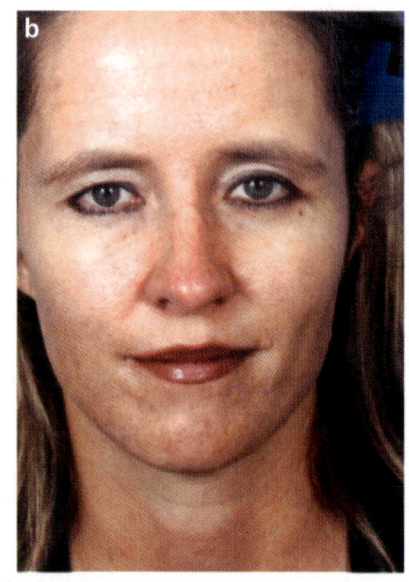

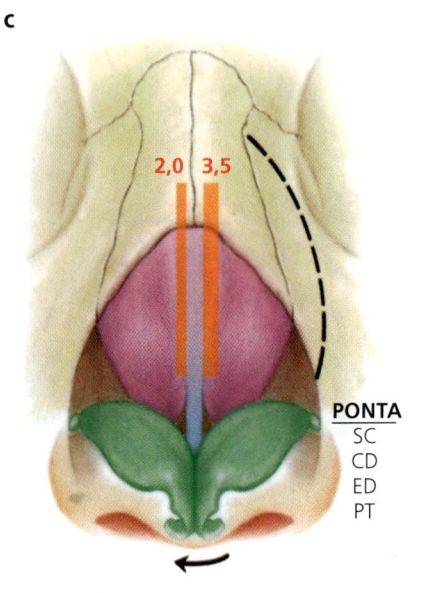

Fig. 6.16 (a-j)

Estudo de Caso: Desvio de Septo   **213**

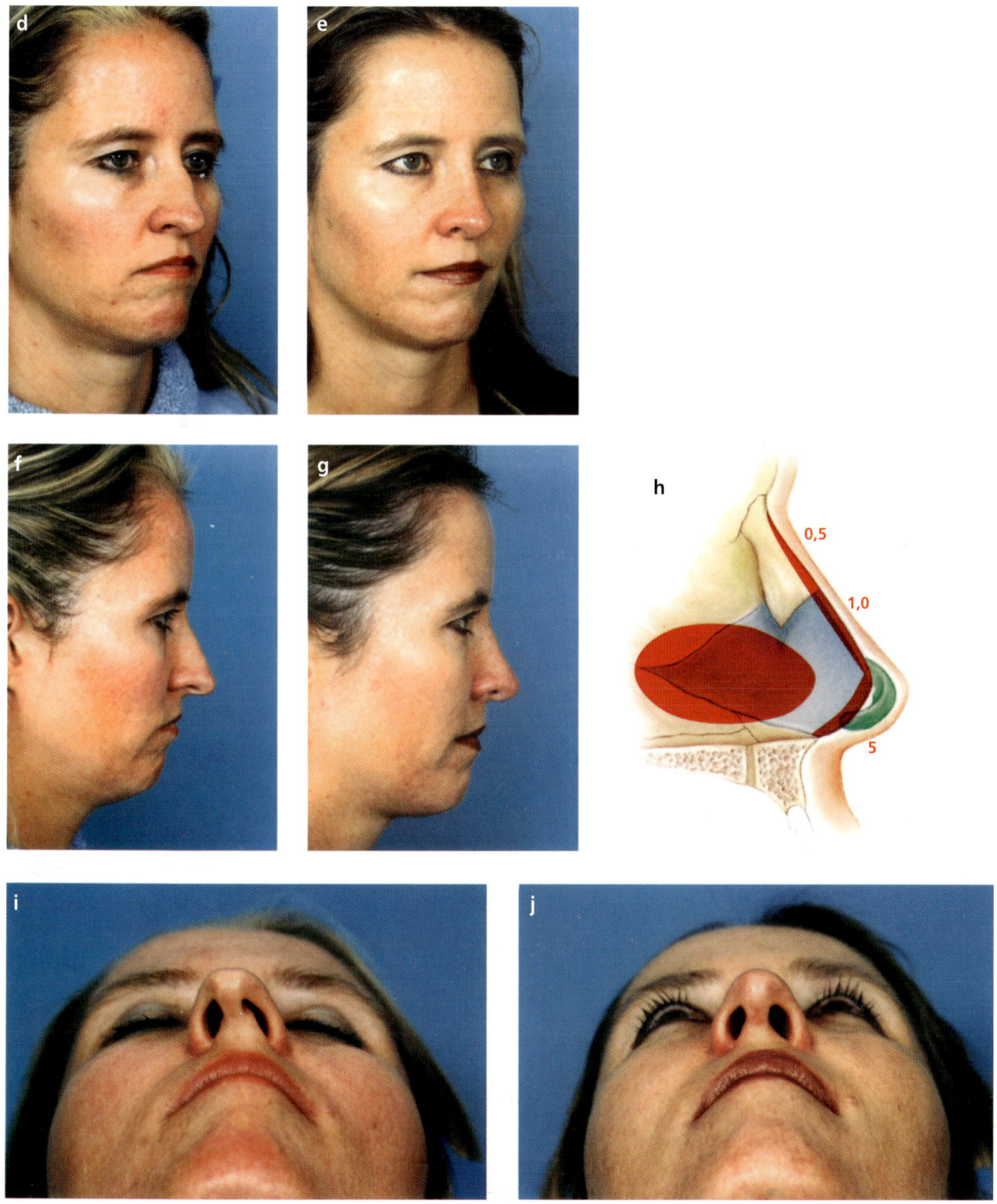

Fig. 6.16 *(Cont.)*

Tomada de Decisão de Nível 2

Estes casos requerem maior grau de sofisticação, que se baseia nos blocos de construção da cirurgia de Nível 1.

Cirurgia Septal Avançada. O endireitamento da maioria dos desvios dorsais requer a realocação do septo caudal primeiro e depois a inserção de enxertos expansores assimétricos. Em casos mais complexos, uma porção do *strut* dorsal em forma de L precisará ser ressecada (Fig. 6.17). A abordagem em três passos requer o seguinte: (1) inserção de um único enxerto expansor no lado côncavo, (2) excisão controlada da porção desviada do septo dorsal, e (3) inserção do segundo enxerto expansor com fixação de cinco camadas rígidas. O passo crítico é conseguir que o *strut* septal seja estabilizado antes de ressecar qualquer membro dorsal do *strut* em forma de L. Nos casos pós-traumáticos e NDDA congênitos mais graves, justifica-se a septoplastia total (Fig. 6.17b). Todo o septo cartilaginoso é removido, sendo criado um *strut* em forma de L, após é feita reinserção com fixação na ENA e no dorso. A fixação caudal é semelhante à realocação septal caudal, e a porção dorsal é um sanduíche em cinco camadas semelhante ao do reparo de disjunção dorsal.

Cirurgia Valvular. Deve-se ficar confortável com os enxertos de contorno alar (ECA) e com os enxertos de suporte de contorno alar (EECA). Estes são essencialmente os mesmos enxertos, mas o primeiro é colocado em uma bolsa subcutânea após o contorno alar, enquanto o segundo é suturado ao longo do contorno alar por incisão separada de rima. A escolha de enxertos é simples – faz-se um ECA, a não ser que a deformidade seja tão grave que seja necessário um EECA. Além disso, se o ECA não funcionar, então remova-o, faça uma incisão de contorno verdadeira, costure-o ao longo da borda da narina como um EECA. Uma das questões mais complexas é o papel dos enxertos de *strut* das *crura* laterais e de que maneira se comparam aos enxertos alares em tábua? Tendo a pensar nos enxertos de *strut* de *crus* lateral como muito precisos e destinados a dar suporte às *crura* laterais. Como se discutirá no Capítulo 8, há três variações de extensores alares, dependendo da orientação da ponta distal do enxerto. Está-se restaurando a perna em trípode e dando suporte à válvula interna. Estes enxertos finos (4 a 5 mm de largura) são suturados na subsuperfície das *crura* laterais em direção medial. A porção lateral é inserida em uma das três localizações: piriforme, base alar ou contorno da narina, dependendo da indicação. Em contraposição, a maioria dos enxertos em tábua é bem grande (15 a 20 × 8 a 12) e é usada para apoiar todo o lóbulo lateral.

Cornetos Nasais. A primeira escolha para reduzir a obstrução do corneto nasal é a fratura com desvio para fora dos cornetos nasais. A ressecção do corneto nasal reserva-se aos cornetos nasais maciçamente aumentados de volume ou aqueles com hipertrofia compensatória.

Tomada de Decisão de Nível 2

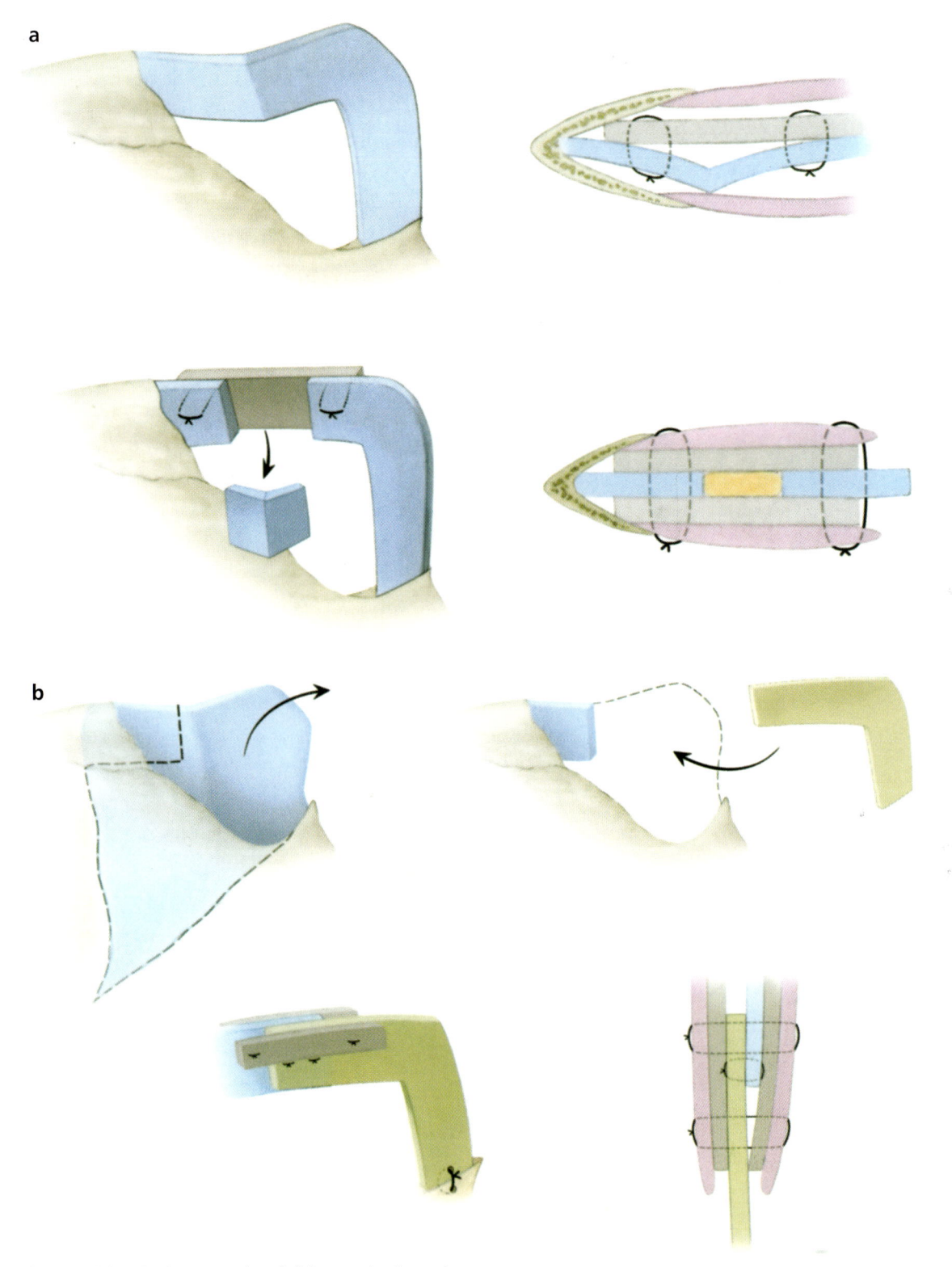

Fig. 6.17 (**a**) Endireitamento dorsal, (**b**) septoplastia total.

Estudo de Caso: Septoplastia Total

Análise

Uma mulher de 31 anos de idade apresentou-se com uma história de trauma nasal aos 15 anos (Fig. 6.18). Por vista intranasal, o septo caudal foi desviado para a direita, enquanto o corpo foi desviado para a esquerda. Como a pirâmide externa também estava desviada, planejou-se uma *septoplastia total*, com reposição com dupla substituição. Com base em minha experiência, qualquer procedimento septal menor do que uma *septoplastia* total não corrigiria este grau de desvio. A remoção do septo elimina as forças compressoras do septo e da mucosa, permitindo que se configure e seja reinserido um *strut* reto em forma de L. Nota: o enxerto de substituição septal é uma *substituição septal* verdadeira e não um enxerto extensor septal. É a adição de um *strut* columelar que dá suporte à ponta e permite que ela se levante acima do septo, evitando, assim, uma ponta larga e chata.

Técnica Cirúrgica

1) Abordagem aberta com descolamento das cartilagens laterais superiores.
2) Uma incisão de transfixação direita. Exposição septal bidirecional.
3) Redução dorsal gradual (osso: liso, cartilagem, 1,5 mm).
4) Septo caudal encurtado 3 mm, mas 7 mm em sua parte mais proeminente.
5) Excisão septal deixando um componente dorsal longo de 10 mm.
6) Desenho imediato do septo caudal, depois uma virada a 90°, e enxertos de substituição cortados em forma de L mais enxertos expansores bilaterais.
7) Osteotomias transversal e baixa-baixa, mais um nível duplo em L.
8) Enxerto de substituição septal inserido como uma "dupla substituição": caudal para a esquerda, dorsal para a direita. Suporte com enxertos expansores.
9) Inserção de um *strut* columelar mais suturas de ponta (SC, CD, ID, PP).
10) Excisões do assoalho da narina (D:2, E:3,5), *splints* de Doyle por 12 dias.

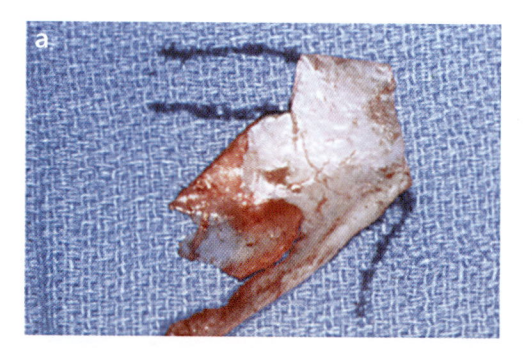

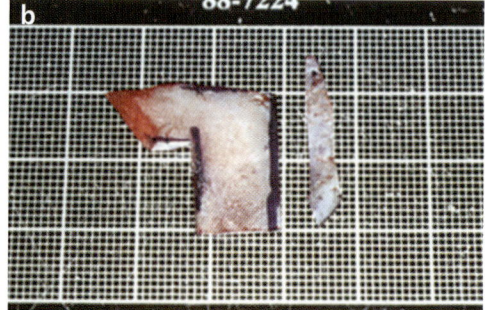

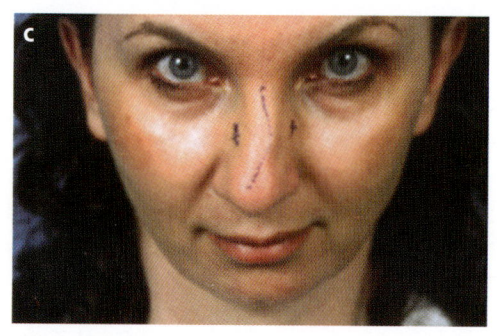

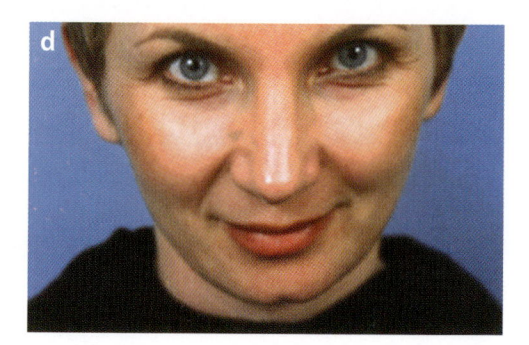

Fig. 6.18 (a-l)

Estudo de Caso: Septoplastia Total

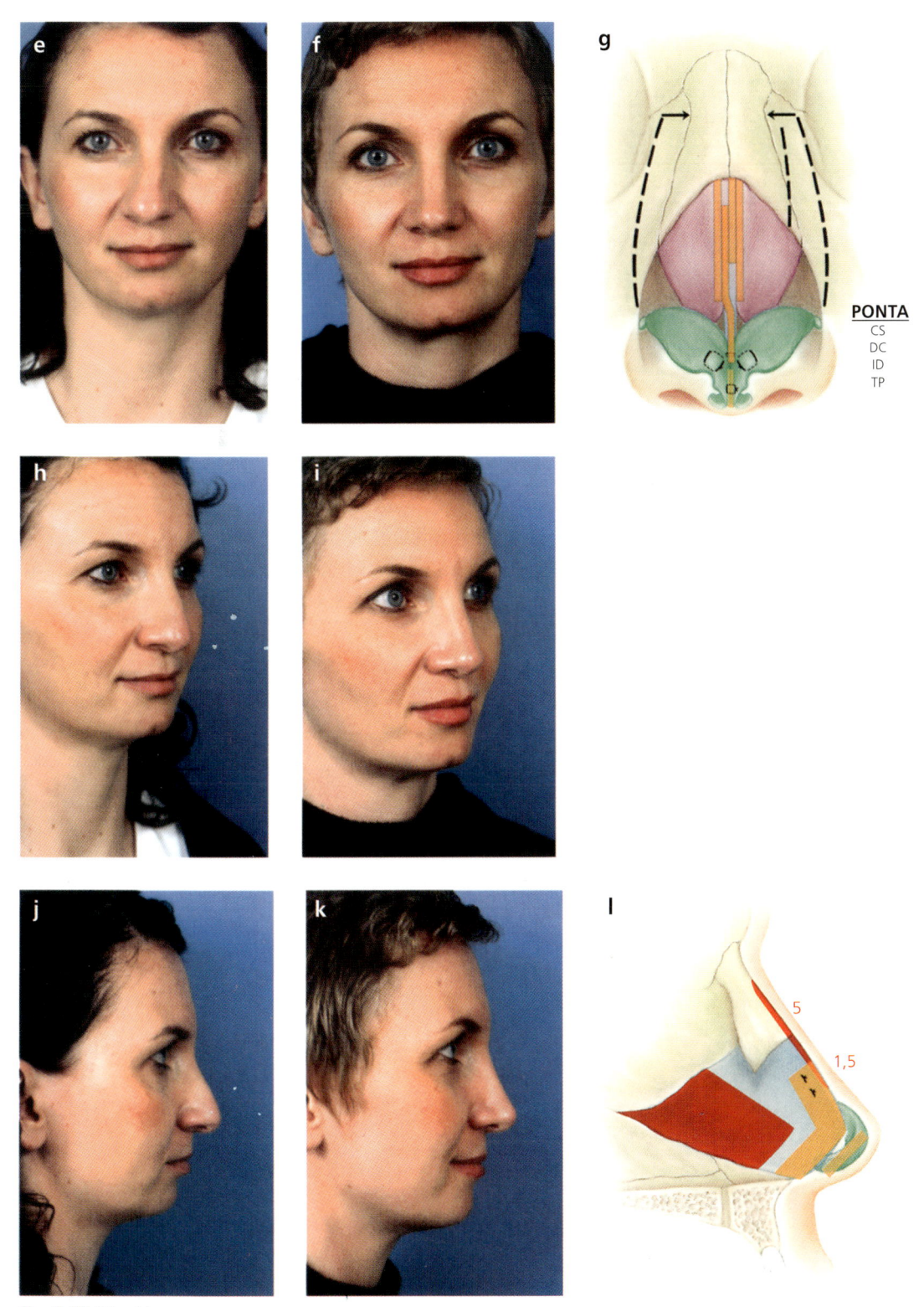

PONTA
CS
DC
ID
TP

5
1,5

Fig. 6.18 *(Cont.)*

Tomada de Decisão de Nível 3

Estes casos são excessivamente complexos em virtude da ausência de porções significativas do septo e perda de apoio deste. As áreas valvulares em geral são fortemente fibrosadas e estenóticas. Estes casos não são para quem tem coração fraco.

Cirurgia de Suporte Septal. Nestes casos, o objetivo principal é restaurar o suporte septal. Em certos narizes pós-traumáticos e com fissura labial não operada, a cartilagem septal pode estar presente, mas o suporte estrutural está ausente. A opção é a restauração do suporte da abóbada cartilaginosa ou uma septoplastia total mais *strut* columelar, usando-se a cartilagem remanescente (Fig. 6.19). Nestes casos, insere-se um *strut* columelar estendido, bem como enxertos expansores estendidos. Os enxertos expansores são fixados à abóbada cartilaginosa em direção cefálica, e depois a ponta caudal é angulada até em cima do *strut* columelar para recriar a linha dorsal. À fixação com sutura, segue-se o avanço das cartilagens alares sobre o *strut* para dar apoio à ponta.

Quando o septo não está disponível, é necessário cartilagem da costela. A cartilagem conchal não é forte o suficiente para apoiar a abóbada cartilaginosa, quando a mucosa está retraída. Nestes casos, uma substituição verdadeira do *strut septal* em forma de L é efetuada com o uso de enxertos expansores para o membro dorsal e um *strut septal* para o membro caudal. Uma fixação "por fora" é preferida para minimizar o volume do ângulo da válvula em vez de uma técnica encaixe em fenda. É necessário um *strut* columelar separado para apoiar a ponta acima do membro dorsal (Fig. 6.19).

Cirurgia de Reconstrução Valvular. Na maioria dos casos, os contornos alares estão retraídos, ou o revestimento mucoso está gravemente fibrosado no vestíbulo ou no ângulo da válvula interna (Fig. 6.20). Os enxertos compostos são o único método de restaurar e dar suporte. Os enxertos conchais compostos são colhidos. Na maioria dos casos, a cartilagem é raspada, porque o corneto tem 2 a 3 mm de espessura, comparada à cartilagem alar que tem < 1 mm. No caso de *deformidades do contorno alar*, uma incisão do contorno verdadeiro é efetuada, e a área retraída é expandida em direção longitudinal. O enxerto composto é suturado ao longo da borda do contorno. O enxerto é, então, elaborado para se ajustar ao defeito e suturado em direção cefálica. Nos casos de estenose vestibular, a cicatriz é excisada, alternando-se, ao mesmo tempo, a mucosa o mais medial possível. O enxerto composto em geral é modificado por excisão da cartilagem de uma metade do enxerto. A porção composta é colocada lateralmente, enquanto a porção de pele restaura o ático e o defeito da mucosa septal. A estenose da *área da válvula interna* requer excisão da área fibrosada com substituição total. Um grande enxerto composto (20 × 10 mm) é colhido da cavidade conchal. A cartilagem é excisada da metade do enxerto e retida. A porção de pele é suturada dentro do defeito mucoso no septo, e a porção composta é suturada dentro do defeito entre as cartilagens lateral superior e alar.

Tomada de Decisão de Nível 3

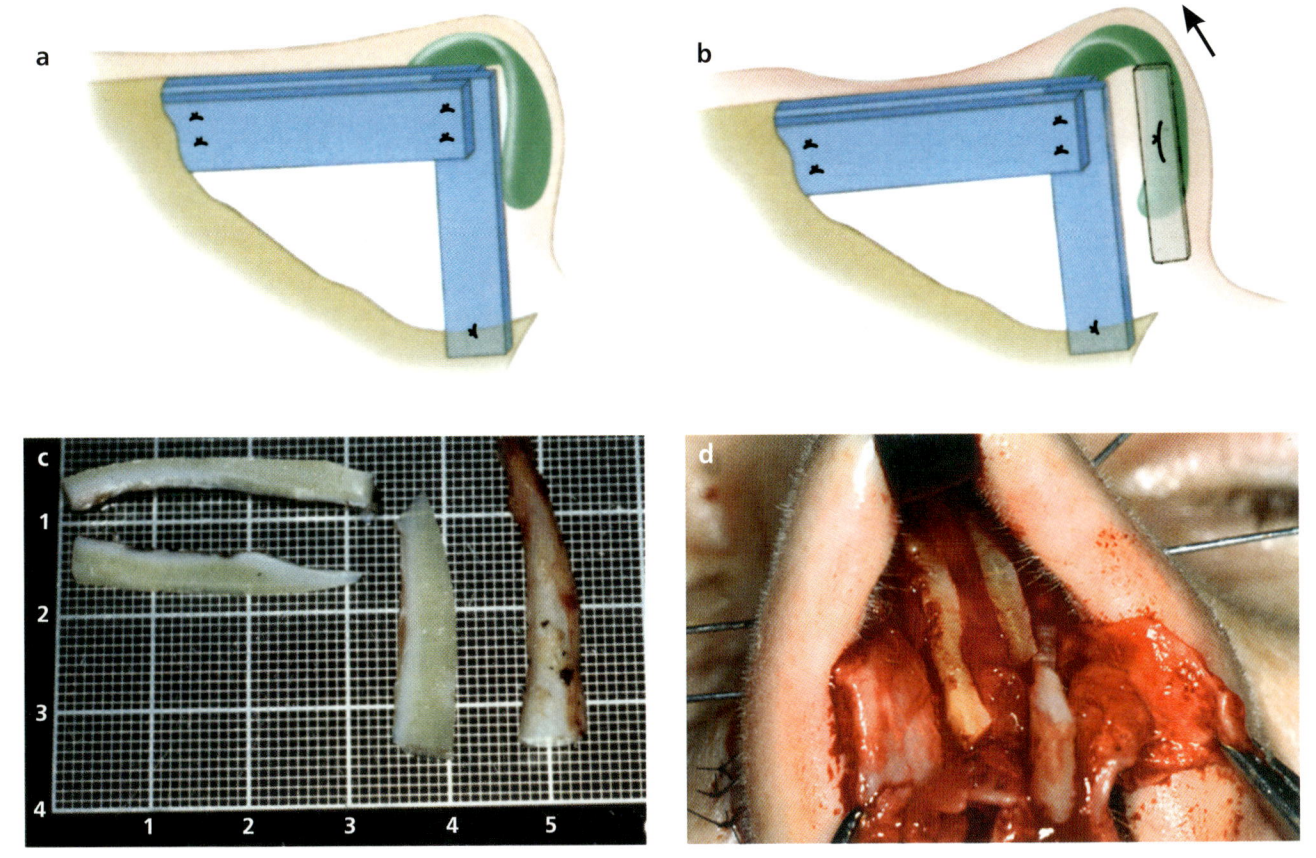

Fig. 6.19 (**a-d**) Substituição septal.

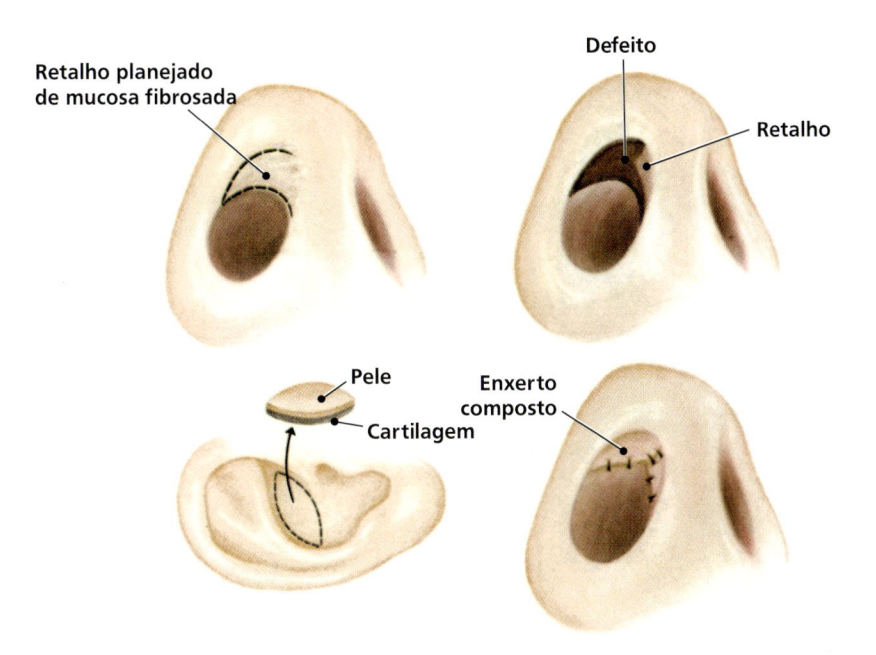

Fig. 6.20 Estenose vestibular.

Estudo de Caso: Cirurgia de Suporte Septal

Análise

Uma estudante de 21 anos de idade apresentou-se com uma deformidade nasal pós-traumática depois de um golpe acidental no nariz (Fig. 6.21). Ela notou significativo achatamento do nariz e arredondamento da ponta e das narinas durante os primeiros 6 meses. Seu teste de colapso septal foi positivo. Ela tinha obstrução nasal graças ao desvio septal e pólipos intranasais. Como o septo da paciente estava intacto antes do trauma, esperava-se um septo suficiente, mas a paciente deu consentimento para um enxerto de costela. O suporte septal e a aparência nasal foram restaurados com o uso de enxertos expansores estendidos interligados e um *strut* columelar estrutural. A angulação dos enxertos restaurou a linha do perfil dorsal, enquanto a fixação rígida ao *strut* columelar forneceu o suporte septal.

Técnica Cirúrgica

1) Exposição e avaliação do septo via incisão de transfixação.
2) Abordagem aberta e redução das cartilagens alares a tiras de 6 mm.
3) Excisão do corpo septal para corrigir obstrução e prover material de enxerto.
4) Osteotomias transversal e baixa-baixa.
5) Separação das CLS para inserção de enxertos expansores estendidos.
6) Inserção de um enxerto columelar estrutural.
7) Fixação de enxertos expansores ao *strut* columelar de forma angulada para restaurar a linha do perfil dorsal.
8) Fixação das alares ao *strut* columelar com SC.
9) Moldagem da ponta com CD, ED.

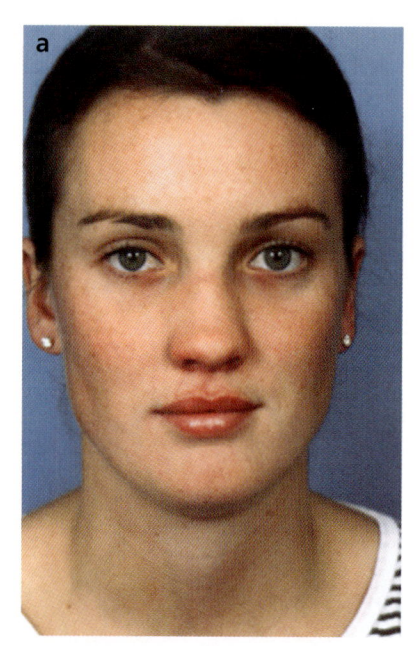

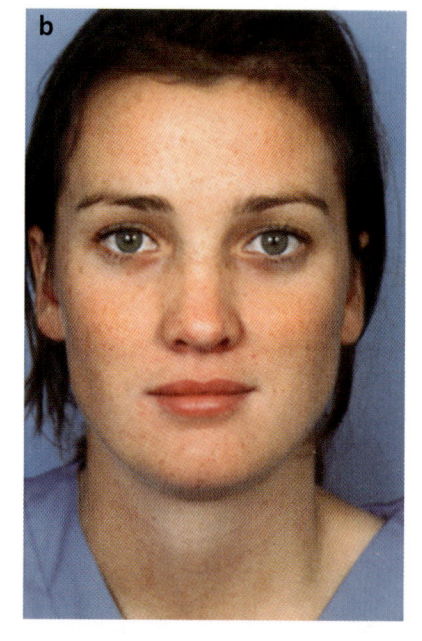

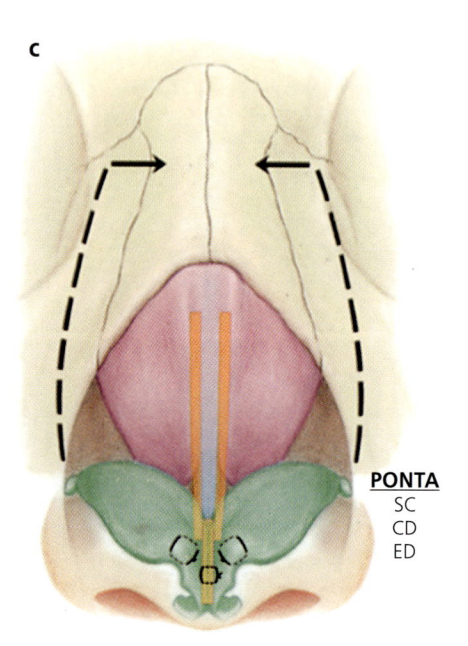

Fig. 6.21 (a-j)

Estudo de Caso: Cirurgia de Suporte Septal **221**

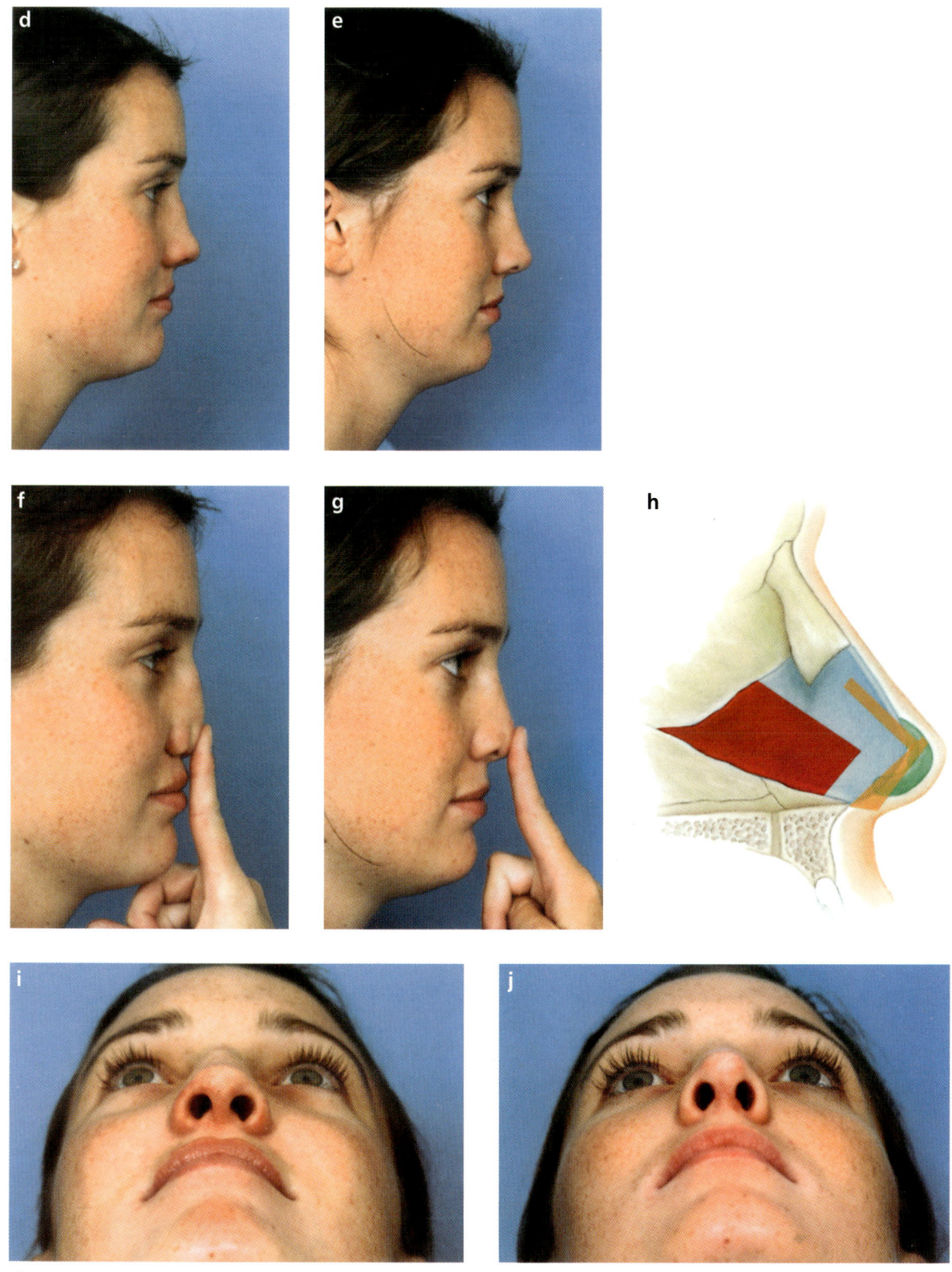

Fig. 6.21 *(Cont.)*

Acidentes Técnicos

Disjunção Septal. Quando o septo dorsal é dividido ou quebrado na junção osteocartilaginosa, o resultado é um nariz instável. Pode-se encontrar este problema pela primeira vez ao lidar com um nariz pós-traumático torcido. O dorso está reduzido, o septo está exposto e se exerce pressão sobre o septo ósseo cefálico para endireitá-lo. De repente, o septo se quebra na junção osteocartilaginosa e se vê o septo cartilaginoso cair lentamente dentro da abertura piriforme – ou seja, uma disjunção septal (Fig. 6.22). Não se deve entrar em pânico. Em vez disso, assuma apenas que um *strut* em forma de L de 10 mm está presente, mas quebrado. Se o corpo do septo fosse colhido anteriormente, então enxertos expansores bilaterais seriam moldados com o septo. Caso contrário é obtida cartilagem conchal. O objetivo será realinhar os componentes do *strut* e apoiá-los em cada lado com enxertos expansores. Então, são usadas duas suturas em cinco camadas para apoiar a divisão septal com as laterais superiores de fato dando suporte para o *strut*. Como se vê na Fig. 6.22, colhi o corpo septal para enxerto expansor em um nariz bastante desviado e mobilizei o septo caudal para realocação. Em seguida, pus pressão sobre o septo ósseo e ouvi um estalido. Quando o *strut* em forma de L caiu dentro da abertura piriforme, superei minha "fotofobia" e fiz uma foto muito rara – o *strut* em forma de L da paciente sobre a mesinha de fundo antes da reinserção junto com o corpo septal previamente ressecado. Como se vê no resultado pós-operatório, o nariz ficou definitivamente reto e fiquei muito aliviado.

Lacerações da Mucosa. Inevitavelmente, um cirurgião terá um número significativo de lacerações da mucosa, em geral na junção óssea convexa-vomeriana cartilaginosa ou sobre um esporão septal pontudo. No caso de pequenas lacerações, a sutura direta através da narina não é difícil, caso se use uma agulha pequena M-1 (nº 742) com categute simples 4-0. À medida que as lacerações se tornam maiores e mais posteriores, acho que o reparo será muito mais simples se eu usar uma abordagem aberta e posso fazê-lo de cima, no "lado septal", em vez de atravessar a narina. Entretanto, quando a laceração é bastante posterior e é preciso amarrar a sutura no fundo e no escuro, então uso a "técnica do laço" de Drumheller (Fig. 6.23). Ela consiste nos seguintes passos: (1) uso agulha M-1, (2) pego a ponta da sutura e dou um nó cirúrgico em volta da extremidade da ponta do aspirador (Fig. 6.23), (3) deslizo a sutura para fora da ponta do aspirador, deixando um "laço" circular, (4) usando um porta-agulha em baioneta, insiro a agulha através da ponta do aspirador, deixando o "laço" circular, (4) usando um porta-agulha em baioneta, insiro a agulha através da ponta cefálica da laceração da mucosa, (5) levo a agulha para fora da narina e a passo através do "laço" (Fig. 6.22 b), (6) aplico tensão na sutura, puxando o laço para dentro do nariz, firmemente, e (7) continuo costurando até que a laceração seja fechada, e um nó é dado em direção anterior perto da abertura da narina. A beleza da técnica do laço está na sua simplicidade e em impedir a laceração da mucosa ao se tentar fazer o nó profundo no nariz.

Acidentes Técnicos

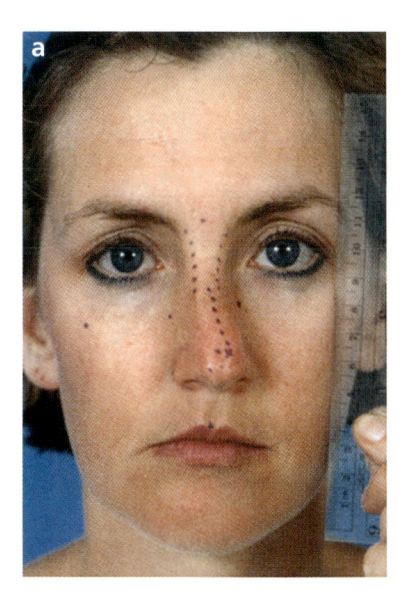

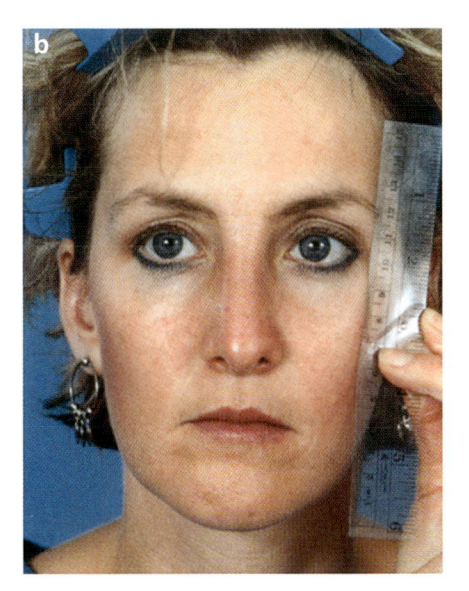

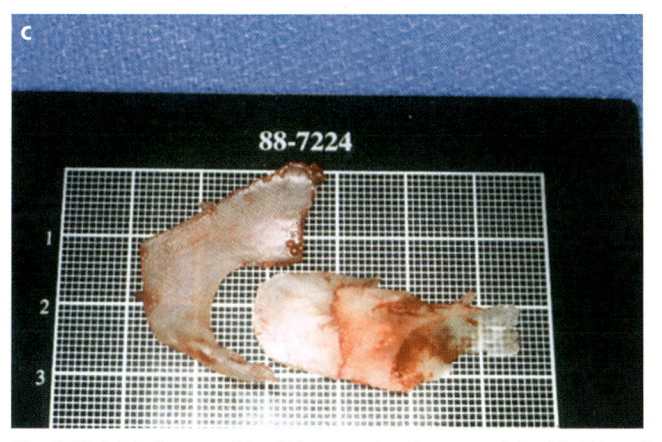

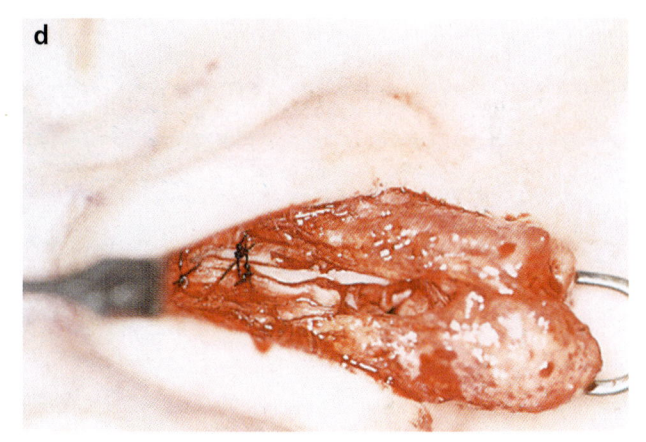

Fig. 6.22 (**a**) Pré-operatório, (**b**) 1 ano de pós-operatório, (**c**) disjunção septal (à esquerda) e colheita septal (à direita), (**d**) reinserção.

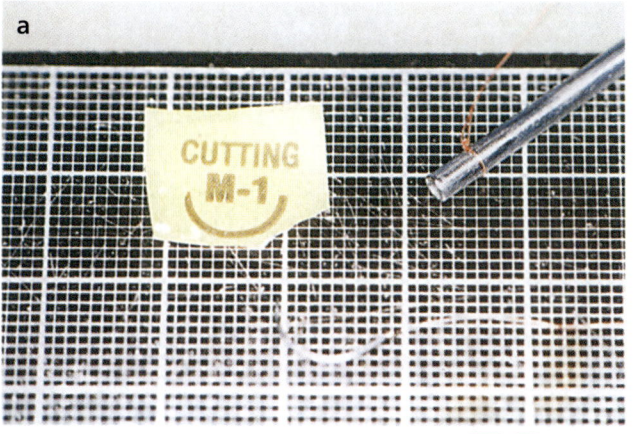

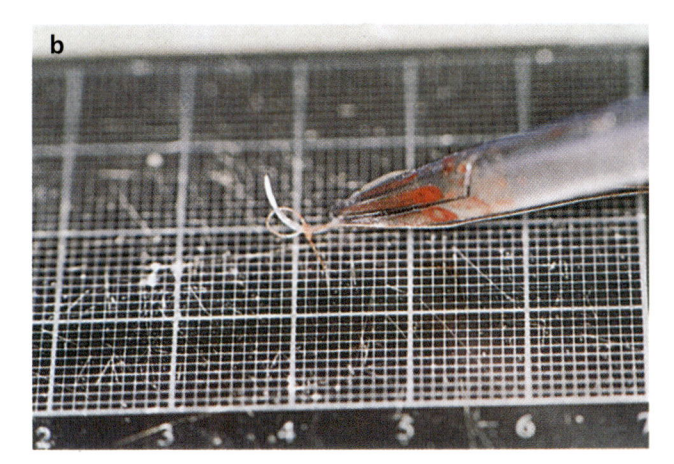

Fig. 6.23 (**a, b**) Reparo de lacerações da mucosa.

Lista de Leitura

Adamson P, Smith O, Cole P. The effect of cosmetic rhinoplasty on nasal p atency. Laryngoscope 100: 357, 1990

Bridger OP. Physiology of the nasal valve. Arch Otolaryngol 92: 54, 1970

Cole P. Nasal and oral airflow resistors. Site, function, and assessment. Arch Otolaryngol Head Neck Surg 118: 790, 1992

Constantian MB. The incompetent external nasal valve: pathophysiology and treatment in primary and secondary rhinoplasty. Plast Reconstr Surg 93: 919, 1994

Constantinides MS, Adamson PA, Cole P. The long-term effects of open cosmetic septorhi-noplasty on nasal air flow. Arch Otolaryngol Head Neck Surg 122: 41, 1996

Cottle MH. The structure and function of the nasal vestibule. Arch Otolaryngol 62: 173, 1955

Cottle MH, Loring RM, Fischer GO, Gaynon IE. The "maxilla-premaxilla" approach to exten-sive nasal septum surgery. Arch Otolaryngol 68: 301, 1958

Daniel RK, Regnault P. Aesthetic Plastic Surgery: Rhinoplasty. Boston, MA: Little, Brown, 1993

Goldman JL. (ed). The Principles and Practice of Rhinology. New York: Wiley, 1987

Grymer LF, Hilberg O, Elbrond O, Pedersen OF. Acoustic rhinometry: evaluation of the nasal cavity with septal deviations, before and after septoplasty. Laryngoscope 99: 1180, 1989

Gubisch, W. Twenty-five years experience with extracorporeal septoplasty. Facial Plast Surg 22: 230, 2006 (Note: entire Journal issue is devoted to septal surgery)

Gubisch W, Constantinescu HL. Refinements in extracoporeal septoplasty. Plast Reconstr Surg 104: 1131, 1999

Guyruron, B, Uzzo, CD, Scull H. A practical classification of septonasal deviation and effective guide to septal surgery. Plast Reconstr Surg 104: 2202, 1999

Haight JS, Cole P. The site and function of the nasal valve. Laryngoscope 93: 49, 1983

Haraldsson PO, Nordemar H, Anggard A. Long-term results after septal surgery submucous resection versus septoplasty. ORL J Otorhinolaryngol Relat Spec 49: 218, 1987

Jackson LE, Koch RJ. Controversies in the management of inferior turbinate hypertrophy: a comprehensive review. Plast Recosntr Surg 103: 300, 1999

Jost O. Post-traumatic nasal deformities. In: Regnault P, Daniel RK (eds) Aesthetic Plastic Surgery. Boston, MA: Little, Brown, 1984

Jugo SB. Total septal reconstruction through decortication (external) approach in children. Arch Otolaryngol Head Neck Surg 1113: 173-178, 1987

Jugo SB. Surgical Atlas of External Rhinoplasty. Edinburgh: Churchill, Livingstone, 1995

Kern EB, Wang TD. Nasal valve surgery. In: Daniel RK (ed) Aesthetic Plastic Surgery: Rhinoplasty. Boston, MA: Little, Brown, 1993

Lawson W, Reino AJ. Correcting functional problems. Facial Plast Surg 2: 501, 1994

Mabry RL. Inferior turbinoplasty: patient selection, technique, and long-term consequences. Otolaryngol Head Neck Surg 98: 60, 1988

McCaffrey TV, Kern EB. Clinical evaluation of nasal obstruction. A study of 1,000 patients. Arch Otolaryngol 105: 542, 1979

Mosher, JP. The premaxillary wings and deviations of the septum. Laryngoscope 17: 840, 1907

Pallanch JF, McCaffrey TV, Kern EB. Normal nasal resistance. Otolaryngol Head Neck Surg 93: 778, 1985

Pastornek NJ, Becker DG. Treating the caudal septal deflection, Arch Facial Plast Surg 2: 217, 2000

Pollock RA, Rohrich RJ. Inferior turbinate surgery: an adjunct to successful treatment of nasal obstruction in 408 patients. Plast Reconstr Surg 74: 227, 1984. Follow-up Pollock, RA, Rohrich, RJ. Inferior turbinectomy surgery; an adjunct to success Plast Reconstr Surg 108: 536, 2001

Sheen, JH. Spreader grafts: a method of reconstructing the roof of the middle vault following rhinoplasty. Plast Reconstr Surg 73: 230, 1984

Warwick-Brown NP, Marks NJ. Turbinate surgery: how effective is it? A long-term assessment. ORL J Otorhinolaryngol Relat Spec 49: 314, 1987

Enxertos 7

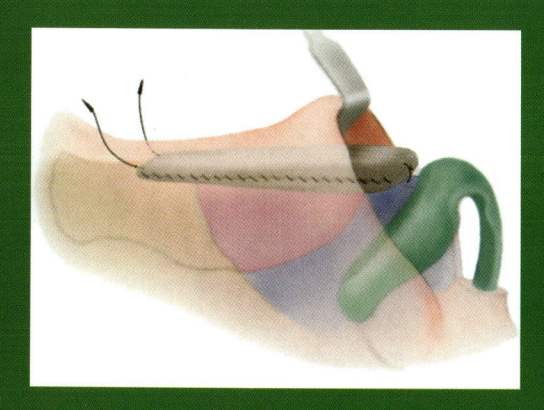

Introdução

Após inserir vários milhares de enxertos durante as cirurgias de rinoplastia, eu cheguei a dez conclusões. Primeira, enxertos devem ser uma parte integral da análise e planejamento cirúrgico, não uma necessidade intraoperatória. Por exemplo, a decisão de fazer um enxerto na raiz irá influenciar a quantidade de redução dorsal. Segunda, devemos nos adaptar para usar todo tipo de materiais de doadores e não depender de apenas um. Embora o septo seja geralmente suficiente em casos primários, é com frequência insuficiente em casos secundários complexos, tornando assim os enxertos de costelas essenciais. Terceira, devemos ser capazes de remover um enxerto rapidamente. Se for difícil remover um enxerto, então com frequência racionalizamos sobre porque ele não é necessário. Quarta, moldagem de enxerto e preparação da estrutura recipiente têm a mesma importância. Quinta, quanto menos tiver que ser feito em um enxerto, melhor ele é. Tenho dúvidas sobre a sobrevivência a longo prazo de enxertos de cartilagens esmagados ou mesmo escoriados. Sexta, a fixação do enxerto com mais frequência requer suturas durante uma abordagem aberta, já que não temos as bolsas estreitas da abordagem fechada. Sétima, cobertura com antibióticos é importante, incluindo uma dose intravenosa durante a cirurgia e cinco dias pós-operatoriamente. Oitava, enxertos aloplásticos podem ser um atalho para o cirurgião, mas aumentam o risco de fracasso para o paciente. Nona, enxertos autógenos raramente são rejeitados, podem suportar infecção e definitivamente passam pelo teste do tempo. Somente precisamos contrastar a eficácia da cartilagem autógena versus a inevitável absorção de cartilagem de cadáver. Décima, enxertos melhoram dramaticamente a qualidade de nossos resultados de rinoplastia, permitindo um resultado primário funcional mais natural, e um resultado até então não obtido de aparência não operada em casos secundários.

A Sedução dos Enxertos Aloplásticos

A disponibilidade imediata, a ausência de requisitos de morbidade no local doador, adaptabilidade, resultados iniciais espetaculares e, também, o custo reduzido e habilidades cirúrgicas mínimas tornam os enxertos aloplásticos altamente desejáveis. Ainda assim, seus problemas com infecção, extrusão, deslocamento, mobilidade e falha a longo prazo são desvantagens críticas. Três fatores devem ser avaliados: biocompatibilidade do material, aplicações cirúrgicas e resultado a longo prazo. A maioria dos enxertos aloplásticos é rapidamente aceita, somente para ser rejeitada logo que apareçam problemas. Beekhuis (1974) promoveu o polímero Supramid como um "Milagre da química moderna" e um material ideal para aumento dorsal nasal. Problemas iniciais foram atribuídos ou a erro técnico ou a má seleção de pacientes. Uma década mais tarde, os cirurgiões relataram o desaparecimento do material, e biópsias mostraram sua degradação. O segundo desafio é a seleção do paciente. Em contraste com o nariz primário asiático favorável, a maioria dos cirurgiões precisa de um enxerto dorsal para seus casos secundários com estrutura recipiente não favorável. Assim, o implante é colocado em uma estrutura não vascular cicatrizada "subdérmica" em vez de em uma bolsa "subcutânea". O terceiro fator envolve resultados iniciais *versus* resultados a longo prazo. Uma das transformações mais intrigantes em resultados está no uso de cartilagem de cadáver. Schuller *et al.* (1977) relataram uma taxa de complicação de 5,5% inicial, 2% posterior, e absorção parcial de 1,4% em um acompanhamento de 3 anos. Subsequentemente, Welling *et al.* (1988) revisaram 42 dos 107 pacientes originais de Schuller e descobriram que 100% dos enxertos foram absorvidos quando estavam no local por mais de 10 anos. O que o cirurgião plástico que vai realizar a rinoplastia deve fazer – enxertos aloplásticos, sim ou não? Com base em 70 anos de cirurgia nasal, enxertos aloplásticos no nariz não têm um bom registro, especialmente no dorso e em casos secundários. Portanto, eu pessoalmente decidi utilizar somente tecido antógeno no nariz. Para esta paciente, os olhos mostram a felicidade inicial de um implante dorsal aloplástico e o sofrimento em seguida ao seu fracasso 6 meses mais tarde (Fig. 7.1).

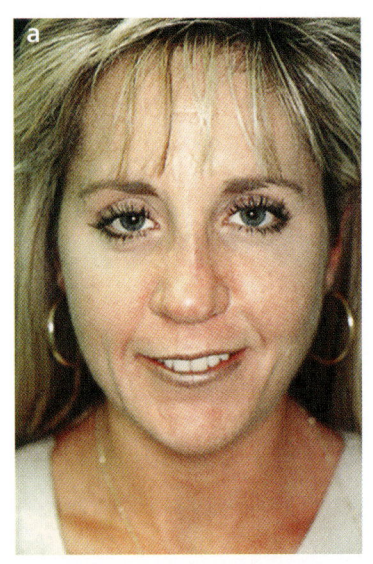

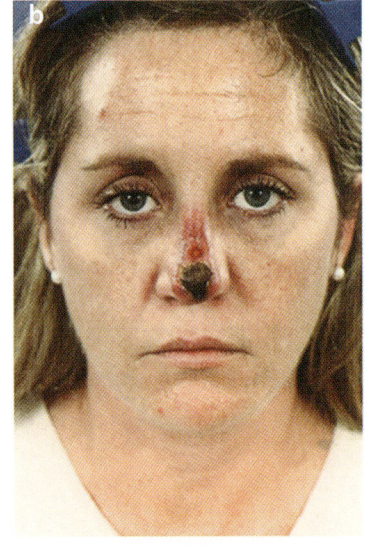

Fig. 7.1 (**a**) Resultado inicial, (**b**) enxerto aloplástico infectado 6 meses depois.

Preenchimentos: Fantástico ou Fantasia?

A maioria dos cirurgiões plásticos experientes que realizam rinoplastia não usa aloenxertos por uma única razão – eles já viram muitos desastres com Porex, silicone, Goretex etc.. Atualmente, somos confrontados com um novo desafio – preenchimentos injetáveis. Como ocorreu com as promessas anteriores de soluções espetaculares para deformidades complexas, devemos avaliar as consequências, tanto imediatas, quanto a longo prazo.

Vantagens. A habilidade de corrigir depressões localizadas e camuflar proeminências é o aspecto mais atraente dos preenchimentos. Se válido, alivia os pacientes e possivelmente reduz revisões. A ideia de grandes aumentos com preenchimentos ajudaria pacientes secundários com recursos econômicos limitados.

Desvantagens. Eu vejo a "influência do preenchimento", criando grandes problemas para pacientes e cirurgiões de rinoplastia. Para os pacientes é uma combinação de falsas promessas, competência e resultados. Muitos pacientes querem acreditar que uma "rinoplastia na hora do almoço" é possível, mas eles entendem de fato que ela é transitória? Como um *não cirurgião* pode realmente entender o que é e o que representa um "teto aberto" em um paciente secundário de rinoplastia? Como exatamente o preenchimento pode ser colocado abaixo da derme, mas acima da mucosa? Para a maioria dos injetadores, é uma impossibilidade técnica. Eu vi pessoalmente as complicações de pele necrosada e infecção por fungos em seguida a injeções de Radiesse em casos secundários. Exatamente quanto tempo o paciente ficará feliz, especialmente conforme a melhora desaparece? O injetor ficará, então, sob a pressão de subir a escada da permanência – Restalina, Radiesse, Articol, ou silicone? Para o cirurgião da rinoplastia, haverá desafios em todo o período perioperatório. Pré-operatoriamente, muitos não cirurgiões e cirurgiões menos experientes irão inflar um nariz secundário deformado a fim de satisfazer o paciente. O resultado é um nariz que agora é um desastre duplo, e pode requerer uma abordagem em dois estágios – Cirurgia 1 para remover o preenchimento, e Cirurgia 2 para reconstruir o nariz. Intraoperatoriamente, os cirurgiões que também são injetores verão seu compromisso com a perfeição cirúrgica desafiada, e talvez comprometida. Uma vozinha ficará soprando: "Ah, eu posso alisar aquela área mais tarde com um pouco de preenchimento, eu não preciso na verdade remover o enxerto ou fazer um enxerto de fáscia". É difícil resistir a atalhos. O que eu sugiro? Eu permaneço cético com relação a enchimentos e não os utilizo. No entanto, permaneço seduzido por sua simplicidade e espero que outros provem que estou errado. Por essa razão, eu incluí uma seção sobre preenchimentos escrita por especialistas na seção sobre revisões do Capítulo 9. **Observação: nenhum dos pacientes neste texto colocou preenchimentos em seus narizes para melhorar os resultados. Este pode ser o último texto sobre rinoplastia que é "livre de preenchimentos".**

Visão Geral

Análise. Cada área do nariz é cuidadosamente analisada com relação à preservação, redução, ou aumento. Redução de uma área pode requerer enxerto compensatório, com enxertos expansores, sendo o exemplo mais comum. Mesmo uma redução de altura vertical de 1,5 mm do arco da cartilagem pode obrigar enxertos expansores a fim de evitar um arco médio interno pinçado externamente e uma válvula contraída internamente.

Sequência Cirúrgica. Surgem perguntas com relação a quando remover o material do enxerto. Mais comumente, eu obtenho enxertos de fáscia no início da cirurgia para dar tempo adicional para vasoconstrição nasal. Durante uma cirurgia, há com frequência a tentação de racionalizar que um enxerto de fáscia não é necessário, uma hesitação que é facilmente superada, se o enxerto já tiver sido removido. Quando são necessários enxertos de costela, minha tendência é remover a costela antes da cirurgia nasal. Cartilagem de septo é sempre removida após a mudança dorsal ser finalizada. Há um risco grande demais de danificar a integridade do suporte em forma de L para remover o septo primeiro. Eu espero para remover cartilagem conchal até que os requisitos definitivos sejam óbvios. Todos os materiais são colocados em uma grande cuba de solução salina com antibióticos. Com base em minha experiência craniofacial, eu não troco luvas e instrumentos em cirurgia facial. Preparação de enxerto é feita em uma mesa auxiliar no fundo, usando uma prancha de moldagem de silicone, placas milimetradas, compassos e canetas marcadoras. Em casos complexos, material de enxerto é, com frequência, valioso, e desenho cuidadoso é importante. Assim que todos os enxertos estejam preparados, são inseridos na sequência usual: expansor, columela, ponta, raiz, dorso e contorno alar.

Problemas. Quase qualquer coisa pode dar errado em um plano cirúrgico e devemos ser capazes de usar um grande número de materiais de enxertos, especialmente em casos secundários. Devemos estar preparados para acrescentar enxertos adicionais conforme for requerido. Ainda assim, ao mesmo tempo evitar excessos, que se tornarão mais aparente se subsistir edema pós-operatório. Há uma tremenda tentação de aceitar ilusões intraoperatórias. Um exemplo comum é cartilagem esmagada colocada no dorso para cobrir pequenas irregularidades. *Enxertos esmagados* parecem ideais na sala de cirurgia, mas ocorre absorção não previsível, e as irregularidades voltam. É melhor utilizar enxertos estruturados sólidos e lidar com eles até que estejam perfeitos. Eu já tive vários probleminhas, especialmente com relação a infecções (dois casos, ambos resolvidos sem perda do enxerto ou comprometimento do resultado). Nem vi absorção significativa (quase desconhecida). O problema principal tem sido visibilidade. Quase, cada enxerto de cartilagem da raiz se torna visível com o tempo, e essa é a razão pela qual mudei para fáscia. Enxertos de ponta podem se projetar demais ou criar um infralóbulo cheio. Com frequência, esses problemas são parte da "curva de aprendizado", e serão necessárias revisões. Em geral, os enxertos melhoraram dramaticamente tanto meus resultados estéticos, quanto funcionais, especialmente em casos difíceis.

Avanços Recentes

Com base na experiência com casos secundários complexos, houve três grandes avanços em enxertos nos últimos 10 anos, incluindo maior uso de fáscia, enxertos de cartilagem menores que 1 mm ("diced") e enxertos de costelas.

Fáscia. Eu uso fáscia exclusivamente para enxertos de raiz de rotina, e para envolver enxertos de cartilagem menores. Além disso, fáscia é a chave para administrar o nariz, cuja pele é fina. Enxertos de camada única ou dupla de fáscia são colocados sobre o dorso em casos primários. Em casos secundários complexos, eu uso um "cobertor fascial" para revestir completamente todo o envoltório de pele.

Cartilagem Menor ("em Cubos"). Pequenas quantidades de cartilagem sozinhas ou envoltas em fáscia revolucionaram os enxertos dorsais. Enxertos de cartilagem "em cubos" são enormemente flexíveis em suas dimensões, eficientes em seu uso de cartilagem disponível, e sobrevivem a longo prazo. Substituíram totalmente cartilagem septal sólida ou cartilagem conchal por enxerto dorsal em minha prática.

Cartilagem de Costela. Conforme o número de narizes desprovidos de cartilagem aumenta, enxertos de costela fornecem uma solução muito necessária. Cartilagem de costela é usada por quase cada desenho possível de cartilagem, do dorso à ponta ao contorno alar. Conforme a experiência com enxertos de costela aumenta, o uso de enxertos conchais diminui de forma marcante, e o osso craniano quase nunca é usado. Eu uso dois tipos diferentes de cartilagem de costela – cartilagem ou osteocartilaginoso. O mais comum é um remoção de cartilagem apenas de abordagem ou subcostal (9ª, 8ª costelas) ou inframamária (5-7ª costelas). Com mais frequência uma única incisão subcostal é feita, e a porção cartilaginosa da nona costela é removida extrapericondralmente em uma direção retrógrada da ponta flutuante à junção óssea. Se for necessária cartilagem adicional, então é removida a da oitava costela, aumentando o tempo de cirurgia em 20-30 minutos. Enxertos osteocartilaginosos são reservados para o nariz de cocaína ou casos de trauma paranasal.

Por que os Enxertos São Essenciais e Devem ser Dominados

A realidade clínica é que eu faço um enxerto em quase cada caso, tanto primário, quanto secundário. O estudo de caso seguinte ilustra o papel dos enxertos, tanto por razões estéticas, quanto funcionais. A paciente tinha uma má posição alar oculta que era expressa por colapso nasal na inspiração profunda. Esteticamente, o perfil tinha que receber um enxerto usando uma "abordagem equilibrada" com enxerto de fáscia na raiz e uma verdadeira "criação de ponta" com múltiplos enxertos acrescentados. Funcionalmente, transposição alar com enxertos de suportes crurais laterais foi feita para dar suporte às válvulas externas enquanto enxertos, expansores abriam as válvulas internas. Esse caso poderia ser tratado sem quaisquer enxertos? Eu não consigo conceber uma abordagem "sem enxerto".

Estudo de Caso: Por Que Fazer Enxertos?

Análise

Uma funcionária de assistência médica de 33 anos de idade solicitou uma grande modificação em seu nariz, incluindo um perfil mais reto (Fig. 7.2). Não havia queixas respiratórias. No entanto, as narinas sofriam colapso em inspiração nasal profunda. A ponta pequena sugeria um mau posicionamento alar que foi confirmado na cirurgia. Foi enfatizado que uma "abordagem equilibrada" seria necessária para tornar o perfil dela mais reto: aumento da raiz, redução dorsal e aumento da ponta. Grande suporte nos contornos seria necessário para evitar colapso da válvula externa.

Técnica Cirúrgica

1) Remoção da fáscia temporal profunda e exposição septal.
2) Abordagem aberta e, então, redução dorsal (osso: 0,5 mm, cartilagem: 3 mm).
3) Excisão septal caudal superior (1,5 mm) seguida por remoção septal.
4) Osteotomias transversais e canto a canto. Inserção de enxertos expansores.
5) Redução das cartilagens alares para 6 mm, enfraquecimento da *crus* lateral, então transecção e liberação da *crus* lateral.
6) Inserção de um suporte columelar e suturas na ponta: *strut* columelar (SC), sutura de criação domal ou sutura transicional (CD) e sutura interdomal (ID).
7) Enxertos de refinamento da ponta: dobrado em infralóbulo e domal.
8) Sutura dos enxertos crurais laterais para a *crus* lateral.
9) Inserção de um enxerto de fáscia em bola (raiz) e em avental (dorso).
10) O Fechamento com sutura do enxerto de suporte da *crus* lateral nas bordas das narinas.

Número de enxertos – cinco tipos com nove enxertos individuais.

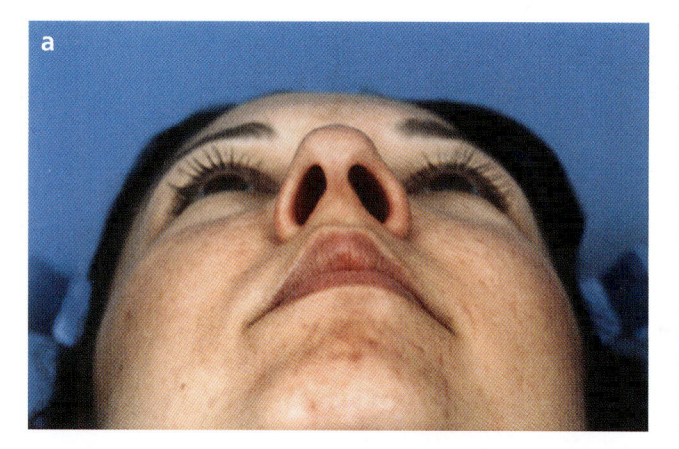

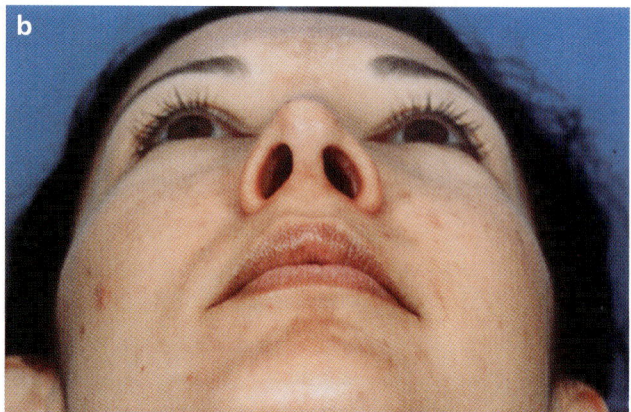

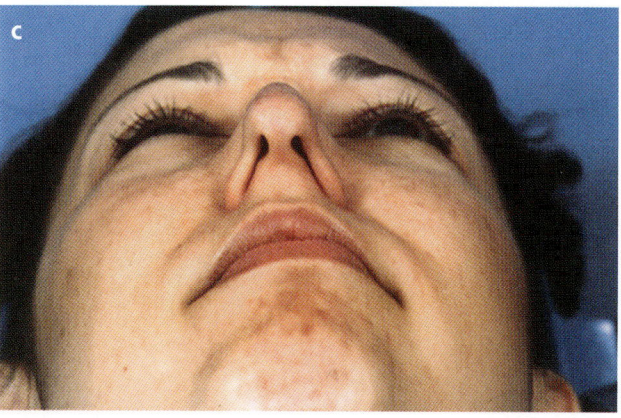

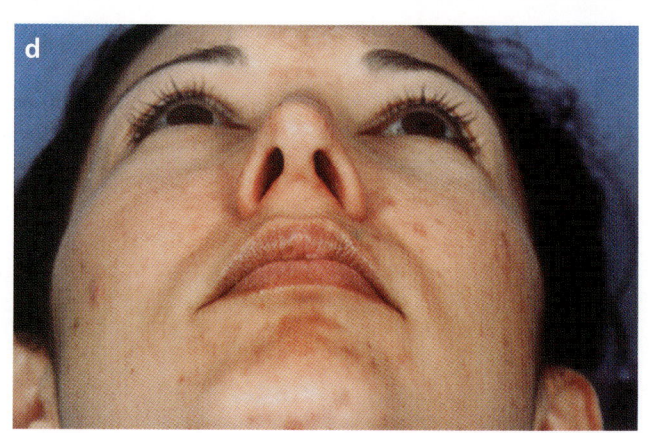

Fig. 7.2 (a-l)

Estudo de Caso: Por Que Fazer Enxertos? **231**

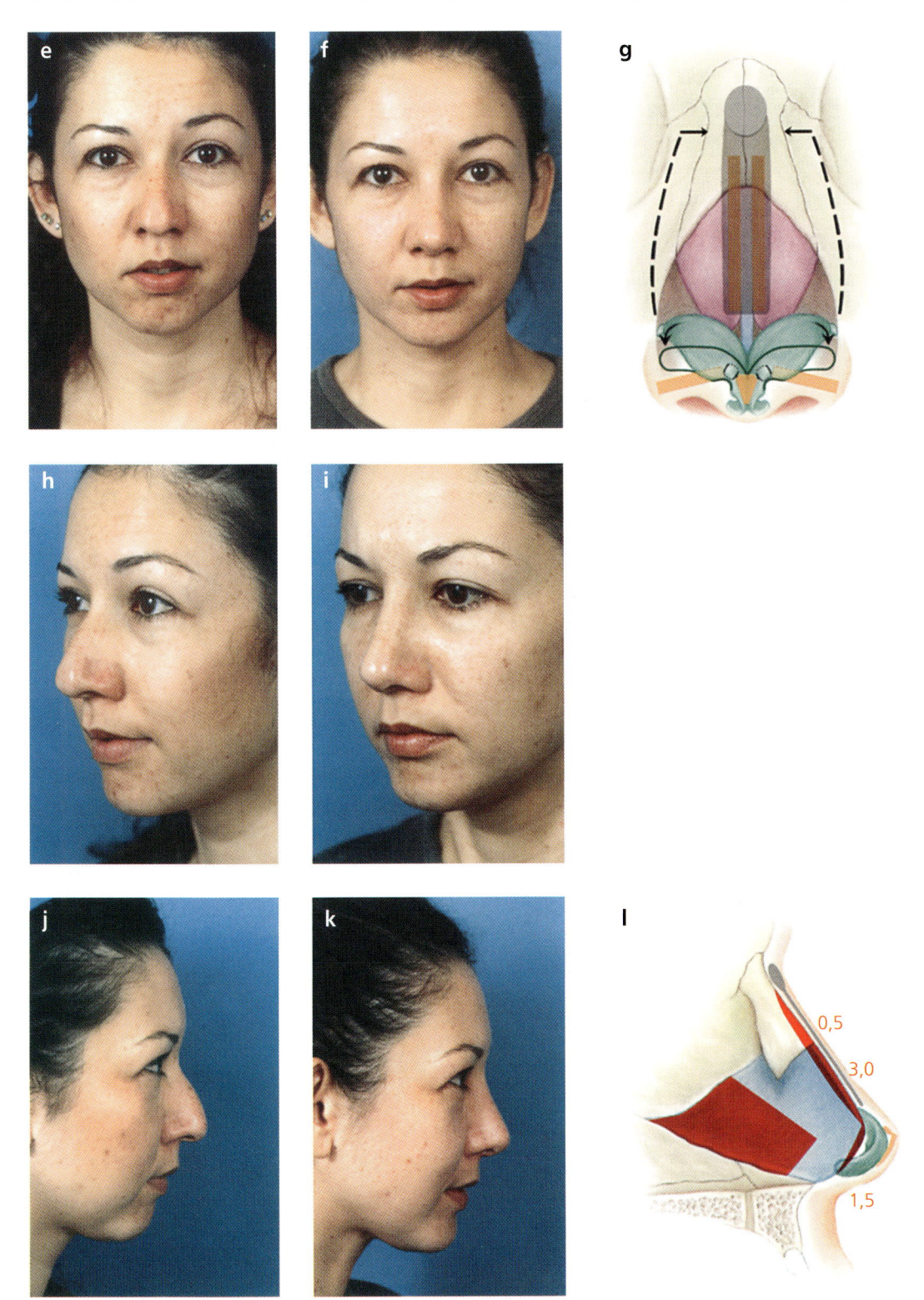

Fig. 7.2 *(Cont.)*

Remoção de Septo

Cartilagem do septo é o material de enxerto escolhido por causa de sua sobrevivência, força, formato e disponibilidade. Quais as desvantagens da cartilagem de septo? Primeiro, deve ser removida, o que faz correr o risco de uma perfuração septal. Segundo, deve ser moldada, colocada e presa corretamente. Terceiro, deve sobreviver a longo prazo. Tecnicamente, remover cartilagem de um septo "normal" é muito mais fácil do que fazer uma septoplastia em um septo desviado "anormal" ou reentrar o septo durante uma rinoplastia secundária (Fig. 7.3).

Técnica. O septo é reinfiltrado com anestesia local (1% de xilocaína com epinefrina 1:100.000) para produzir hidrodissecção, Em geral, a quantidade de cartilagem a ser removida é determinada pelos tipos de enxerto requeridos enquanto se preserva pelo menos um suporte de 10 mm em forma de L dorsal e caudal. Antes da remoção de fato, devem ser feitas as três coisas seguintes: 1) o dorso definitivo e o septo caudal estabelecidos, 2) a mucosa elevada bilateralmente de volta para o septo ósseo, e 3) o lado com o esporão septal identificado que indica o lado com a extensão septal. Neste ponto, são realizadas as cinco etapas seguintes de remoção septal:

1) Incisão dorsal 10 mm abaixo e paralela ao septo dorsal.
2) Incisão caudal 10 mm atrás e paralela ao septo caudal.
3) Dissecção posterior do septo para fora do vômer.
4) Uma desarticulação "por pressão" para baixo do septo cartilaginoso da placa perpendicular óssea do etmoide.
5) Mobilização cuidadosa da cauda cartilaginosa do septo que pode ter de 10-15 mm.

Neste ponto, o septo cartilaginoso está completamente desarticulado e facilmente removível. Embora muitos cirurgiões fechem os folhetos das mucosas com 4-0 suturas crômicas, eu prefiro utilizar talas nasais de silástico porque elas fornecem compressão sobre uma região maior e evitam sinéquias entre o septo e os cornetos nasais. Incisões de acesso são fechadas da forma padrão. A meta é remover a cartilagem septal apenas, não um pedaço osteocartilaginoso do septo.

Problemas. Até o momento, houve poucos problemas com remoção de septo. Não tenho conhecimento de colapso septal. Não houve qualquer problema funcional graças ao septo flácido ou mudanças crônicas na integridade da mucosa. Eu de fato aviso todos os pacientes pós-operatoriamente que uma taxa de perfuração septal de 1-2% deve ser esperada, especialmente em casos secundários difíceis – felizmente, é apenas uma estimativa.

Remoção de Septo

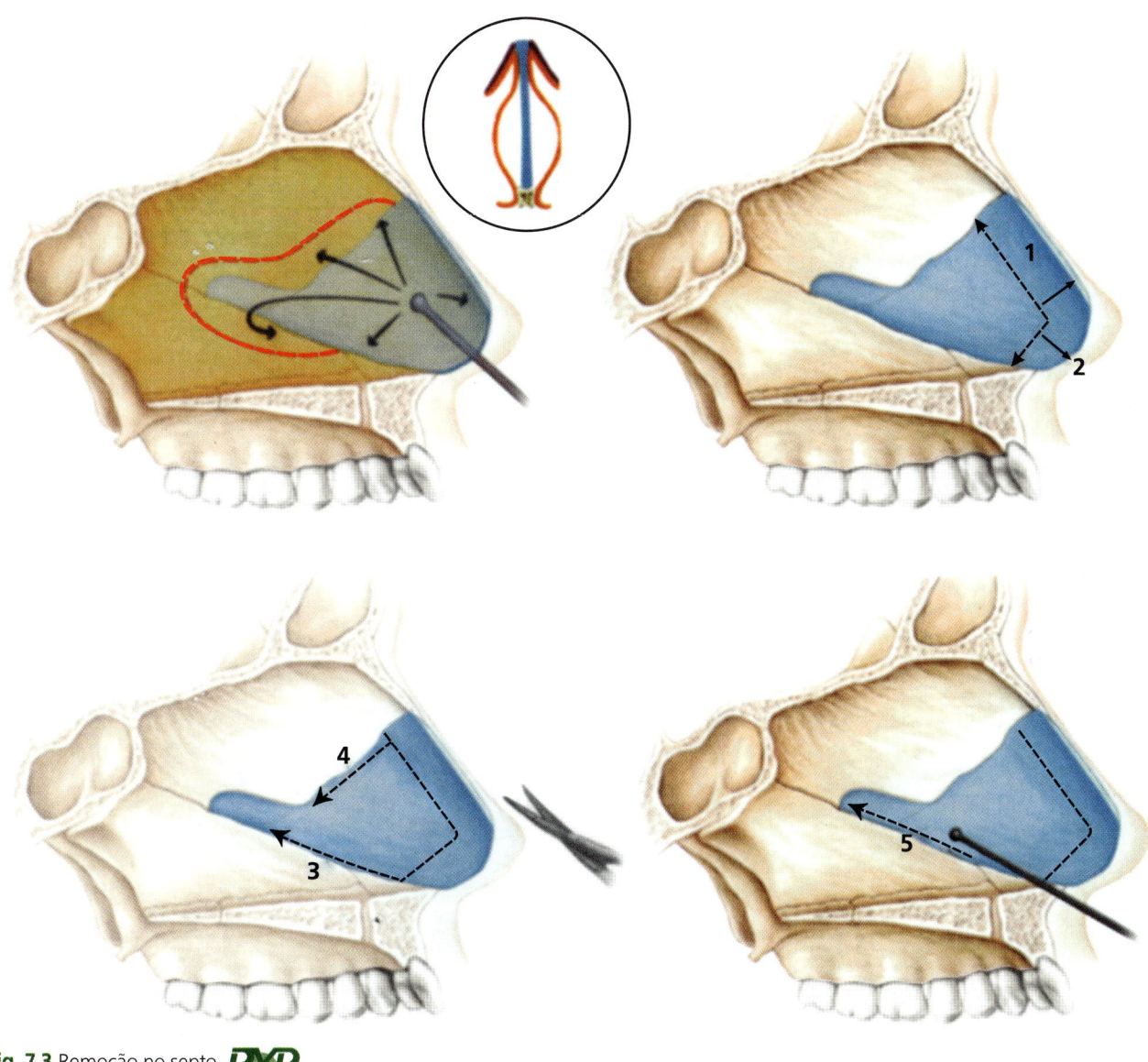

Fig. 7.3 Remoção no septo.

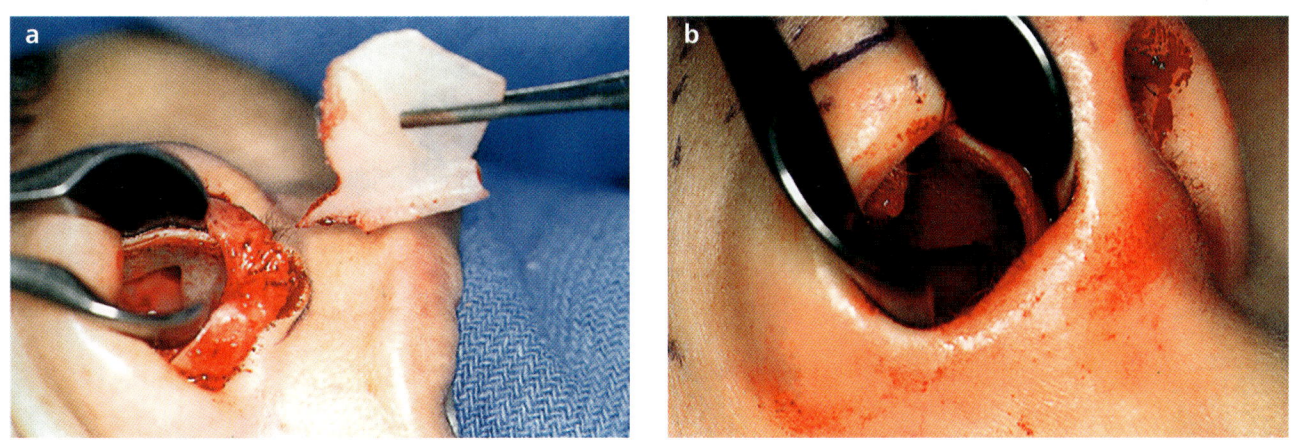

Fig. 7.4 (**a**) Abordagem bidirecional, (**b**) abordagem por transfixação.

Remoção de Corneto

Enxertos de orelha podem ser classificados em duas categorias amplas: enxertos de cartilagem e enxertos compostos (pele e cartilagem) (Fig. 7.5).

Técnica. A orelha é extensivamente preparada com Povidine para reduzir a contagem bacteriana. Eu não troco de instrumentos ou luvas e não tive quaisquer infecções em várias centenas de enxertos de orelha nos últimos 15 anos. Uma lâmina de gaze Xeroform é cortada em dois pedaços: três quartos são usados para fazer um molde do corneto auricular e servem como reforço anterior, enquanto um pedaço pequeno de um quarto é enrolado como um cigarro para reforço posterior. A orelha é infiltrada anterior e posteriormente com um total de 5 cc de xilocaína a 1% com epinefrina 1:100.000. A pele do corneto auricular anterior deve ficar branca e inchar para fora da cartilagem sob a força da injeção. Com a orelha retraída para frente, é feita uma incisão longitudinal acima do local de incisão planejada da cartilagem. O corneto posterior é exposto. É feita incisão na cartilagem abaixo da dobra anti-helicoidal, e a pele anterior é elevada. Uma vez que a pele esteja completamente elevada, todo o corneto auricular pode ser removido. A hemóstase é repetida. Quaisquer bordas afiadas da cartilagem são arredondadas. A incisão é fechada com uma sutura contínua 4-0 de categute liso. É aplicado curativo compressivo sobre enxertos de pele. Duas suturas de náilon 4-0 são inseridas, começando da superfície conchal do suporte da *crus*, passando pela superfície posterior da orelha abaixo da linha de sutura e, então, de volta através da orelha acima da linha de sutura. O rolo de gaze é inserido na alça posterior e puxado bem justo para tanto cobrir a linha de sutura, quanto servir como suporte. O molde de gaze é, então, deslizado para a bacia conchal anterior, e as duas suturas são amarradas. A orelha não é drenada, e nenhum outro curativo é aplicado. O molde é removido depois de 1 semana concomitantemente com o molde (gesso) nasal.

Problemas. O paciente deve ser informado de três ocorrências esperadas: (1) dor, (2) cicatrizes e (3) possível mudança na posição da orelha. O local doador da orelha dói mais do que o nariz e pode ser sensível ao frio por 1 ano. A cicatriz é geralmente insignificante quando colocada posteriormente, em contraste com a cicatriz anterior que tem ampla variação – não use uma incisão anterior. Assimetria entre as orelhas pode ocorrer, mas raramente é observada. Até o momento, não houve infecções no local doador, neuromas persistentes, nem hematomas. É melhor usar uma orelha antes de começar na outra. Eu tive caso de queloides retroauriculares em dois pacientes caucasianos.

Remoção de Corneto 235

a Enxerto de reserva — Pele — Cartilagem — Cartilagem conchal

Cimba conchal — Cavo

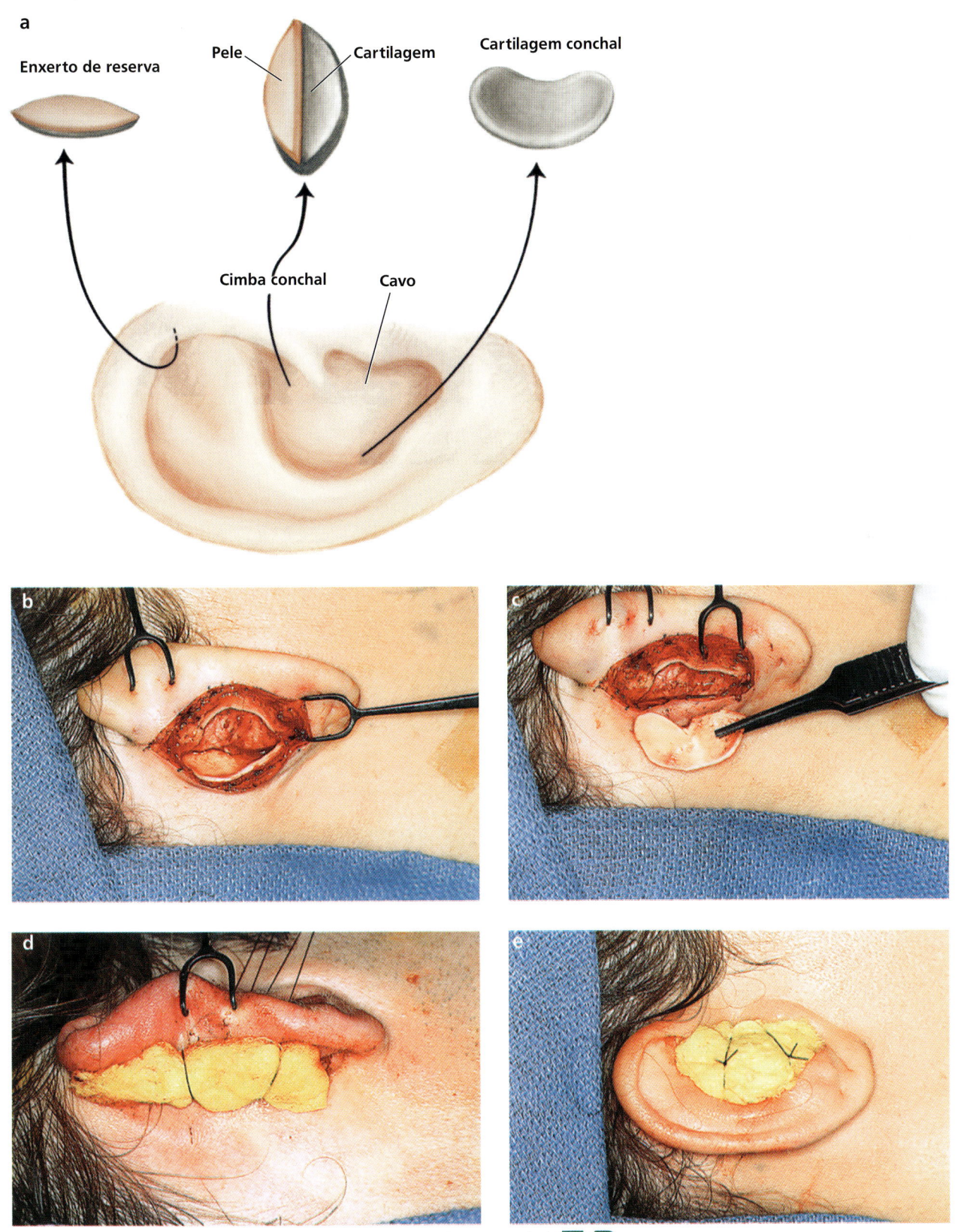

Fig. 7.5 (**a**) Tipos de enxertos conchais, (**b-e**) remoção de cartilagem conchal.

Enxertos de Corneto Compostos

São vistas três aplicações de enxertos compostos que com frequência representam uma progressão em tamanho e dificuldade: (1) enxerto de contorno alar, (2) correção de estenose vestibular e (3) estenose de válvula interna. A sequência usual é definir o defeito, remover o enxerto, fechar o local doador e suturar o enxerto.

Técnica. O local doador mais comum é a superfície anterior da cimba conchal ipsolateral (Fig. 7.6). Tração na raiz helicoidal e na anti-helicoidal irá expor a extensão medial oculta da cimba conchal. O enxerto desejado é, então, retirado com mais frequência com uma forma elíptica. Diversos fatores devem ser considerados. Se a cartilagem precisa ser reta, como para o contorno alar, então a borda superior é colocada abaixo em direção ao suporte central, enquanto se for necessária uma curva para o vestíbulo, então a borda é movida o mais alto possível. A taxa de pele para cartilagem também irá influenciar a localização e o método de fechamento. Quando são necessárias grandes quantidades de cartilagem, a incisão cefálica é a mesma tanto para pele, quanto para cartilagem, enquanto a borda inferior requer uma incisão cuidadosa somente na pele e, então, solapar a pele para baixo em direção ao suporte central. É feita, então, incisão inferiormente na cartilagem. A dissecção posterior é feita acima do pericôndrio. A hemóstase é meticulosa, e quaisquer bordas afiadas da cartilagem são removidas. O fechamento do defeito do local doador consiste no seguinte: (1) ampla remoção de pele, (2) suturas horizontais de colchoeiro 4-0 de categute liso, que separa centralmente o tecido mole pós-auricular, recriando assim a depressão natural e (3) suturas 5-0 de categute liso em ambas as extremidades. Nenhum curativo é necessário. Na ocasião, todo o corneto auricular é removido como um enxerto composto e o defeito preenchido com um enxerto de pele de espessura completa.

Enxerto Composto de Reserva. Um pequeno (12 × 5 mm) enxerto composto de reserva pode ser removido da subsuperfície anterior da raiz helicoidal cefálica, quando a concha auricular tiver sido usada anteriormente (Fig. 7.7). No entanto, o local doador com frequência requer um enxerto de pele de espessura completa para fechar o defeito.

Problemas. Com base em mais de 200 enxertos compostos em pacientes de rinoplastia, descobri que enxertos compostos podem ser extremamente eficazes na correção de endentação do contorno alar e rebaixamento do contorno alar até 4 mm. As desvantagens incluem sua espessura maior inerente em comparação com as cartilagens alares e "enxerto aparecendo", especialmente se a incisão for feita muito próxima ao contorno alar, ou a dissecção for feita para baixo, em direção ao contorno alar. Embora a cartilagem possa ser raspada, uma solução melhor para o paciente de pele fina seria usar a subsuperfície da borda helicoidal.

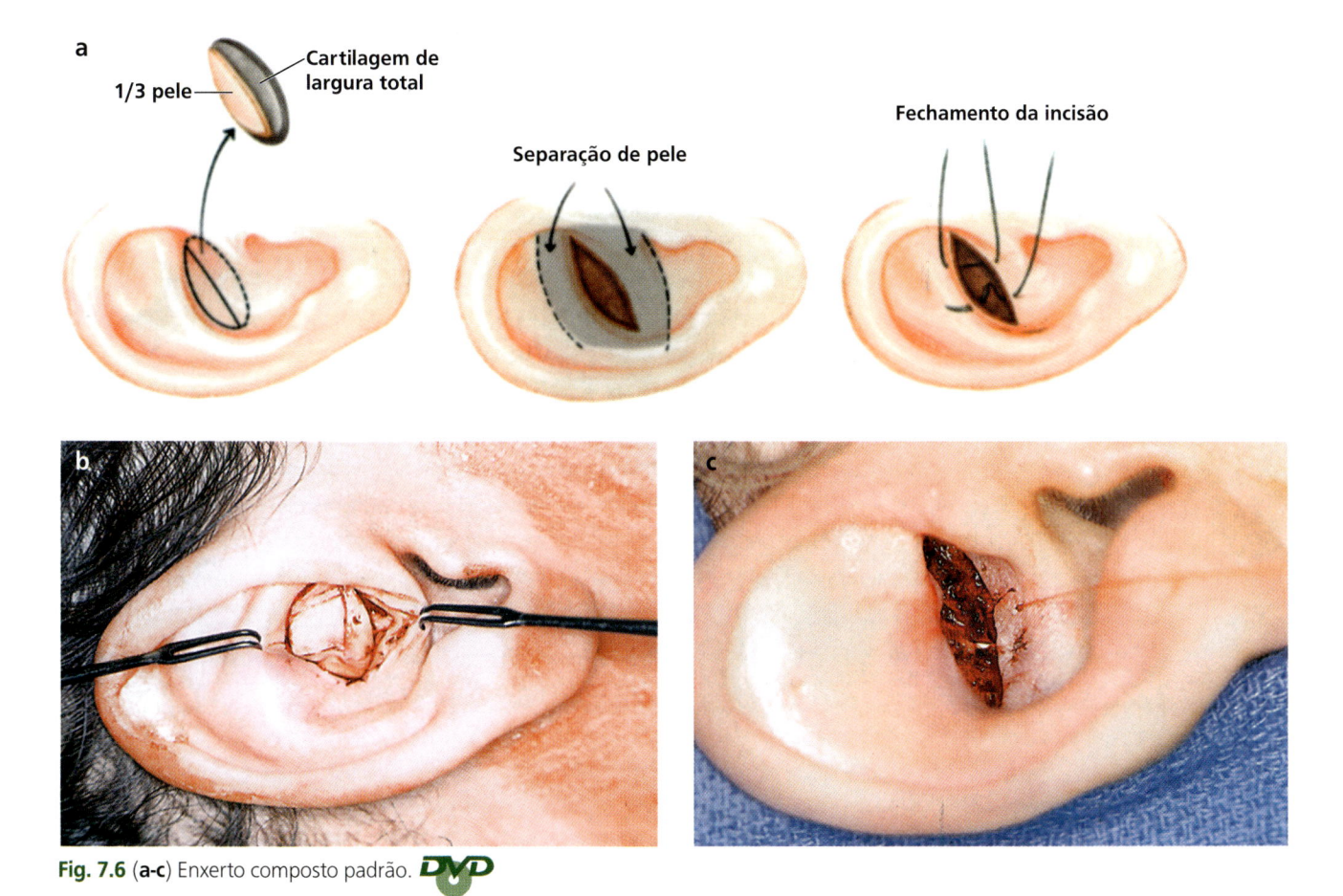

Remoção de Corneto

a — 1/3 pele — Cartilagem de largura total

Separação de pele

Fechamento da incisão

Fig. 7.6 (**a-c**) Enxerto composto padrão.

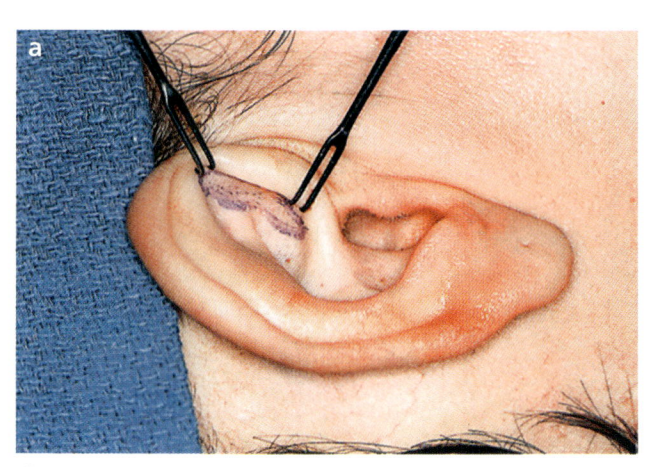

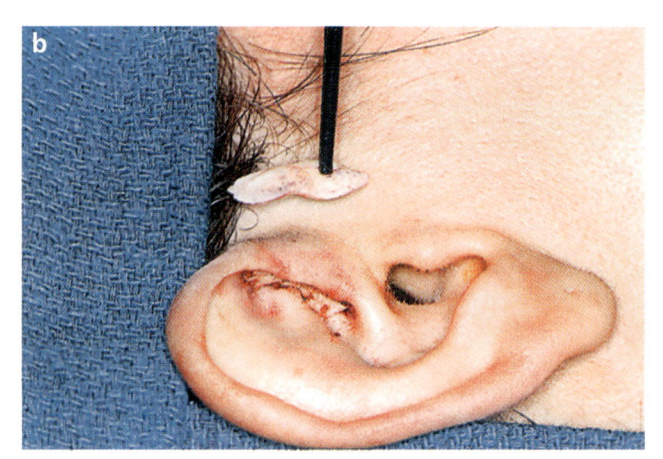

Fig. 7.7 (**a, b**) Enxerto composto de reserva.

Remoção de Fáscia

Fáscia autógena é um material de enxerto extremamente valioso para cirurgia nasal, quando for necessário retalho de tecido mole em oposição a suporte estrutural. Fáscia temporal profunda é muito fina e tem pouca presença a longo prazo.

Técnica. Eu rotineiramente removo um pedaço de 5 × 5 cm da fáscia temporal profunda (FTP) através de uma incisão de 3 cm acima da orelha (Fig. 7.8). Recentemente, eu converti de uma incisão em linha reta para uma incisão posterior em V. Uma linha reta é retirada vindo do trágus, e um V posterior com duas pernas de 1,5 cm é acrescentado. Os pelos não são raspados. A área é injetada com anestesia local, contendo epinefrina. A incisão passa para baixo para o tecido subcutâneo que é espalhado transversalmente com as tesouras. A hemóstase é checada nesse ponto. A fáscia temporal superficial é penetrada, e a camada areolar solta é encontrada com a fáscia temporal profunda branca e brilhante por baixo. Então o couro cabeludo é retraído, usando-se dois retratores Ragnell. Será feita incisão na fáscia como 4 arcos: (1) superiormente na junção da fáscia temporal profunda e do pericôndrio, (2) anteriormente onde ela se divide para acomodar o corpo adiposo temporal profundo, (3) inferiormente em direção ao topo da orelha, e (4) posteriormente o mais longe que for necessário. Conforme é feita incisão na fáscia temporal profunda, podemos ver o músculo temporal vermelho subjacente. O couro cabeludo é, então, retraído em cada um dos outros três quadrantes, e é feita incisão na fáscia. Um grande enxerto de fáscia é removido. A hemóstase é repetida. A incisão é fechada com grampos. Não são usados drenos nem curativos. Pomada antibiótica é aplicada, e o paciente tem permissão para lavar o cabelo no segundo dia pós-operatório. A fáscia é usada em uma ampla variedade de configurações. Quase todos os enxertos da raiz são simples bolas de fáscia (Fig. 7.9). Em pacientes com pele fina, um enxerto dorsal de extensão completa de fáscia em uma única camada é empregado para casos primários e uma camada dupla para pacientes secundários. Quando tanto a raiz quanto o dorso precisam de preenchimento extra, eu uso "bola e avental" para encher a raiz e acolchoar o dorso. Em outros pacientes secundários, todo o nariz será realinhado, usando um enxerto de "revestimento de fáscia".

Problemas. Morbidade no local doador é mais teórica do que real, pois a cicatriz está extremamente bem escondida pelo cabelo não raspado. Qualquer hematoma pós-operatório que ocorre pode ser drenado após a remoção de diversos grampos, e, então, é aplicado um curativo de pressão. Não há necessidade de retornar à sala de cirurgia.

Pericôndrio. Pericôndrio de costela é interessante para enchimento de tecido mole. É significativamente mais espesso do que fáscia e incha mais. É usado concomitantemente com enxertos de costelas para o nariz e não é removido separadamente. Fáscia do reto também é tentadora, mas se contrai e se espessa de forma notável, o quer a torna de pouco valor.

Remoção de Fáscia

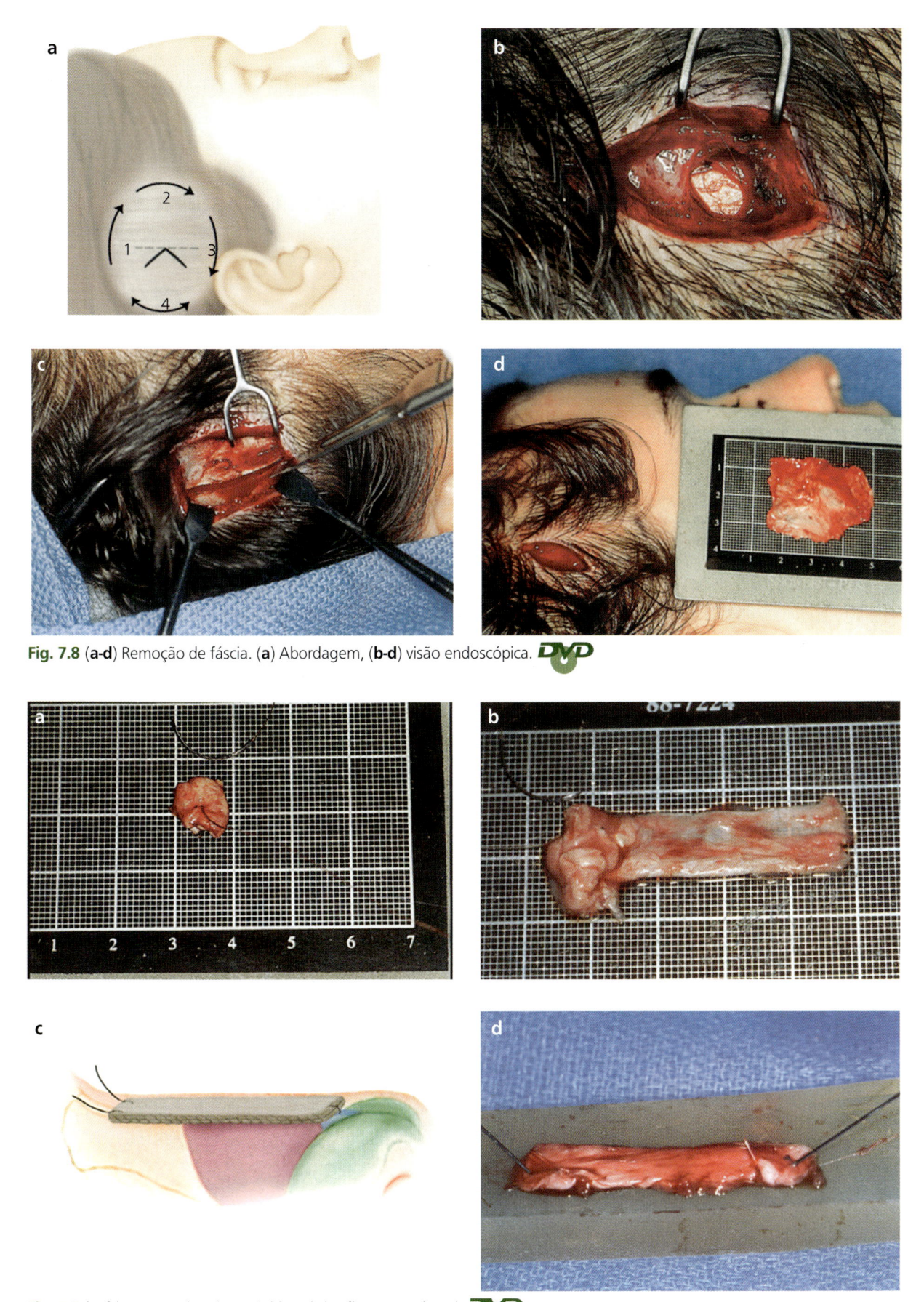

Fig. 7.8 (**a-d**) Remoção de fáscia. (**a**) Abordagem, (**b-d**) visão endoscópica.

Fig. 7.9 (**a, b**) Enxerto de raiz e raiz/dorsal, (**c, d**) enxerto dorsal.

Remoção de Costela

O termo "enxerto de costela" tem uma ampla variedade de significados na cirurgia de rinoplastia. Há variações com relação a local doador, composição, forma e utilização (Daniel, 1994). Inicialmente, cartilagem de costela era necessária para moldar um enxerto dorsal, mas as indicações se expandiram dramaticamente. Em casos secundários complexos, quase todo o tipo de enxerto será feito da cartilagem da costela, incluindo ponta, contorno alar, expansores, piriformes. Tradicionalmente, enxertos de cartilagem de costela foram removidos da sincondrose das costelas 5-7 tanto para reconstrução da orelha, quanto nasal (Fig. 7.10). Em contraste, cirurgiões plásticos de rinoplastia querem segmentos retos de cartilagem de costela. Eu uso incisão ou subcostal (9ª e 8ª costelas) ou inframamária (5ª e 6ª costelas), dependendo da preferência do paciente pela localização da cicatriz.

Removendo Cartilagem Costal. Abordagem Subcostal. A 9ª costela é a primeira "costela flutuante" e assim é possível uma única dissecção suprapericondral retrograda (Fig. 7.11). O paciente é colocado na posição supina com uma pequena bolsa de areia sob os quadris. A ponta da 9ª costela é palpada, e uma incisão de 2,5 cm é marcada entre a 8ª e a 9ª costelas, se estendendo lateralmente a partir da ponta da 9ª costela. A área é injetada com 6 cc de anestesia local. A incisão inicial é feita para baixo, em direção à fáscia. A palpação é repetida para confirmar a localização da costela, e a dissecção continua através do músculo e da fáscia, até que a 9ª costela distal esteja completamente exposta. Embora seja possível remover toda a porção cartilaginosa por meio de uma incisão de 2,5 cm em pacientes magros, a incisão é geralmente estendida para 3,5 cm, especialmente quando a 8ª costela também irá ser removida. Uma vez que a ponta da costela seja revelada, é apanhada pelo fórceps, e, então, é feita uma dissecção supraperiosteal retrógrada até a junção óssea usando cauterização. Um elevador Doyen é colocado abaixo da junção óssea palpável, e uma lâmina número 15 é usada para cortar a junção. Uma vez que o enxerto seja removido, então o corte é preenchido com solução salina, e o anestesiologista expande de forma máxima o peito para testar se há qualquer pneumotórax. Se for necessária cartilagem adicional, então um segmento da 8ª costela é removido subpericondralmente de forma semelhante à remoção da 5ª e da 6ª costelas. O corte é parcialmente fechado em camadas, já que cartilagem extra pode ser guardada para uso futuro. O corte não é drenado.

Removendo Cartilagem Costal. Abordagem Inframamária. É importante marcar a dobra inframamária, especialmente sua extensão medial, pré-operatoriamente com o paciente sentado. Se o paciente tiver implantes nos seios, deve ser avisado de que pode ocorrer uma ruptura. A incisão padrão é de 3,5 cm e é colocada 1 cm acima da dobra inframamária, o que geralmente coincide com o quinto espaço intercostal (Fig. 7.12). Com experiência, uma incisão de buraco de fechadura de 1,5 cm pode ser usada, mas é muito restritiva e é geralmente colocada na dobra inframamária e obriga à incisão da 6ª costela aderente. O corte é infiltrado com 6 cc de anestesia local. A incisão é feita, e, então, é usado cautério para dissecar para baixo e na direção da fáscia do reto. Os músculos são "separados", facilmente retraídos e, portanto, deixados intactos, o que minimiza a dor pós-operatória. As 5ª e 6ª costelas são facilmente expostas. Em geral, é preferida a remoção da 5ª costela, pois ela raramente tem fusão de cartilagem para a 6ª costela. Em contraste, a 6ª costela é fundida em sua borda caudal com a 7ª costela quase 95% das vezes, o que causa uma dissecção mais tediosa. Em seguida, deve-se decidir se separar ou remover o pericôndrio anterior como um possível enxerto de enchimento do envelope de pele nasal. O pericôndrio lateral de ambos os lados é elevado, usando elevadores curvados. Uma dissecção circunferencial completa é feita abai-

Remoção de Costela 241

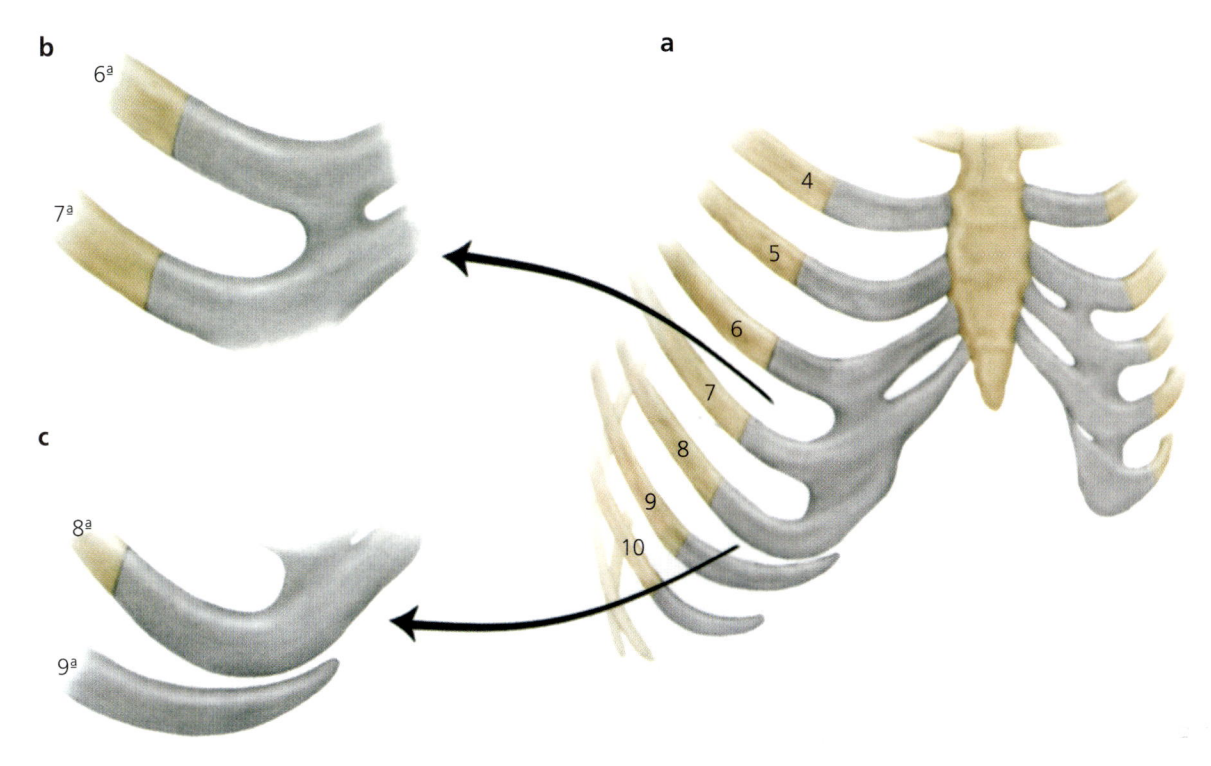

Fig. 7.10 (**a-c**) Remoção de cartilagem costal.

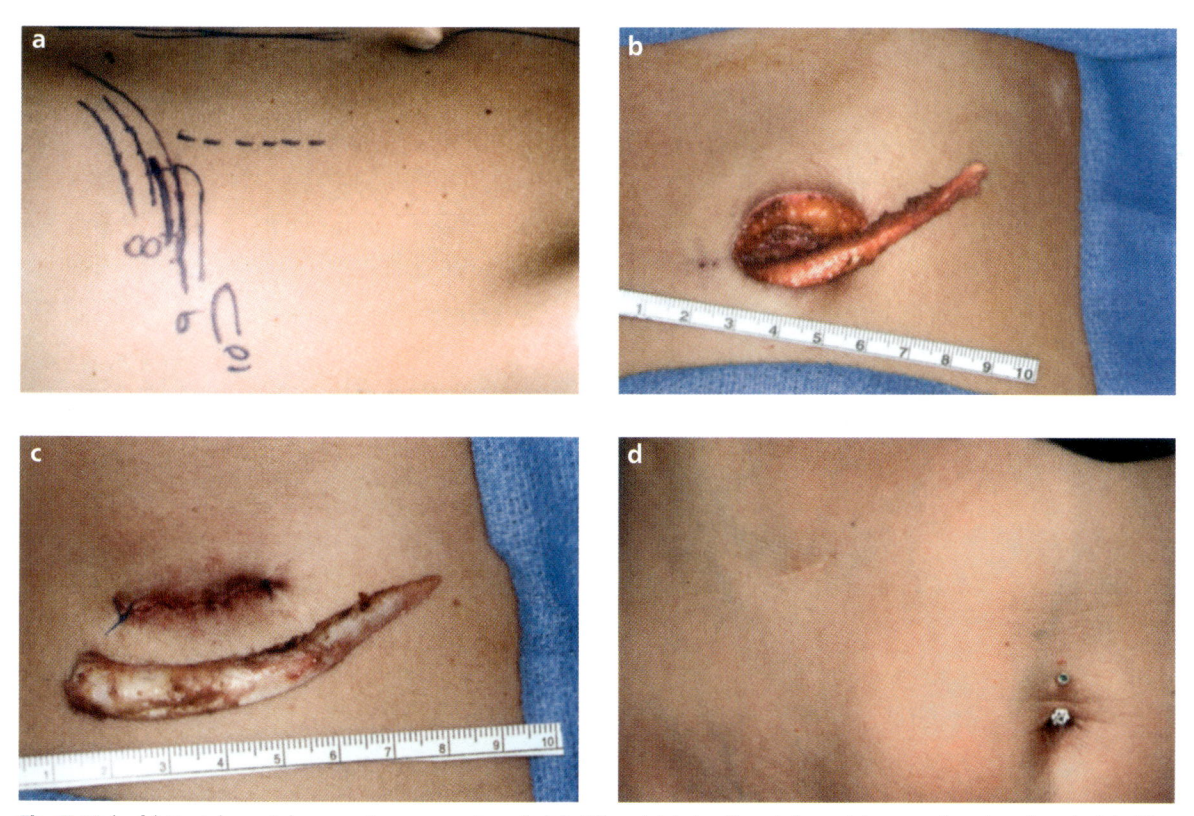

Fig. 7.11 (**a, b**) Costela costal: remoção suprapericondral da 9ª costela), (**c, d**) costela costal: remoção subpericondral da 8ª costela. **DVD**

xo da cartilagem em ambas as extremidades. Uma vez satisfeito com a extensão do enxerto, então a cartilagem é dividida em cada extremidade. Um elevador Doyen é colocado abaixo da costela e a cartilagem cortada parcialmente com uma lâmina número 15 e o corte completado com um elevador Freer. O enxerto é, então, removido para o pericôndrio subjacente de lateral a medial. Uma vez que seja removido o enxerto de cartilagem, o corte é checado para verificar se há pneumotórax. Cada um dos nervos intercostais é bloqueado com 0,5 cc de Marcaína a 1%. O fechamento tem múltiplas camadas, mas não é necessária nenhuma drenagem. E como a remoção da 8ª subcostal difere de uma remoção de 5ª e 6ª inframamária? A diferença crítica é a realidade da "fusão intermediária de cartilagem" entre 6 e 7. Essas pontes têm de ser divididas cuidadosamente. Não se pode passar uma pinça Doyen pois é uma fusão de cartilagem, não anexos pericondrais entre as costelas adjacentes, tornando, assim, a dissecção mais tediosa.

Remoção – Osteocartilaginoso. Quando enxertos dorsais estruturais são necessários (nariz de cocaína), eu removo um enxerto osteocartilaginoso da 9ª costela (Fig. 7.12). A vantagem é que não há necessidade de pinos de Kirschner, pois não há problema de desvio. A sobrevivência ocorre porque osso é colocado sobre osso e cartilagem sobre cartilagem. O paciente é virado para uma posição semilateral direita e mantido nessa posição até que uma almofada inflável seja moldada. A incisão é centralizada na ponta da 10ª costela e levada até o espaço intercostal entre a 9ª e 10ª costelas. A área doadora é injetada com 8 cc de xilocaína a 1% com epinefrina 1:100.000. Uma incisão de 3 cm é feita e estendida para o tecido subcutâneo até a fáscia muscular usando uma ponta de lâmina de cautério. Então, o músculo oblíquo externo é dividido acima da 9ª costela. Entramos no espaço areolar, e a costela brilhante é facilmente visualizada. A junção osteocartilaginosa é exposta e marcada. O periósteo é dividido sobre a porção óssea da 9ª costela, elevado usando um elevador Cottle, e, então, elevadores Doyen. Um mínimo de 4 cm de osso é tirado e é aconselhável confirmar a distância usando uma régua. Com a costela óssea sustentada distante da pleura, a costela é facilmente cortada com dois cortes de fórceps. A porção cartilaginosa é removida livre suprapericondralmente, usando o cautério. Um teste padrão para verificar se há pneumotórax é feito.

Problemas. Há poucos problemas associados à remoção de costela, exceto pela cicatriz esperada. A dor é reduzida com bloqueios de Marcaína intercostal feitos antes do fechamento. Pneumotórax raramente é um fator, mas é tratado como segue: (1) inserção de um pequeno cateter de Robinson através da perfuração, (2) fechamento da camada de músculo ao redor e, então, uma sutura bolsa de tabaco de vicril 2-0 ao redor do tubo, (3) máxima expansão do peito pelo anestesiologista, e (4) remoção do tubo assim que o nó for amarrado. Uma radiografia de tórax pós-operatório é obrigatória.

Remoção de Costela 243

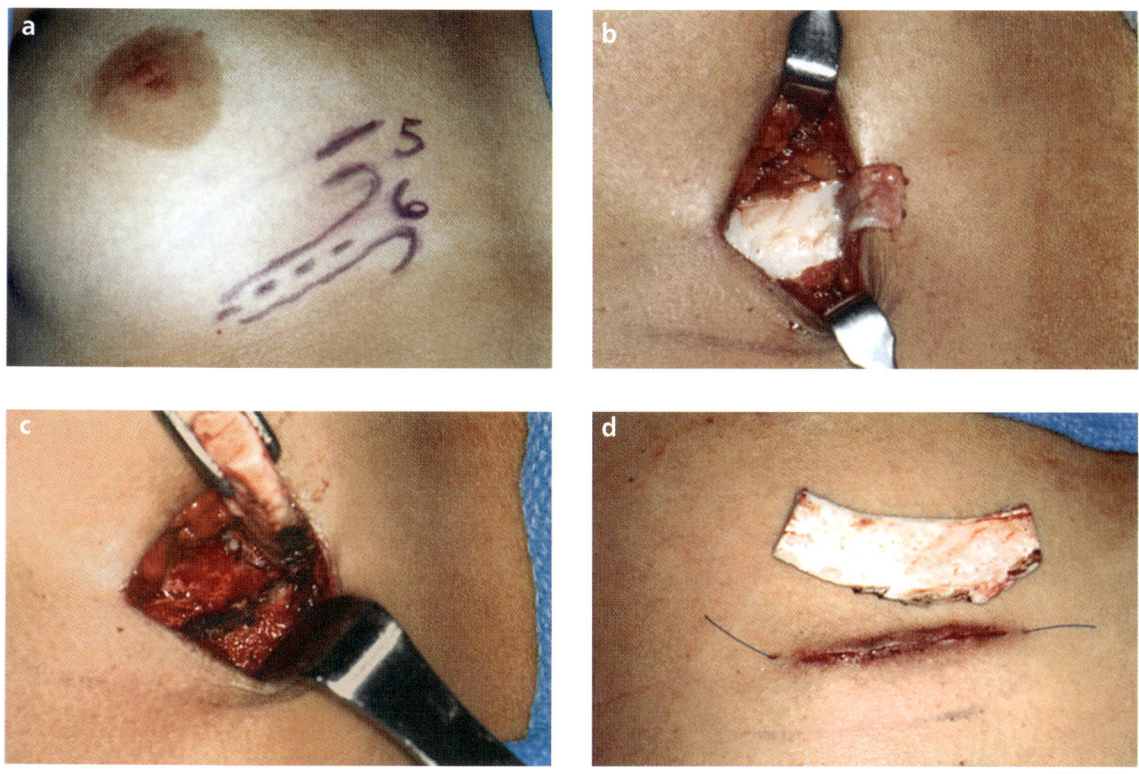

Fig. 7.12 (a-d) Remoção inframamária de costela de segmento de espessura completa e peça de espessura parcial. **DVD**

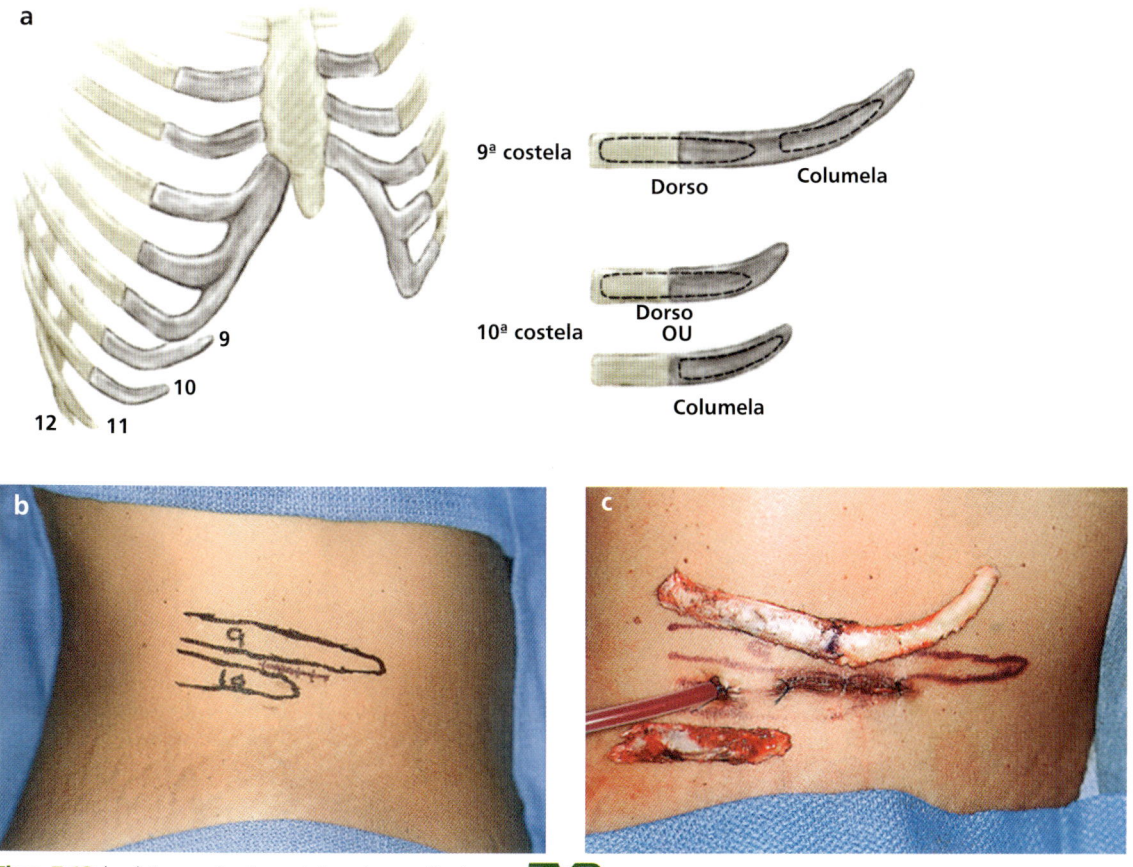

9ª costela
Dorso   Columela

10ª costela
Dorso OU
Columela

Figra 7.13 (a-c) Remoção de costela osteocartilaginosa. **DVD**

Strut Columelares

Atualmente, utilizo um *strut* columelar em quase todas as rinoplastias, para dar forma intrínseca à columela, projeção da ponta e para neutralizar todas as forças do envoltório de pele. Eu classifico três tipos de enxertos de *strut*: columelar, *strut* estendido e *strut* septo-columelar (Fig. 7.14).

Strut Columelar Padrão. Esses *struts* medem, aproximadamente, 20 mm de extensão e 2-3 mm de largura, com a porção mais espessa localizada inferiormente (Fig. 7.14a). Eu raramente uso um *strut* angulado O *strut* é colocado entre a *crus* lateral com a extremidade inferior próxima à espinha nasal. A *crus* é, então, avançada para cima e rotada medialmente 90º antes de ser fixada no *strut* com uma agulha número 25, exatamente abaixo dos domos. Uma sutura horizontal 5-0 de polidioxanona fixa a *crus* ao *strut* e é colocada na *crus* média acima do ponto máximo columelar. A porção superior do *strut* pode ser cortada para se encaixar abaixo dos domos e a porção inferior cortada fora, se o ângulo labial columelar estiver muito repleto.

Strut Columelar Estendido. Esses *struts* tendem a ser mais compridos (30 mm) e moldados para influenciar o ângulo columelo-labial. Eles medem 8-10 mm em sua porção mais larga, que é a junção entre os 2/3 superiores e o 1/3 inferior do *strut* (Fig. 7.14b). Após sua inserção entre a *crus*, uma mudança distinta deve ser vista no ângulo columelo-labial. Novamente, o enxerto é mantido próximo à espinha nasal anterior para evitar cliques. Os enxertos são com frequência usados em narizes étnicos e nos pacientes mais velhos com ângulo columelo-labial agudo.

Struts Septo-Columelares. Enxertos estruturais são projetados para dar suporte ao terço distal do nariz e, portanto, representam uma substituição/reforço tanto do septo caudal, quanto da columela (Fig. 7.14c). Em geral, eu insiro grandes segmentos de septo osseocartilaginoso (30 mm de altura × 20 mm de extensão) por meio de um enxerto parcial combinado dorsal/ponta. O enxerto de estrutura é fixado ao septo em múltiplos pontos com um PDS 4-0. Então a *crus* é avançada para cima no *strut*, fixada com uma agulha número 25, e, então, suturada com um PDS 5-0. O *strut* é contornado cefalicamente para se adequar ao local na parte superior da ponta. A aplicação mais comum é em narizes asiáticos e na extensão da ponta rotacionada para cima. Eu os chamei de enxertos septo-columelares no Atlas (Daniel 2002), e Toriumi (1995) se refere a eles como enxertos de extensão septal.

Problemas. O problema mais comum é que o enxerto é muito comprido e há clique na espinha nasal anterior; uma situação facilmente corrigida por excisão direta de sua porção inferior. Enxertos estruturais são muito exigentes e serão discutidos em profundidade na seção sobre pontas rotacionadas para cima e para baixo.

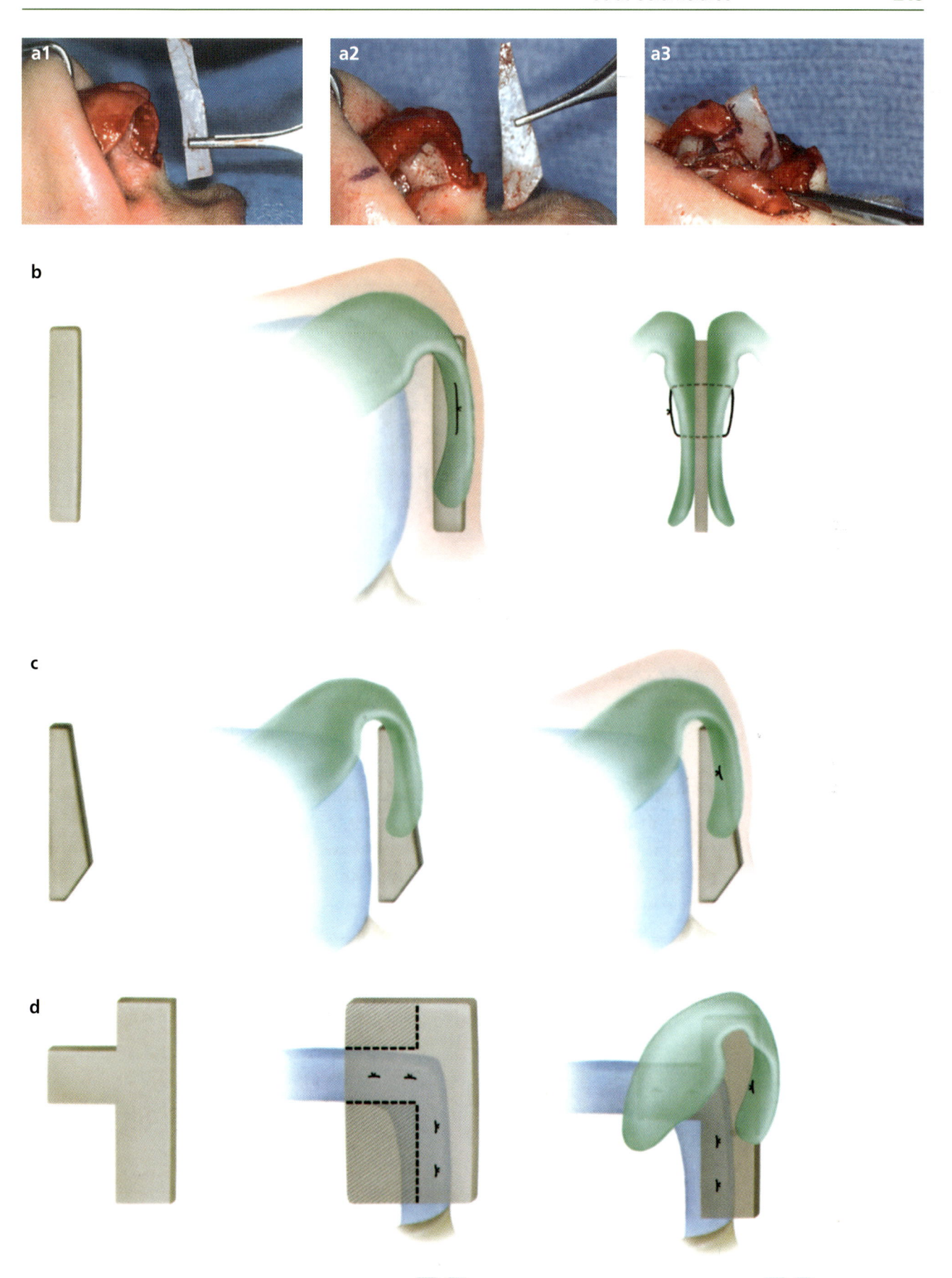

Fig. 7.14 (**a**) Tipos de *strut* columelares, (**b**) *strut* columelar **DVD**, (**c**) enxerto de suporte columelar estendido **DVD**, (**d**) enxerto de suporte septocolumelar. **DVD**

Enxertos de Ponta

Em casos primários, enxertos de ponta podem ser divididos em dois materiais e duas formas. O material é cartilagem alar removida para enxertos de refinamento da ponta (ERP) acrescentados, ou cartilagem do septo para enxertos estruturais.

Enxertos de Refinamento de Ponta (ERP)

Sempre que possível, cartilagem alar removida é usada e é bastante flexível, facilmente moldável, e pode ser colocada em camadas. Esses enxertos têm risco mínimo de se mostrar pela pele em contraste com enxertos rígidos de cartilagens septais ou conchais. Há 5 tipos:

1) *ERP no Domo.* Esses enxertos acentuam os pontos de definição do domo e são relativamente pequenos (8 × 4 mm). São suturados sobre os domos cobrindo as suturas de criação de domo. Camadas simples ou duplas são empregadas, dependendo da definição desejada.

2) *ERP em Escudo.* Esses são escudos moldados com uma borda dorsal distinta para produzir pontos de definição de domo. A borda do enxerto é suturada na endentação do domo. Um segundo enxerto "de reforço" pode ser colocado atrás do escudo para forçar a ponta na direção mais caudal.

3) *ERP de Diamante.* Esses enxertos têm forma de diamante e cobrem todo o suporte para afastar a ponta de todo o resto do lóbulo da ponta. São suturados em cada endentação do domo, no ponto de divisão columelar, e na junção da linha média da *crus* lateral cefálica.

4) *ERP Dobrado.* Esses enxertos têm a mesma forma de um diamante comprido, mas são dobrados em seu ponto mais largo com a extremidade mais curta dobrada para trás. O enxerto é projetado 1-2 mm acima dos domos. Essencialmente, há pressão dos pontos definidores do domo caudalmente, enquanto atinge tanto definição, quanto projeção aumentadas.

5) *Combinação de ERP.* Qualquer combinação desses quatro enxertos pode ser usada para atingir uma meta específica. Uma variação é inserir múltiplos escudos e diamantes para aumentar o volume. Outro agrupamento é adicionar um enxerto de domo primeiro, então dobrar um diamante sobre ele que acentua a ponta do diamante sob a pele mais espessa.

Enxerto de Ponta Estruturado. Em contraste, cartilagem septal é usada para grandes mudanças na ponta. Um enxerto estreito em forma de montinho de campo de golfe é usado com dimensões de 12-16 mm de comprimento, 8-10 mm de largura no topo estreitando para 4 mm inferiormente, e 1-3 mm de espessura com espessura maior na parte superior. A meta é fazer a borda superior do enxerto criar a definição de ponta, enquanto a porção columelar se mistura à *crus*. Antes de suturar o enxerto no lugar, duas etapas críticas são completadas: o suporte da *crus* foi inserido, e os domos foram modificados. Antes de suturar o enxerto na plataforma columelar estável, deve ser tomada uma grande decisão: integrar o enxerto na configuração de ponta existente ou projetar o enxerto acima dos domos para criar definição através da pele (Fig. 7.16). Quando mais fina a pele, mais o enxerto deve se integrar na arquitetura alar e serem chanfrados no alto. Quanto mais espessa a pele, mais o enxerto se projeta acima dos domos e mais afiadas as bordas (Fig. 7.17). O enxerto é suturado no lugar, usando 4-6 suturas de PDS 5-0.

Enxertos de Refinamento de Ponta (ERP)

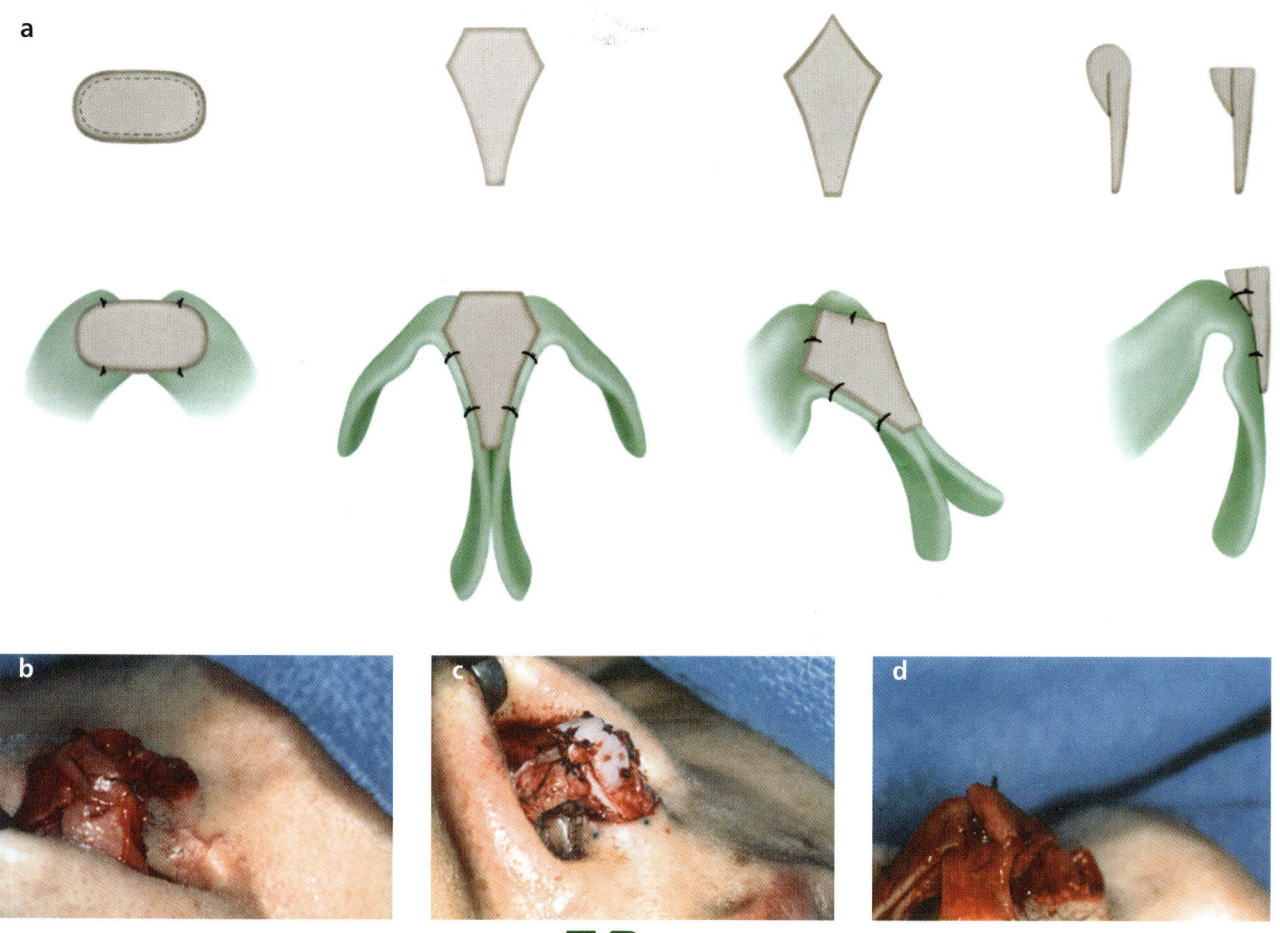

Fig. 7.15. Enxertos de refinamento da ponta acrescentados.

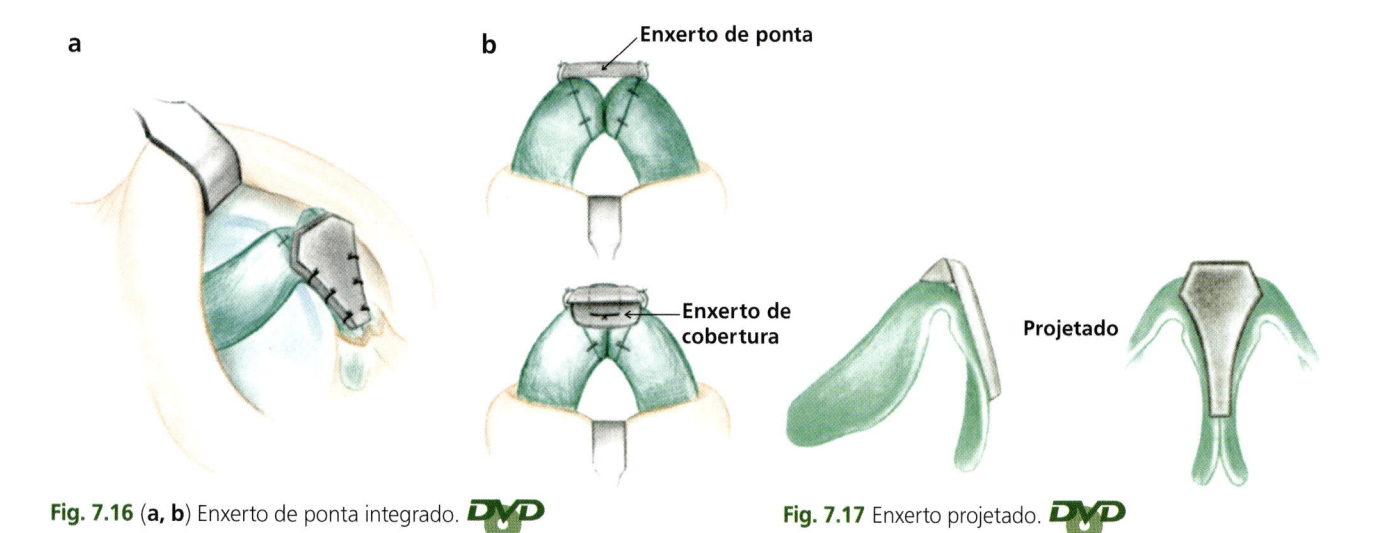

Fig. 7.16 (**a, b**) Enxerto de ponta integrado.

Enxerto de ponta

Enxerto de cobertura

Projetado

Fig. 7.17 Enxerto projetado.

Enxertos Expansores

Falando de forma simples, enxertos expansores são uma necessidade estética e funcional (Fig. 7.18). Após a ressecção de giba dorsal, a porção superior do septo é convertida de um "T" largo que desvia as cartilagens laterais superiores, para um "I" estreito, que permite que as cartilagens laterais superiores caiam para dentro. Enxertos expansores reestabelecem o "T" largo do septo, atingindo, assim, dois fatores críticos: (1) funcionalidade, o ângulo interno da válvula nasal é aberto e (2) esteticamente, as linhas dorsais são dessa forma sustentadas, evitando uma deformidade de colapso em V invertido.

Técnica. Os enxertos são cortados do material doador, usando uma lâmina número 11. A espessura varia dos usuais 1,5 a 4 mm, dependendo da estreiteza e da assimetria. A altura é 2-3 mm para facilitar as suturas, e a extensão é de 15-25 mm, dependendo da disponibilidade. Um verdadeiro "bolso", como Sheen certa vez visualizou, não é possível na direção caudal na maioria dos casos, mas é muito desejável cefalicamente especialmente sob o arco do osso. Os enxertos são inseridos um por vez, certificando-se de que o dorso esteja liso. São mantidos no lugar com duas agulhas número 25 colocadas percutaneamente através da pele. As agulhas espetam todas as cinco camadas: a cartilagem lateral superior, então o enxerto expansor, o septo, enxerto expansor e cartilagem lateral superior oposta. A extremidade caudal é suturada primeiro com PDS 5-0 com frequência, incorporando apenas os enxertos expansores e o septo (três camadas), enquanto a sutura cefálica incorpora as cartilagens laterais superiores também (cinco camadas). A sutura evita rompimento acidental ou deslocamento dorsal.

Aplicação. Minha tendência é pensar em enxertos expansores com diferentes larguras para corrigir assimetrias dorsais. Extensões diferentes são usadas para vários objetivos. A extensão padrão é principalmente encher o teto cartilaginoso aberto. Após uma grande redução óssea, são necessários enxertos mais longos para se estender cefalicamente para dentro do teto aberto ósseo para manter largura dorsal ideal. Para a ponta rotacionada para o alto, enxertos mais longos podem ser colocados mais caudalmente em uma posição mais "estendida" para ligar um *strut* columelar estruturado que permite que a ponta seja "desrotacionada".

Problemas. Até o momento, os benefícios de enxertos expansores têm sido extraordinários, enquanto os problemas têm sido poucos. O mais preocupante é a incidência de 1% de deslocamento dorsal, que cria uma pequena protuberância na área da abóbada que requer uma raspagem adicional. Algumas vezes, pode-se fazer isso na sala de exames com anestesia local, usando uma agulha 16. Sem dúvida, o maior problema com os enxertos expansores é relutância cirúrgica. Em última análise, esse é o enxerto para o qual a resposta é "apenas faça". Eu nunca me arrependi de inserir enxertos expansores, mas me arrependi de não fazê-lo.

Enxertos Expansores

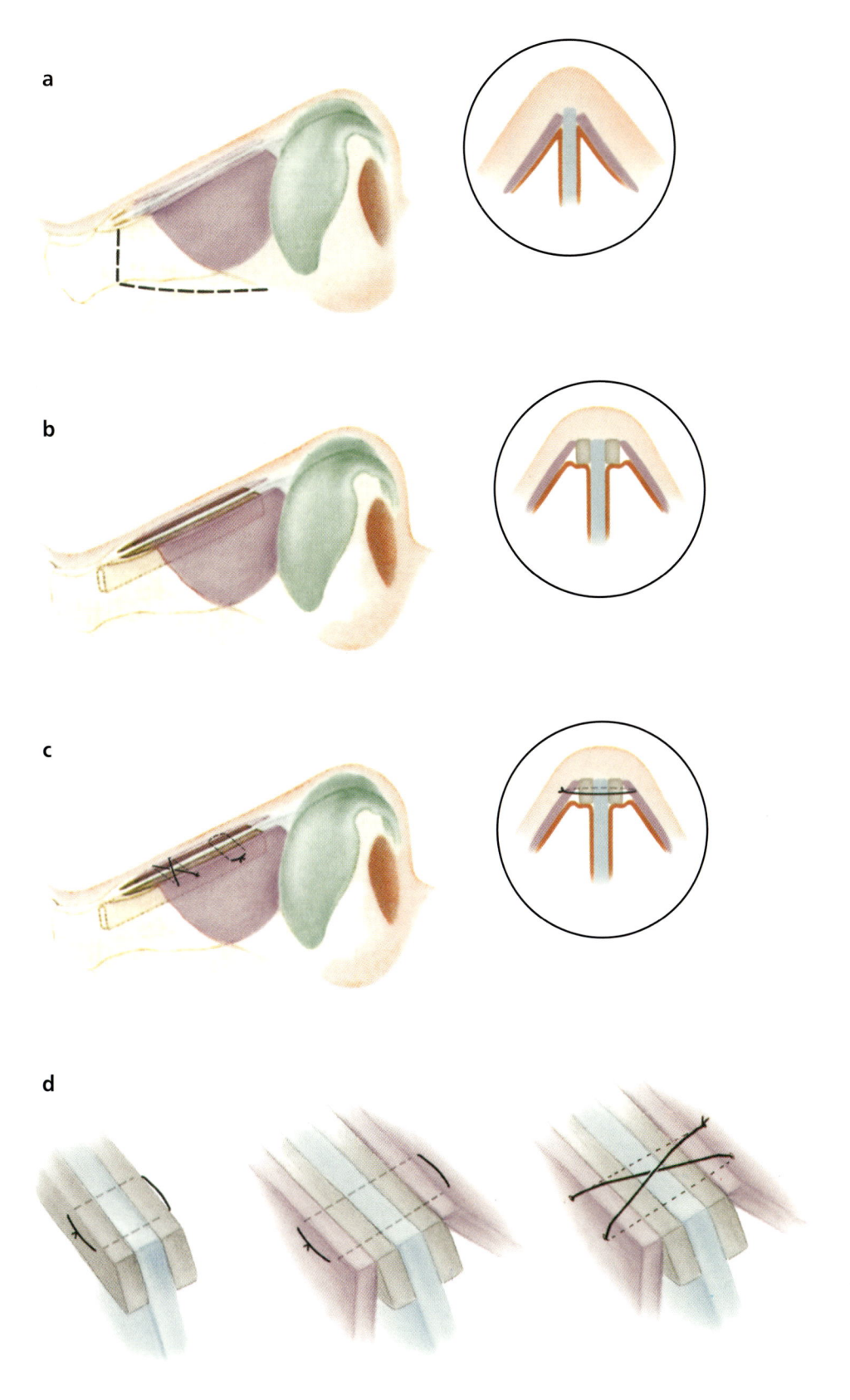

Fig. 7.18 (**a-d**) Enxertos expansores.

Enxertos da Raiz

No início da minha prática eu passei pela progressão usual de enxertos da raiz – septo esmagado e então alar ressecada e finalmente fáscia com um declínio dramático na taxa de revisão de 20 a 5% para quase 0%. Atualmente, eu uso fáscia em todos os meus enxertos da raiz, Mas o faço em três configurações.

Enxerto da Raiz: Fáscia (F). Uma lâmina de fáscia temporal profunda é removida, transformada em uma bola, e suturada junto com uma sutura 4-0 e categute liso (Fig. 7.19a, d, g). A bolsa recipiente é elevada, a agulha anexa é trazida para fora até o násio, e a bola de fáscia é puxada para a bolsa. Uma sutura *Steri-strip* é colocada na ponte, mantendo a fáscia na bolsa da raiz.

Enxerto da Área da Raiz: Cartilagem Cortada em Pequenos Cubos e Fáscia (CC+F). Quando toda a área da raiz deve ser aumentada, eu uso um método em duas etapas: (1) um pequeno enxerto de fáscia é deslizado para a bolsa com uma sutura percutânea, (2) uma pequena quantidade de cartilagem cortada em pequenos cubos (0,1-0,3 cc) é colocada contra o osso (Fig. 7.19b, e, h). A cartilagem irá se fundir com o osso, enquanto a fáscia irá dar um contorno suave e evitar qualquer visibilidade do enxerto.

Raiz/Dorso Superior: Cartilagem Cortada em Pequenos Cubos na Fáscia (CC-F). Conforme a extensão do defeito se estenda até o násio e para baixo em direção ao rínio, uma cartilagem cortada no enxerto de fáscia (CC-F) é criada. A fáscia é presa a um bloco de silástico, cheio com cartilagem cortada (0,3-05, cc), e, então, as bordas da fáscia são suturadas juntas com um categute liso 4-0. Essa "bolsa de areia" cheia de cartilagem é deslizada para dentro da bolsa recipiente, usando uma sutura percutânea na extremidade cefálica (Fig. 7.19c, f, i). A extremidade caudal é suturada no dorso cartilaginoso.

Problemas. Não houve quase nenhum problema com enxertos de fáscia na raiz. Em contraste com enxertos septais sólidos que são projetados para estender as linhas dorsais cefalicamente, enxertos de fáscia estão somente preenchendo a área da raiz e movendo o násio para fora a partir do plano corneano. Conforme aumenta a "deficiência da área", é necessário mais preenchimento e, portanto, enxertos de cartilagem cortada. A menos que a cartilagem cortada seja coberta com fáscia, será palpável e pode se tornar visível a longo prazo. Historicamente, um enxerto dorsal de meia extensão era o maior pesadelo de todos os enxertos, visto que sempre se mostravam sob a pele fina do rínio. No entanto, cartilagem cortada nos enxertos de fáscia resolveu o desafio. É sempre inteligente ser conservador sobre quanta cartilagem cortada colocada sobre a pele justa da raiz. Se for necessária revisão, desbastar no local com uma lâmina nº 15.

Enxertos Expansores **251**

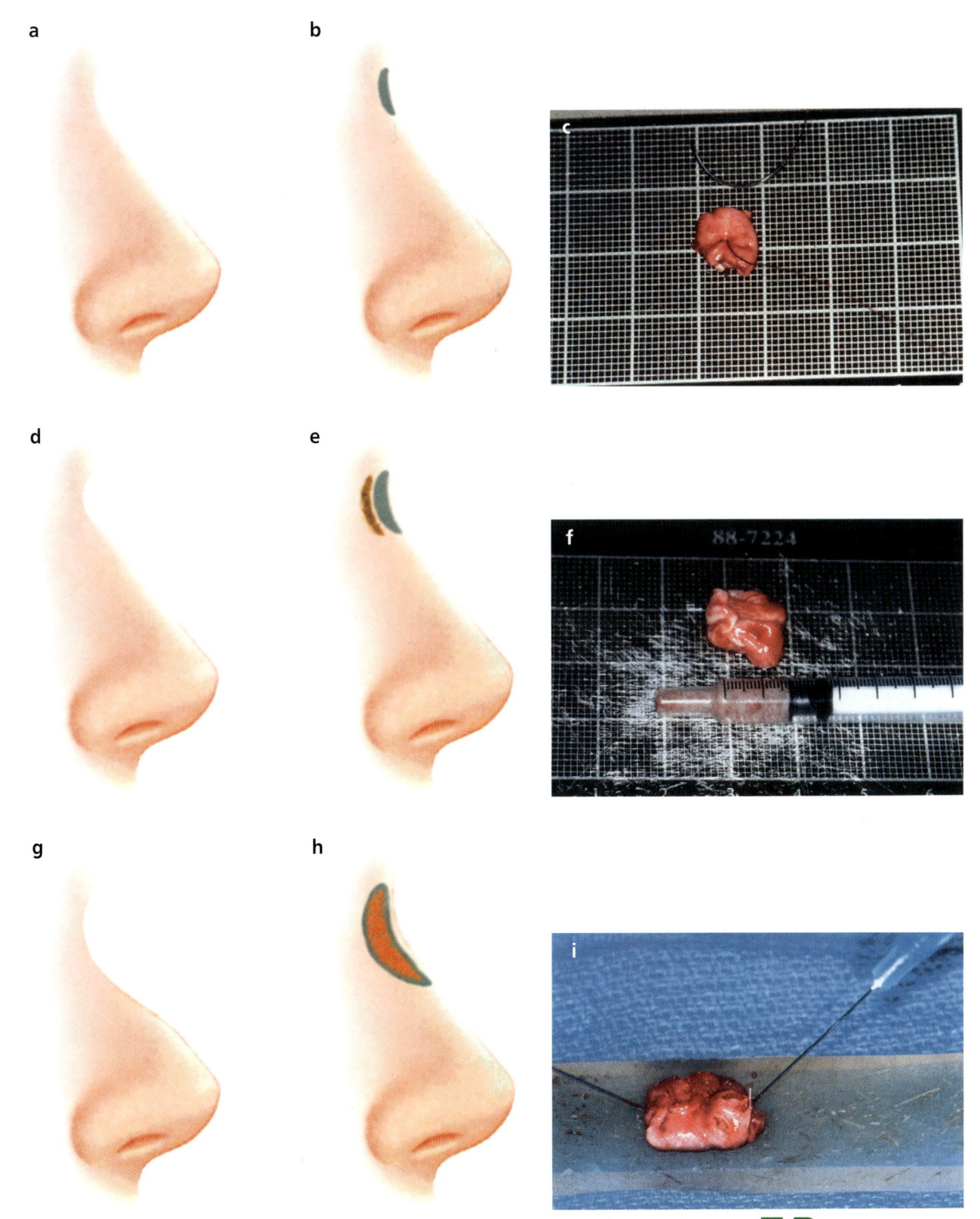

Fig. 7.19 (**a-c**) Enxerto da raiz – fáscia, (**d-f**) enxerto da área da raiz – CC+F, (**g-i**) raiz – dorso superior – CC-F.

Enxertos Dorsais: O Dorso Desenhado

Durante os últimos 8 anos, o grande avanço em enxertos nasais foi o aumento dorsal. Enxertos dorsais sólidos são usados raramente graças a seus riscos inerentes de visibilidade, bordas afiadas, ou encurvamento. Três tipos de enxerto são usados para corrigir deficiências dorsais. Fáscia é usada para encher o envelope de pele dorsal e aumentar minimamente o dorso (0,5-1,5 mm). Cartilagem cortada em pequenos cubos na fáscia (CC-F) é usada para quase todos os aumentos dorsais na gama de 1-8 mm. É inserida ou por si mesma ou como a camada estética de um composto de reconstrução. Enxertos de costela osteocartilaginosos são reservados para narizes de cocaína contraídos, onde o suporte estrutural é crítico. Uma breve descrição da última técnica será dada em seguida com discussão adicional sobre a secção em O Nariz de Cocaína.

Enxertos Osteocartilaginosos. Uma vez que o enxerto osteocartilaginoso seja removido, é moldado usando uma lâmina número 11 para a porção de cartilagem e um esmeril para retirar os excessos da porção óssea (Fig. 7.20). O enxerto é repetidamente colocado no leito recipiente, e a pele, reposicionada até que a forma ideal seja obtida. Na maioria dos casos, o enxerto é uma composição 60:40 de osso e cartilagem. O enxerto é, então, inserido e mantido firme nas laterais, enquanto dois pinos de Kirschner são colocados pelo enxerto até os ossos nasais com os pinos removidos em 7-10 dias. A parte basilar do *strut* columelar é fixada na espinha nasal anterior (ENA). Então uma técnica macho – fêmea é utilizada para unir o *strut* à porção cartilaginosa do enxerto dorsal. Varreduras de acompanhamento com ressonância magnética indicam que tanto a fusão óssea quanto a sobrevivência ocorrem. Raramente desvio é um problema nos enxertos osteocartilaginosos. Mau alinhamento é a principal preocupação.

Fáscia (F). Uso fáscia como enxerto dorsal, sempre que a pele dorsal seja fina, ou seja necessário aumento pequeno de menos de 1,5 mm (Fig. 7.21). A fáscia é presa em um bloco de silástico, aparada para uma largura de 8 mm, e então fixada com um categute liso 4-0 ou agulhas retas (SC-1) na extremidade cefálica. As agulhas são passadas pela pele no nível do násio e direcionadas para dentro da bolsa, e, então, a extremidade caudal é suturada no canal cartilaginoso. Quando é necessária uma camada dupla, a fáscia é dobrada, fixada em ambas as extremidades, e fechada com uma sutura contínua ao longo de sua extremidade aberta. Inserção e fixação são semelhantes a um enxerto de camada única. Observação: o enxerto de fáscia de camada dupla é essencialmente a mesma técnica que é usada para o "contêiner" de um enxerto CC-F.

Cartilagem Cortada em Pequenos Cubos na Fáscia (CC-F). Cartilagem cortada revolucionou os enxertos dorsais. O conceito básico é cortar a cartilagem em pedaços pequenos (< 0,5 mm) que podem ser colocados em um envoltório de fáscia que é deslizado para dentro do defeito dorsal. A técnica será escrita em detalhes seguida por uma análise profunda de experiência obtida de mais de 300 enxertos CC-F realizados nos últimos 7 anos. Mais uma vez, os DVDs têm valor inestimável ao mostrar as técnicas reais.

Enxertos Expansores 253

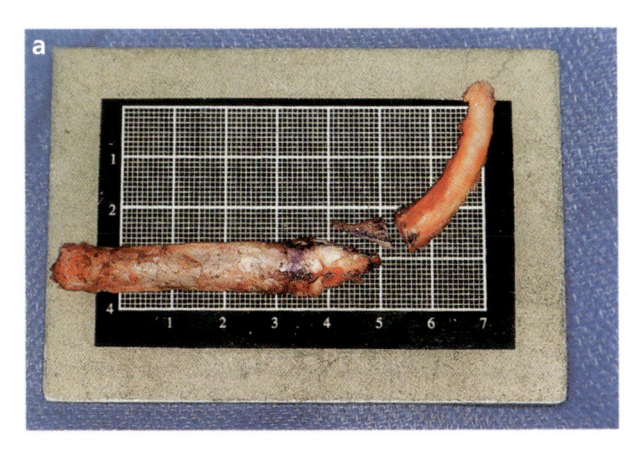

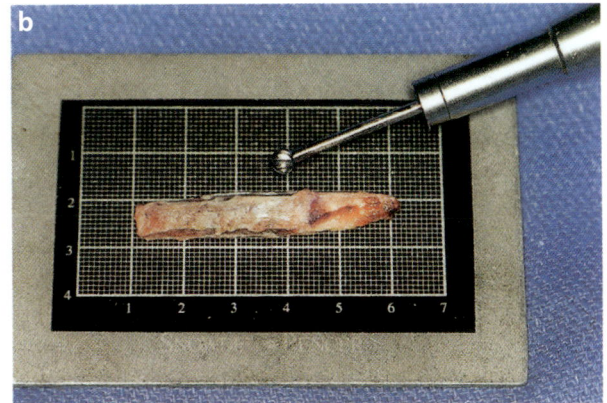

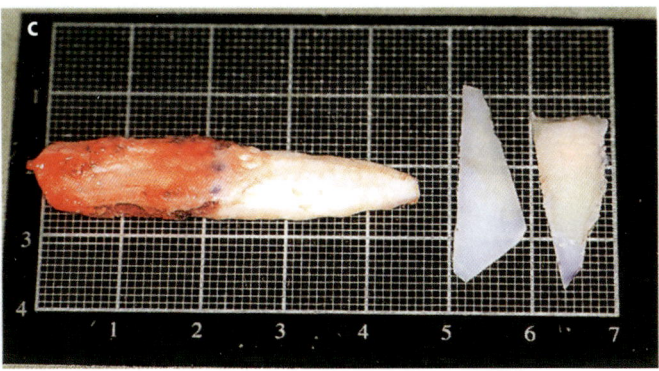

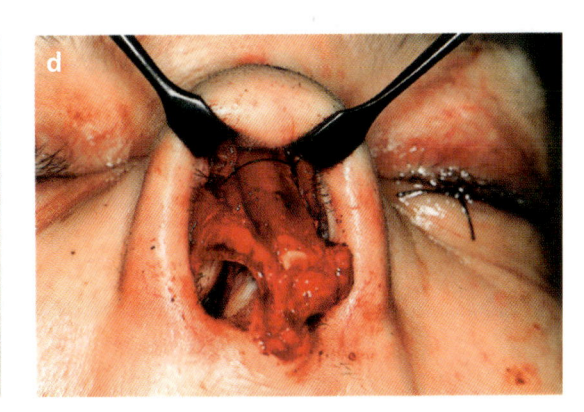

Fig. 7.20 (**a-d**) Enxerto dorsal osteocartilaginoso. **DVD**

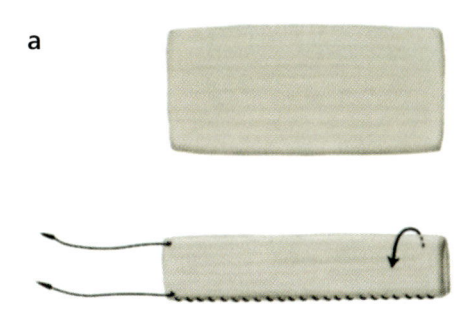

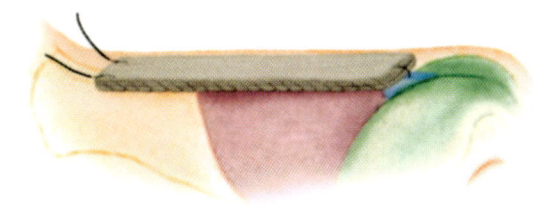

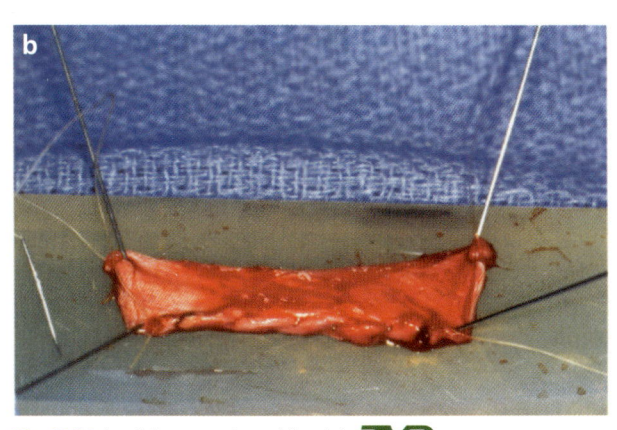

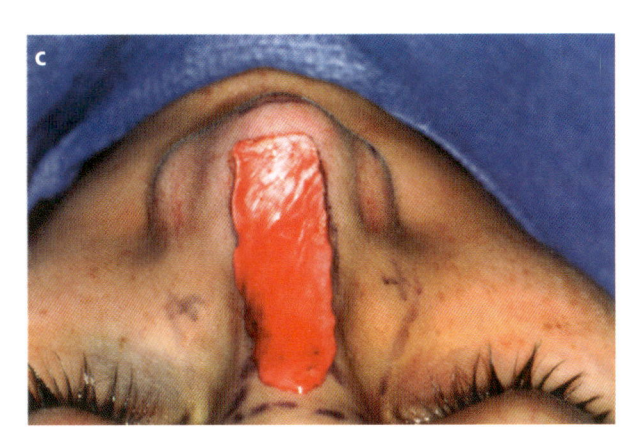

Fig. 7.21 (**a-c**) Enxerto dorsal fascial. **DVD**

Etapa 1: Remoção da Fáscia. A maior lâmina possível de fáscia temporal profunda é removida. A ressecção se estende superiormente para a junção periosteal, anteriormente para a divisão fáscial temporal profunda, e então inferiormente em direção ao corneto, e posteriormente o mais longe possível.

Etapa 2: Cortando a Cartilagem em Pequenos Cubos. A cartilagem é cortada em pedaços < 0,5 mm usando cartilagem removida (dorso, alar), septo, corneto, ou costela. Em geral, a *enfermeira* coloca luvas estéreis e corta a cartilagem em cubos de < 0,5 mm, enquanto o cirurgião continua a operar. É importante cortar a cartilagem com duas lâminas número 11 sem traumatizar a cartilagem – não cortar em pedaços grandes ou esmagar. Uma seringa de tuberculina 1 cc é enchida com cartilagem cortada. O êmbolo é inserido, e a cartilagem é comprimida ao máximo. A cartilagem deve ser cortada tão fina a ponto de poder passar pelo centro – o *teste do espirro*. Considerando que a cartilagem está cortada em pedaços finos, o centro não tem de ser cortado da seringa com uma lâmina número 10.

Etapa 3: Construindo o Envoltório da Fáscia. Mensurações do defeito dorsal permitem que seja feito um *construto* CC-F exato na mesa auxiliar e inserido dentro do defeito. A fáscia é presa em um bloco de silástico e, então, dobrada em um envoltório de 8-10 mm de largura × 2-35 mm de comprimento. A extremidade cefálica é suturada em seus cantos usando duas suturas lisas 4-0 em agulhas SC-1. Então a borda livre é aparada, a borda livre suturada parcialmente com uma sutura de fechamento de 4-0 lisa. Nota: isso é semelhante a um enxerto de fáscia dorsal de camada dupla.

Etapa 4: Enchendo o Construto. A seringa é deslizada no lado aberto do envoltório e enchido com a espessura desejada. A etapa crítica é atingir dimensões muito específicas: espessura (1-8 mm), extensão (10-40 mm) e forma (estreitada ou uniforme). Isso é feito usando a mão não dominante para moldar a cartilagem cortada, conforme ela é injetada lentamente dentro do envoltório com a mão dominante. Alternativamente, pode-se usar um elevador para "encher" o envoltório, mas ninguém quer uma forma sólida. A extensão do enxerto dorsal é aparada para a extensão exata requerida. É importante moldar o enxerto para as dimensões exatas na mesa auxiliar e não sobrecarregar o nariz com enxerto.

Etapa 5: Inserindo o Enxerto. As suturas percutâneas são inseridas no nível do násio e o enxerto moldado deslizado para dentro do leito recipiente. Na maioria dos casos, o enxerto foi feito de forma bastante precisa e, portanto, é feita uma moldagem mínima no local. Se eu estiver preocupado com a forma, eu não hesito em remover o enxerto e modificá-lo na mesa auxiliar. Se necessário, cartilagem cortada pode ser retirada do envoltório de fáscia. O enxerto, então, é fechado e fixado no arco da cartilagem com uma sutura lisa 4-0 (Fig. 7.22).

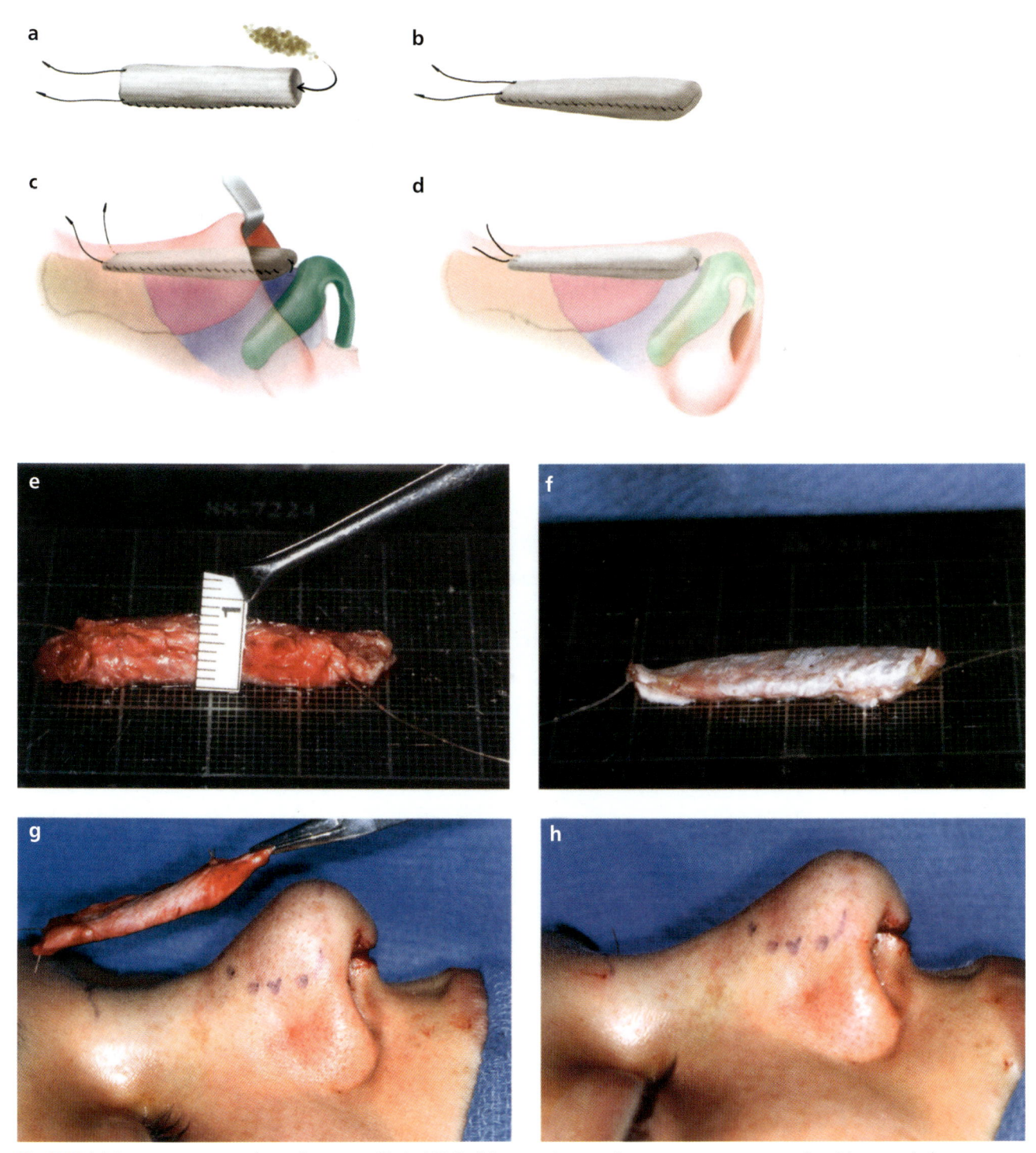

Fig. 7.22 (**a**) Enxertos menores de cartilagem na fáscia (CC-F), (**b**) cortando a cartilagem em pequenas porções, (**c**) construindo a cobertura fascial, (**d**) enchendo a cartilagem para medir, (**e-h**) inserindo o enxerto.

Curso Pós-Operatório. Uma vez que o nariz esteja fechado, o dorso é gentilmente colado com suturas cutâneas. Quando o gesso é removido depois de 6 dias, o nariz é inspecionado, e molde suave pode ser feito para garantir um dorso liso. Se necessário, o paciente é visto a cada 2 dias, e o enxerto moldado em até 14 dias. O paciente não deve usar óculos por 6 semanas. Se houver qualquer assimetria em 1 ano, pode ser facilmente moldado desbastando com uma lâmina número 15. Quando são feitas revisões complexas, o enxerto agora sólido é removido, moldado, e reinserido.

Cartilagem Cortada em Pequenos Cubos e Fáscia (CC+F)

Quando enxertos altamente estreitados ou localizados são requeridos, então é feito um enxerto CC+F. Essencialmente, um enxerto dorsal fascial padrão é inserido primeiro, ou de camada única ou dupla. Então cartilagem cortada é colocada abaixo da fáscia para atingir uma forma muito específica. Obviamente, essa etapa é feita imediatamente antes do fechamento para evitar qualquer dispersão.

Por Que Enxertos de Cartilagem Cortada?

Há numerosas vantagens e muito poucas desvantagens em enxertos CC-F. As dez principais vantagens são as seguintes: (1) São enxertos autógenos, usando cartilagem viável sem risco de rejeição. (2) Pode-se usar qualquer combinação de cartilagem removida, septal, conchal ou de costela. Em contraste com enxertos sólidos, não é necessário remover o perfeito, e raramente encontrado, pedaço de 35 × 8 mm de cartilagem septal, nem fundir dois pedaços de cartilagem conchal curva. (3) Não há risco de desvio nem necessidade de material estranho (pino de Kirschner). (4) O enxerto é facilmente e rapidamente preparado com a enfermeira ou um assistente cortando a cartilagem e enchendo a seringa. (5) A forma é facilmente "customizada" com relação à espessura (1-8 mm), forma (estreitada ou uniforme) e extensão (Fig. 7.23). A habilidade de moldar um enxerto com uma forma específica para um defeito específico é extraordinária. (6) Moldar o enxerto é possível tanto intraoperatoriamente, quanto logo no início do pós-operatório. (7) O enxerto pode ser facilmente revisado, usando uma agulha número 16 percutânea para remover uma borda afiada, ou uma lâmina número 15 para raspar proeminências. (8) Infecção não é um problema. (9) Absorção não foi vista em mais de 300 casos com acompanhamento máximo de 7 anos. (10) Em um período de vários meses, a cartilagem cortada se "solidifica" O interespaço entre os pedaços de cartilagem cortada é preenchido com tecido fibroso dentro do envoltório de fáscia (Fig. 24a, b). Quando removido o enxerto é bastante sólido e semirrígido. Quaisquer pedaços raspados com objetivos de moldagem são suficientemente sólidos a ponto de poderem ser usados até mesmo para enxertos de ponta. Estudos histológicos confirmam que os pedaços individuais de cartilagem sobreviveram e sugerem que a fáscia tenha se tornado neopericôndrio (Fig. 7.24c, d).

Por Que Enxertos de Cartilagem Cortada? **257**

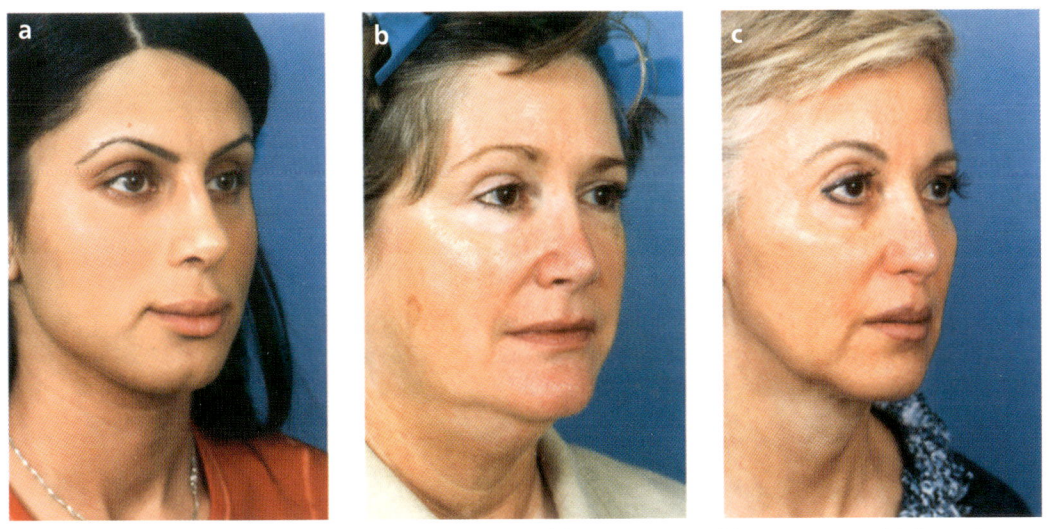

Fig. 7.23 Gama de aumento e duração com enxertos CC-F, (**a**) 2 mm, 2 anos, (**b**) 4 mm, 6 anos, (**c**) 6 mm, 3 anos.

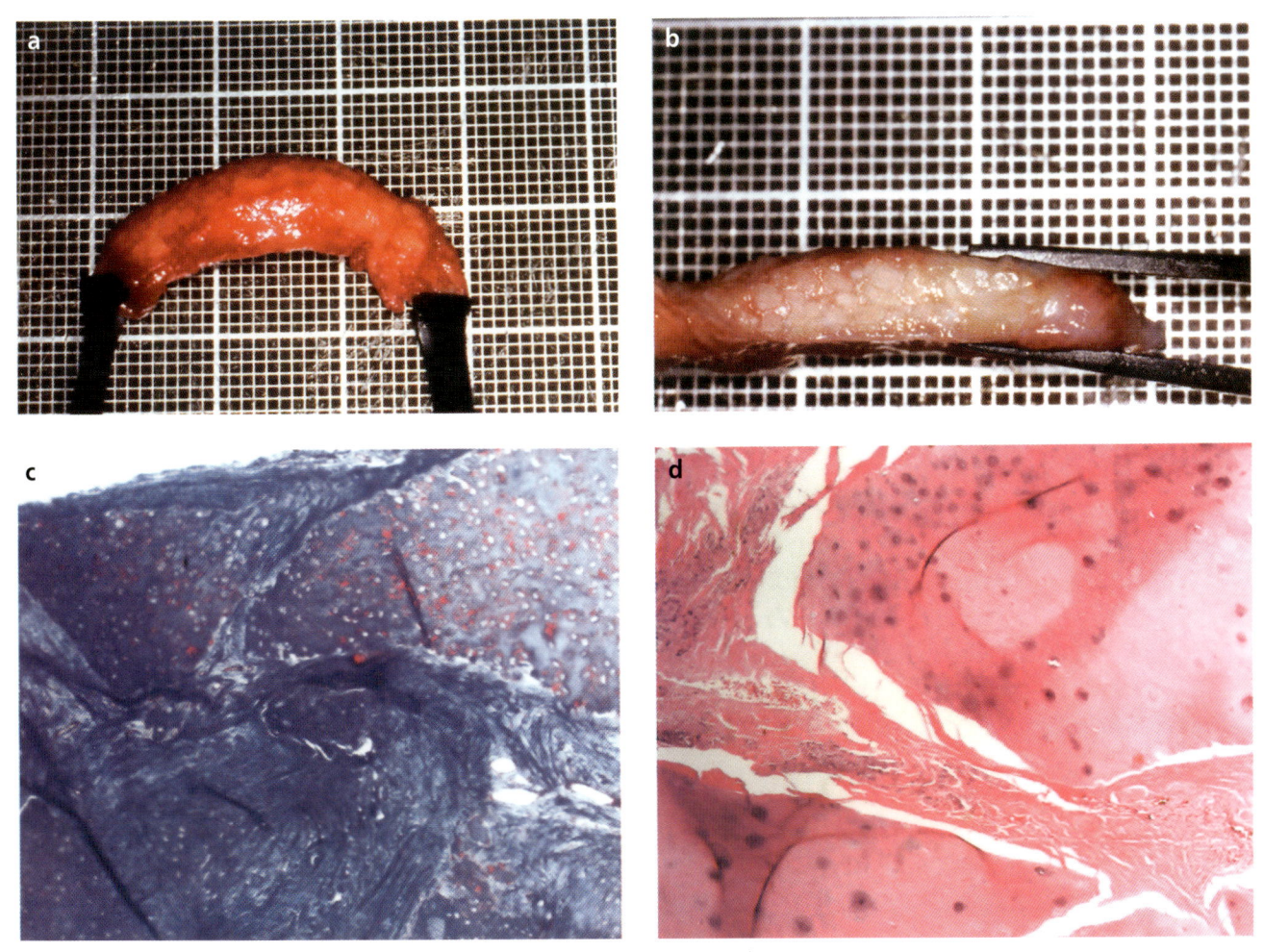

Fig. 7.24 (**a-d**) Enxerto CC-F depois de um ano: rigidez, arquitetura normal e histologia.

Enxerto do Contorno Alar e Enxerto de Suporte do Contorno Alar

Para pacientes com um contorno alar retraído ou alto potencial para desenvolvê-lo, seus enxertos de contorno alar de cartilagem septal são dramaticamente eficazes e tecnicamente simples. Qual a diferença entre *enxertos de contorno alar (ECA)* e *enxertos de estrutura de contorno alar (EECA)*? Basicamente, é o mesmo enxerto, mas colocado ao longo do contorno alar de duas formas diferentes. O ECA é inserido em uma bolsa subcutânea, enquanto o enxerto de estrutura de contorno alar é suturado em uma incisão marginal do contorno ao longo de toda a extensão da narina. Em geral, enxertos de contorno alar são usados para fraquezas menores e ligeiras retrações do contorno alar. Em contraste, EECA são usados para grandes retrações e para fundamentalmente mudar a forma das narinas (Daniel, 2002, 2004).

Técnica (Enxerto de Contorno Alar). Os enxertos medem aproximadamente 10-14 mm de largura com a extremidade mais fina estreitada significativamente (Fig. 7.25). O contorno da borda alar é marcado, especialmente o ponto alto da endentação do contorno alar corresponde à base alar/junção lobular. Então, uma incisão curta intranarinas de 4 mm é feita no nível da base alar posterior e transversal ao contorno alar. Uma bolsa subcutânea é dissecada paralela e 2-3 mm posterior ao contorno alar. O enxerto é pressionado para dentro da bolsa primeiro na extremidade estreitada, e, então, a incisão é fechada. Deve haver uma melhora imediata na borda do contorno alar. No entanto, é importante checar a forma da narina por visualização basilar e palpar para verificar se o enxerto está próximo aos domos. Se houver qualquer distorção, o enxerto é retirado, encurtado e reinserido. Deve-se equilibrar o rebaixamento dos contornos alares e ao mesmo tempo evitar distorção da forma da narina.

Técnica (EECA). Exatamente o mesmo enxerto pode ser suturado ao longo do contorno alar em vez de colocado em uma bolsa subcutânea (Fig. 7.26). Na maioria dos casos, uma verdadeira incisão no contorno é feita 2 mm atrás do contorno alar, começando lateralmente e terminando medialmente na incisão infracartilaginosa. Uma bolsa é dissecada posteriormente à incisão – nunca desenrolar o contorno alar. O enxerto é colocado dentro da bolsa. A incisão é fechada com crômico 4-0, mas apanhando o enxerto em cada ponto. É essencial verificar a extremidade cefálica do enxerto e ter absoluta certeza de que não está ultrapassando os domos. Imobilização pós-operatória da narina é feita por 2-3 semanas à noite.

Problemas. A maioria dos problemas com enxertos do contorno alar é pequena. Se cartilagem espessa for usada, há uma tendência para que essa apareça na área das facetas do tecido mole. A falha principal é esperar que essa técnica faça muito. Esse tipo de enxerto é excelente para apoio do contorno alar ou rebaixamento do contorno 2 mm no máximo. Qualquer rebaixamento de mais de 2 mm requer um enxerto composto.

Por Que Enxertos de Cartilagem Cortada?

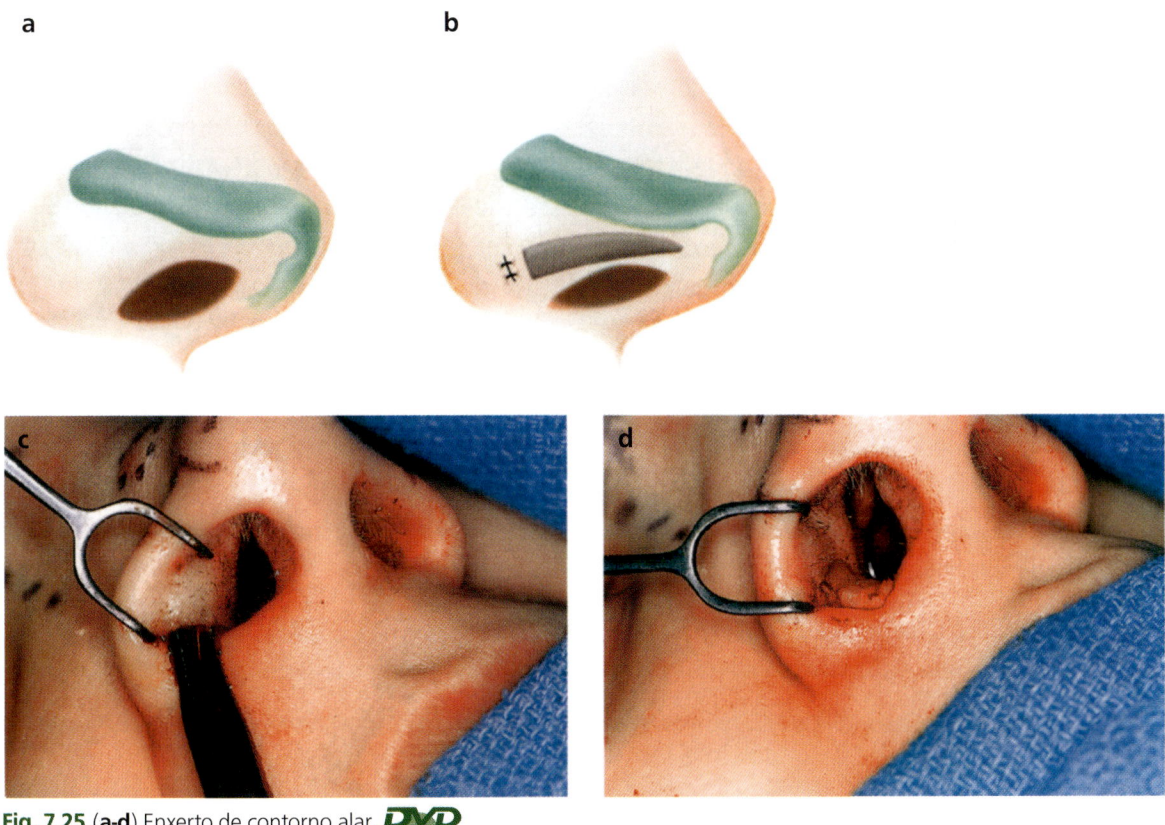

Fig. 7.25 (**a-d**) Enxerto de contorno alar.

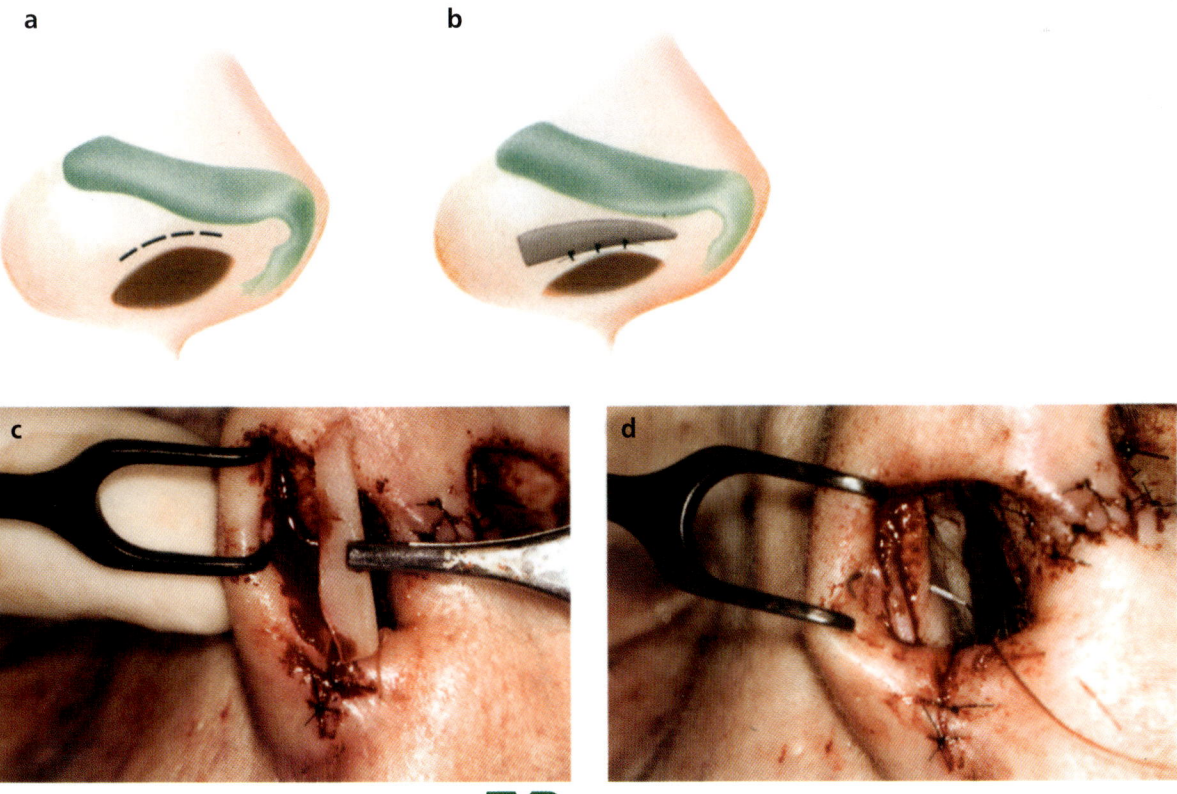

Fig. 7.26 (**a-d**) Enxerto de suporte de contorno alar.

Enxertos de Suporte da *Crus* Lateral

Esses enxertos foram desenvolvidos por Gunter (1997) para remodelagem, reposição, ou reconstrução da *crus* lateral, ao mesmo tempo fornecendo suporte para a válvula externa. Essencialmente há fortes pedaços retos de cartilagem, medindo 3-4 mm de largura por 14-20 mm de extensão. Embora usados de formas diferentes, a porção medial do enxerto é suturada na *subsuperfície* da cartilagem alar, enquanto a extremidade distal é colocada em uma bolsa lateral. Eu insiro a porção lateral em um de três locais: piriforme, base alar, ou contorno da narina, dependendo da indicação (Fig. 7.27). Sempre que possível, cartilagem septal é usada.

Técnica: Moldando ou Salvando a Cartilagem Alar. Cartilagens alares deformadas ou lesionadas podem ser estabilizadas ou moldadas, colocando um enxerto de suporte da *crus* lateral curto abaixo delas e fixando o enxerto na alar com várias suturas de PDS 5-0. Essa manobra é particularmente útil em *crus* lateral gravemente côncava. Esses enxertos tendem a ser uniformes na espessura.

***Strut* da *Crus* Lateral Estendido.** Em casos primários, o *strut* da *crus* lateral é acrescentado, uma vez que a cirurgia da sutura da ponta seja finalizada. Essencialmente, a bolsa desejada é dissecada em uma de três posições: Tipo (1) abaixo das cartilagens acessórias, Tipo (2) na base alar, ou Tipo (3) ao longo do contorno da narina. Esses enxertos são altamente estreitados e finos na extremidade cefálica para evitar distorção na área do domo, enquanto ficam espessos lateralmente. O enxerto é inserido na bolsa, encurtado lateralmente, se necessário, e então suturado na *crus* lateral em dois pontos. Deve-se evitar colocar o enxerto de suporte lateral sob ou cefálico à fenda alar, pois ficará visível.

***Strut* da *Crus* Lateral e Transposição Alar.** Esses são casos muito complexos onde se quer fazer uma mudança fundamental na forma da ponta e fornecer apoio à válvula externa (Fig. 7.28). Transposição alar implica dividir a *crus* lateral em sua junção com a cartilagem acessória A-1, enfraquecendo toda a cartilagem lateral até o segmento do domo, e então transpondo essa cartilagem de uma posição cefálica para uma posição mais caudal paralela ao contorno da narina. Nesses casos, eu descobri que é importante transpor os alares *antes* da inserção do *strut* columelar. Uma vez que os sejam transpostos, a sequência cirúrgica é a seguinte: (1) *strut* columelar, (2) sutura da ponta com ECA opcionais, (3) sutura do enxerto estrutural da *crus* lateral, e (4) colocação de enxerto de *strut* da *crus* lateral ao longo do contorno da narina ou uma bolsa de base alar. Em certos casos secundários, enxertos compostos adicionais podem ser necessários.

Problemas. Durante a curva de aprendizado, os problemas mais comuns são distorção do contorno da narina, visibilidade do enxerto na fenda alar e palpabilidade Esses enxertos devem "fluir" com o contorno alar ao mesmo tempo em que dão suporte. Estreitamento da extremidade medial é crítico. Marque a fenda alar antes da cirurgia e coloque a extensão caudal piriforme nela assim que possível. Advertir os pacientes antecipadamente de que eles conseguirão palpar os enxertos.

Por Que Enxertos de Cartilagem Cortada?

Tipo I   Tipo II   Tipo III

Fig. 7.27 (a-d) Enxertos de suporte da *crus* lateral. DVD

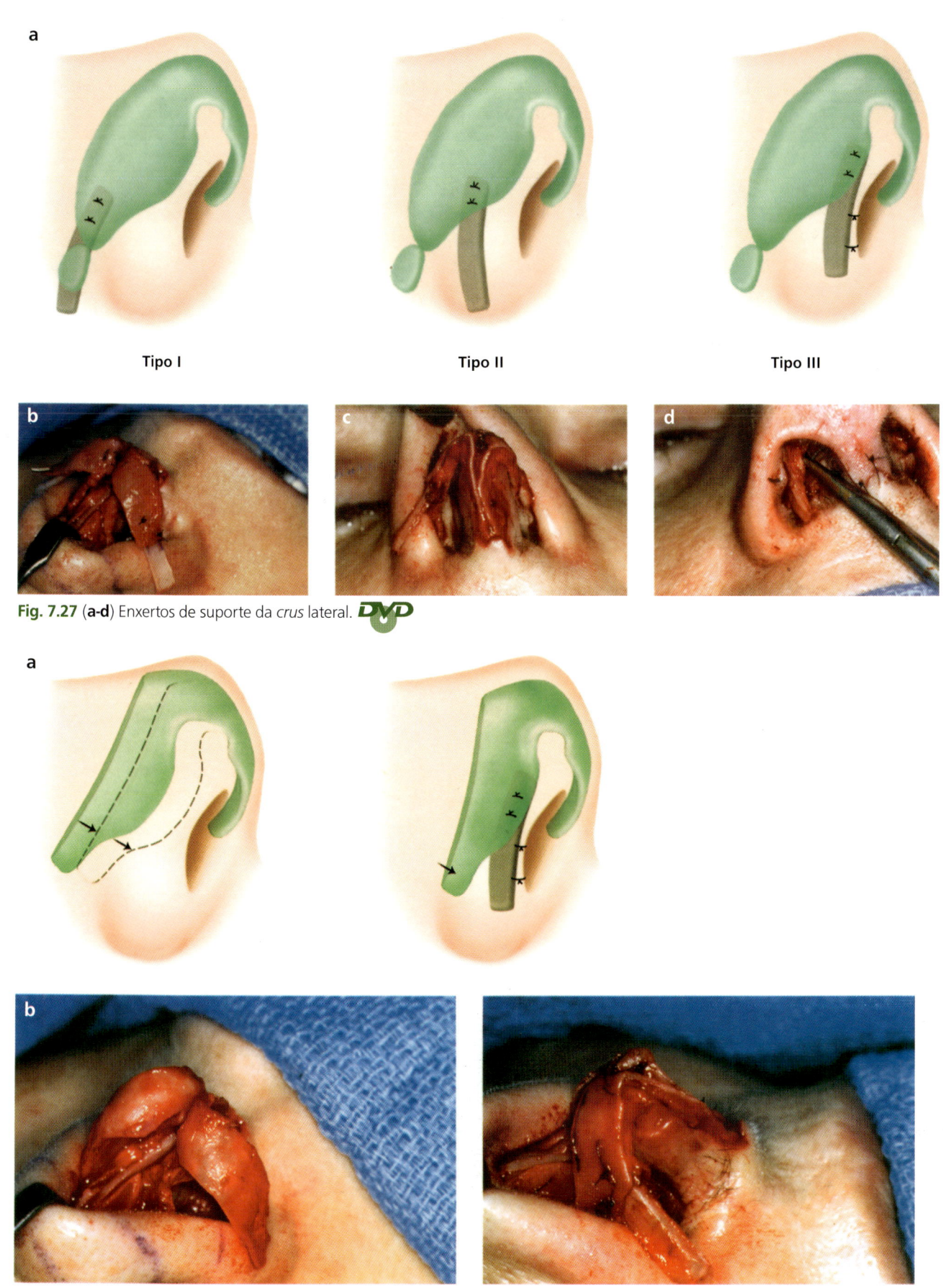

Fig. 7.28 (a, b) Transposição alar e enxerto de *strut* da *crus* lateral. DVD

Enxertos Conchais Compostos

Enxertos compostos são usados em três configurações, que representam uma progressão em tamanho e dificuldade: (1) rebaixamento do contorno alar, (2) correção de estenose vestibular e (3) estenose da válvula interna. A sequência usual é definir o defeito, remover o enxerto, fechar o local doador e suturar o enxerto.

Rebaixando o Contorno Alar. Para rebaixar um contorno alar retraído, é feita uma incisão intranasal 2 mm atrás do contorno alar e paralela à endentação do contorno. O corte é ampliado com tesouras para tenotomia perpendicular ao contorno. Não há tentativa de "criar" uma bolsa, mas sim de ampliar contra a borda caudal da *crus* lateral e forçar o contorno alar desenrolado para baixo. Nunca desgaste o contorno alar em si, pois isso destorce e espessa o contorno. O enxerto é customizado para se adequar ao defeito. É importante raspar a superfície da cartilagem do enxerto composto até que esteja semelhante a uma cartilagem alar. Na maioria dos casos eu suturo o enxerto exteriorizado no contorno alar, primeiro usando de três a quatro suturas de categute liso 5-0. Eu então avanço o enxerto intranasalmente para dentro do defeito. A cartilagem é ajustada, então, no local, até que o contorno alar seja forçado para baixo na distância desejada.

Estenose Vestibular. Esses problemas são vistos mais comumente em casos secundários e serão discutidos extensivamente no Capítulo 9. Para obstruções de Grau II de 15-40%, eu descobri que um retalho com base medialmente mais um enxerto composto são uma manobra útil (Fig. 7.29). A seguinte técnica é usada: (1) é feita incisão na estenose de lateral a medial, criando assim um retalho de mucosa, baseado lateralmente, (2) o tecido cicatrizado é retirado, (3) o retalho de mucosa é avançado para cima para o septo, (4) a parede lateral é revestida com enxerto conchal composto, e (5) talas intranasais são suturadas no local por 2 semanas seguidas por uma tala nasal retentora usada toda noite por 2 meses.

Colapso da Válvula Interna. Enxertos compostos são de valor definitivo para tratar de colapso fixo da válvula interna em virtude da cicatrização da mucosa (Fig. 7.30). A primeira etapa é liberar a mucosa cicatrizada e espalhar as laterais superiores para fora cefalicamente para a válvula. Conforme o diagrama, um enxerto composto pode ser projetado como somente pele sobre o septo, mas com um componente composto cartilaginoso estrutural forte lateralmente. É essencial colocar a cartilagem convexa no defeito entre a cartilagem lateral superior e a cartilagem lateral inferior. Geralmente, um grande componente cartilaginoso é requerido, medindo 10 mm de largura e 15 mm de extensão. A pele é suturada primeiro com os nós amarrados intranasalmente. O enxerto é suturado reto em direção ao septo dorsal para evitar uma proeminência. A largura do enxerto pode forçar o contorno alar retraído para baixo.

Enxertos Conchais Compostos

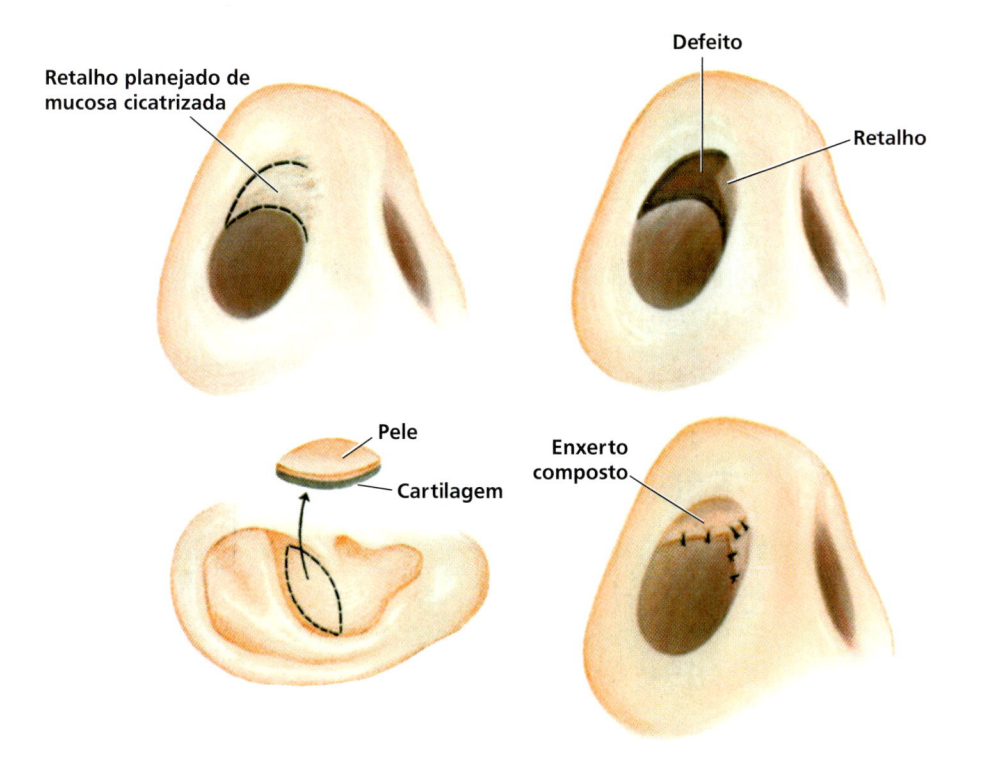

Fig. 7.29 Estenose vestibular.

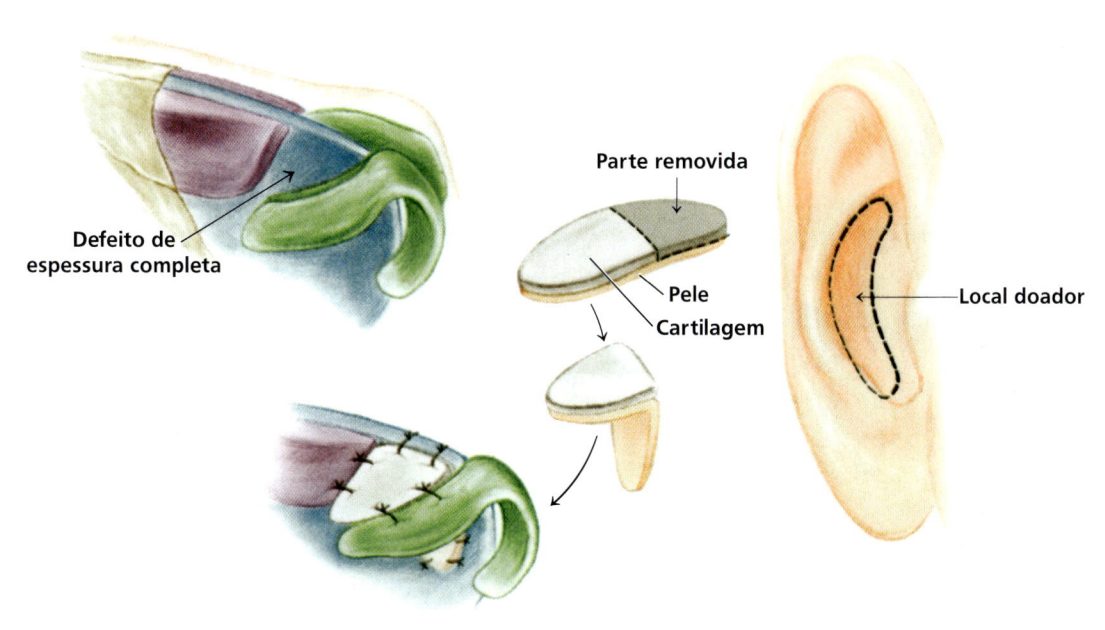

Fig. 7.30 Colapso da válvula interna.

Enxertos Especializados

Certos enxertos são raramente utilizados ou quase exclusivamente em casos secundários.

Enxertos de Paredes Laterais. Enxertos na parede lateral estão associados a narizes assimétricos ou grandes enxertos dorsais (Fig. 7.31a, b). Para evitar visibilidade, o enxerto deve ser anatomicamente preciso para corrigir um problema específico e colocado em uma bolsa com fixação por sutura. Um enxerto de parede lateral é moldado como a cartilagem lateral superior e, então, colocado em uma bolsa diretamente sobre a cartilagem lateral superior. A borda dorsal é alinhada com precisão com o dorso. Enxertos de paredes laterais não são usados porque tendem a ser visíveis.

Enxertos Expansores Alares. Esse enxerto, ao qual me refiro como um enxerto de barra alar, foi projetado por Gunter (1992) para dar apoio para a ponta pinçada como vista na visualização basilar (Fig. 7.31c, d). Embora conceitualmente simples, é tecnicamente exigente. Se a *crus* lateral tem 2 mm ou mais de largura, então a cartilagem é dissecada a partir do alinhamento vestibular. Uma agulha número 25 é atravessada no ponto de maior colapso. As cartilagens alares são deslizadas ao longo da agulha, até que a correção desejada seja atingida. Então um pedaço de cartilagem septal, com frequência medindo 14 × 4 mm, é encurtado para se adequar à extensão desejada. O enxerto é suturado sob as cartilagens alares com PDS 5-0. O enxerto não deve ser excessivamente longo ou irá ocorrer alargamento da narina. Eu não achei enxertos expansores alares triangulares muito eficazes, pois criam um volume excessivo na parte superior da ponta.

Enxertos de Derme. Eu descobri que enxertos de derme são extremamente valiosos para restaurar defeitos resultantes de perda de derme (Fig. 7.31e, f). O local doador é retroauricular para pequenos defeitos, e suprapubiano para grandes defeitos. É importante remover gordura subcutânea e bulbos capilares de sob a superfície do enxerto. Para uma ponta com uma grande cicatriz, todo o lóbulo é dissecado e, então, envolto com o enxerto de derme que pode medir 9 × 2,5 cm. A cicatriz no local doador irá lembrar uma cicatriz de cesariana na região suprapubiana. Defeitos menores podem ter um enxerto empilhado de duas camadas cortado ligeiramente maior do que o defeito e guiado para a posição com suturas percutâneas, usando agulhas SC-1.

Estocando e Removendo. Quaisquer pedaços significativos de sobra de cartilagem são colocados em estoque sob o couro cabeludo (Fig. 7.31g, h). O local é na região temporal, se for removida fáscia ou se na área mastoide retroauricular inferior. Qualquer cartilagem de costela extra é colocada no local doador de costela subcostal, mas não no local inframamário. No último caso, pequenos pedaços de cartilagem costal podem ser colocados na região temporal. Eu removi enxertos até 6 anos pós-inserção, e todos os enxertos mantiveram sua rigidez, forma e volume. Histologicamente, as células são viáveis, e o corante acusa atividade de condrócitos.

Enxertos Especializados 265

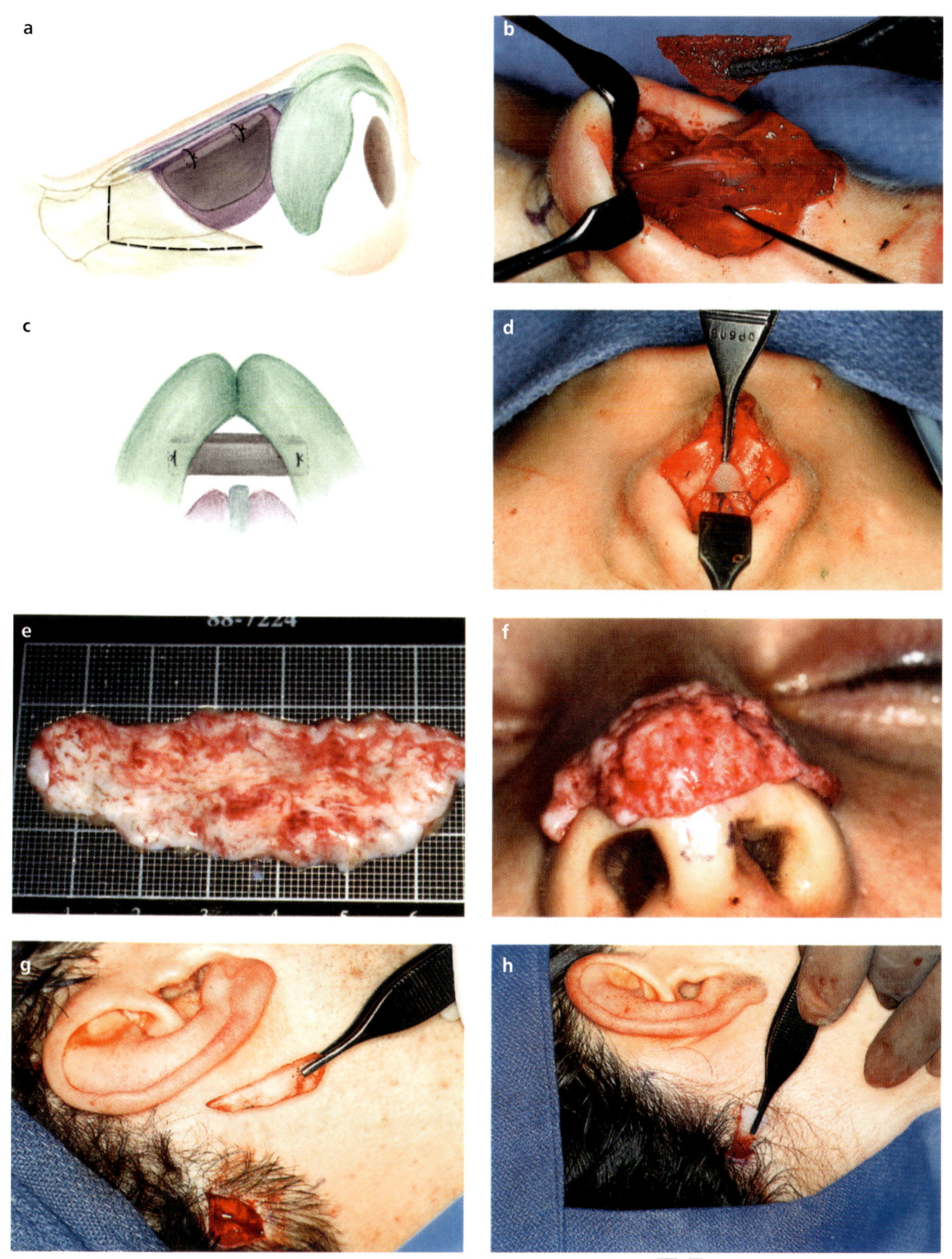

Fig. 7.31 (**a, b**) Enxerto da parede lateral, (**c, d**) enxerto expansor alar, (**e, f**) enxertos de derme DVD (**g, h**) estocando/removendo.

Lista de Leitura

Aiach G. Atlas of Rhinoplasty. St. Louis: Quality Medical Publishing, 1996

Anderson JR, Ries WR. Rhinoplasty: Emphasizing the External Approach. New York: ThiemeStratron, 1986

Baker TM, Courtis EH. Temporalis grafts in open secondary rhinopasty. Plast Reconstr Surg 93: 802, 1994

Becker H. Nasal augmentation with calcium hydroxyapatite in a carrier-based gel. Plast Reconstr Surg 121: 2142, 2008

Beekhuis GJ. Saddle nose deformity. Etiology, prevention and treatment: Augmentation Rhinoplasty with Polyamide. Laryngoscope 84: 2, 1974

Byrd HS, Andochick S, Copit S, Walton KG. Septal extension grafts: A method of controlling tip projection and shape. Plast Reconstr Surg 100: 999, 1997. Six year follow-up. Plast Reconstr Surg. 112: 1929, 2003

Byrd SH, Meade RA, Gonyon DL. Using the autospreader flap in primary rhinoplasty. Plast Reconstr Surg 119: 1897, 2007

Constantian MB. Indications and use of composite grafts in 100 consecutive secondary and tertiary rhinoplasty patients; introduction of the axial orientation. Plast Reconstr Surg 110: 1116, 2002

Daniel RK (ed). Aesthetic Plastic Surgery: Rhinoplasty. Boston: Little, Brown, 1993

Daniel RK. An Atlas of Surgical Techniques. Berlin: Springer-Verlag, 2002

Daniel RK. Rhinoplasty and rib grafts: Evolving a flexible operative technique. Plast Reconstr Surg 94: 597, 1994

Daniel RK. Discussion of ARS & ARS in Constantian MB. Plast Reconstr Surg 114: 1582, 2004

Daniel RK, Brenner KA. Saddle nose deformity: A new classification and treatment. Facial Plast Surg Clinics 14: 301, 2006

Daniel RK. Rhinoplasty: Dorsal grafts and the designer dorsum. Plast Clin N. Amer vol 37, November 2, 2010

Daniel RK. Rhinoplasty: Septal saddle nose deformity and composite reconstruction. Plast Reconstr Surg 119: 1029, 2007

Daniel RK, Calvert JC. Diced cartilage in rhinoplasty surgery. Plast Reconstr Surg 113: 2156, 2004

Daniel RK. Diced cartilage grafts in rhinoplasty surgery: Current techniques and applications. Plast Reconstr Surg 122: 1883, 2008

Daniel RK, Velidedeoglu H, Demir Z, Sahin U et al. Discussion of block and surgical-wrapped diced solvent-preserved costal cartilage homograft application for nasal augmentation. Plast Recosntr Surg 115: 2081, 2005

Daniel RK. Tip refinement grafts the designer tip. Aesth Surg J. November, 2009

Dayan SH, Bassichis BA. Facial dermal fillers; selection of appropriate products and techniques. Aesthet Surg J 28: 335, 2008

Erdogan B, Tuncel A, Gokhan G, Deren O, Ayhan M. Augmentation rhinoplasty with dermal graft and review of the literature. Plast Reconstr Surg 111: 2060, 2003

Flowers RS. Rhinoplasty in oriental patients: Repair of the East Asian nose. In: Daniel RK (ed) Aesthetic Plastic Surgery: Rhinoplasty. Boston: Little, Brown, 1993

Guerrerosantos J. Temporoparietal free fascial grafts to the nose. Plast Reconstr Surg 76: 328, 1985

Gruber RP, Park E, Newman J et al. The spreader flap in primary rhinoplasty. Plast Reconstr Surg 119: 1903, 2007

Gryskiewicz JM, Rohrich RI, Reagan BJ. The use of AlloDerm for the correction of nasal contour deformities. Plast Reconstr Surg 107: 561, 2001

Gunter JP, Rohrich RJ. Correction of the pinched nasal tip with alar spreader grafts. Plast Reconstr Surg 90: 821, 1992

Gunter JP. Secondary rhinoplasty: The open approach. In: Daniel RK (ed) Aesthetic Plastic Surgery: Rhinoplasty. Boston: Little, Brown, 1993

Gunter JP, Friedman, RM. The lateral *crural* strut graft: Technique and clinical applications in rhinoplasty. Plast Recosntr Surg 99: 943, 1997

Gunter JP, Yu YL. Secondary rhininoplasty: Using autologous cartilage. http://links.lww.com/A398 (24 part video showing Dr. Gunter's rib harvesting technique)

Gunter JP, Friedman RM, Hackney Fl. Correction of alar rim deformities: Lateral *crural* strut grafts. In Gunter JP, Rohrich RJ, Adams WP. Dallas Rhinoplasty: Nasal Surgery by the Masters. QMP, 757-772, 2007

Jackson IT, Yavuzer R. AlloDerm for dorsal nasal irregularities. Plast Reconstr Surg 108: 1827, 2001

Jansen DA, Graivier MH. Evaluation of a calcium hydroxyapatie-based implant (Radiesse) for facial soft-tissue augmentation. Plast Reconstr Surg 118: 22, 2006

Johnson CM Jr., Toriumi DM, Open Structure Rhinoplasty. Philadelphia: Saunders, 1990

Jun J. Salvage techniques for secondary rhinoplasty. In: Daniel RK (ed) Aesthetic Plastic Surgery: Rhinoplasty. Boston: Little, Brown, 1993

Kamer FM, McQuown SA. Revision rhinoplasty. Arch Otolaryngol Head Neck Surg 114: 257, 1988

Lovice DB, Mingrone MD, Toriumi DM. Grafts and implants in rhinoplasty and nasal reconstruction. Otolaryngol Clin North Am 32: 113, 1999

Marin VP, Landecker A, Gunterr JP. Harvesting rib grafts for secondary rhinoplasty. Plast Reconstr Surg 121: 1442, 2008

Miller TA. Temporalis fascia grafts for facial and nasal contour augmentation. Plast Reconstr Surg 81: 524, 1988

Onsley TG, Taylor CO. The use of Gore-tex for nasal augmentation: A retrospective analysis of 106 patients. Plast Reconstr Surg 94: 241, 1994

Ortiz-Monasterio F, Olmedo A, Oscoy LO. The use of cartilage grafts in primary aesthetic rhinoplasty. Plast Reconstr Surg 67: 597, 1981

Peck GC. Techniques in Aesthetic Rhinoplasty (2nd ed.) Philadelphia: JB Lippincott, 1990

Rorhrich RJ, Raniere J, Ha RY. The alar contour graft: Correction and prevention of alar rim deformities in rhinoplasty. Plast Reconstr Surg 109: 2495, 2002

Schuller DE, Bardach J, Krause CJ. Irradiated homologous cosral cartilage for facial contour restoration. Arch Otolaryngol 103: 12, 1977

Sheen JH, Sheen AP. Aesthetic Rhinoplasty (2nd ed.) St. Louis: Mosby, 1987

Sheen JH. Tip graft: A 20-year retrospective. Plast Reconstr Surg 91: 48, 1991

Sheen JH. Spreader graft: A method of reconstructing the roof of the middle nasal vault following rhinoplasty. Plast Recosntr Surg 73: 230, 1984

Sheen JH. The ideal dorsal graft: A continuing quest. Plast Reconstr Surg 102: 2490, 1998

Tardy ME. Rhinoplasty: The Art and the Science. Philadelphia: Saunders, 1997

Tebbetts JB. Shaping and positioning the nasal tip without structural disruption: A new systematic approach. Plast Reconstr Surg 94: 61, 1994

Toriumi DM, Josen J, Weinberger M, Tardy E. Use of alar batten grafts for correction of nasal valve collapse. Arch Otolaryngol Head Neck Surg 123: 802, 1997

Toriumi DM. Caudal septal extension graft for correction of the retracted columellar. Op Tech Otolaryngol Head Neck Surg 6: 311, 1995

Toriumi DM, Josen J, Weinberger M et al. Use of alar batten grafts for correction of nasal valve collapse. Arch Otolaryngol Head Neck Surg 123: 802, 1997

Toriumi DM. Autgoenous grafts are worth the extra time. Arch Otolryngol Head Neck Surg 126: 562, 2000

Welling DB, Maues MD, Schuller DE, Bardach J. Irradiated homologous cartilage grafts: Longterm results. Arch Otolaryngol Head Neck Surg 114: 291, 1988

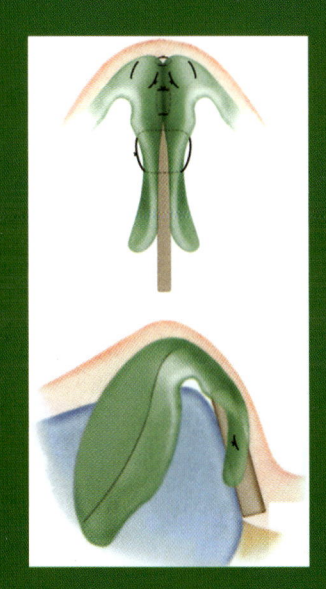

Rinoplastia Primária: Tomada de Decisão 8

Introdução

Neste ponto do texto, o cirurgião deve entender e se sentir confortável com cada etapa na cirurgia básica de rinoplastia. O desafio agora é como progredir de casos de Nível 1 para deformidades mais complicadas, que requerem uma estrutura mais ampla de técnicas cirúrgicas. O que é progressão lógica? De maneira surpreendente, muitas deformidades nasais de Nível 2 são simplesmente casos de Nível 1, mas com um componente sendo notoriamente mais difícil. Por exemplo, muitos pacientes com pontas subprojetadas requerem uma abordagem padrão para o resto do nariz, mas uso sofisticado de struts columelares e enxertos complementares para a ponta. Felizmente, o cirurgião pode progredir para casos de Nível 2 usando as habilidades básicas dominadas nos casos de Nível 1. Este capítulo irá enfatizar a cirurgia de ponta, porque a realidade do consultório médico é que "como for com a ponta, assim irá o resto da rinoplastia" tanto para o paciente, quanto para o cirurgião. Além disso, o cirurgião irá aprender a reconhecer casos de Nível 3. Por fim, cada cirurgião irá desenvolver seu próprio sistema de classificação para casos de Nível 1-3, o que irá facilitar a seleção de casos e técnicas, resultando na expansão de sua zona de conforto.

Definição da Ponta

Definição da ponta é conseguida com dificuldade, mas é essencialmente a visibilidade ou a projeção do ponto que define o domo que a distingue do resto da cartilagem alar (Fig. 8.1). Seu correlato anatômico é mais facilmente especificado – a linha de junção do domo entre o segmento do domo e a *crus* lateral. Um segmento de domo convexo justaposto a uma *crus* lateral convexa produz uma ponta mais atraente e é a configuração que eu tento obter com a sutura de criação domal.

Tomada de Decisão. A definição da ponta é avaliada cuidadosamente de todas as quatro visualizações e é solicitada a opinião do paciente. Projeção da ponta e espessura da pele são correlatos críticos. Pele espessa elimina correções sutis, enquanto pele fina torna qualquer anormalidade mais visível. Um exemplo desse último caso é o paciente com pele fina que não gosta de uma aparência bífida visível no infralóbulo (um problema facilmente corrigido com um enxerto ocultador de cartilagem alar removida). Em contraste, muito pouca definição de ponta é uma queixa comum da maioria dos pacientes de rinoplastia e será discutida profundamente.

Nível 1. Em deficiências menores, a ponta está "correta", mas falta distinção para destacar o lóbulo da ponta na visualização oblíqua e a linha dorsal na visualização de perfil. Podem-se corrigir facilmente essas deficiências com uma técnica de sutura de ponta. O segmento do domo é pinçado na dobra do domo para determinar onde colocar a sutura de criação domal. Essas suturas são inseridas bilateralmente, seguidas por uma sutura interdomal. A pele é recolocada, e uma sutura de posição de ponta é acrescentada, se for necessário.

Nível 2. Quando a sutura da ponta é insuficiente, então a definição desejada do domo pode ser criada usando enxertos complementares de cartilagem alar removida. Esses são ou um escudo moldado para preencher o infralóbulo, criando assim uma linha de ponta, ou em forma de domo para destacar a ponta da linha dorsal. Esses enxertos infralobulares são projetados para se encaixar dentro das alares suturadas ao mesmo tempo em que se projetam para cima da dobra do domo. O enxerto de domo é feito tanto curto (8 mm) quanto estreito (4 mm), e então suturado nos domos. Pode ser uma camada única ou dupla. Acentuam-se os segmentos de domo acima da *crus* lateral adjacente.

Nível 3. Essas definições implicam múltiplos fatores, incluindo cartilagens alares deformadas ou fracas, deficiências significativas de projeção e envelope de pele espesso. Muitos narizes étnicos são típicos dessa categoria. Mesmo as suturas mais criativas não aparecem através da pele espessa, nem fornece a projeção requisitada. Nesses casos, são necessários um suporte da *crus* forte e enxerto estrutural de ponta da cartilagem de septo. Existe a opção de ou suturar ou remover os domos em seguida a um enxerto sólido de ponta com bordas afiadas colocado em uma posição de projeção, e apoiado por um enxerto em capuz. Cartilagem alar removida simplesmente não é rígida o suficiente para aparecer através da pele espessa. Para evitar um infralóbulo pendurado, quaisquer "suturas estreitantes", ou sutura interdomal, ou sutura de equalização domal devem ser removidas antes de suturar o enxerto de ponta na posição.

Definição da Ponta

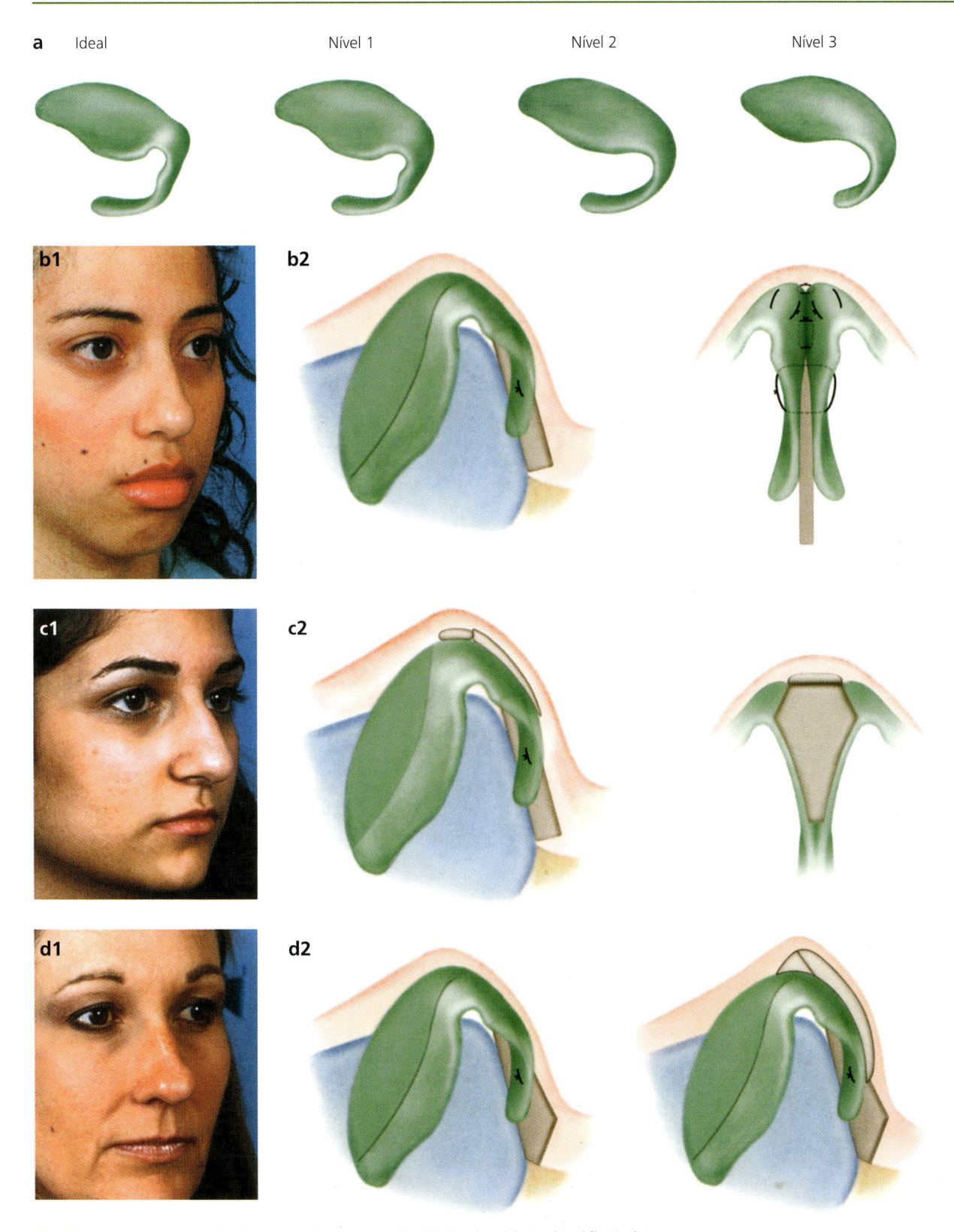

a Ideal Nível 1 Nível 2 Nível 3

Fig. 8.1 (**a**) Corrigindo definição de ponta inadequada, (**b**) Nível 1, (**c**) Nível 2, (**d**) Nível 3.

Estudo de Caso: Definição da Ponta

Análise

Uma estudante de 30 anos de idade solicitou uma mudança significativa em seu nariz, especialmente na ponta (Fig. 8.2). Ela enfatizou que queria uma ponta pequena e refinada, enquanto o cirurgião enfatizava as limitações do tecido. O tamanho e espessura do envelope de pele foram discutidos de acordo com a largura da base nasal. A meta era atingir uma mudança máxima na ponta e na base nasal, ao mesmo tempo realizando uma abordagem equilibrada do dorso. A excisão de um segmento estreitado cefalicamente do septo caudal melhorou a rotação da ponta. O uso de um *strut* columelar evitou curvatura da ponta pós-operatoriamente. A colocação de enxerto de sobreposição em forma de escudo garantiu a definição da ponta e um infralóbulo mais comprido.

(Nível 2.0)

Técnica Cirúrgica

1) Pequeno implante intraoral no queixo e remoção de fáscia.
2) Abordagem aberta e redução de cartilagem alar para tiras de 6 mm.
3) Redução gradual do dorso (osso: 0,5 mm, cartilagem: 1,5 mm).
4) Ressecção septal caudal superior de 2,5 mm, seguida por remoção de septo.
5) Osteotomias de baixa à alta; inserção de enxerto de raiz fascial.
6) Suporte da *crus* e suturas de ponta: SC, CD, ID, ED.
7) Enxerto complementar em forma de escudo, usando *crus* lateral cefálica removida.
8) Enxertos expansores bilaterais e fratura para fora dos cornetos nasais.
9) Excisão de base alar/assoalho da narina combinada.
10) Enxertos de suporte no contorno alar suturados em incisões marginais.

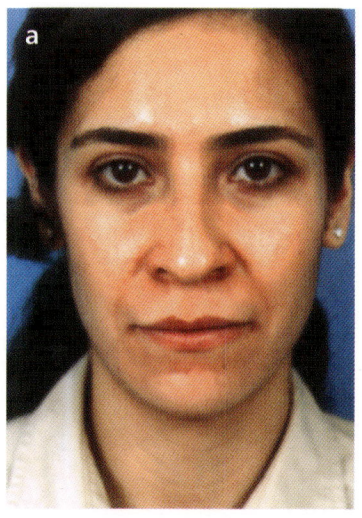

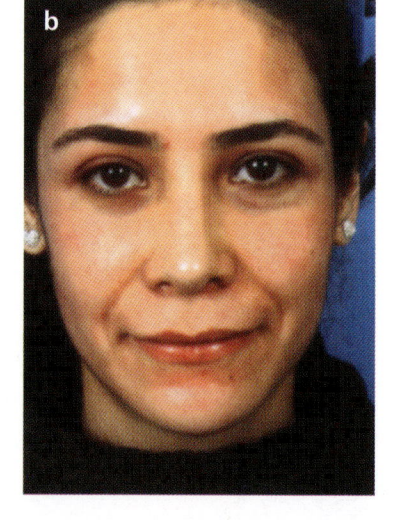

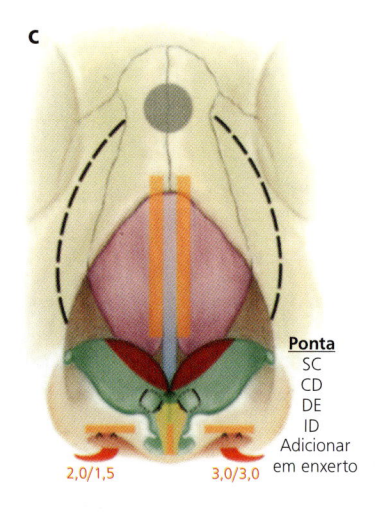

Fig. 8.2 (a-j)

Estudo de Caso: Definição da Ponta 273

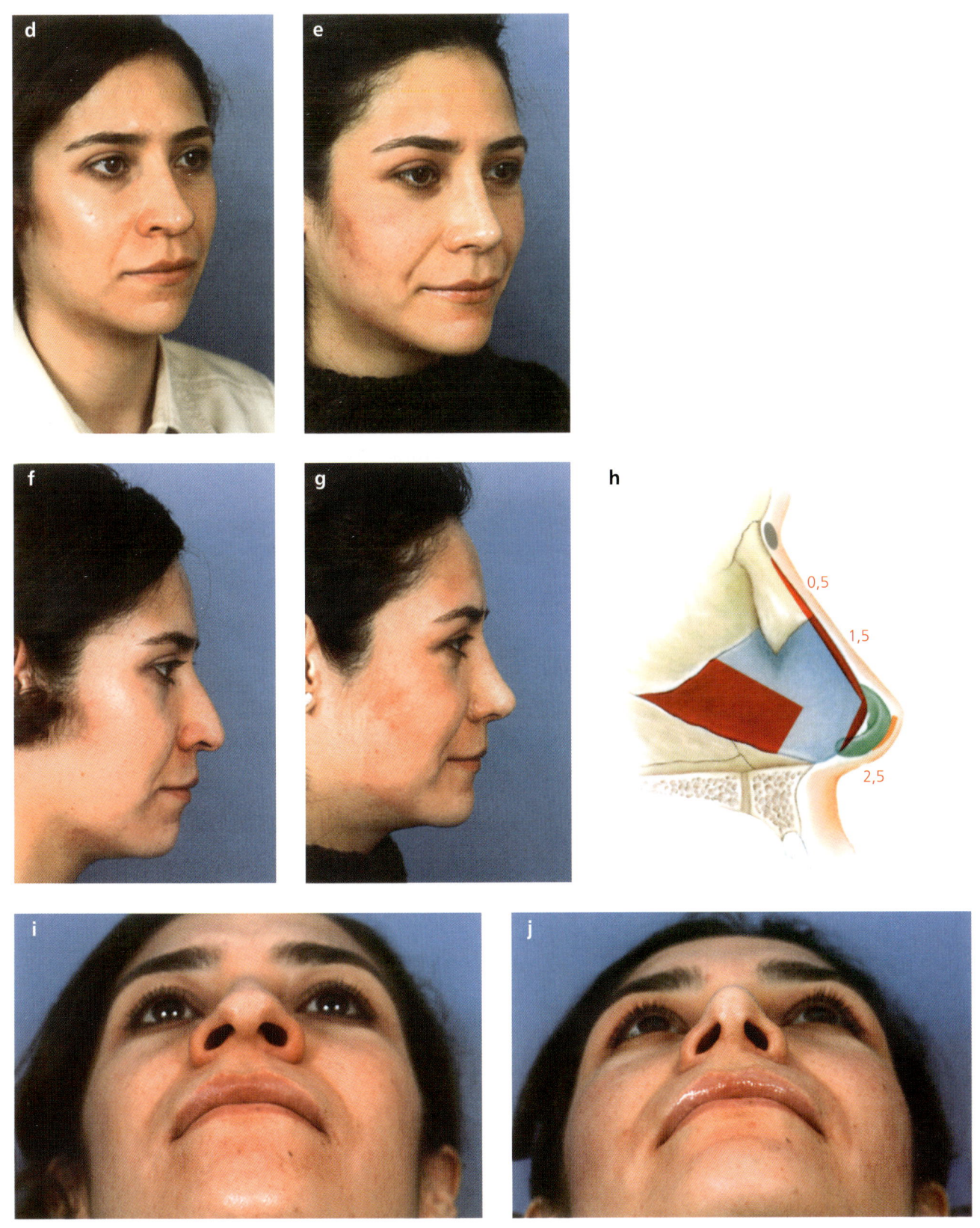

Fig. 8.2 *(Cont.)*

Largura da Ponta

A largura da ponta é geralmente aceita como a distância entre os pontos que definem o domo (Fig. 8.3). Para a maioria dos narizes primários, o estreitamento excessivo raramente é um problema. Eu somente posso concebê-la como estando presente em associação a uma concavidade maior da *crus* lateral adjacente ou uma forma de ponta anormal. O tratamento consiste em correção de toda a estrutura da *crus* lateral e possivelmente acréscimo de um *strut* columelar para separar os domos. Em contraste, largura excessiva da ponta é uma queixa comum entre pacientes de rinoplastia primária. Com frequência, está associada à má definição da ponta.

Tomada de Decisão. Deve-se primeiro analisar a largura da ponta e as características relacionadas de definição e projeção. Anatomicamente, a largura da ponta é a distância entre pontos da ponta altamente definidos, que são acentuados pela *crus* lateral côncava em vez da convexa. Eu com frequência marco a largura da ponta e mostro ao paciente pré-operatoriamente. É a combinação de largura de ponta excessiva e falta de definição que leva a maioria dos pacientes a solicitar cirurgia de ponta. Palpação é importante para determinar a rigidez das cartilagens alares e como irão responder a suturas de ponta.

Nível 1. Esteticamente, os pontos que definem a ponta são muito largos (6-10 mm), e ainda assim a definição é razoável. O método mais comum de reduzir a largura da ponta é a sutura interdomal com acréscimo opcional de uma sutura de equalização de domo. No nível da cartilagem, é importante deixar os domos 3-4 mm separados. Essa é uma razão para tomar cuidado ao usar uma única sutura transdomo unificadora, que pode criar uma ponta em ponto único. Em raras ocasiões, a causa anatômica é a largura da *crus* medial adjacente. Esse problema raro é corrigido, removendo a *crus* cefálica medialmente atrás dos domos e sobre a *crus* medial.

Nível 2. Esteticamente, essas deformidades são uma combinação de largura excessiva e falta de definição. Visualmente, tendemos a ver uma abordagem de largura da ponta (14-18 mm) com definição ruim. Anatomicamente, está associada a um segmento de domo liso e uma *crus* lateral convexa. Esses casos são facilmente tratados com suturas de ponta, começando com o suporte, criação de domo e suturas interdomal. Depois, quaisquer convexidades crurais laterais são corrigidas, usando a sutura da convexidade da *crus* lateral. A sutura de posição da ponta garante uma quebra na supraponta. Enxertos complementares podem ser acrescentados para refinar posteriormente a ponta (Daniel, 2009).

Nível 3. Grandes deformidades de ponta representam uma mudança em como percebemos a largura de ponta esteticamente. Com frequência, a ponta verdadeira está presente, mas nosso olhar se concentra em uma "pseudoponta" mais lateral produzida pela curvatura retrógrada da borda lateral da *crus* lateral convexa (20-24 m). Com frequência esses problemas são posteriormente mais complicados por cartilagens rígidas ou superprojeção. Suturar a ponta traz o risco de criar uma versão menor da original e, portanto, a solução pode ser excisão do domo mais um enxerto de ponta estruturado.

Largura da Ponta 275

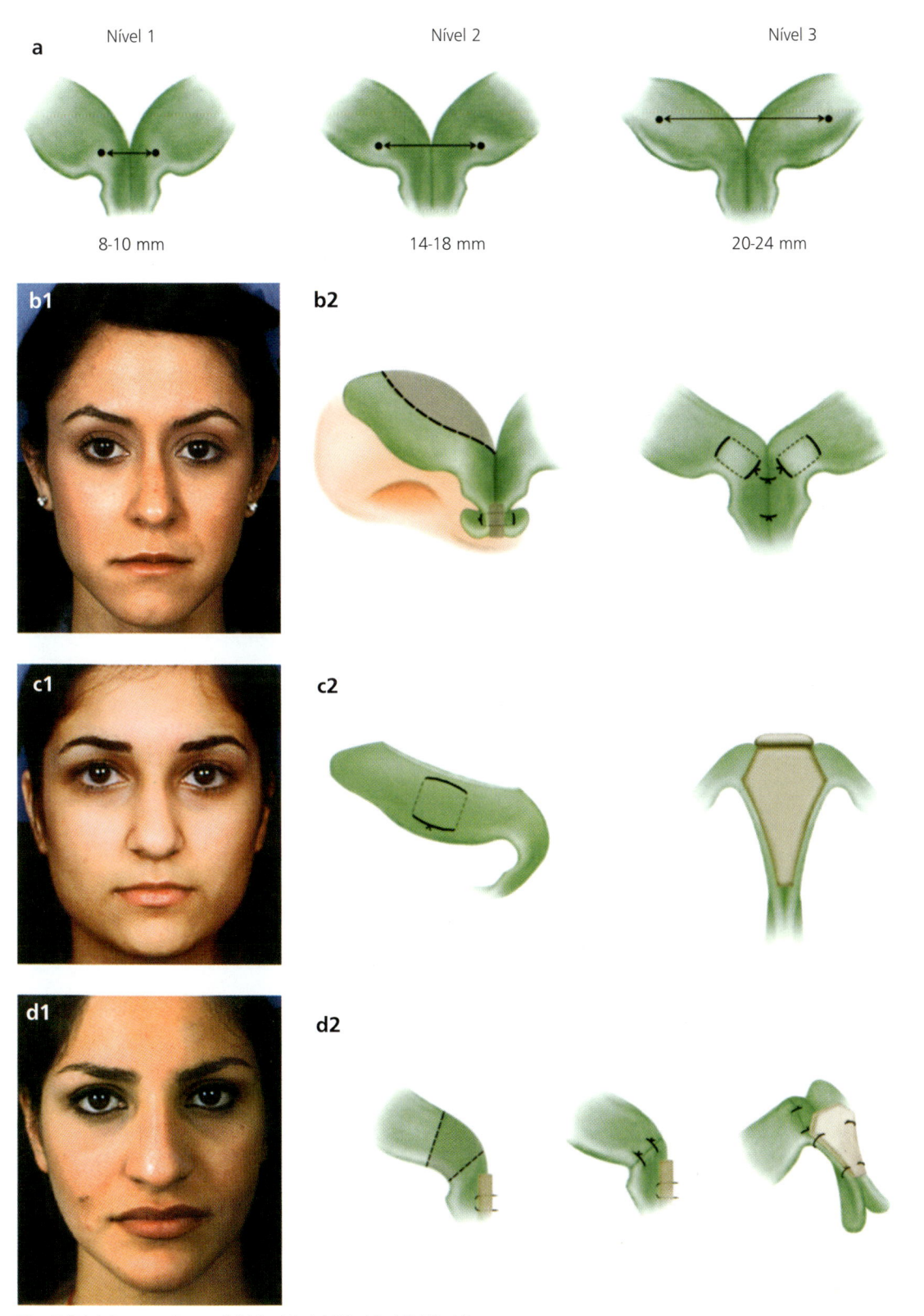

Nível 1	Nível 2	Nível 3
8-10 mm	14-18 mm	20-24 mm

Fig. 8.3 (**a**) A ponta larga, (**b**) Nível 1, (**c**) Nível 2, (**d**) Nível 3.

Estudo de Caso: Ponta Larga

Análise

Uma mulher de 35 anos sentia que seu nariz era muito largo e desviado (Fig. 8.4). Foi enfatizado para ela que ela tinha um desvio de desenvolvimento assimétrico significativo, e não um septo desviado. As medidas da superfície foram as seguintes: largura intercantal (29,5), alargamento alar (32) e largura da ponta (25). A largura da ponta dela estava dentro dos 4,5 mm de sua largura intercantal – uma ponta verdadeiramente larga, especialmente na visualização oblíqua. O perfil indicava o terceiro maior problema – uma raiz muito baixa e um dorso ósseo. A etapa crítica era conseguir uma redução absoluta na largura da ponta em direção ao ideal e, então, aumentar o dorso até que o nariz estivesse equilibrado. Foi feita sutura extensiva na ponta, e, então, um enxerto complementar de escudo foi acrescentado para produzir uma ponta refinada. A paciente foi avisada – melhor não perfeito, melhoras muito limitadas possíveis.

(**Nível 3.0**) Tudo sobre esse nariz foi difícil, e todas as áreas necessitaram de cirurgia.

Técnica Cirúrgica

1) Após a abordagem aberta, as alares foram reduzidas a tiras de 6 mm de largura.
2) Fáscia e cartilagem de septo foram removidas. Septo caudal realocado D para E.
3) Osteotomias bilaterais de baixo para cima.
4) Um enxerto expansor de 2,5 mm foi inserido no lado E somente.
5) Um *strut* da *crus* foi inserido seguido por suturas de ponta: SC×2, CD, ED, ID, PP.
6) CCLx2 foi usado em cada lado para reduzir a largura da ponta seguido por um enxerto de sobreposição.
7) Enxerto glabelar de CC+F inserido e então um enxerto CC-F (0,8 cc) para o dorso.
8) Ressecção combinada bilateral limiar da narina/cunha alar.
9) Enxertos de suporte do contorno alar.

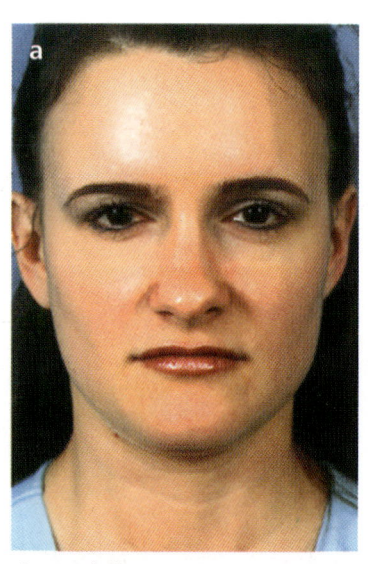

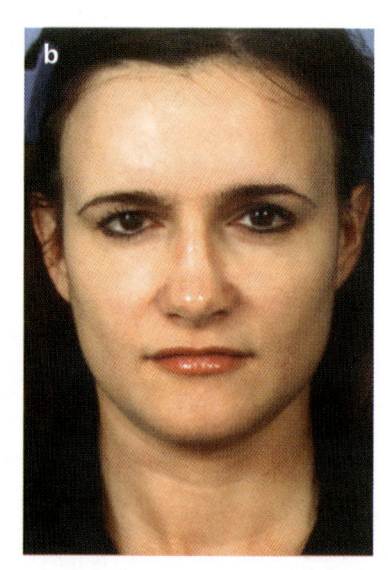

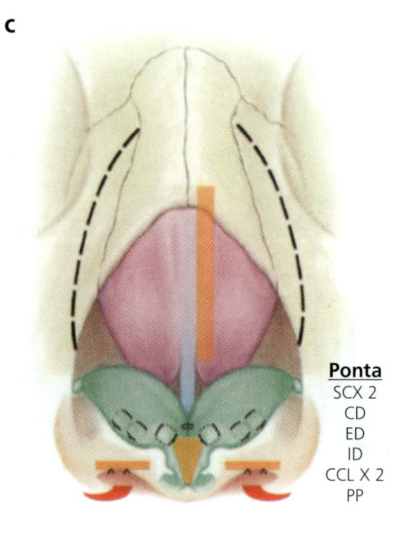

Fig. 8.4 (a-j)

Estudo de Caso: Ponta Larga

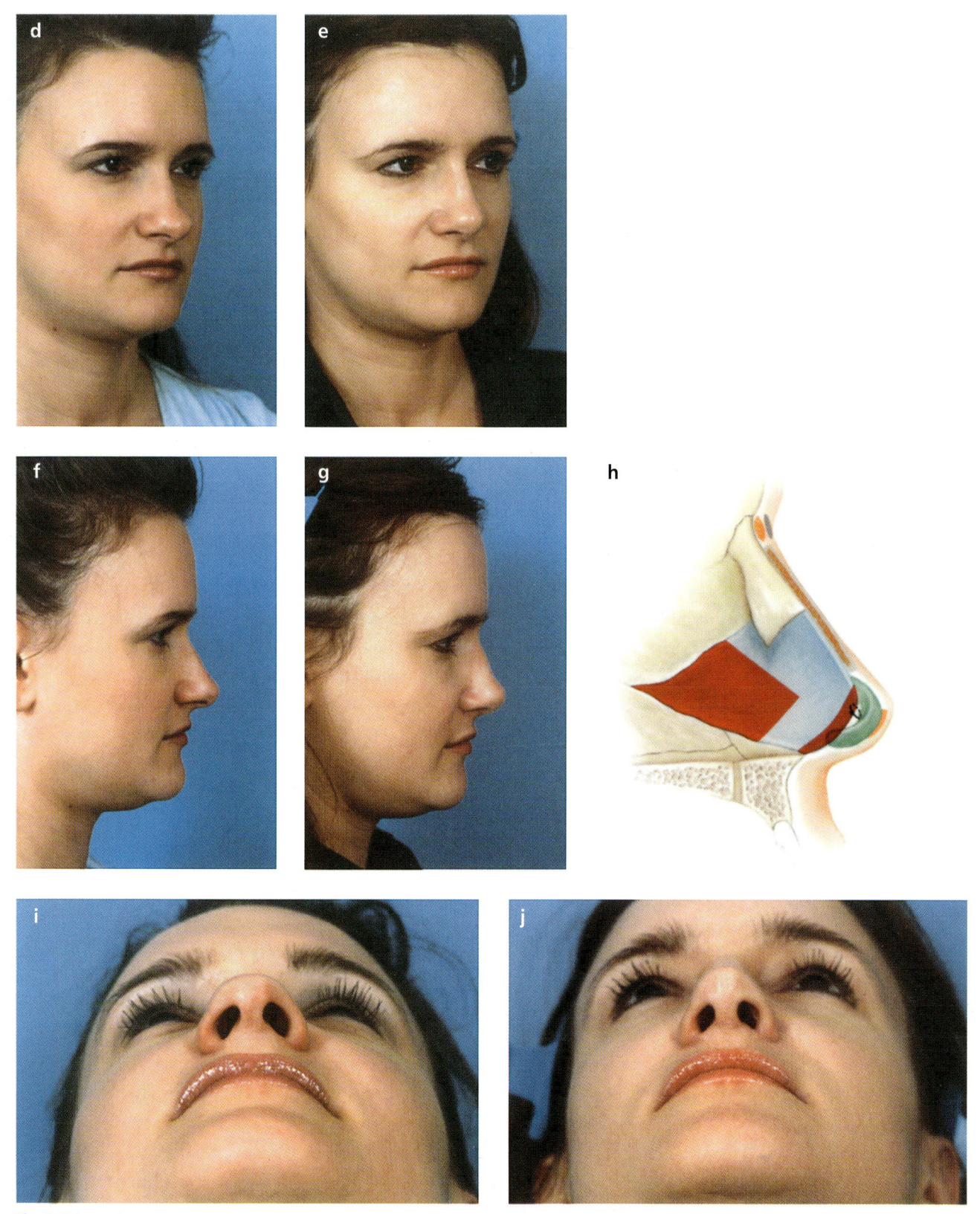

Fig. 8.4 *(Cont.)*

O Nariz Largo

Curiosamente, pacientes percebem o "nariz largo" em pontos múltiplos além da ponta – largura óssea, largura dorsal e largura da base alar (Fig. 8.5). Largura é duas de três razões pelas quais um paciente procura rinoplastia: (1) uma ponta larga mal definida, (2) uma cúpula osteocartilaginosa larga e (3) um perfil proeminente.

Tomada de Decisão. Essencialmente, deve-se decidir sobre o melhor tipo de osteotomia lateral para estreitar largura da base óssea e se qualquer modificação dorsal que não a redução é necessária. Os problemas mais comuns incluem os seguintes: largura do ponto x além da linha intercantal, convexidade intrínseca das paredes laterais, arco ósseo excessivamente largo, ou a combinação de um nariz largo e altura normal do perfil. Com frequência, a base larga irá necessitar de excisão combinada do assoalho da narina e da base alar com os enxertos adequados de suporte do contorno alar.

Nível 1. Conforme a largura de base óssea aumenta (ponto x), osteotomias transversais e de baixo para cima se tornam a soluça correta. A habilidade de rodar um osteótomo reto contra a parede nasal lateral enquanto forçamos o osteótomo contara a maxila irá garantir estreitamento definitivo. Visto que a redução dorsal excede 6 mm, o teto aberto resultante com frequência se estende acima do nível intercantal. Nesses casos, enxertos expansores devem se estender para cima para dentro do contorno ósseo, para evitar uma deformidade de V invertido.

Nível 2. Iremos encontrar narizes com uma ponte larga na junção osteocartilaginosa, que pode ser tornar até mais visível, seguindo-se à redução dorsal. A forma mais eficaz de garantir linhas dorsais paralelas é a osteotomia oblíqua medial. Um osteótomo curvo é colocado no teto aberto e direcionado 45° para fora e para baixo. É geralmente combinado com uma osteotomia baixa para garantir o estreitamento de todo o complexo. Outra deformidade comum é o nariz, cuja largura é acentuada pelas paredes laterais convexas Uma solução direta é a osteotomia de "nível duplo". Essencialmente, quebramos a parede nasal lateral em sua porção mediana e transformamos de convexa para reta ou mesmo ligeiramente côncava. Consiste na seguinte sequência: (1) uma osteotomia do tipo perfurada, usando um osteóstomo de 2 mm ao longo da linha de fusão do osso nasal e do processo frontal da maxila, (2) uma osteotomia transversal padrão e (3) uma osteotomia baixa-baixa.

Nível 3. A deformidade mais interessante é o nariz largo com altura normal no perfil. Essencialmente, deve-se estreitar o dorso sem mudar o perfil. Esse desafio é facilmente resolvido fazendo um *estreitamento paramediano do dorso*. A técnica é a seguinte: (1) o dorso é exposto por uma abordagem aberta, e são feitos túneis extramucosais, (2) a linha média é marcada, (3) a largura dorsal ideal é marcada no contorno osteocartilaginoso (5-8 mm), (4) cortes paramedianos são feitos nas linhas pontilhadas ao longo do contorno cartilaginoso até a área da abóbada), (5) esses cortes são estendidos pelo osso, usando um osteóstomo reto protegido, (6) osteotomias laterais são feitas geralmente com osteotomias transversa e baixa-baixa, (7) após as fraturas incompletas, a altura excessiva às cartilagens laterais superiores é aparada (com frequência 3-6 mm), e (8) as cartilagens laterais superiores podem ser suturadas adjacentes a ou abaixo do septo em forma de T.

O Nariz Largo 279

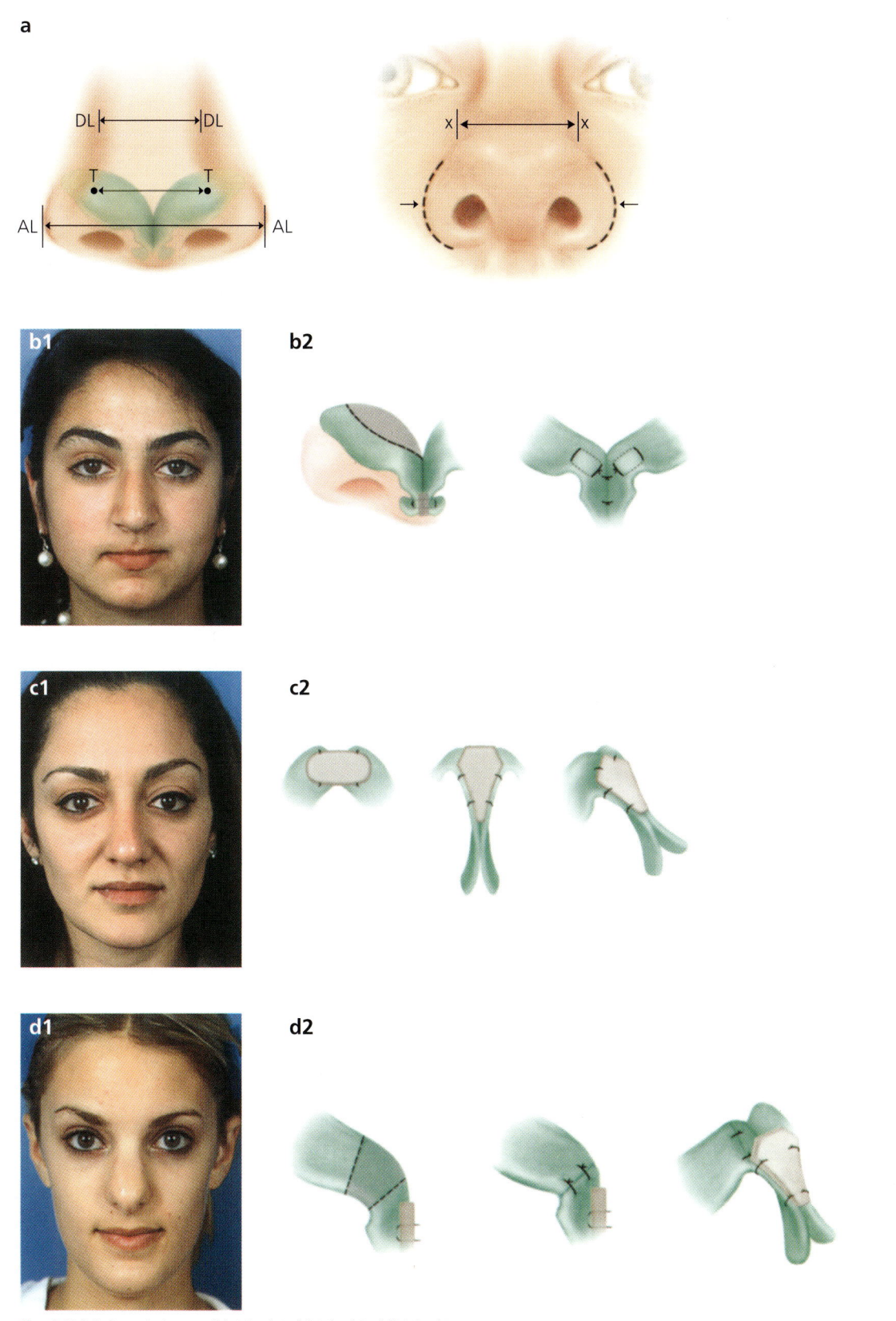

Fig. 8.5 (**a**) O nariz largo, (**b**) Nível 1, (**c**) Nível 2, (**d**) Nível 3.

Estudo de Caso: Nariz Largo/ Ponta Larga

Análise

Uma estudante de 20 anos de idade solicitou uma rinoplastia por causa de sua ponta larga e nariz não atraente (Fig. 8.6). Claro, ela queria um nariz estreito e fino com uma ponta delicada. O que complicou mais a análise foi o fato de que o perfil dela era essencialmente ideal, e, portanto, o nariz precisava ser estreitado sem mudar o perfil. Foi feito estreitamento controlado do dorso usando osteotomias paramedianas, que foram marcadas a 2,5 mm da linha média e representavam uma redução de 19 a 5 mm na abóbada. Uma vez que todas as seis osteotomias foram finalizadas, a CLS se elevou 3 mm acima do dorso e teve que ser removida. Suturas de ponta mais um enxerto complementar infralobular de camada dupla foram eficazes no estreitamento e triangulação da ponta. Enxertos de suporte de contorno alar foram usados para mudar a forma da narina de redonda para estreitada.

(**Nível 3.0**) Cada componente anatômico desse nariz era largo e amorfo. A análise foi complexa, e as técnicas cirúrgicas foram exigentes.

Técnica Cirúrgica

1) Remoção da fáscia e do septo.
2) Abordagem aberta com excisão da "junção da alar com a cartilagem lateral superior" somente.
3) Alisamento mínimo da abóbada com uma raspa.
4) Osteotomias dorsais paramedianas a 2,5 mm da linha média. Osteotomias transversais e baixas.
5) Excisão de 3 mm de sobreposição da CLS e fixação por sutura da CLS no septo.
6) Suporte da *crus* e suturas de ponta: SC, CD, ID, ED.
7) Inserção de enxertos de raiz fascial e enxertos de suporte de contorno alar.

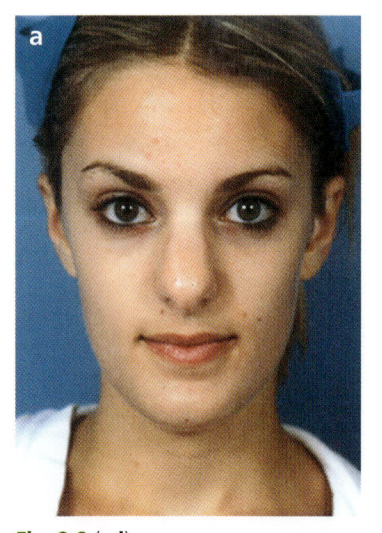

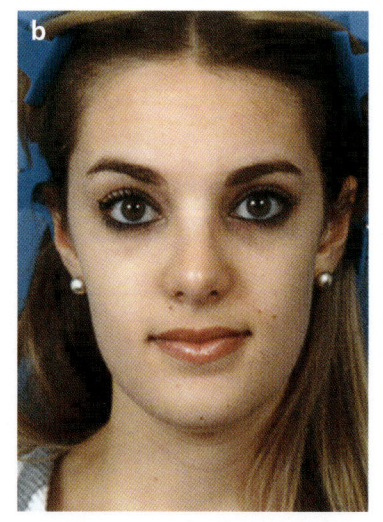

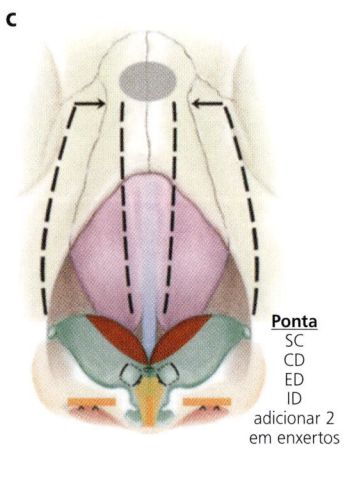

Fig. 8.6 (a-j)

Estudo de Caso: Nariz Largo/Ponta Larga 281

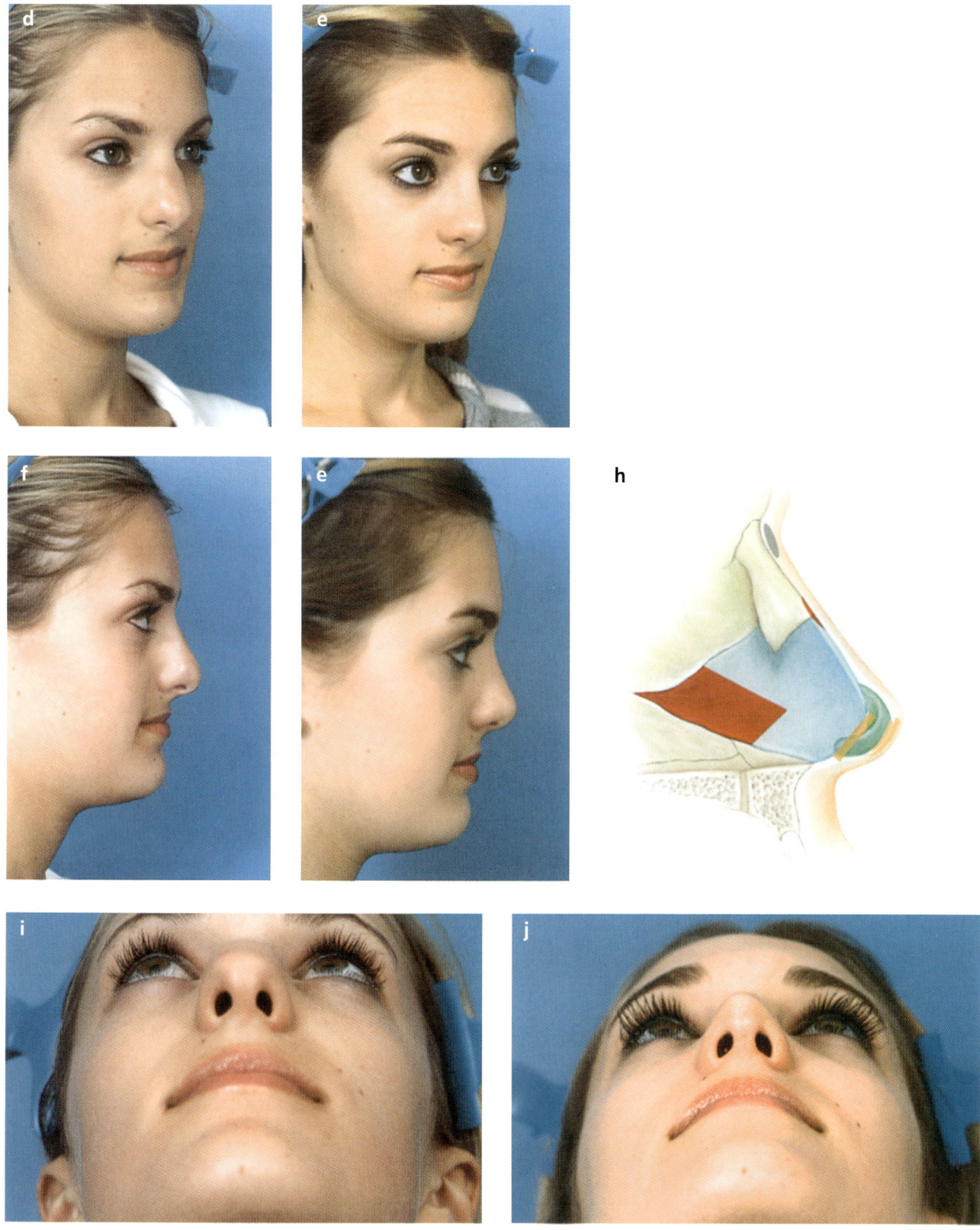

Fig. 8.6 *(Cont.)*

O Nariz Superprojetado

Tomada de Decisão. Avaliar projeção com frequência se resume a dois fatores: projeção da ponta e a linha de perfil dorsal ideal. Projeção da ponta é definida como a distância do sulco alar para a ponta (Fig. 8.7). É composta tanto de componentes alares intrínsecos, quanto de influências extrínsecas do contorno osteocartilaginoso. Para aqueles que gostam de análise fotográfica, é muito fácil usar as razões de medicação de Byrd (1993) de mensuração da altura mediofacial, e então usar dois terços de seu valor para a extensão dorsal ideal (N-Ti) e dois terços de N-Ti para projeção de ponta ideal (AC-Ti). Dois ângulos são desenhados: o ângulo da ponta a partir do sulco alar e o ângulo nasofacial a partir do násio ideal. Onde as duas linhas sofrem intersecção determina-se a projeção da ponta, extensão dorsal e perfil dorsal ideal. Na maioria dos casos, eu ponho o peso maior na projeção da ponta e ângulo da ponta.

Nível 1. Esses casos com frequência são de "nariz forte", onde se deseja baixar a projeção total em 2-3 mm, e a etiologia é principalmente extrínseca. Essencialmente, a ponta é esticada para fora no dorso e no septo caudal. Assim, a redução gradual do dorso atinge a linha de perfil ideal e abaixa tanto a projeção de ponta nasal, quanto total. Reduções adicionais sutis na projeção da ponta podem ser conseguidas por incisões de transfixação bilateral (uma perda de 1-1,5 mm adicionais).

Nível 2. Esses casos representam um desafio, visto que a quantidade de rebaixamento é maior (3-6 mm), e a etiologia é com frequência combinada. Minha meta é eliminar as forças extrínsecas (dorso) primeiro, o que define o componente intrínseco (ponta) remanescente. O dorso/raiz é diminuído apropriadamente até que a linha de perfil ideal seja obtida. Então, o septo caudal/espinha nasal anterior é geralmente removido. Nesse ponto, todas as forças externas que influenciam a ponta foram eliminadas, e o plano cirúrgico deve ser reavaliado. Eu posso baixar a projeção da ponta, usando excisão segmentar da *crus* lateral ou eu preciso remover os domos? Em casos de Nível 2, eu crio a configuração de ponta ideal com suturas e, então, reduzo a projeção da ponta com excisão segmentar da *crus* lateral. Excisões segmentares de *crus* medial não são feitas, pois são extremamente desestabilizadoras e repletas de complicações.

Nível 3. Nesses casos, a superprojeção é bem grande (> 6 mm), e os fatores intrínsecos são significativos, incluindo deformidades das cartilagens alares. Nesses casos, modificação por sutura é quase impossível, e eu prefiro um enxerto aberto estrutural da ponta. A *crus* lateral cefálica excessiva é removida, e, então, é inserido um *strut* da *crus*. Em seguida, um ponto 6-7 mm acima do ponto de quebra columelar é marcado. É feito um corte transversal pela *crus* medial, e o componente lateral é enfraquecido por via submucosa. Um segmento de domo adequado é removido (4-8 mm), o que baixa dramaticamente a projeção. A excisão do domo é fechada com PDS 5-0. Um enxerto de ponta é moldado e, então, suturado no local. Essa é uma técnica cirúrgica bastante flexível e funciona bem em casos que requerem até 12 mm de rebaixamento de ponta.

O Nariz Superprojetado

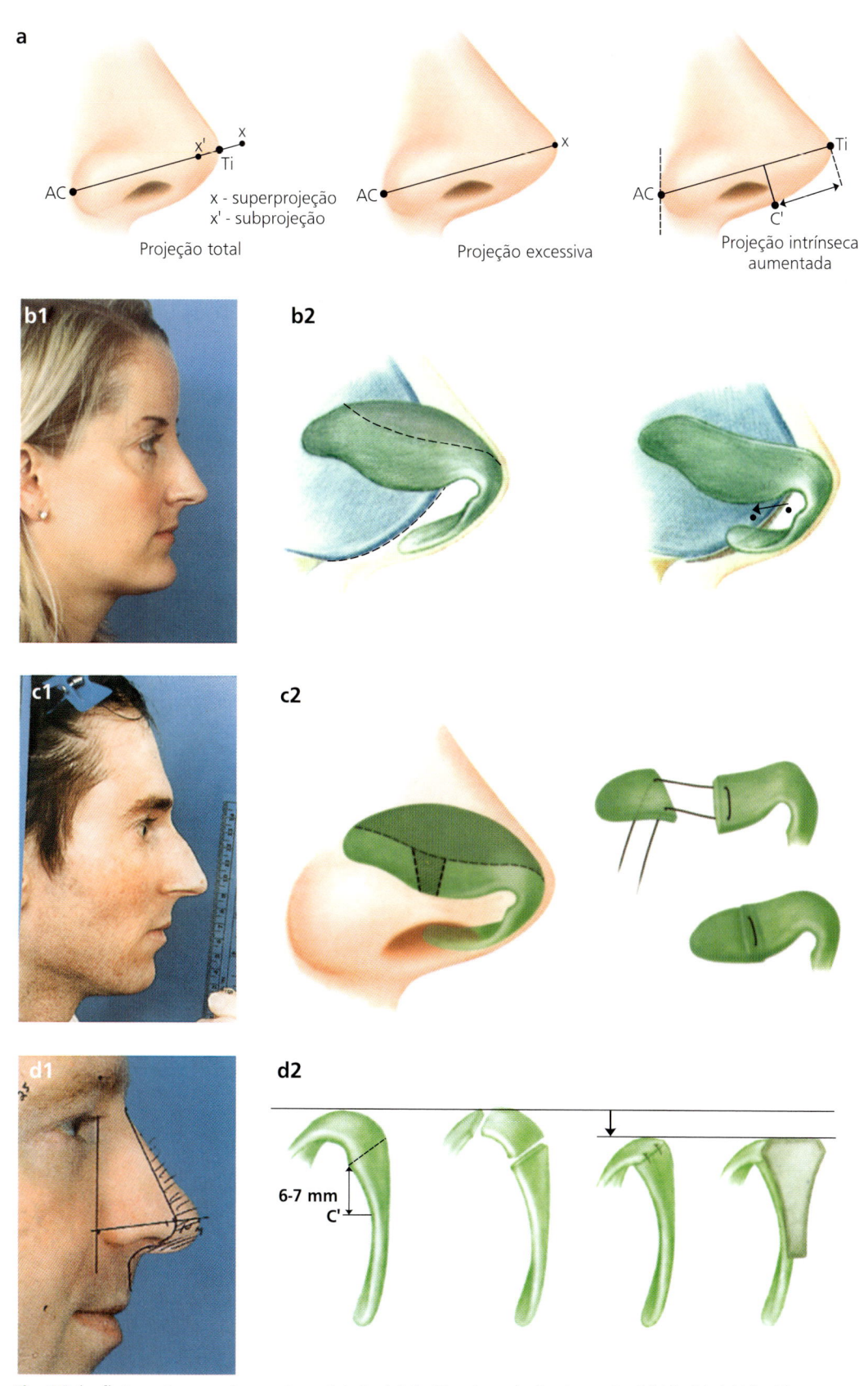

a

AC — x' — x Ti
x - superprojeção
x' - subprojeção
Projeção total

Projeção excessiva

Projeção intrínseca aumentada

6-7 mm
C'

Fig. 8.7 (**a-d**) A ponta excessivamente projetada. (**a**) Análise de projeção de ponta, (**b**) Nível 1, (**c**) Nível 2, (**d**) Nível 3.

Estudo de Caso: Ponta Superprojetada

Análise

Este paciente de 1,70 de altura queria um nariz significativamente menor. Análise fotográfica lateral indicou que um rebaixamento seria necessário (Fig. 8.7d). Cirurgicamente, a escolha era – A ponta pode ser posicionada posteriormente, usando excisão da *crus* lateral ou os domos precisam ser removidos? Esse caso foi feito de forma sequencial. Primeiro, as forças extrínsecas foram eliminadas, reduzindo o dorso e encurtando o septo caudal (Fig. 8.8a, b). Segundo, análise alar cuidadosa indicava que a excisão do segmento lateral não seria apropriada, e, portanto, uma incisão no domo deveria ser necessária (Fig. 8.8c). Portanto, uma incisão direta de 6 mm na *crus* medial foi feita para baixar a projeção (Fig. 8.8d). Terceiro, a criação da ponta foi necessária, usando um enxerto em forma de escudo mais um enxerto de cobertura. A redução geral da ponta se aproximou de 10 mm (Fig. 8.8).

(**Nível 3.0**) Essa foi verdadeiramente uma redução funcional – eliminando as forças extrínsecas primeiro e, então, as intrínsecas. A dificuldade foi a magnitude das reduções.

Técnica Cirúrgica

1) Uma abordagem fechada-aberta. Redução dorsal (osso 1,5, cartilagem 7) (Fig. 8.8a, b, h, i, j).
2) Excisão septal caudal de 5 mm (Fig. 8.8j).
3) Abordagem aberta e redução das cartilagens alares para 6 mm (Fig. 8.8g).
4) Remoção de corpo septal. Osteotomia baixa a alta (Fig. 8.8g, j).
5) Inserção de enxertos expansores (Fig. 8.8g).
6) Inserção de *strut* columelar. Uma excisão de *crus* medial de 6 mm acima do ponto de quebra columelar (Fig. 8.8j-l).
7) Inserção de um enxerto de ponta em forma de escudo e enxerto de cobertura (Fig. 8.8h-j).
8) Fechamento de todas as incisões e excisão de assoalho da narina (Fig. 8.8j-l).
9) ECA unilaterais na esquerda (Fig. 8.8g, j).

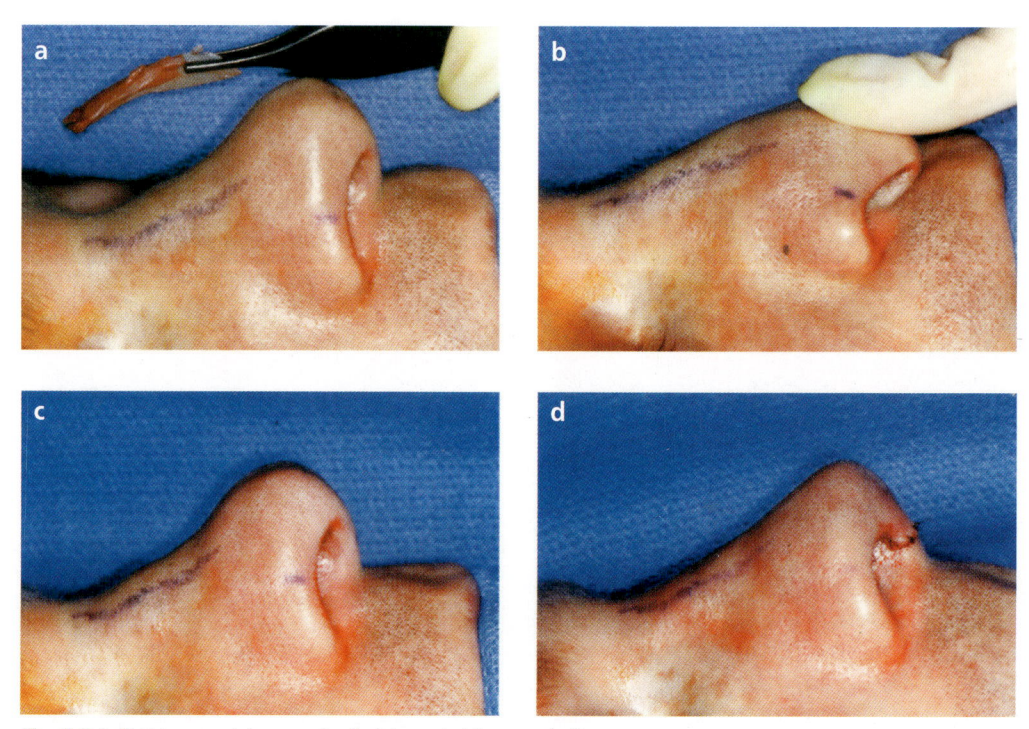

Fig. 8.8 (**a-l**) Fatores extrínsecos (**a-d**), fatores intrínsecos (**e-l**).

Estudo de Caso: Ponta Superprojetada

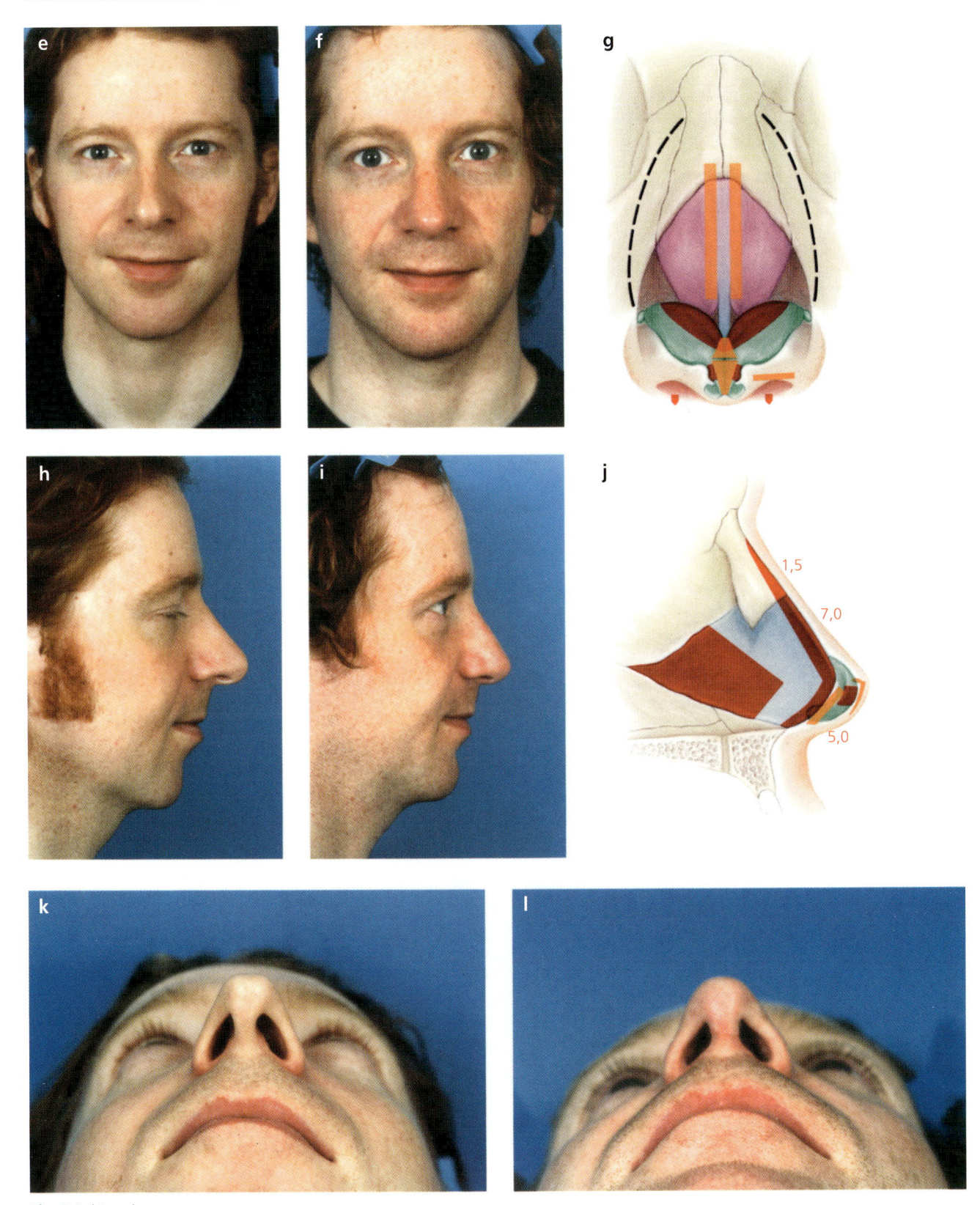

Fig. 8.8 *(Cont.)*

Nariz Subprojetado

Tomada de Decisão. Projeção de ponta inadequada é com frequência um espectro variando de uma ponta atraente com uma leve deficiência ao problema mais comum de uma ponta larga e deprimida (Fig. 8.9). A ponta subprojetada é geralmente causada por cartilagens alares dilatadas e fracas embutidas em pele espessa. Há fraqueza *intrínseca* das cartilagens alares em contraste com a ponta superprojetada, onde forças *extrínsecas* com frequência dominam. Portanto, o fator crítico é fornecer estrutura para as cartilagens alares e progredir para enxertos de ponta rígidos, conforme for necessário. No nariz subprojetado, o dorso raramente é um fator, exceto no nariz étnico, onde o aumento dorsal com um enxerto dorsal CC-F é a solução.

Nível 1. A maioria dessas pontas pode ser melhorada dramaticamente, usando um *strut* columelar e técnica de sutura de ponta. O *strut* deve ser suficientemente longo (20 mm) para dar apoio. Uma vez que o *strut* esteja no lugar, as alares são elevados e girados 90° antes de fixar com uma agulha número 25. Essa manobra garante prolongamento do infralóbulo. A sutura do suporte da *crus* estabiliza a unidade da ponta. A sutura da posição dorsal com frequência adiciona 2-3 mm de projeção e realça a supraponta, que acentua a projeção. Pode ser acrescentada uma sutura septo-columelar através de incisão de transfixação para conseguir 1 mm de altura adicional.

Nível 2. Quando foi feita sutura extensiva ou as cartilagens alares estão tão hipoplásicas, impossibilitando uma ponta atraente intrínseca, então são usados enxertos "de sobreposição" para atingir a ponta desejada. A distinção importante é que esses enxertos acrescentam volume, assim como refinamento. Os enxertos mais frequentes são compostos de cartilagem alar removida. A configuração é com frequência ou uma combinação de um enxerto de escudo com um enxerto de cobertura, ou um enxerto de ponta "dobrado". A meta é ajustar a projeção, a definição, e o volume da ponta intrínseca. A aplicação mais dramática é em pacientes com uma grande desproporção narina/ponta pequena.

Nível 3. Em casos especiais, com frequência temos o pior de todos os mundos: uma ponta não atraente com cartilagens alares deslocadas e achatadas embutidas em pele espessa. A solução requer estrutura, usando-se um *strut* columelar e enxerto de ponta. Com frequência, é necessário retirar a gordura do envelope de pele de forma conservadora. O *strut* columelar deve ser bem comprido (25 mm), largo na área labial columelar (4-6 mm) e muito rígido. As alares são esticadas verticalmente no *strut* e fixadas em 1-2 pontos. Então, suturas de criação de domo são inseridas. O enxerto de ponta é colocado em posição mais alta do que os domos. Podem-se conseguir 2-3 mm adicionais de projeção, dependendo de como o enxerto de ponta é suturado na *crus* medial. A forma do enxerto e a agudeza de suas bordas serão ditadas pele espessura da pele. Um enxerto de cobertura é colocado pelos domos atrás do enxerto de ponta. Um enxerto de cobertura é obrigatório para evitar curvamento para trás do enxerto de ponta e perda de projeção.

Nariz Subprojetado 287

a

x - superprojeção
x' - subprojeção

Projeção total

Subprojeção

Projeção intrínseca diminuída

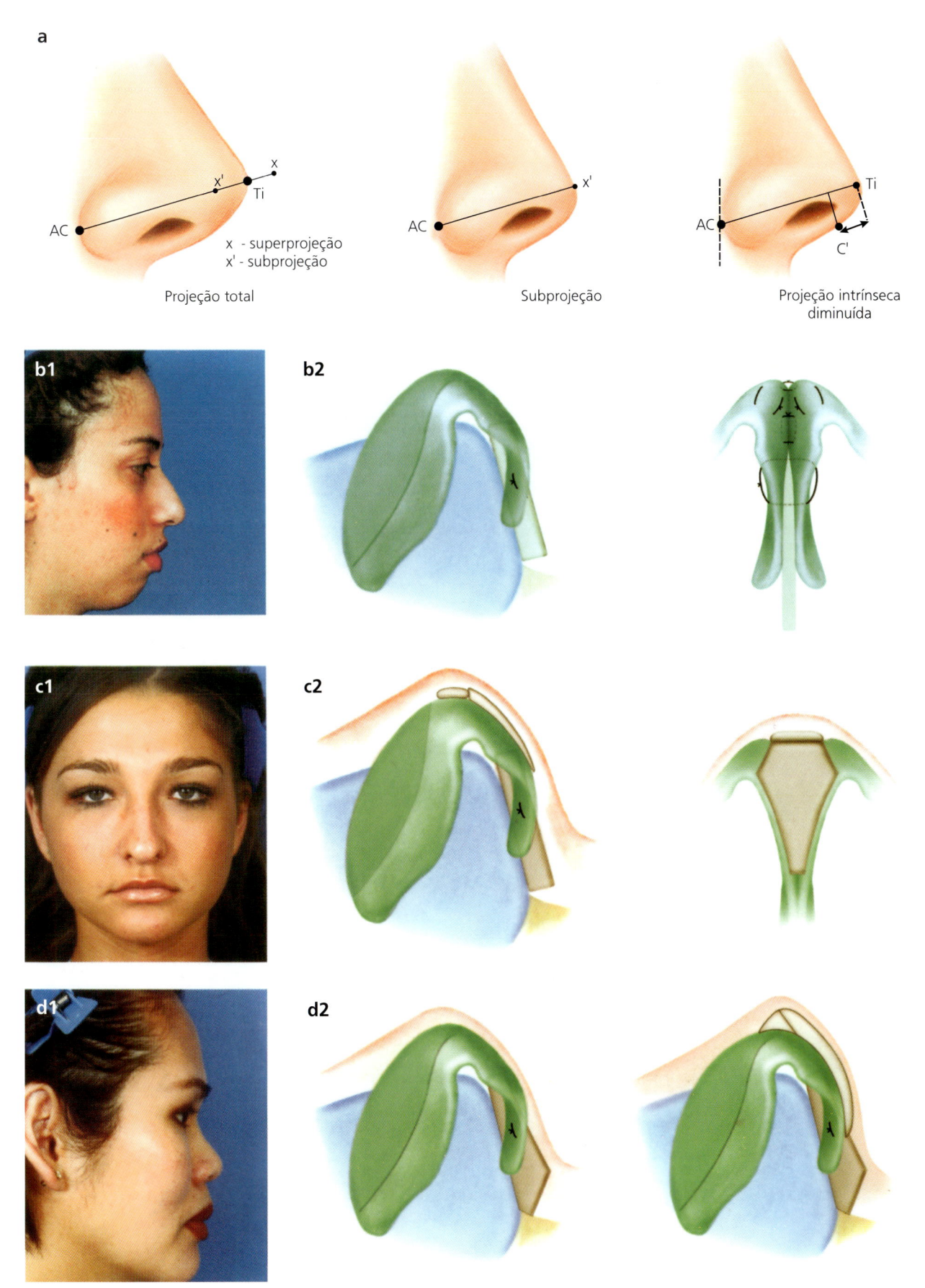

Fig. 8.9 O nariz subprojetado. (**a**) Análise da projeção da ponta, (**b**) Nível 1, (**c**) Nível 2, (**d**) Nível 3.

Estudo de Caso: Ponta Subprojetada

Análise

Uma estudante de 17 anos apresentou-se com uma queixa sucinta – "Eu detesto minha ponta". Considerando que o dorso seria diminuído minimamente, seria necessário acrescentar volume e projeção à ponta (Fig. 8.10). A ponta era larga, rotacionada para baixo, hipoplásica e, intrinsecamente, subprojetada. O *strut* columelar forneceu projeção e evitou inclinação pós-operatoriamente. A redução do dorso foi mínima, e não foram necessários enxertos expansores. A sutura interdomos estreitou a ponta. O enxerto de sobreposição em camada dupla forneceu projeção intrínseca, volume da ponta e definição do domo. A triangulação da ponta é evidente na visualização basilar. O poder dos ERP não deve ser subestimado (Daniel, 2009).

(**Nível 2.0**) Um exemplo clássico de "do jeito que for a ponta, será toda a rinoplastia."

Técnica Cirúrgica

1) Abordagem aberta com análise de cartilagem alar.
2) Redução dorsal (óssea, 0,2 mm, cartilagem; < 1 mm).
3) Remoção do septo e fáscia temporal.
4) Osteotomias baixa à alta. Inserção de enxerto fascial de raiz.
5) Inserção de *strut* da *crus* e suturas de ponta: SC, CD, ID, ED.
6) Enxerto de sobreposição do domo de camada dupla (6 × 3 mm).
7) EECA para baixar os contornos alares.

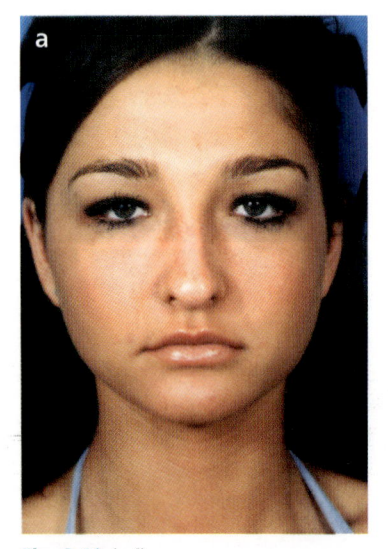

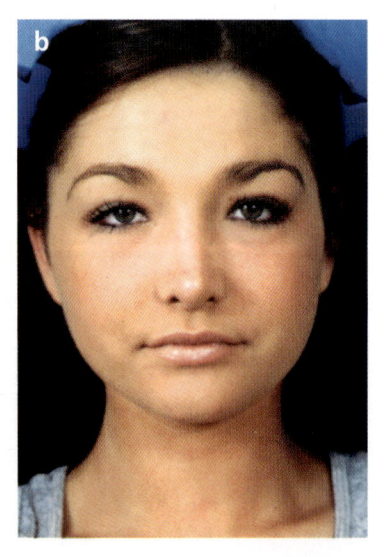

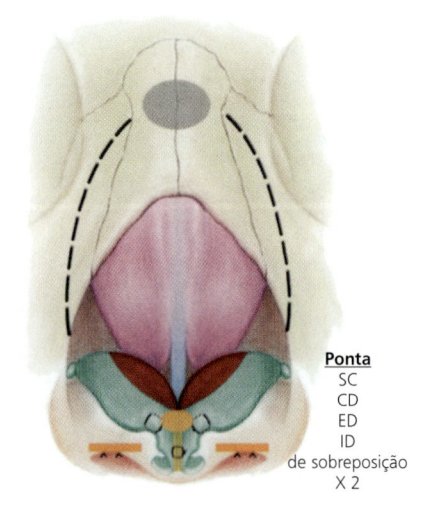

Fig. 8.10 (a-j)

Estudo de Caso: Ponta Subprojetada

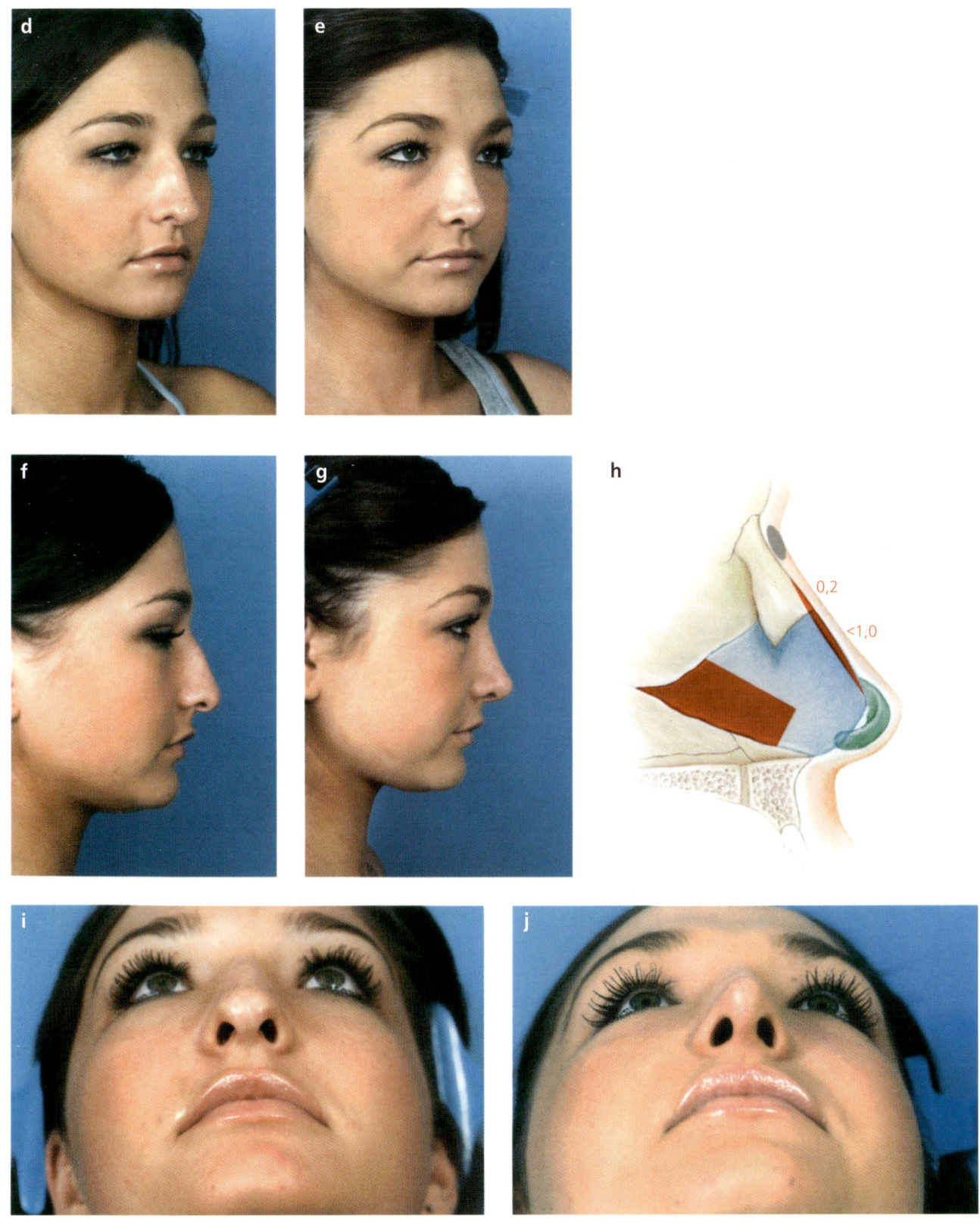

Fig. 8.10 *(Cont.)*

Nariz Comprido Rotacionado para Baixo

Tomada de Decisão. Pontas podem estar rotacionadas para baixo em decorrência de fatores extrínsecos (septo caudal/ENA) e/ou fatores intrínsecos (uma *crus* lateral longa ou uma *crus* mediana longa) (Fig. 8.11). Embora todos reconheçam um nariz longo, pode ser extremamente difícil classificá-lo. A primeira etapa ao analisar o nariz longo é marcar tanto o násio atual (N), quanto o násio ideal (Ni). Os três pontos distais são marcados (T, C', Ponto C refere-se à columela, SN [Subnásio] e medidos. Obviamente, N-T (T refere-se à ponta [TIP]) é extensão dorsal, e o ideal N-Ti (Ti refere-se ao ponto considerado como o ponto da ponta ideal) = 0,67×AMC (Altura máxima da columela). Em geral, N-SN é mais comprido (5-6 mm) do que N-T, enquanto N-C' é cerca de 2 mm mais curto do que N-SN. Sempre que N-C' for mais comprido do que N-SN, então está presente uma columela pendente. O fator-chave é o quanto o lábio superior está "sobrecarregado" pelo nariz, e se o encurtamento do septo caudal irá resultar em um lábio superior muito comprido? Também, avaliação em posições estáticas e sorrindo é necessária, assim como palpação. Clinicamente, eu classifico as pontas rotacionadas para baixo, com base em sua gravidade, em pendente, mergulhante e mais mergulhante.

Nível 1. A maioria dos narizes relativamente longos com pontas rotacionadas para baixo pode ser corrigida pela seguinte sequência: (1) excisão de *crus* lateral cefálica excessiva, (2) ressecção conservadora do septo caudal (3-4 mm) e ocasionalmente da ENA, (3) sutura da ponta, incluindo sutura de posição da ponta para rotação e projeção. Excisão criteriosa (2-3 mm) da borda caudal de cartilagens laterais superiores pode ser considerada.

Nível 2. Quando suturar não é o suficiente, então é acrescentada excisão de segmento da *crus* lateral. Para rotação para cima, um triângulo com base cefálica é removido a aproximadamente 10 mm do domo. A base cefálica é de cerca de 5 mm e estreitada gradativamente até o contorno caudal ou como um triângulo verdadeiro ou 1-4 mm para também baixar a projeção. As bordas são, então, unidas com PDS 5-0. Eu acho que suturas de *crus* lateral para cartilagem lateral superior ou cartilagem septal são muito arriscadas e não são recomendadas.

Nível 3. Em certos casos, uma ponta estruturada aberta é a única solução, incluindo uma excisão de segmento de domo, a qual inclui a deformidade intrínseca da cartilagem alar. As bordas ressecadas são reparadas com PDS 5-0, e, então, um enxerto aberto e estrutural de ponta é acrescentado.

Observação: Uma causa relativamente rara de ponta rotacionada para baixo em casos primários é causada por retrusão do septo caudal inferior/ENA (ver Fig. 8.12). É indicada clinicamente por um ângulo lábio-columelar agudo e uma inclinação columelar para baixo, especialmente em pacientes mais velhos. Exame cuidadoso incluindo palpação é crítico. A correção requer inserção de um grande *strut* columelar para empurrar a columela e o ponto do subnásio (SN). O resultado é a conversão do ângulo lábio-columelar de agudo para suavemente estreitado. Também podem ser acrescentados enxertos de gordura na área do subnásio (SN).

Nariz Comprido Rotacionado para Baixo

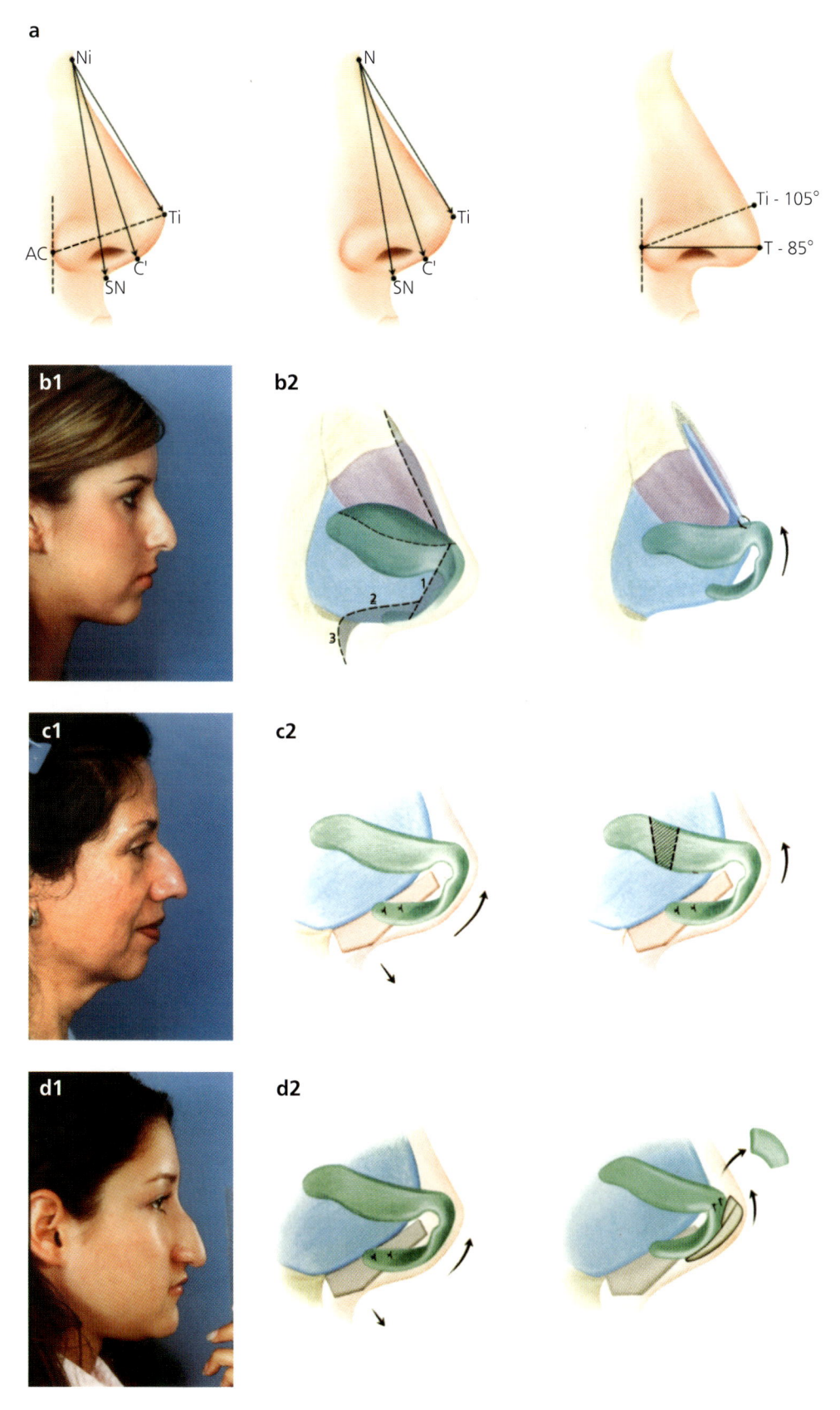

Fig. 8.11 (**a**) Nariz longo rotacionado para baixo, (**b**) Nível 1, (**c**) Nível 2, (**d**) Nível 3.

Estudo de Caso: Nariz com Rotação para Baixo

Análise

Uma mulher de 55 anos de idade buscava melhora em sua aparência, especialmente em seu nariz. Obviamente, o nariz precisaria ser diminuído, mas o desafio real seria a ponta mergulhante no perfil (Fig. 8.12). Essa deformidade é enfatizada pela columela retraída. Devem ser considerados conceitos diferentes de "nariz comprido". O procedimento cirúrgico efetivamente diminuiu o nariz, conforme mensurado em N-T, mas o estendeu em N-SN. O ângulo da ponta foi levantado de 90° para 100°, e o ângulo lábio-columelar foi levantado dos 80° agudos posteriores. Uma abordagem em "gangorra" foi usada – um grande *strut* columelar empurrando o segmento lábio-columelar e uma sutura de posição da ponta rotacionando a ponta para cima. Para reduzir posteriormente os sinais de envelhecimento, foram feitos uma blefaroplastia da pálpebra inferior e implante no queixo.

(**Nível 2.0**) A análise e planejamento cirúrgico são críticos, enquanto a cirurgia de fato foi direta, exceto pelo suporte columelar largo de 7 mm essencial.

Técnica Cirúrgica

1) Um implante médio de queixo e blefaroplastia da pálpebra inferior foram feitos. Foi removida fáscia.
2) Abordagem aberta com reduções das alares para tiras de 6 mm.
3) Redução gradual do dorso (osso:1,5 mm; cartilagem: 7,5 mm).
4) Ressecção septal caudal superior de 1 mm seguida por remoção de septo.
5) Osteotomias baixa à alta seguidas por inserção de enxertos expansores.
6) Inserção de *strut* columelar estruturado, medindo 7 mm no ALC (ângulo lábio-columelar).
7) Sutura de ponta: SC, CD, ED, PP.
8) Inserção de enxerto "bola e avental" na raiz/fáscia do dorso (F).
9) Excisão da cunha alar de 3,5 mm e enxertos de contorno alar para contorno das narinas.

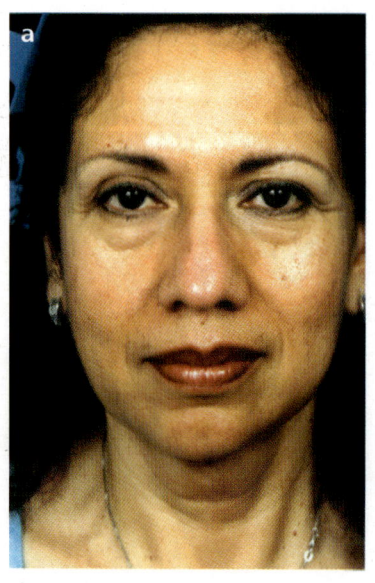

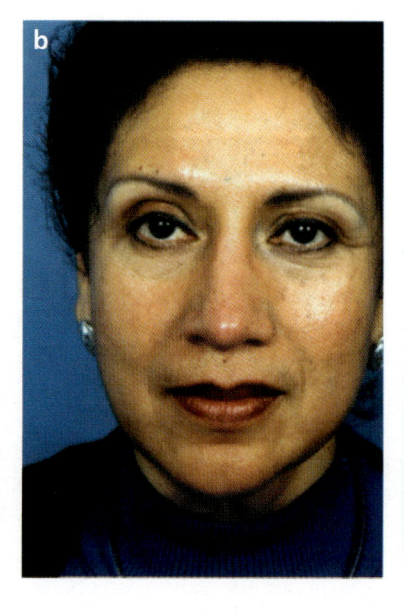

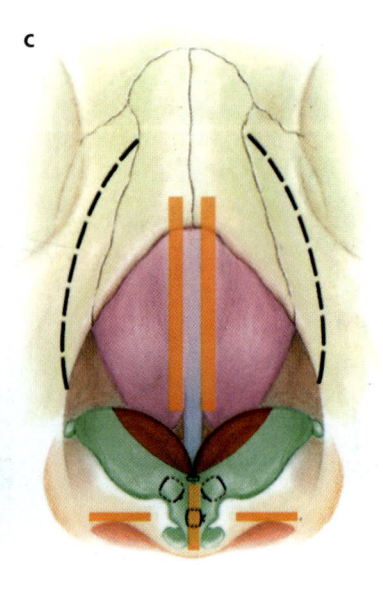

Fig. 8.12 (a-j)

Estudo de Caso: Nariz com Rotação para Baixo

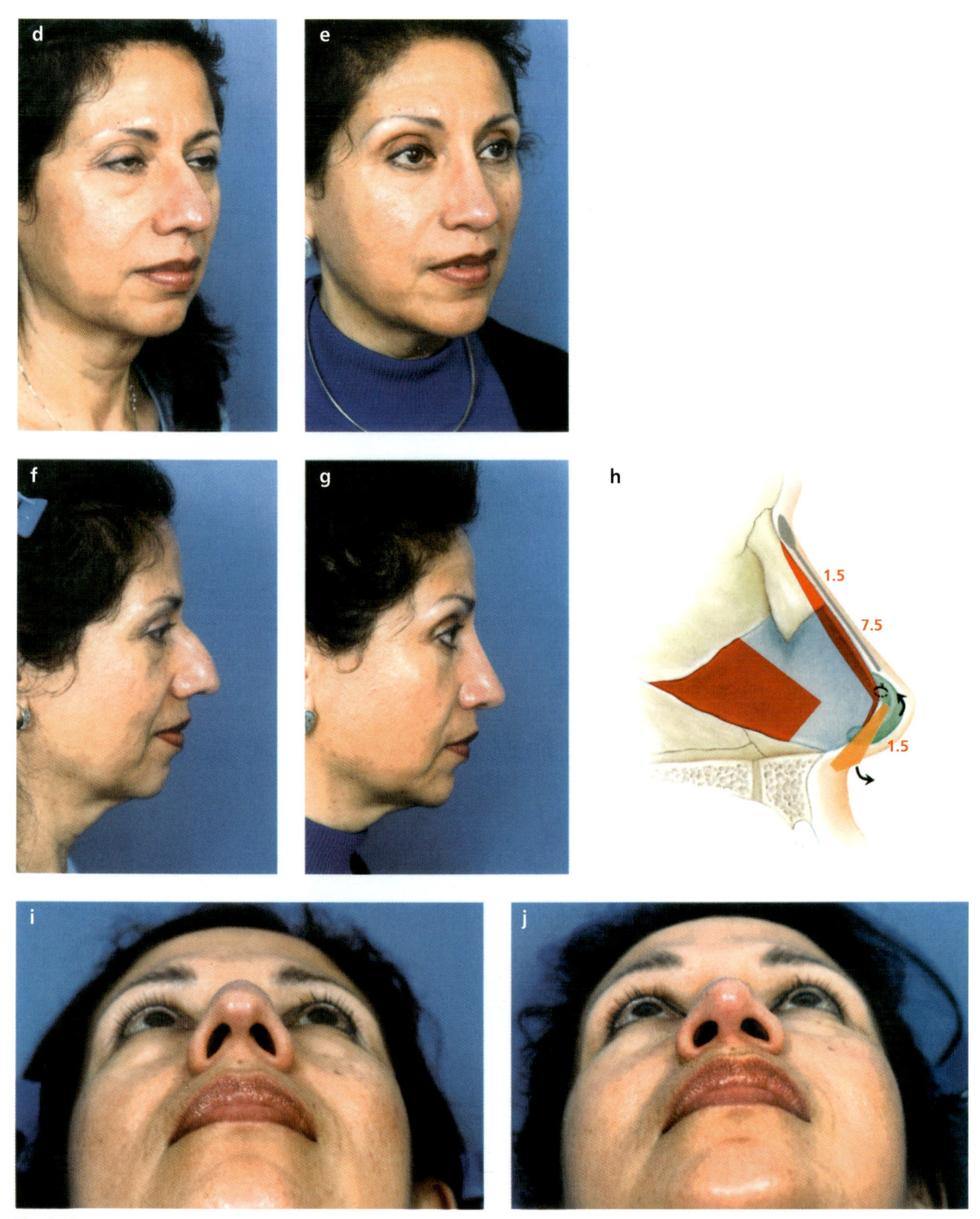

Fig. 8.12 *(Cont.)*

Nariz Curto Rotacionado para Cima

Tomada de Decisão. Essencialmente, qualquer ângulo de ponta maior do que 105° com confirmação da inclinação da columela sinaliza um nariz rotacionado para cima (Fig. 8.13). Na maioria dos narizes curtos com a ponta rotacionada para cima, está presente uma tríade: (1) ângulo da ponta > 110°, (2) dorso proeminente com ângulo nasofacial > 40°, e (3) um segmento lábio-columelar obtuso em razão do septo caudal proeminente. Mais difíceis são os casos, onde o ângulo nasofacial é essencialmente normal, mas a ponta é rotacionada para cima, e a extensão dorsal é curta.

Nível 1. Simplesmente não existe isso de nariz primário curto rotacionado para cima de Nível 1. Todos esses casos são exigentes e requerem inserção sofisticada de enxertos complexos. Para iniciantes, evitar é a melhor opção.

Nível 2. Essas pontas são rotacionadas para cima graças a uma deficiência na extensão septal ou uma deformidade nas cartilagens alares. Extensão dorsal do septo é necessária para "desrotacionar" a ponta. A cartilagem septal é removida por meio de abordagem aberta, usando-se um separador dorsal "de cima para baixo", deixando o septo membranoso intacto. Para a maioria dos cirurgiões, o método mais fácil de estender um nariz é uma combinação de enxertos expansores estendidos e um enxerto columelar com forma de flâmula triangular ". O conceito é estender o dorso cartilaginoso 6-10 mm no ângulo septal anterior. Os enxertos expansores têm 20-30 mm de comprimento e se estendem caudalmente além do ângulo septal anterior por 6-10 mm. O *strut* é colocado entre os expansores estendidos e suturado no local, o que irá forçar o columelar para baixo. Então, a sutura de rotina da ponta no *strut* columelar triangular é feita.

Nível 3. Esses casos são extremamente difíceis, porque o desafio é grande tanto no septo caudal, quanto nas cartilagens alares. Em caucasianos, essa deformidade é rara, mas é com frequência a norma em pacientes asiáticos. Nesses casos, um enxerto septo-columelar maciço (20 × 20 mm) é inserido entre as cartilagens alares e se sobrepõe ao septo caudal. A meta é tanto estender o septo dorsal quanto fornecer um suporte rígido para apoiar as cartilagens alares. É fixado no septo caudal, usando-se agulhas número 25. É importante decidir se a meta é uma "desrotação" pura (nenhuma extensão da columela abaixo do SN/ENA) ou "desrotação" e extensão são requeridas (extensão do suporte além do SN/ENA). Em seguida à inserção, o enxerto é suturado no septo em três pontos, usando PDS 4-0 – dorsal, ângulo septal, e septo caudal. Então o componente dorsal é moldado, permitindo uma projeção de 6-8 mm dos domos acima da linha dorsal. A cartilagem septal removida é frequentemente usada para um enxerto de ponta no infralóbulo, que posteriormente "desrotaciona" a ponta.

Nível 4. Esses casos são reconstrução nasal requerendo enxertos de costela para extensão. Onde os tecidos moles forem flexíveis, é feita, então, uma reconstrução composta. No entanto, quando toda a linha nasal está rigidamente retraída, é necessária, então, uma extensão com fixação de costela encaixe em fenda.

Nariz Curto Rotacionado para Cima 295

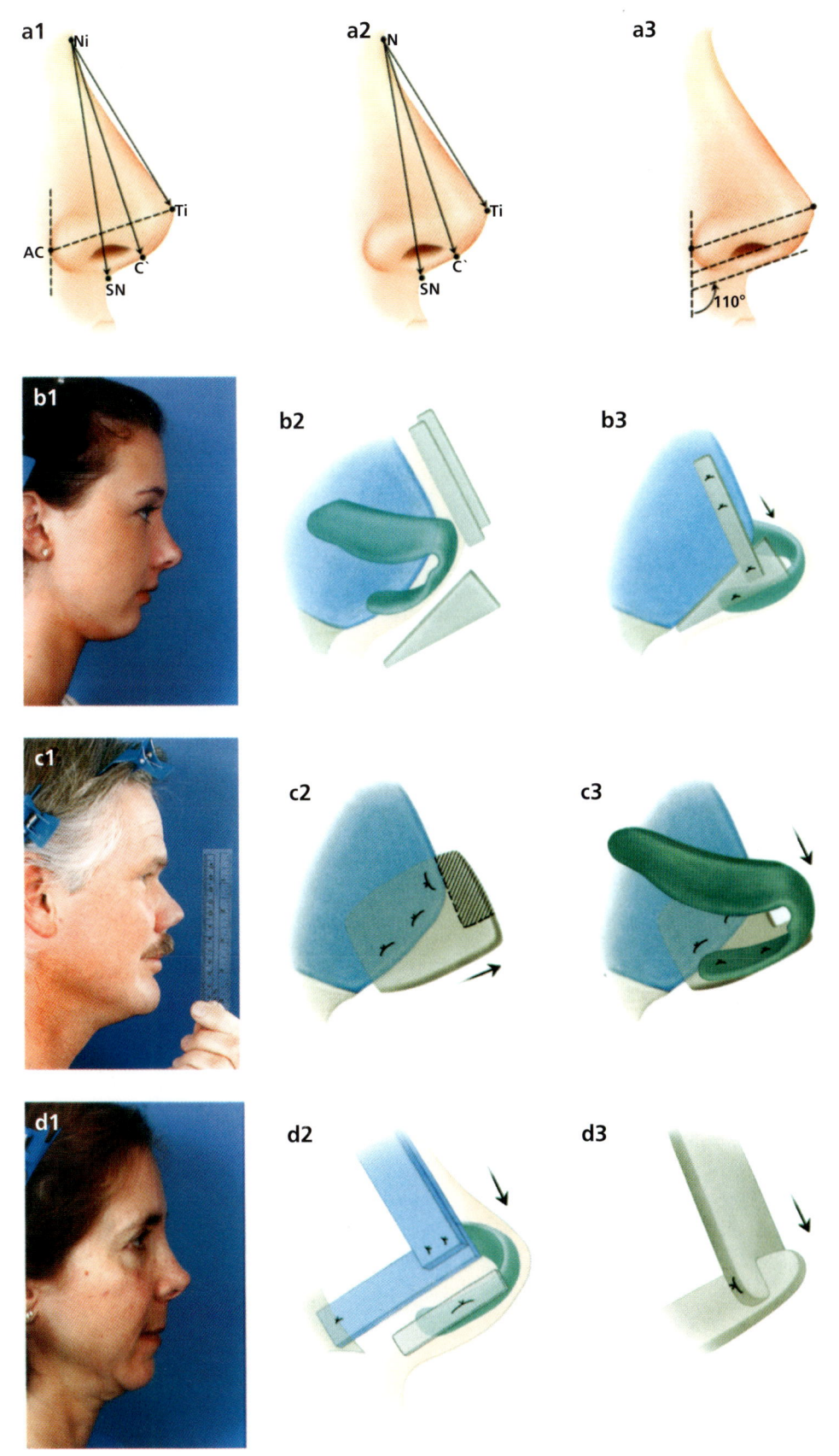

Fig. 8.13 Nariz curto rotacionado para cima. (**a**) Análise, (**b**) Nível 2, (**c**) Nível 3, (**d**) Nível 4.

Estudo de Caso: Nariz Curto Rotacionado para Cima

Análise e Comentário

Um empreiteiro de 1,92 m de altura reclamava que seu nariz era muito virado para cima e todos viam suas narinas (Fig. 8.14). Esse era seu nariz natural, sem trauma anterior. Com base em análise fotográfica, o ângulo da ponta precisava ser diminuído de 115° para 95°, e o dorso estendido de 37 para 45 mm. Um enxerto septo-columelar foi usado para estender o nariz e fornecer um apoio forte para o envelope de tecido mole pesado. Um grande enxerto de raiz/dorsal com cartilagem em cubos embaixo dele elevou a raiz do nariz. Essa abordagem equilibrada resultou em correção desse problema muito difícil.

(**Nível 3.0**) Tudo era difícil e me lembrava um nariz de lábio leporino, onde grandes enxertos septo-columelares são essenciais.

Técnica Cirúrgica

1) Análise da ponta mostrava uma grave encurvamento para dentro de um segmento de domo côncavo. Somente 3 mm da porção cefálica foram removidos.
2) Área da abóbada suavizada (< 0,5 mm), e excisão cartilaginosa mínima (1,5 mm).
3) Inserção de um enxerto septo-columelar de 22 × 15 mm.
4) Acréscimo de um enxerto em flâmula de 25 × 8 mm para extensão dorsal de 15 mm ao longo do plano dorsal.
5) Avanço e sutura para fixação das cartilagens alares no *strut* columelar em flâmula.
6) Grande enxerto raiz/meia extensão dorsal com impulsão por cartilagens em cubos.
7) Excisões combinadas de assoalho da narina/cunha alar.

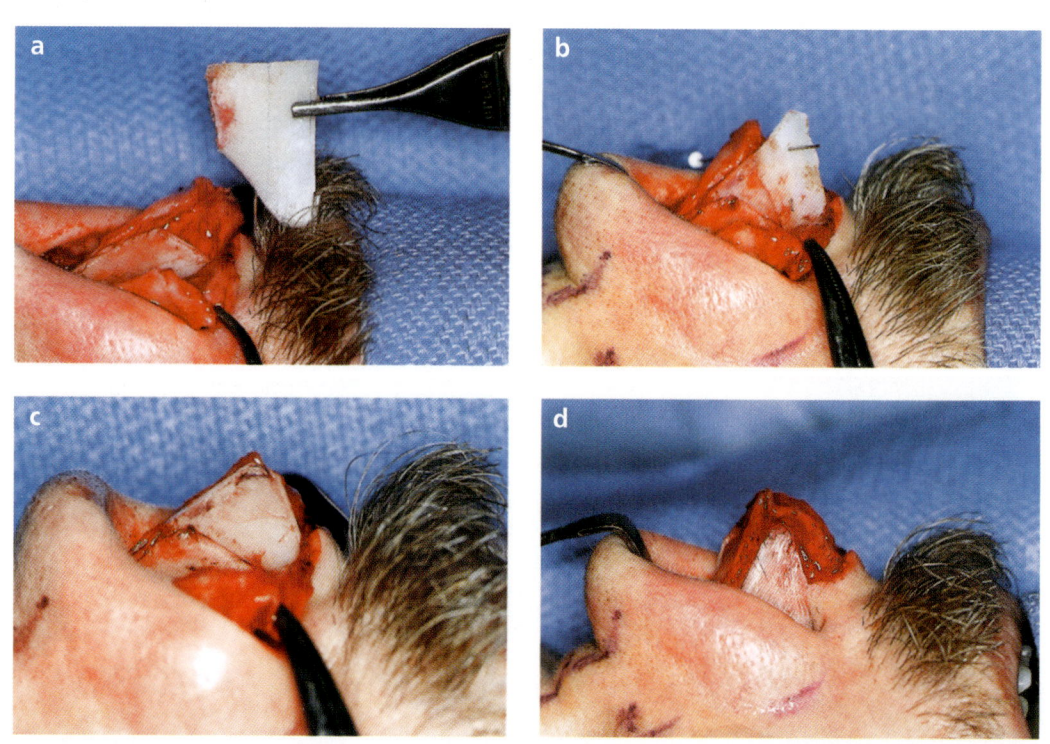

Fig. 8.14 (a-l)

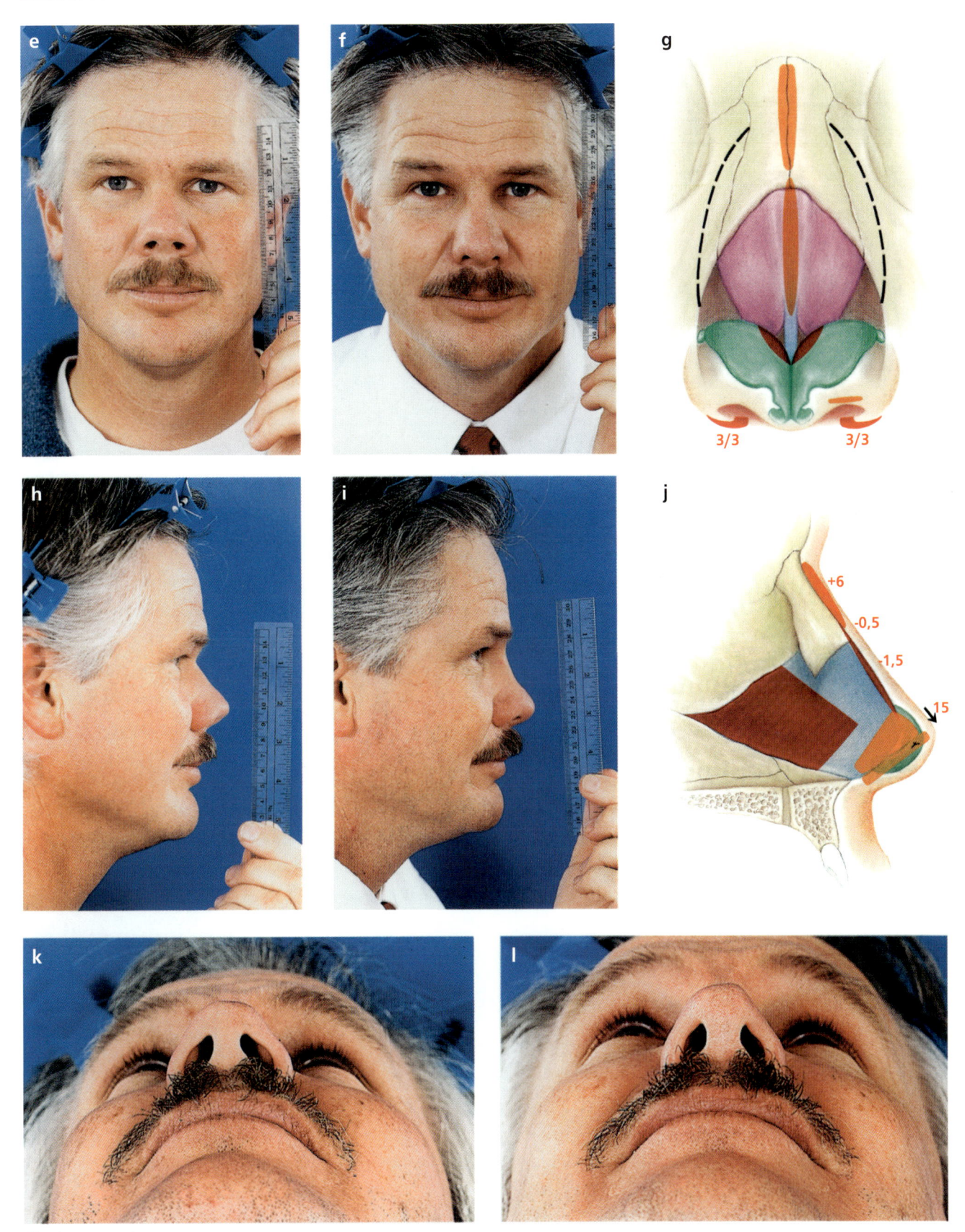

Estudo de Caso: Nariz Curto Rotacionado para Cima

Fig. 8.14 *(Cont.)*

Pontas Largas, em Bola e Bulbosas

Formas de ponta anormais sugerem um grande desafio para o cirurgião de rinoplastia, tanto técnica, quanto analiticamente (Fig. 8.15). Definições precisas são impossíveis, já que a ponta idêntica é considerada por um cirurgião, como bulbosa, enquanto outro a considera quadrada. Essas duas seções irão tentar distinguir essas pontas com base em sua anatomia intrínseca, apoio da válvula externa e tratamento cirúrgico.

Ponta Larga. Essa é mais facilmente distinguida em uma visualização oblíqua, onde o verdadeiro volume da ponta das cartilagens alares é aparente. Anatomicamente, o segmento normal é achatado e continua para uma *crus* lateral convexa larga. Esteticamente, veem-se os pontos definidores da ponta não no domo, mas sim nas convexidades da *crus* lateral. As etapas cirúrgicas críticas dentro da técnica de sutura de ponta são as seguintes: (1) diminuir o volume por excisão cefálica da *crus* lateral, (2) aumentar a definição do domo com suturas de criação de domo e (3) diminuir as convexidades crurais com suturas em colchoeiro das crurais laterais (CCL). Essa abordagem é altamente eficaz e representa uma extensão normal da cirurgia de ponta de Nível 1 para casos de Nível 2.

Ponta em Bola. Isso é mais facilmente diagnosticado na visualização anterior, porque a borda lateral das cartilagens alares dá à ponta uma aparência circular ou de bola. Anatomicamente, os pontos que definem a ponta estão na *crus* lateral próximos à sobreposição com a CLS, e não nos domos. Muitas pontas em bola podem ser suturadas, com CCL sendo eficaz, visto que a *crus* lateral é maleável. Se as alares forem muito rígidas ou superprojetadas, então um enxerto aberto estrutural de ponta com *excisão de segmento de domo* é necessário. Uma vez que o *strut* columelar esteja suturado no lugar, a linha de excisão é marcada 6-7 mm acima do ponto de quebra columelar. Há três possíveis locais para a excisão segmentar: vertical para reduzir projeção, central para reduzir projeção e largura, e lateral para reduzir primariamente a largura. Excisão do segmento do domo elimina a largura da *crus* lateral, enquanto o enxerto aberto estrutural de ponta cria novos pontos definidores de ponta.

Ponta Bulbosa. Essa é evidente em qualquer visualização, porque a ponta bulbosa parece uma "gota", graças, em grande parte, a um envelope de pele espessa muito grande. Não há evidências de qualquer anatomia subjacente ou quaisquer características estéticas de ponta. A primeira etapa é certificar-se de que os pacientes entendem suas limitações anatômicas e aceitam uma melhora limitada. Cirurgicamente, a primeira etapa é afinar o envelope de tecido mole. Incisões infracartilaginosas são feitas, e a pele lobular é elevada no plano subdérmico. Então, o envelope de pele é elevado da incisão transcolumelar. Toda a camada fibroadiposa intermediária é elevada para fora das cartilagens alares. Segundo, um grande *strut* columelar é inserido entre as alares, que é avançada para cima sob tensão e fixado por agulhas número 25. Geralmente, duas suturas de *strut* da *crus* são usadas – uma abaixo e uma acima do ponto de quebra columelar. Os domos e a *crus* lateral são modificados, conforme necessário. Terceiro, um enxerto de ponta de estrutura de extensão total é inserido, geralmente na posição projetada com um enxerto de cobertura como suporte. É feito tudo para criar uma "ponta aparente" através da pele espessa. Com frequência, um dreno 7Fr será inserido para encolher o revestimento de pele ao redor da nova ponta.

Pontas Largas, em Bola e Bulbosas

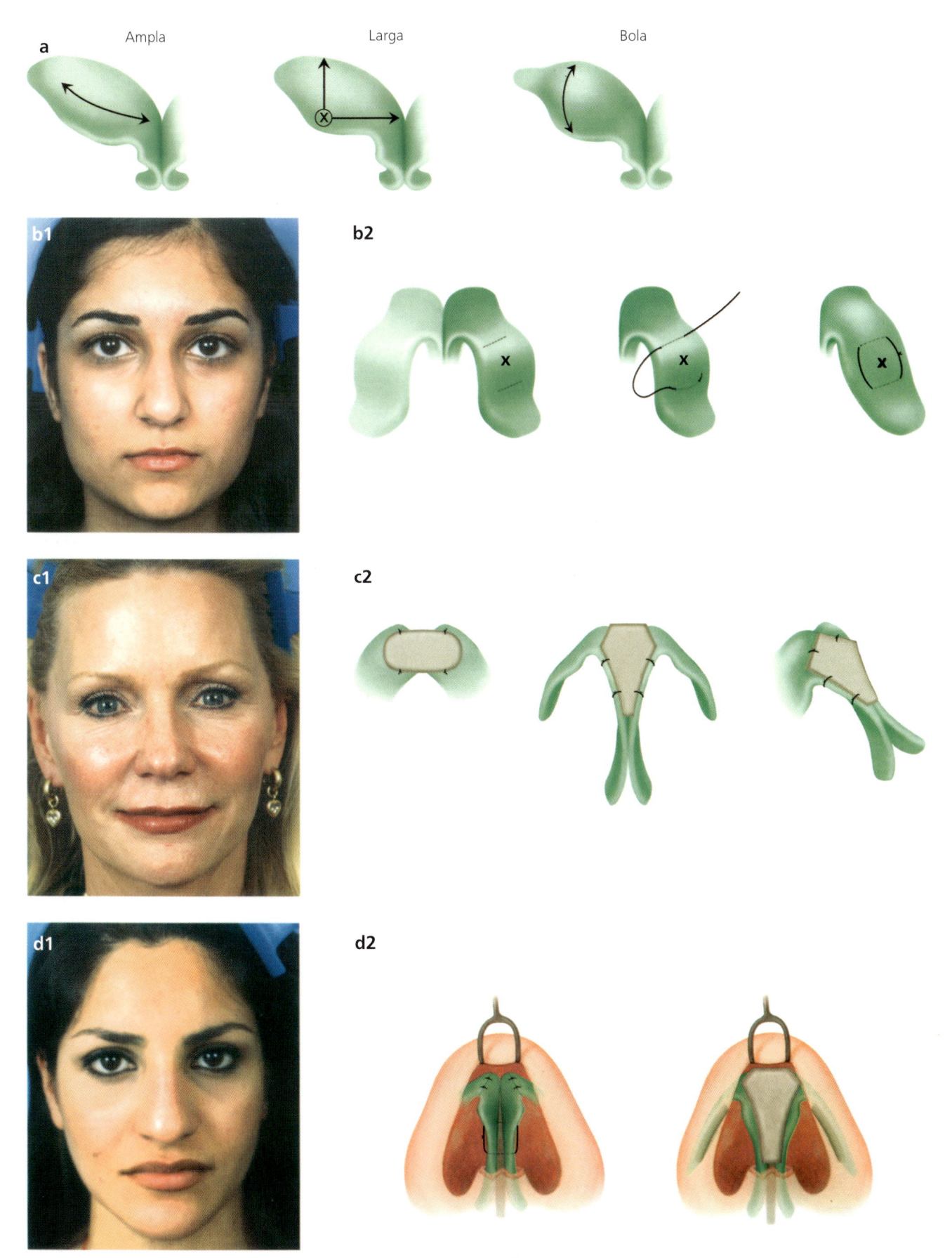

Fig. 8.15 (**a**) Pontas ampla, em bola, bulbosa, (**b**) larga, (**c**) em bola, (**d**) bulbosa.

Estudo de Caso: Ponta em Bola

Análise

Uma executiva solicitou uma rinoplastia estética, que reduziria sua ponta em bola (Fig. 8.16). Ela não tinha queixas respiratórias. Suas cartilagens alares eram bastante rígidas, enquanto suas paredes laterais alares eram bastante fracas. Quando solicitada a respirar profundamente pelo nariz, suas válvulas externas entraram em colapso. As cartilagens alares eram maciças, e não importava quanta sutura pudesse ser feita, a ponta ainda pareceria com uma "bola". Excisões diretas removeram os domos deformados e estreitaram a ponta significativamente. O enxerto ocultador para ponta cobriu o reparo com sutura e evitou mostrar qualquer borda evidente. Os enxertos de *strut* de *crus* lateral foram suturados na borda caudal da *crus* lateral e, então, ao longo do contorno verdadeiro para evitar colapso da válvula externa. Um ano após a cirurgia, a paciente respira bem sem colapso das narinas, mas a vermelhidão vascular em sua columela permanece igual ao *status* pré-operatório.

(**Nível 3.0**) Excisão de domo e enxertos de suporte da *crus* lateral concomitantes são manobras técnicas exigentes. Um verdadeiro caso de forma e função.

Técnica Cirúrgica

1) Abordagem aberta e exposição do septo.
2) Redução dorsal (osso: suave; cartilagem, 2 mm), septo caudal, 2,5 mm.
3) Remoção do corpo septal.
4) Osteotomias baixa à alta e enxertos expansores.
5) *Strut* columelar, criação de tiras de alar de 6 mm.
6) Excisão de segmento de domo 6 mm acima do ponto de quebra columelar (D, 4,5 mm; E, 1,6 mm). Reparo de excisões com PDS 5-0 (ver Fig. 8.17c para intraoperatório).
7) Enxerto ocultador em forma de diamante para ponta de cartilagem alar removida.
8) Enxertos de *strut* de *crus* lateral (T 3) suturados em incisões nos contornos marginais.

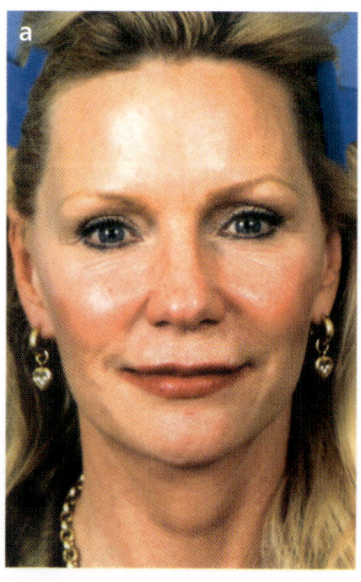

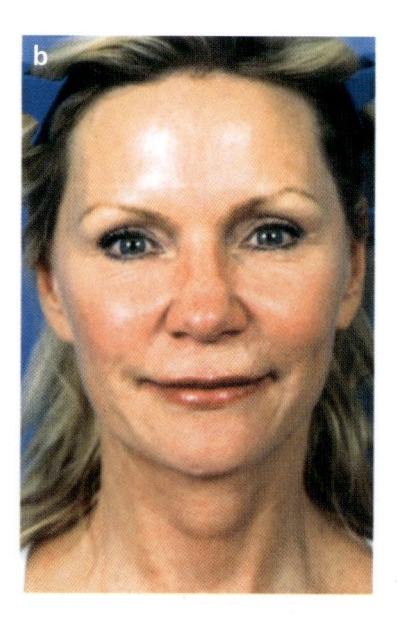

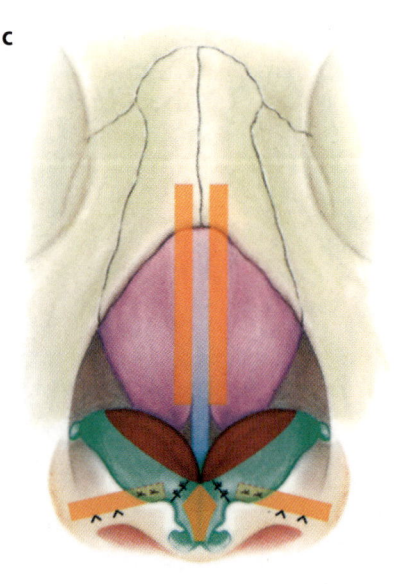

Fig. 8.16 (a-j)

Estudo de Caso: Ponta em Bola 301

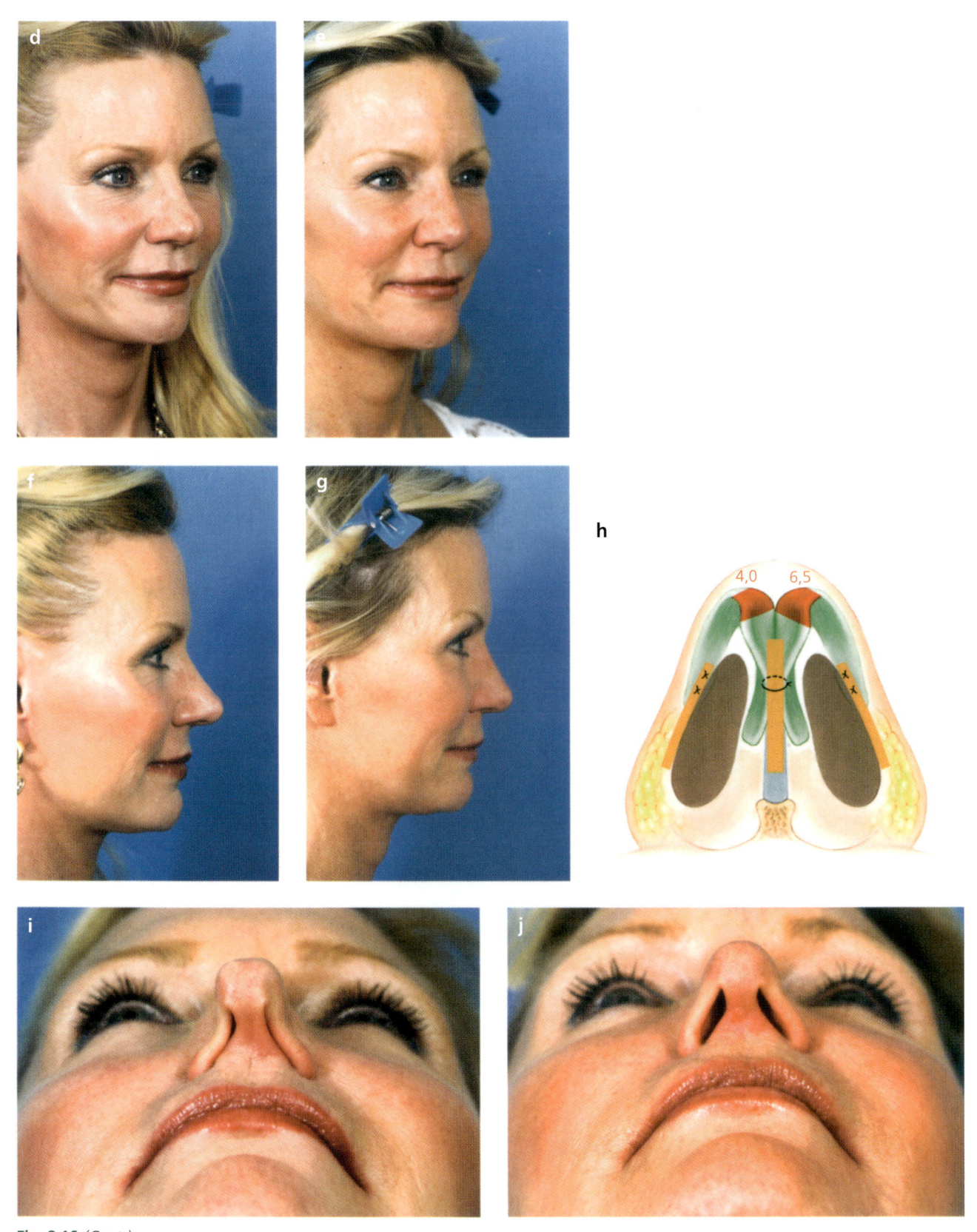

Fig. 8.16 *(Cont.)*

Ponta Quadrada e Mau Posicionamento Alar

Essas pontas são caracterizadas por uma falta de suporte para a válvula externa graças em grande parte, a um deslocamento cefálico da *crus* lateral para fora do contorno da narina (Fig. 8.17). Enxertos de cartilagem são essenciais para fornecer suporte ao contorno da narina.

Ponta Quadrada. Isso é mais facilmente diagnosticado na visualização basilar, onde o perímetro basilar é quadrado, e o contorno da narina é côncavo em vez de reto ou convexo. As cartilagens alares podem ser altamente variáveis, variando de alares pequenas inclinadas a alares rígidas largas que necessitam ser removidas. Uma vez que a cirurgia de ponta esteja finalizada, enxertos de cartilagem são usados para dar suporte ao contorno da narina. Embora enxertos de contorno alar sejam mais simples, esses casos com mais frequência requerem enxertos de suporte de contorno alar. Esses enxertos são idealmente feitos de cartilagem septal e medem 14 × 3 mm com uma extremidade cefálica estreitada gradativamente. Em decorrência da grave fraqueza das válvulas externas, eu com frequência faço uma incisão verdadeira de contorno 2 mm atrás do contorno da narina. A pele cefálica é dissecada, mas o contorno da narina nunca é descolado. A dissecção continua lateralmente para dentro da base alar. A extremidade espessa do enxerto é inserida na bolsa da base alar, e, então, o enxerto é suturado em dois pontos ao longo do contorno alar. Uma verificação final é feita na extremidade cefálica do enxerto de suporte de contorno alar para garantir que não esteja se sobrepondo às cartilagens alares. Serão usadas talas de narina à noite por 1-2 semanas para manter a forma desejada.

Mau Posicionamento Alar (MPA). Esses casos representam uma tríade de problemas anatômicos e estéticos: uma deformidade de ponta em parênteses, narinas grandes de forma anormal, e válvulas externas que podem sofrer colapso. Definir mau posicionamento alar é difícil, e muitos cirurgiões simplesmente dizem que "reconhecem ao ver". O problema é que em pacientes com pele grossa, o MPA pode se apresentar sem qualquer estigma visível. Sheen definiu MPA como "qualquer deslocamento da *crus* lateral do alinhamento paralelo normal com os contornos das narinas... com mais frequência a borda caudal da *crus* lateral é paralela ao contorno alar por metade da extensão da narina". Em uma série de 50 rinoplastias primárias, eu medi a distância da *crus* lateral a partir do ponto médio da narina e descobri que 7 mm pareciam ser a distância crítica. Com frequência, essa simples mensuração é tudo o que é necessário para sugerir um diagnóstico de MPA.

Em casos graves, tratamento cirúrgico requer transposição alar mais enxertos de suporte de *crus* lateral. Em várias ocasiões, eu suturei um MPA no local e não descobri mudanças na deformidade estética, uma vez que a pele foi recolocada. Elevar as alares para fora da mucosa subjacente é crítico para realizar uma mudança permanente na deformidade da ponta. A seguinte sequência cirúrgica de ponta é recomendada: (1) reduzir a *crus* lateral para tiras de 6 mm de largura, (2) elevar a *crus* lateral para fora da mucosa subjacente, (3) inserir e suturar o *strut* columelar, (4) refinamento de ponta ou com suturas de ponta ou com um enxerto de ponta estruturado, dependendo do grau de superprojeção, (5) aposição dos enxertos de *struts* crurais laterais, (6) fechamento temporário da pele, (7) excisões da base alar, conforme indicado, (8) colocação definitiva dos enxertos de *strut* de *crus* lateral geralmente ao longo do contorno (Tipo 3), e (9) fechamento e inserção de talas curtas temporárias nos contornos das narinas. A paciente irá usar talas nos contornos das narinas por 2-3 semanas à noite associado ao curativo com *steri-strips*. Superprojeção de ponta é bastante real, e excisão de domo mais um enxerto de ponta estruturado podem ser necessários. Em pacientes com pele fina, um "revestimento de fáscia" será usado para cobrir toda a ponta. Nunca se deve subestimar a dificuldade desses casos.

Ponta Quadrada e Mau Posicionamento Alar

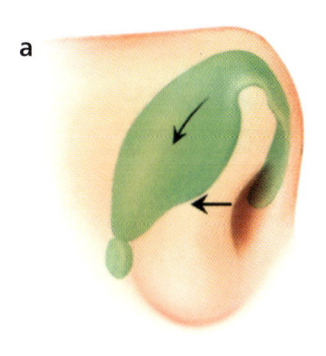

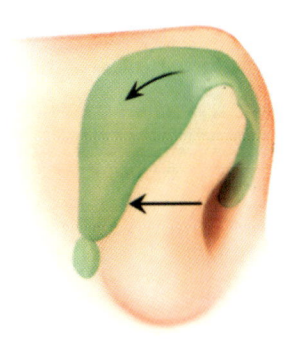

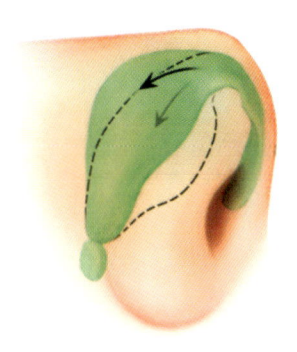

Fig. 8.17 (**a**) Anatomia normal. Mau posicionamento alar e sobreposição.

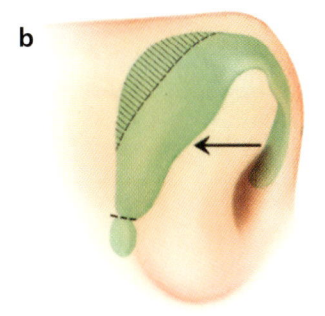

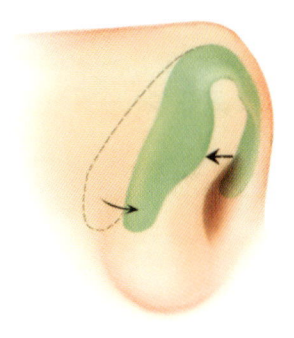

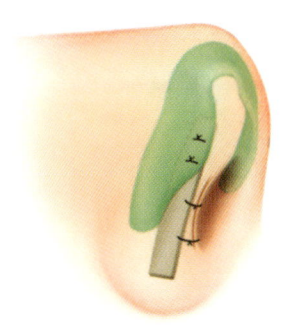

Fig. 8.17 (**b**) Tratamento de mau posicionamento alar, usando transposição alar mais EECA T3.

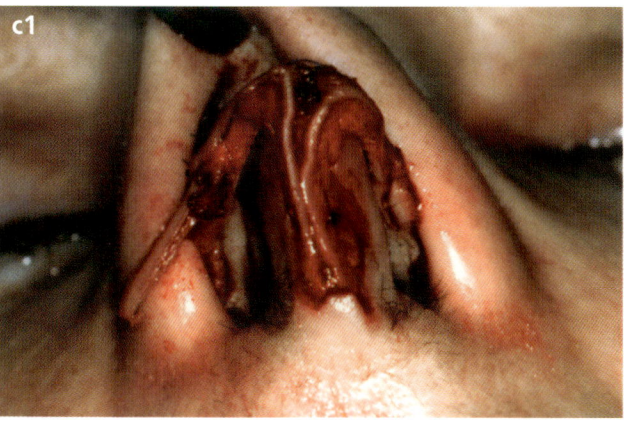

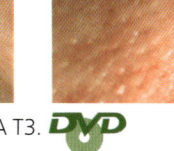

Fig. 8.17 (**c**) Fotos intraoperatórias de transposição alar mais EECA T3.

Estudo de Caso: Mau Posicionamento Alar

Análise

Uma mulher de 31 anos de idade se apresentou com uma muito incomum e grave tríade de deformidades nasais (Fig. 8.18). A ponta era superprojetada com uma configuração quadrada e mau posicionamento alar. Para complicar ainda mais o desafio, havia sua significativa síndrome de face longa. Obviamente, ela deveria ter uma fratura LeForte II e avanço mandibular, mas ela não estava interessada. Ela concordou com um grande implante no queixo. A visualização basilar desse paciente confirmou a gravidade da deformidade quadrada e a fraqueza do contorno da narina. Visto que foram planejados transposição alar e enxertos de suporte *crus* lateral, a abordagem aberta normal foi alterada. Incisões verdadeiras de contorno foram feitas, em vez das incisões infracartilaginosas convencionais. Dissecção da *crus* lateral permitiu que a ponta fosse mudada fundamentalmente. Essa é uma cirurgia de ponta bastante agressiva para uma deformidade de ponta muito grave, que produziu uma mudança profunda na forma da narina.

(**Nível 3.0**) Talvez a ponta primária mais difícil imaginável – consistindo em deformidade estética, superprojeção, mau posicionamento alar e colapso da válvula externa.

Técnica Cirúrgica

1) Confirmação de mau posicionamento alar pré-operatória (10/19).
2) Exposição aberta, usando incisões verdadeiras de contorno em vez de incisões infracartilaginosas.
3) Redução dorsal (osso: 1 mm, cartilagem: 5 mm). Nenhuma excisão septal caudal ou na espinha nasal anterior.
4) Remoção septal. Osteotomias baixa à alta.
5) Criação de tiras de alar de 6 mm de largura. Liberação e transposição da *crus* lateral.
6) Inserção de suporte *crus*. Excisão de domo para baixar projeção 5 mm. Reparo da excisão.
7) Enxerto aberto estrutural de ponta de cartilagem septal.
8) Sutura do enxerto *crus* lateral na *crus* lateral.
9) Fratura para fora dos cornetos nasais.

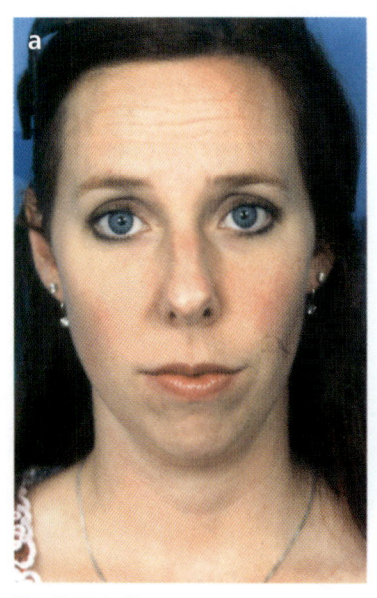

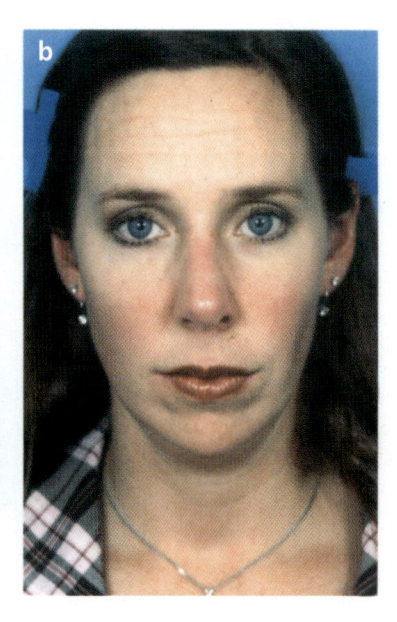

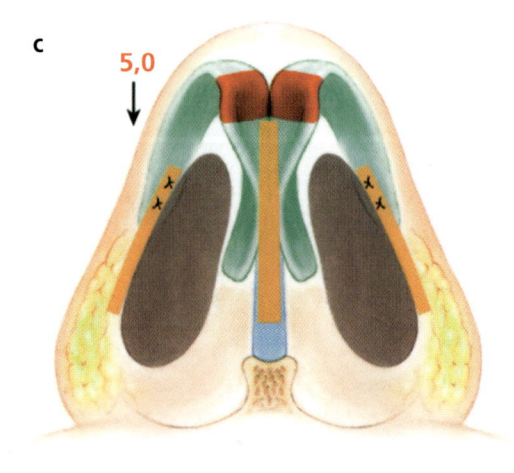

Fig. 8.18 (a-j)

Estudo de Caso: Mau Posicionamento Alar

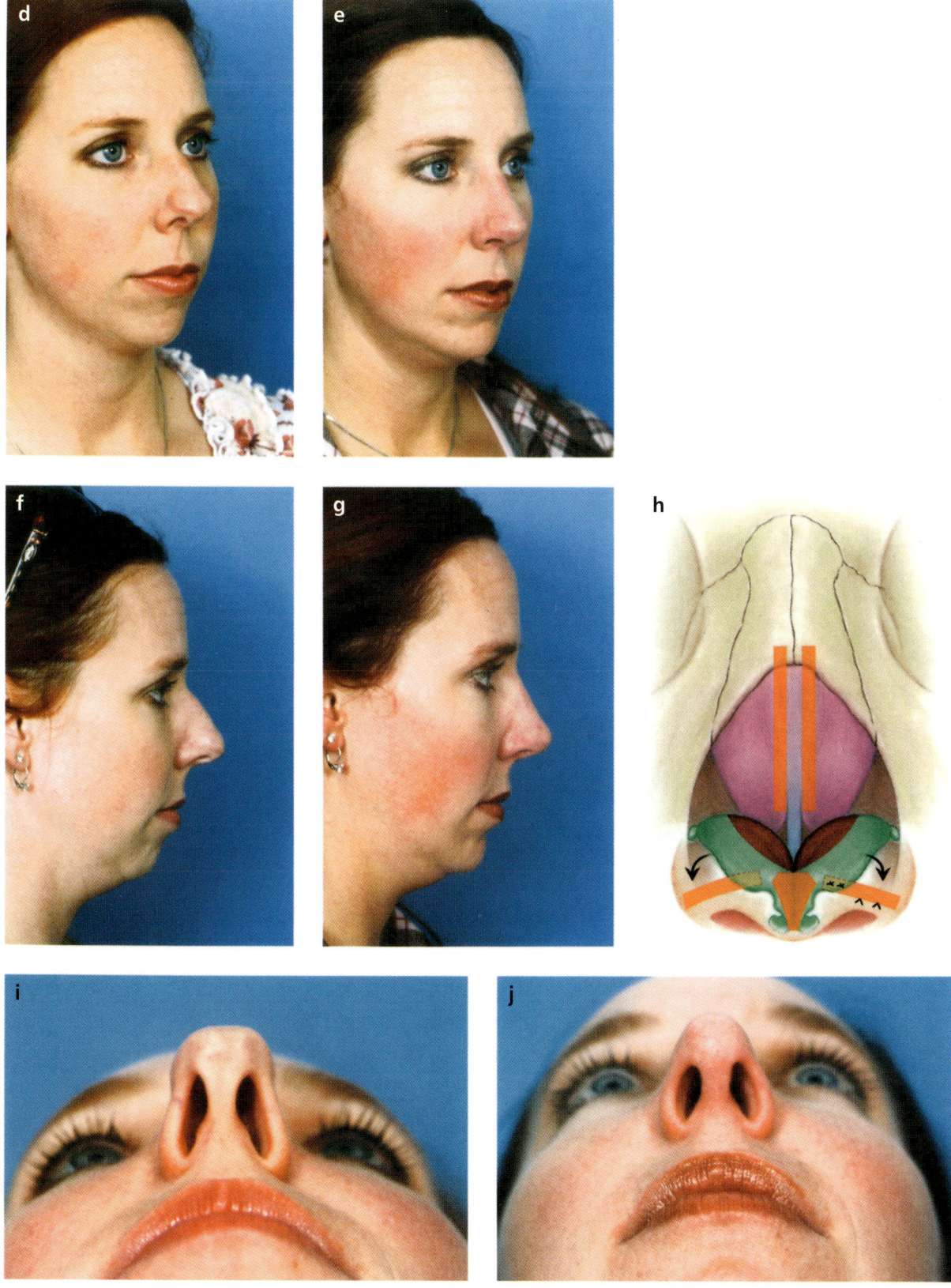

Fig. 8.18 *(Cont.)*

Lista de Leitura

Byrd HS, Hobar PC. Rhinoplasty: a practical guide for surgical planning. Plast Reconstr Surg 91: 642, 1993

Byrd HS, Andochick S, Copit S, Walton KG. Septal extension grafts: a method of controlling tip projection shape. Plast Reconstr Surg 100: 999, 1997

Cole P. Nasal and oral airflow resistors. Arch Otolaryngol Head Neck Surg 1: 18, 1992

Constantian M. The boxy nasal tip, the ball tip, and alar cartilage malposition: variations on a theme - a study in 200 consecutive primary and secondary rhinoplasty patients. Plast Reconstr Surg 116: 268, 2005

Constantian MB. Functional effects of alar cartilage malposition. Ann Plast Surg 30: 487, 1993a

Constantian MB. Experience with a three-point method for rhinoplasty. Ann Plast Surg 30: 1, 1993b

Constantinides M, Adamson PA, Cole P. The long-term effects of open cosmetic septorhinoplasty on nasal air flow. Arch Otolaryngol Head Neck 122: 41, 1996

Daniel RK. Rhinoplasty: Creating an aesthetic tip. Plast Reconstr Surg 80: 775, 1987

Daniel RK. Anatomy and aesthetics of the nasal tip. Plast Reconstr Surg 89: 216, 1992

Daniel RK. Analysis and the nasal tip. In: Daniel RK (ed) Aesthetic Plastic Surgery: Rhino- plasty. Boston, MA: Little, Brown, 1993

Daniel RK. Rhinoplasty: nostril/tip disproportion. Plast Reconstr Surg 107: 1874, 2001

Foda HM. Management of the droop tip: a comparison of three alar cartilage - modifying techniques. Plast Reconstr Surg. 112: 1408, 2003

Gorney M. Patient selection rhinoplasty: practical guidelines. In: Daniel RK (ed) Aesthetic Plastic Surgery: Rhinoplasty. Boston, MA: Little, Brown, 1993

Gunter JP, Rohrich RJ. Lengthening the aesthetically short nose. Plast Reconstr Surg 83: 794, 1989

Gruber RP, Friedman GD. Suture algorithm for the broad or bulbous nose. Plast Reconstr Surg 110: 1752, 2002

Guyuron B. Precision rhinoplasty. Part 1: The role of life-size photographs and soft tissue cephalometric analysis. Plast Reconstr Surg 81: 489, 1988

Johnson CM, Toriumi DM. Open Structure Rhinoplasty. Philadelphia, PA: W.B. Saunders, 1990

Peck GC. Techniques in Aesthetic Rhinoplasty, 2nd ed. Philadelphia, PA: JB Lippincott, 1990

Rees TD, La Trenta OS. Aesthetic Plastic Surgery, 2nd ed. Philadelphia, PA: W.B. Saunders, 1994

Rorhrich RJ, Adams WP Jr. The boxy nasal tip: classification and management based on alar cartilage suturing techniques. Plast Reconstr Surg 107: 1849, 2001

Sheen JH. Spreader graft revisited. Perspect Plast Surg 3: 155, 1989

Sheen JH, Sheen AP. Aesthetic Rhinoplasty, 2nd ed. St. Louis, MO: Mosby, 1987

Tardy ME. Rhinoplasty: The Art and the Science. Philadelphia, PA: W.B. Saunders, 1997

Tebbetts JB. Shaping and positioning the nasal tip without structural disruption: a new sys-tematic approach. Plast Reconstr Surg 94: 61, 1994

Toriumi DM. Structural approach to primary rhinoplasty. Aesthetic Surg J 22: 72, 2002

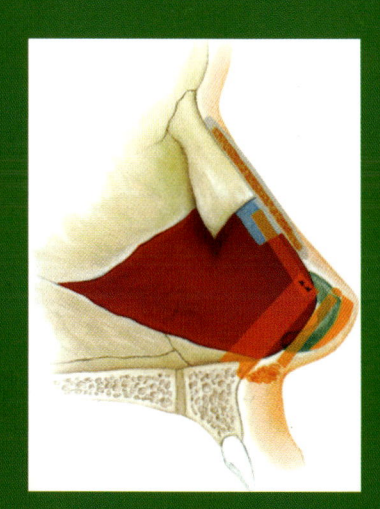

Rinoplastia Primária Avançada 9

Introdução

O que constitui uma rinoplastia difícil? Tradicionalmente, a resposta é qualquer rinoplastia que você esteja fazendo no momento, ou qualquer cirurgia que pressione você além de sua zona de conforto. Objetivamente, eu acho que as grandes diferenças entre casos de Níveis 2 e 3 são as seguintes: (1) gravidade da deformidade, (2) complexidade da técnica cirúrgica e (3) necessidade de flexibilidade intraoperatória. Essencialmente, esses casos exigem que alguma coisa seja feita em todas as partes do nariz. Deve-se modificar e integrar todo o nariz em vez de simplesmente baixar o perfil ou refinar a ponta. O plano cirúrgico é com frequência complexo, consistindo em um número infinito de enxertos, técnicas não realizadas frequentemente e projeto assimétrico. Descobertas intraoperatórias podem requerer que se façam grandes mudanças no plano original. Como se progride de casos de Nível 2 para casos de Nível 3? Para muitos cirurgiões, é o desafio das rinoplastias étnicas, que podem ter um espectro de deformidades, que variam do Nível 2 para o Nível 3. Também, ocasionalmente iremos perceber intraoperatoriamente que os problemas são maiores do que antecipamos, aumentando, assim, o grau de Nível 2 para Nível 3. Quando começamos a prática 33% de suas consultas de rinoplastia podem parecer casos de Nível 3. Conforme você adquire experiência, e sua zona de conforto se expande, a porcentagem de casos de Nível 3 irá diminuir. Por fim, você irá apreciar o desafio e as exigências técnicas desses casos.

Nariz e Ponta Assimétricos

Em contraste com casos pós-traumáticos, o nariz assimétrico é com frequência de origem no desenvolvimento e, portanto, as partes dos componentes são anatomicamente diferentes (Fig. 9.1). Essas observações devem ser destacadas para o paciente pré-operatoriamente usando um espelho e enfatizando que somente uma "melhora limitada" é realista. Igualmente, um exame interno cuidadoso deve ser feito, considerando que desvio de septo e colapso da válvula interna são frequentes.

Localizado. Embora discrepâncias leves possam estar presentes nas bases óssea e alar, a assimetria mais óbvia é geralmente na linha dorsal e ponta. A dessemelhança pode começar nos "encontros" das junções do contorno osteocartilaginoso, ser acentuadas ao longo do dorso, compostas por um contraste concavidade/convexidade das duas cartilagens laterais superiores e, posteriormente, destacadas pela justaposição de uma cartilagem lateral superior côncava e uma *crus* lateral convexa. Para deformidades menores e moderadas, enxertos expansores assimétricos são normalmente uma solução criteriosa com a usual redução dorsal e ressecção de *crus* lateral cefálica.

Generalizada. Aproximadamente 25% de meus pacientes de rinoplastia cosmética têm algum grau de Nariz Com Desvio de Desenvolvimento Assimétrico (NDDA). Eu cunhei esse termo para distinguir desvios de desenvolvimento de desvios pós-traumáticos. Nesses casos, não há histórico de trauma nasal significativo. Quase todo o rosto e o nariz têm diferenças significativas: geralmente um lado vertical e angular do nariz, enquanto o rosto tem um lado mais forte/mais largo *versus* um lado mais fraco/mais comprido. A combinação mais comum é uma metade nasal mais larga angular no lado facial curto largo e uma metade nasal estreita vertical no lado facial estreito comprido. Se essas discrepâncias forem destacadas pré-operatoriamente com o paciente segurando um espelho, haverá muito menos queixas pós-operatoriamente.

Em relação ao nariz assimétrico, qualquer desvio septal subjacente é corrigido primeiro. Etapas cirúrgicas individuais são modificadas para ajustar as assimetrias: (1) diferenças quantitativas na ressecção, (2) etapas laterais e (3) procedimentos opostos. Por exemplo, uma diferença quantitativa seria uma ressecção de base alar combinada em que uma ressecção de 2,5 mm foi feita em um lado e 3,5 mm no outro. Uma manobra unilateral seria um enxerto sobreposto sobre a cartilagem lateral superior no lado côncavo com nada feito contralateralmente. Um procedimento oposto raramente é realizado, mas um exemplo seria uma fratura para fora no lado côncavo e uma fratura para dentro no lado convexo.

Grandes assimetrias de ponta são muito difíceis e devem ser iniciadas com a inserção de suporte de *crus* para cima. Novamente, suturas seguidas por enxertos ocultadores na ponta são a primeira escolha. Com frequência, enxertos de suporte de *crus* lateral serão colocados abaixo da *crus* lateral côncava ou distorcida. Na pior hipótese, é necessário remover os domos e inserir um enxerto de ponta de estrutura aberta.

Nariz e Ponta Assimétricos

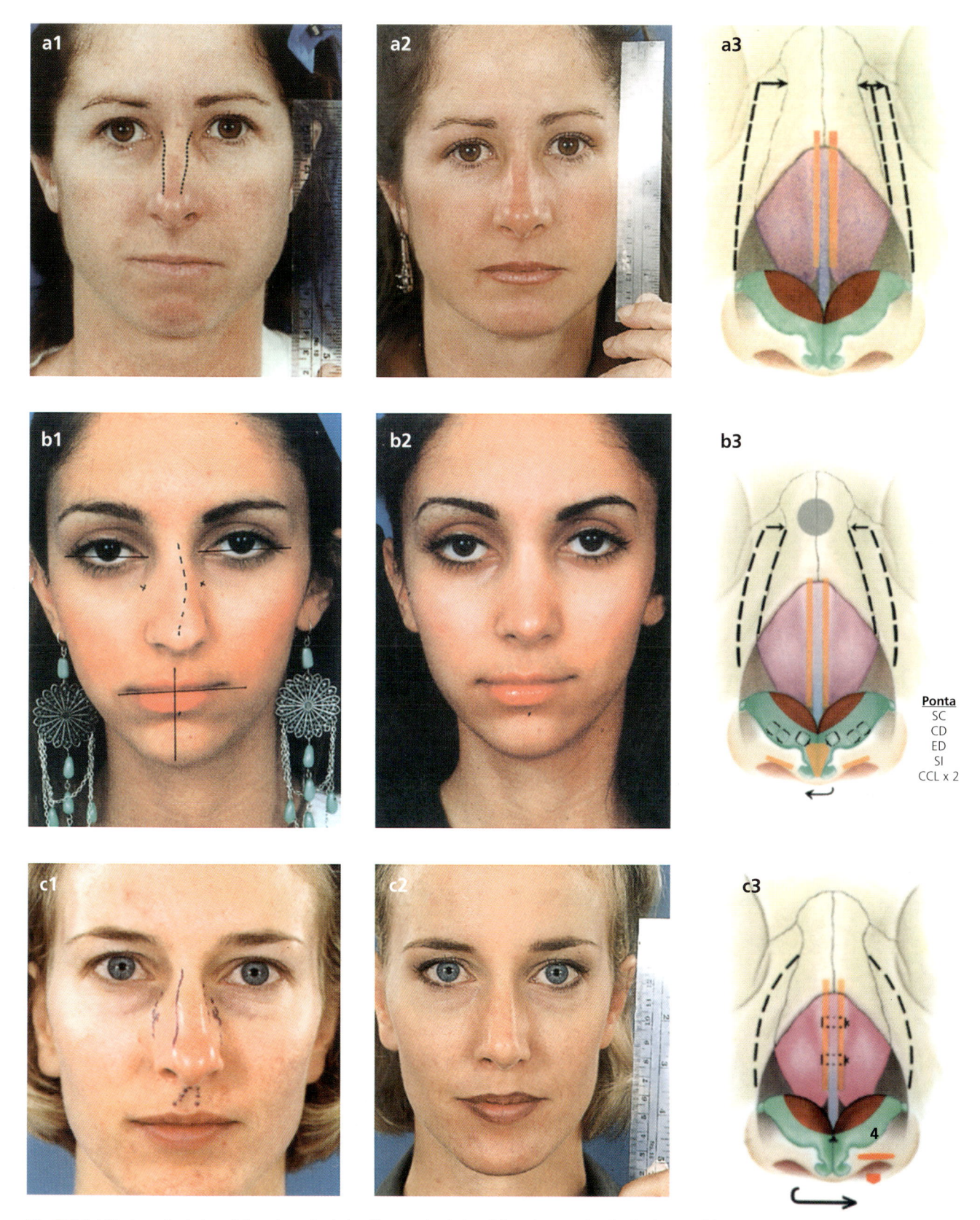

Fig. 9.1 (**a**) Nariz assimétrico, (**b**) nariz assimétrico/face assimétrica, (**c**) nariz com desvio de desenvolvimento assimétrico (NDDA).

Estudo de Caso: Nariz Assimétrico com Desvio

Análise

Uma mulher de 28 anos solicitou correção de seu nariz desviado e obstrução nasal. Não havia trauma anterior (Fig. 9.2). Um diagnóstico de nariz com desvio de desenvolvimento (NDDA) grave foi feito, com sua gravidade observada pelas colunas filtrais desviadas. A obstrução anatômica incluía desvio septal para a esquerda com bloqueio da válvula interna mais hipertrofia do corneto nasal. Esteticamente, ela simplesmente queria o nariz mais reto, seu dorso mais baixo e uma leve redução no volume da ponta. Foi planejada uma abordagem fechada. A conversão não planejada de abordagem fechada para aberta foi uma necessidade intraoperatória para lidar com uma disjunção septal. Colocar o septo entre os enxertos expansores e as cartilagens laterais superiores forneceu suporte rígido e evitou selamento pós-operatório. Aos 1 e 7 anos após a cirurgia, a paciente tinha retido tanto o suporte nasal, quanto a respiração normal.

Técnicas Cirúrgicas

1) Abordagem fechada com redução do volume da ponta.
2) Exposição septal com criação de túneis extramucosos.
3) Redução dorsal gradual (osso: 2 mm, cartilagem: 4 mm).
4) Encurtamento septal caudal (5 mm). Remoção septal. Realocação septal caudal E para D.
5) Tentativa de endireitar desvio septal ósseo resulta em disjunção entre o osso e o septo cartilaginosos.
6) Conversão para uma abordagem aberta.
7) Estabilização do septo com enxertos expansores e sutura de fixação de cinco camadas.
8) Osteotomias baixa à alta.
9) Excisão de 2,5 mm de assoalho da narina esquerda. Enxerto de contorno alar (ECA) à esquerda.
10) Turbinectomia inferior parcial bilateral incluindo osso à E.

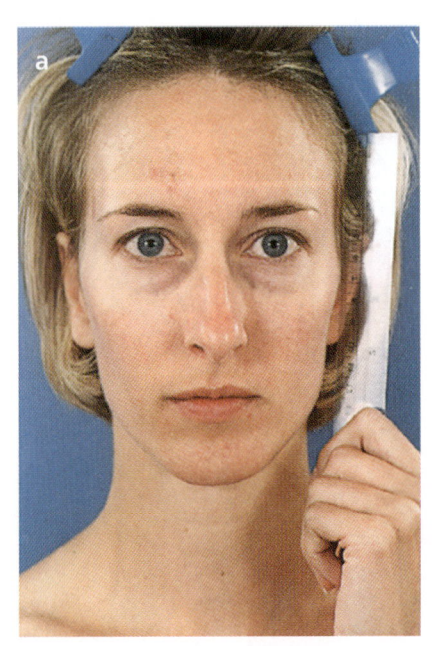

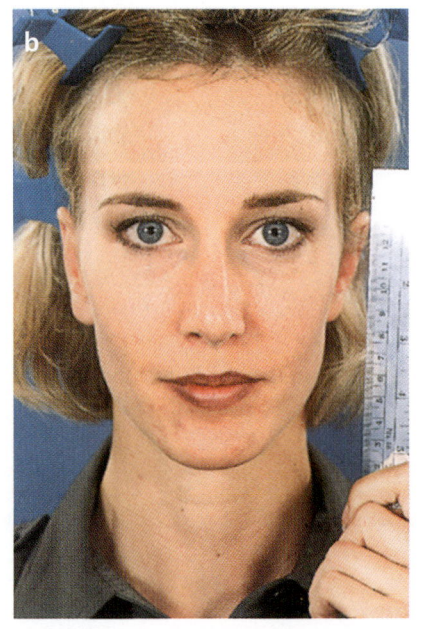

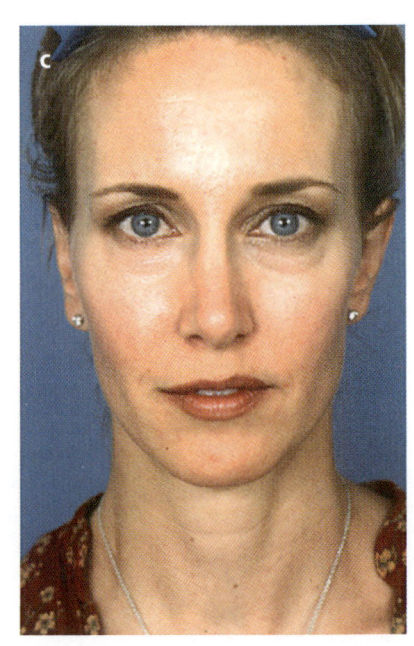

Fig. 9.2 (**a-k**) Nariz com desvio de desenvolvimento assimétrico. (**a**) Pré-operatório, (**b**) 1 ano após cirurgia, (**c**) 7 anos após cirurgia.

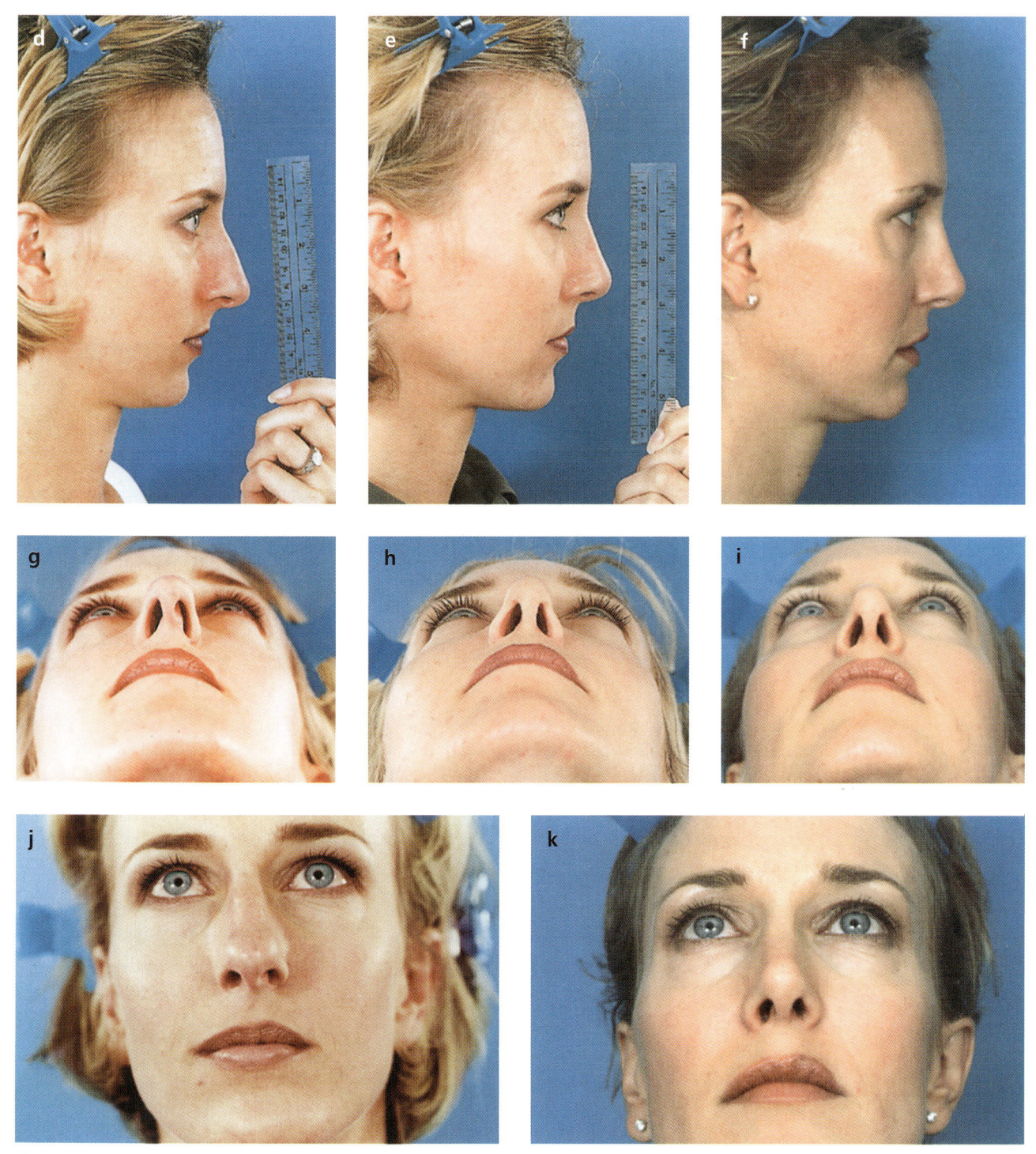

Estudo de Caso: Nariz Assimétrico com Desvio 311

Fig. 9.2 *(Cont.)*

Nariz Pós-Traumático

O nariz com desvio pós-traumático é excessivamente complexo. O médico deve ter habilidade tanto em cirurgia septal complexa, quanto em técnicas múltiplas para modificar o contorno osteocartilaginoso. Deve ser obtido um histórico detalhado do acidente, idade na época do dano, tratamento cirúrgico inicial e quaisquer procedimentos de acompanhamento, assim como os problemas atuais. Em geral, eu os classifico externamente em três tipos: linha reta, forma de C e forma de S. Eu não hesito em realizar varredura por TC do nariz para ajudar a classificar a deformidade residual do nariz.

Linha Reta. Esses desvios estão com frequência relacionados com desvio septal subjacente, culminando em deslocamentos do septo caudal/espinha nasal anterior (ENA) para um lado (Fig. 9.3a-d). São a epítome da frase de Cottle de que "como for o septo, assim será o nariz". Essencialmente, técnicas-padrão com ênfase na realocação do septo caudal devem produzir um bom resultado. Esses casos são muito semelhantes a NDDA.

Forma de C. O nariz em forma de C requer análise separada tanto do contorno ósseo, quanto do cartilaginoso e também do septo. Essencialmente, devemos decidir sobre os tipos de osteotomias e o quão grave é a deformidade cartilaginosa. Se for planejada qualquer redução, é feita antes de se trabalhar o septo. É importante destacar as cartilagens laterais superiores e, então, ajustar individualmente cada lateral superior. Uma vez que a linha do perfil esteja estabelecida, então o trabalho septal definitivo é realizado. Osteotomias laterais são feitas conforme indicado. Osteotomias podem facilitar reposicionamento externo do lado deslocado internamente. Com frequência, o lado desviado lateralmente irá se elevar acima da linha do perfil e requer rebaixamento adicional. O contorno cartilaginoso é, então, corrigido, começando com estabilização e reforço do *strut* septal em forma de L com enxertos expansores assimétricos.

Forma de S. O nariz em forma de S é um passo a mais em complexidade com o contorno ósseo de um lado, o contorno cartilaginoso pressionado para o lado oposto, e então o septo caudal cruzando para o lado oposto; portanto, um cruzamento duplo da linha média (Fig. 9.3e-h). Certas variações do nariz em forma de C devem ser consideradas. Primeiro, os problemas septais podem ser extraordinariamente desafiadores, e uma septoplastia total com frequência é justificada. O contorno ósseo pode requerer raspagem assimétrica; mais no lado angulado comprido, menos no lado vertical curto. Osteotomias assimétricas são com frequência necessárias com duas osteotomias baixas para encurtar o lado angulado comprido e uma fratura para fora de nível duplo para corrigir a parede lateral côncava fixada no contorno cartilaginoso. Seguindo-se à remoção do septo total, um enxerto de substituição septal em forma de L é inserido. O enxerto em forma de L reinserido é estabilizado pela aplicação adequada de enxertos expansores para o componente dorsal e fixação na ENA para corrigir o alinhamento do componente caudal. Um *strut* columelar irá dar apoio às alares acima da linha dorsal e fornecer a projeção de ponta desejada. Não defendo apoiar os alares no enxerto de substituição em forma de L.

Nariz Pós-Traumático

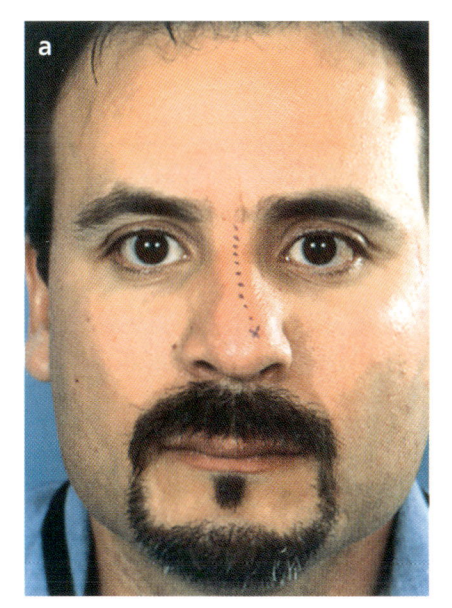

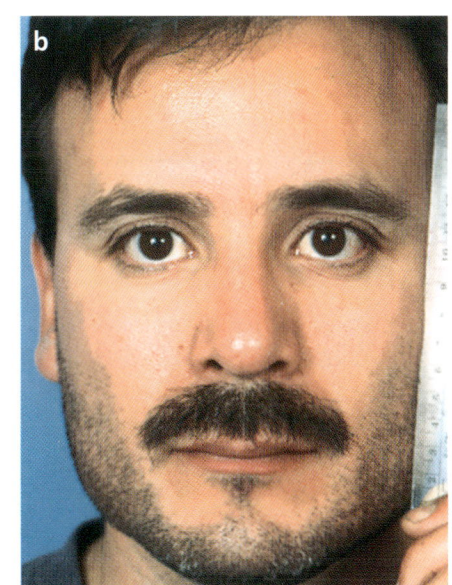

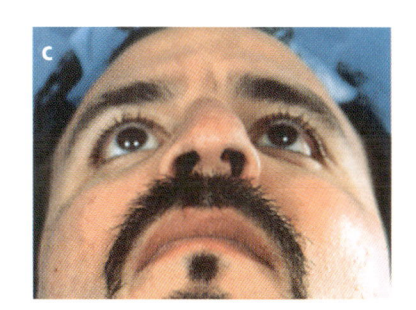

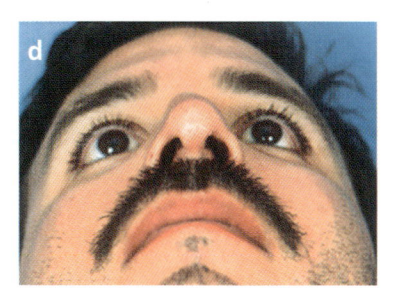

Fig. 9.3 (**a-d**) Nariz com desvio, desvio em linha reta.

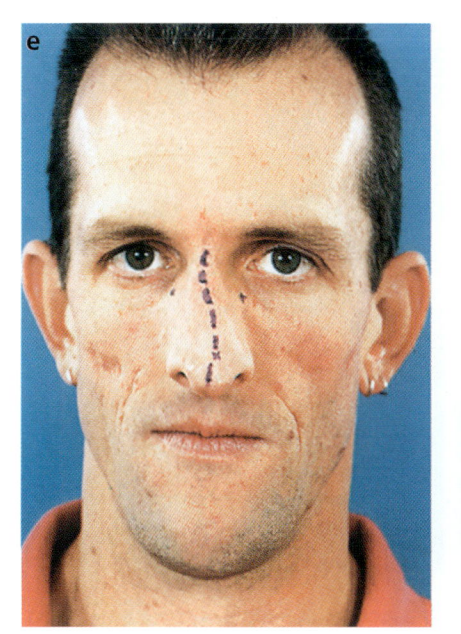

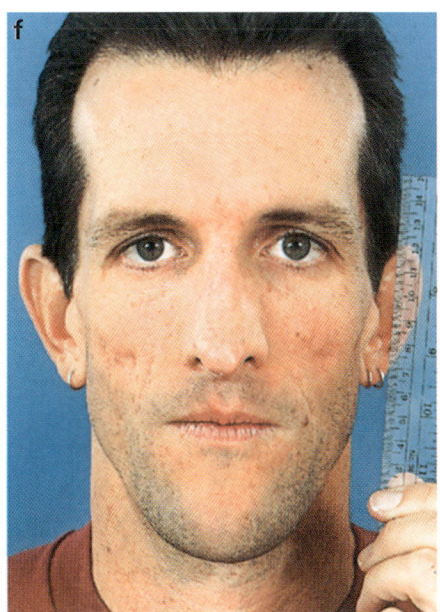

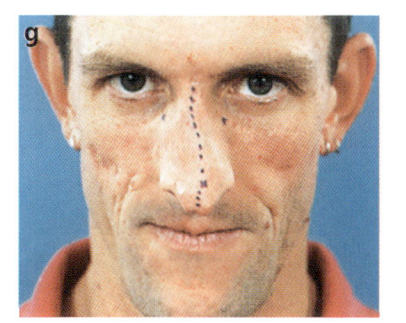

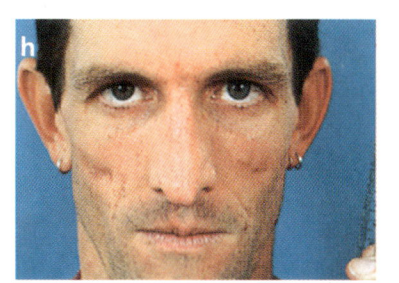

Fig. 9.3 (**e-h**) Nariz com desvio, desvio em forma de S.

Estudo de Caso: Nariz Pós-Traumático

Análise

Esse paciente tinha uma deformidade nasal grave em seguida a trauma no início da infância com possível extensão para a maxila esquerda (Fig. 9.4). A obstrução nasal era bastante grave. O septo sofreu colapso longitudinalmente, eliminando todo o suporte do septo caudal. A destruição do septo impossibilitou fazer uma septoplastia total e deixou o enxerto de costela como o único método de obter material de enxerto estrutural. Os enxertos expansores ex-tendidos e o *strut* septal restauraram o suporte ao nariz. O *strut* columelar e os múltiplos enxertos de ponta permitiram que a ponta se projetasse acima do dorso, que foi reconstruído com CC-F. As osteotomias de nível duplo estreitaram o nariz de forma eficaz.

Técnicas Cirúrgicas

1) Exposição septal com confirmação de destruição extensiva.
2) Remoção de porções cartilaginosas da oitava e nona costelas.
3) Abordagem aberta com *abordagem bidirecional* para o septo. Todo o septo cartilaginoso foi removido deixando uma porção dorsal de 15 mm de comprimento por 10 mm de altura.
4) Osteotomias transversal e de nível duplo.
5) ENA exposta por meio de incisão na gengiva e um buraco feito com broca.
6) Camada de fundação inserida: *strut* septal fixado na ENA, enxertos expansores estendidos fixados no contorno ósseo, e uma fixação "descendente" entre os expansores e o *strut* septal.
7) Inserção de *strut* columelar e fixação por sutura. Enxertos de ponta: escudo e cobertura.
8) Enxerto CC-F (0,6) no dorso.
9) Enxertos em tábua grandes no contorno alar.
10) Enxertos CC (4 cc) para peripiriforme e maxila esquerda.

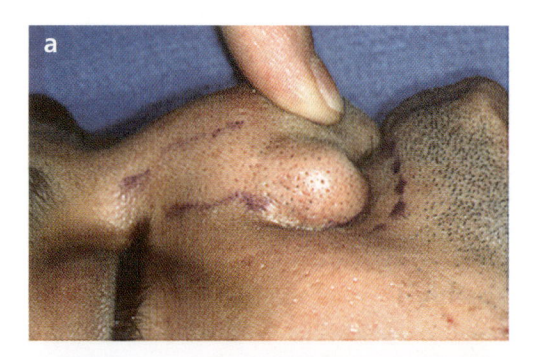

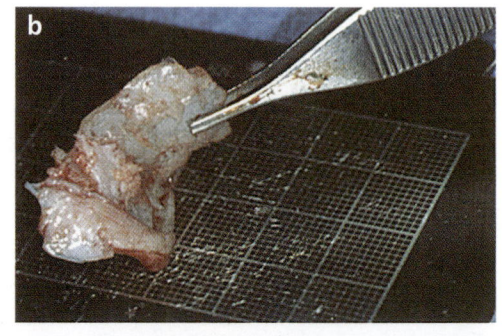

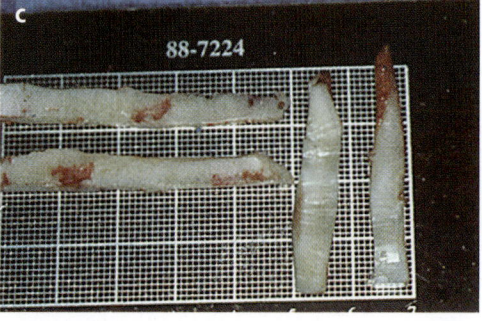

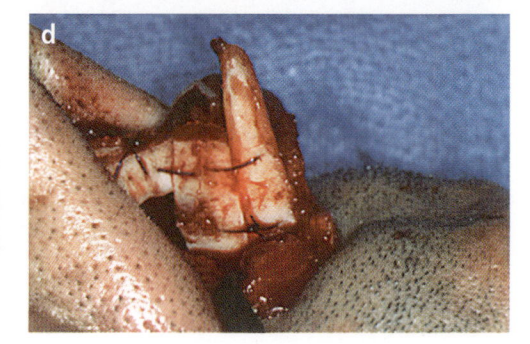

Fig. 9.4 (a-m)

Estudo de Caso: Nariz Pós-Traumático

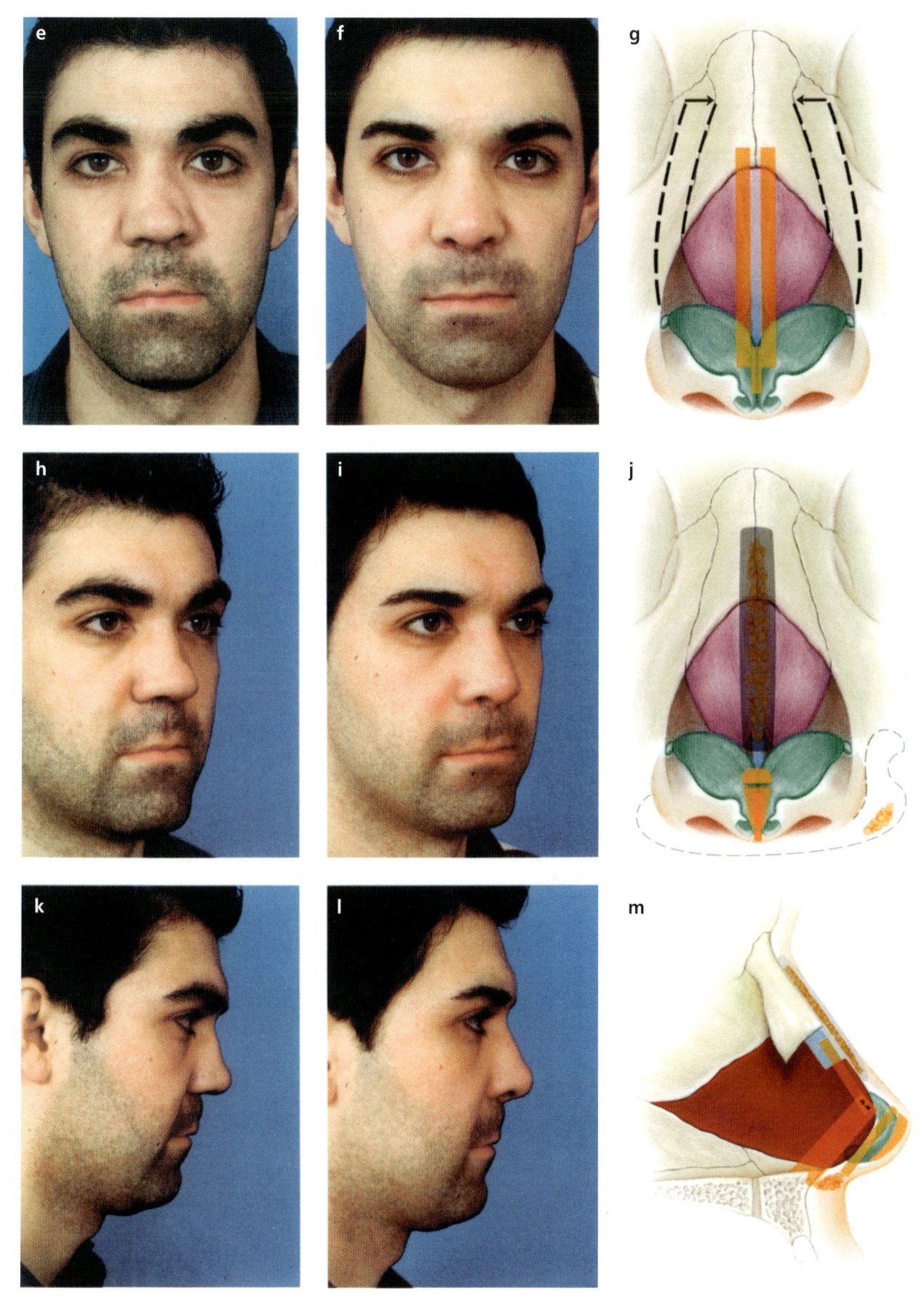

Fig. 9.4 (*Cont.*)

Desproporção Dorso/Base

Ao analisar casos com desproporções, é importante perceber que qualquer componente pode estar em excesso, enquanto outro está normal ou deficiente (Fig. 9.5). O princípio fundamental do tratamento é o adágio de Sheen de "reduzir onde a estrutura é excessiva, e aumentar onde é deficiente". Embora usada dentro do contexto de deformidades secundárias da parte superior da ponta, essa *abordagem equilibrada* é ideal para casos primários onde a base é grande, e o dorso é normal ou hipoplástico. Embora relativamente rara em caucasianos primários, é a deformidade fundamental em muitas rinoplastias étnicas. Sequencialmente, devemos reduzir a base tanto quanto possível e então aumentar o dorso até que o perfil ideal seja atingido. Não devemos nos esconder atrás do conceito de "uma luva de pele irredutível", mas sim maximizar a redução lobular e a definição da ponta com estrutura seguida por redução agressiva da base alar. Uma vez que a base tenha sido reduzida maximamente, então é feito aumento dorsal para atingir o resultado final.

Afinamento do Envelope de Pele. O lóbulo é infiltrado com anestesia local e dissecado por meio de incisões infracartilaginosas. Então a abordagem aberta é finalizada, e o excesso de tecido mole removido para fora das cartilagens alares. A gordura da subsuperfície da pele nunca é diretamente removida, pois há o risco de perda de pele e fibrose.

Enxerto Columelar Estruturado e Enxerto de Ponta. Usando a cartilagem septal removida, enxertos grandes de *strut* columelar, de ponta, e de estrutura de contorno alar (EECA) são esculpidos. Nesses casos, o *strut* columelar é moldado para ter uma largura de 6-8 mm que irá pressionar para baixo o ângulo columelar. As alares são avançadas para o alto sobre o suporte e suturadas em dois pontos. Um enxerto de ponta estruturado de extensão total é suturado às alares, com frequência em uma posição projetada com enxerto de cobertura de suporte.

Redução da Base Alar e EECA. Um dos grandes componentes de uma grande base é a largura interalar excessiva e alargamento. Se não se consegue reduzir a base, o nariz sempre parecerá grande. O melhor método de redução é uma ressecção combinada de assoalho da narina/cunha alar com frequência com o componente do assoalho da narina, tendo 2-3 mm, mas o componente da cunha alar, tendo 3-5 mm. Em casos graves, o componente do assoalho da narina será desepitelizado e usado para prender a base alar à ENA. Considerando que muitos casos têm "mau posicionamento alar oculto", EECA são essenciais e com frequência planejados desde o início, usando uma incisão no contorno verdadeiro, em vez da incisão infracartilaginosa mais comum. A localização dessa "incisão de contorno" é onde EECA será suturado no momento do fechamento. Talas de narina, seguidas por estreitamento, são feitas todas as noites por várias semanas.

Redução e Aumento Dorsal. Com frequência, temos que reduzir a convexidade do contorno cartilaginoso, enquanto aumentamos o dorso ósseo. Temos frequentemente que remover 1-2,5 mm do contorno cartilaginoso a fim de conseguir um dorso reto. Subsequentemente, uma linha de perfil dorsal reta se torna a meta, e uma ampla gama de enxertos dorsais é considerada – raiz, raiz/meio dorso, ou dorso de extensão total. Esses enxertos de "construtos" são fabricados para preencher a deficiência específica. São feitos de fáscia e cartilagem cortada em pequenos cubos (CC-F). Enxertos de raiz isolados são geralmente CC+F, enquanto enxertos mais compridos são CC-F.

Estudo de Caso: Nariz Pós-Traumático

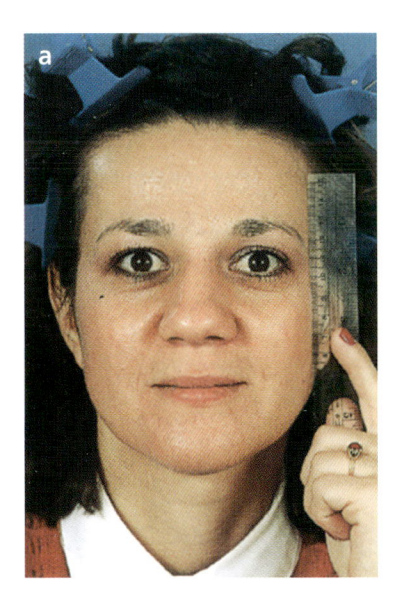

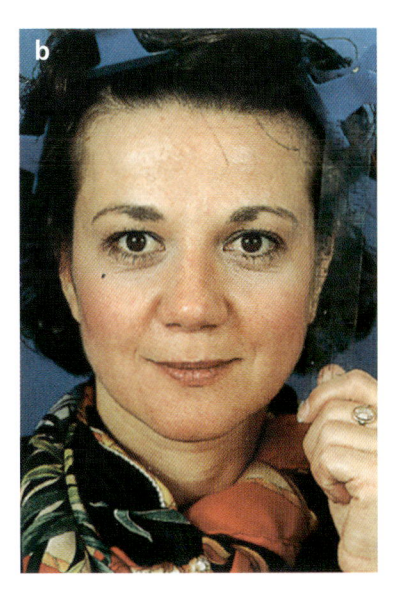

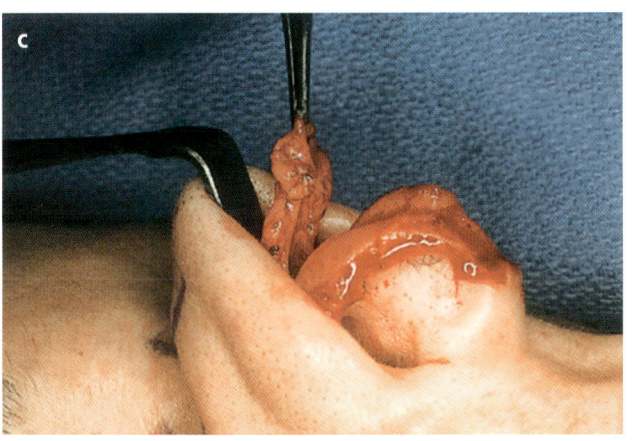

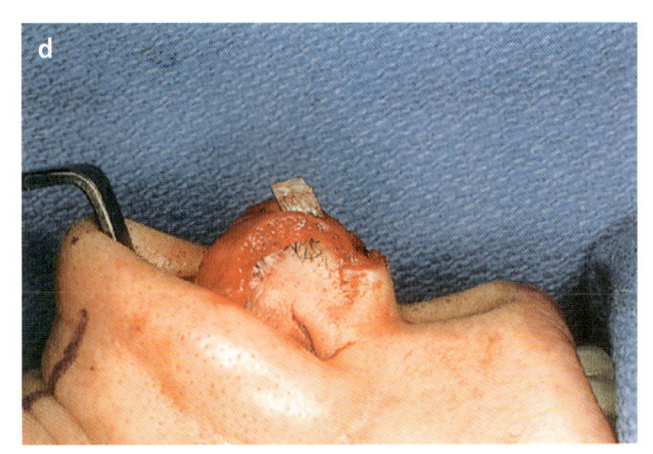

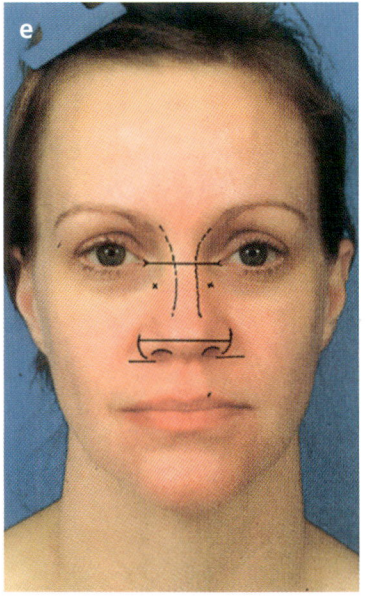

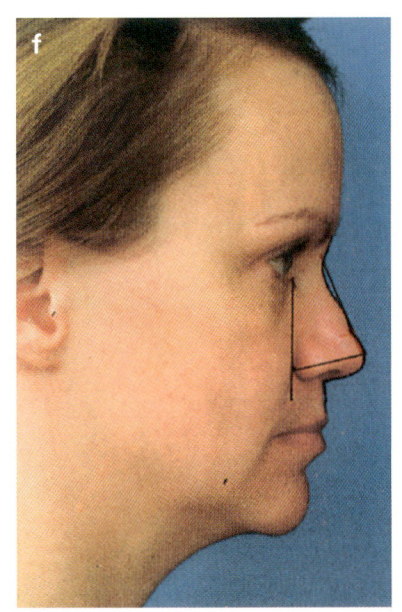

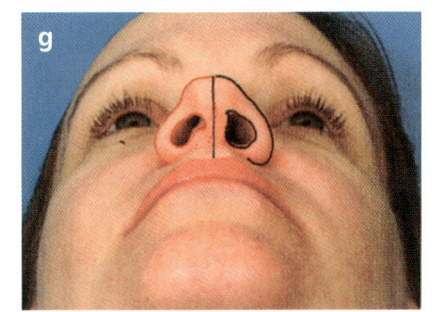

Fig. 9.5 Desproporção dorso/base. (**a-d**) Técnicas cirúrgicas, (**e-g**) análise para estudo de caso seguinte (Fig. 9.6).

Estudo de Caso: Desproporção Dorso/Base

Análise

Esse era uma nariz muito complexo em que a ponta era bastante larga, e as bases alares ainda mais desproporcionais (Fig. 9.6). Suas medidas de superfície eram as seguintes: largura intercantal, 32; largura das bases alares, 27; dilatação 38, e sorrindo alar, 43. Havia um impressionante +11 entre dilatação alar e dilatação alar. A visualização basilar era ainda mais desencorajadora e enfatizava a grave assimetria que estava presente. Esse caso é um exemplo clássico de encolher a base tanto quanto possível e, então, construir o dorso. O primeiro passo foi estreitar a ponta significativamente, e felizmente as cartilagens alares responderam à sutura. Em seguida, a raiz e o dorso foram construídos, usando um enxerto CC-F. O enxerto dorsal estreitado foi orientado *cefalicamente*. Foram feitas excisões agressivas de base que posteriormente levaram à colocação de enxertos de suporte de contorno alar. Infelizmente, eu estava correto quando disse à paciente pré-operatoriamente que a assimetria da narina poderia ser melhorada, mas não eliminada.

Técnica Cirúrgica

1) Remoção de fáscia. Exposição do septo através de uma incisão de transfixação
2) Abordagem aberta e criação de tiras de 6 mm de borda alar.
3) Exposição dorsal com descoberta de que o rínio era côncavo. Redução: osso: 0 mm; cartilagem: < 1 mm.
4) Remoção de cartilagem septal. Realocação do septo caudal da D para E.
5) Nenhuma osteotomia, nem enxerto expansor.
6) Inserção de um *strut* columelar. Suturas de ponta: SC, CD, ID, ED.
7) Inserção de um enxerto de fáscia da raiz, então, um enxerto dorsal estreitado *cefalicamente* (CC-F: 0,3).
8) Remoção de enxerto de derme retroauricular inserido transversalmente abaixo da "linha de alergia".
9) Fechamento seguido por ressecções bilaterais combinadas de assoalho/base (D:3/3; E:3/3).
10) Inserção de enxertos de suporte de contorno alar.

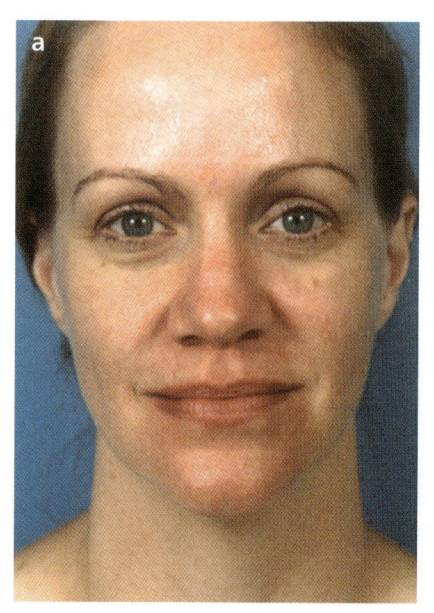

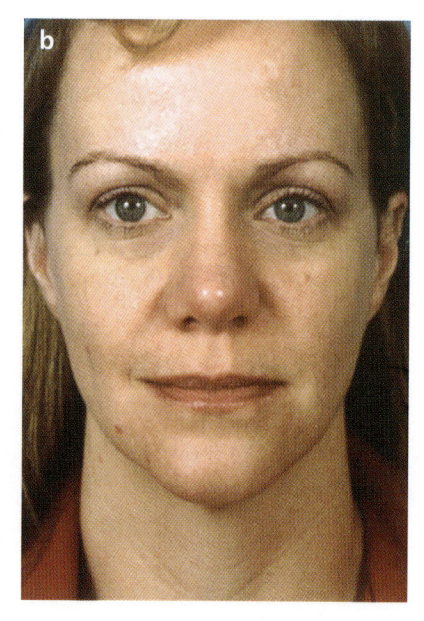

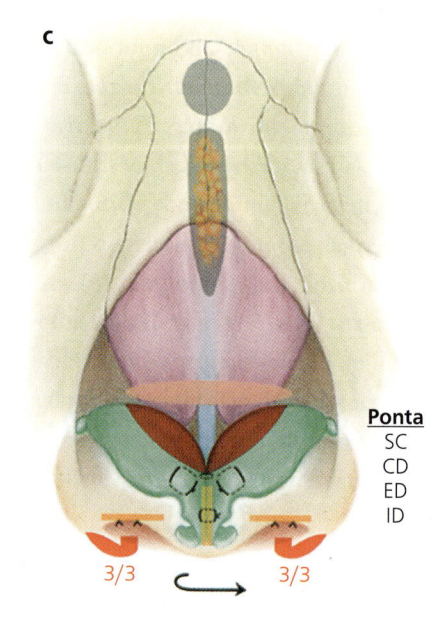

Fig. 9.6 (a-j)

Estudo de Caso: Desproporção Dorso/Base 319

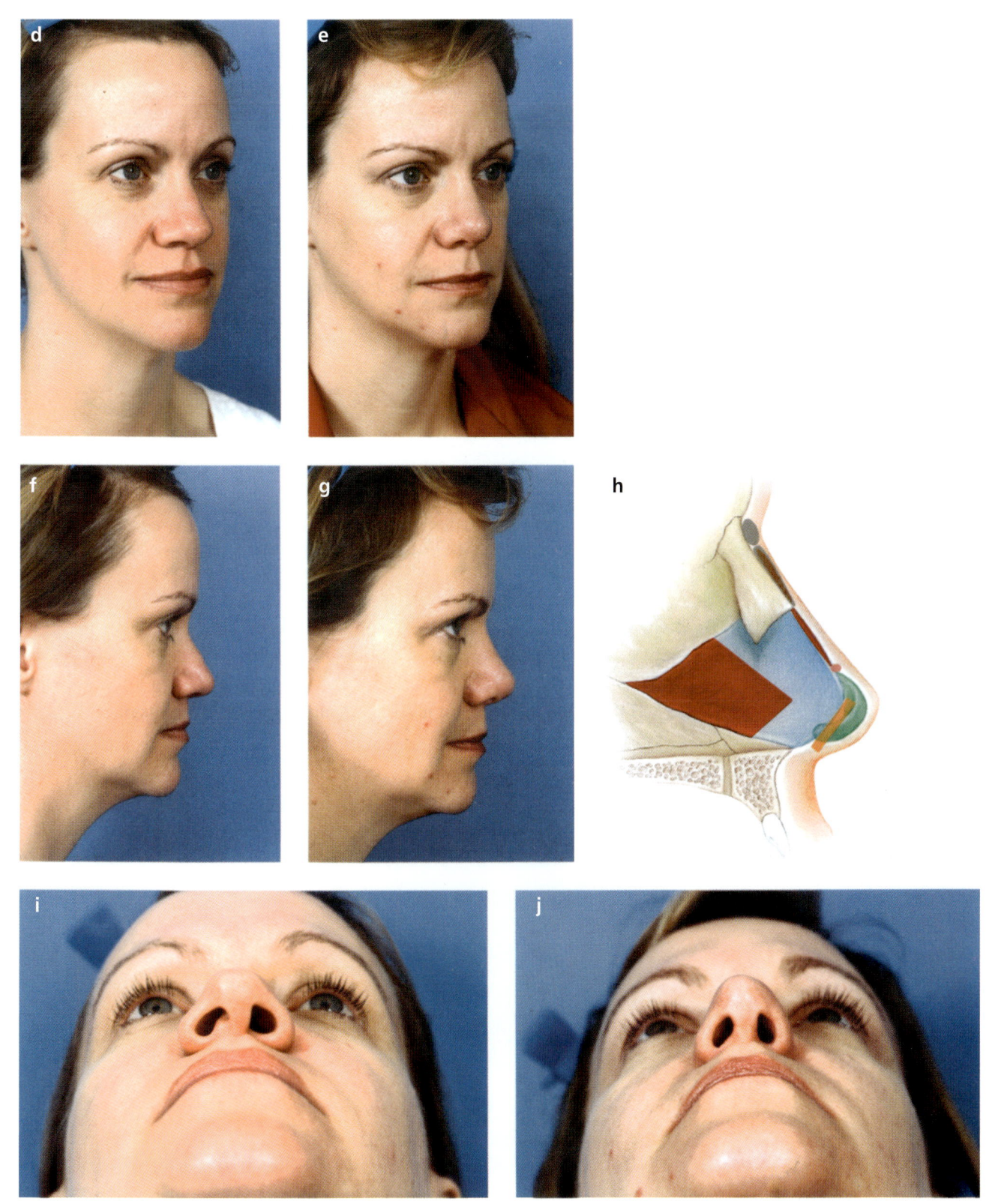

Fig. 9.6 *(Cont.)*

Rinoplastia Hispânica

O autor tem grande experiência com rinoplastia hispânica e resumiu sua abordagem em publicações anteriores (Daniel, 2003). Em decorrência da diversidade tanto de seus problemas de apresentação e técnicas cirúrgicas requeridas, esse grupo é um microcosmo do conceito Nível 1-3. Em vez de classificar por pais de origem, narizes hispânicos são mais bem divididos em quatro tipos com base na deformidade que se apresenta, o que de certa forma segue o nível de dificuldade técnica (Fig. 9.7).

Tipo I: Castelhano. Esses pacientes são bastante semelhantes ao nariz do adolescente médio e requerem os "3 Grandes" – reduzir o perfil, estreitar a largura óssea e refinar a ponta. Foi feita uma *rinoplastia de redução funcional*. A raiz não foi enxertada. O dorso foi reduzido gradualmente 1-3 mm. Foram feitas osteotomias laterais. Uma sutura de ponta irá fornecer o refinamento e definição requisitados.

Tipo II: Mexicano-Americano. Esses casos são desafiadores com relação à análise e planejamento da cirurgia. Eles parecem ter um dorso convexo, cuja redução não resolveria o problema. Infelizmente, é uma "pseudogiba" que é acentuada por uma raiz hipoplástica e uma ponta subprojetada. É necessária uma *rinoplastia de refinamento* em que a área da raiz é enxertada com CC+F, enquanto a ponta é projetada com suturas de ponta sobre o *strut* columelar. Se for necessário volume adicional, enxertos complementares de alar removida são inseridos. O dorso interveniente pode ou não ser reduzido, dependendo de seus excessos extrínsecos. Todos os três tipos de redução de base podem ser necessários.

Tipo III: Mestiço. O problema fundamental é a pele grossa com definição de ponta ruim e uma base extremamente ampla. Com frequência esse problema lobular é complicado por uma desproporção dorso/base. A solução é um *strut aberto* de *estrutura* e enxerto de ponta. A primeira etapa crítica é afinar a pele do lóbulo nasal. Após injeção cuidadosa de uma anestesia local no lóbulo, são feitas incisões infracartilaginosas laterais e a pele elevada no plano subdérmico. Então é feita incisão transcolumelar, e o nariz é aberto. O tecido fibroadiposo do SMAS (sistema *musculoaponeurótico superficial*) é removido das cartilagens subjacentes. *O dorso é suavizado. As cartilagens alares são reduzidas para tiras de contorno de 6 mm. A cartilagem septal é removida por uma exposição de cima para baixo. Um grande strut columelar estruturado e enxerto de ponta são entalhados da cartilagem septal. A alar removida é cortada em pequenos cubos para um provável enxerto CC+F para a raiz. O strut é inserido, e as alares avançadas para o strut, com frequência requerendo duas suturas de strut. O enxerto de ponta em forma de escudo é suturado na ponta nas endentações do domo, e um enxerto de cobertura pode ser necessário, dependendo do grau de projeção. Osteotomias adequadas são feitas. Com frequência, grandes excisões 3/3 combinadas de assoalho da narina/cunha alar são necessárias, o que por sua vez obriga a inserção de EECA.*

Tipo IV: Crioulo. Esses casos são semelhantes ao nariz afro-americano ou negro com tremenda largura interalar (> 45 mm), exigindo estreitamento agressivo, um dorso excessivamente achatado que requer aumento, e uma ponta subprojetada que exige um enxerto de ponta de estrutura aberta. A necessidade de um aumento dorsal de extensão total diferencia esses casos do Tipo III: Mestiço. Esses casos são tratados de forma semelhante ao paciente negro de rinoplastia discutido mais adiante neste capítulo.

Rinoplastia Hispânica

Tipo I: Castelhana

Etapa chave: redução funcional
1. Redução dorsal
   (osso: 2 mm; cartilagem: 4 mm)
2. Sutura de ponta
3. Redução do septo caudal

Tipo II: Mexicano-Americano

Etapa chave: refinamento
1. Redução dorsal limitada
   (osso: 0 mm; cartilagem: 0,5 mm)
2. Aumentar projeção da ponta
3. Enxerto CD-F (0,2 cc) para raiz/dorso superior

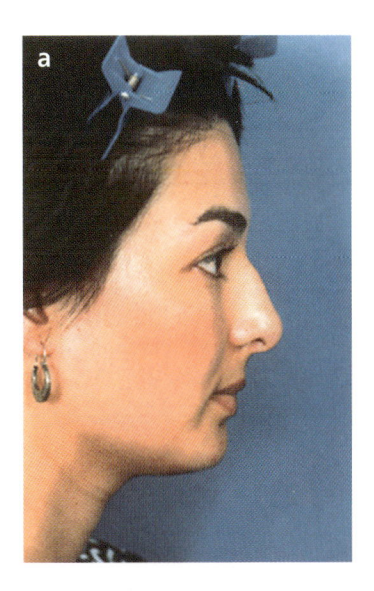

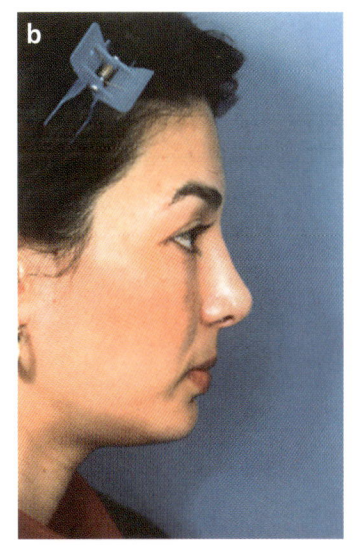

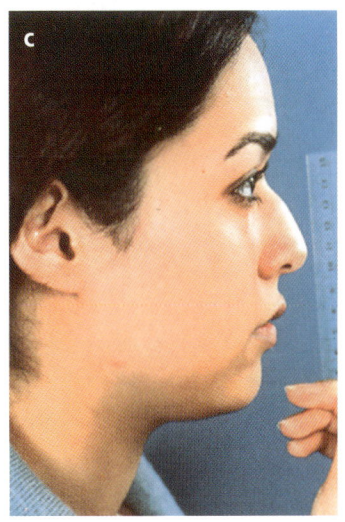

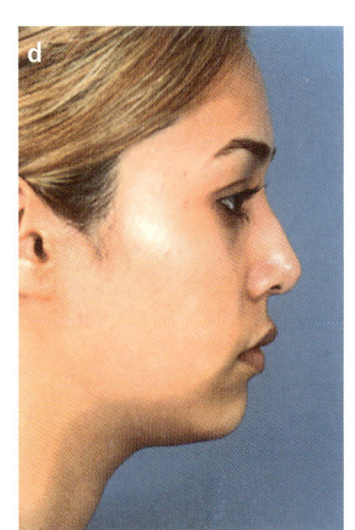

Tipo III: Mestiço

Etapa chave: abordagem equilibrada
1. Retirar gordura do tecido mole
2. Enxerto aberto estrutural de ponta
3. Redução dorsal (1 mm)
4. Enxerto de raiz
5. Ressecção combinada assoalho da narina/cunha alar

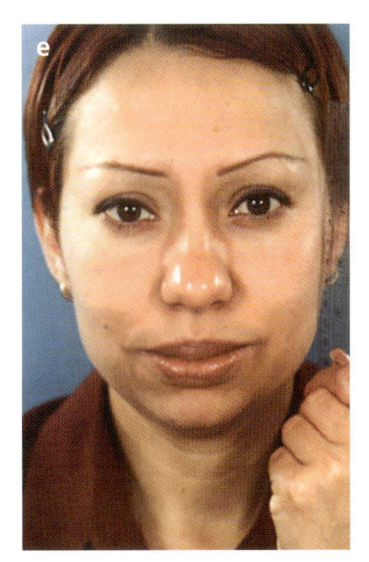

Fig. 9.7 (**a-f**) Rinoplastia hispânica.

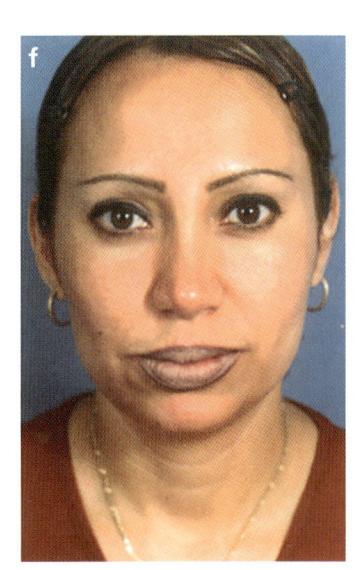

Estudo de Caso: Rinoplastia Hispânica

Análise

Uma mulher de 26 anos de ascendência mexicana reclamava de uma ponta pesada e larga com queda para baixo na visualização anterior (Fig. 9.8). Tecnicamente, eu considerei a deformidade preexistente em V invertido e o dorso superior hipoplástico uma questão mais grave. Desproporção narina-ponta pode ser amplamente corrigida pela extensão do infralóbulo no *strut* columelar. A largura óssea foi estreitada com osteotomias. O dorso foi integrado, aumentando a área óssea. Um enxerto CC+F consistindo de 0,2 cc de cartilagem cortada em pequenos cubos foi colocado abaixo do componente dorsal do enxerto fascial e então, moldado para preencher o defeito. O risco de um enxerto dorsal de meia extensão sólido aparente no rínio é notório. A integração harmoniosa do dorso conforme vista na foto pós-operatória confirma o plano cirúrgico.

Técnicas Cirúrgicas

1) Remoção de fáscia e exposição septal.
2) Remoção mínima de gordura do tecido mole e criação de uma tira de 6 mm de alar.
3) Redução dorsal gradual: osso:0,5 mm; cartilagem: 2 mm.
4) Osteotomias baixa à alta.
5) Inserção de *strut* de *crus* e suturas de ponta: SC, CD, ID, ED.
6) Enxerto de fáscia em forma de avental com CC 0,2 abaixo no dorso superior.

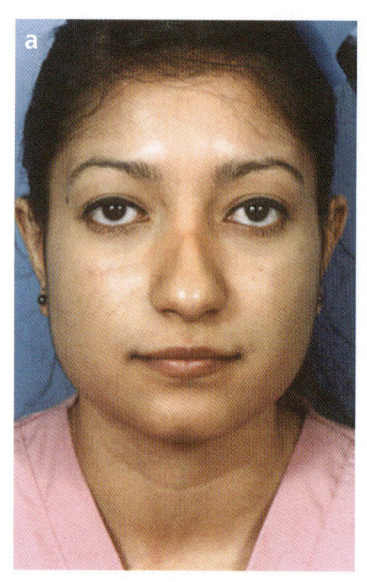

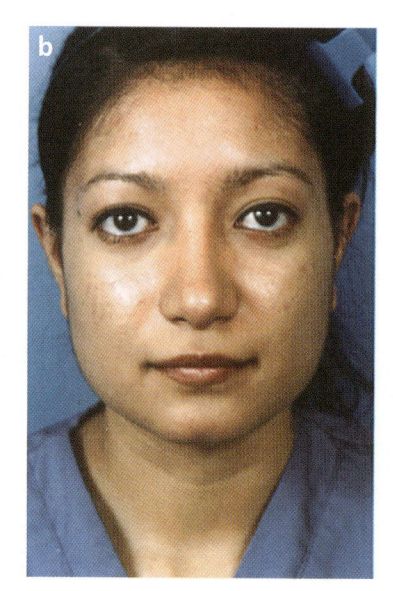

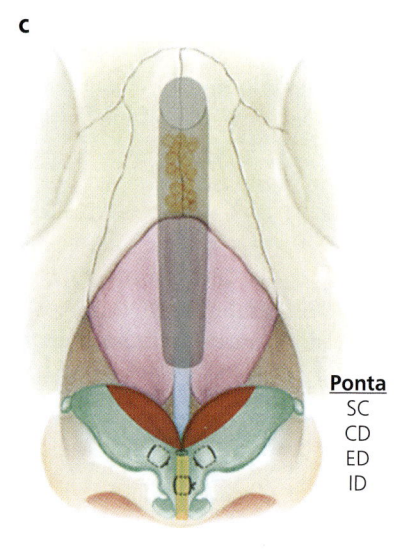

Fig. 9.8 (a-j)

Ponta
SC
CD
ED
ID

Estudo de Caso: Rinoplastia Hispânica

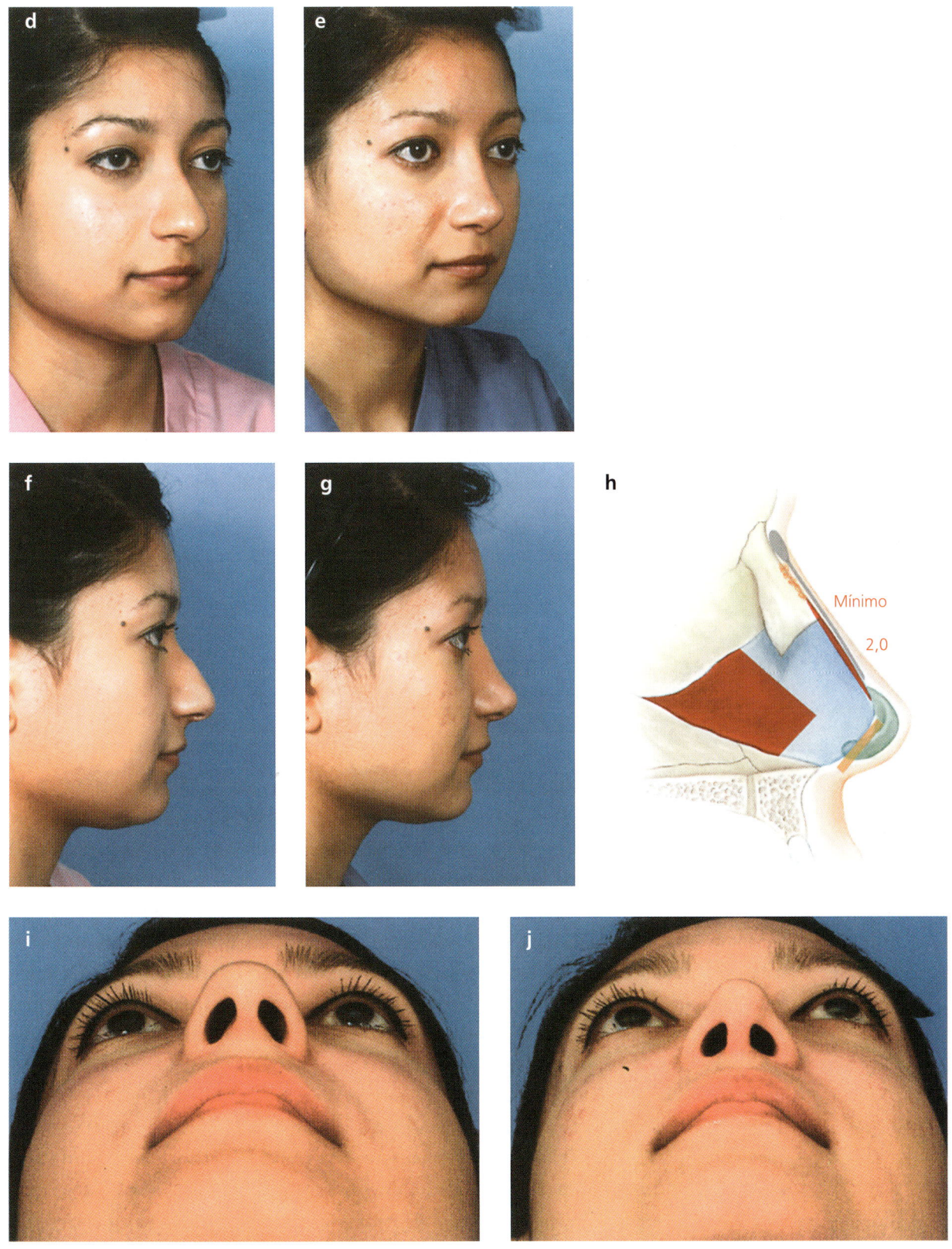

Mínimo
2,0

Fig. 9.8 *(Cont.)*

Rinoplastia do Oriente Médio

Aproximadamente 20% da prática do autor é de pacientes de ascendência do Oriente Médio, especialmente persas. Esses pacientes fornecem um desafio interessante de reconciliar metas cirúrgicas com realidade anatômica. Nos Estados Unidos, sua meta tem sido de narizes "cirurgicamente graciosos" para "natural" e para agora "naturalmente graciosos". Sempre que possível, esses pacientes querem que seus narizes pareçam não operados (naturais), mas esperam que o dorso seja ligeiramente curvado, a ponta rotacionada e bem definida (graciosa). Obviamente, o desafio aumenta em proporção direta à espessura da pele e fraqueza das cartilagens alares. O autor viu uma ampla diversidade em todos os componentes anatômicos, incluindo as cartilagens alares (Daniel, 2009).

Nível 1. Aproximadamente um terço dos pacientes tinha pele fina com uma ponta rotacionada para baixo e um perfil aquilino bicudo (Fig. 9.9a, b). Uma abordagem aberta é altamente eficaz em mudar o ponto definidor da ponta do nível das quebras columelares para uns 105° verdadeiros. O dorso é abaixado de forma gradual, geralmente com ênfase no componente cartilaginoso, e o septo caudal superior removido para rotação. Sutura de ponta é feita com suturas de criação de domo na endentação do domo e, então, estreitamento da ponta com a sutura interdomos. Uma sutura de posição de ponta rotaciona e projeta a ponta para a quebra de sobreponta desejada.

Nível 2. A maioria desses pacientes tem uma nariz largo com uma protuberância óssea e uma ponta larga dependente sem definição (Fig. 9.9c, d). O dorso é abaixado de forma gradual, o que requer raspagem extensiva. Uma quantia comparável de dorso cartilaginoso pode ser removida. O septo caudal e a ENA são com frequência removidos para encurtar o nariz. As osteotomias são frequentemente mediais oblíquas e baixas. Sutura de ponta é feita com quantia significativa de enxertos complementares tanto no infralóbulo, quanto através dos domos para criar definição de ponta através da pele moderadamente fina. Modificação da base alar com mais frequência consiste em exisão estendida do assoalho da narina com enxertos de contorno alar para moldar as narinas.

Nível 3. Esses casos são destacados por uma luva de pele excepcionalmente espessa, ossos nasais largos, e uma ponta larga sem definição (Fig. 9.9e, f). A luva de pele é com frequência afinada e é feita levantando todo o envelope de pele no plano subdérmico seguido por ressecção do tecido SMAS interveniente, da ponta à raiz, e de uma parede lateral a outra. Dois drenos 7FR são inseridos para drenar o nariz no final da cirurgia e para promover retração do envoltório da pele ao redor da estrutura subjacente. Toda e qualquer combinação de osteotomias é considerada, mas estreitamento máximo com frequência é necessário. A ponta é quase sempre reconstruída com *strut* aberto estrutural de columela e enxertos de ponta. Assoalho de narina/cunhas alares combinadas agressivas obrigam a enxertos de suporte de contorno alar. Mesmo com essa abordagem, os narizes irão simplesmente parecer "melhores" não ideais. O paciente deve estar preparado para esse resultado.

Nível 1

Etapas-chave
1. Redução dorsal
   (osso: 1,5 mm; cartilagem: 4 mm)
2. Septo caudal: 4 mm
3. Suturas de ponta: SC, CD, SI, PP
4. Osteotomias assimétricas

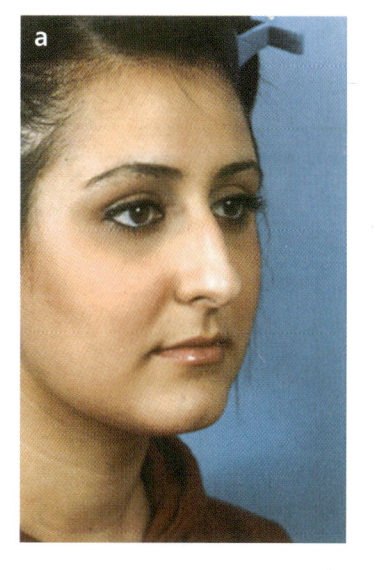

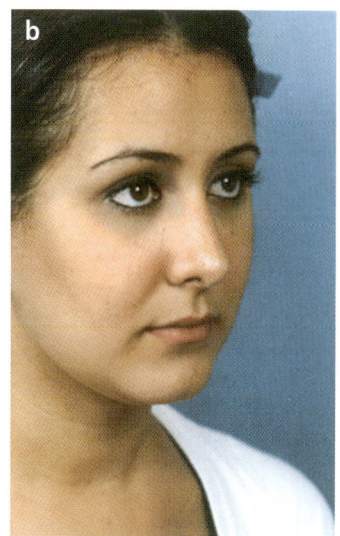

Nível 2

Etapas-chave
1. Retirar gordura dos lóbulos
2. Redução dorsal
   (osso: 2,5 mm; cartilagem: 6 mm)
3. Osteotomias baixas
4. Sutura de ponta e enxertos de sobreposição
5. Excisão da cunha alar e enxerto do contorno alar

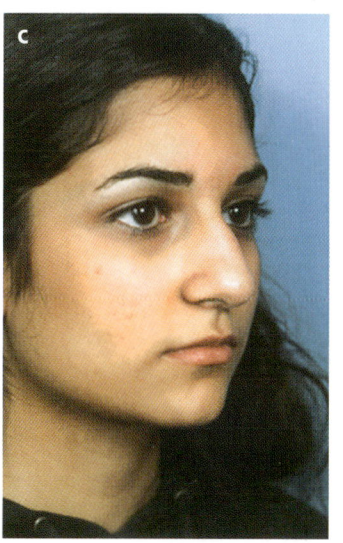

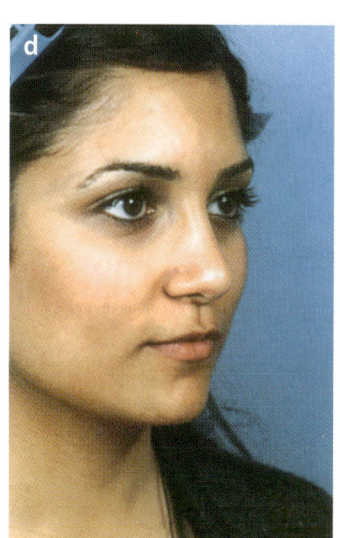

Nível 3

Etapas-chave
1. Retirar gordura do envelope de pele
2. Redução dorsal
   (osso: 2 mm; cartilagem: 4 mm)
3. Seis osteotomias
4. Enxerto aberto estrutural de ponta
5. Excisão da cunha alar e enxerto do contorno alar

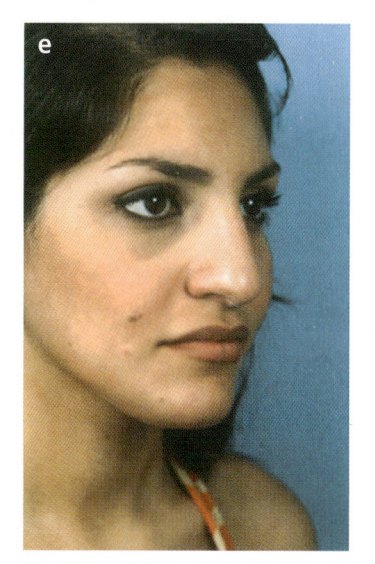

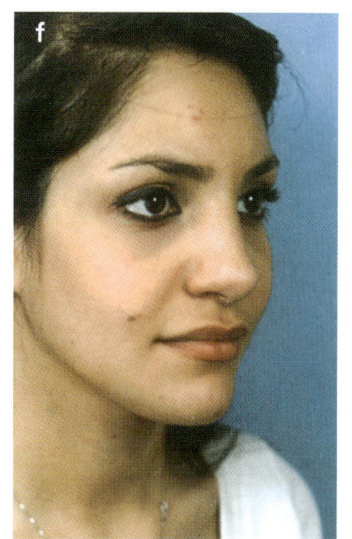

Fig. 9.9 (**a-f**) Rinoplastia do Oriente Médio.

Estudo de Caso: Oriente Médio	**Análise e Comentário**

Análise e Comentário

Uma garota de 18 anos de idade de ascendência persa solicitou uma rinoplastia que produziria uma grande mudança em seu nariz (Fig. 9-10). Ela queria um nariz mais feminino que fosse o mais *gracioso* possível. Obviamente, eu enfatizei que seu envelope de pele era espesso, e sua contratilidade, imprevisível. A fim de garantir a clareza de seu desejo, foi dado à paciente um perfil lateral para desenhar os perfis que ela queria. Um ano após a cirurgia, a paciente queria posteriormente estreitar seu contorno ósseo, e isso foi feito. As osteotomias tradicionais baixas estreitaram sua largura óssea, mas não mudaram a convexidade intrínseca dos ossos em si, o que foi feito com osteotomias de nível duplo no momento da revisão. A paciente é mostrada 2,5 anos após a cirurgia.

Técnicas Cirúrgicas

1) Abordagem aberta e redução dos alares para tiras de 6 mm.
2) Redução dorsal gradual se estendendo para o alto (osso: 2,5 mm; cartilagem: 5 mm).
3) Remoção septal e enxertos expansores.
4) Osteotomias transversal e baixa.
5) Suporte de *crus* e suturas de ponta: SC, CD, SI, PP, SCp.
6) Enxerto de sobreposição de domo de camada dupla de alar removido para aumentar a definição.
7) Ressecção das cunhas alares (3,5 mm) e enxertos de contorno alar (ECA).

Observação: Após 1 ano a paciente queria seus ossos estreitados mais ainda, e isso foi feito usando osteotomias de nível duplo.

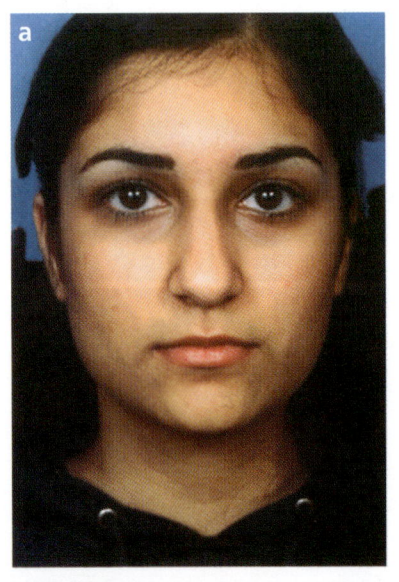

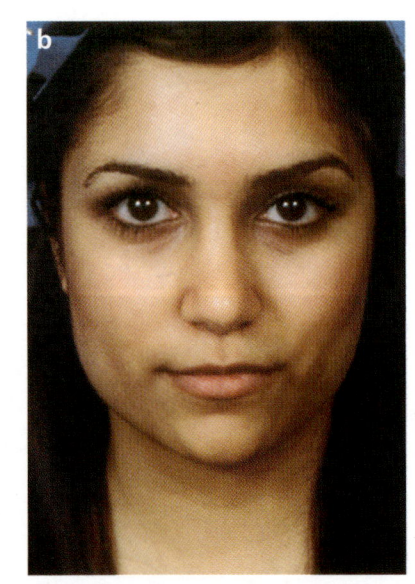

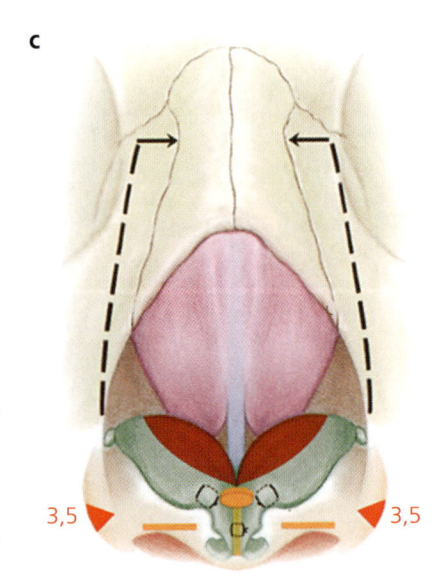

Fig. 9.10 (a-j)

Estudo de Caso: Oriente Médio 327

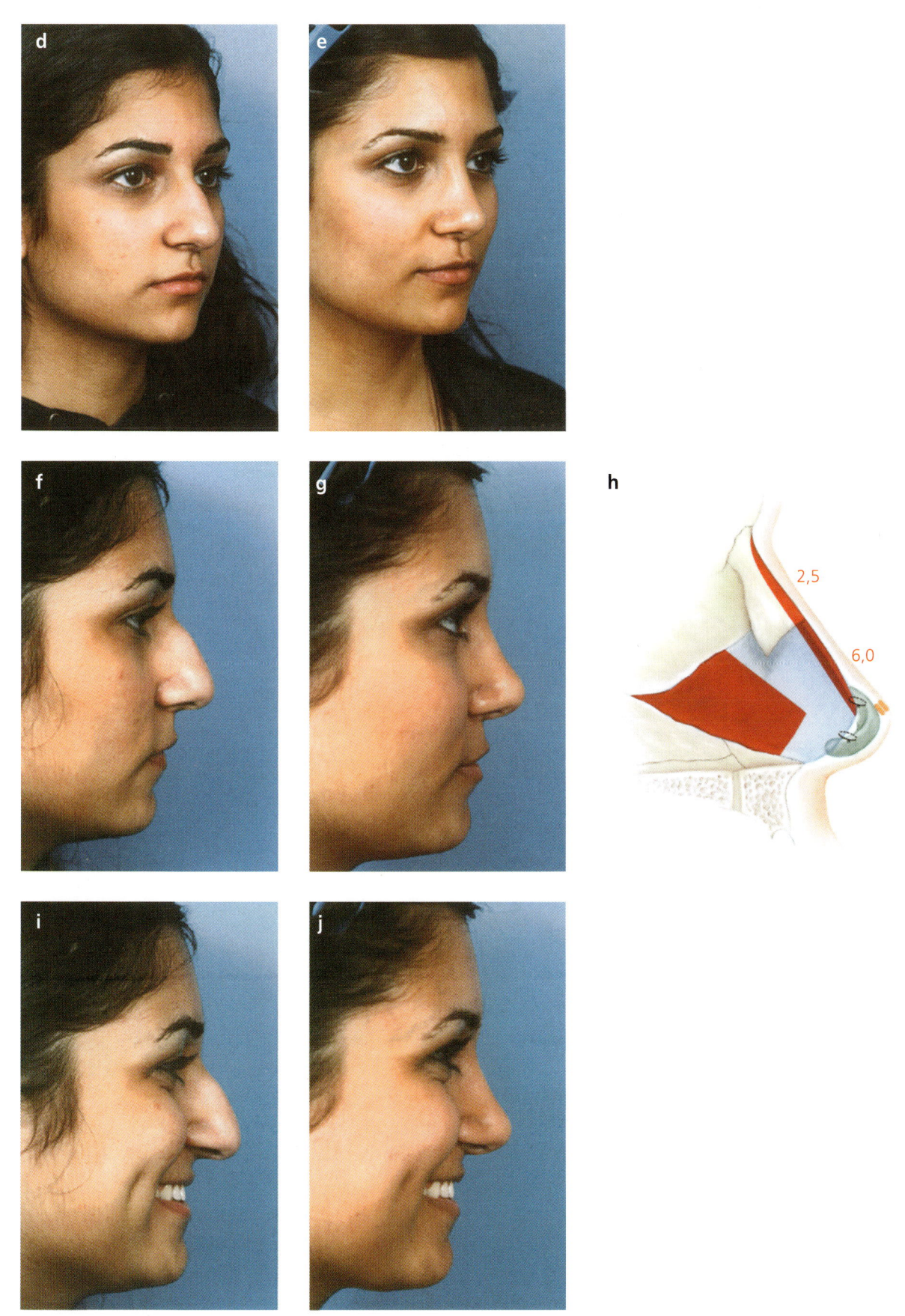

Fig. 9.10 *(Cont.)*

Rinoplastia Asiática

Conforme pacientes asiáticos se tornam mais sofisticados, eles enfrentam um dilema. Eles querem o refinamento nasal produzido por um implante de silicone, mas não as complicações. No início da minha prática eu fiz mais de 75 implantes de silicone em pacientes asiáticos com um colega muito experiente. Após ver os resultados pós-operatórios e lidar com os desvios e insatisfações, eu jurei que nunca faria outro implante de silicone. Por quinze anos, eu enfrentei um impasse – o implante de silicone oferecia um resultado estético muito melhor do que o tecido autógeno, mas as complicações eram inaceitáveis. Assim que eu comecei a usar enxertos de cartilagem cortada a pequenos cubos, eu consegui obter excelentes resultados estéticos que excedeu até mesmo os de silicone, por causa de sua aparência natural. Em contraste com os narizes hispânicos e do Oriente Médio, com suas amplas variações anatômicas, a rinoplastia asiática é bastante homogênea (Tabela 9.1) (Fig. 9.11a). Simplesmente acrescentamos ou deletamos certas etapas, dependendo da anatomia e solicitações do paciente. Apesar da ampla variação de pacientes que formam a comunidade asiático-americana, do Camboja à Coreia (pensar em altura dorsal) e das Filipinas ao Vietnã (pensar em envelope de pele), a cirurgia seguinte dá excelentes resultados, mas requer atenção aos detalhes.

Sequência Cirúrgica

Coleta de Enxerto. No início da cirurgia eu colho uma grande lâmina de fáscia temporal profunda através de uma incisão de 3 cm e cartilagem conchal através de uma incisão retroauricular. Enxertos de ponta e de suporte de contorno alar são cortados da bacia conchal por uma incisão retroauricular. O resto da cartilagem conchal é dado à enfermeira para cortar em pequenos cubos.

Remoção de Gordura do Tecido Mole. Na maioria dos casos, é removida gordura do envelope de tecido mole do lóbulo, começando com infiltração extensiva de anestesia local (Fig. 9.11b). A pele é elevada no plano subdérmico por meio de incisões infracartilaginosas. Então a incisão transcolumelar é feita, e todo o envelope de pele, elevado. O SMAS e o tecido adiposo são cuidadosamente removidos da cartilagem subjacente. Tiras simétricas de alar com 6 mm são criadas, e a cartilagem alar frágil excessiva também é cortada em pequenos cubos.

Coleta Septal. Obter um grande pedaço rígido de cartilagem septal de um paciente asiático é tanto crítico, quanto tecnicamente exigente. Em contraste com a remoção septal normal de cartilagem apenas, um grande pedaço osteocartilaginoso de septo é necessário (Fig. 9.11c). Uma abordagem combinada de cima para baixo e de separação de ponta para o septo é usada. Uma incisão de transfixação é evitada, visto que o septo membranoso intacto ajuda a centralizar a inserção subsequente de *strut* septo-columelar. Todo o septo é exposto, especialmente posteriormente. Visto que o septo caudal será reforçado, um suporte em forma de L de 8-10 mm é mantido apesar da cartilagem septal frágil que é comum em pacientes asiáticos. Uma vez que são feitos cortes iniciais, uma tesoura septal é colocada paralelamente ao suporte dorsal. A tesoura corta através da junção osteocartilaginosa. O corte vertical é estendido para o vômer, e a cartilagem é mobilizada. Novamente é inserida a tesoura septal paralelamente ao vômer, e, então, feito o corte posteriormente pela junção osteocartilaginosa. Um grande pedaço de septo osteocartilaginoso é removido, usando o coletor septal.

Enxerto Septo-Columelar. O enxerto septal é subdividido, se possível em um pedaço maciço de 20 × 20 mm para o enxerto septo-columelar, um enxerto de ponta de extensão total de 15 × 8 mm, e dois enxertos de suporte de contorno alar. Com frequência, o enxerto

Rinoplastia Asiática

Tabela 9.1 Rinoplastia asiática – uma cirurgia e tecido autógeno

Etapa 1	Remoção de fáscia e cartilagem do corneto
Etapa 2	Remoção de gordura de tecido mole do lóbulo
Etapa 3	Remoção de septo osteocartilaginoso
Etapa 4	Enxerto septo-columelar
Etapa 5	Enxerto aberto estrutural de ponta
Etapa 6	Enxerto dorsal de CC-F
Etapa 7	Osteotomias (opcional)
Etapa 8	Modificação da base alar (opcional)

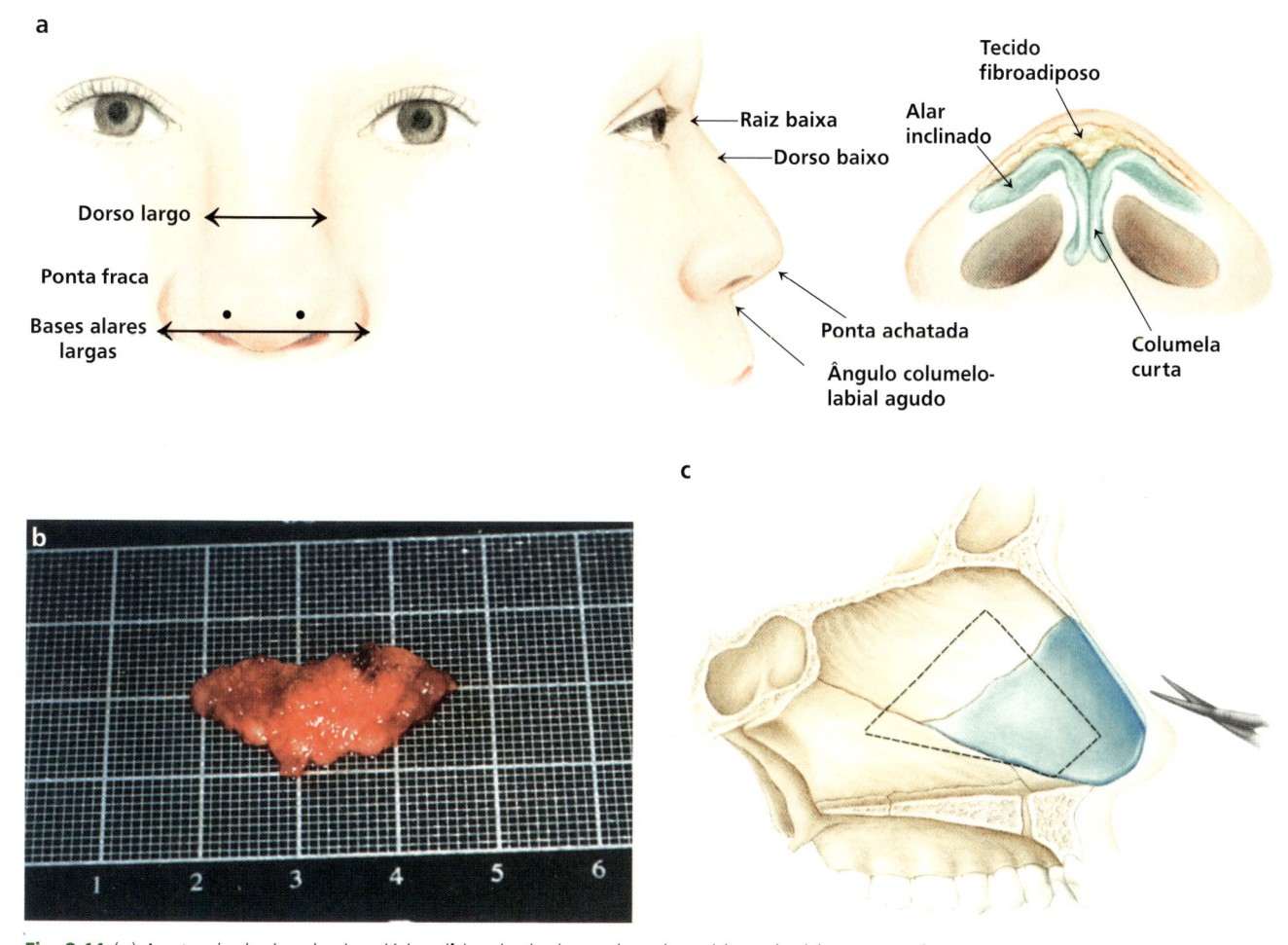

Fig. 9.11 (**a**) Anatomia de rinoplastia asiática, (**b**) retirada de gordura do tecido mole, (**c**) remoção de septo.

septocolumelar é composto de cartilagem que será colocada no topo e o osso que ficará colocado contra a ENA (Fig. 9.11d). Considerando que foi feita uma "separação de ponta" para exposição do septo, a inserção do enxerto é relativamente simples, e a definição da forma é feita no local. O enxerto é colocado entre as cartilagens alares e se estende 2-8 mm abaixo do septo caudal, dependendo do grau de "mostra columelar" que se quer obter. Uma vez satisfeito, agulhas número 25 são colocadas pelo septo cartilaginoso e no enxerto em dois pontos. A borda caudal do enxerto deve-se elevar 6-10 mm acima e 6-10 mm caudal ao ângulo septal. Esse *strut* rígido irá produzir a extensão e a projeção que são requeridas no nariz asiático. Essas suturas de polidioxanona (PDS) 4-0 são inseridas em áreas sobrepostas para fixar o *strut* ao septo caudal e à cartilagem septal dorsal. A modelagem final irá deixar um componente de suporte columelar que tem 5-6 mm de largura, e a cartilagem removida pode ser usada como um enxerto de ponta rígido ou ser cortada em pequenos cubos. O enxerto final parece muito com uma "machadinha".

Enxerto de Ponta. De forma ideal, o enxerto de ponta é um longo enxerto que se estreita gradualmente, feito de cartilagem septal rígida. É colocado em uma posição de projeção acima dos domos com um enxerto de cobertura atrás dele para apoio (Fig. 9.11e). A realidade é que pode ser septo de meia extensão ou cartilagem conchal. O enxerto de cobertura é essencial para manter a projeção da ponta.

Enxertos Dorsais. O enxerto dorsal é um enxerto CC-F, variando de 0,7-1 cc de uma seringa de tuberculina (Fig. 9.11f, g). A maioria dos asiáticos irá requerer um enxerto dorsal de espessura uniforme. Atualmente, eu utilizo um enxerto de fáscia separado para a área da raiz e construo o enxerto dorsal na mesa de instrumentação. Esses podem ser ou um construto uniforme ou um construto que se estreita gradativamente, dependendo da deficiência dorsal original do paciente. É importante que o enxerto dorsal não seja feito até que tenha sido obtida máxima projeção de ponta. O enxerto dorsal não deve ser excessivamente encurtado para criar uma quebra forte na parte superior da ponta.

Osteotomias (Opcionais). Eu faço osteotomias laterais, se o nariz for largo. Desde que os ossos não sejam muito altos, são tecnicamente osteotomia baixa à baixa, embora eu uso osteótomo curvo. A meta é estreitar a largura do contorno ósseo. São feitas conforme indicado, apesar do fato de que os ossos nasais são relativamente curtos, e não há teto aberto.

Modificações na Base Alar e EECA/ECA. Duas realidades anatômicas exigem cautela ao fazer remoções de cunha alar em pacientes asiáticos (Fig. 9.11h, i). Primeiro, mau posicionamento alar é a "norma", não a exceção, em pacientes asiáticos. Segundo, o eixo das narinas varia dramaticamente de superior para transversal até mesmo para invertido. Uma das metas é mudar a forma (redonda para oval), e o eixo das narinas usando enxertos de suporte de contorno alar (EECA). O que complica mais o problema é que excisão de assoalho da narina/ressecção de cunha alar combinadas posteriormente fazem o contorno alar entrar em colapso e trazem risco significativo de cicatrizes. Discussão pré-operatória deve enfatizar as limitações do estreitamento da largura da narina, que a maioria dos pacientes quer, e o risco de cicatrizes, que a maioria dos pacientes não espera. Sempre que possível, eu faço uma excisão "estendida no assoalho da narina" com enxerto de suporte de contorno alar. Essencialmente, uma excisão angulada do assoalho da narina é feita, a qual estreita gradualmente em direção ao verdadeiro sulco alar de 3-4 mm, mas não é visível na visualização de perfil.

Rinoplastia Asiática 331

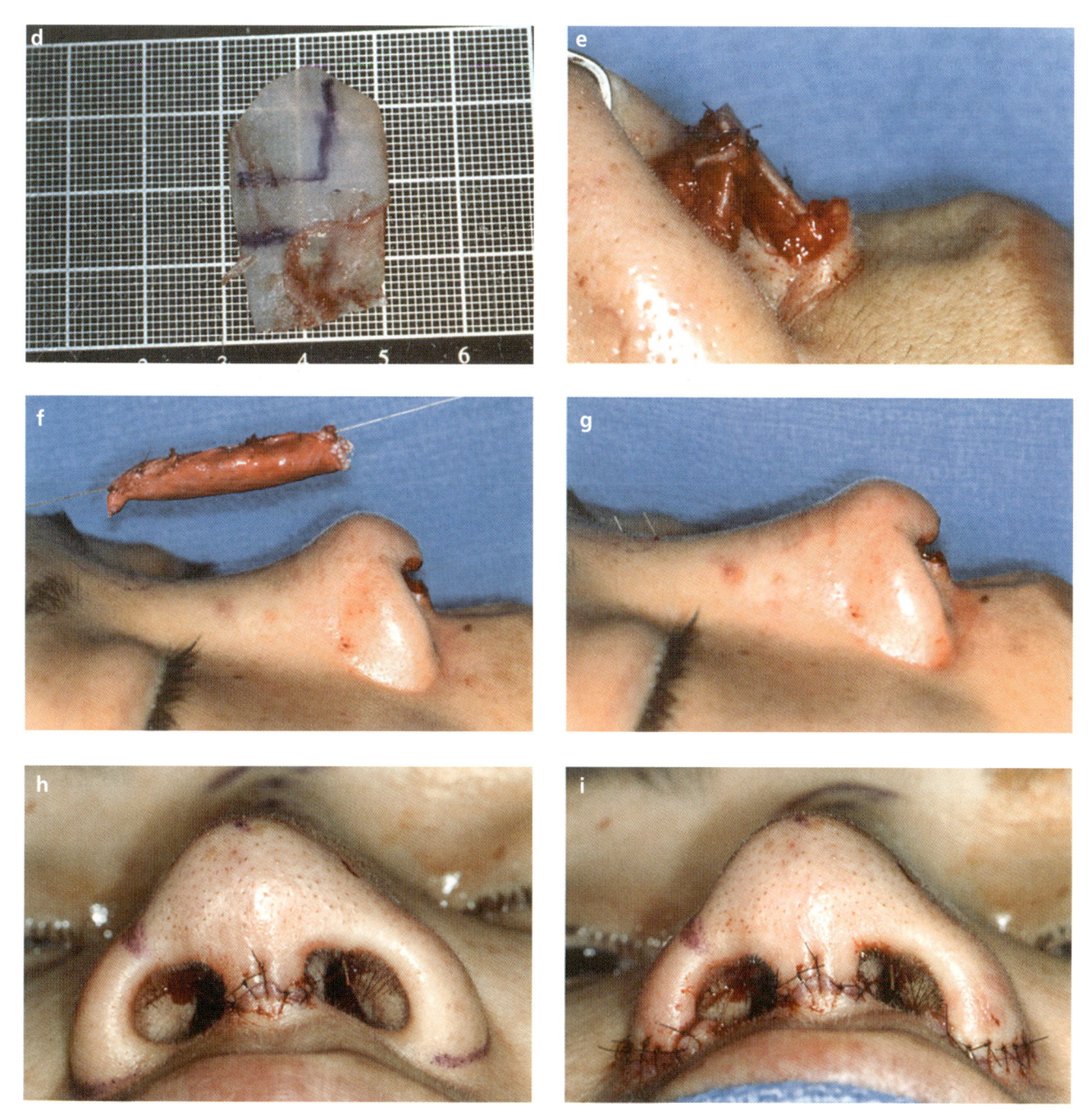

Fig. 9.11 (**d**) Enxerto septo-columelar, (**e**) enxerto de ponta, (**f, g**) aumento dorsal (CC-F), (**h, i**) excisão da base alar.

Estudo de Caso: Rinoplastia Asiática

Análise

Uma mulher de 32 anos de ascendência chinesa solicitou uma rinoplastia (Fig. 9.12). Ela disse que não queria um implante, porque algumas amigas suas tiveram problemas. As chaves para a cirurgia são a criação de uma ponta projetada mais refinada, aumento dorsal e estreitamento da base alar. Suporte de ponta rígido é crítico e, portanto, o *strut* septo-columelar em tacape" foi projetado. Na maioria dos asiáticos, enxertos CC-F afastam a necessidade de costela, enquanto criam um dorso muito natural – com que frequência você precisa de mais de 8 mm de aumento? Visto que o mau posicionamento alar é "normal" em pacientes asiáticos, enxertos de suporte de contorno alar são essenciais para dar apoio aos contornos e mudar a orientação das narinas. Seis anos após a cirurgia a paciente estava bem e não houve cirurgia revisional.

Técnica Cirúrgica

1) Remoção de fáscia e cartilagem conchal.
2) Abordagem aberta com retirada de gordura do tecido mole do lóbulo.
3) Separação de ponta com remoção máxima de tecido osseocartilaginoso septal.
4) Inserção de um enxerto em flâmula columelar com enxertos de "escora" bilaterais (expansores curtos).
5) Sutura das alares sobre o *strut* columelar e, então, acréscimo de um enxerto de ponta estruturado.
6) Aumento dorsal usando todo o corneto para um enxerto CC-F (0,7 cc).
7) Excisão combinada do assoalho da narina/base alar (2 mm).

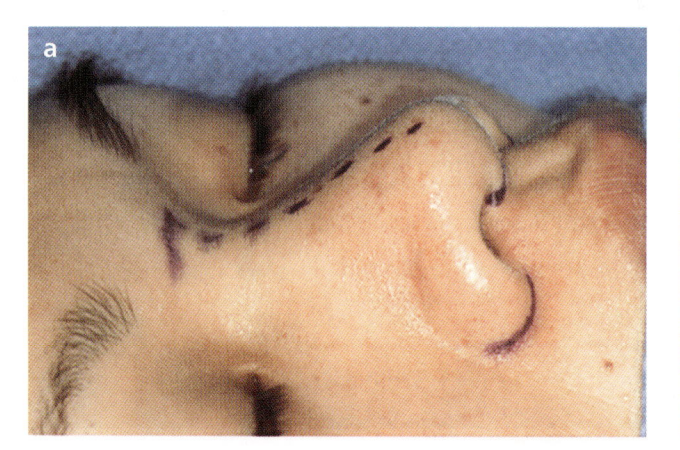

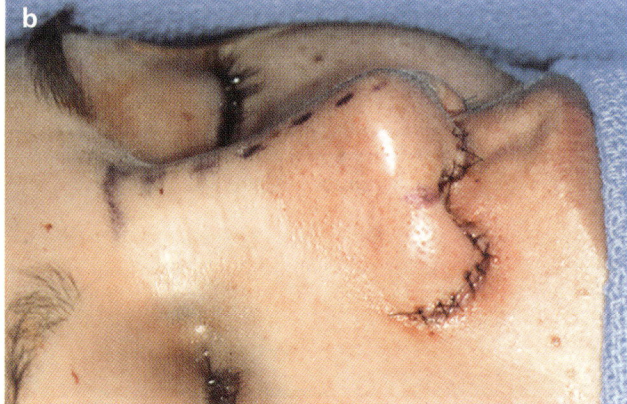

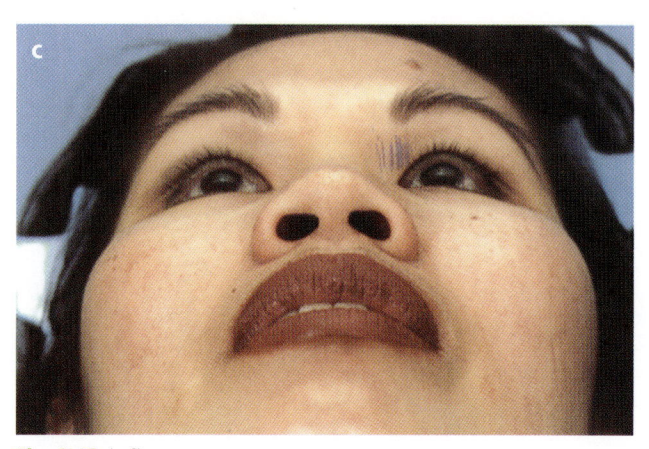

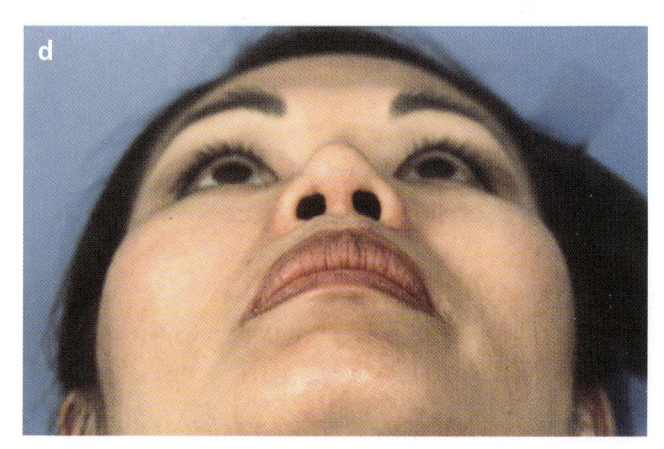

Fig. 9.12 (a-l)

Estudo de Caso: Rinoplastia Asiática

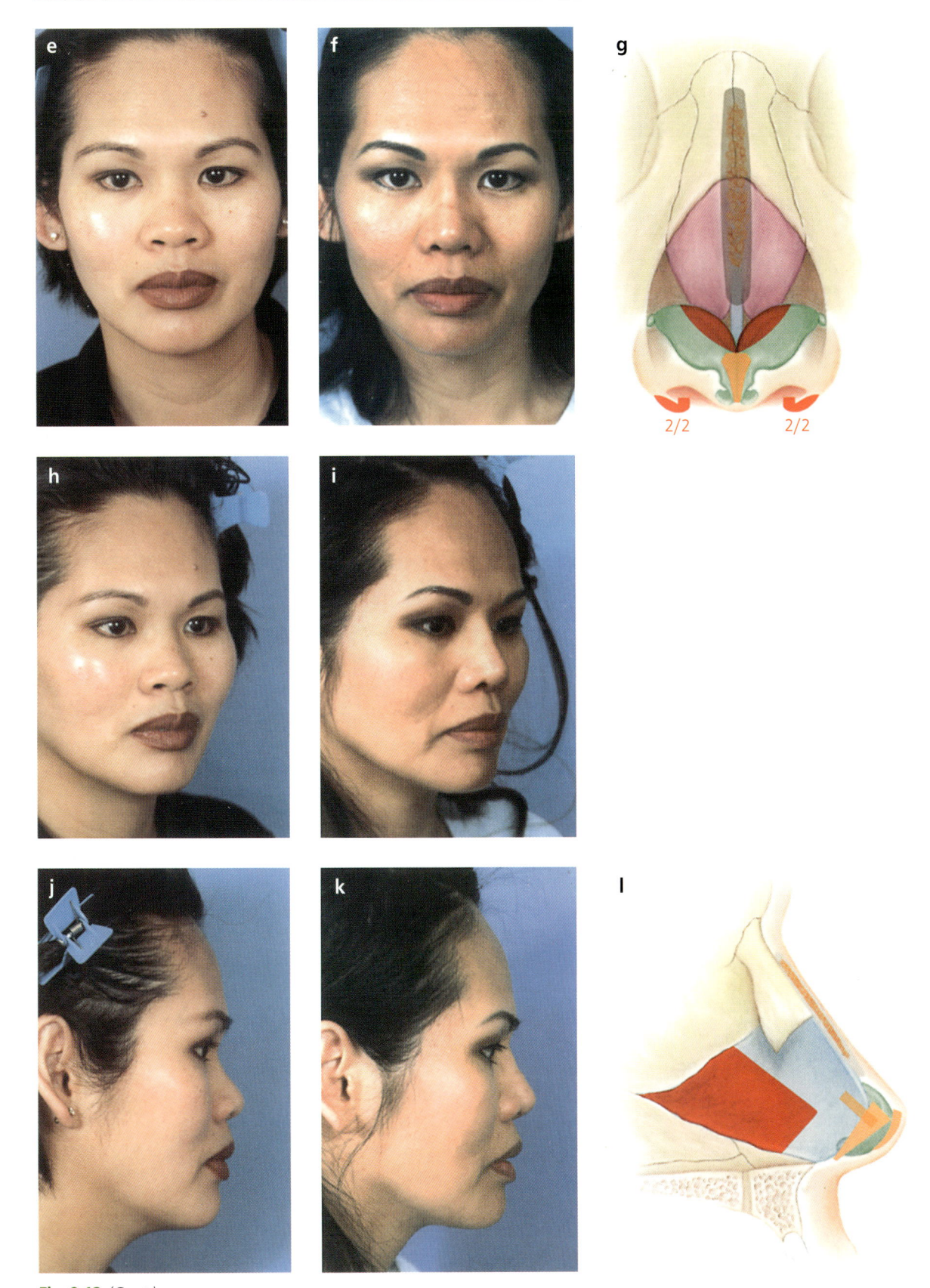

Fig. 9.12 *(Cont.)*

Rinoplastia Afro

Apesar de amplas variações individuais, o nariz negroide com frequência apresenta uma combinação de dorso baixo, uma ponta bulbosa pouco projetada, e uma base alar ampla associado a um ângulo labial columelar retruso. Esses casos são tecnicamente exigentes e devemos estar dispostos a firmar o maior compromisso requerido para obter resultados excelentes. Todas as etapas usadas no nariz asiático são necessárias no nariz negro, mas em grau maior (Fig. 9.13). A columela deve ser maximamente estendida por avanço das alares no *strut* columelar e fixando em dois pontos em vez de um. O dorso pode requerer uma verdadeira reconstrução "composta" com enxertos de cartilagem sólidos abaixo e CC-F no topo, quando não for usado silicone. As excisões combinadas base alar/assoalho da narina podem requerer um componente *de controle*.

Observação: O cirurgião deve ser sensível aos desejos do paciente, sua preocupação com sua identidade étnica e preservação dessa. Alguns pacientes irão desejar refinamento mínimo, outros, melhora moderada e pouca mudança máxima. Deve ser relido o excelente texto de Matory (1988) sobre rinoplastia étnica.

Técnica Cirúrgica

Remoção de Gordura do Tecido Mole. A remoção padrão de gordura do lóbulo é feita por meio de dissecção infracartilaginosa seguida de excisão do tecido mole da superfície alar, por meio de abordagem aberta.

***Strut* Columelar.** Na maioria dos casos, um grande *strut* columelar é inserido primeiro, e a *crus* medial/mediana avançada para cima para estender de forma eficaz a columela. Duas suturas são usadas. Com o *strut* no lugar, a base columelar é avançada para cima a partir do lábio e fixada com uma agulha número 25 no nível da quebra columelar. Uma sutura de *strut* columelar mais baixa é inserida. Em seguida, a agulha é removida, e as alares avançadas o mais alto possível. Então uma segunda sutura de *strut* columelar é colocada acima do ponto de quebra columelar.

Enxerto de Ponta. Um enxerto de ponta de cartilagem septal sólida com pontas afiladas é colocado em uma posição de projeção para conseguir uma definição de ponta através da pele espessa. Com frequência um enxerto "de apoio" de cartilagem sólida é colocado atrás para forçar o enxerto de ponta para baixo e para fornecer resistência semelhante a um enxerto de cobertura. Quando todo o infralóbulo é achatado, então eu acrescento um enxerto de ponta no infralóbulo.

Enxerto Dorsal. Com frequência uma abordagem equilibrada é requerida, com uma leve excisão do contorno cartilaginoso (< 2 mm), seguida por um aumento de extensão completa, usando um enxerto CC-F. Em casos graves, um enxerto de cartilagem de extensão completa fino (1-2 mm) será colocado primeiro e, então, um enxerto de contorno CC-F em cima. O enxerto sólido fornece suporte para o envelope de pele e melhora a separação visual que pode ser vista entre os contornos ósseo e cartilaginoso.

Base Nasal. Inevitavelmente, a base nasal é extraordinariamente larga no alargamento alar e na visibilidade do assoalho da narina. Se o *strut* columelar for eficaz, então as narinas são frequentemente alteradas de redondas para ovais, e o eixo de transversal para 45°. Em pacientes negros, eu não hesito em fazer a agressiva excisão combinada assoalho/base com dimensões 3/6 e 4/8 sendo comuns. Assumo que as cicatrizes de queloides irão permanecer quase não relatadas no triângulo facial central.

Rinoplastia Afro

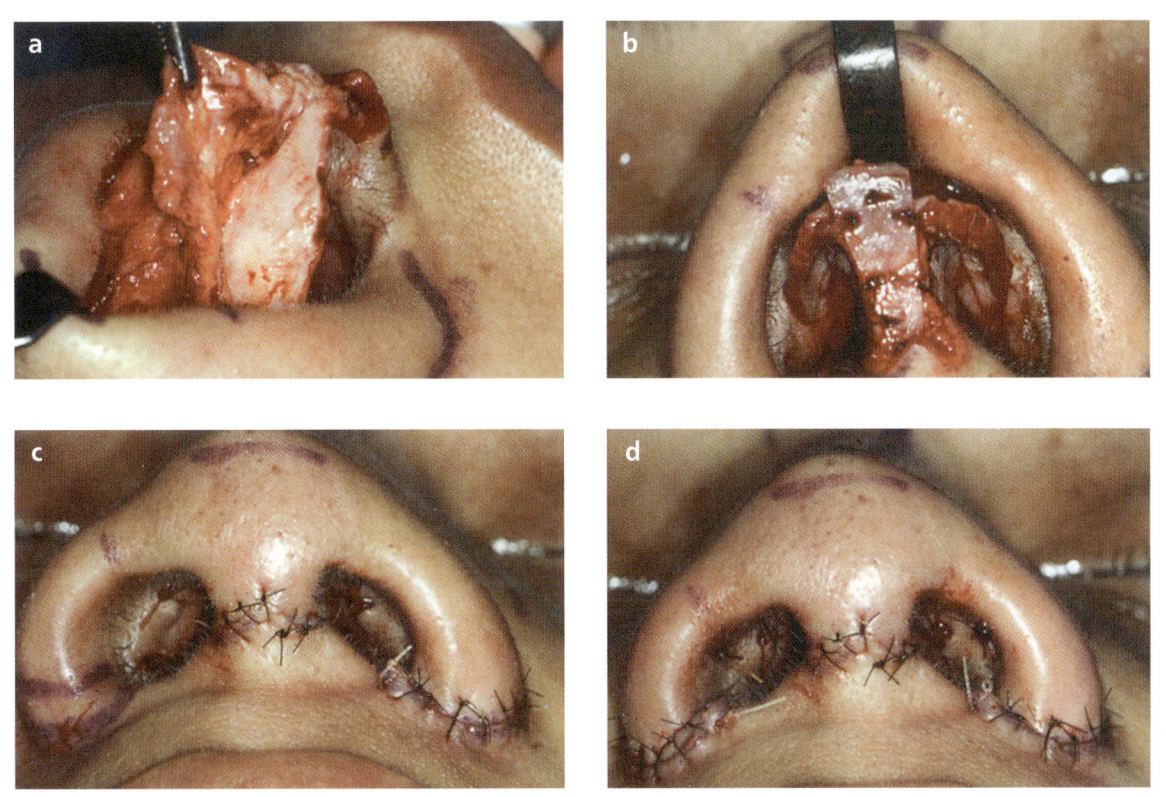

Fig. 9.13 (**a**) Desengorduramento do tecido mole, (**b**) enxerto de ponta, (**c, d**) ressecção combinada de assoalho de narina, cunha alar.

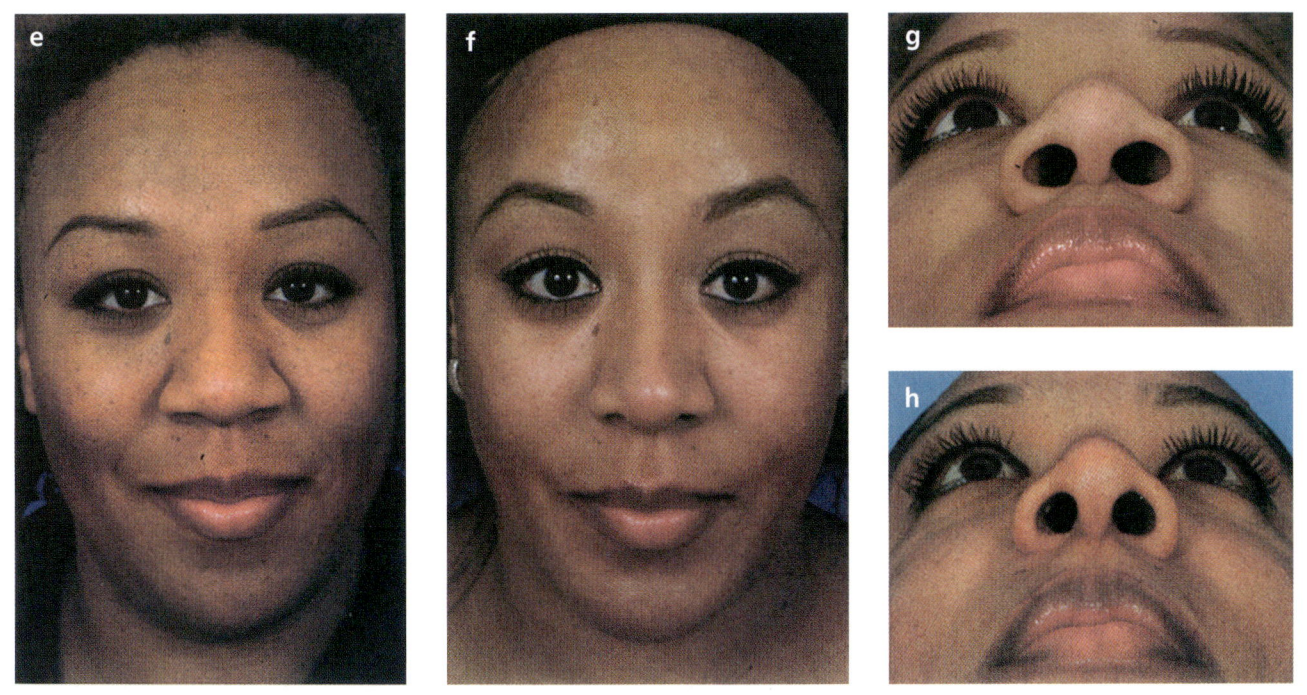

Fig. 9.13 (**e-h**) Uma mulher de 35 anos queria uma grande mudança em seu nariz.

Rinoplastia Afro (Moderada)

Análise

Uma estudante de 18 anos sentiu que seu nariz era muito pesado e pouco atraente (Fig. 9.145a-d). Ela queria um refinamento significativo, mas dentro dos limites de sua etnia. Os destaques cirúrgicos eram: (1) remover a gordura do envelope de tecido mole, (2) um *strut* septo-columelar, (3) um enxerto de ponta estruturado, (4) enxerto CC-F 0,8 cc para o dorso, e (5) uma ressecção combinada de assoalho/cunha (3/4). Após 1 ano a paciente está satisfeita, mas teria aceitado até mais refinamento.

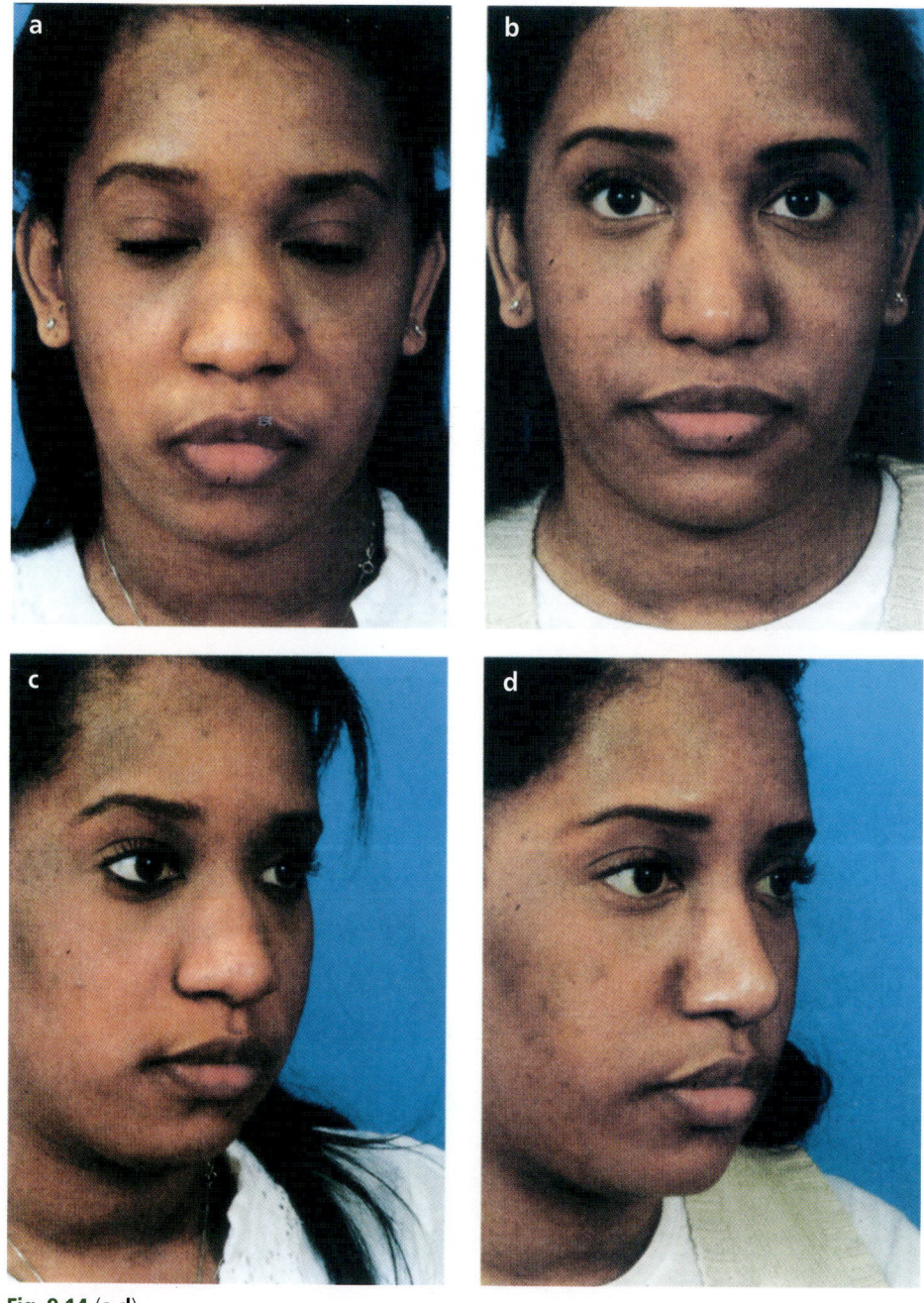

Fig. 9.14 (a-d)

Rinoplastia Afro (Grande)

Análise

Uma mulher de 54 anos queria saber o que poderia ser feito para consertar seu nariz achatado e largo (Fig. 9.14e-h). A largura interalar media 55 mm, enquanto sua extensão nasal (N-P) era de 28 mm. O eventual plano cirúrgico incluiu um aumento do queixo e lipoaspiração submental mais um *lifting* de testa endoscópico para mover o násio mais para cima. A cirurgia nasal consistiu no seguinte: (1) retirada mínima de gordura, (2) remoção de costela, (3) *strut* columelar e enxerto de ponta estruturado, (4) um enxerto de costela dorsal sólido e profundo -6 mm mais enxerto de sobreposição CC-F com -4 mm de espessura, (5) excisão de cinta alar 4/6, e compostos bilaterais para contornos alares. Pós-operatoriamente, a paciente declarou que ela se sentiu bonita pela primeira vez em sua vida.

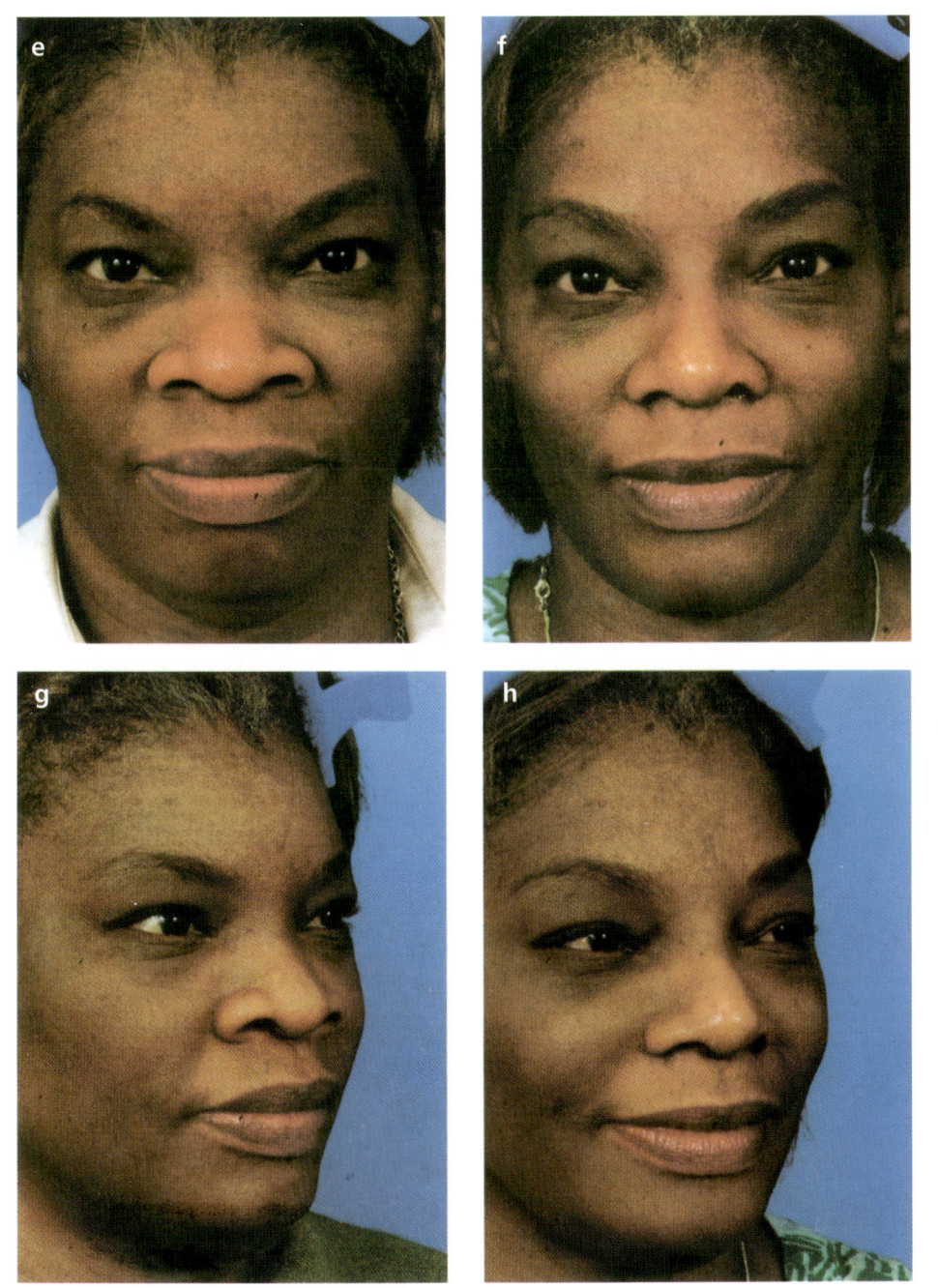

Fig. 9.14 (e-h)

Revisão de Rinoplastia

Cirurgiões não gostam de revisar seus próprios casos, pois com frequência sentem que isso representa um fracasso em atingir sua meta original. Eu aprendi a aceitar revisões e tentar aprender com elas. Na consulta pré-operatória, eu explico aos pacientes que minha taxa de revisão é de 5-7% em 3 anos. Eu não cobro uma taxa pela cirurgia da maioria das revisões, mas peço ao paciente para pagar pelos suprimentos de centro cirúrgico e/ou anestesia. Por que minha taxa de revisão é tão alta? Primeiro, eu acho que eu tenho tendência a ver mais casos primários difíceis encaminhados por outros cirurgiões plásticos e que na maioria dos casos eu tento melhora estética máxima. Segundo, eu não tento evitar revisões em torno difícil para o paciente. Eu prefiro ter um paciente feliz, recomendando meu trabalho, do que um paciente desapontado me depreciando. Terceiro, eu sempre sou curioso em saber o que deu errado, considerando que fiz meu melhor na cirurgia inicial. Lembre-se: somente você pode ensinar a você mesmo causa e efeito cirúrgicos e revisões certamente focam sua atenção. Seguem dois exemplos do que a experiência me ensinou. Com enxertos de raiz, septo esmagado sempre era visível, então eu mudei para alar removida que tinha 10% de problemas e, então, para fáscia que tinha taxa de visibilidade de 0%. Com enxertos expansores, a dificuldade estava em protuberância dorsal ocasional graças à extremidade cefálica de o enxerto estar pressionando através do teto aberto. A solução foi suturar o enxerto em dois pontos, usando uma sutura "sobreposta" cefalicamente.

Quando estava preparando esta seção, eu revisei pessoalmente *100 rinoplastias primárias cosméticas consecutivas* com um acompanhamento médio de 18 meses. O que eu descobri foi bem surpreendente e extremamente útil. Houve sete revisões que eu classificaria como segue: (1) um caso foi abaulamento da supraponta, seguindo-se a rinoplastia aberta, (2) dois casos foram refinamento de ponta inadequado, seguindo-se a rinoplastia fechada, (3) dois foram protuberâncias dorsais, uma de raspagem inadequada do contorno ósseo, e a outra provavelmente parte de um enxerto expansor, (4) dois casos foram "*struts* de riso" (o *strut* fazia um *click* através da ENA, somente quando o paciente ria espontaneamente, não quando ele falava ou sorria). No todo, a taxa de revisão não foi tão ruim, e o grau de dificuldade não foi nem grave nem complicado de consertar. As revisões foram interessantes. Os casos abertos foram revisados fechados, enquanto o caso fechado foi revisado aberto. A excisão do tecido fibrótico da parte superior da ponta foi feita com facilidade por incisões intracartilaginosas. A ponta fechada precisou de um suporte de *crus* mais sutura das anteriormente criadas tiras simétricas de borda (Fig. 9.15). Os *struts* columelares foram encurtados na parte inferior da incisão de transfixação. Refletindo sobre o caso, eu achei que eu poderia "dividir" a parte inferior do suporte, usando uma agulha número 16 na sala de exames. Suavização dorsal foi feita com uma raspa por meio de uma incisão intercartilaginosa. Por que ter o trabalho de resgatar 100 históricos e analisar um a um? A razão é que começamos a "ver" resultados estéticos que não são perfeitos. Especificamente, eu descobri que eu não tinha reduzido o dorso ósseo suficientemente em gibas dorsais "altas" e provavelmente removi em excesso o septo caudal em sua junção com ENA em narizes longos pendentes. Embora seja doloroso ver suas deficiências e revisões, uma *revisão anual* é uma experiência de aprendizagem crucial altamente recomendável.

Análise e Comentário

Essa paciente solicitou uma rinoplastia, mas queria que parecesse completamente natural. Sua preocupação primária era o perfil e não a ponta (Fig. 9.15a, d). Eu fiz sua rinoplastia fechada. Após 1 ano, ela voltou e queria a ponta rotacionada um pouco mais para cima um pouco e mais refinada. Foi feita uma técnica de sutura de ponta aberta com as seguintes suturas: SC, CD, ID, PP (Fig. 9.15c, f). Para mim pessoalmente, isso ilustra todas as vantagens de sutura de ponta aberta – projeção, definição e posição da ponta.

Estudo de Caso: Revisão Pequena

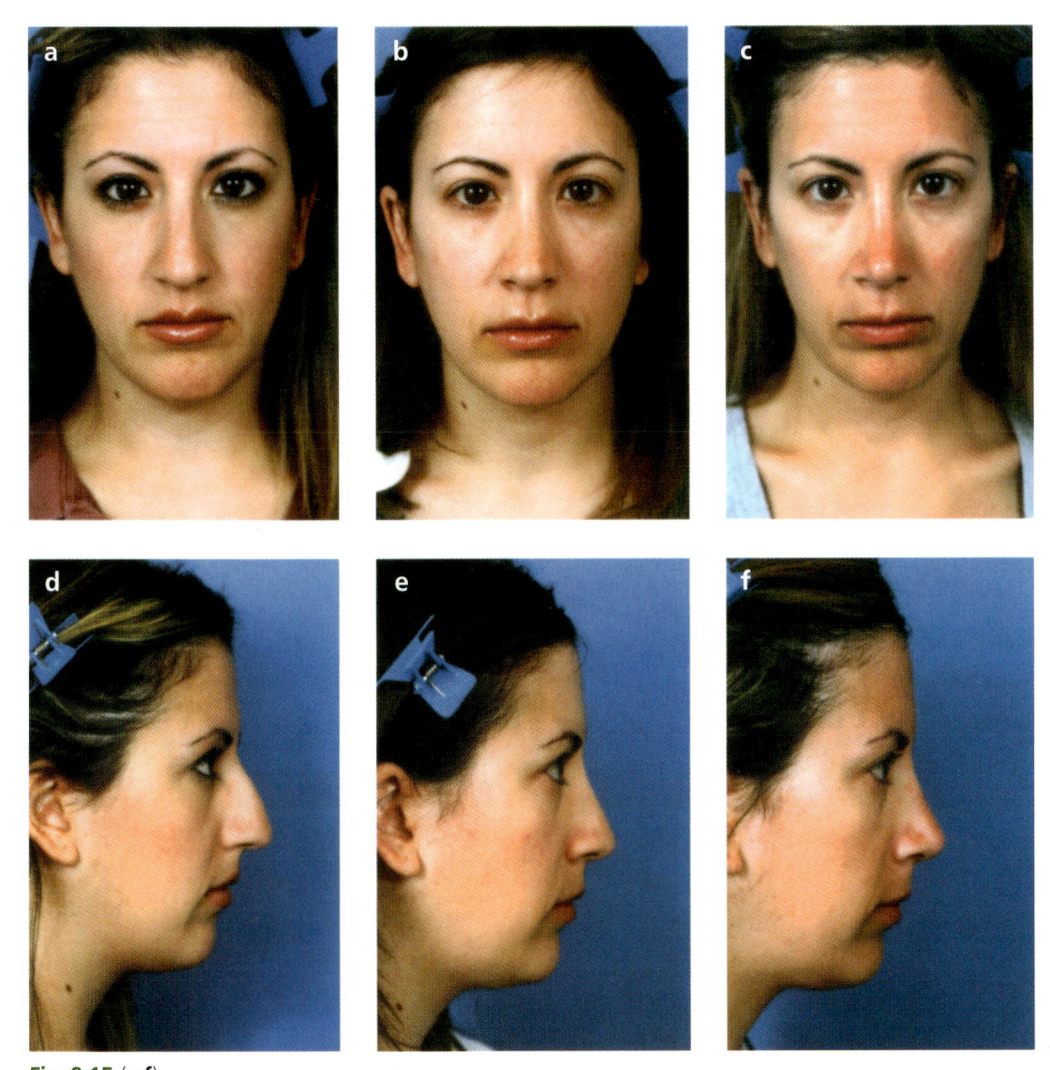

Fig. 9.15 (a-f)

Sem dúvida, seleção incorreta do paciente e suturas excessivas podem produzir problemas difíceis, incluindo a ponta "rosnando" e a ponta rotacionada para cima. Novamente, a advertência deve ser respeitada – não amarre cada sutura com força, em vez disso aperte a sutura até que o resultado desejado seja atingido, e, então, pare. Um exemplo é a sutura de criação de domo sob a pele fina com ponta aguda resultante em vez de uma curva sutil. No entanto, a sutura mais perigosa é a sutura de posição de ponta, pois pode rotacionar excessivamente a ponta, levando a um paciente muito infeliz. Embora eu prefira esperar 1 ano, essa pode ser uma situação onde eu faria nova cirurgia dentro de algumas semanas. Extensão infralobular excessiva pode ser causada por uma técnica de "roubo lateral", onde a sutura de criação de domo é colocada lateralmente na *crus*, em vez de na endentação do domo. Pode-se inadvertidamente acrescentar 4-6 mm à extensão do lóbulo. Erros de omissão são com frequência insucesso na análise pré-operatória e podem incluir não fazer osteotomias ou excisões de contorno da narina.

Técnicas de enxerto aberto de ponta revolucionaram a rinoplastia, mas não sem uma curva de aprendizado tanto para pioneiros, quanto para seguidores. Uma das primeiras tendências a evitar é estreitamento excessivo da columela ou domos, quando estivermos inserindo o *strut* de *crus*. Se a *crus* for muito aproximada, então o enxerto de ponta ficará preso no infralóbulo, produzindo um columelar pendente em vez de uma ponta integrada. Também, o enxerto de projeção da ponta deve ter um "enxerto de cobertura" ou uma proteção rígida para resistir às forças de dobramento do tecido cicatrizado.

Quando eu faço revisões? Geralmente não antes de 1 ano. A única exceção é o deslocamento óbvio de um grande enxerto de ponta dorsal. Eu refiz cirurgia 10 dias depois para um enxerto dorsal deslocado e fiquei extremamente satisfeito por fazê-lo. Também, fiz um enxerto composto para um ápice de narina contraído depois de 6 semanas para acalmar um paciente muito exigente. Cada revisão deve ser de benefício estético para o paciente, e com sorte se tornar uma experiência de aprendizado para o cirurgião.

Com o passar dos anos, devemos ver uma redução na complexidade de nossas revisões e com sorte em sua frequência. Essencialmente, a indicação deve estar confinada a uma área (ponta, narina etc.) ou a um problema maior (assimetria) em vez de vários. Rinoplastia não é uma cirurgia estática, e com a adoção de novas técnicas haverá curva de aprendizado e novos problemas para revisar. Uma palavra de advertência – nunca sugira uma revisão a um paciente, deixe que ele peça. Revisões podem apenas tornar as coisas "melhores", nunca perfeitas.

Análise e Comentário

Este é o pior resultado de uma de minhas rinoplastias primárias que eu revisei nos últimos 6 anos. Na cirurgia inicial, eu tentei fazer fechado, mas mudei para uma abordagem aberta porque eu não conseguia controlar as cartilagens da ponta (Fig. 9.16a, d). Um *strut* columelar foi inserido e feitas suturas de ponta: SC, CD, e ED. Após 1 ano, a paciente estava satisfeita. No entanto, com 6 anos a assimetria nasal era óbvia, especialmente o colapso da ponta na visualização oblíqua direita (Fig. 9.16b, e). Foi necessária uma revisão (Fig. 9.16c, f) e consistiu no seguinte:

1) Cartilagem armazenada foi removida da área temporal esquerda, assim como fáscia temporal.
2) A ponta foi reaberta. A extremidade cefálica dos enxertos expansores esquerdos foi removida.
3) Um "manto de fáscia" foi inserido no envelope de pele elevado.
4) CC foi colocada sob a fáscia na região superior da ponta.
5) Enxertos de *strut* de *crus* lateral foram suturados na *crus* lateral e ao longo do contorno da narina.

Estudo de Caso: Revisão Grande

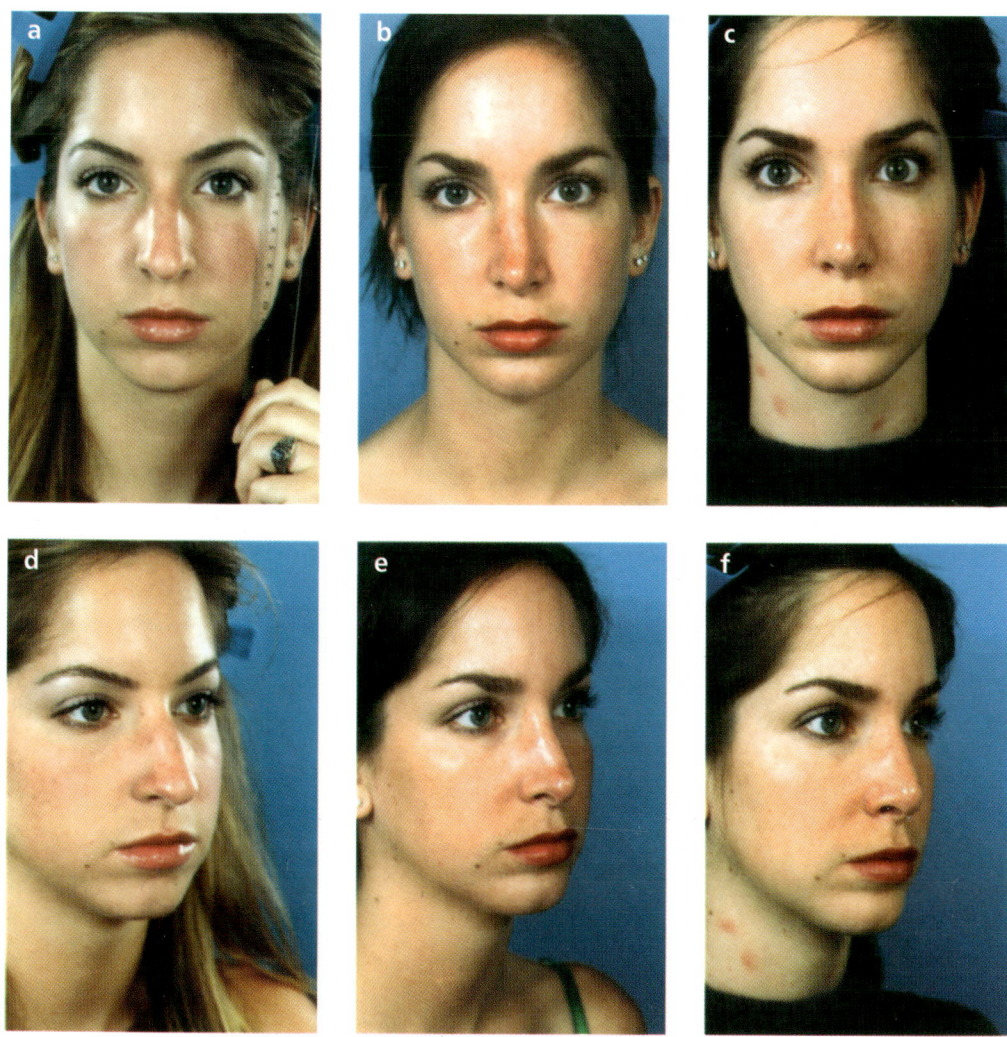

Fig. 9.16 (a-f)

Preenchedores Nasais: Restylane® (Dr. Val Lambros[1])

Há um longo histórico de injeção de preenchedores no nariz para regularizar os contornos. Parafina foi extensivamente utilizada no início do século 20 e colágeno na década de 80. Na última década, a popularidade da injeção de preenchedores na face e no nariz expandiu-se dramaticamente. Atualmente, esses materiais incluem: (1) gordura autógena, (2) produtos com ácido hialurônico (HA) como Restylane® e Juvederm®, e (3) produtos em cálcio incluindo hidroxiapatita de cálcio, Radiesse. Podem ser usados para deixar os narizes retos, esconder as bordas de enxertos de ponta, preencher pontas bífidas, e cobrir ossos nasais visíveis (Fig. 9.17). Os resultados de preenchimentos bem sucedidos no nariz podem ser impressionantes, tornando um resultado indiferente em um excelente, sem a necessidade de cirurgia secundária complexa.

Preferência Pessoal

Prefiro produtos com ácido hialurônico por causa de sua duração, reversibilidade, e qualidades expansíveis. Injeções de gordura no nariz nunca funcionaram bem para mim a não ser na raiz. Reinjeções de gordura são comuns e o material é muito espesso para ser colocado em espaços confinados. Hidroxiapatita de cálcio (Radiesse) é preferida por alguns por sua percebida duração mais longa, que minha experiência não provou ser o caso. Além disso, erros de injeções com hidroxiapatita de cálcio não podem ser revertidos.

Preenchedores de ácido hialurônico (Restylane®) foram introduzidos inicialmente para tratamento de sulcos nasolabiais e foi feita a suposição de que a duração era de 6-8 meses. Experiência posterior em partes não móveis da face mostrou que a duração do ácido hialurônico é decididamente *específica de local*. Nas pálpebras inferiores e na testa pode exceder 3 anos. Quando injetada no nariz, a duração é *específica para cada sublocal*. Parece durar mais nos tecidos rígidos da ponta e base alares do que nos tecidos mais frouxos do dorso proximal a raiz. Eu vi durações de mais de 3 anos na ponta e cerca de 1 ano na raiz.

Técnica de Injeção. Primeiro, o nariz é marcado. Eu acho esse o aspecto mais interessante do tratamento. Estudo cuidadoso do nariz é necessário e geralmente mostra vários locais onde um pouco de volume poderia melhorar o contorno. Segundo, eu anestesio a área usando lidocaína sem epinefrina. A razão para evitar epinefrina é permitir avaliação de qualquer sinal de comprometimento vascular evidenciado pelo branqueamento da pele, o que não ficaria visível em uma pele com os vasos já contraídos. Cremes anestésicos tem a causar vasoconstrição de superfície e portanto são evitados. Eu geralmente aplico um cubo de gelo na área a ser injetada por 5 segundos e então injeto uma pequena quantidade de anestesia local, que então é aumentada conforme necessário. Terceiro, o preenchedor é injetado Eu injeto pequenas quantias de Restylane® com uma agulha de 30 g geralmente na retirada Se o produto é visto saindo dos poros nasais adjacentes, então a pressão da injeção precisa ser reduzida e a agulha deve ser trocada. Com frequência, quatro ou cinco locais de injeção podem ser necessários, pois o produto pode não se espalhar em uma ponta com fibrose. Quantias supreendentemente pequenas são necessárias na ponta, geralmente -0,1-0,2 cc, e não muito mais que isso no dorso.

Preocupações. Embora possa ser tentador *preencher* uma endentação que não se elevar, a chance de ter problemas é muito maior. É muito mais seguro tratar pontas fibrosadas difíceis

---

[1]Dr. Val Lambors lambrosone@aol.com. Dr. Lambros não tem conflito de interesses financeiros e não é um consultor pago de qualquer produto.

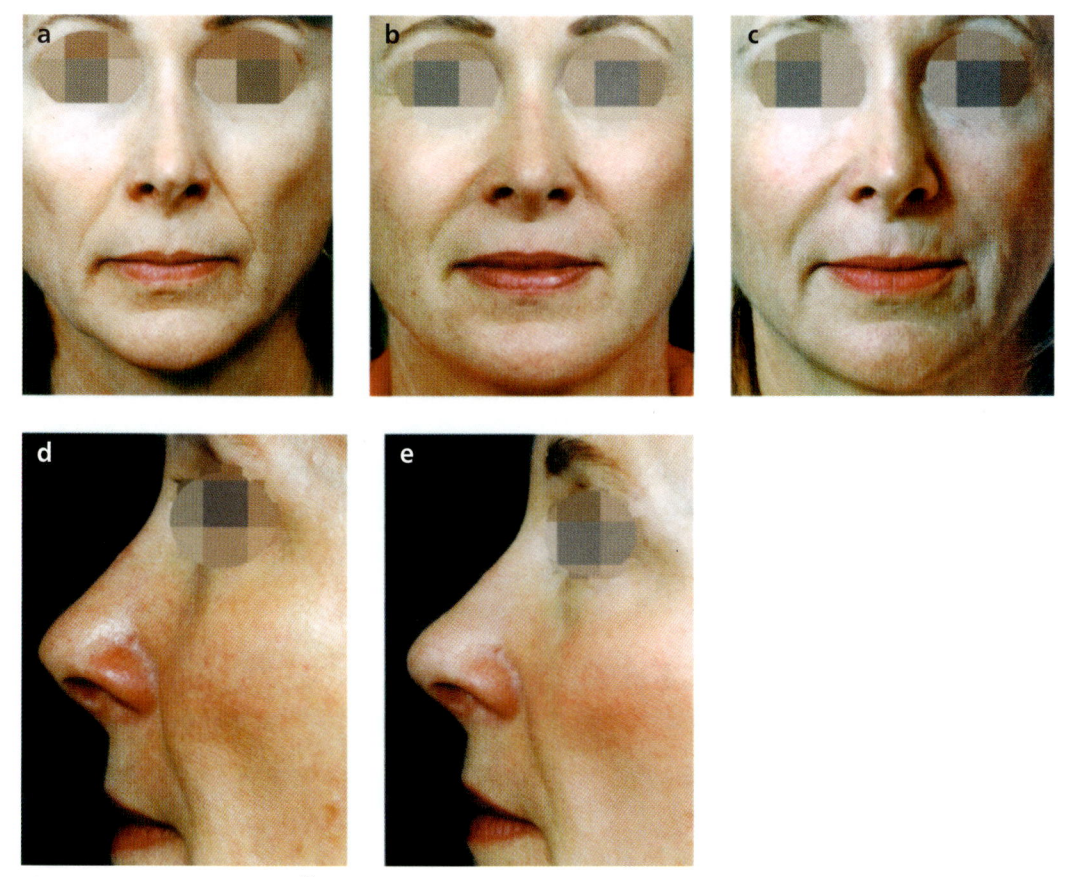

Preenchedores Nasais: Restylane® (Dr. Val Lambros[1])   **343**

Fig. 9.17 Injeção de Restylane® – nenhuma cirurgia anterior, (**a, d**) Pré-injeção, (**b, e**) 7 meses depois, (**c**) 2 anos após injeção.

em estágios. Se ocorrer branqueamento, é massageada gentilmente por alguns minutos. Se persistir, tratada com hialuronidase para dissolver o ácido hialurônico. Hialuronidase é geralmente derivada de carne e deve ser perguntado aos pacientes se eles têm alergias a produtos bovinos ou suínos, ou são altamente alérgicos à picada de abelha. Alergias são raras, e se houver qualquer dúvida, deve ser feito um teste de pele no braço de algumas unidades. Hialuronidase, tradicionalmente, vem em uma solução de 150 unidades/cc. Se houver um problema vascular em uma área pequena como a ponta nasal, então 20 unidades de hialuronidase diluídas em 1 cc de solução salina devem remediar a situação. Além disso, a hialuronidase irá corrigir deformidades de contorno induzidas por ácido hialurônico, não interessando quando foi colocado. Se foi feito um erro de contorno com outra classe de preenchedor, como Radiesse, este não pode ser revertido.

Seguimento Pós-Injeção

É dito ao paciente para esperar algum inchaço localizado, e as manobras usuais são usadas para minimizar isso. Hematomas não são geralmente um problema. Eu os vejo algumas semanas após a injeção. Ao sair do consultório, os pacientes estão geralmente felizes, visto que o inchaço apenas os faz parecerem melhores. Produtos de ácido hialurônico se expandem em cerca de 30% conforme hidratam, e o contorno irá melhorar depois do primeiro dia. A maioria dos pacientes relata que o nariz é consideravelmente melhorado na primeira semana. Foi dito a muitos dos pacientes em que injetei que cirurgia secundária não é aconselhável para seus narizes em particular, e portanto eles ficam felizes com qualquer melhora que for possível.

Preenchedores para o Nariz (Dr. Miles Graivier[1])

Preenchedores injetáveis fornecem um meio não cirúrgico de corrigir defeitos focais discretos no nariz. Considerações primárias sobre a escolha de um preenchedor injetável são eficácia, segurança e durabilidade. Atualmente, nenhum dos preenchedores dérmicos disponíveis nos Estados Unidos é especificamente aprovado para uso na correção de defeitos nasais ou para contorno nasal. Em situações em que há perda de suporte e deficiência funcional, rinoplastia aberta de estruturação não pode ser necessária. Radiesse é um material preenchedor injetável composto de microsferas de hidroxiapatita de cálcio sintéticas suspensas em gel portador aquoso em uma formulação 30% microsferas, 70% gel. Essas microsferas uniformes (25-45 µm de diâmetro) são lisas na forma e idênticas em composição à porção mineral de ossos e dentes humanos. Visto que os componentes da hidroxiapatita de cálcio ocorrem naturalmente no corpo e, portanto, são biocompatíveis, não tóxicos, não irritantes e não antigênicos. A longevidade da correção estética na face foi relatada de 10-18 meses após uma correção completa média de 1 ano. No estudo de segurança de sulco nasolabial da Federal Drug Administration (FDA), 40% dos sulcos nasolabiais (35 de 87) mostraram um resultado de "melhora" 30 meses após a injeção inicial.

Indicações

A seleção de um preenchedor a ser usado no nariz pode ser crucial para o resultado e para evitar complicações. Quando inicialmente tratando o nariz com um preenchedor, deve-se considerar usar um gel de ácido hialurônico estabilizado não animal de ação rápida (Restylane®, Juvederm®, Prevelle Silk®). Esses agentes são reversíveis com hialuronidase injetável (Vitrase 20-30 U). Essa reversibilidade permite tanto ao médico, quanto ao paciente um nível adicional de tranquilidade e segurança. Isso é especialmente verdadeiro na ponta do nariz, columela, e alar, onde fibrose aderente e comprometimento vascular são mais prováveis. Nessas áreas, eu quase sempre recomendo o uso de um produto com ácido hialurônico inicialmente. Minha preferência pessoal para ácido hialurônico no nariz é Restylane®. Eu acho mais fácil de localizar o Restylane® sob um defeito ou elevar sob uma área em particular com menos dispersão de produto. Se for obtida uma boa correção com ácido hialurônico e não ocorrer nenhuma reação adversa, então um preenchedor de duração mais longa pode ser usado na próxima vez.

Radiesse pode melhorar defeitos e contornos do dorso nasal, paredes laterais, ponta, columela e alares. Pode ser usada mais impunemente no dorso e nas paredes laterais. Além de preencher defeitos e depressões específicos, a hidroxiapatita pode ser formatada e moldada em seguida às injeções. A quantidade de injeção é 1:1 para correção seguida por moldagem manual e suavização para conseguir a meta desejada. No dorso e nas paredes laterais, assim como nas deformidades da raiz, um agente de duração mais longa, como o Radiesse, pode ser injetado inicialmente com menos risco de comprometimento vascular.

Técnica de Injeção

O acréscimo de lidocaína ao Radiesse torna a injeção relativamente livre de dor e facilita o uso de agulhas 28-30 G. Na minha prática, os volumes de injeção de Radiesse variam tipicamente de 0,1-1,3 mL por sessão. Se a pele for muito fina, fibrosada, ou aderente, deve-se tomar cuidado, e é realizada correção serial. Áreas de pele finas e com cicatrizes são mais

---

[1]Dr. Miles Graivier, North Atlanta Plastic Surgery (Consultório Particular, Roswell, Geórgia), endereço de e-mail : mgraviermd@mindspring.com

Informações : Dr. Graivier possui ações da Bioform Medical. Ele também está no grupo de educação médica e é membro da diretoria de aconselhamento clínico.

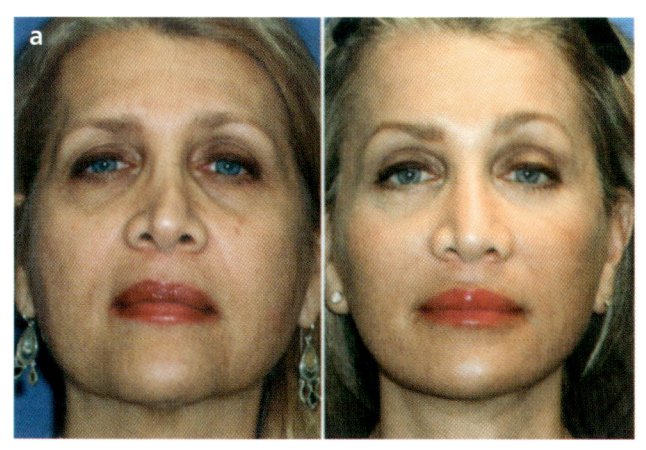

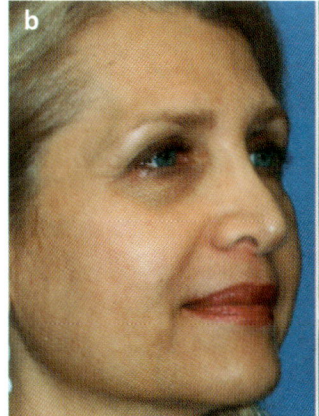

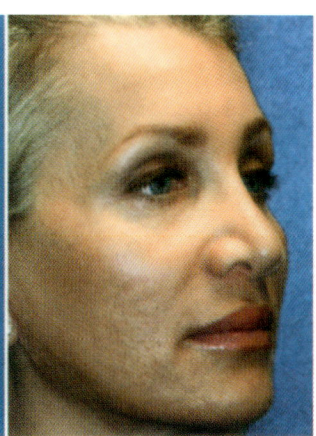

Fig. 9.18 (**a, b**) Injeções de Radiesse para rinoplastia secundária.

suscetíveis a comprometimento vascular. Injeções de pequeno volume de 0,1 mL por área fobrosada irão permitir expansão gradual da pele. Injeções podem ser repetidas em intervalos de 4-6 semanas, até que seja obtida correção completa. Mesmo com injeções em série, pode não ser possível corrigir completamente todos os efeitos. Radiesse é injetado *abaixo* da derme, mas logo acima do periósteo ou pericôndrio. A agulha é colocada no plano desejado e, então, injetada em múltiplas linhas finas, conforme a agulha é vagarosamente retirada. O material é espalhado pela área em múltiplas linhas. Após a deposição, é feita moldagem manual para o contorno. Injeção em um nível superficial, especialmente na derme, deve ser evitada. Há maior resistência na pele nasal, que tem menos probabilidade de esticar do que outras áreas do rosto. Adicionalmente, injeção nos poros da pele nasal irá resultar em extrusão de material para fora do poro. Preenchedor visível e nódulos podem ocorrer, mas branqueamento, indicativo de oclusão de capilaridade vascular, é mais provável.

Áreas Específicas

1. **Paredes Laterais do Dorso/Paredes Laterais.** Para corrigir o dorso nasal ou as paredes laterais, as áreas são marcadas com o paciente sentado. Após ter sido administrada anestesia local ou tópica, linhas finas múltiplas de Radiesse são injetadas em um padrão de leque, começando inferiormente e avançando em direção ao topo do nariz. Cruzar os filamentos em camadas irá aumentar a projeção e a elevação da área. É evitada injeção na derme.

2. **Contorno da Ponta Nasal.** Radiesse pode ser usado para melhorar a forma da ponta e parte superior da ponta. Em pacientes com pele fina e enxertos de ponta visíveis, hidroxiapatita de cálcio é injetada entre os enxertos e a derme. De importância, a elevação e a projeção da ponta do nariz podem ser conseguidas com aumento lobular e columelar infraponta. Linhas verticais de material são injetadas na metade superior da columela, na ponta anterior e na *crus* mediana, e uma pequena quantidade na área da parte superior da ponta. O volume total requerido é raramente maior do que 1 mL de Radiesse. Em narizes com cartilagens laterais inferiores assimétricas, a ponta pode ser equilibrada e tornada mais simétrica.

3. **Columela.** Este tipo de defeito pode ser difícil de corrigir graças ao tecido fibroso rígido e à falta de uma base óssea contra o qual se projetar. Esticar a área fibrosada com anestesia local antes da injeção de preenchedor pode ajudar. Pequenos volumes são injetados, raramente mais de 0,1 cc por vez, e isso pode ser repetido mensalmente, se necessário, para correção total.

Cuidados Pós-Tratamento e Efeitos Adversos

Nenhum cuidado especial pós-injeção é necessário. Compressas frias e medicação com anti-inflamatórios não esteroidais é suficiente. O paciente pode ter um pouco de inchaço ou vermelhidão por 1-2 dias, o que geralmente é transiente. Outras reações podem incluir dor, descoloração e sensibilidade no local da injeção. Uma injeção muito superficial pode mostrar deposição na pele, que poderia ser removida com dermoabrasão ou abrasão a *laser*. Se houver nodularidade ou for colocado muito produto, então injeção de esteroide conservador (0,1 mL de Kenalog 10) é injetada no nódulo. Isso pode ser repetido em 4 semanas, se necessário. Se foi usado ácido hialurônico, hialuronidase pode ser usada em vez de um esteroide, para encolher o produto. Se a terapia conservadora não tiver sucesso, então pode ser necessária excisão.

Como com qualquer preenchedor injetado no nariz, comprometimento vascular é um risco potencial. Se ocorrer branqueamento, massagem digital vigorosa para dispersar o material e abrir os capilares é indicada. Após diversos minutos de massagem, se o preenchimento capilar ainda estiver diminuído, então aplicação de nitropasta, calor, vasodilatadores orais e mesmo terapia hiperbárica com oxigênio é indicada. Se for usado ácido hialurônico, injeção de hialuronidase também é indicada.

Satisfação do Paciente

A maioria dos pacientes que aparece com reclamações de assimetria nasal, depressões, irregularidades no contorno, ou aparência pós-rinoplastia fica muito satisfeita, quando é oferecida uma correção não cirúrgica com preenchedores. O tempo mínimo de recuperação, inchaço mínimo e custo mínimo em comparação com cirurgia são muito atraentes para a maioria dos pacientes. O nível de satisfação é muito alto, pois o paciente tem uma ideia de como seu nariz irá ficar imediatamente. O paciente é encorajado a retornar em 4-6 semanas para avaliação e posterior preenchimento, se necessário.

Em resumo, Radiesse demonstrou seu valor como um método não cirúrgico para corrigir defeitos cosméticos não funcionais discretos e localizados do nariz. Considerando que fornece correção 1:1 e pode ser moldado imediatamente, os resultados são visíveis imediatamente.

Preenchedores: Considerações Finais

Fico impressionado com o que pode ser feito com preenchedores injetados no nariz – *mas*, eu acho que os casos têm que ser cuidadosamente selecionados. Haverá pacientes com deformidades nasais que podem ser corrigidas com preenchedores *temporariamente*. Como visto na Figura 9.17, esta paciente teve um resultado incrível, mas o preenchedor desapareceu completamente depois de 3 anos. Como visto na Figura 9.18, essa paciente teve uma correção quase miraculosa com Radiesse de uma deformidade secundária muito difícil. É essencialmente uma solução de aumento e não uma correção estrutural. Quais são as diferenças? Primeiro, haverá melhora mínima em sua respiração nasal. Segundo, não houve melhora na aparência da ponta do nariz por causa do colapso do contorno alar, resultando em uma ponta pinçada. No entanto, conforme o Radiesse desaparece, o que o paciente fará? Aceitará um declínio gradual ou irá procurar cirurgia para correção definitiva? Como um cirurgião irá lidar com esse tipo de deformidade nasal combinada? Como julgar o envelope de pele final ou os requisitos de uma substituição estrutural? Qual foi a eficácia da remoção? Quanto dano foi feito ao envelope de pele no momento da injeção e quanto preenchedor foi colocado inadvertidamente na derme? Poucos cirurgiões querem falar sobre complicações reais que se seguem a aplicações de preenchedores. Como mostrado na Figura 9.19, preenchedores podem produzir dano real ao envelope de pele, especialmente em casos secundários. Este caso é um exemplo da sequência inevitável de um resultado maravilhoso de injeção de Restylane® seguida pelo desejo da paciente de obter um resultado mais duradouro com Radiesse que causou muito arrependimento. Só tenho duas advertências, essas são: (1) nunca seja o primeiro a tentar algo novo – melhor deixar que os pioneiros descubram o que funciona e o que não funciona, (2) comece com Restylane® e somente vá para Radiesse® quando você tiver muita experiência.

Observações: Com exceção dos pacientes nesta seção, nenhum dos pacientes neste texto teve preenchedores injetados em seu nariz para melhorarem seus resultados. Esse pode ser o último texto sobre rinoplastia "livre de preenchedores".

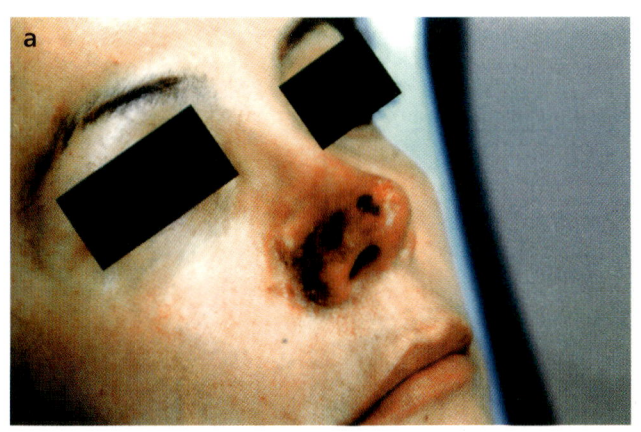

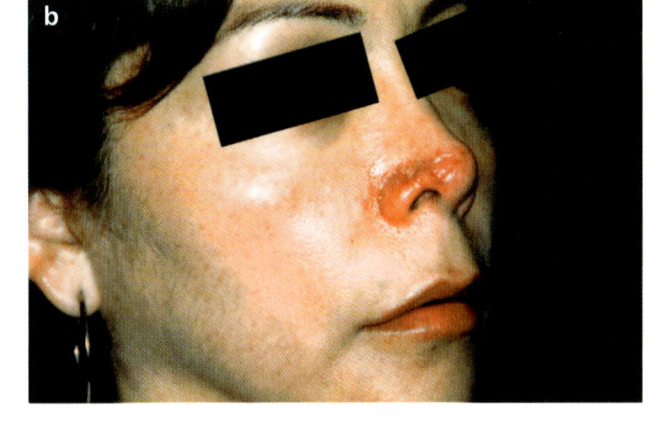

Fig. 9.19 Injeções de Radiesse – complicação.

Lista de Leitura

Becker H. Nasal augmentation with calcium hydroxyapatite in a carrier-based gel. Plast Reconstr Surg 121: 2142, 2008

Bizrah MB. Rhinoplasty for Middle Eastern patients. Facial Plast Surg Clin N Am 10: 381, 2002

Byrd HS, Salomon J, Flood J. Correction of the crooked nose. Plast Reconstr Surg 102: 2146, 1998

Constantian MB. An alternate strategy for reducing the large nasal base. Plast Reconstr Surg 83: 41, 1989

Daniel RK. Surgical techniques for bulky, boxy, and ball tips. In: Operative Techniques in Plastic and Reconstructive Surgery. Philadelphia: WB Saunders, 2001a

Daniel RK. Rhinoplasty: Large nostril/small tip disproportion. Plast Reconstr Surg 107: 1874, 2001b

Daniel RK. Hispanic rhinoplasty in the United states with emphasis on the Mexican American nose. Plast Reconstr Surg. 112: 224, 2003a

Daniel RK. Asian Rhinoplasty (Video). Alexandria,VA: American Academy of Facial Plastic and Reconstructive Surgery, 2003b

Daniel RK. Middle Eastern update Plast Reconstr Surg 124: 1630, 2009

Dayan SH, Bassichis BA. Facial dermal fillers; selection of appropriate products and techniques. Aesthet Surg J 28: 335, 2008

Jansen DA, Graivier MH. Evaluation of a calcium hydroxyapatite-based implant (Radiesse) for facial soft-tissue augmentation. Plast Reconstr Surg 118: 22, 2006

Flowers RS. Surgical correction of the East Asian nose. In: Daniel RK (ed) Aesthetic Plastic Surgery: Rhinoplasty. Boston: Little, Brown, 1993

Gruber RP, Friedman GD. Suture algorithm for the broad or bulbous nose. Plast Reconstr Surg 110: 1752, 2002

Guyuron B, Ghavami A, Wishnek SM. Components of the short nostril. Plast Reconstr Surg 116: 1517, 2005

Hamra ST. Repositioning the lateral alar crus. Plast Reconstr Surg 92: 1244, 1993

Matory WE Ethnic Considerations in Facial Aesthetic Surgery. Philadelphia: Lippincott-Raven, 1998

McCullough EG, Fedok FC. The lateral crural turnover graft: correction of the concave lateral crus. Laryngoscope 103: 463, 1993

Neu BR. Suture correction of a nasal tip cartilage concavities. Plast Reconstr Surg 98: 971, 1996

Nishimura Y, and Kumoi T. External septorhinoplasty in the cleft lip nose. Ann Plast Surg 26: 526, 1991

Ortiz-Monestaerio F, Olmedo A, Iscoy LO. Rhinoplasty in the Mestizo nose. Clin Plast Surg 4: 89, 1977

Porter JP, Toriumi DM Surgical management of the crooked nose. Aesth Plast Surg 26: 1, 2002

Romo T III, Sclafani AP, Falk AN et al. A graduated approach to the repair of nasal septal perforations. Plast Reconstr Surg. 103: 66, 1999

Roofe SB, Murakami CS. Treatment of the posttraumatic and postrhinoplasty crooked nose. Facial Plast Surg Clin North Am 14: 279, 2006

Rorhrich RJ. External approach to Black rhinoplasty. In: Daniel RK (ed) Aesthetic Plastic Surgery: Rhinoplasty. Boston: Little, Brown, 1993

Rorhrich RJ, Ghavami A. The Middle Eastern nose. In: Gunter JP, Rohrich RJ, Adams WP (eds) Dallas Rhinoplasty: Nasal Surgery by the Masters. QMP, 757-772, 2007

Rorhrich RJ, Gunter JP, Deuber MA et al. The deviated nose: optimizing results using a simplified classification and algorithmic approach. Plast Reconstr Surg 110: 1509, 2002

Sclafani AP, Romo T, Barnett JG, Barnett CR. Adjustment of subtle postoperative nasal defects: Managing the "near-miss" rhinoplasty. Facial Plast Surg. 19: 349, 2003

Toriumi DM. Structural approach in rhinoplasty. Facial Plast Surg Clin North Am 13: 93, 2005

Toriumi DM, and Ries WR. Innovative surgical management of the crooked nose. Facial Plast Clin 1: 63, 1993

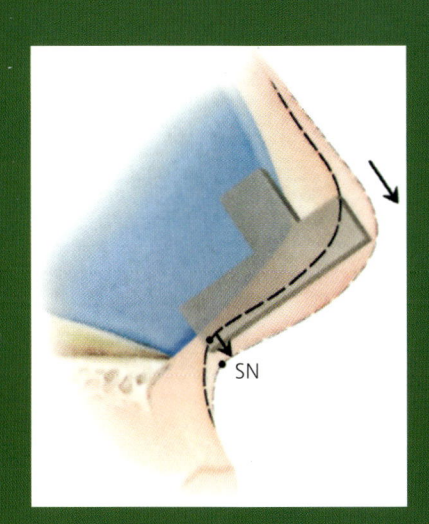

Rinoplastia Secundária: Técnicas Cirúrgicas

10

Introdução

É possível ensinar rinoplastia secundária? Três fatos irrefutáveis dizem que não: (1) a anatomia nasal normal altamente variável é com frequência destruída pela cirurgia anterior e distorcida por contratura de cicatrizes, (2) planos cirúrgicos devem ser mudados radicalmente - quando descobertas diferem de forma marcante das expectativas pré-operatórias, e (3) a diversidade de casos torna o aprendizado de causa e efeito cirúrgicos difícil. Por fim, a rinoplastia secundária deve ser com base nos princípios fundamentais da rinoplastia primária. Não se pode simplesmente fornecer uma fórmula para lidar com as complexidades da rinoplastia secundária. Assim como há uma progressão da faculdade de Medicina para a residência e para a prática, a maioria dos cirurgiões deve progredir de rinoplastia primária através de suas próprias revisões para rinoplastia secundária em um período de 3-5 anos. Observação: uma rinoplastia secundária é definida como um caso onde a rinoplastia primária foi realizada por outro cirurgião; uma revisão é quando você reopera seu próprio caso primário.

Neste capítulo, eu enfatizo como a rinoplastia secundária difere dos casos primários e as técnicas cirúrgicas avançadas que são requeridas. No Capítulo 11, eu revisei o processo de tomada de decisão e como selecionar as técnicas apropriadas. Eu não consigo enfatizar suficientemente – não há casos secundários Nível 1 ou 2. O cirurgião deve ser um cirurgião competente de rinoplastia com experiência significativa em casos primários antes de pegar casos secundários. O cirurgião deve estar confortável removendo e usando enxertos de costela, pois muitos pacientes não têm cartilagem septal suficiente disponível, e o corneto não é estruturalmente adequada. Como detalhado no Capítulo 12, rinoplastia estética reconstrutora emergiu como uma entidade separada. Esses últimos casos são extraordinariamente complexos e requerem habilidades cirúrgicas até mesmo maiores do que a rinoplastia secundária.

Visão Geral

O que torna a rinoplastia secundária tão difícil? Enquanto escrevia este livro, tentei desenvolver uma "folha de avaliação" pré-operatória para determinar o grau de dificuldade para casos secundários. Certos fatores eram óbvios – número de cirurgias anteriores, número de cirurgiões diferentes, disponibilidade de septo, espessura da pele etc. Eu estava ficando convencido de que uma paciente do sexo feminino com uma rinoplastia fechada simples inicial com um septo palpável seria um caso secundário grave. Claro, eu então operava essa paciente para descobrir que toda a cartilagem alar dela tinha sido removida das plataformas superiores, forçando, assim, uma reconstrução total de ponta. A questão crítica é que você não tem ideia do que foi feito ou está disponível em um caso secundário até que você o abra. Assim, todas as rinoplastias secundárias são complexas, e você deve estar preparado para qualquer eventualidade (Fig. 10.1).

Finalizando a Primária. Da perspectiva do cirurgião, essas são as secundárias mais fáceis. O paciente com frequência reclama que a ponta não tem definição suficiente, a ponte parece pinçada, as narinas estão grandes demais, e que eles não respiram bem. Se a primária foi feita fechada, então geralmente temos tiras de alar simétricas para trabalhar, e uma técnica de sutura de ponta pode ser feita por abordagem aberta. Um *strut* columelar e enxertos expansores são com frequência necessários.

Eliminando os Negativos. Muitos desses pacientes têm um grau mais alto de complexidade nasal e com frequência tiveram uma revisão feita pelo cirurgião original. É importante para o novo cirurgião ter uma "perspectiva fresca", enquanto o paciente deve ser capaz de articular o que quer mudar. A maioria das minhas pacientes sente que seus narizes ainda estão muito grandes e não suficientemente femininos. Com frequência elas consideram que o nariz é uma versão menor do original, e não uma melhora significativa. Tecnicamente, temos que estar preparados para quase qualquer problema.

Convertendo de Aparência de Nariz Operado para Nariz Natural. Com frequência, esses pacientes sentem que seus narizes parecem "feitos", graças à ponte removida em excesso, uma ponta rotacionada para cima, narina retraída, ou uma saliência na ponta. O desafio é criar uma fundação sólida para o nariz e melhorar a respiração. Inúmeros enxertos variando de septal a de fáscia, a de conchal a composto e mesmo enxertos de costela não previstos serão necessários. Cirurgia de ponta pode variar de sutura de ponta à reconstrução de ponta, simplesmente não sabemos até que o nariz seja aberto. Todos esses casos são feitos abertos, já que temos a opção de utilizar as várias sobras de cartilagens, e a observação direta permite uma ampla gama de técnicas. Infelizmente, cobertura de pele é com frequência uma consideração, e enxertos de fáscia são usados com liberalidade em pacientes com pele fina. Deve-se estar confortável com aumento dorsal e os vários tipos de enxerto de cartilagem cortada em pequenos cubos. Retração das narinas ou fibrose da válvula vestibular podem ser tão graves que enxertos compostos de corneto têm que ser utilizados. Não há atalhos ao administrar esses casos.

Rinoplastia de Reconstrução Estética. Por definição, essas são as mais difíceis das rinoplastias secundárias e requerem inúmeros enxertos, com frequência incluindo enxertos de costela. A meta é obter um nariz atraente natural sem qualquer indício de cirurgia anterior. Fazemos "rinoplastia de reconstrução estética" para salvar o nariz. Esses casos serão discutidos com profundidade no Capítulo 12.

Visão Geral

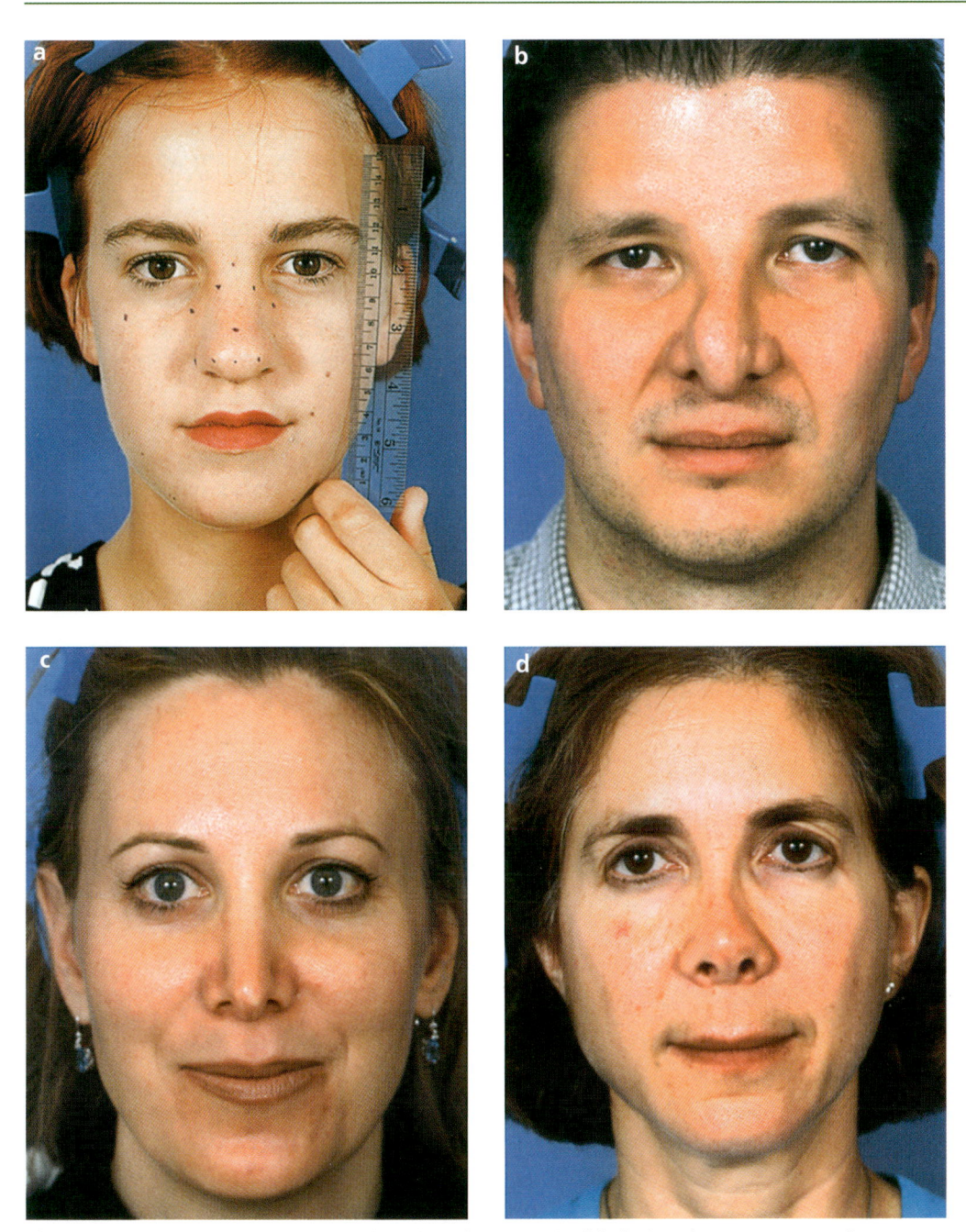

Fig. 10.1 Gama de casos secundários. (**a**) Finalizando a primária, (**b**) eliminando os pontos negativos, (**c**) visual cirúrgico para natural, (**d**) rinoplastia reconstrutora estética.

| Estudo de Caso: Rinoplastia Secundária | Análise |

Análise

Uma garota de 22 anos teve uma rinoplastia 2 anos antes e detestou o resultado (Fig. 10.2). Ela não gostou especialmente da sua ponta larga bulbosa minimamente melhorada e ponte pinçada. Ela tinha ido a múltiplas consultas no "circuito do nariz", e tinham dito a ela que ela precisava de uma grande reconstrução com costela. Ainda assim, sua meta era o mesmo nariz pequeno e gracioso que a havia levado a fazer uma rinoplastia em primeiro lugar. Eu a adverti de que a progressão de local doador seria de septo para corneto nasal para costela. Felizmente, o septo provou ser suficiente, e o nariz dela foi tornado mais refinado, e a ponta menor. Seu resultado final foi mais o "nariz naturalmente gracioso" que pacientes primários buscam e não um "nariz reconstruído" que casos secundários complexos com frequência têm que aceitar.

Técnica Cirúrgica

1) Remoção de fáscia temporal. Incisão de transfixação com confirmação de septo intacto.
2) Exposição aberta revelou tiras de contorno de alar, seguindo-se a excisão transcartilaginosa anterior.
3) Dorso cartilaginoso rebaixado 1,5 mm. Dorso ósseo alisado com uma raspa.
4) Septoplastia – remoção do corpo septal. Realocação do septo caudal da direita para a esquerda.
5) Inserção de enxertos expansores bilateral.
6) Transposição alar.
7) Inserção de *strut* columelar maiz suturas de ponta: SC, CD, ID, ED, PP. Enxerto de sobreposição de cartilagem alar removida.
8) Enxertos de suporte de *crus* lateral suturados na *crus*.
9) Inserção de "manto de fáscia" sobre o dorso e ponta.
10) Enxertos de suporte de *crus* lateral colocados dentro das bases alares (T2), não na borda da narina (T3).

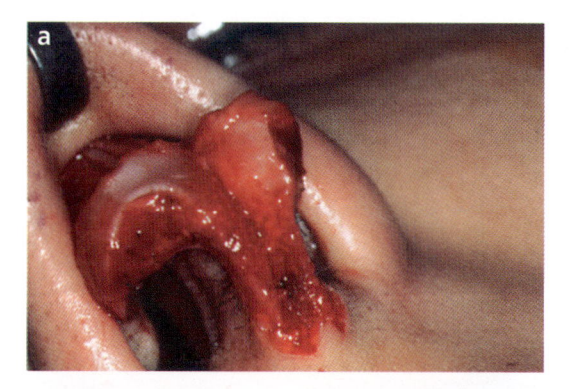

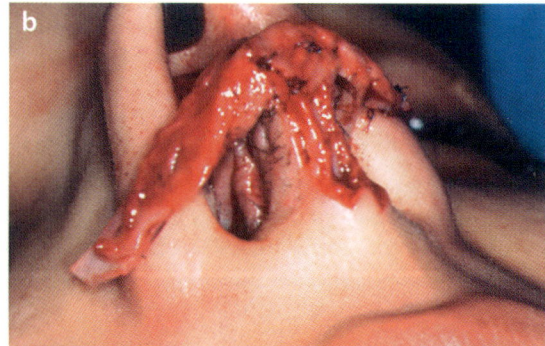

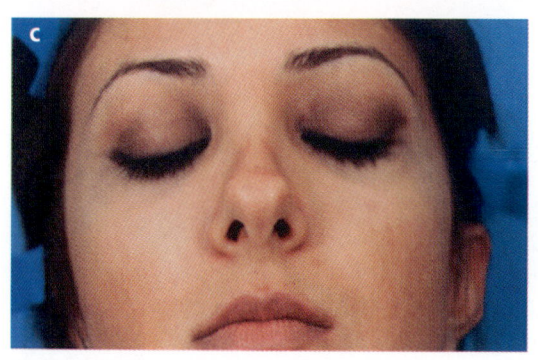

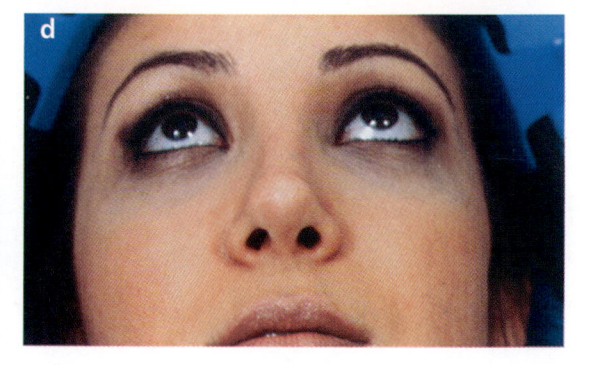

Fig. 10.2 (a-l)

Estudo de Caso: Rinoplastia Secundária

Ponta
SC
CD
ED
IS
PP

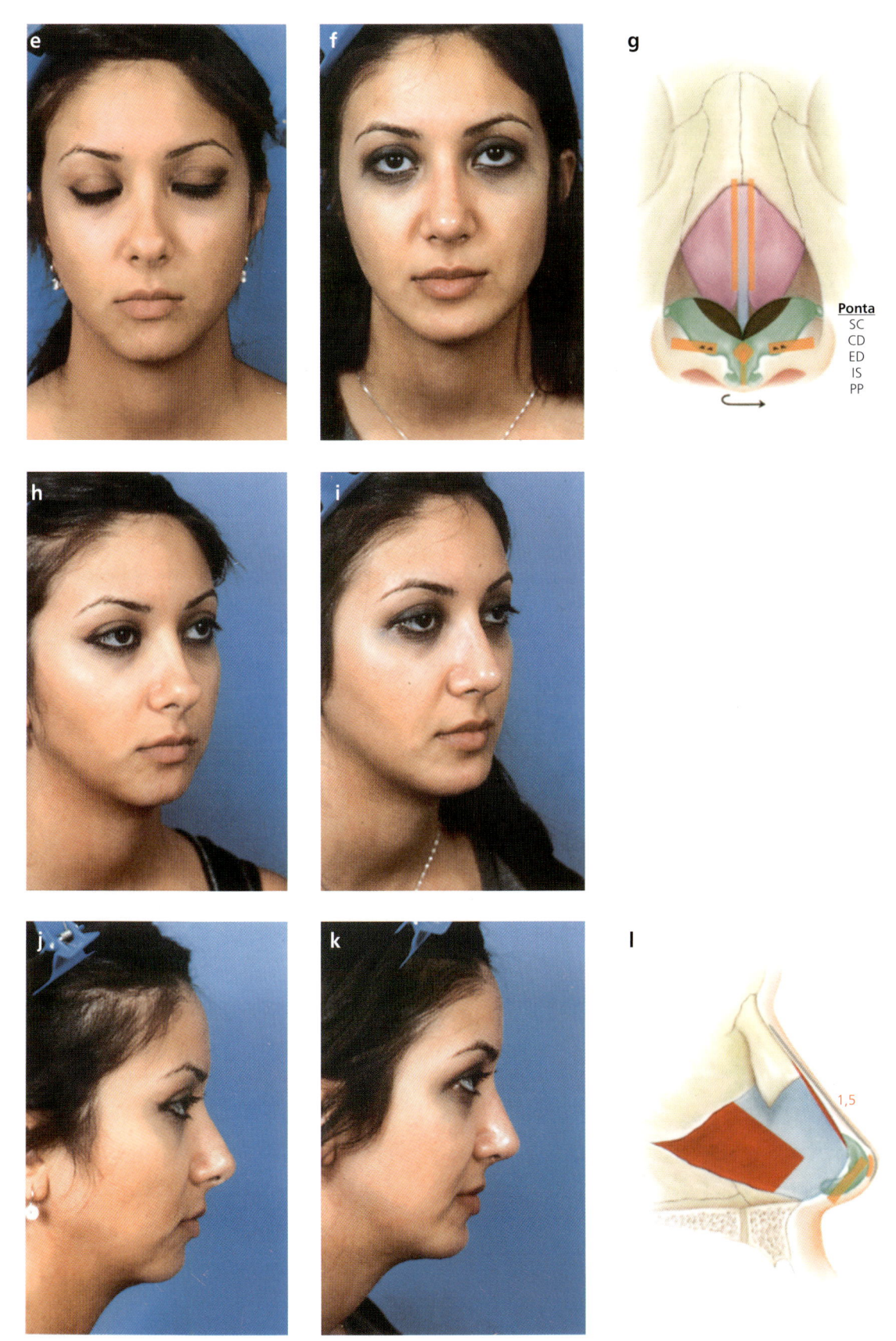

Fig. 10.2 *(Cont.)*

Consultas

Por que os pacientes procuram rinoplastia secundária? Eu acredito que eles o fazem por três razões: (1) há um problema óbvio visível e/ou funcional; (2) o resultado é ruim porque foi feita uma boa cirurgia na anatomia errada; ou (3) não é o que o paciente queria ou tinha em mente. O resultado é um paciente que está desapontado ou infeliz, mas raramente litigioso. Em geral, a primeira parte da consulta para um paciente de rinoplastia secundária é bastante semelhante à de um caso primário. Eu dou ao paciente um espelho e peço que me mostre quais são as três coisas que não gosta a respeito de seu nariz. Com frequência, o paciente irá querer me dar um relato cirurgia a cirurgia de como o nariz ficou daquele jeito, completam com fotografias sequenciais e relatórios das cirurgias. Eu explico que desejo olhar aquelas informações mais tarde, mas primeiro "me diga o que você não gosta no seu nariz e, mais importante, o que você quer". Estou tentando fazer o paciente se comprometer com um conjunto específico de objetivos estéticos. Então eu examino o nariz completamente e decido se os tecidos e minha experiência irão me permitir atingir sua meta. Eu não imponho meus objetivos estéticos, nem me escondo atrás de limitações de tecido. Ou eu consigo atingir o que o paciente quer, ou não vale a pena fazer a cirurgia. Concomitantemente, eu estou avaliando a personalidade do paciente e estabilidade psicológica. Eventualmente, eu me faço duas perguntas críticas: O paciente é um bom candidato psicologicamente? e Eu teria feito a rinoplastia primária desse paciente? Se a resposta a qualquer uma das perguntas for não, então eu não opero o paciente sob nenhuma condição. Eu continuo a recusar 25% de pacientes de rinoplastia secundária por razões psicológicas. Os dois fatores mais comuns são instabilidade do paciente e obsessão. Muitos pacientes, homens em particular, se tornam fixados em seus narizes e procuram cada mínima imperfeição.

Sem dúvida, o melhor método para mensurar a preocupação do paciente com sua deformidade é o Diagrama de Gorney (Fig. 10.3). Eu com frequência esboço esse diagrama nos registros do paciente. Se eu decido não operar um paciente, então eu digo a ele que a razão risco/benefício não está a favor dele, e explico porque em detalhes técnicos. Se o paciente continua a pressionar, então eu mostro ao paciente meu diagrama de deformidade *versus* preocupação. Se o paciente ainda pressiona, então eu concluo dizendo "Eu simplesmente não tenho as habilidades para resolver seu problema". Isso geralmente funciona. Em uma observação mais alegre, rinoplastia secundária é com frequência mais fácil do que rinoplastia primária, porque o paciente está mais realista e mais disposto a aceitar melhora em vez de perfeição.

Fig. 10.3 O Diagrama de Gorney. Confrontando a preocupação objetiva do paciente sobre a deformidade contra a avaliação objetiva do cirurgião da deformidade. O pior candidato tem deformidade mínima, mas preocupação máxima (canto esquerdo superior), enquanto o melhor candidato tem grande deformidade com pouca preocupação (canto inferior direito), Qualquer um que seja colocado acima da linha deve ser reavaliado em uma segunda consulta.

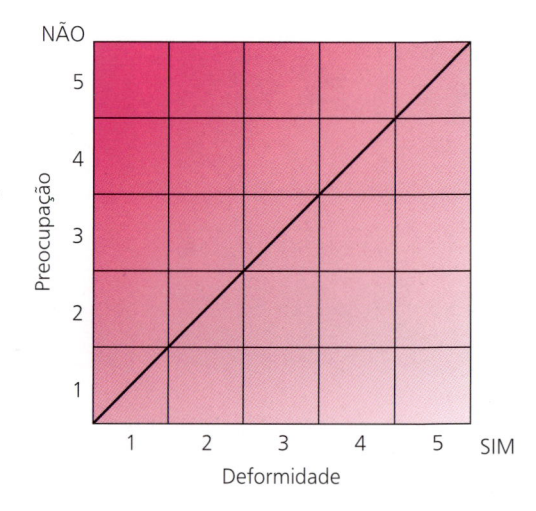

Planejamento Cirúrgico

Para o cirurgião experiente, análise é mais importante em casos secundários por três razões: (1) a gama de variáveis não está dentro dos limites "normais", mas em vez disso inclui o anormal, (2) deficiências estão justapostas a excessos com poucos ideais, e (3) com frequência temos que criar um visual desejado em vez de eliminar os excessos. Usamos a mesma sequência aprendida na rinoplastia primária: (1) histórico detalhado seguido por exame nasal externo e interno, (2) exame regional incluindo raiz, dorso, ponta, base e pele, (3) exame interno repetido do septo, cornetos nasais e das quatro valvas, após aplicação de descongestionantes, (4) plano cirúrgico inicial, (5) análise fotográfica e (6) reavaliação complexa na consulta pré-operatória.

Exame Inicial. Para grandes rinoplastias secundárias, as questões-chave são o que está errado com esse nariz, porque parece "feito", e o que eu preciso fazer para torná-lo mais natural. Estamos constantemente perguntando que manobras cirúrgicas serão necessárias e como reconciliar o plano cirúrgico com os tecidos disponíveis. Avaliação funcional é crítica, porque você herda essas limitações assim que opera. Distinguir entre uma verdadeira obstrução anatômica e doença da mucosa é importante. Também, devemos constantemente determinar a razão risco/benefício tanto para o paciente, quanto para nós mesmos.

Exame e Análise. O envelope de pele é um fator muito mais limitante em casos secundários do que em casos primários. O cirurgião deve avaliar sua espessura, tamanho, complacência, composição e comprometimento cirúrgico anterior, incluindo cicatrizes, depressões e mudanças esteroidais. Os três fatores dorsais críticos são altura, retidão e integração Da visualização lateral, altura dorsal e inclinação relativa à ponta e influência da raiz na aparência nasal. De forma surpreendente, o problema mais comum é altura excessiva do contorno cartilaginoso que é relativamente fácil de corrigir. Da visualização anterior, desvio dorsal é óbvio para o paciente e geralmente é em decorrência do desvio persistente de septo. Osteotomias são com frequência necessárias para corrigir assimetrias e estreitar o nariz. Com relação à ponta, temos que acrescentar distorção, deformidade e deficiência às preocupações usuais de definição, largura e projeção. Essencialmente, avaliamos as estruturas disponíveis e a necessidade de enxertos, e tentamos determinar o que pode ser conseguido. Os pacientes raramente fazem queixas específicas sobre a base, embora sejam rápidos em observar curvatura columelar, assimetria da narina e largura alar excessiva. Frequentemente, podemos classificar esses problemas como assimetria anatômica preexistente, erros de omissão (largura alar excessiva, desvio septal caudal), ou erros de comissão (columela retraída, contornos alares endentados). Na visualização anterior, é com frequência a combinação da "gaivota voando" e largura interalar que denota o problema. Exame geral da base requer avaliação em posições estática e dinâmica, assim como palpação.

Análises Fotográficas

Muitos cirurgiões relutam em fazer análises fotográficas, pois sente que isso diminui sua reputação artística – que bobagem! O resumo seguinte será suficiente para a maioria dos leitores, maior aprofundamento pode ser encontrado em outro texto (Daniel, 1993). As três etapas são: (1) analisar a deformidade, (2) sobrepor o ideal e (3) avaliar planos cirúrgicos alternativos antes de finalmente selecionar o melhor para se adequar o paciente individual. Como é feito? Geralmente, eu uso um conjunto simplificado de ângulos e linhas desenhados e uma visualização lateral.

Pontos de Referência. Os três componentes-chave são: três pontos (násio, ponta, subnasal), três ângulos (nasofacial, ponta, inclinação da columela), e três extensões (altura da raiz, dorso, projeção da ponta). Marque os seguinte pontos: násio (N), ponta (T), subnasal (SN) e crista alar (CA). Desenhe as seguintes linhas de referência: (1) horizontal Frankfort, e (2) uma linha vertical através da crista alar. Desenhe e meça os seguintes ângulos: nasofacial, ponta e inclinação da columela. Meça as seguintes extensões: projeção da ráiz (C-N), extensão dorsal (N-T) e projeção da ponta (CA-T). Uma vez que as referências estejam desenhadas, então o ideal é sobreposto.

Sobreponha o Ideal. Cada artista, de Leonardo a Wyeth, usou padrões e cânones para definir as relações faciais. Extensão nasal está relacionada com a altura médio-facial. Um lápis vermelho é usado para desenhar o ideal, o que por sua vez define a deformidade do paciente. O násio (N) é o ponto mais profundo no ângulo nasofrontal. Seu nível é entre os cílios e a crista alar, enquanto sua altura é 0,28 × altura médio-facial. Alternativamente, N deve estar 4-6 mm posterior à glabela. A ponta (T) é o ponto mais projetado no lóbulo, como visto na visualização lateral. O subnasal (SN) é o ponto mais profundo no ângulo columelo-labial, unindo a columela e o lábio superior. O ângulo nasofacial é a intersecção entre uma linha de referência vertical através do násio e uma linha reta desenhada do násio até a ponta (N-T mede a extensão dorsal), com o ideal sendo 34° para mulheres e 36° para homens. O ângulo da ponta (AT) é a intersecção entre uma linha de referência vertical através da crista alar e uma linha reta da crista alar para a ponta (CA-T mede a projeção da ponta), com o ideal, sendo 105° para mulheres e 100° para homens. A inclinação da columela é medida entre a linha de referência vertical através da crista alar e uma linha tangente à columela com valores idênticos para o ângulo da ponta. Essa inclinação substituiu o clássico ângulo columelo-labial e o ângulo nasolabial em importância A extensão dorsal (N-T) é medida do násio à ponta, realizando uma transecção de qualquer protuberância interveniente, com o ideal sendo N-Ti = 0,67 × altura médio-facial. A projeção da ponta (AC-T) é medida a partir de uma linha de referência vertical através da crista alar até a ponta com o ideal, sendo CA-Ti = 0,67 N-Ti. A altura do násio (C-N) é medida a partir de uma linha de referência vertical tangente à parte externa da córnea, o ideal sendo C-Ni = 0,28 × N-Ti (ver Tabela 2.3, p. 50).

Alternativas Cirúrgicas. Na maioria dos casos, a discrepância entre o real e o ideal é bastante óbvia. No entanto, a realidade cirúrgica requer aceitação de mudanças mais limitadas e é onde soluções cirúrgicas alternativas são mais bem utilizadas Por exemplo, um grande aumento de raiz pode não ser aceitável para o paciente e deve ser determinado o impacto que terá sobre o planejamento tanto da redução dorsal, quanto da projeção de ponta. Igualmente, um ângulo obtuso de columela labial pode ser tecido mole em sua origem, ocultando ressecção de septo caudal. Essa é a oportunidade para avaliar diferentes tratamentos cirúrgicos que são de grande valor.

Plano Cirúrgico

Obviamente, o plano cirúrgico número 1 é feito integrando os desejos do paciente e a opinião do médico (Fig. 10.4). Uma vez que o exame esteja finalizado, devemos ter uma boa ideia com relação às metas, a abordagem requerida, as mudanças necessárias para cada uma das quatro áreas, o material de enxerto disponível e os fatores funcionais. Fotografias e também, mensurações de superfície são tiradas. Então o estudo em profundidade é feito trabalhando através da progressão do real para o ideal até mudanças realistas, finalmente atingindo o Plano Cirúrgico número 2. Na próxima visita ao consultório, eu examino o paciente me fazendo essas perguntas – o que está errado com o nariz, o que precisa ser corrigido, o que é possível? Estou essencialmente estabelecendo uma meta geral (Plano Cirúrgico número 3), antes de passar pelo planejamento passo a passo. Eu peço ao paciente informações e reviso quaisquer fotografias que o paciente possa ter trazido. Então, eu ainda faço outro exame interno para confirmar os requisitos funcionais e contrapô-los à avaliação inicial. Cada região do nariz é avaliada novamente, e chega-se ao Plano Cirúrgico número 4, que será levado para a sala de cirurgia. Devemos considerar isso somente como um *plano* - um que pode mudar dramaticamente, dependendo dos reais tecidos disponíveis. Na rinoplastia secundária, a conversão de "plano cirúrgico" para "cirurgia" é com frequência uma lição dolorosa de realidade cirúrgica.

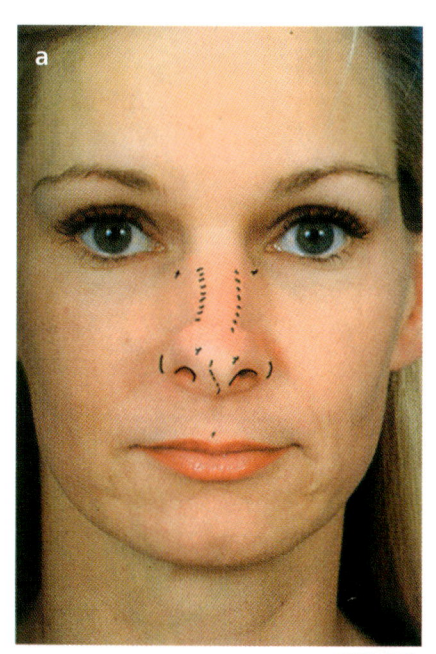

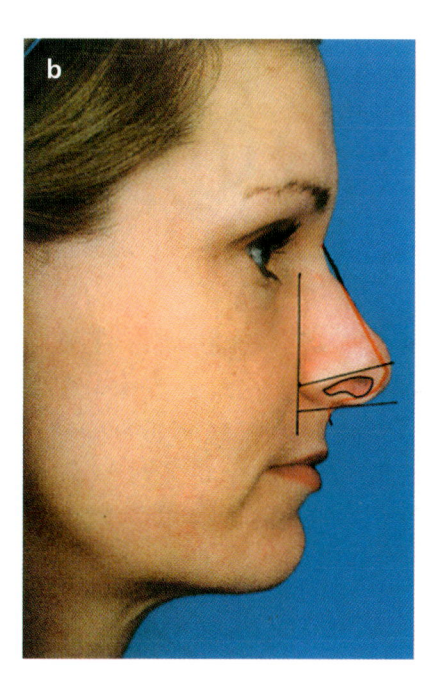

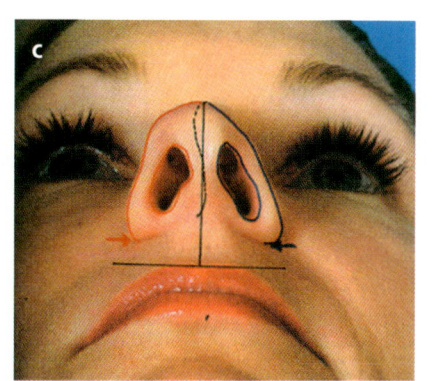

Fig. 10.4 (**a-c**) Análise secundária.

Envelope de Pele

O envelope de pele é um grande fator na rinoplastia secundária e determina não somente o plano de dissecção, mas com frequência o tipo de cirurgia de ponta.

Pele Espessa. O envelope de pele espessa sempre foi considerado um grande fator limitante para atingir tanto a definição da ponta, quanto a linha de perfil desejada. Devemos distinguir três características para o envelope de pele: espessura, tamanho e complacência. O conceito fundamental é que, mais do que temer a contratura de pele, devemos usá-lo para revelar a ponta estruturada forte e dorso que é criada durante uma rinoplastia secundária.

Quando a área superior da ponta está pesadamente fibrosada, eu tenho tendência a dissecar o plano subdérmico subcutâneo em vez de ter contato íntimo com as cartilagens alares (Fig. 10.5). A vantagem é que isso me permite remover ou esculpir a parte superior da ponta, enquanto estabeleço a espessura correta do envelope de pele. Na maioria dos casos, podemos ressecar o tecido mole no topo da cartilagem alar sem ter que diminuir o volume da subsuperfície do envelope de pele – uma manobra que faz correr o risco de afinamento, distorção, e mesmo degradação da pele da ponta. Em casos graves, com mínimos restos alares, a fibrose da parte superior da ponta é esculpida, e um enxerto de ponta é suturado diretamente no tecido cicatricial. Na maioria dos casos, a pele nasal é amplamente dissecada sobre o contorno cartilaginoso, o que permite à pele ser recolocada lateralmente, evitando que a parte superior da ponta fique amontoada, o que ocorre em uma abordagem fechada. Podemos até mesmo dissecar sobre a superfície anterior de cada maxila para dissecção extremamente ampla. Em casos graves, eu insiro um dreno de sucção 7Fr sob o envelope de pele para evacuar sangue e para aderir a pele às estruturas estéticas subjacentes por 3-5 dias.

Pele Fina. Embora a pele espessa seja alvo de mais discussões, é a pele fina realmente fibrosada que causa medo no coração do cirurgião que irá realizar rinoplastia secundária. A razão é bem simples: cada imperfeição aparece, nada fica escondido. A progressão básica é plano de dissecção, seguido de colocação de acolchoamento. Nos pacientes com pele fina, é crítico realizar a dissecção em contato íntimo com a cartilagem subjacente (Fig. 10.6). Devemos ver cartilagem branca brilhante, se possível. A dissecção deve ser feita vagarosa e meticulosamente para evitar perfuração cutânea. Não hesito em infiltrar repetidamente com anestésico local para promover a hidrodissecção. Se ocorrer uma perfuração cutânea significativa, feche cuidadosamente com suturas de pele para obter o melhor reparo possível. Não finja que não aconteceu e permita cicatrização por segunda intenção com uma terrível cicatriz.

Com frequência, iremos querer acolchoamentos adicionais de tecido mole, e fáscia temporal profunda é o material de escolha, em camada única ou dupla. Para o dorso, a fáscia é dobrada, suturada junto com sua borda livre, e colocada sob a pele dorsal, usando suturas percutâneas na raiz e suturas diretas caudalmente. Quando a ponta for extremamente fina, então um "manto de fáscia" é colocado sob o dorso e sobre todo o lóbulo da ponta. Em certas pontas muito cicatrizadas, um enxerto de derme é suturado sobre a ponta ou em áreas onde ocorreu uma degradação anterior da pele.

Envelope de Pele **359**

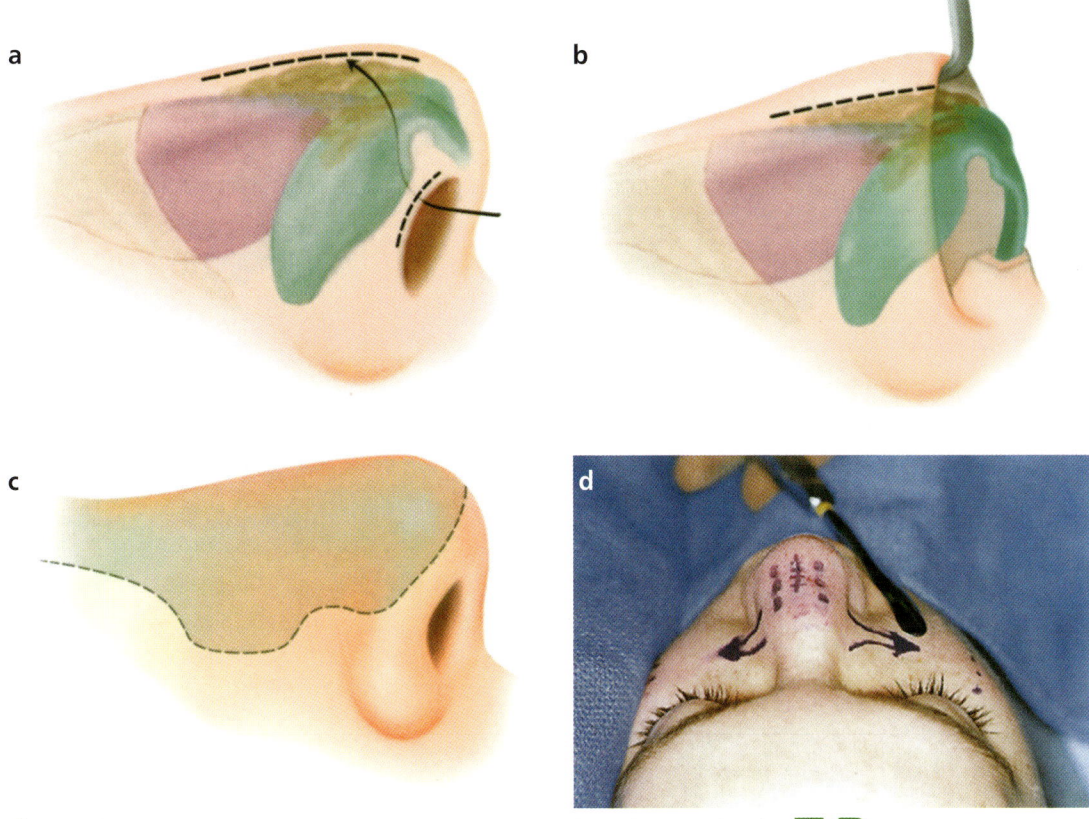

Fig. 10.5 (**a-d**) Pele espessa. (**a, b**) Remoção de gordura, (**c, d**) recolocação de pele. DVD

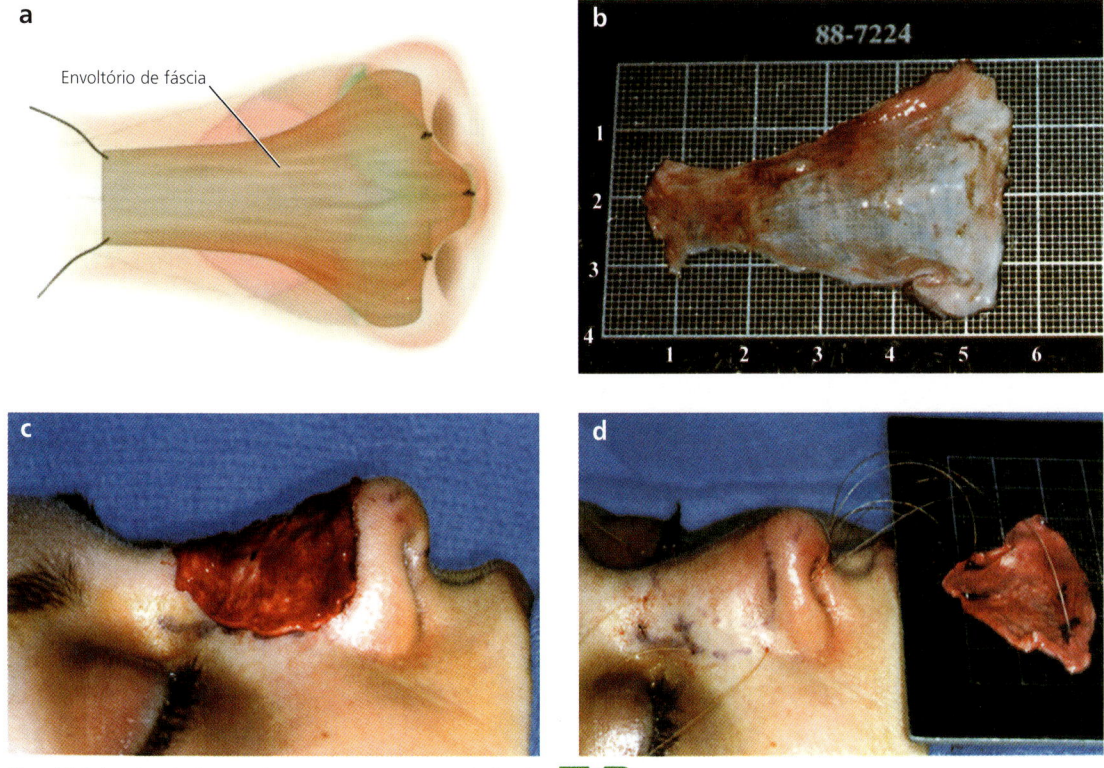

Fig. 10.6 (**a-d**) Pele fina: cobertura com enxerto de fáscia. DVD

Envoltório de fáscia

Abordagem Aberta e Exposição Septal

Para a vasta maioria de rinoplastias secundárias complexas, uma abordagem aberta é o único método razoável (Tabela 10.1). Se foi feita uma abordagem aberta anterior, então a incisão transcolumelar preexistente é usada, ou de outra forma o V invertido no ponto columelar médio é preferido. Reabrir uma rinoplastia aberta anterior não é uma grande preocupação (Daniel, 1995). Um problema maior é o dano à pele graças a injeções de esteroides ou por causa de uma dissecção muito superficial. A incisão infracartilaginosa padrão é usada independente de incisões anteriores. O lóbulo nasal é infiltrado pesadamente com anestésico local para facilitar a dissecção. A pele é elevada da incisão para cima, usando três pontos de tração com extremo cuidado sobre os pontos do domo. Dissecção cuidadosa com contato íntimo sobre a *crus* lateral é feita, exceto em pacientes de pele espessa. A dissecção continua até o dorso com adição liberal de anestésico local conforme, necessário.

O septo é exposto por uma incisão de transfixação unilateral completa, com acréscimo de transfixação, oposta se necessário. Na maioria dos casos, o septo caudal pode ser exposto "de forma limpa" e, então, continuar para dentro do dorso sob visão direta. A clássica dissecção "de cima para baixo" do dorso pode ser extremamente difícil em casos secundários, em razão da fibrose da ressecção dorsal anterior. Usando a "abordagem bidirecional" disponível, todo o septo é exposto. Determinamos, então, onde e o quão gravemente desviado está o septo, quanto septo existe para material de enxerto, e quanto o dorso pode ser reduzido de forma segura.

Considerações sobre o Septo

1) Durante a infiltração de anestésico local, podemos avaliar a resistência e sondar para verificar a existência de ressecções septais anteriores. Um endoscópio pode ser valioso para documentar perfurações septais anteriores.
2) É importante avaliar o *status* do septo antes da redução dorsal. Se o cirurgião anterior deixou um suporte em forma de L de 7-8 mm e planejamos reduzir o contorno cartilaginoso em 3-4 mm, então o risco de colapso septal é bem real.
3) O plano de dissecção pode mudar dramaticamente, conforme vamos de elevação fácil caudalmente para áreas fibrosadas, especialmente se foi feita morselização anterior. Da mesma forma, podemos encontrar áreas de sobreposição septal com camadas fundidas de pericôndrio.
4) Em áreas de ressecção anterior, devemos separar os dois folhetos de mucosa sem rasgá-los. Haverá, então, uma camada de fibrose ou mesmo ressurgimento pseudocartilaginoso do septo.
5) Remoção de cartilagem após ressecção anterior é mais frequentemente bem-sucedida na área inferior do vômer, assim como superiormente sob o suporte dorsal próximo à placa perpendicular (Fig. 10.7).
6) Obviamente, devemos ser capazes de corrigir todas as deformidades septais primárias que não foram tratadas anteriormente. Também, podemos encontrar rupturas completas tanto nas porções caudal, quanto dorsal do suporte em forma de L, mas com frequência sem a vantagem de enxertos septais usáveis. Por fim, o cirurgião deve ser capaz de moldar tanto um suporte de columela, quanto um enxerto dorsal, ou de cartilagem conchal ou de cartilagem de costela!

Tabela 10.1 Abordagem aberta em rinoplastia secundária em 100 casos consecutivos

Incisões	Anterior aberta		Antiga transcolumelar
			Infracartilaginosa nova
Pele	Fina		Hidrodissecção
			Dissecção nas cartilagens
	Espessa		Dissecção subdérmica por via infracartilaginosa
			Dissecção transcolumelar para cima
			Remover tecido fibrótico na parte superior dos alares
Análise da ponta	Qual é o estado de cada cartilagem alar?		
	Quando a cartilagem é removida, incisada, ou danificada?		
	Qual foi a cirurgia original de ponta?		
	Meu plano cirúrgico irá funcionar?		

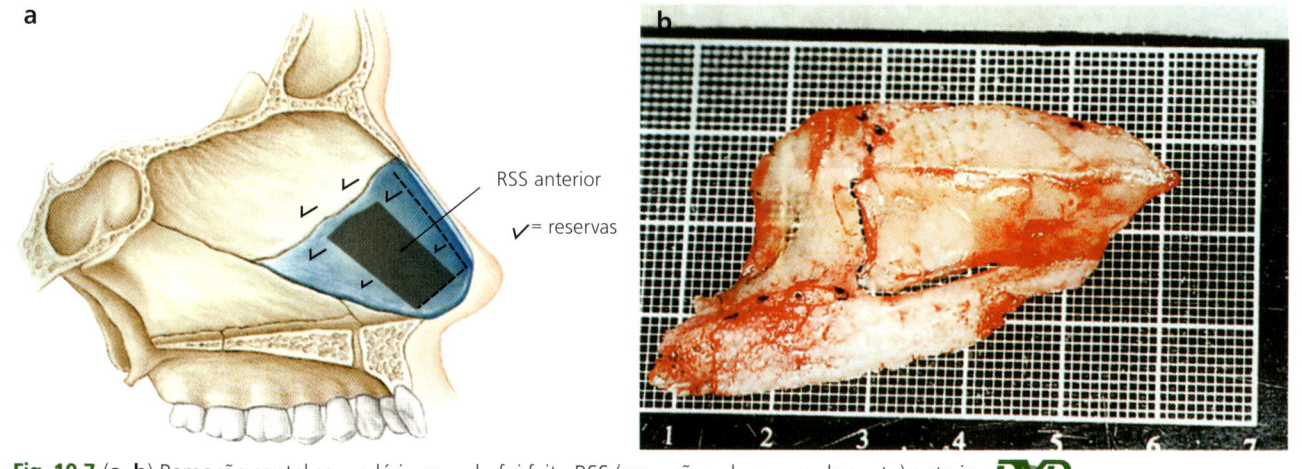

Fig. 10.7 (a, b) Remoção septal secundária quando foi feita RSS (remoção submucosa do septo) anterior.

Análise da Ponta

Cirurgia de ponta secundária varia amplamente, de simples à complexa. Em cerca de 15% dos casos, a ponta intrínseca foi considerada ideal, e mudanças foram simples melhoras. Uma vez que esses casos sejam eliminados, cirurgia secundária de ponta se torna extremamente difícil.

Análise. Em contraste com casos primários que começam com a forma da cartilagem alar, a maioria dos casos secundários difíceis começa da base para cima e da pele para baixo, antes de terminar com as cartilagens alares. Um bom exemplo é uma ponta pendente, seguindo-se a cirurgia anterior. O problema é uma combinação de ressecção septal caudal anterior, divisão do segmento do domo e um envelope de pele espesso. A solução é com frequência um grande suporte de columela para apoiar as cartilagens alares, um enxerto de ponta rígido para aparecer através da pele espessa e suturas columelares para rotação. As cartilagens alares e a "ponta intrínseca" são relegadas a um papel de apoio. Uma vez que o nariz esteja aberto, a etapa crítica é reconciliar o plano cirúrgico com as realidades anatômicas expostas. Grandes mudanças no plano cirúrgico são com frequência necessárias.

Ressecção/Reposicionamento. A técnica clássica de ressecção é essencialmente uma "redução de volume" ao remover ou cartilagem alar ou tecido fibrosado para realçar a ponta intrínseca. A linha é desenhada na ponta, transferida com o marcador de mucosa e, então removida por meio de uma incisão intracartilaginosa. Uma variação interessante é feita por meio de abordagem aberta, onde removemos o tecido redundante e podemos até mesmo moldar a "bola de fibrose" subjacente em uma ponta definida.

Suturas de Ponta. A habilidade de suturar os restos alares (45%) mais o uso de enxertos de sobreposição (25%) significa que 70% das pontas secundárias podem ser feitas com essencialmente uma técnica de rinoplastia primária (Fig. 10.8a). Obviamente, a habilidade de suturar implica que uma redução de volume ou outro método de excisão foi usado primariamente. Domos divididos podem ser reparados e moldados com suturas. "Protuberâncias" nos domos ou saliências são removidas e suturadas em uma formação de "arco gótico". Então um enxerto de sobreposição em forma de escudo ou transversal é acrescentado, o que traz dois benefícios: disfarça a divisão reparada da *crus*, enquanto cria uma ponta distinta.

Enxertos de Ponta Estruturais. Enxertos de ponta estruturais são extraordinariamente variáveis em composição (septo, corneto nasal ou costela), forma da borda (redonda, angulosa) e posição (projetado, integrado) (Fig. 10.8b). As indicações variaram de querer definição adicional sob um envelope de pele espessa a desejo de disfarçar domos deformados.

Substituição Total de Ponta. Em certos casos, os domos foram removidos e temos que fazer uma substituição total de ponta geralmente consistindo em enxertos de ponta isolados com enxertos de suporte alar (Fig. 10.8c). Em contraste com a cirurgia primária, onde a dificuldade é executar uma técnica específica, o cirurgião é empurrado agora para o canto pela anatomia remanescente. As escolhas são diminuídas, as alternativas são poucas, mas a meta permanece a mesma – uma aparência atraente de ponta não operada.

Análise da Ponta   **363**

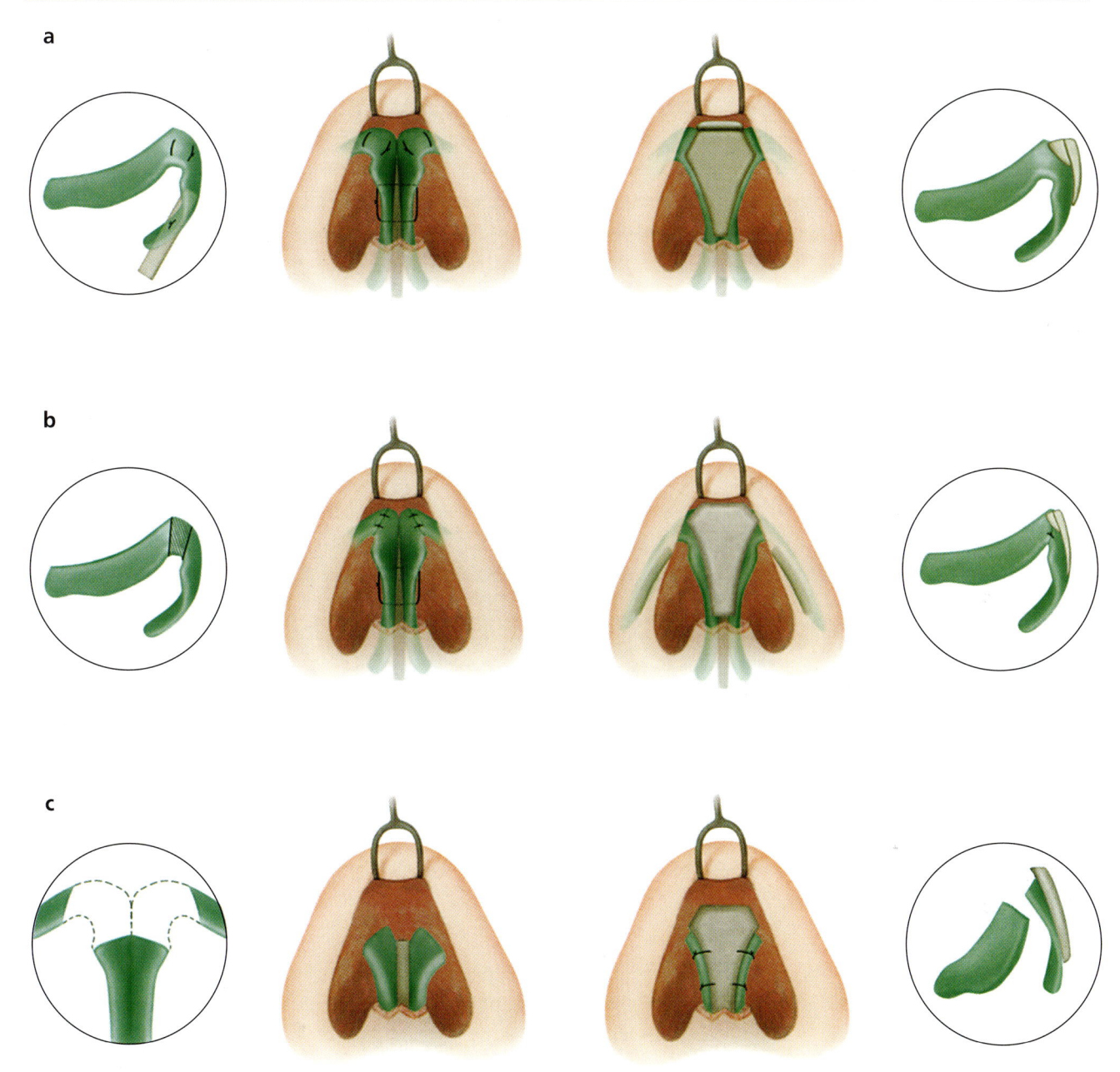

Fig. 10.8 Cirurgia de ponta secundária. (**a**) Ponta secundária: enxertos complementares, (**b**) ponta secundária: enxerto de ponta estruturada, (**c**) ponta secundária: enxerto de ponta isolada.

Modificação Dorsal

Ao planejar cirurgia secundária do dorso, devemos adicionar retidão, suavização e camuflagem ao dorso, às escolhas primárias de redução, aumento, ou equilíbrio. Com frequência, a análise é mais complexa em casos secundários, já que nenhum dos marcos cardeais é ideal, e estabelecer cada um cria mudanças inter-relacionadas. Igualmente, o envelope de pele sobre o dorso se torna uma questão crítica, geralmente revelando finura sobre o rínio ou uma espessura não complacente na área superior da ponta. Para complicar mais a questão está o número de osteotomias anteriores com suas localizações e eficácias variáveis. Além disso, o uso anterior, tanto de enxertos autógenos quanto de aloenxertos, pode produzir algumas surpresas cirúrgicas muito difíceis. A falta de material septal adequado pode causar um grande problema para enxertos dorsais. Felizmente, a maioria dos casos requer refinamento dorsal e osteotomias adequadas com enxertos dorsais não sendo uma necessidade frequente.

Cirurgia Secundária de Contorno Osteocartilaginoso. Com base em uma revisão de 100 rinoplastias secundárias, houve mudanças significativas nos últimos 8 anos (Tabela 10.2). Excluídas desse grupo estão rinoplastias de reconstrução estética, que requerem enxertos de costela, e também narizes étnicos. A área da raiz foi enxertada em 6% dos casos, ou um enxerto de fáscia puro ou um enxerto fascial "bola e avental". A abordagem geral ao dorso foi redução (75%), aumento (21%) e mudanças mínimas (4%). A redução foi dividida igualmente entre somente cartilagem e osso e cartilagem combinados. As osteotomias consistiram em baixas a altas (42%), baixas (21%), assimétricas (12%), micro-osteotomias (6%), nível duplo (3%) e nenhuma (16%). Enxertos expansores foram usados com bastante frequência com bilateral (45%), unilateral (39%) e nenhum (16%). O aumento foi ou CC-F ou CC+F. Mais importante, a escolha do aumento indicou que nem as osteotomias laterais nem os enxertos expansores seriam necessários. Talvez a mudança mais impressionante tenha sido o uso de fáscia. Fáscia foi usada em 81% dos casos das seguintes formas: enxerto de fáscia dorsal (36%), CC+F (15%), CC-F (6%) e um envelope fascial (24%) interposto entre estrutura nasal e pele sobrejacente.

Refinamento Dorsal. Muitos dorsos secundários são uma tríade de redução, correção de assimetrias e enxertos expansores (Fig. 10.9). Redução generalizada foi feita com uma raspa para o contorno ósseo e uma lâmina número 11 para o contorno cartilaginoso. A maioria dessas reduções foi na gama de 1-3 mm com ênfase em suavização de irregularidades. Uma observação interessante é que uma redução "somente de dorso cartilaginoso" foi feita e 42% dos casos de redução. Essa descoberta indica que a redução óssea foi feita corretamente na cirurgia inicial. A descoberta crítica foi o uso de fáscia para encher o envelope de pele fina em 65% dos casos. Enxertos dorsais de fáscia foram um enxerto dorsal isolado ou estendido sobre a ponta como um "manto fascial" ou combinados com um enxerto de raiz tipo um enxerto em "bola e avental". Quando o dorso não foi tocado, isso obviamente indicou que o cirurgião original tinha atingido a linha dorsal ideal, e a meta era modificar a ponta e corrigir deformidades das narinas.

Tabela 10.2 Cirurgia secundária em contornos osteocartilaginosos em 100 casos consecutivos

Raiz	Nada	93%
	Aumento	6%
	Redução	1%
Dorso	Nada	4%
	Aumento	21%
	Redução	75%
Redução	Osso e cartilagem	58%
	Cartilagem somente	42%
Enxertos dorsais	Envoltório de fáscia	24%
	Fáscia dorsal	36%
	CC-F	6%
	CC+F	15%
Osteotomias	Baixa à alta	42%
	Baixa	21%
	Assimétrica	12%
	Micro-osteotomias	6%
	Nível duplo	3%
	Nenhuma	16%
Enxertos expansores	Bilateral	45%
	Unilateral	39%
	Nenhum	16%

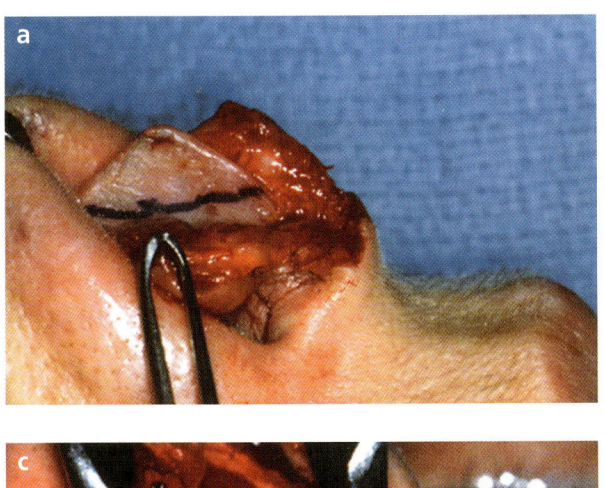

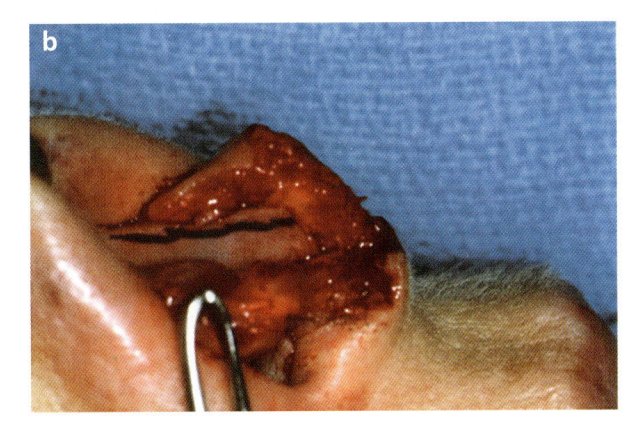

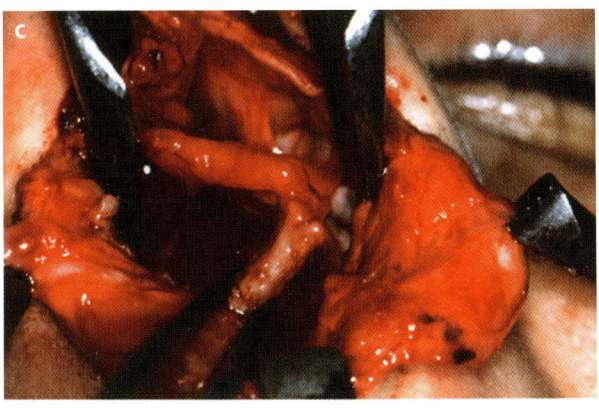

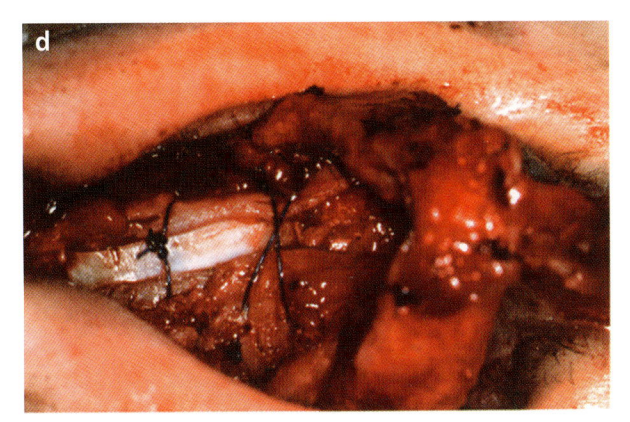

Fig. 10.9 (**a-d**) Modificação dorsal.

Septoplastia Secundária e Válvula Vestibular

Cirurgia septal secundária é mais difícil do que cirurgia primária por três razões: (1) as estruturas são com frequência distorcidas e fibrosadas por cirurgias anteriores, (2) ressecções anteriores podem ter enfraquecido a estrutura crítica em forma de L, e (3) é necessária quantidade máxima de material de enxerto. As indicações reais para cirurgia septal são de certa forma constantes: correção de obstrução anatômica e/ou coleta de material de enxerto, mas com a possibilidade adicional de fracasso cirúrgico anterior e distorção. Eu fiz cirurgia septal em 85% dos casos secundários com 33% dessas feitas somente para coletar material de enxerto e 67% pelas razões funcionais com coleta concomitante de material de enxerto. De tremenda importância, 75% desses casos secundários tinham uma *septoplastia anterior*, incluindo alguma ressecção! Elevação dos retalhos de tecido de mucosa variou de casos simples a verdadeiros pesadelos. Além disso, 18% ou quase um caso em cinco requereram uma septoplastia total para corrigir a deformidade septal. Qualquer pensamento de que se pudesse fazer rinoplastia secundária sem administrar septos difíceis é completamente ingênuo. Como sempre, devemos estar preparados para lidar com todos os tipos de deformidades septais, incluindo o septo caudal, desvios dorsais e septoplastia total. Obviamente, os erros anteriores de comissão (excisão excessiva, incisões desestabilizadoras, morselizações enfraquecedoras) não podem ser superestimados. Suporte estrutural a longo prazo deve ser restaurado.

Septo Caudal. Com frequência, o septo caudal terá que ser substituído ou reforçado graças a incisões ou excisões anteriores (Fig. 10.10a). Sempre que possível, o enxerto de substituição é suturado na posição antes de remover o septo caudal deformado. Isso permite uma substituição precisa sem perda de suporte.

Desvio de Septo Dorsal. Como sempre, endireitamos o septo primeiro e, então, usamos enxertos expansores assimétricos, conforme necessário (Fig. 10.10b). Raramente, precisaremos apoiar o dorso com um enxerto expansor unilateral, então dividir a porção dorsal do *strut* em forma de L, e depois fazer uma tala com um enxerto expansor no outro lado.

Válvula Vestibular. Esses problemas são com frequência subdivididos em colapso do ático e da região vestibular lateral, com avaliação cuidadosa de perda de mucosa e de estrutura (Fig. 10.10c). Bridas ático-vestibulares são classificadas como finas, que podem ser tratadas com Z-plastias, ou espessas, que requerem enxertos compostos. No vestíbulo lateral, devemos responder a três perguntas: (1) o contorno é deficiente, requerendo assim um enxerto composto? (2) A junção da cartilagem acessória da *crus* lateral se projeta nas vias aéreas, portanto necessitando de ressecção? e (3) Quão fino e estruturalmente fraco é o vestíbulo lateral? Com mais frequência, se resume a uma única pergunta: Eu tenho que substituir contorno com um enxerto composto ou um enxerto de cartilagem conchal é suficiente para suporte?

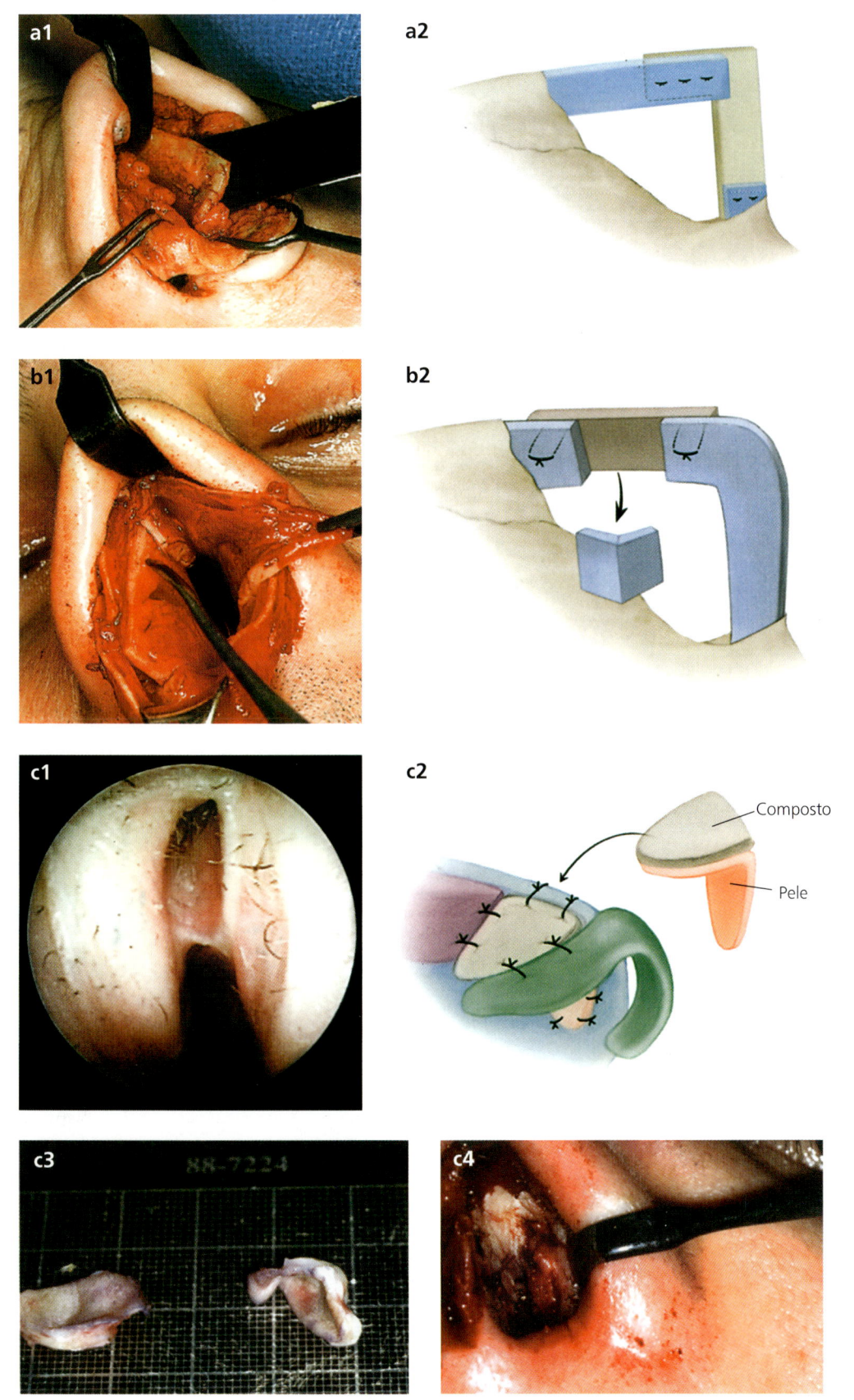

Septoplastia Secundária e Válvula Vestibular

Fig. 10.10 (**a**) Substituição septal caudal DVD, (**b**) desvio septal dorsal, (**c**) cicatrizes e colapso da válvula vestibular.

Osteotomias e Enxertos Expansores

Osteotomias. Eu acho que a maioria dos casos secundários requer osteotomias, a despeito do fato de que foram feitas durante a rinoplastia primária. A necessidade de osteotomias deve-se ao seguinte: (1) largura óssea excessiva, (2) assimetrias, e (3) deformidades ósseas. Embora o problema usual seja um contorno ósseo assimétrico largo, osteotomias-padrão juntas baixa à alta e baixa irão geralmente resolver a maioria dos problemas. É tentador especular que as osteotomias primárias fracassaram em decorrência da falta de mobilização adequada. Quando é encontrado um dorso excepcionalmente largo, então osteotomias oblíquas, transversais e baixas são usadas (Fig. 10.11a). Pequenas assimetrias ósseas localizadas na área de junção osteocartilaginosa são tratadas com micro-osteotomias (Fig. 10.11b). Paredes laterais convexas podem ser convertidas para retas, usando osteotomias de nível duplo.

Um dos maiores desafios em casos secundários é o nariz com um contorno ósseo pinçado. Para resolver esse problema, eu desenvolvi uma nova cirurgia em que o osso nasal é totalmente mobilizado e, então, estabilizado em sua localização normal (Fig. 10.11c, d). Geralmente, uma combinação de osteotomias medial oblíqua e baixa é feita. Então, usando um elevador de Boyes, a parede lateral é mobilizada para fora tanto movimentando a parede lateralmente, quanto convertendo uma parede vertical em uma parede em ângulo. Então enxertos expansores extralongos são colocados o mais alto possível para estabilizar o osso em uma posição para fora. Talas de Doyle, com a porção achatada superior cortada, são suturadas alto nas vias aéreas. As talas forçam a parede lateral para fora e são removidas em 2 semanas.

Enxertos Expansores. Eu descobri que menos de 5% das cirurgias secundárias tinha enxertos expansores anteriores (Fig. 10.11e-h). Essa omissão resulta em uma válvula interna com colapso e um arco médio que está pinçado ou assimétrico. Em casos secundários, é essencial primeiro completar a modificação dorsal seguida por uma septoplastia e remoção septal, sempre que a última for possível. Também, todas as osteotomias e mobilização das paredes laterais devem ser completadas antes da inserção do enxerto. Enxertos expansores assimétricos são usados em quase todos os casos secundários. Enxertos septais rígidos somente são essenciais quando desvios dorsais precisam ser removidos e reparados. Se material de enxerto for escasso, material de corneto nasal faz excelentes enxertos expansores. Em casos primários, enxertos expansores são direcionados à abertura da válvula interna e a evitar um arco médio pinçado. Em casos secundários, os enxertos tendem a ser mais longos, mais largos e inseridos mais altos dentro do contorno ósseo. Esses enxertos devem superar a deformidade e contratura que ocorreram em seguida à rinoplastia primária. Em uma alta porcentagem de casos, estamos de fato dando suporte e alinhando a parede óssea lateral com esses enxertos. Se a não utilização de enxertos expansores resulta em uma perda tão óbvia de forma e função, por que cirurgiões continuam a não usá-los em casos primários? Minha conclusão é que a maioria dos cirurgiões quer evitar qualquer etapa adicional que puderem e racionalizam que os enxertos expansores não são realmente necessários – uma falsa suposição.

Osteotomias e Enxertos Expansores 369

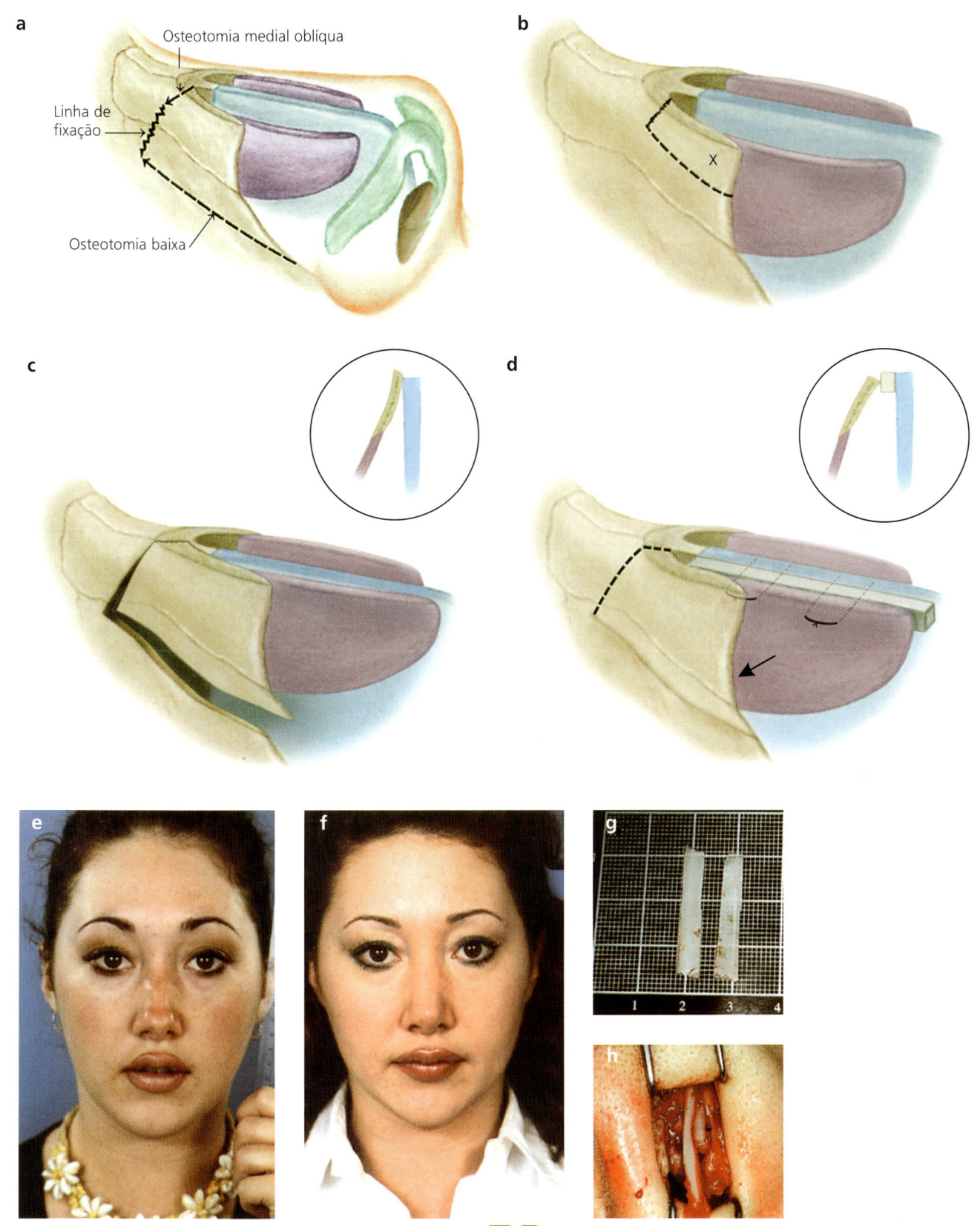

a
Osteotomia medial oblíqua
Linha de fixação
Osteotomia baixa

b

c

d

Fig. 10.11 (**a**) Osteotomias oblíquas mediais, (**b**) micro-osteotomias DVD, (**c, d**) correção de colapso de parede óssea lateral, (**e-h**) enxertos expansores em casos secundários. DVD

Cirurgia de Ponta

A cirurgia de ponta pode variar enormemente em casos secundários, de literalmente nada à reconstrução total. No entanto, a maior surpresa da última década foi que 75% das pontas podem ser suturadas com ou sem enxertos de sobreposição. Essa abordagem substituiu enxertos de ponta sólidos ou de camadas múltiplas como a técnica de escolha. Portanto, cirurgia de ponta secundária está agora mais próxima da cirurgia primária. Cirurgia de ponta será discutida na ordem das técnicas de ponta realmente usadas em 100 rinoplastias secundárias (Tabela 10.3). É importante observar que essa série não inclui casos de rinoplastia reconstrutora estética que com frequência têm as pontas mais complexas e requerem uma porcentagem maior de enxertos aberto estrutural de ponta e reconstrução total de ponta.

Strut Columelar

Struts columelares são uma parte essencial de toda a cirurgia de ponta secundária – não há exceções (Fig. 10.12a). As cartilagens alares são com frequência altamente fibrosadas ou distorcidas e com frequência precisam ser reforçadas. Alternativamente, podem ser persistentemente superprojetadas, requerendo excisão direta, mas com uma inserção de *strut* anterior à desestabilização. Sempre que possível, cartilagem septal é o material doador escolhido com inclusão opcional de osso etmoide. Rigidez e suporte estrutural são essenciais. A segunda decisão é a dimensão do enxerto, tanto na extensão, quanto na forma. *Struts* columelares estruturados são com mais frequência requeridos com os *struts* sendo mais longos e com frequência mais largos perto da base, para empurrar o ângulo lábio-columelar. A inserção é comparável com os casos primários, mas extensão excessiva deve ser evitada para evitar balanço na espinha nasal anterior. Para columelas curtas, sutura dupla de fixação acima e abaixo da quebra columelar deve ser considerada. Uma vez que a cirurgia de ponta esteja finalizada, *suturas de moldagem columelar* usando sutura de polidioxanona 4-0 incolor são com frequência inseridas para estreitar a columela e rotacioná-la mais cefalicamente.

Preparação das Cartilagens Alares

Em contraste com casos primários, com sua *crus* prístina, as cartilagens alares em casos secundários são com frequência distorcidas, incisadas, removidas e envolvidas em tecido fibrótico. Em vez de uma simples etapa de criar tiras alares simétricas, a preparação das alares para sutura é muito mais complexa e requer muitas decisões.

Liberação de Tecido Fibrótico

Tecido fibrótico significativo sempre ocorre em pontas secundárias no espaço morto (Fig. 10.12b) entre as tiras remanescentes de borda alar e a extremidade caudal das cartilagens laterais superiores. Contratura de cicatriz também está presente na área da suraponta e se estende para baixo entre os domos e o ângulo septal anterior. Esse tecido fibrótico é liberado, usando tesouras afiadas e tração para baixo das alares. Em seguida, a *crus* mediana é separada. Essa quantidade de liberação é típica após um procedimento primário fechado. E se o procedimento primário foi uma sutura de ponta aberta? Eu já vi quase todas as combinações de suturas. Liberação de suturas estreitando a linha média é feita dividindo as suturas columelares e liberando quaisquer suturas abrangentes interdomos e laterais crurais. Suturas de criação de domo são removidas, mas com eficácia somente limitada.

Tabela 10.3 Cirurgia de ponta secundária em 100 casos consecutivos

Abordagem aberta	100%	(Obs.: 5% feitos fechados, mas sem cirurgia de ponta)
Strut columelar	100%	(mais forte, mais largo, mais comprido)
Técnica de ponta:	100%	
Suturas somente	49%	
Suturas e enxertos de sobreposição	29%	
Enxerto de ponta de estrutura aberta	19%	
Enxerto de ponta isolado	3%	
Cobertura fascial da ponta	44%	
Contorno da narina:	61%	
Enxerto de contorno alar	5%	
Enxerto de suporte de contorno alar	28%	
Enxerto EECA	20%	(transposição lateral 10%)
Compostos	8%	

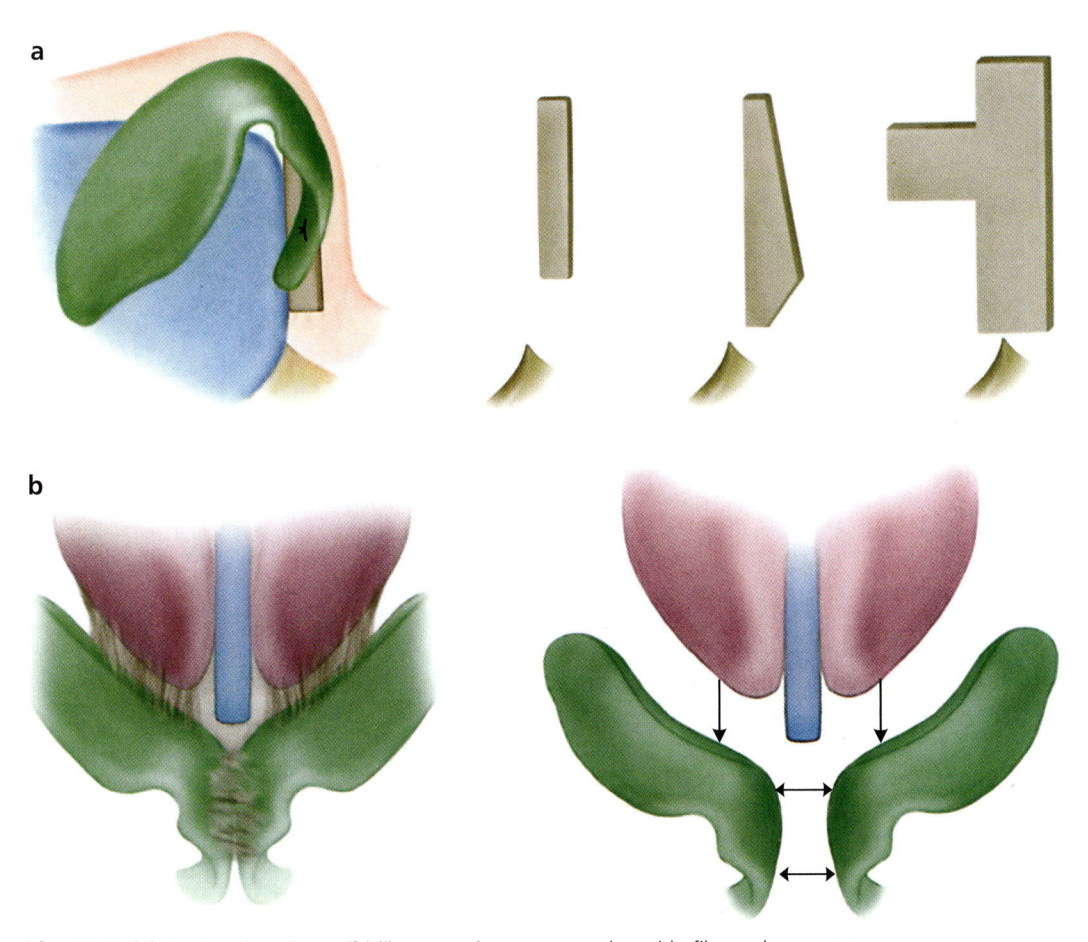

Fig. 10.12 (**a**) *Struts* columelares, (**b**) liberação de contratura de tecido fibrosado na ponta.

Incisões, Divisões e Saliências

Incisões na *crus* lateral e domos para enfraquecer sua convexidade permanecem uma parte integral de rinoplastia fechada, apesar de sua inevitável tendência a formar saliências e distorções. A *crus* lateral enfraquecida irá com frequência requerer um suporte da *crus* subjacente para estabilizá-la e remodelá-la. Por alguma razão, a divisão do domo permanece popular para estreitar a ponta larga entre os cirurgiões endonasais apesar de sua ineficácia, especialmente sob pele espessa ou fina. Felizmente, essas divisões podem ser reparadas após a inserção de um *strut* columelar e dos segmentos de domo suturados. Saliências ou proeminências com pontas agudas são geralmente removidas, e as bordas, suturadas com PDS 5-0. Cobertura com enxertos que disfarçam é com frequência necessária para garantir uma ponta lisa.

Suturas de Ponta

Suturar uma ponta secundária é de certa forma semelhante às técnicas usadas em pontas primárias (Fig. 10.13a-c). O primeiro passo é liberar a contratura da cicatriz e, então, analisar os restos alares remanescentes. Tiras simétricas de alar são criadas por excisão apropriada de quaisquer excessos ou assimetrias. Eu retardo qualquer reparo de transecções ou excisões anteriores de segmentos deformados até que o *strut* columelar esteja no lugar. Após a inserção do *strut* columelar, são feitas as suturas de criação de domo. Geralmente, as cartilagens permanecem suficientemente maleáveis, e podemos criar uma convexidade domal justa com concavidade de *crus* lateral adjacente. Uma sutura interdomal é inserida para estreitar a largura da ponta e para equilibrar a altura do domo. A pele é recolocada, e a ponta, avaliada. Com frequência em casos secundários, será necessário adicionar uma sutura de posição de ponta para atingir a quebra desejada na parte superior da ponta. A adição de suturas na convexidade de *crus* lateral é essencial para minimizar as convexidades laterais ou largura excessiva da ponta.

Suturas de Ponta mais Enxertos de Sobreposição (ERP)

Uma vez que a sutura de ponta esteja finalizada, enxertos (ERP) de sobreposição são usados de forma liberal para aumentar a definição e projeção (Fig. 10.13d-f). *Crus* lateral removida é o material escolhido. A espessura da pele irá ditar o número de camadas, enquanto as metas estéticas irão ditar a colocação do enxerto. Enxertos de disfarce infralobulares simples são necessários sob pele fina, enquanto enxertos de domo sobrepostos de camada dupla são comuns sob pele espessa.

Deformidades da *Crus* Lateral

Deformidades da *crus* lateral são muito reais em casos secundários. Elas podem requerer excisão, suturas, ou enxertos com transposições, sendo uma necessidade ocasional. De forma surpreendente, decisões com relação à *crus* lateral são tão complexas quanto com relação aos domos, e o papel dos enxertos de suporte de *crus* lateral não pode ser excessivamente enfatizado.

Enxertos de Ponta Estruturados

Na maioria dos casos secundários, um enxerto de ponta estruturado não é feito para mudanças sutis de definição ou projeção (Fig. 10.13g-i), mas sim projetados para mostrar mudança nítida na ponta e para superar um envelope de pele fibrosada ou espessa. Enxerto de ponta em forma de escudo sólido e forte é o enxerto escolhido. O enxerto de ponta é fixado em uma posição mais alta de projeção com um enxerto de cobertura por trás dele. A primeira etapa é preparar as cartilagens alares para o enxerto estrutural de ponta. Uma

Cirurgia de Ponta

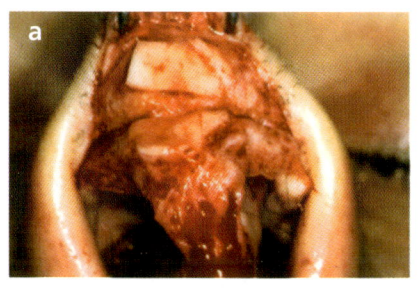

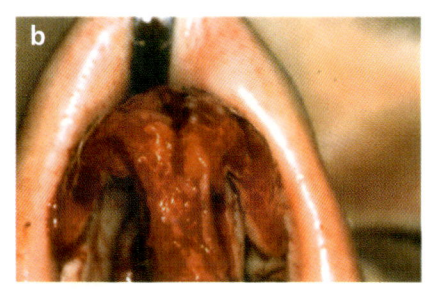

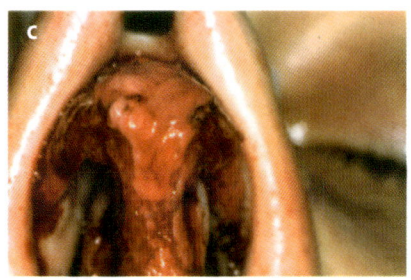

Fig. 10.13 (**a**) Enxerto de ponta prévio com pele fina, (**b**) alares suturadas, (**c**) cobertura fascial.

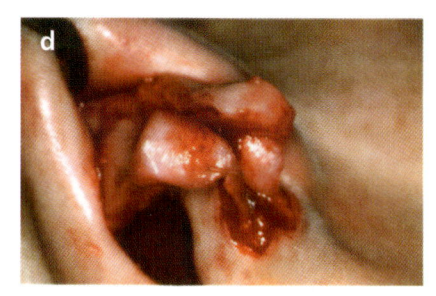

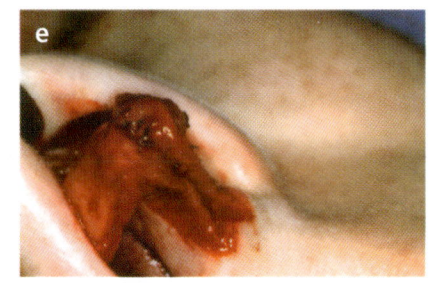

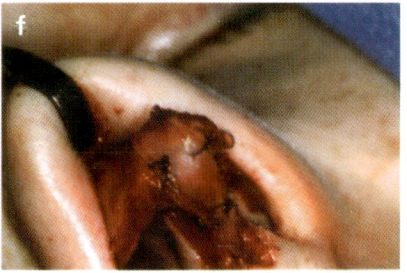

Fig. 10.13 (**d**) Procedimento de alça de balde anterior, (**e**) alares suturadas, (**f**) enxerto complementar ERP em forma de diamante.

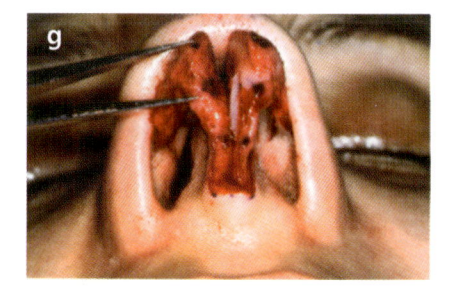

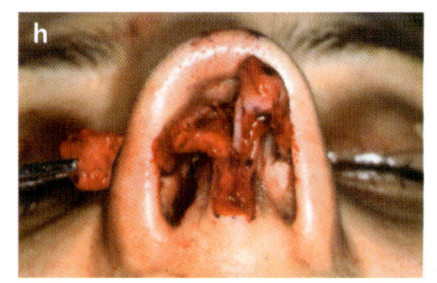

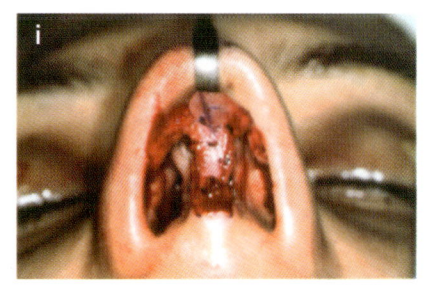

Fig. 10.13 (**g**) Superprojeção de ponta persistente, (**h**) excisão de segmento de domo de 6 mm, (**i**) enxerto de ponta estrutural rígido.

combinação de excisões de deformidades fixas e suturas de equilíbrio é necessária para produzir a configuração de domo necessária. Em alguns casos, a configuração do segmento do domo se torna irrelevante, pois serve como uma fundação oculta para um enxerto de ponta que irá criar uma ponta intrínseca.

Existem grandes diferenças em todos os aspectos do enxerto de ponta: composição, forma e colocação. Em casos primários, o enxerto de ponta pode sempre ser feito de cartilagem septal, enquanto nos casos secundários, cartilagem conchal ou de costela pode ser necessária. A borda do domo dorsal varia de acordo com a espessura da pele: redonda e lisa (pele fina), bordas angulosas (normal) e cantos angulosos (pele espessa). O enxerto é estreitado gradativamente para se encaixar entre as divergências da *crus*. Colocação de enxerto pode variar de integração à alta projeção, dependendo da definição de ponta desejada. Conforme o enxerto sobe acima dos domos alares, um "suporte" sólido ou enxerto de cobertura deve ser adicionado.

Ponta Total

Com muita frequência encontramos casos onde o segmento do domo foi removido ou, pior ainda, todas as cartilagens alares foram removidas além das plataformas. Assim, reconstrução total da ponta se torna uma necessidade. Essencialmente, há três possíveis métodos de reconstrução: enxerto de ponta isolado, enxerto de ponta lobular e enxerto de substituição alar total. Muitos desses conceitos são modificações da abordagem cirúrgica de Juri (1993) para a ponta crucificada.

Enxerto de Ponta Isolado

Em casos secundários, os domos e a *crus* lateral podem estar totalmente ausentes por excisões anteriores. De forma bastante surpreendente, *não* é com frequência necessário substituir a *crus* lateral. Em alguns casos, um *strut* da *crus* é colocado dentro da *crus* mediana através de uma separação na linha média (Fig. 10.14a). Um enxerto de ponta rígido longo que se estreita gradativamente é suturado na columela estabilizada. Após a ponta ser fechada, então as bordas alares são apoiadas com frequência por enxertos de suporte de contorno alar ou enxertos em tábua alares. Obviamente, esse conceito de "suporte de tenda" funciona melhor sob pele espessa. Em casos mais instáveis, toda a *crus* lateral precisa ser substituída.

Substituição Alar Total

Se o paciente tiver colapso grave da válvula externa ou retração de borda alar, então a substituição total da *crus* lateral é indicada (Fig. 10.14b). O método mais simples de reconstrução é remover todo o corneto nasal auricular. A cartilagem, então, é transeccionada diagonalmente em seu eixo longo, criando dois enxertos recíprocos. O enxerto não é projetado para ser uma substituição anatômica de uma *crus* lateral, mas sim um enxerto que irá do domo até a borda alar para a substância da base alar. O objetivo é apoiar a borda alar e o vestíbulo.

Saliências e Protuberâncias

Muitos pacientes secundários reclamam de pequenas protuberâncias em suas pontas, variando de proeminências leves a pontas agudas. Muitos pacientes querem uma solução simples – a saliência removida. Em raras ocasiões isso pode ser feito. Infelizmente, o resultado mais comum é trocar uma deformidade por outra com o paciente permanecendo desapontado – a protuberância se foi, mas agora o domo está achatado em contraste com o lado oposto. Uma rinoplastia de ponta secundária formal via uma abordagem aberta é geralmente a escolha certa.

Cirurgia de Ponta 375

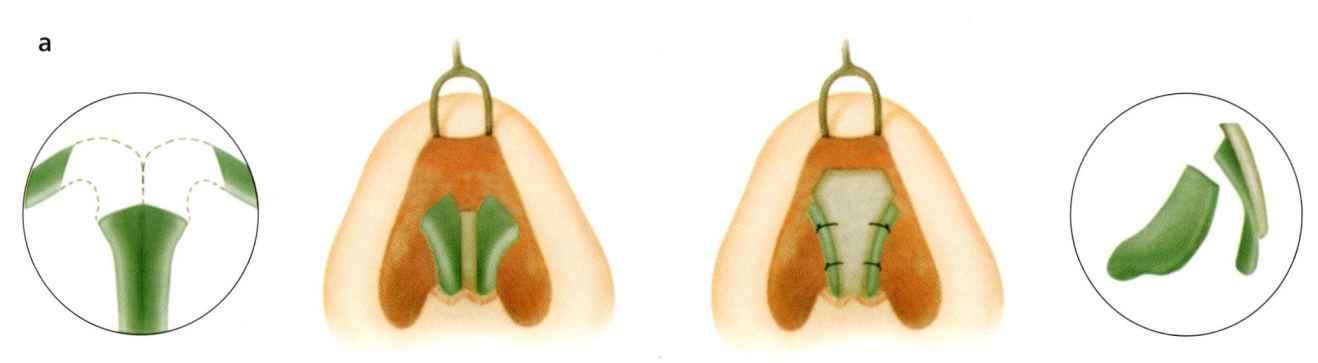

Fig. 10.14 (**a**) Enxerto de ponta isolado.

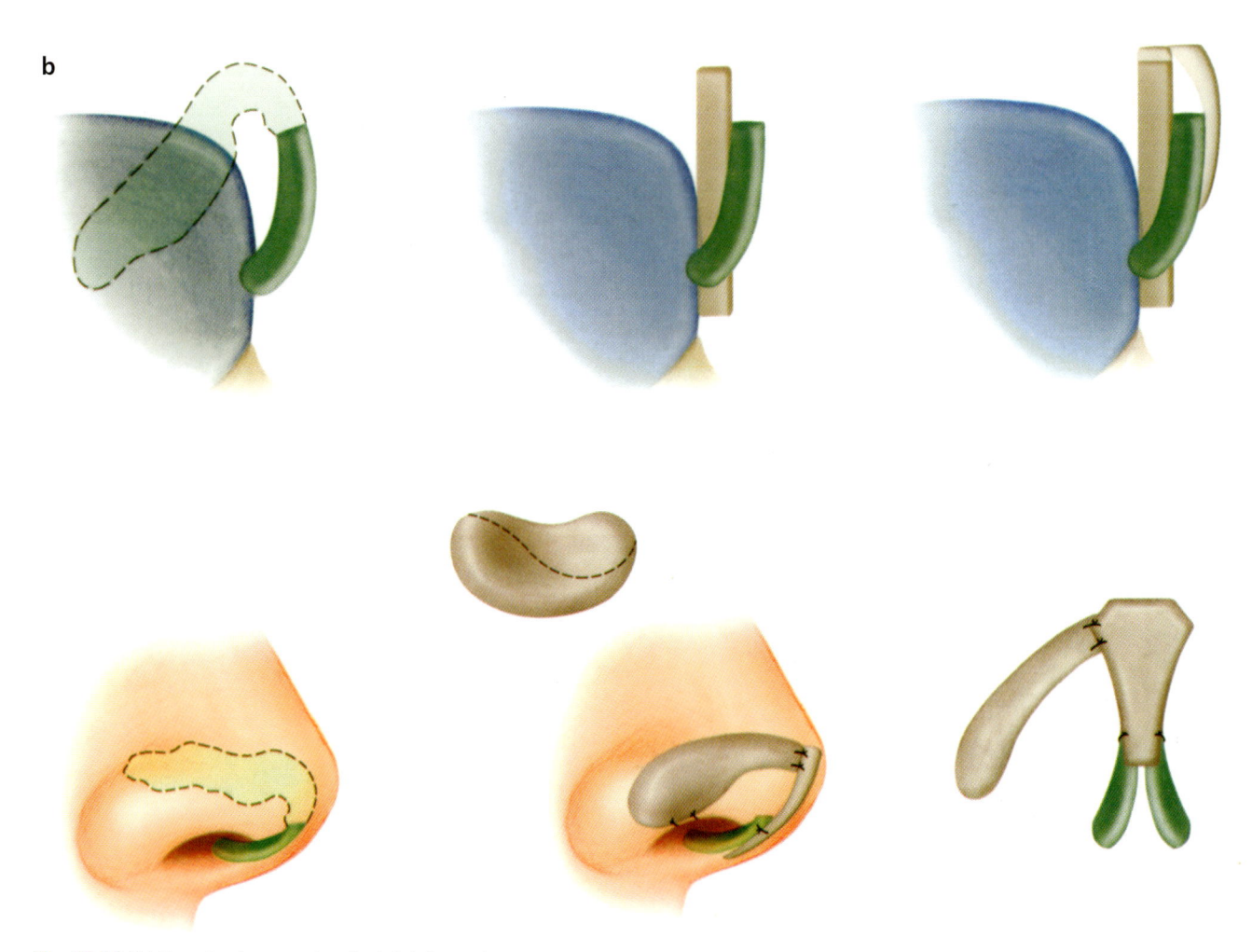

Fig. 10.14 (**b**) Enxerto de reconstrução total de ponta.

Narinas e Base Alar

Cirurgia de base secundária pode variar de simples à complexa e de isolada à combinada. O problema mais comum é a base alar isolada/deformidade do contorno da narina que é comparável à do nariz primário. Ainda assim, são a narina retraída e o nariz retraído que requerem análise detalhada e correção cirúrgica profunda.

Base Alar/Contorno da Narina. O problema isolado da base alar/contorno da narina pode ser semelhante ao do caso primário ou bastante desafiador graças a excisões anteriores. A melhor situação ocorre quando as excisões necessárias não foram feitas na cirurgia original, a indicação permanece, e são feitas excisões de rotina. Com frequência, encontramos excisões anteriores feitas muito timidamente ou as cicatrizes fora de lugar. Se possível, cicatrizes anteriores são incorporadas na excisão planejada, mas com a advertência de serem muito conservadoras. Quando estão presentes distorções, é melhor remover a cicatriz antiga, recriar o defeito e reavaliar. Embora diagramas de enxertos compostos e retalhos de transposição tenham mostrado corrigir contratura do contorno das narinas, os resultados, na melhor das hipóteses, são limitados.

Narina Retraída. Muitos casos secundários apresentam um "visual retraído" em razão de uma deformidade combinada contorno alar/narina/columela (Fig. 10.15a). Essa tríade consiste em bordas alares retraídas e permite que se olhe dentro da abertura da narina da pessoa, que é acentuada pela columela pendente. É essencial analisar as quatro inclinações na visualização lateral (ponta, borda alar, narina, columela) e avaliar a narina dividindo em dois sua abertura e alocando a etiologia para o contorno alar e/ou columela. Das três possibilidades, a mais comum é uma *deformidade combinada* corrigida por excisão do septo caudal, baixando a borda alar ou por enxertos de contorno alar ou enxertos compostos, e excisões adequadas base alar/contorno da narina. A *deformidade columelar* deve-se à extensão excessiva do septo caudal e/ou deformidade intrínseca na *crus* medial. É crítico avaliar a extensão e inclinação do lábio superior antes de remover septo caudal. Em casos secundários, a *deformidade do contorno da narina* implica em retração do contorno, que é tratada progressivamente com enxertos de contorno alar a enxertos de suporte de contorno alar, e por fim enxertos compostos. O enxerto em "tira" composto, estreitado gradativamente, medindo 2-4 mm de largura e 8-10 mm de extensão, é altamente eficaz para baixar o contorno.

Nariz Retraído. Esses casos complexos são com frequência narizes curtos rotacionados para cima que sofreram ressecções excessivas seguidos por contratura grave de cicatrizes (Fig. 10.15b). Essencialmente, devemos ser capazes de forçar a ponta e a columela para baixo com um grande enxerto septo-columelar. A questão crítica é decidir se o lóbulo deve ser rotacionado para baixo e alongado, ou se todo o nariz deve ser alongado. A distinção é feita no ponto subnásio – rotação para baixo *versus* alongamento. Se SN for mantida como está, então a ponta pode ser rotacionada para baixo geralmente com um enxerto em flâmula. Distensão em vez de contratura do septo membranoso é crucial. Quando a contratura da cicatriz é grave, ou SN precisa ser abaixado, então um grande enxerto septo-columelar é colocado entre as alares para forçar a ponta para baixo, seguido de enxertos de ponta infralobulares. Cicatrizes vestibulares com frequência exigem grandes enxertos compostos para estender a linha nasal.

Narinas e Base Alar

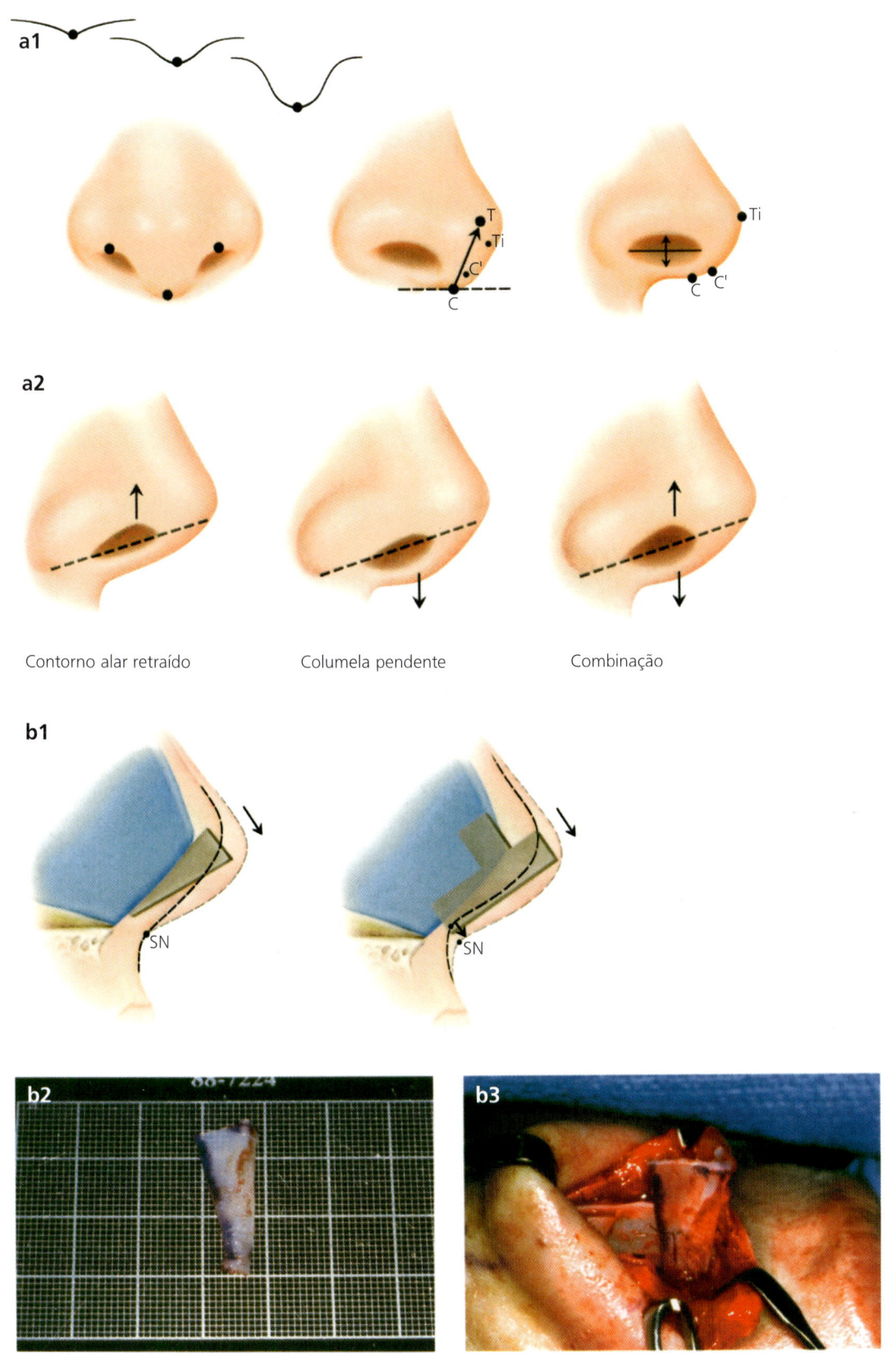

a1

a2

Contorno alar retraído   Columela pendente   Combinação

b1

Fig. 10.15 (**a**) Relação columela/narina e deformidades, (**b1**) extensão com um enxerto em flâmula ou um enxerto septo-columelar, (**b2, 3**) extensão com um enxerto em flâmula.

Lista de leitura

Constantian M. Four common anatomic variants that predispose to unfavorable rhinoplasty results. Plast Reconstr Surg 105: 316, 2000

Constantian MB, Clardy RB. The relative importance of septal and nasal valvular surgery in correcting airway obstruction in primary and secondary rhinoplasty. Plast Reconstr Surg 98: 38, 1996

Daniel RK. Rhinoplasty: Creating an aesthetic tip. Plast Reconstr Surg 80: 775, 1987. Follow- up: Daniel RK. Rhinoplasty: A simplified, three-stitch, open tip suture technique. Part I: Primary rhinoplasty, Part II: Secondary rhinoplasty. Plast Reconstr Surg 103: 1491, 1999

Daniel RK (ed). Aesthetic Plastic Surgery: Rhinoplasty. Boston: Little, Brown, 1993

Daniel RK. Rhinoplasty and rib grafts: Evolving a flexible operative technique. Plast Reconstr Surg 94: 597, 1994

Daniel RK. Secondary rhinoplasty following open rhinoplasty. Plast Reconstr Surg 96: 1539, 1995

Daniel RK. Rhinoplasty: Septal saddle nose deformity and composite reconstruction. Plast Reconstr Surg 119: 1029, 2007

Daniel RK. Diced cartilage grafts in rhinoplasty surgery: current techniques and applications. Plast Reconstr Surg 122: 1883, 2008

DeRosa J, Watson D, Toriumi D. Structural grafting in secondary rhinoplasty. In Gunter JP, Rohrich RJ, Adams WP (eds) Dallas Rhinoplasty: Nasal Surgery by the Masters. QMP, 719-740

Gunter JP. Secondary rhinoplasty: The open approach. In: Daniel RK (ed) Aesthetics Plastic Surgery: Rhinoplasty. Boston: Little, Brown, 1993

Gunter, JP, Rohrich, RJ. The external approach for secondary rhinoplasty. Plast Reconstr Surg 80: 161, 1987

Gunter JP, Rohrich RJ, Friedman RM. Classification and correction of alar-columellar discrepancies in rhinoplasty. Plast Reconstr Surg 97: 643, 1996

Jun J. Salvage techniques for secondary rhinoplasty. In: Daniel RK (ed) Aesthetic Plastic Surgery: Rhinoplasty, Boston: Little, Brown, 1993

Kim DW, Toriumi DM. Nasal analysis for secondary rhinoplasty. Facial Plast Surg Clin North Amer 11: 399, 2003

Kridel RW, Konior RJ. Controlled nasal tip rotation via the lateral *crural* overlay technique. Arch Otolaryngol 117: 441, 1991

Meyer R. Secondary and Functional Rhinoplasty - The Difficult Nose. Orlando: Grune and Stratton, 1988

Peck GC. Techniques in Aesthetic Rhinoplasty. (2nd ed.) Philadelphia: JB Lippincott, 1990

Rohrich RJ, Sheen JH. Secondary rhinoplasty. In: Grotting J (ed) Reoperative Plastic Surgery. St. Louis: Quality Medical Publishing, 1994

Rohrich RJ, Sheen JH, Burget 0. Secondary Rhinoplasty. St. Louis: Quality Medical Publishing, 1995

Sheen JH. Achieving more nasal tip projection by the use of a small autogenous vomer or septal cartilage graft. A preliminary report. Plast Reconstr Surg 56: 35, 1975

Sheen JH. A new look at supratip deformity. Ann Plast Surg 3: 498, 1979

Sheen JH, Sheen AP. Aesthetic Rhinoplasty (2nd ed.) St. Louis: Mosby, 1987

Sheen JH. Tip graft: A 20-year retrospective. Plast Reconstr Surg 91: 48, 1993a

Sheen JH. Balanced rhinoplasty. In: Daniel RK (ed) Aesthetic Plastic Surgery: Rhinoplasty. Boston: Little, Brown, 1993b

Tabbal N. The alar sliding graft for correcting alar collapse and expanding the nasal tip. Aesth Surg J 20: 244, 2000

Toriumi DM. New concepts in nasal tip contouring. Arch Facial Plast Surg 8: 156, 2006

Toriumi DM. Augmentation rhinoplasty with autologous cartilage grafting. In Park JL, ed. Asian Facial Cosmetic Surgery, Philadelphia: Elsevier, 2007, pp. 229-252

Toriumi DM, Johnson CM. Open structure rhinoplasty: featured technical points and longterm follow-up. Facial Plast Clin North Am 1: 1, 1993

Toriumi DM, Hecht D. Skeletal modification in rhinoplasty. Facial Plast Surg Clin North Am 4: 413, 2000

Rinoplastia Secundária: Tomada de Decisão

11

Introdução

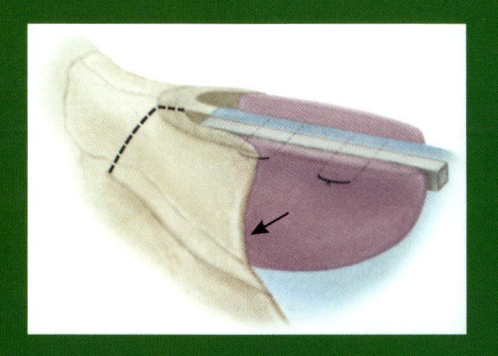

Em uma rinoplastia primária, grande parte da tomada de decisão é com relação ao plano cirúrgico, o qual é então executado com mudanças mínimas em 90% dos casos. Quando as modificações são necessárias, é geralmente um simples passo acima ou abaixo do planejado; isto é, uma excisão combinada do assoalho da base em vez de uma simples excisão de assoalho da narina. Em contraste, o plano cirúrgico para um caso secundário é complexo e um desafio para ser elaborado. Intraoperatoriamente, o plano mais bem concebido serve simplesmente como um guia, cuja execução requer constante tomada de decisão e, com frequência, mudanças radicais em seus componentes fundamentais. Um exemplo de tomada de decisão constante é elevar o envelope de pele – uma etapa relativamente objetiva e um caso primário, mas estressante em um caso secundário com pele fibrosada. Uma mudança radical no plano cirúrgico pode ser a criação de tiras simétricas de alares. Em um caso primário, um cirurgião sabe que uma tira de 6 mm de borda alar é possível, somente em casos raros a crus lateral irá precisar ser realocada (mau posicionamento alar) ou dobrada (concavidade grave). Não importa quanta experiência o cirurgião tenha, ninguém sabe ao certo como serão as cartilagens alares em um caso secundário, e o mesmo ocorre para o septo. Portanto, cada rinoplastia secundária é uma surpresa, com frequência ruim, e devemos estar preparados para um estresse intraoperatório significativo. Os três requisitos mais essenciais para realizar rinoplastia secundária são os seguintes: (1) saber exatamente o que o paciente não gosta a respeito de seu nariz e o que ele quer; (2) fazer análise fotográfica e elaborar um plano cirúrgico, mas permanecer flexível, pois podem ser necessárias grandes mudanças; e (3) quanto mais técnicas cirúrgicas você já experimentou, melhor. Este capítulo é uma tentativa de orientá-lo através do processo de tomada de decisão em rinoplastia secundária, que espero ensine o leitor a reconhecer os desafios que irá enfrentar antes que ocorram, e lidar com eles intraoperatoriamente.

Tomada de Decisão: Envelope de Pele

Na maioria dos casos secundários, é possível lidar com o envelope de pele empregando as técnicas aprendidas em casos primários de Nível 3 – remoção controlada de gordura para pele espessa e cobertura com fáscia para pele fina. A diferença crítica é que em casos primários, o insucesso em corrigir os desafios da pele meramente torna o resultado final inferior. Em casos secundários difíceis, o envelope de pele pode levar ao insucesso com frequência, com o resultado final parecendo uma versão menor e mais distorcida do nariz pré-operatório, mas em um paciente muito infeliz.

Pele Espessa: Secundária

Os dois componentes críticos são a remoção de gordura do envelope de pele e fornecer suporte estrutural forte ao lóbulo. Nesses casos, é feita remoção máxima de gordura da pele lobular e ocasionalmente de todo o envelope de pele (Fig. 11.1). O lóbulo é infiltrado com anestesia local suficiente para facilitar a dissecção. A pele é elevada primeiro no plano subcutâneo por meio de incisões infracartilaginosas. Então, é feita incisão transcolumelar e a pele elevada em direção ao domo. A elevação é completada no plano superficial, o que deixa o tecido subcutâneo sobre as cartilagens alares subjacentes. Não elevamos a pele no nível da cartilagem, conforme é feito em casos primários. Em seguida, tecidos subcutâneos e cicatrizados são removidos por dissecção em contato com a cartilagem. Drenos intraoperatórios (Fr número 7) são usados, quando é feita ressecção extensiva, especialmente quando o músculo é removido na área da raiz. É feita moldagem em série por 2-3 semanas. Isso consiste em substituir o molde de acrílico depois de uma semana por um molde revestido de espuma macia, que permanece por outra semana. Embora a remoção de gordura do envelope de pele seja importante, é essencial suporte estrutural. Os *struts* columelares são longos (25-35 mm) e rígidos (septo ou costela, não corneto). Enxertos de ponta estruturais sólidos em vez de enxertos de sobreposição são empregados e colocados na posição projetada. Com frequência, enxertos de ponta isolados são necessidades obrigatórias, graças a enfraquecimento ou ressecção anterior da *crus* lateral.

Pele Fina: Secundária

Como mostrado anteriormente, a fáscia é usada em 60% dos casos secundários, ou como um enxerto dorsal isolado ou como manto fascial para realinhar todo o envelope de pele nasal (Fig. 11.2). Enxertos fascias do dorso podem ser simples ou de camadas duplas. Uma camada dupla de fáscia é usada sob o dorso fino para acolchoar a pele e evitar um efeito de "contratura". Se a pele ou a ponta também forem finas, então uma lâmina contínua de fáscia para cobertura dorsal e de ponta se torna um "manto de fáscia" para toda a área dissecada. Se uma saliência danificou a derme de forma perigosa, então uma bola específica de fáscia é suturada diretamente sobre os domos. Um "enxerto de fáscia interposicional" é usado em casos com dano esteroidal grave ou reoperação precoce para liberar dobras de pele criadas por talas metálicas. A pele é liberada e levantada, e, em seguida, faz-se a inserção do enxerto fascial, usando várias suturas-guia percutâneas. Em casos graves, temos que decidir se usamos enxertos de derme ou fáscia. A resposta parece ser ditada pela perda de derme. Pequenos enxertos de derme são colocados abaixo das áreas com depressão ou locais de perda anterior de pele. Sulcos são tratados com ampla dissecção e enxertos de derme moldados fixados percutaneamente abaixo do sulco. Certos casos terão pele tão gravemente danificada ou destruída, que uma abordagem aberta é excluída, e uma abordagem em estágios é favorecida. O primeiro estágio é elevar a pele e colocar um enxerto de derme amplamente abaixo da área danificada Esperamos então 6-9 meses antes de levantar a pele ou remover a pequena área fibrosada.

Tomada de Decisão: Envelope de Pele **381**

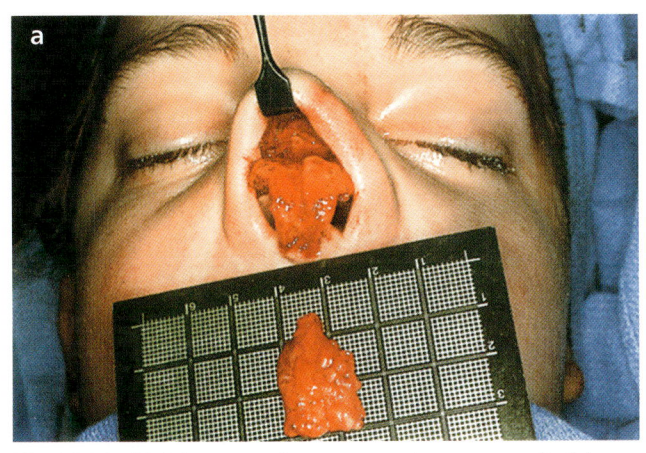

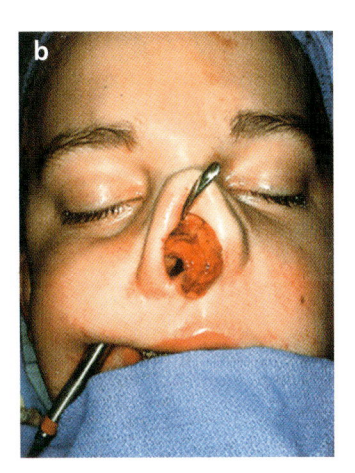

Fig. 11.1 (**a, b**) Pele espessa (ver caso seguinte para resultado).

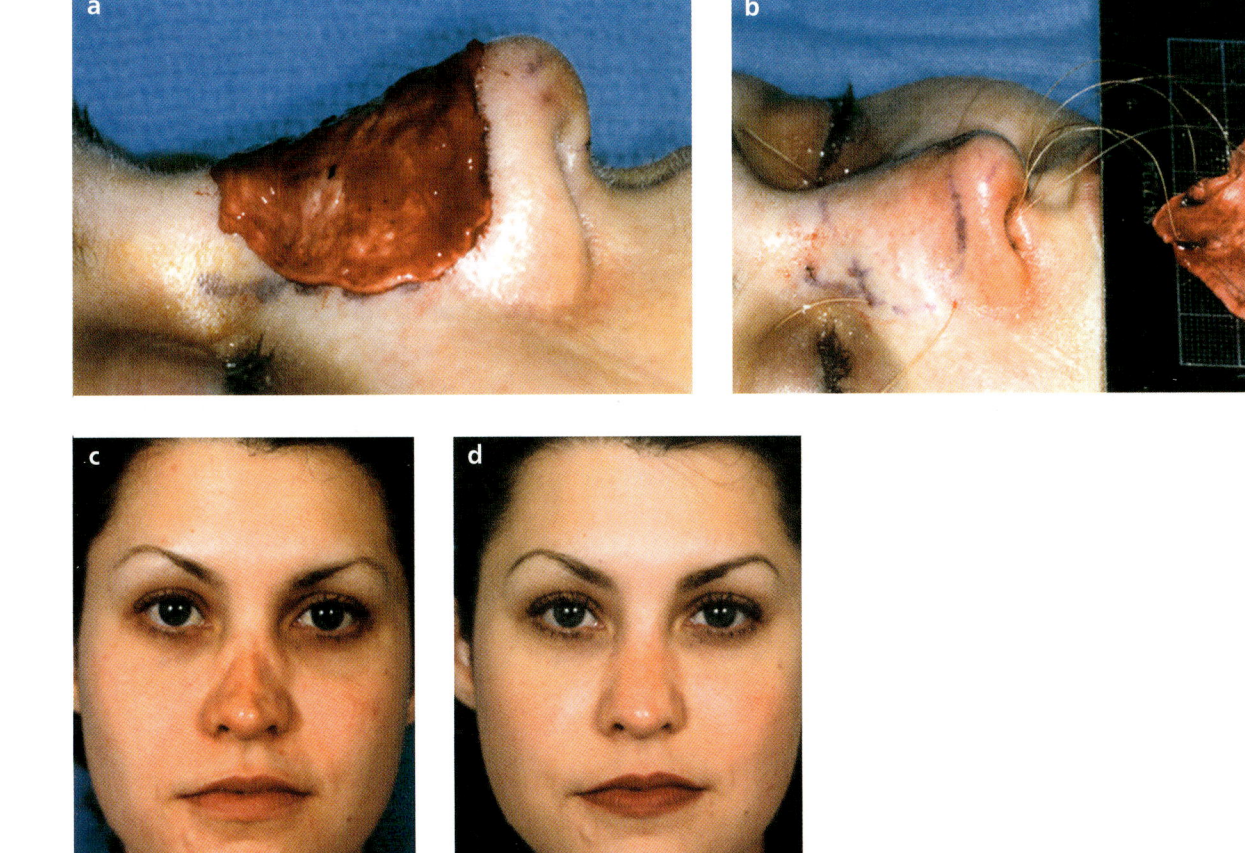

Fig. 11.2 (**a-d**) Pele fina. Resultado após um ano, seguindo-se apenas a inserção de enxerto de fáscia.

Estudo de Caso: Envelope de Pele Espessa

Análise

Uma moça de 15 anos da idade se apresentou para uma rinoplastia secundária 1 ano após sua rinoplastia primária. Ela sentia que seu nariz ainda estava largo demais, e a ponta muito bulbosa (Fig. 11.3). O envelope de pele era extremamente espesso, e a ponta de fato muito larga. Considerando que o perfil dela era aceitável, o contorno osteocartilaginoso seria estreitado *dorsalmente* e em *largura na base óssea* sem mudar o perfil. Um ano após a cirurgia, a paciente estava satisfeita com o resultado. As mudanças de ponta foram conseguidas com remoção agressiva de gordura do envelope de pele por meio de dissecção subcutânea, seguida por excisão direta contra as cartilagens alares, não por afinamento direto da pele (intraoperatório, ver Fig. 11.1). Quinze anos após a cirurgia, (Fig. 11.3 direita), o envelope de pele mostra relativamente pouca mudança da aparência de 1 ano após cirurgia, confirmando, assim, que não ocorreu nenhum dano à derme.

Técnicas Cirúrgicas

1) Incisões infracartilaginosas com dissecção subcutânea. Remoção extensiva de gordura e excisão de tecido fibrosado na parte superior da ponta.
2) Remoção septal.
3) Estreitamento da largura dorsal, usando osteotomias paramedianas de 6 mm de largura.
4) Estreitamento da largura da base óssea com osteotomias transversal e baixa a baixa.
5) Excisão de cartilagem lateral superior redundante e sutura de reparo do dorso.
6) Inserção de *strut* columelar com 7 mm de largura no ponto SN (subnásio).
7) Sutura de *strut* da *crus* seguida por excisão de segmento de domo de 4 mm.
8) Inserção de um enxerto curvo, rígido, estrutural de ponta.
9) Dissecção ampla da pele sobre o nariz e maxila a partir de incisões nasais e intraorais.

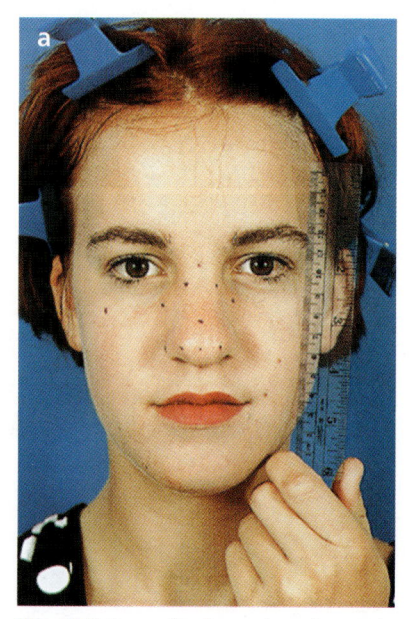

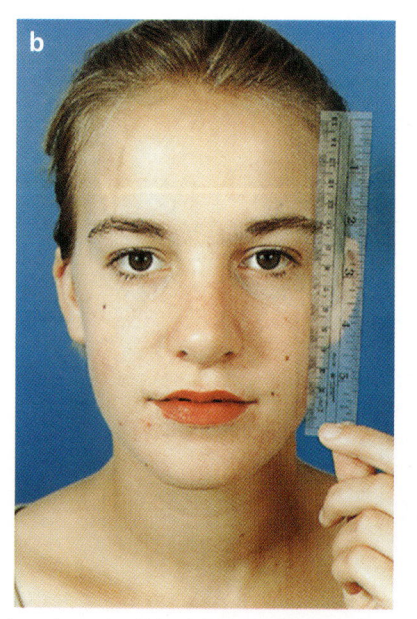

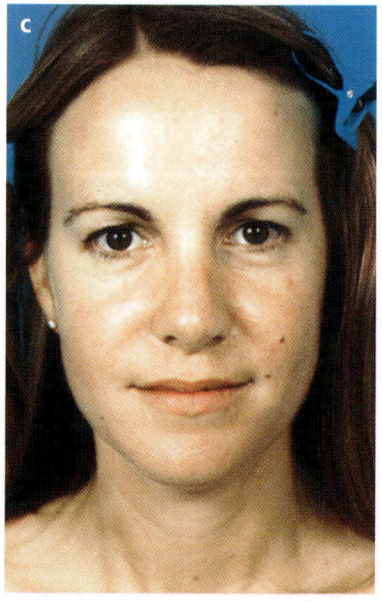

Fig. 11.3 Remoção de gordura de envelope de pele secundário. (**a**) Pré-operatório, (**b**) 1 ano após cirurgia, (**c**) 15 anos após cirurgia.

Estudo de Caso: Envelope de Pele Espessa   383

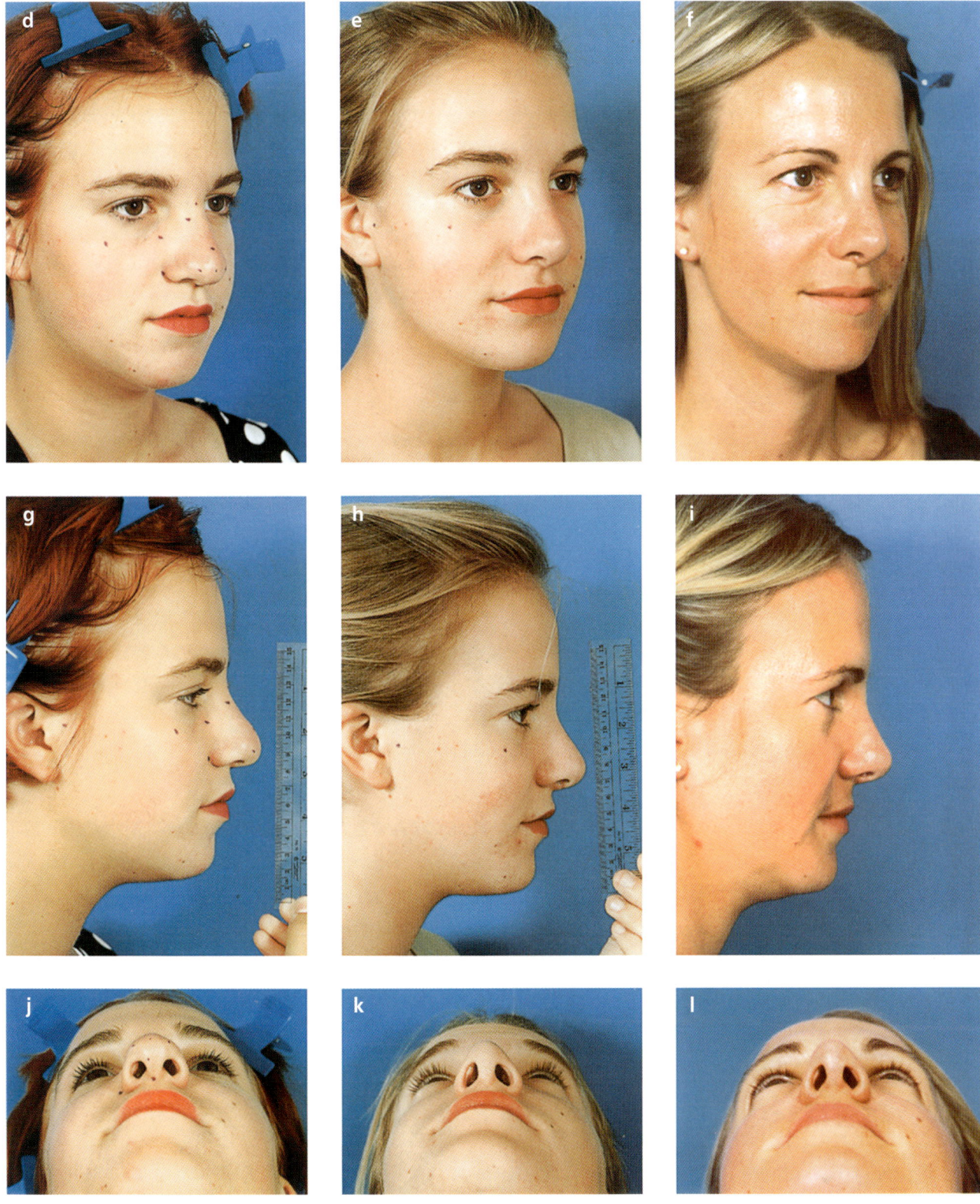

Fig. 11.3 (d-l)

Estudo de Caso: Pele Fina

Análise

Uma mulher de 39 anos tinha feito uma rinoplastia quando tinha 15 anos. Eventualmente, ela se cansou de não conseguir respirar e ter uma aparência de "plástica no nariz" (Fig. 11.4). Suas narinas entravam em colapso completamente na respiração profunda. O septo estava desviado para dentro da via aérea esquerda. Esteticamente, ela sentia que seu nariz era muito pontudo, muito comprido, muito fabricado. Tecnicamente, a pele tinha espessura de papel com as cartilagens aparecendo. Expansores bilaterais assimétricos abriram as válvulas internas, enquanto enxerto de suporte de *crus* lateral apoiou as válvulas externas. Ressecção de um segmento de junção de *crus* lateral de 5 mm e cartilagem acessória A1 foi necessária para eliminar as depressões laterais profundas. O enxerto de suporte de *crus* lateral deu apoio. Um "Manto de fáscia" foi colocado ente a pele elevada e incorporado no fechamento da sutura até a incisão transcolumelar.

Técnicas Cirúrgicas

1) Exposição septal e confirmação de desvio grave em direção à via aérea esquerda.
2) Abordagem aberta com visualização de ressecções de domo bilaterais anteriores.
3) Exposição dorsal. Abordagem bidirecional para o septo. Dorso cartilaginoso suavizado.
4) Ressecção de corpo septal corrigindo desvio e fornecendo material de enxerto.
5) Inserção de enxertos expansores: D: 2 mm; E: 2,5 mm.
6) Dissecção da *crus* lateral com excisão segmental de *crus* lateral – junção A1.
7) Sutura de enxerto de suporte de *crus* lateral em direção à abertura piriforme (Tipo 1).
8) Inserção de *strut* da *crus* associado a suturas de ponta (SC, mais reparo da ressecção de domo).
9) Aplicação de um "enxerto de disfarce" de cartilagem alar removida para esconder sutura de reparo.
10) Inserção de um "manto de fáscia" para cobrir todas as áreas dissecadas, especialmente o lóbulo.
11) Observação: nenhuma cirurgia de contorno ósseo ou osteotomia.

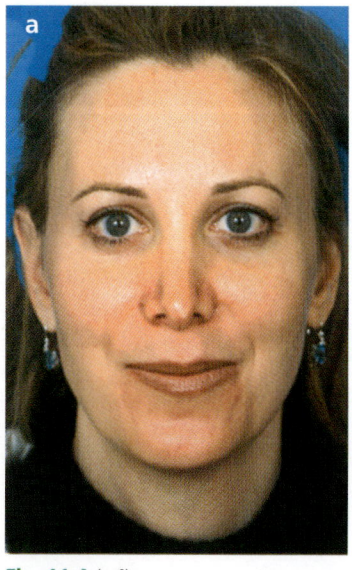

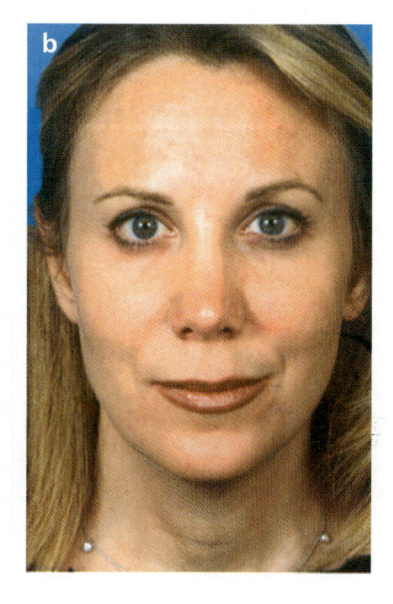

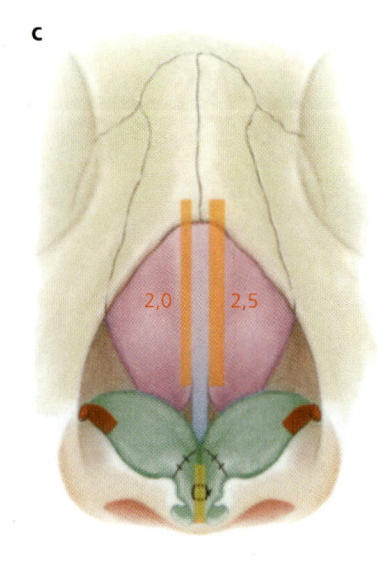

Fig. 11.4 (a-j)

Estudo de Caso: Pele Fina **385**

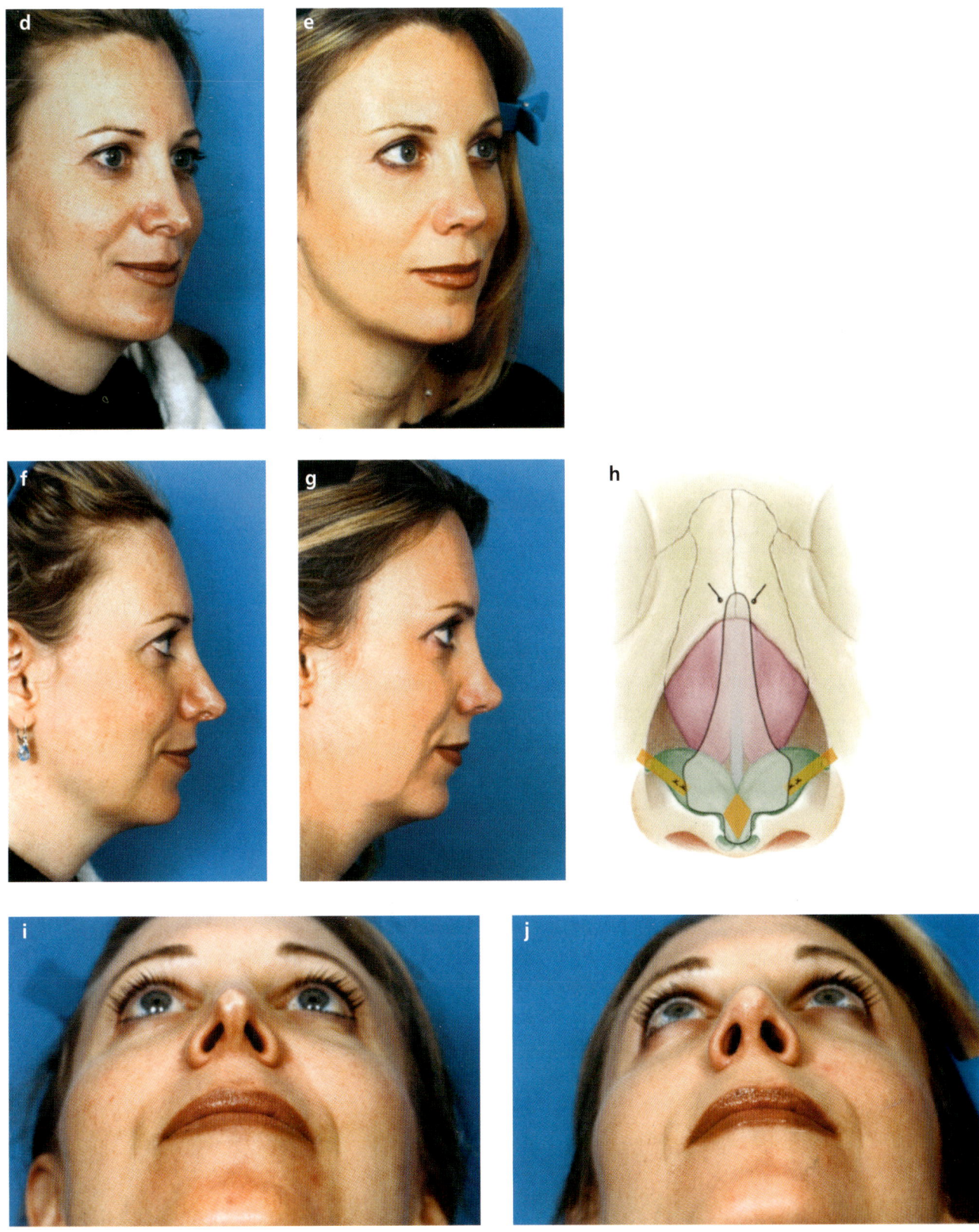

Fig. 11.4 *(Cont.)*

Tomada de Decisão: Modificação Dorsal e Osteotomias

Como observado anteriormente, o dorso secundário pode ser melhorado em muitos casos com a tríade de suavizar o dorso ósseo, usando uma raspa, reduzir o dorso cartilaginoso e corrigir o V invertido com enxertos expansores. Muitos narizes secundários permanecem largos, e uma alta porcentagem de osteotomias baixa a baixa é requerida. Todas essas etapas são parte de rinoplastias primárias de rotina e não representam um grau maior de complexidade. As questões mais desafiadoras são a estabilização do dorso assimétrico desviado, aumento da ponte e realinhamento da base óssea.

O Nariz com Desvio. Corrigir o nariz com desvio assimétrico começa com o septo – verificar o desvio caudal e dorsalmente. Desvios caudais são óbvios, mas se o dorso estiver intrinsecamente reto, somente será revelado uma vez que as laterais superiores sejam destacadas do septo dorsal. Osteotomias assimétricas são, com frequência, feitas com todas as combinações possíveis. Os problemas encontrados podem ser em decorrência de erros de omissão ou comissão, assim como as assimetrias ósseas intrínsecas. Micro-osteotomias dos ossos nasais, logo abaixo da área da abóbada, são com frequência necessárias. Uma vez que as osteotomias sejam finalizadas, então desvios dorsais do suporte septal remanescente são tratados, colocando-se talas no lado sem desvio primeiro, removendo o desvio, e colocação de um segundo enxerto expansor. Enxertos expansores assimétricos são com frequência essenciais (Fig. 11.5a-d).

Camuflando e Aumentando a Ponte. Apesar de nossas melhores tentativas de estabilizar a ponte, o dorso pode permanecer assimétrico, e camuflagem é uma solução. Obviamente, todos os esforços são feitos para conseguir retidão estrutural verdadeira antes de recorrer ao disfarce. O enxerto CC-F é a forma mais fácil de restaurar um contorno dorsal natural e para *camuflar* qualquer deformidade persistente. Inserimos um enxerto fascial dorsal de camada dupla e, então, colocamos pequenas quantias de cartilagem cortada em pequenos cubos finos nas áreas de deficiência. Outra entidade é a ponte excessivamente removida, que requer *aumento*, de extensão parcial ou total. Nesses casos, temos que escolher entre um enxerto CC-F ou um CC+F. Eu prefiro o enxerto CC+F para aumentos localizados ou que se estreitam gradativamente. Conforme o aumento dorsal excede 2 mm e se torna menos estreitado, então o enxerto CC-F se torna a escolha. Essencialmente, contêiner fascial é o mesmo que enxerto fascial de nível duplo, mas agora a cartilagem cortada é colocado dentro do envelope, em vez de abaixo dele.

Realinhando a Base Óssea. Um número significativo de casos secundários têm bases ósseas marcantemente diferentes nos dois lados, causadas por osteotomias anteriores (Fig. 11.5e-h). Com mais frequência, uma parede lateral está deslocada para fora, e a outra está deslocada para dentro. Osteotomias baixas à baixa e transversais são usadas em ambos os lados. A parede deslocada para fora é mobilizada em direção à linha média com frequência usando a alavancagem do osteótomo contra a maxila para forçar a parede para dentro. A parede deslocada para dentro é mobilizada para fora com frequência, colocando um elevador de Bois no nariz e levando a parede para fora além da base óssea. Palpação cuidadosa irá confirmar a mobilização bem-sucedida. É importante, então, inserir um enxerto expansor de extensão total no contorno ósseo aberto no lado anteriormente côncavo para estabilizar a parede óssea (ver Fig. 10.11d, p. 369).

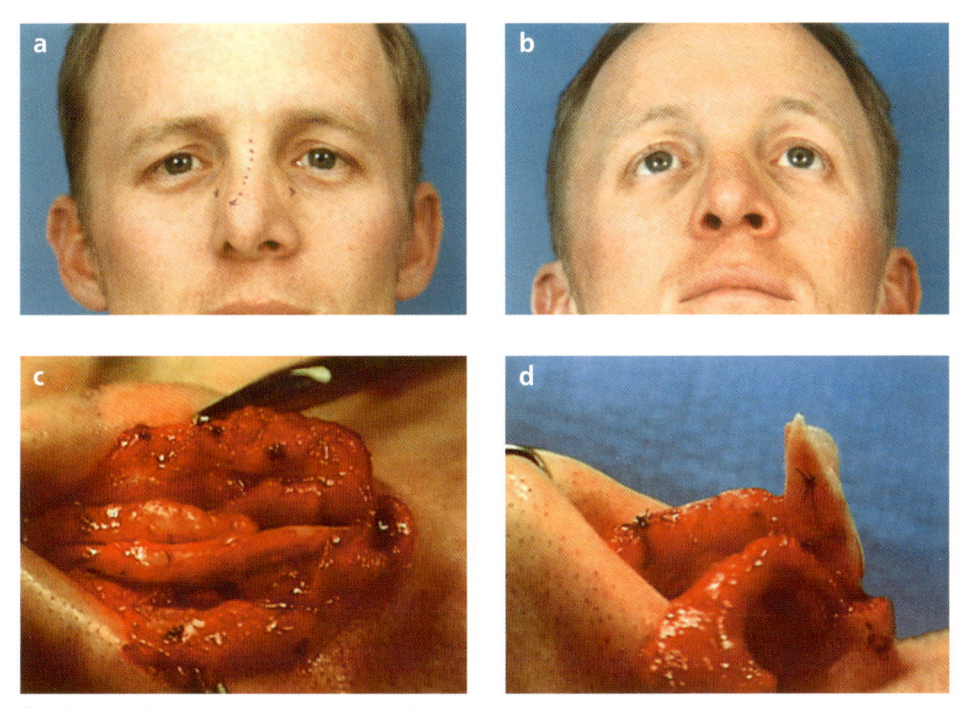

Fig. 11.5 (a-d) Nariz com desvio secundário.

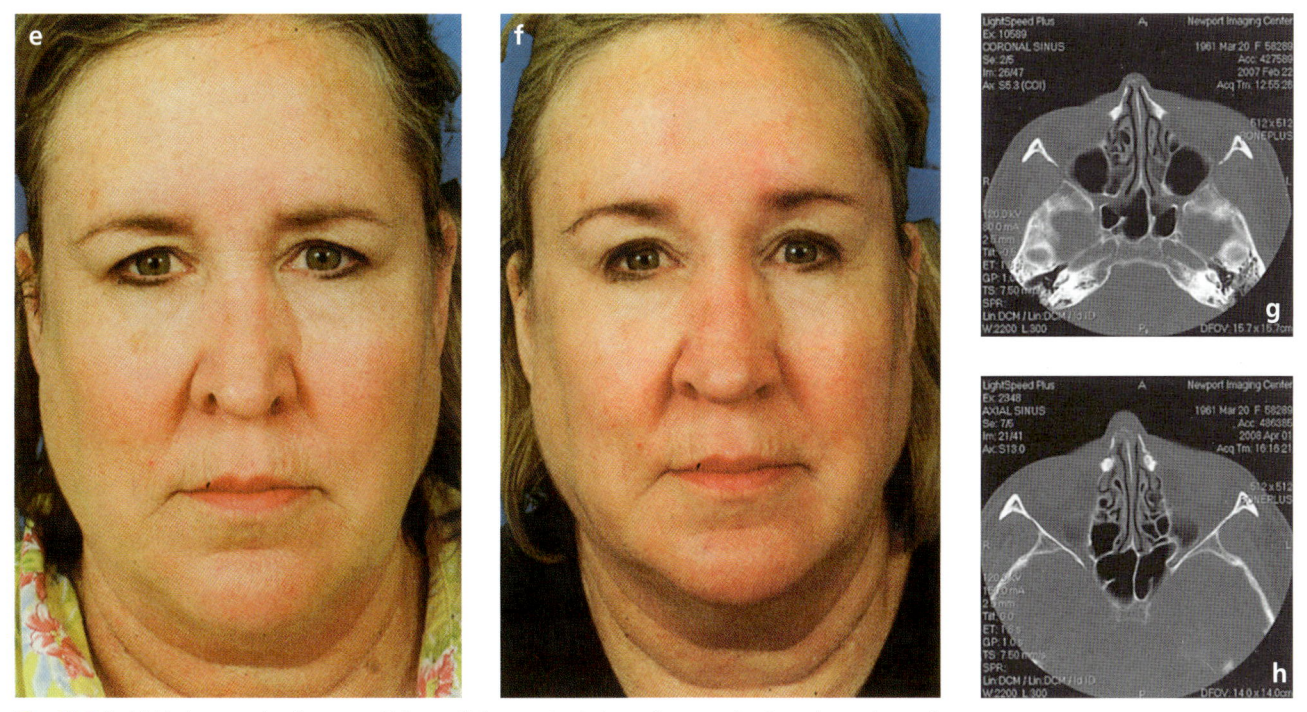

Fig. 11.5 (e-h) Nariz com desvio secundário, realinhamento da base óssea e abertura do contorno ósseo.

Estudo de Caso: Desvio Dorsal

Análise

Um homem de 27 anos se apresentou com um histórico de trauma nasal com uma tentativa anterior de tornar o nariz mais reto, incluindo septoplastia (Fig. 11.6). O exame da área interna indicou que o septo estava gravemente desviado para a esquerda caudalmente, mas para a direita cefalicamente. Havia inúmeras sinéquias associadas a cornetos nasais inferiores alargados. O desvio dorsal era mais aparente na posição "cabeça para baixo". A combinação de trauma anterior e cirurgia nasal é receita para dificuldades imprevisíveis. Uma vez exposto, o septo, tornou-se óbvio que tinha havido uma ressecção parcial e uma septoplastia de Metzenbaum ("swinging doors") deslocada. As opções eram fabricar um enxerto de substituição em forma de L ou obter um enxerto de costela. Felizmente, foi possível conseguir suporte rígido para o nariz, usando uma septoplastia total.

Técnicas Cirúrgicas

1) Secção de sinéquias, usando um cauterizador.
2) A mucosa septal foi elevada, mas morselização excessiva tornou isso desafiador.
3) Abordagem aberta com exposição septal bidirecional. Ressecção parcial anterior.
4) Septoplastia de Metzenbaum ("swinging doors") anterior criou um bloqueio "cruzado" de ambas as vias aéreas.
5) Osteotomias assimétricas. D: transversal e baixa a baixa; E: baixa a baixa.
6) Rebaixamento do dorso cartilaginoso em 3 mm.
7) Septoplastia total, reinserção de um *strut* em forma de L de duas peças.
8) *Strut* columelar seguido por avanço das cartilagens alares sobre o *strut*.
9) Enxertos de sobreposição: transdomos insuficientes, então em forma de escudo. ERP à direita.
10) Turbinectomia inferior parcial bilateral.

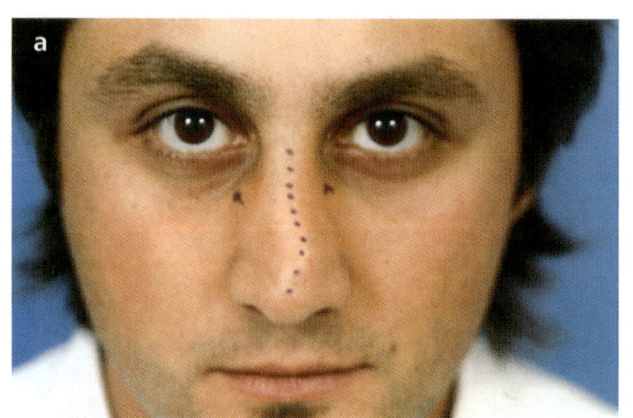

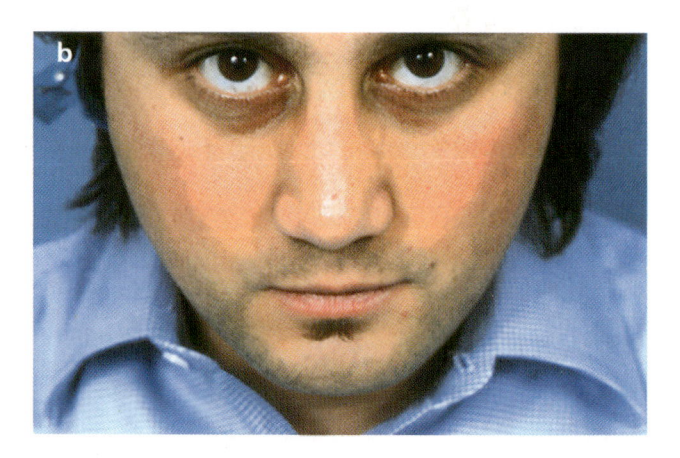

Fig. 11.6 (a-j)

Estudo de Caso: Desvio Dorsal

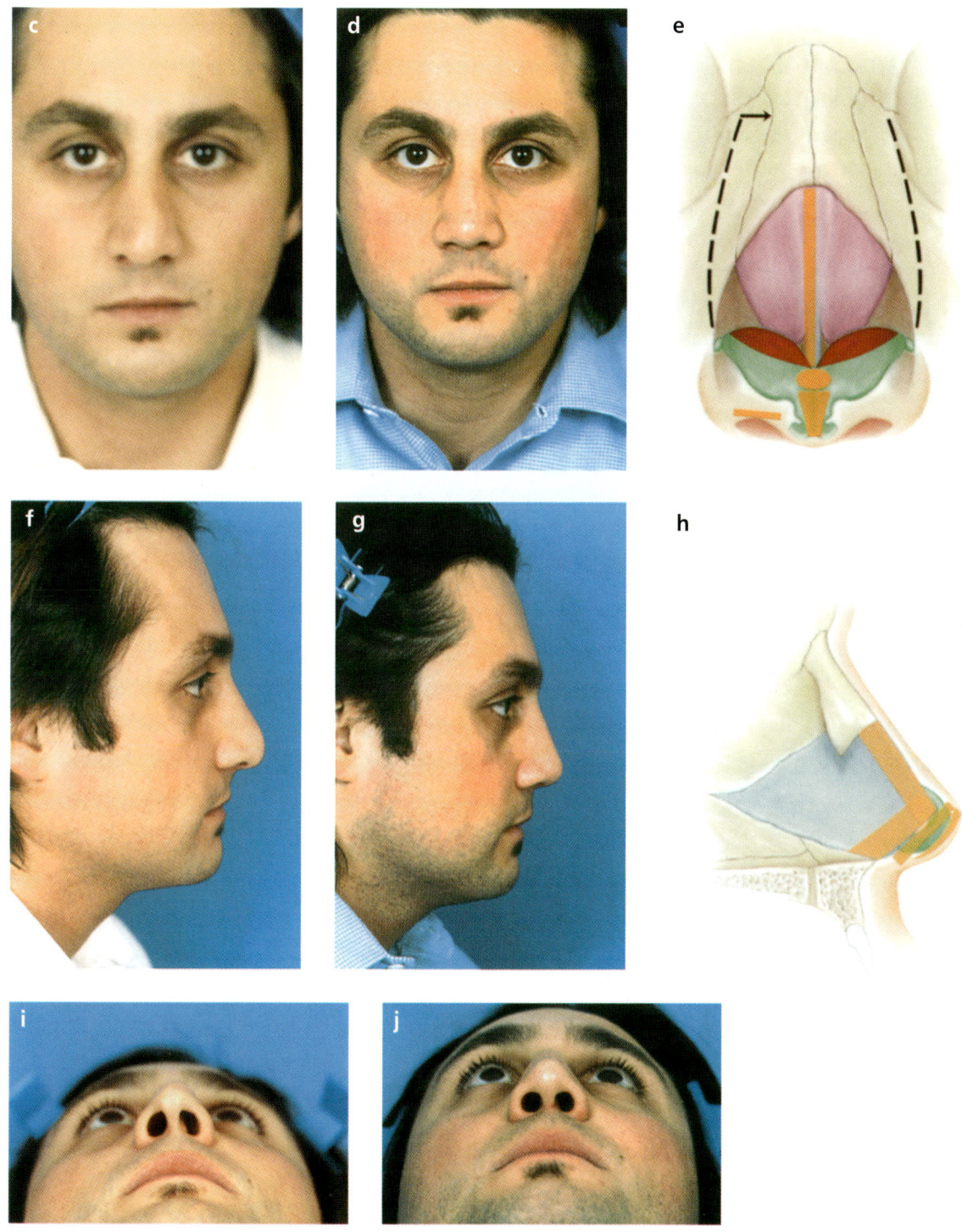

Fig. 11.6 *(Cont.)*

Estudo de Caso: Aumento Dorsal	**Análise**

Uma mulher de 52 anos tinha estado infeliz com o resultado de sua rinoplastia primária por 30 anos (Fig. 11.7). O exame intranasal revelou fibrose vestibular grave (> 66%) que necessitaria de enxertos compostos bilaterais. O septo estava desviado para a via aérea esquerda. Externamente, o nariz tinha uma clássica deformação óssea em sela graças à ressecção excessiva do dorso, provavelmente por causa do uso de um osteóstomo para reduzir a giba. A abordagem aberta revelou que não havia *restos de cartilagem alar* – nada com que se trabalhar e, portanto, reconstrução total da ponta se tornou uma prioridade. O enxerto de ponta foi feito de uma "raspagem" de cartilagem de costela externa. A estenose vestibular foi reduzida, usando enxertos compostos bilaterais. Quatro anos após a cirurgia a paciente estava bem, e o aumento dorsal de 6 mm tinha sido mantido. A crítica de que enxertos CC-F não produzem "linhas dorsais" é visualmente inválida.

Técnicas Cirúrgicas

1) Remoção das porções cartilaginosas da 9ª e 8ª costelas. Remoção de fáscia.
2) Abordagem aberta revelou ressecção total das cartilagens alares, não sobrou nada
3) Exposição bidirecional do septo graças à fibrose intensa. Remoção septal.
4) Separação dos vestíbulos com recriação de defeitos de mucosa vestibulares maciços.
5) Inserção de uma "braçadeira septal" para dar suporte ao septo caudal.
6) Osteotomia lateral baixa à baixa à esquerda.
7) Inserção de *strut* columelar e, então, um enxerto de costela em forma de escudo na ponta.
8) Coleta de enxerto composto. Sutura de enxertos compostos nos defeitos vestibulares.
9) Um enxerto CC-F (0,8 cc) colocado no dorso para ajudar a expandir as válvulas internas.

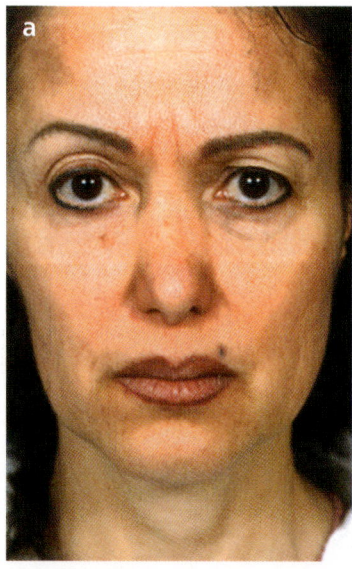

Fig. 11.7 (a-j)

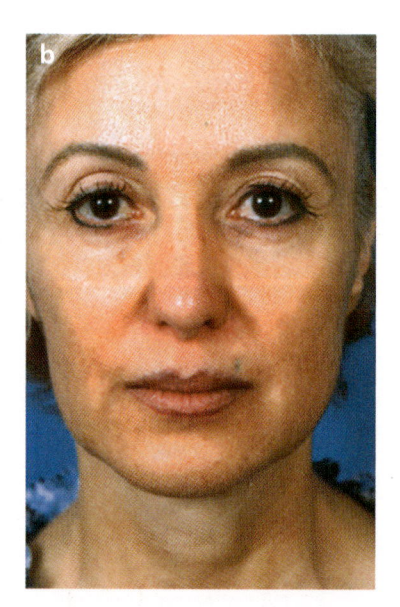

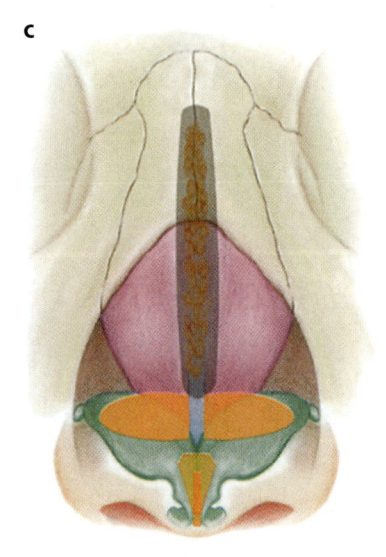

Estudo de Caso: Aumento Dorsal 391

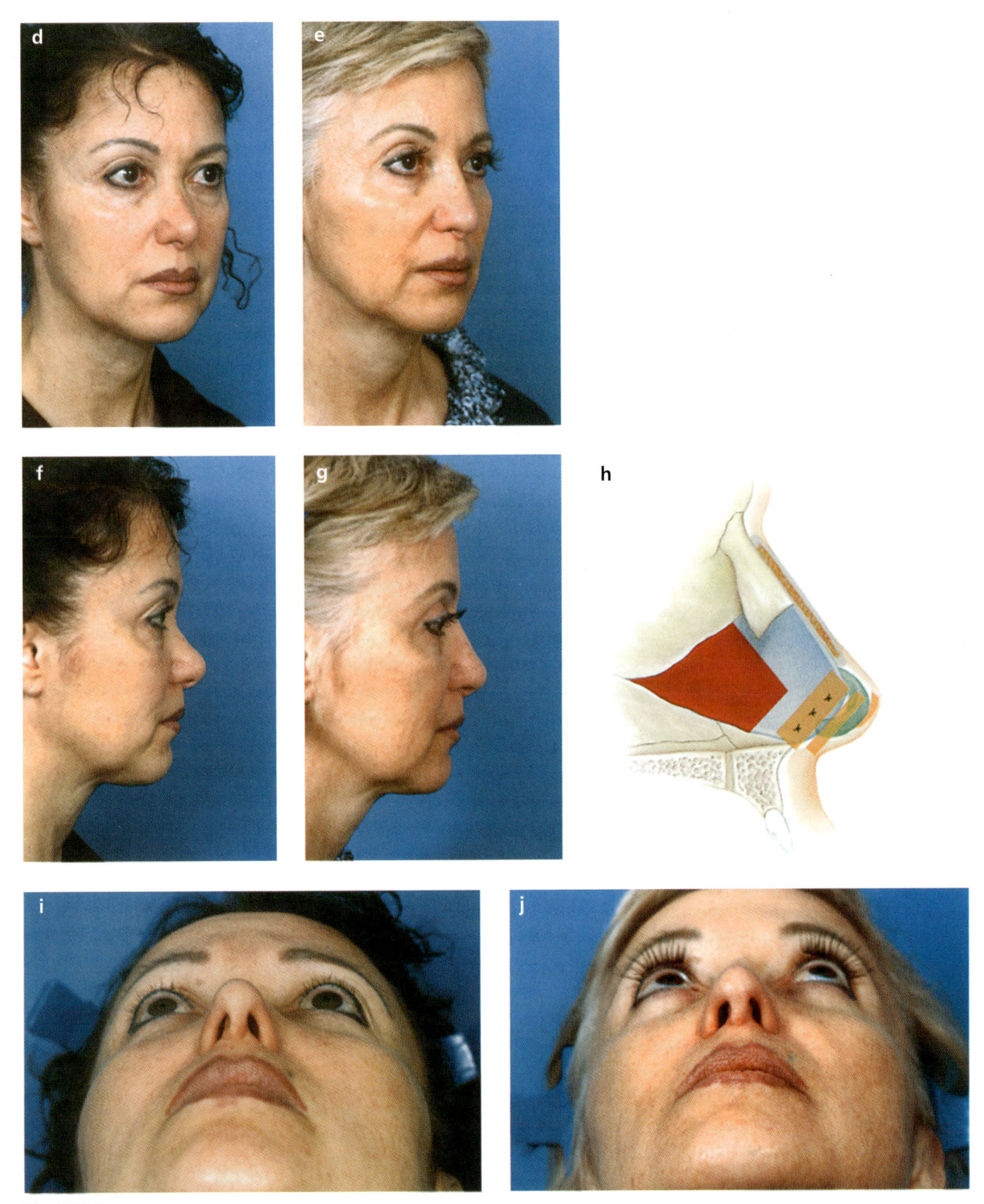

Fig. 11.7 *(Cont.)*

Tomada de Decisão: Septo Secundário e Válvulas

Cirurgia septal secundária requer mais habilidade com relação à exposição e administração de desvios persistentes e sequelas cirúrgicas. A elevação dos folhetos de mucosa pode ser difícil, pois 75% dos meus casos secundários tiveram cirurgia septal anterior. Apesar da tentativa do cirurgião original de consertar os desvios, com frequência encontramos desvios caudais persistentes e deflexões ósseas. Os maiores desafios são incisões anteriores que desestabilizaram o suporte em forma de L. De uma perspectiva de frequência, é a válvula interna que predomina em casos primários, enquanto são as narinas e as válvulas vestibulares que colocam o maior desafio técnico em casos secundários.

Cirurgia Septal Secundária. O que torna a cirurgia secundária difícil é a desestabilização com perda de estrutura, e tecido septal inadequado para reconstrução, demando, assim, um enxerto de costela (Fig. 11.8a-d). Exames externos e internos revelam desvios persistentes mais um vazio no corpo septal e, mais alarmante, uma falta de suporte septal para a ponta. Quando confirmamos uma falta de suporte septal e uma provável ressecção septal posterior, então é essencial permissão para um enxerto de costela. A cirurgia começa com uma abordagem aberta mais uma incisão de transfixação, que permite *exposição bidirecional do septo*. O grau de comprometimento septal e material de enxerto disponível são prontamente óbvios. Se um enxerto de costela for necessário, então é colhido neste momento, e os enxertos expansores e *struts* adequados são moldados. Os enxertos são colocados em solução salina para evitar que qualquer distorção ocorra. A cirurgia nasal continua, e as osteotomias são finalizadas. Qualquer porção do septo que permanecer desviada ou estruturalmente fraca é definitivamente corrigida. Então os enxertos expansores e um *strut septal* são inseridos para reconstruir suporte essencial em forma de L.

Perfuração Septal. A abordagem aberta permite fácil mobilização do revestimento da mucosa e sutura direta das bordas da perfuração. Então um grande disco de fáscia é colocado dentro da mucosa e realmente suturado nos quatro cantos para servir como estrutura, se a mucosa não cicatrizar adequadamente. Em geral, eu somente fecho perfurações de 2 cm ou menores.

Cirurgia Valvular em Rinoplastia Secundária. Problemas valvulares são geralmente o resultado de uma comissão cirúrgica (bridas vestibulares), ou omissão cirúrgica (válvula externa) ou ambos (válvulas internas) (Fig. 11.8e-g). Sempre que possível a solução é fornecer suporte estrutural com restauração do revestimento da mucosa, sendo uma necessidade ocasional. Enxertos expansores são usados 85% do tempo com a maioria sendo assimétricos. A válvula externa é apoiada com o espectro do enxerto de contorno alar, enxerto de suporte de contorno alar e enxertos de suporte de *crus* lateral. Quando estiver em dúvida, os tecidos gravemente fibrosados dos casos secundários tornam os enxertos de suporte de contorno alar preferíveis aos enxertos de contorno alar. Em decorrência de sua complexidade técnica, a maioria dos cirurgiões quer evitar tratar as estenoses vestibulares, se possível. O primeiro passo é recriar o defeito, mas com dissecção do revestimento de lateral para medial. Essa etapa permite que a porção composta mais espessa do enxerto seja colocada lateralmente. Então a porção de pele mais fina é suturada no defeito septal, evitando, assim, qualquer volume no ângulo da válvula do estreito.

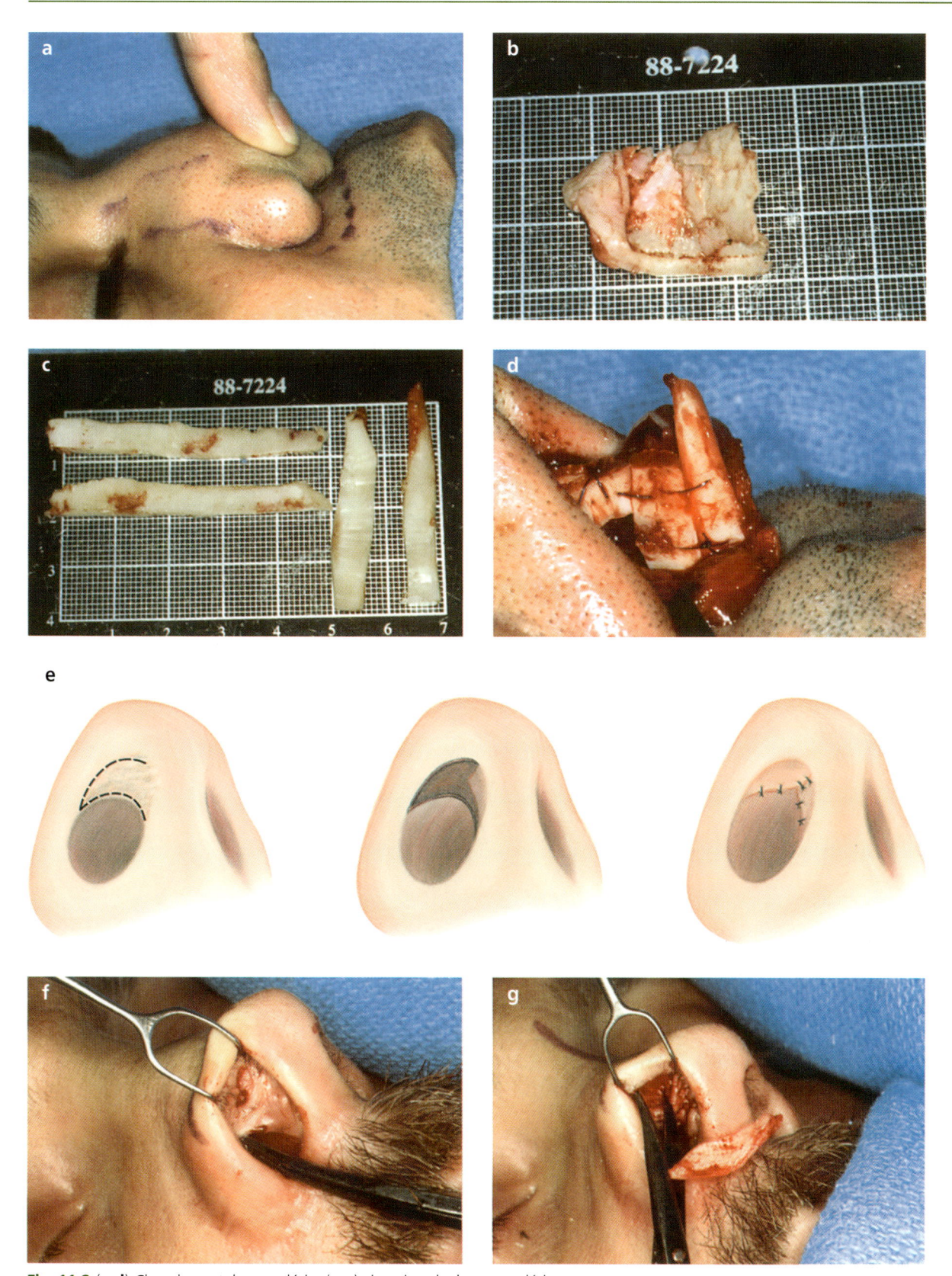

Tomada de Decisão: Septo Secundário e Válvulas 393

Fig. 11.8 (**a-d**) Cirurgia septal secundária, (**e-g**) cirurgia valvular secundária.

Estudo de Caso: Cirurgia Septal Secundária

Análise

Uma paciente de 33 anos teve uma septoplastia disfuncional, após o que ela observou um afundamento em seu perfil, e que a ponta de seu nariz estava inclinando para baixo (Fig. 11.9). Seu cirurgião original disse a ela que ela tinha 2 cm de perfuração septal. Como ocorre com a maioria dos pacientes com nariz em sela, a deterioração aguda de sua aparência, literalmente na frente de seus olhos, impulsiona seu desejo de aceitar uma reconstrução com costela. Nenhuma tentativa seria feita para fechar a perfuração septal. Considerando que o contorno de cartilagem estava intacto, poderia ser elevado sob um *strut* columelar rígido. Os enxertos expansores foram fixados cefalicamente no contorno cartilaginoso, e, então, o *strut* columelar foi levantado, até que a linha de perfil desejada foi atingida. O *strut* columelar com sua fixação na ENA apoiava tanto a ponta, quanto o suporte cartilaginoso.

Técnicas Cirúrgicas

1) Remoção de porções cartilaginosas da 9ª e 8ª costelas.
2) Abordagem aberta e exposição de cartilagens alares normais.
3) Exposição septal revelou uma *divisão vertical na porção dorsal do suporte em forma de L*.
4) Incisão gengival, exposição de ENA, então um buraco foi feito com broca através da ENA.
5) Inserção de um *strut* columelar, separado verticalmente para se encaixar sobre a espinha nasal anterior, então suturado na espinha nasal anterior.
6) Inserção de enxertos expansores com uma fixação em avanço ao *strut* columelar.
7) Avanço dos alares sobre o *strut* com suturas de ponta: SC, CD.
8) Enxerto de fáscia "bola e avental" com colocação de CC (0,1 cc) na área da raiz (enxerto CC+F).

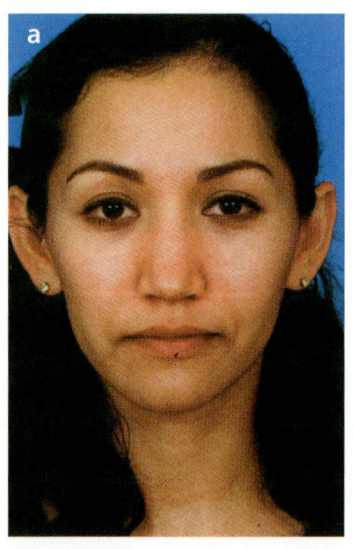

Fig. 11.9 (a-j)

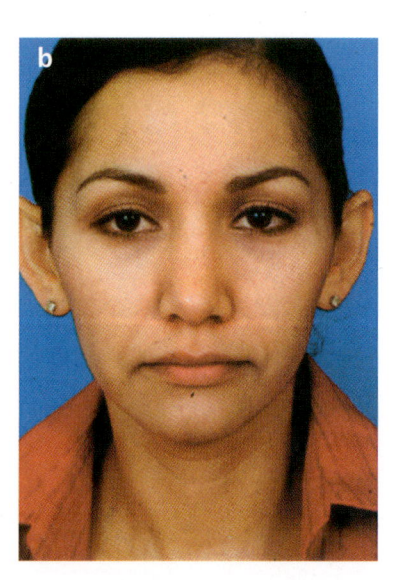

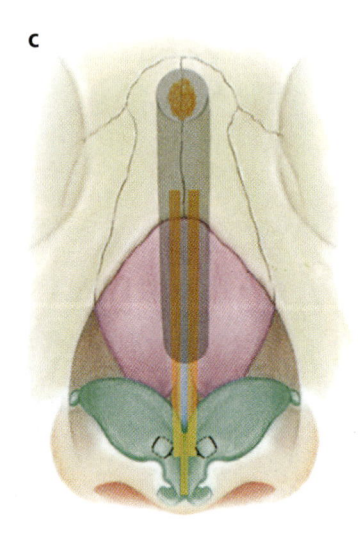

Estudo de Caso: Cirurgia Septal Secundária

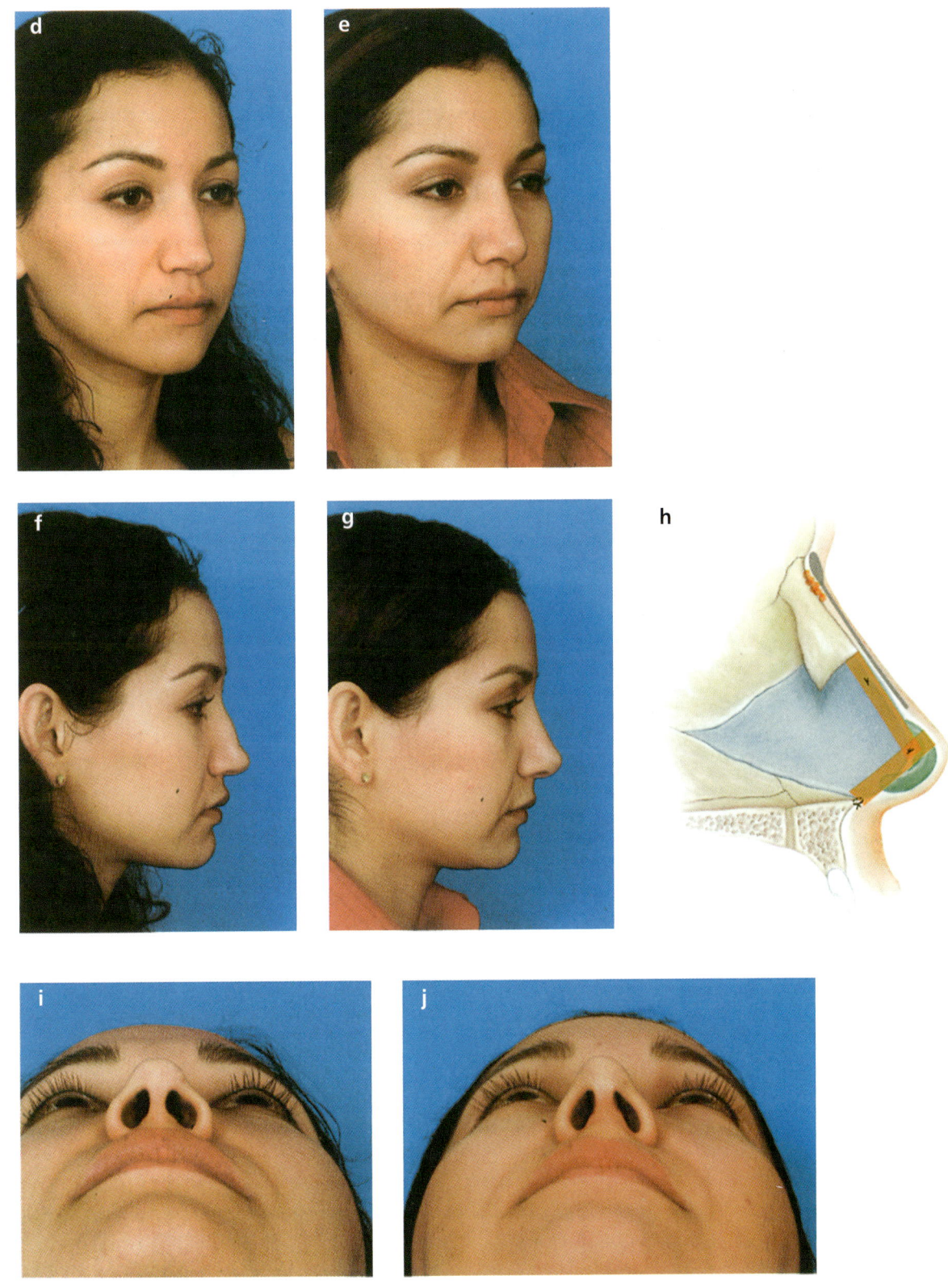

Fig. 11.9 *(Cont.)*

Tomada de Decisão: Realizando Cirurgia Secundária de Ponta

Na cirurgia secundária, a seleção da cirurgia de ponta adequada é orientada pelo que é deixado nas cartilagens alares para ser trabalhado, o grau de suporte columelar e a espessura do envelope de pele. Pré-operatoriamente, o cirurgião e o paciente devem responder a duas perguntas: (1) O que não gostamos a respeito da ponta? (2) Que tipo de ponta queremos conseguir? Se há um princípio orientador, é a necessidade de fornecer *estrutura* para a ponta e para todo o nariz. Esta seção será discutida como uma série de perguntas intraoperatórias.

1) *Qual será o plano de dissecção?* Em pacientes com pele fina, eu realizo a dissecção em contato direto com as cartilagens e injeto quantias copiosas de anestesia local para facilitar a dissecção. Em pacientes com pele espessa, eu realizo a dissecção no plano subdérmico, deixando tanto tecido subcutâneo e tecido fibroso no topo das cartilagens alares quanto possível.

2) *Qual é o estado do septo?* O septo dá suporte ao lóbulo nasal e influencia a columela. Ao expor o septo, eu saberei quatro coisas: (1) Qual é o grau de obstrução septal? (2) Eu posso reduzir com segurança o dorso cartilaginoso? (3) Quanto material de enxerto pode ser colhido? (4) O que precisa ser feito no septo caudal?

3) *Qual é o estado das cartilagens alares?* Uma vez que a exposição esteja finalizada, devemos "dar um tempo" para analisar os remanescentes de cartilagens alares. Obviamente, a gama vai de ressecção mínima a total. Ainda assim, a realidade é que 75% das pontas secundárias podem ser suturadas se incluirmos o uso de enxertos de sobreposição. O problema está em ambos os extremos – 5% deficientes onde não há praticamente nenhuma *crus* lateral sobrando e na ponta superprojetada, que o cirurgião original teve muito medo de reduzir. Em meio a isso, existe uma variedade de pontas, onde a *crus* lateral é dividida nos domos ou deformada por excesso de suturas. É útil responder à pergunta – qual foi a cirurgia de ponta original, e o que eu posso fazer para completar a cirurgia primária ou desfazer suas consequências?

4) *Meu plano cirúrgico original vai funcionar?* Esta é uma pergunta crítica e que deve ser respondida honesta e realisticamente. Devemos permanecer flexíveis e prontos para mudar para um procedimento alternativo. Também é hora de considerar outros locais doadores para eventual remoção de enxerto. A pergunta mais importante é – posso suturar essas alares ou tenho que remover uma porção delas e inserir um enxerto de ponta? De forma surpreendente, a *crus* lateral é com frequência problemática e temos que decidir se iremos reforçar, transpor, ou recriar. Em muitos casos, as alares devem ser mobilizadas, o que é conseguido *liberando o tecido fibrótico* que fica entre as *crus* na columela, entre os domos e o ângulo septal, e então entre a *crus* lateral e as cartilagens laterais superiores. Devemos tomar uma decisão e decidir sobre uma cirurgia de ponta específica. Neste ponto, o resto da septorrinoplastia secundária é feito abrangendo do perfil dorsal à septoplastia a osteotomias, a enxertos expansores. Retornamos, então, para a ponta.

5) *Que tipo de strut columelar?* O *strut* columelar é a fundação para a ponta e é usado em todos os casos. Esses suportes tendem a ser ligeiramente maiores do que os usados em cirurgias primárias já que precisam resistir às forças de contratura. Não é incomum usar duas suturas de *strut*, uma acima e uma abaixo do ponto de quebra columelar, para fixar os restos alares no *strut*. Com frequência, um ângulo columelar agudo está presente e pode ser corrigido com um *strut* maior ou um enxerto espesso ou ambos.

6) *Sutura de ponta em cirurgias secundárias versus cirurgias primárias?* Em 50% dos casos, o cirurgião original criou tiras de alar simétricas e começamos exatamente nesse ponto e suturamos a ponta. Assim que o tecido fibrosado estiver liberado, a única variação é que os alares podem ser mais rígidos, e as suturas podem precisar ser amarradas bem apertadas. Essencialmente, a criação de ponta de diamante é bastante comparável a um caso primário. Uma vez que a configuração de ponta ideal seja obtida, precisamos recolocar a pele e avaliar a forma da ponta. A inserção de uma sutura simples na incisão transcolumelar pode ser requerida. Sob pele contraída mais espessa, haverá maior necessidade de suturas de posição de ponta para conseguir a projeção ideal, assim como enxertos de sobreposição para definição. Pele fina com frequência impõe suavização aumentada e talvez um enxerto de fáscia.

7) *O que pode ser feito com o segmento do domo?* As alternativas com o segmento do domo é se pode ser moldado com suturas, reparado com suturas, ou removido. Se a cirurgia original for feita fechada, então a moldagem do segmento do domo com suturas é a primeira escolha. Ocasionalmente, uma divisão domal anterior pode ter sido feita, e pode ser reparada e, então, coberta com um enxerto de disfarce. Se a ponta for superprojetada, então excisão direta dos domos é feita, as bordas divididas reparadas, e inserido um enxerto aberto estrutural de ponta.

8) *O que deve ser feito com a crus lateral?* Uma pergunta fácil nos exames é – que porção da ponta é a mais operada? A *crus* lateral é a resposta óbvia correta. De forma ideal, a *crus* lateral ou teria a largura corrigida ou seria removida. Remoção excessiva ou transecção são uma descoberta comum. Ambas as deformidades requerem suporte usando enxertos de suporte de *crus* lateral. Enxertos de suporte de contorno alar são com frequência suturados no fechamento para reforçar as bordas com enxertos compostos, usados para rebaixar as bordas retraídas. Transposição de *crus* lateral é reservada para corrigir um mau posicionamento alar persistente.

9) *Qual é o papel dos enxertos de sobreposição (ERP)?* Cartilagem alar removida obtida da redução da *crus* lateral pode ser usada como um enxerto de disfarce para cobrir bifidez infralobular ou para acrescentar volume ao infralóbulo.

10) *Quando você vai para um enxerto de ponta estruturado?* Um enxerto de ponta estruturado é feito para criar uma nova ponta em seguida a uma excisão de domos deformados ou superprojetados ou mesmo quando nenhum domo permanece. Também são usados para conseguir projeção sob envelopes de pele espessa não complacente.

11) *Quais são as implicações de um enxerto de ponta isolado?* Quando a *crus* lateral foi completamente removida, então um enxerto de ponta isolado, preferivelmente de cartilagem septal, é suturado para um grande *strut* columelar inserido entre os restos crurais. Nesses casos raros, grandes enxertos de suporte de contorno alar ou "battens" (tábuas) alares feitos de cartilagem conchal podem ser suturados ao longo dos contornos das narinas e criar uma ponta atraente. Em pacientes com pele fina, enxertos de substituição alar verdadeiros com cartilagem conchal podem ser necessários para evitar retração do revestimento cutâneo da pele ao redor do enxerto de ponta.

Estudo de Caso: Ponta Secundária

Análise

Este paciente de 39 anos tinha tido duas rinoplastias anteriores (Fig. 11.10). O número de problemas com esse nariz era impressionante, mas essencialmente se resumia à criação de uma ponta normal. A pele era espessa com uma cicatriz de uma laceração cirúrgica anterior. Três anos após a cirurgia, o resultado excedeu muito tanto as minhas expectativas originais quanto as do paciente. A razão para esse sucesso foi a criação de uma ponta definida (T). Na foto oblíqua pré-operatória, a distância do ponto de quebra columelar (C') até a ponta (T) se aproxima de 15 mm, com a ponta sendo definida de maneira ruim. Na oblíqua pós-cirúrgica, vemos a P como uma entidade distinta coroando o nariz. Na visualização anterior, a deformidade de trevo de três folhas se foi, e o nariz mais equilibrado até mesmo reduz a visibilidade da assimetria facial do paciente.

Técnica Cirúrgica

1) Abordagem aberta. Análise alar indicou divisão de domo anterior e "verticalização".
2) Exposição septal. Ressecção septal anterior feita sem cartilagem disponível.
3) Enxerto dorsal anterior exposto e removido. Redução dorsal (osso:1, cartilagem: 3)
4) Uma excisão de septo caudal de 3,5 mm.
5) Coleta de cartilagem conchal. Inserção de enxertos expansores conchais.
6) *Strut* columelar feito de enxerto dorsal removido. Fixação de suturas nos restos alares.
7) Reparo de divisão de domo anterior. Suturas de ponta: SC, CD, PP.
8) Enxertos de ponta conchal: infraloblar sobreposto por enxerto de extensão total.
9) Enxertos compostos bilaterais para dar apoio às bordas das narinas.

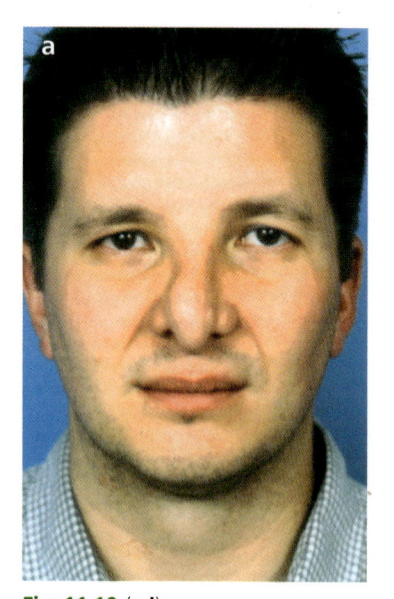

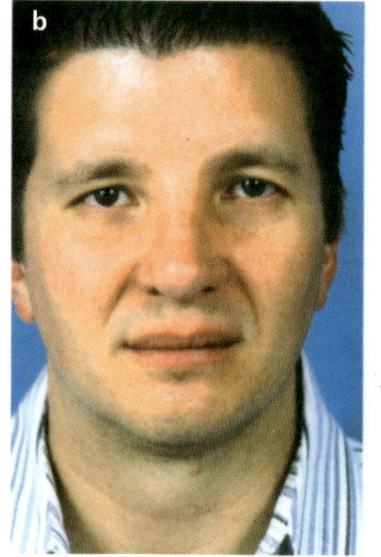

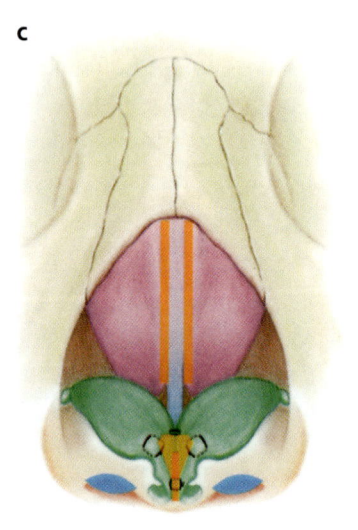

Fig. 11.10 (a-j)

Estudo de Caso: Ponta Secundária **399**

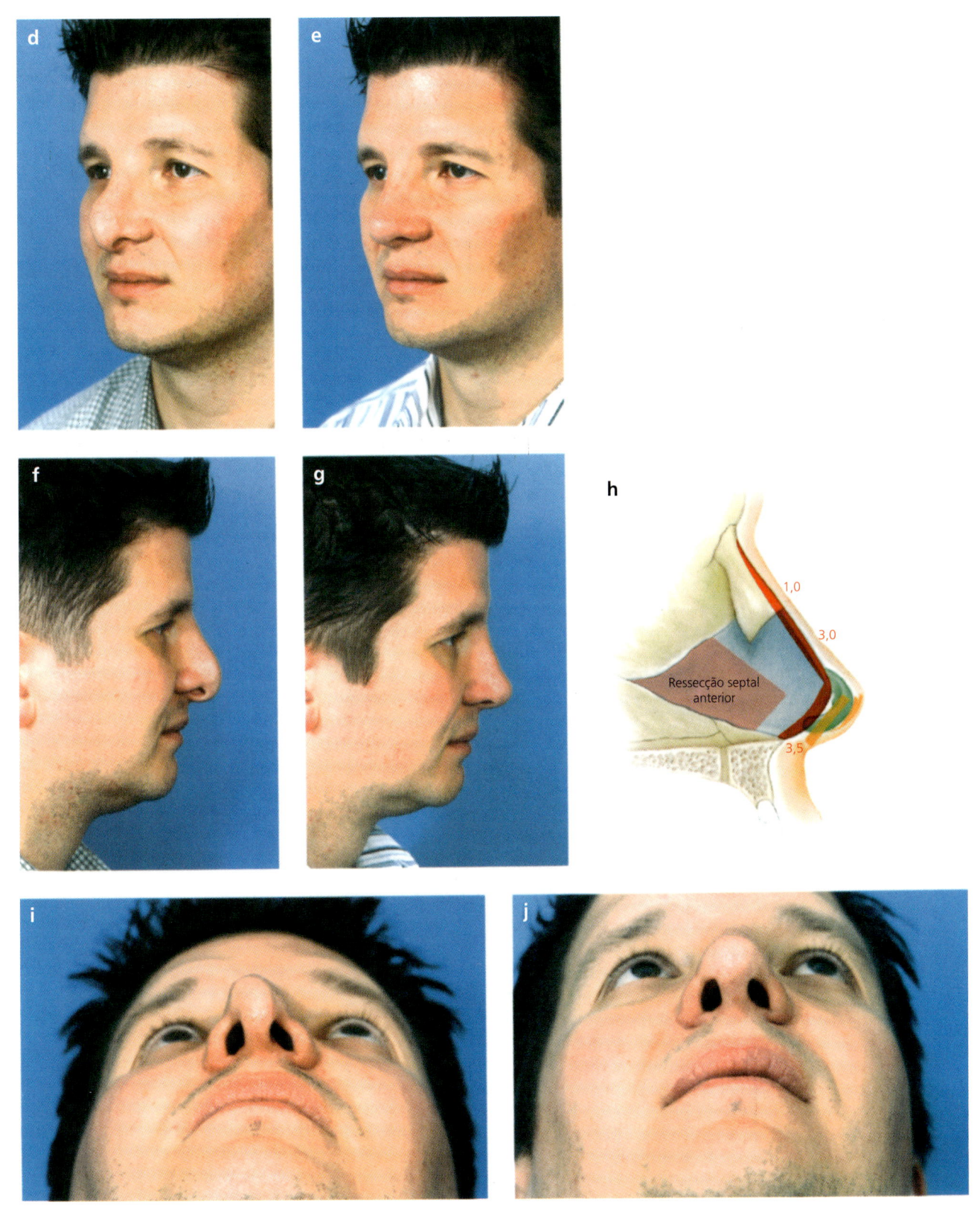

Fig. 11.10 *(Cont.)*

Estudo de Caso: Rinoplastia Secundária

Análise

Uma mulher de 52 anos tinha tido uma rinoplastia aos 17 anos e detestou o resultado imediatamente. Uma revisão 1 ano mais tarde não melhorou o resultado (Fig. 11.11). Sua respiração estava significativamente prejudicada. As válvulas vestibular e interna tinham entrado em colapso. A ponta nasal era extremamente pontuda com uma saliência angulosa, e o dorso tinha uma curvatura tipo pista de esqui. Intraoperatoriamente, cada rinoplastia secundária é uma surpresa, o que requer flexibilidade. A reversão da ponta de Goldman e a cobertura da sutura de reparo com um enxerto de disfarce foram desenvolvidas por pura necessidade. Os enxertos de *strut* de *crus* lateral forneceram suporte vestibular. A escassez de material de enxerto doador levou a uma remoção de costela. Como visto 4 anos após a cirurgia e sem quaisquer revisões, o dorso parece natural com suas "linhas dorsais" e manteve os 4-5 mm de aumento a partir do dia 1 sem qualquer absorção de seus enxertos CC-F (ver DVD).

Técnica Cirúrgica

1) Avaliação septal e ressecção septal parcial encontrada.
2) Abordagem aberta. Ponta infiltrada repetidamente para permitir elevação segura de pele.
3) "Tempo para avaliação" da ponta. Análise revelou uma ponta de Goldman anterior.
4) Redução dorsal cartilaginosa (3 mm). Remoção septal.
5) Inserção de *strut* columelar. Reparo de alares divididas no domo.
6) Enxertos de *strut* crurais laterais com localização em T2 dentro das bases alares. Enxerto de contorno alar à esquerda.
7) Enxerto de disfarce na ponta na posição infralobular.
8) Remoção de porção cartilaginosa da 5ª costela. Enxerto CC-F (1,0 cc) fabricado.
9) Inserção de enxertos dorsais (CC-F).
10) Excisões de 2 mm nos contornos das narinas. Enxertos plataforma até a base columelar.

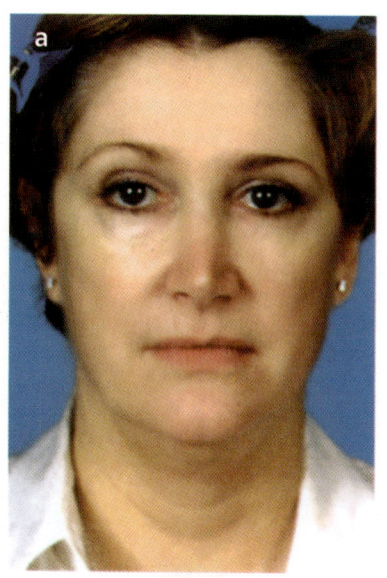

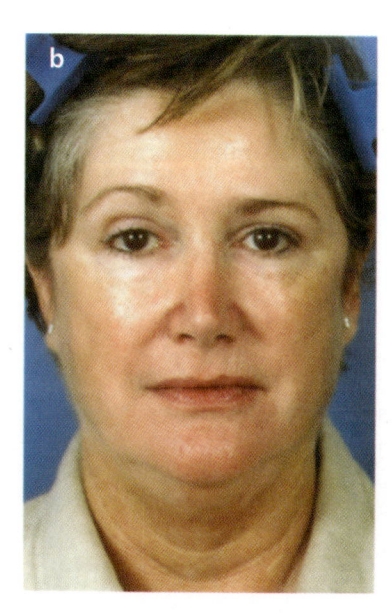

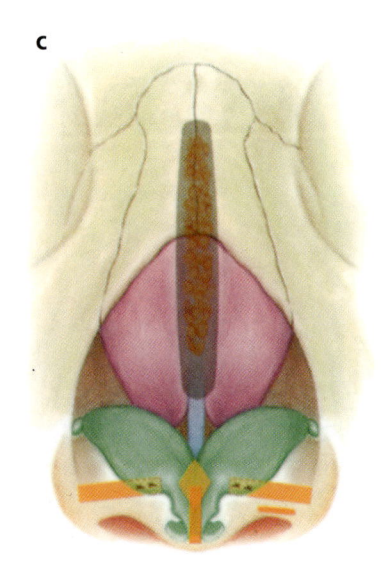

Fig. 11.11 (a-j) DVD

Estudo de Caso: Rinoplastia Secundária

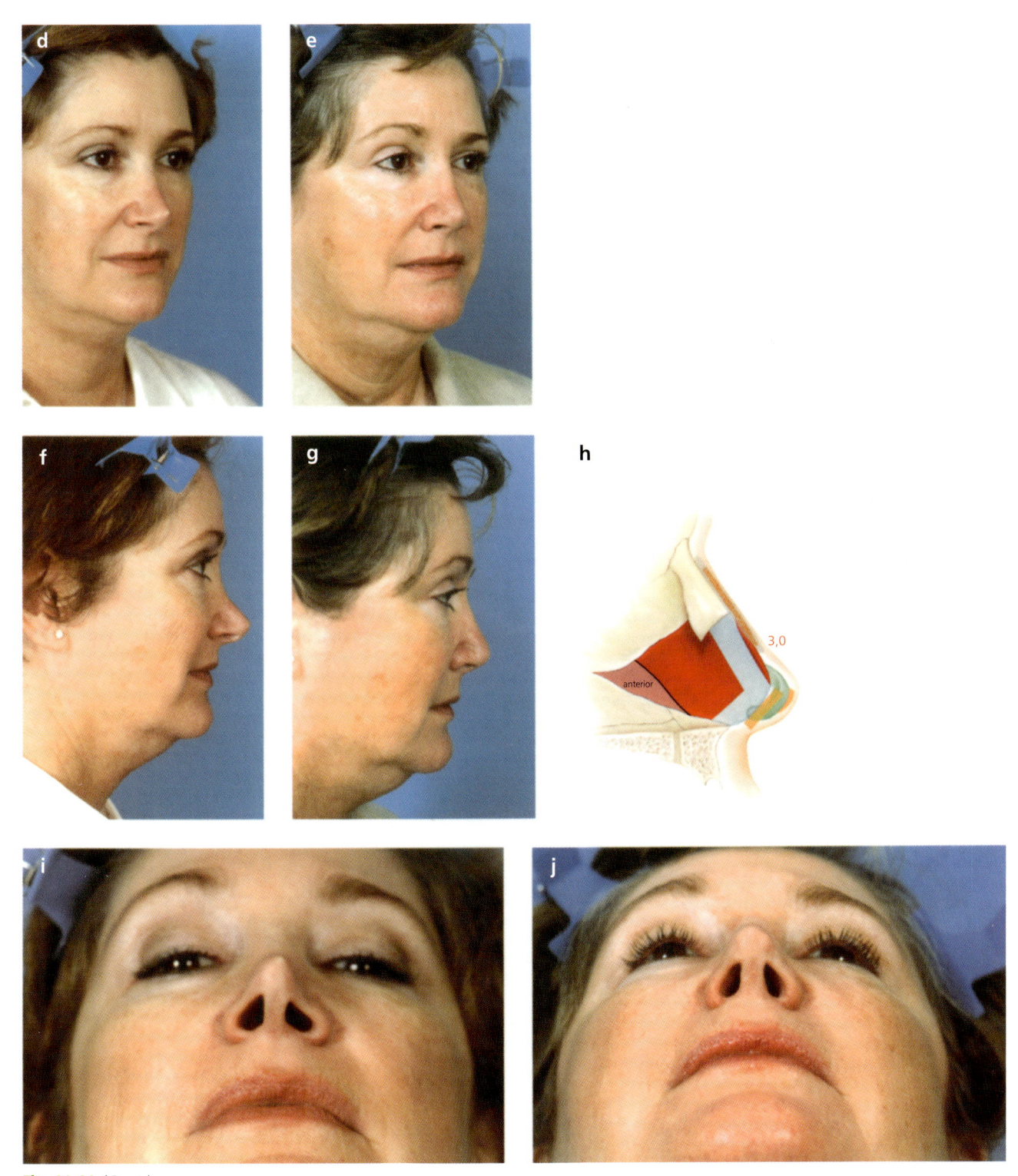

Fig. 11.11 *(Cont.)*

Tomada de decisão: Base e Narinas

Em casos secundários, distorções de narina podem ser um estigma visível de uma rinoplastia anterior, e sua correção é obrigatória, não opcional. Da mesma forma, os tipos de procedimentos requeridos são tecnicamente exigentes e com frequência requerem remoção e substituição de tecidos fibrosados. A análise de deformidades de base secundárias pode ser muito complicada (Fig. 11.12a). As seguintes perguntas devem ser respondidas:

As técnicas usuais irão funcionar? Cirurgia de base da narina é surpreendentemente comum em cirurgia secundária, porque a vasta maioria dos cirurgiões não está confortável com excisões de narinas e não é tão compulsiva em sua execução quanto deveria. Eles tendem a encontrar uma razão para não realizar a excisão, em vez de maximizar o resultado na cirurgia primária. Essencialmente, contorno da narina, cunha alar e excisões combinadas são utilizados sempre que houve um erro de omissão no momento da cirurgia original. Obviamente, mudanças na base nasal secundárias a uma rinoplastia também podem ocorrer, criando a necessidade de excisões. Também, devemos inspecionar cuidadosamente o nariz para excisões anteriores e levá-las em consideração, quando estiver planejando excisões futuras. Uma ocorrência frequente é desenvolver uma excisão combinada em seguida a uma excisão anterior de narina. A cicatriz do contorno é aberta, mas continuada para uma nova excisão de cunha alar. O fechamento irá corrigir a cicatriz retraída no contorno da narina da cirurgia anterior, e também reduzir o alargamento alar.

E quanto ao contorno da narina? As sequelas mais comuns são uma "quebra visual" ou endentação no contorno da narina, que pode dar uma aparência de "trevo de três folhas" à ponta. Suturar enxertos de suporte de contorno alar ao longo do contorno das narinas é altamente eficaz na restauração do suporte ao contorno. Em casos secundários, um enxerto de suporte de contorno alar é superior a um enxerto de contorno alar. É importante perceber que o septo é duas a quatro vezes tão espesso quanto as cartilagens alares. Assim, os enxertos de suporte de contorno alar devem ser moldados e afinados antes de serem suturados na incisão do contorno. Enxertos de contorno alar colocados em bolsas são usados para fraquezas intraoperatórias em vez de serem usados para corrigir problemas de contração secundários.

Que fazer a respeito do contorno de narina retraído? Quando a deformidade do contorno da narina se estende além de fraquezas ou endentações para um contorno de narina verdadeiramente retraído com visibilidade significativa para dentro do nariz, então a solução é um enxerto composto do corneto nasal. Precisamos diferenciar entre a "narina retraída" e o "nariz retraído/narina retraída". A distinção é muito importante.

Contorno de narina retraído. Enxertos conchais compostos são eficazes para abaixar retração de narina isolada (Fig. 11.12b). Intraoperatoriamente, o cirurgião irá reforçar ou transpor as cartilagens alares, o que estabiliza e localiza corretamente as cartilagens alares. É nesse ponto que uma verdadeira deficiência do defeito da narina se torna aparente, e o enxerto composto deve ser usado para preencher o defeito.

Nariz retraído. Quando todo o nariz está envolvido, então alongamento do nariz e empurrar para baixo os contornos da narina são indicados (Fig. 11.12c). Se houver qualquer fibrose grave entre a *crus* lateral e as cartilagens laterais superiores, pode ser necessário remover a área e inserir um enxerto composto para forçar as alares para baixo. Uma vez que as alares são abaixadas maximamente, então a retração persistente de narina é tratada ou com enxertos de suporte de contorno alar ou enxertos compostos.

Tomada de decisão: Base e Narinas

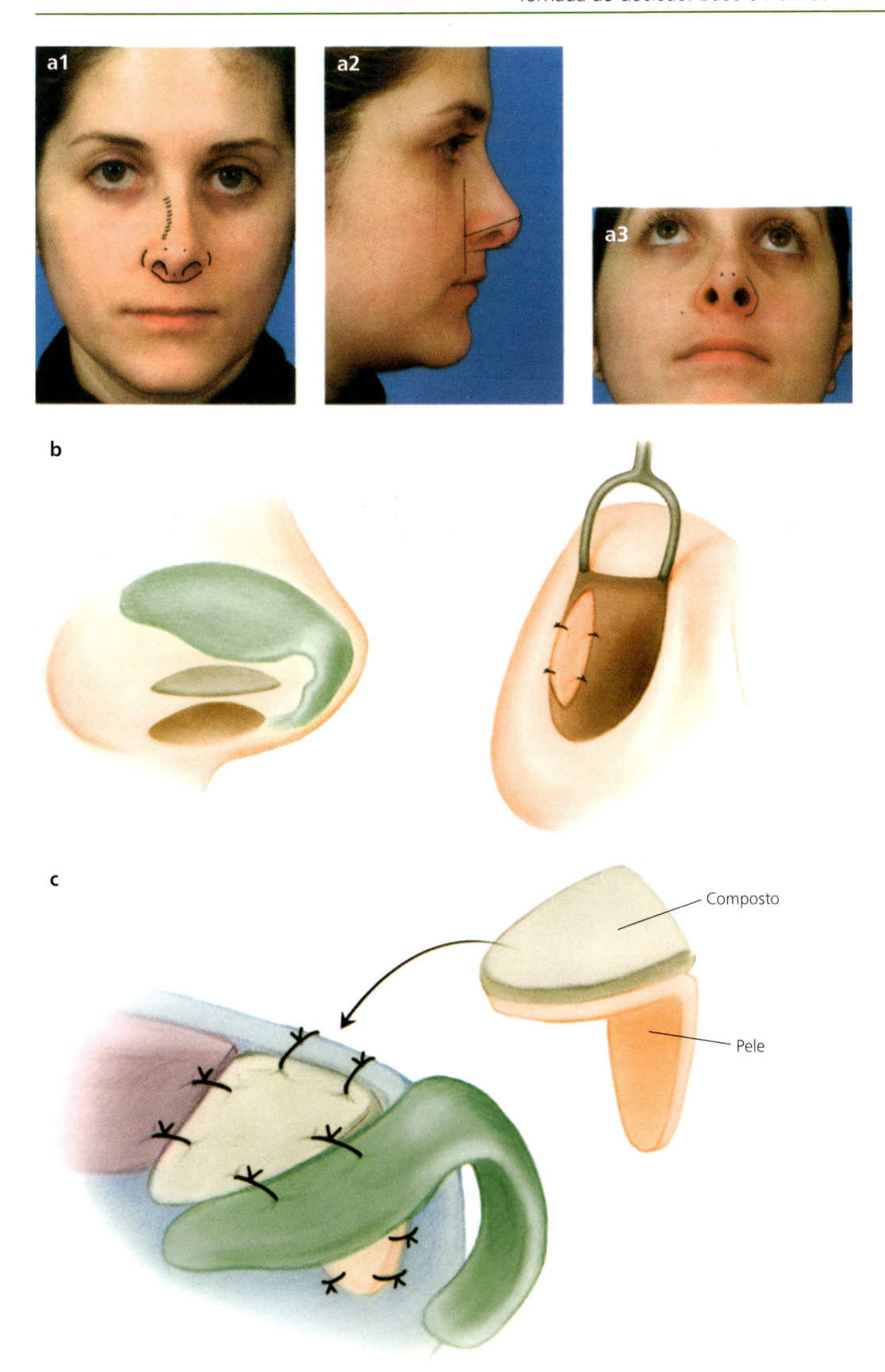

Fig. 11.12 Cirurgia da base nasal secundária. (**a**) Análise e planejamento para o estudo de caso seguinte, (**b**) enxerto composto em tira, (**c**) enxerto composto de área da válvula externa.

Estudo de Caso: Base Secundária e Narinas

Análise

Uma mulher de 26 anos procurou melhora da sua aparência nasal após duas rinoplastias abertas anteriores (Fig. 11.13). Ela não gostava da sua columela caída e nem da visualização anterior "torta". A retração do contorno da narina e o infralóbulo longo na visualização oblíqua me fez suspeitar de que ela tinha suturas extensas na linha média, que tinham empurrado o contorno alar para cima. Esse caso ilustra porque eu considero que suturas múltiplas na linha média entre as cartilagens alares uma técnica terrível para a maioria dos cirurgiões. Correção secundária requeria transecção de suturas e tecido fibrosado restritivo. Enxertos compostos são com frequência necessários para abaixar o contorno das narinas. Esses são enxertos "fatia" que são suturados primeiro ao contorno caudal, então contornados no lugar e suturados cefalicamente. Talas de narina são usadas à noite por, pelo menos, 2 semanas.

Técnica Cirúrgica

1) Remoção fascial seguida por exposição septal, sem cirurgia septal anterior.
2) Abordagem aberta com exposição de ponta extensivamente suturada e de divisão de domo anterior.
3) Suavização dorsal, então excisão de 3 mm de septo caudal e contorno da ENA.
4) Remoção septal. Inserção de enxertos expansores assimétricos (D: 2,5 mm; E: 1 mm).
5) Remoção de suturas de ponta anteriores e mobilização das cartilagens alares.
6) Inserção de *strut* columelar e reparo de divisões de domos. Enxerto de ponta isolado.
7) Inserção de um enxerto dorsal lateralmente coberto de fáscia associado a uma bola de fáscia na ponta.
8) Fechamento de todas as incisões. Excisões do assoalho das narinas (D: 2 mm; E: 2,5 mm).
9) Enxertos compostos em "fatia" suturados nos contornos das narinas.

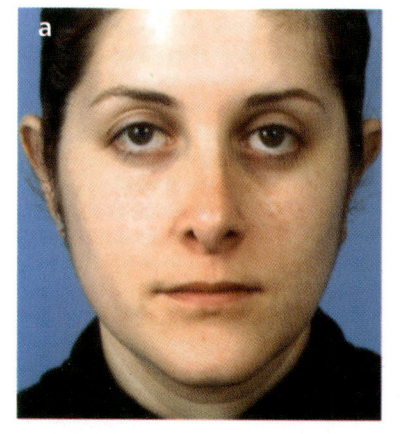

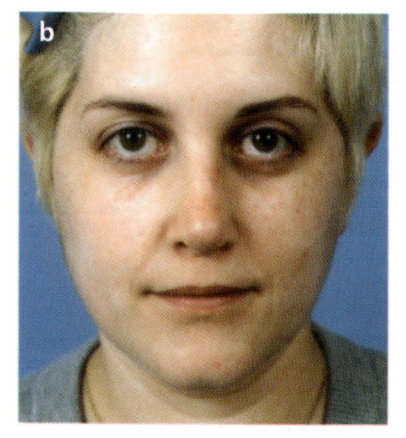

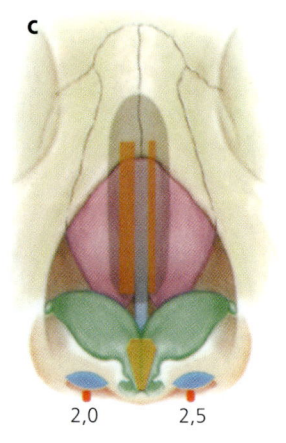

Fig. 11.13 (a-j)

Estudo de Caso: Base Secundária e Narinas

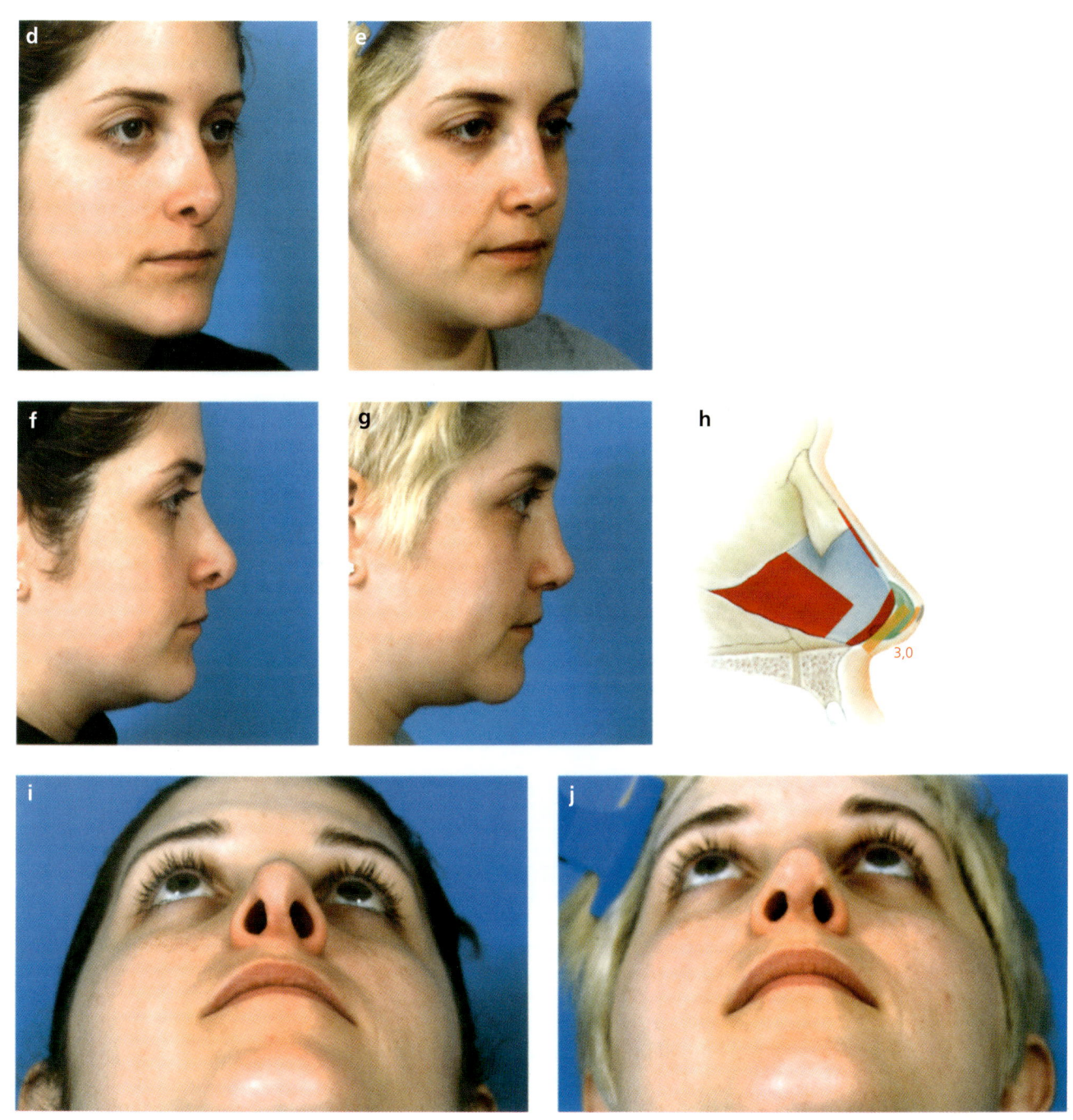

Fig. 11.13 *(Cont.)*

Lista de Leitura

Aiach O. Atlas of Rhinoplasty. St. Louis, MO: Quality Medical Publishing, 1996 (2nd ed. in press)

Boccieri A, Marco C. Septal considerations in revision rhinoplasty. Facial Plast Surg Clin 14: 357, 2006

Constantian MB. Distant effect of dorsal and tip grafting in rhinoplasty. Plast Reconstr Surg 90(3): 405, 1992

Daniel RK. (ed) Aesthetic Plastic Surgery: Rhinoplasty. Boston, MA: Little, Brown, 1993

Daniel RK. Rhinoplasty: An Atlas of Surgical Techniques. Berlin: Springer-Verlag, 2002

Daniel RK. Tip refinement grafts: the designer dorsum. Aesth Surg J 29: 528, 2009

DeRosa J, Toriumi DM. Role of septal extension grafts in tip contouring. In: Gunter JP, Rohrich RJ, Adams WP (eds) Dallas Rhinoplasty, 2nd ed. St. Louis, MO: Quality Medical Publishing, 2007

Fry HJH, Interlocked stresses in human septal cartilage. Br J Plast Surg 19: 276, 1966

Gibson T, Davis WB. The distortion of autogenous cartilage grafts; its cause and prevention. Br J Plast Surg 10: 257, 1958

Gruber RP. Lengthening the short nose. Plast Reconstr Surg 91: 1252, 1993

Gunter JP, Clark CP, Friedman RM. Internal stabilization of autogenous rib cartilage grafts in rhinoplasty: A barrier to cartilage warping. Plast Reconstr Surg 100: 161, 1997

Gunter JP, Rohrich RJ, Adams WP (eds). Dallas Rhinoplasty: Nasal Surgery by the Masters, 2nd ed. St. Louis, MO: Quality Medical Publishing, 2007

Johnson CM Jr., Toriumi DM. Open Structure Rhinoplasty. Philadelphia, PA: W.B. Saunders, 1990. Additional information in Johnson CM, Wyatt CT. A Case Approach to Open Structure Rhinoplasty, 2nd ed. New York: Elsevier, 2006

Jun J, Jun C, Grilli DA et al. Correction of the secondary nasal tip and of alar and/or columellar collapse. Plast Reconstr Surg 82: 160, 1988

Kridel RWH, Soliermanzadeh P. Tip grafts in revision rhinoplasty. Facial Plast Surg 14: 331, 2006

Maring VP, Landecker A, Gunter JP. Harvesting rib cartilage grafts for secondary rhinoplasty. In: Gunter JP, Rohrich RJ, Adams WP (eds) Dallas Rhinoplasty, 2nd ed. St. Louis, MO: Quality Medical Publishing, 2007, 705

Menick FJ. Anatomic reconstruction of the nasal tip cartilages in secondary and reconstructive rhinoplasty. Plast Reconstr Surg 104: 2187, 1999

Meyer R. Secondary Rhinoplasty. Berlin: Springer, 2002

Millard DR. The alar cinch in the flat, flaring nose. Plast Reconstr Surg 40: 669, 1980

Sheen JH. Secondary rhinoplasty. Plast Reconstr Surg 56: 137, 1975

Sheen, JH. Secondary rhinoplasty surgery. In: Millard DR Jr (ed) Symposium on Corrective Rhinoplasty. St. Louis, MO: Mosby, 1976

Sheen JH, Sheen AP. Aesthetic Rhinoplasty, 2nd ed. St. Louis, MO: Mosby, 1987

Suzuki S, Muneuchi G, Kawai K et al. Correction of atrophic nasal ala by sandwiching an auricular cartilage graft between para-alar and nasal floor retrogressive flaps. Ann Plast Surg 51: 513, 2003

Tardy ME. Rhinoplasty: The Art and the Science. Philadelphia, PA: W.B. Saunders, 1997

Toriumi DM. Structural approach to rhinoplasty. Facial Plast Surg Clin North Am 13: 93, 2005

Rinoplastia Reconstrutora Estética 12

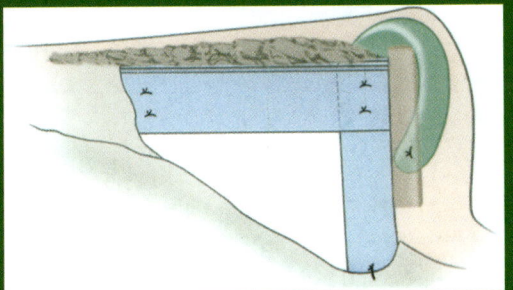

Introdução

Durante a década passada, um novo nível sofisticado de cirurgia nasal emergiu – rinoplastia de reconstrução estética. Tem suas origens em duas fontes. A primeira são os incríveis resultados estéticos obtidos na reconstrução nasal por Burget (1994) e Menick (1999). Esses avanços foram para a reconstrução nasal, o que a contribuição de Tessier foi para a reconstrução facial. A segunda é a dramática melhora nos resultados da rinoplastia secundária, começando com a abordagem equilibrada de Sheen e, então, seguida pela correção da fundação nasal, usando a abordagem aberta. Os fatores críticos são a inserção da estrutura e a meta de atingir resultados estéticos verdadeiramente naturais em vez de simples "melhora". No entanto, esses avanços não vieram sem um aumento igualmente dramático em habilidades cirúrgicas requeridas, incluindo o uso de enxertos de costela. Temos que pensar apenas nos três Cs – fenda (em inglês cleft), cocaína e catástrofes para perceber a dificuldade tanto dos problemas, quanto das correções. Em muitos casos, a solução será o novo conceito de "reconstrução composta" em que uma camada profunda de fundação estrutural é inserida primeiro e, então, sobreposta com uma camada de contorno estético (Daniel, 2007). A vantagem dessa técnica é que podemos maximizar a recompensa enquanto minimizamos os riscos. Para o cirurgião experiente que procura os maiores desafios em cirurgia de rinoplastia, esses casos representam uma extensão das técnicas aperfeiçoadas em rinoplastia secundária, em vez de uma cirurgia completamente nova com uma curva de aprendizado prolongada. Ainda assim é necessária uma palavra de cautela. Esses casos não são nem casos perdidos nem um cirurgião iniciante pode justificar sua realização pelo fato de a melhora esperada ser mínima. Esses pacientes sofreram muito em suas vidas e merecem o melhor resultado possível.

Visão Geral

A melhor forma de entender o inter-relacionamento entre rinoplastia secundária e rinoplastia reconstrutora estética é apreciar sua evolução. Talvez minha própria perspectiva pessoal com essa progressão possa ser mais interessante do que uma relação seca de datas e trabalhos. Como um residente de cirurgia plástica no primeiro ano, eu fui designado para fazer todas as rinoplastias secundárias, enquanto o residente chefe fazia as primárias. A razão era simples – os resultados de rinoplastia secundária naquela época eram tão ruins que não fazia qualquer diferença se fosse o cirurgião mais novo no serviço ou o chefe do departamento quem as fizesse. De fato, era comum que cirurgiões plásticos de rinoplastia estabelecidos recusassem pacientes de cirurgia secundária dizendo com desprezo – "se você não veio para mim para sua primária, por que eu deveria fazer sua secundária?" Tudo isso seria mudado por um cirurgião.

Sheen. Em 1978, Jack Sheen publicou *Aesthetic Rhinoplasty*, que mudou a cirurgia de rinoplastia para sempre. Pela primeira vez, análise estética e metas eram claramente definidas. Técnicas requeridas foram ilustradas, e os resultados foram mostrados em fotografias espetaculares tiradas antes e depois da cirurgia. Se o impacto sobre a cirurgia primária for evolucionário, o efeito sobre rinoplastia secundária foi revolucionário. De repente, excelência em cirurgia de rinoplastia era mensurada pela habilidade do cirurgião em conseguir resultados estéticos soberbos em casos secundários complexos.

Antes de Sheen, a cirurgia secundária consistia em técnicas de excisão repetidas que levavam a pontas em crucifixo em pacientes com pele fina e múltiplos abaulamentos da sobreponta persistentes de tecido fibrosado em pacientes de pele espessa. Ao fazer uma abordagem equilibrada e usar enxertos estratégicos, Sheen conseguiu atingir uma melhora marcante tanto na forma, quanto na função. Em sua essência, sua técnica confiava em inúmeros enxertos colocados em pequenas bolsas, que esticavam envelope de pele para produzir um lindo nariz funcional. Anda assim, a técnica provou ser difícil para os que tinham menos experiência, e a confiança em inúmeros enxertos aumentava o risco de erro. Também, a importância inerente de disfarce cosmético mais do que de correção estrutural preparou o caminho para o próximo grande progresso.

A Abordagem Aberta. A abordagem aberta para cirurgia de rinoplastia começou na década de 1920, mas somente se tornou popular nos anos 1970 e 1980 graças aos esforços de Goodman (1973). Embora inicialmente feito para narizes primários e com defeito na fenda palatina, teria seu maior efeito inicial na rinoplastia secundária. Após a pele ser elevada, temos uma visualização direta das cartilagens alares, permitindo análise, utilização, menos enxertos e novas técnicas cirúrgicas. Acesso bidirecional ao septo, assim como correção da maior parte dos dorsos desviados, foi possível. Ainda assim o maior avanço seria a habilidade de conseguir uma fundação estrutural e funcional para o nariz, uma coisa quase impossível com a abordagem fechada. Somente temos que pensar na facilidade da septoplastia total ou no papel dos *struts* columelares por meio de uma abordagem aberta para apreciar as diferenças. Conforme os cirurgiões começaram a usar mais enxertos e se tornar mais agressivos em cirurgia de rinoplastia, um novo problema emergiu – onde obter material de enxerto, quando o septo e o corneto nasal tiverem sido usados?

Enxertos de Costela. Anteriormente, eu revisei o papel dos enxertos de costela na reconstrução nasal total e para enxertos dorsais na cirurgia de rinoplastia (Daniel, 1994, 2004). Essencialmente, costelas substituíram enxertos de crista ilíaca, porque essa última se quebraria com trauma, e substituíram enxertos ósseos cranianos, porque o osso era absorvido. A outra vantagem da cartilagem costal é que ela fornece uma grande quantidade de cartilagem para os inúmeros enxertos usados na cirurgia de rinoplastia secundária moderna. Assim, tornou-se uma realidade que não podemos fazer rinoplastia secundária sem enxertos de costela, quer sejam planejados pré-operatoriamente ou por pura necessidade intraoperatoriamente.

Abordagens Reconstrutoras. Durante a última década, rinoplastia reconstrutora estética emergiu com um tipo "ultraespecializado" de cirurgia nasal, combinando os princípios de reconstrução nasal e rinoplastia cosmética. Três "escolas" de rinoplastia reconstrutora estética emergiram. Embora cada técnica produza resultados espetaculares nas mãos de seus criadores, os desafios técnicos podem ser significativos quando feitos por aqueles com menos experiência.

Estruturalistas. O conceito fundamental é o de que pode ser evitado que um enxerto dorsal de cartilagem costal sólida seja distorcido pela inserção de um fio de Kirschner e a ponta apoiada em um grande *strut* columelar fixado na espinha nasal anterior com um Kirschner. Em sua expressão total, os restos alares são substituídos com o enxerto columelar expandido para dar tanto suporte à ponta quanto forma ao domo. Os desafios desse método incluem o seguinte: (1) moldagem do enxerto dorsal é tecnicamente exigente e confiante em um corpo estranho para seu sucesso, (2) a margem de erro é mínima, visto que os enxertos fornecem uma correção "tudo ou nada" da estrutura e estética, e (3) revisão ou correção secundária podem ser extremamente exigentes.

Enxertadores. Sheen foi o "enxertador" original, já que ele com frequência inseria 1-12 enxertos em um nariz, mas esses eram feitos por abordagem fechada para expandir o envelope de pele. Com o advento da abordagem aberta, os enxertos eram suturados no local e usados para dar estrutura. Recentemente, uma nova geração de enxertadores emergiu, usando a abordagem aberta e colocando 16-18 enxertos por nariz a partir do generoso local doador, a costela. Enxertos expansores e enxertos de extensão septal de costela são colocados primeiro, então um enxerto dorsal *onlay* seguido por mais enxertos acrescentados camada após camada. Como nos casos de Sheen, esses pacientes fotografam bem. No entanto o resultado é verdadeiramente um "nariz reconstruído" rígido que as pacientes do sexo feminino podem achar grande demais, largo demais e muito masculino. A reoperação para atingir o nariz estético que o paciente queria em primeiro lugar é um desafio técnico e com frequência necessita de outro procedimento de enxerto de costela.

Estéticos. Todo o paciente que teve uma rinoplastia cosmética primária quer um nariz mais atraente. Eles se tornaram um caso secundário porque não atingiram sua meta original. Assim, o objetivo estético é fornecer primeiro uma fundação estrutural profunda que é então sobreposta por uma forma estética que atinge o objetivo inicial do paciente. Reconstrução composta é usada para construir a *camada de fundação* profunda que fornece o suporte original dado pelo suporte septal em forma de L. Em seguida, a *camada estética*, consistindo em um *strut* columelar e um procedimento de ponta, é feita. Suturas de ponta são a primeira escolha, com enxerto de ponta sendo uma necessidade frequente. Então uma camada de contorno dorsal de cartilagem cortada em pequenos cubos na fáscia é inserida. Qualquer revisão é bastante pequena e envolve técnicas revisionais em vez de uma reconstrução formal. Das três escolas, é a mais próxima de ser uma extensão da rinoplastia secundária, a mais facilmente dominada, com o menor risco, e a de mais fácil revisão.

Reconstrução Composta

Reconstrução composta é uma técnica de dois componentes (Daniel, 2006, 2007) Primeiro, a camada *de fundação* profunda restaura o suporte estrutural anteriormente fornecido pelo septo em forma de L, usando enxertos expansores e um suporte septal verdadeiro. Segundo, uma camada *estética* sobrejacente é acrescentada para conseguir refinamento de ponta, usando um *strut* columelar com avanço alar ou enxerto de costela seguido por contorno dorsal, usando um enxerto CC-F. Na maioria dos casos, costela autógena é necessária, considerando que a quantidade de cartilagem requerida excede o material septal disponível, enquanto a rigidez da cartilagem necessária elimina cartilagem septal. Uma reconstrução de duas camadas maximiza a delicadeza estética ao mesmo tempo em que minimiza os caprichos e distorções de reconstruções de costela.

Técnica Cirúrgica: Passo a Passo

Para começar, esses são casos incrivelmente difíceis, já que com frequência são um agregado de casos primários difíceis seguidos por uma rinoplastia secundária malsucedida. Com frequência, o suporte septal está ausente ou comprometido com perfurações, que são muito comuns.

Etapa nº 1. Preparação pré-operatória e planejamento devem ser completos. Eu tento obter os relatórios cirúrgicos anteriores. Varreduras por TC podem ser essenciais para avaliar o contorno ósseo. Análise fotográfica e planejamento são extremamente valiosos para decidir tanto o que é ideal, quanto o que é realista. Elaborar um plano cirúrgico etapa por etapa força você a decidir antecipadamente o que fazer.

Etapa nº 2. Quando um enxerto de costela é planejado, eu colho a costela primeiro. Embora um simples enxerto de costela possa ser suficiente, eu rotineiramente removo a porção cartilaginosa da nona e da oitava costelas. A nona costela é removida suprapericondralmente em uma direção retrógrada. A oitava costela é separada de seu pericôndrio anterior, e, então, a cartilagem é removida subpericondrialmente. O corte é parcialmente fechado já que qualquer cartilagem extra será armazenada no local doador.

Etapa nº 3. Uma abordagem aberta é usada para expor a ponta e o dorso. O plano de dissecção é ditado pelo envelope de pele – profundo se for fina, superficial se for espessa. Com frequência, uma abordagem de "separação de ponta" fornece acesso direto ao septo e à espinha nasal anterior. De forma surpreendente, a remoção dos enxertos de ponta pode revelar tiras de borda simétricas que podem eventualmente ser suturadas, reduzindo, assim, a necessidade de enxertos. Neste ponto, é *dado um tempo* para reavaliar o plano cirúrgico.

Etapa nº 4. Se temos uma ideia clara dos enxertos que serão necessários, então eles são moldados nesse ponto da cirurgia. Geralmente, o *strut* columelar é obtido da ponta curvada da nona costela. Um enxerto septal reto (20 × 10 × 3 mm) é cortado então. As raspagens laterais para estreitar o *strut* fazem "tábuas" alares ideais. Considerando que eu não uso um enxerto dorsal sólido, são somente os enxertos expansores que podem entortar. Os enxertos expansores são cortados de cartilagens sólidas (30 × 3 × 3). Os enxertos são colocados em solução salina e descansam por 30 minutos. Pedaços removidos serão cortados em pequenos cubos pela enfermeira e colocados em seringas de tuberculina.

Etapa nº 5. Deformidades persistentes no contorno osteocartilaginoso e septo são corrigidas antes do início da reconstrução. Modificação dorsal, incluindo redução, é feita, e quaisquer desvios septais são corrigidos. São realizadas osteotomias, e elas devem com mais frequência ser assimétricas.

Reconstrução Composta 411

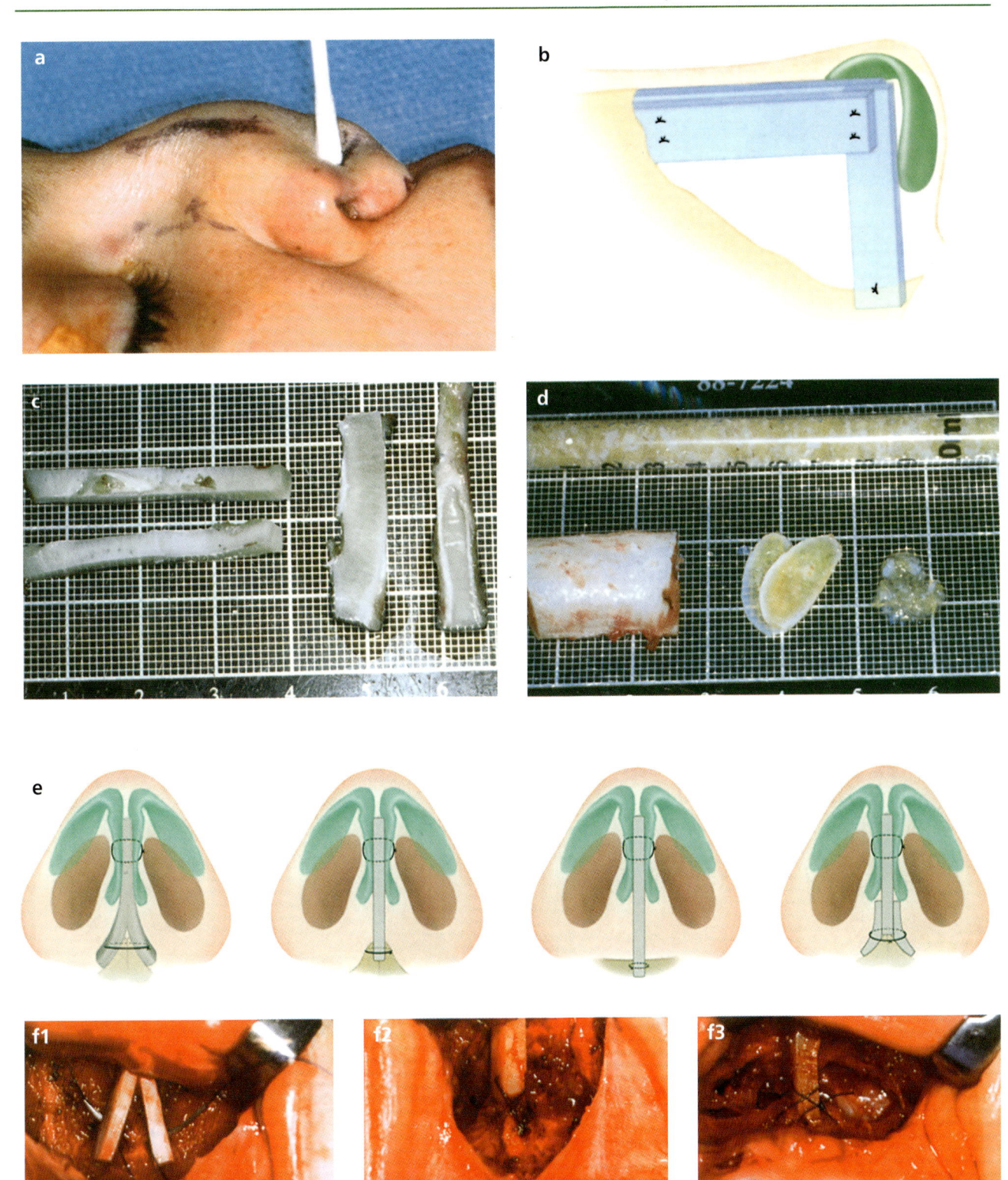

Fig. 12.1 (**a-n**) Reconstrução composta. (**a**) Perda de suporte septal, (**b**) camada de fundação **DVD**, (**c**) enxertos expansores, *strut* septal, *strut* columelar **DVD**, (**d**) cartilagem cortada em pequenos cubos para aumento dorsal (CC) **DVD**, (**e, f**) *strut* columelar a ENA. **DVD**

Etapa nº 6. A próxima etapa é a *camada de fundação profunda* que é uma *replicação do suporte septal em forma de L*. Os enxertos expansores substituem o componente dorsal e um verdadeiro *strut septal* substitui o componente vertical. Eu exponho a espinha nasal anterior através de uma incisão gengival e faço um buraco através da espinha nasal anterior. Se a espinha nasal anterior for excisada, então eu uso uma broca para fazer um encaixe central na linha média e, então, faço buracos através do lábio piriforme em ambos os lados. Passo uma sutura de polidioxianona (PDS) 4-0 através do buraco e deixo.

Etapa nº 7. Eu insiro enxertos expansores bastante cranialmente sob o contorno ósseo. É importante avaliar a largura e evitar tornar o nariz muito largo. Uma vez satisfeito, os enxertos são mantidos no lugar com agulhas número 25, e, então, múltiplas suturas de cinco camadas de PDS 4-0 são inseridas. Na ocasião, pode ser necessário fazer buracos através do contorno ósseo para fixar os enxertos expansores. Em seguida, as cartilagens alares são separadas de cima para baixo, e o *strut septal* pré-cortado é passado do dorso até a espinha nasal anterior. O *strut* septal é dividido verticalmente em seus 10 mm mais baixos para encaixar na espinha nasal anterior ou colocado em um sulco. Uma vez que o suporte septal esteja assentado, então o PDS 4-0 pré-colocado é usado para fixar o *strut* rigidamente na espinha nasal anterior. É importante perceber que esse é um *strut septal* e não um enxerto de expansão septal projetada para influenciar a columela – não são o mesmo!

Etapa nº 8. A clássica sobreposição "encaixe em fenda" dos enxertos expansores em ambos os lados de um *strut* não é usada porque é muito volumosa e pode bloquear o ângulo da válvula interna. E, em vez disso, é usada uma configuração em avanço. Um enxerto expansor é mantido longo, como uma braçadeira sobreposta, e o outro é cortado mais curto para agir como uma escora contra o suporte. São suturados juntos com PDS 4-0. Neste ponto, temos uma substituição septal rígida em forma de L que se torna a fundação do nariz.

Etapa nº 9. A *camada estética* compreende o suporte da ponta e o contorno dorsal. Um suporte columelar padrão (25 × 3) é inserido entre as cartilagens alares. Como sempre, as alares são avançadas para cima, fixadas com uma agulha número 25, e suturadas com PDS 5-0. Com frequência, as alares podem ter sido danificadas e ainda haverá a necessidade de um enxerto de sobreposição ou um enxerto de estrutura de ponta. Essencialmente, essas manobras são aquelas feitas em casos secundários.

Etapa nº 10. Uma vez que a ponta esteja finalizada, então um enxerto dorsal customizado "feito sob medida" é construído na mesa. Variações em sua extensão, largura e espessura podem ser controladas. O enxerto é guiado para a posição com suturas percutâneas cefálicas e, então, suturado no ângulo septal.

Etapa nº 11. Com frequência, a área peripiriforme é retraída e irá requerer suporte usando cartilagem cortada em pequenos cubos (CC). Bolsos são feitos sob cada base alar e sobre a maxila por meio de incisão gengival. A CC é colocada nas bolsas, e a incisão, fechada com uma sutura crômica 4-0.

Etapa nº 12. Enxertos de fáscia e pericôndrio de costela são com frequência usados em pacientes de pele fina. Pericôndrio não deve ser usado indiscriminadamente no nariz, já que isso diminui a definição. É útil para acolchoamento, enquanto a fáscia é preferível para preenchimento.

Reconstrução Composta **413**

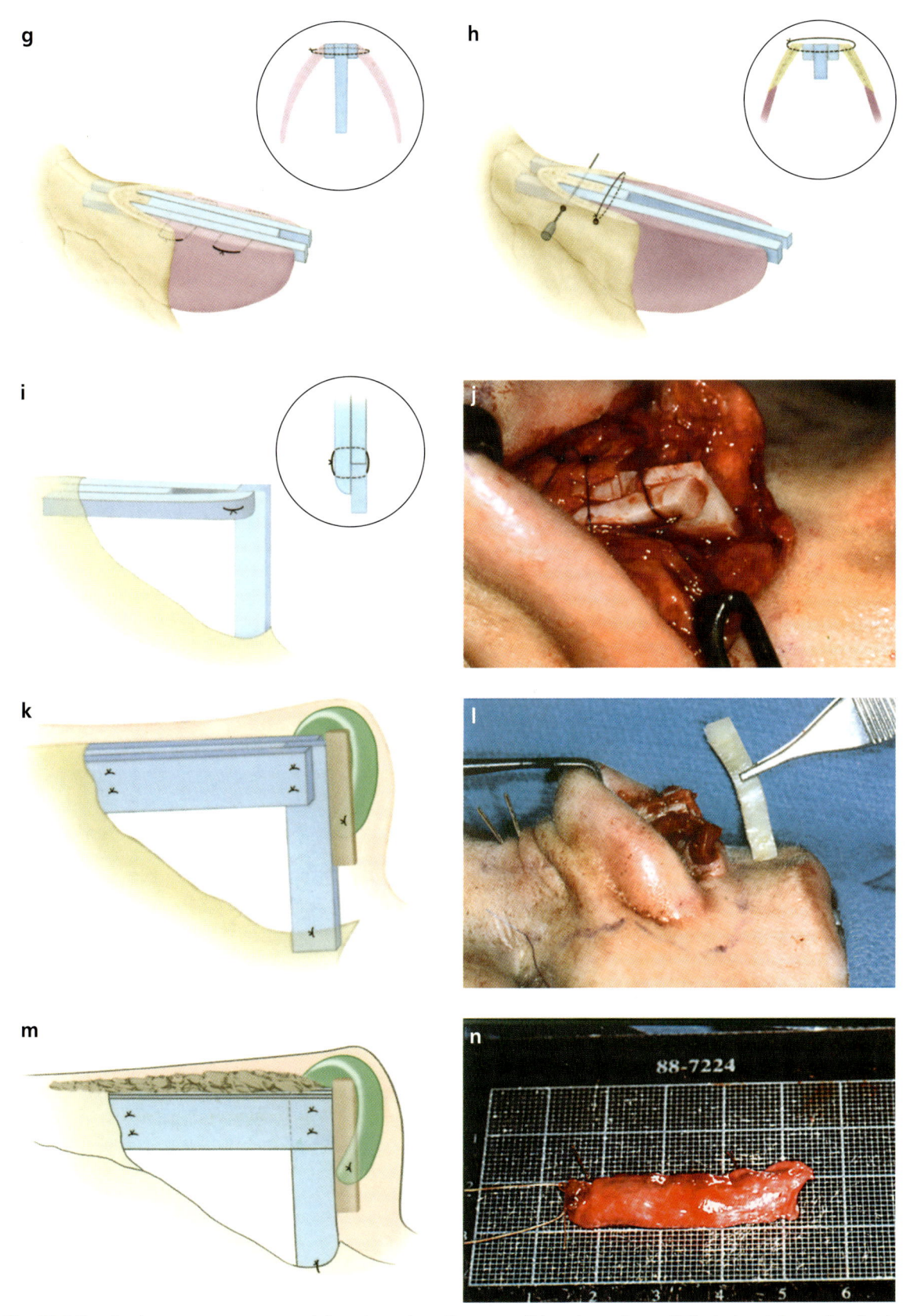

Fig. 12.1 Fixação de enxerto expansor ao (**g**) contorno à cartilagem ou (**h**) contorno ósseo, (**i, j**) *strut* septal para fixação do enxerto expansor, usando um avanço **DVD**, (**k, l**) inserção de um *strut* columelar para apoiar a ponta **DVD**, (**m, n**) aumento dorsal com um enxerto CC-F. **DVD**

Estudo de Caso: Reconstrução Composta

Análise

Uma mulher de 32 anos estava totalmente obstruída apesar de duas septoplastias anteriores, incluindo um procedimento aberto (Fig. 12.2). A varredura por TC mostrou desvio septal grave mais deformidade grave/angulação no contorno ósseo. Ela também tinha uma perfuração septal e nenhum suporte estrutural. Reconstrução com enxerto de costela era a única opção.

Técnica Cirúrgica: Passo a Passo

1) Varredura por TC revelou desvio ósseo e septal grave.
2) Remoção da nona e oitava costelas.
3) Exposição no nível subdérmico. Cartilagens alares intactas.
4) Enxertos expansores, septais e columelares cortados. Resto de cartilagem alar cortada em pequenos cubos.
5) Restos de septo deformados removidos, deixando sem suporte septal. Osteotomias medial oblíqua e transversal feitas.
6) Enxertos expansores fixados à estrutura óssea com suturas através dos orifícios abertos com broca.
7) *Strut* septal fixado à espinha nasal anterior com encaixe e sutura.
8) Fixação em avanço de suporte septal para os enxertos expansores.
9) *Strut* columelar e suturas de ponta: SC, CD, ID.
10) Enxerto CC-F espesso de 3 mm uniforme (0,5 cc) inserido no dorso.
11) Excisão do assoalho da narina (D 2,5; E 3,0).

Observação: Há uma diferença crítica entre um suporte septal para restaurar a estabilidade e um suporte columelar que projeta a ponta acima da linha dorsal (Fig. 12.2b).

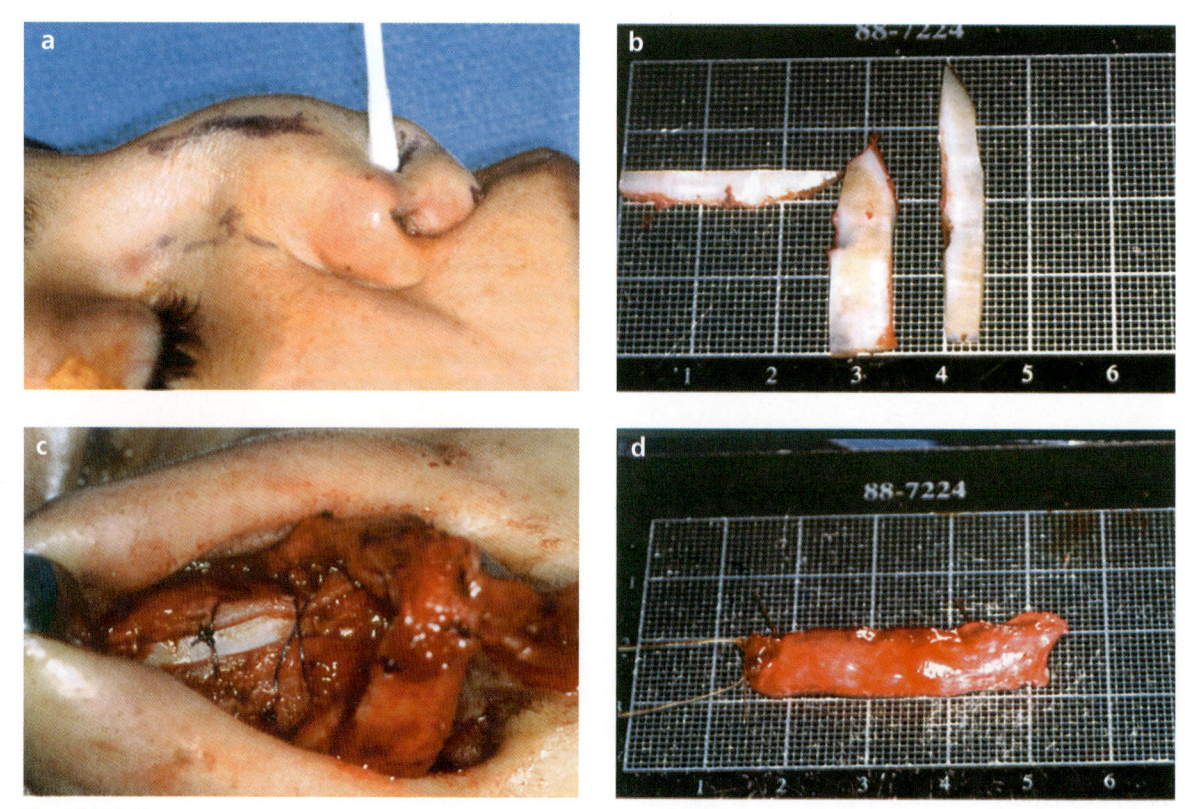

Fig. 12.2 (a-l)

Estudo de Caso: Reconstrução Composta

Ponta
SC
CD
ED

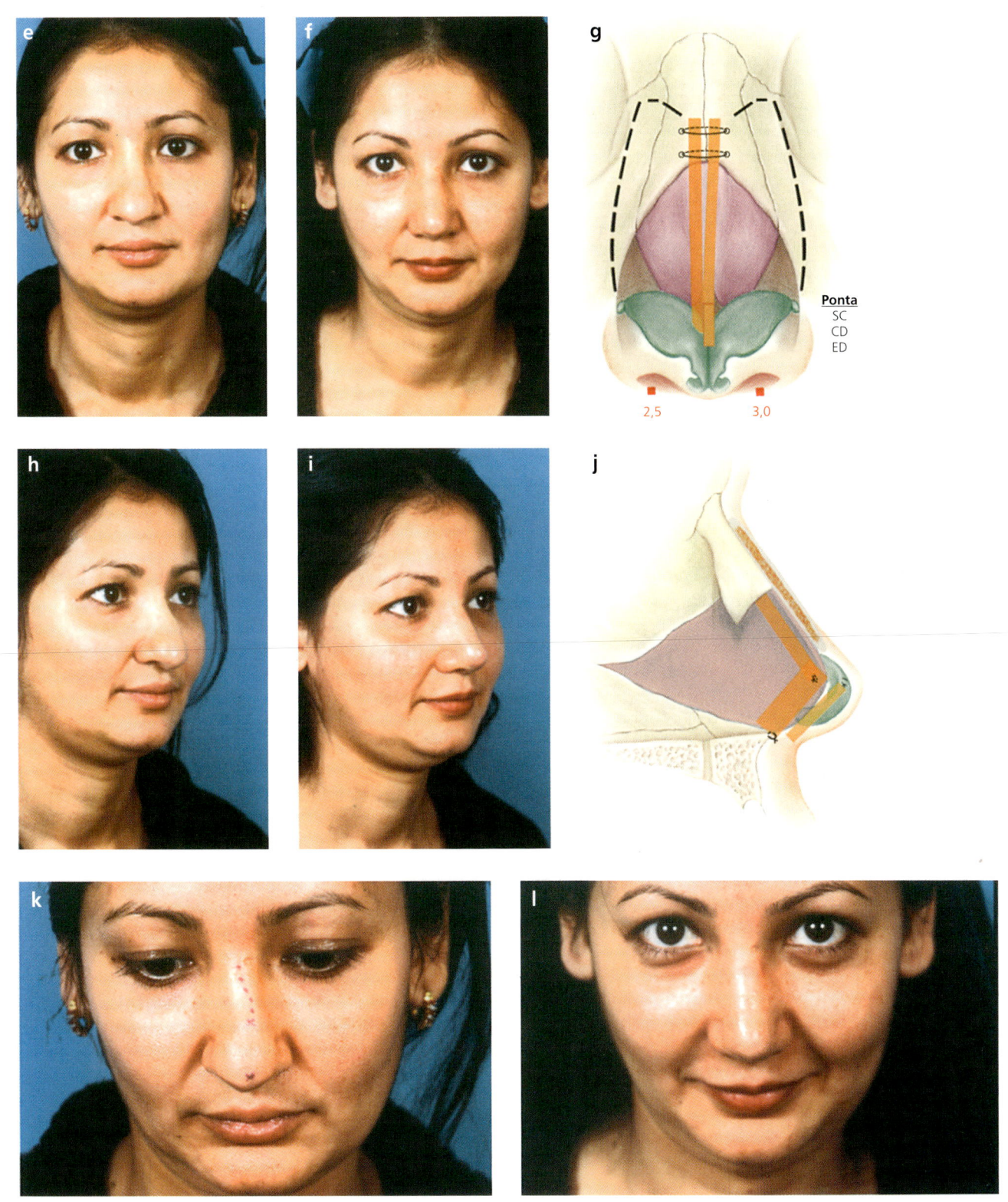

2,5   3,0

Fig. 12.2 *(Cont.)*

Estudo de Caso: Nariz Excessivamente Excisado

Análise

Esta paciente de 50 anos de idade tinha se submetido a uma rinoplastia simples, quando adolescente. Ela finalmente decidiu que era hora de se livrar de sua "plástica de nariz com aparência de Miss Porquinha" (Fig. 12.3). Em virtude da excisão excessiva anterior e necessidade de estruturação, era essencial cartilagem de costela. A ponta precisava ser forçada para baixo, e o dorso, aumentado. Felizmente, o revestimento nasal não estava contraído, permitindo assim mobilização, rotação para baixo e fixação em um *strut* septo-columelar. Aumento dorsal usando um enxerto CC-F forneceu um capeamento ao contorno médio que tinha sido alargado pelos enxertos expansores. Apesar da pele muito fina, o enxerto CC-F não era visível na paciente 5 anos após a cirurgia.

Técnica Cirúrgica

1) Remoção de cartilagem da nona costela. Remoção de fáscia.
2) Abordagem aberta com exposição de uma ponta anterior "universal".
3) Exposição e excisão de corpo septal.
4) Inserção de enxertos expansores estendidos de 3 mm de largura.
5) Inserção de um enxerto septo-columelar em machadinha empurrando a ponta para baixo 8 mm.
6) Reparo das divisões de domo alares então cobertas por um enxerto de disfarce de ponta.
7) Aumento dorsal com um enxerto CC-F (10 cc).
8) Excisões do assoalho da narina seguidas por inserção de enxertos de suporte de contorno alar.

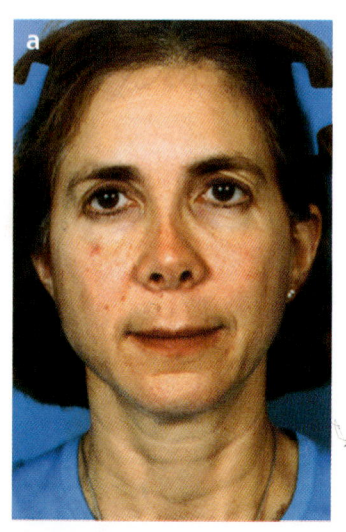

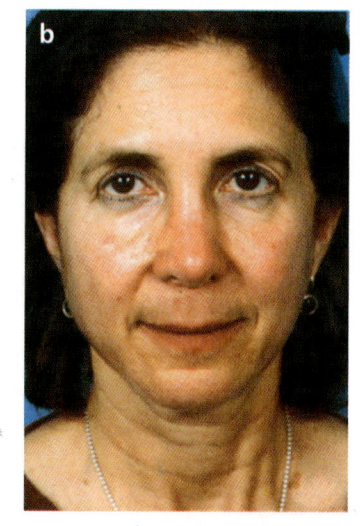

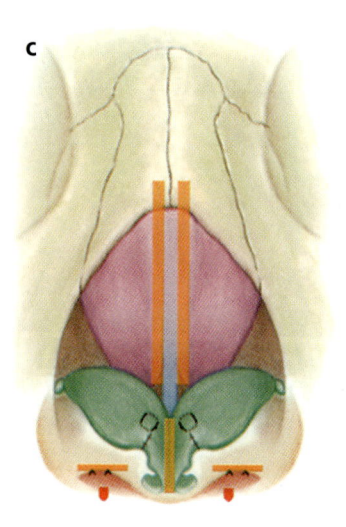

Fig. 12.3 (a-j)

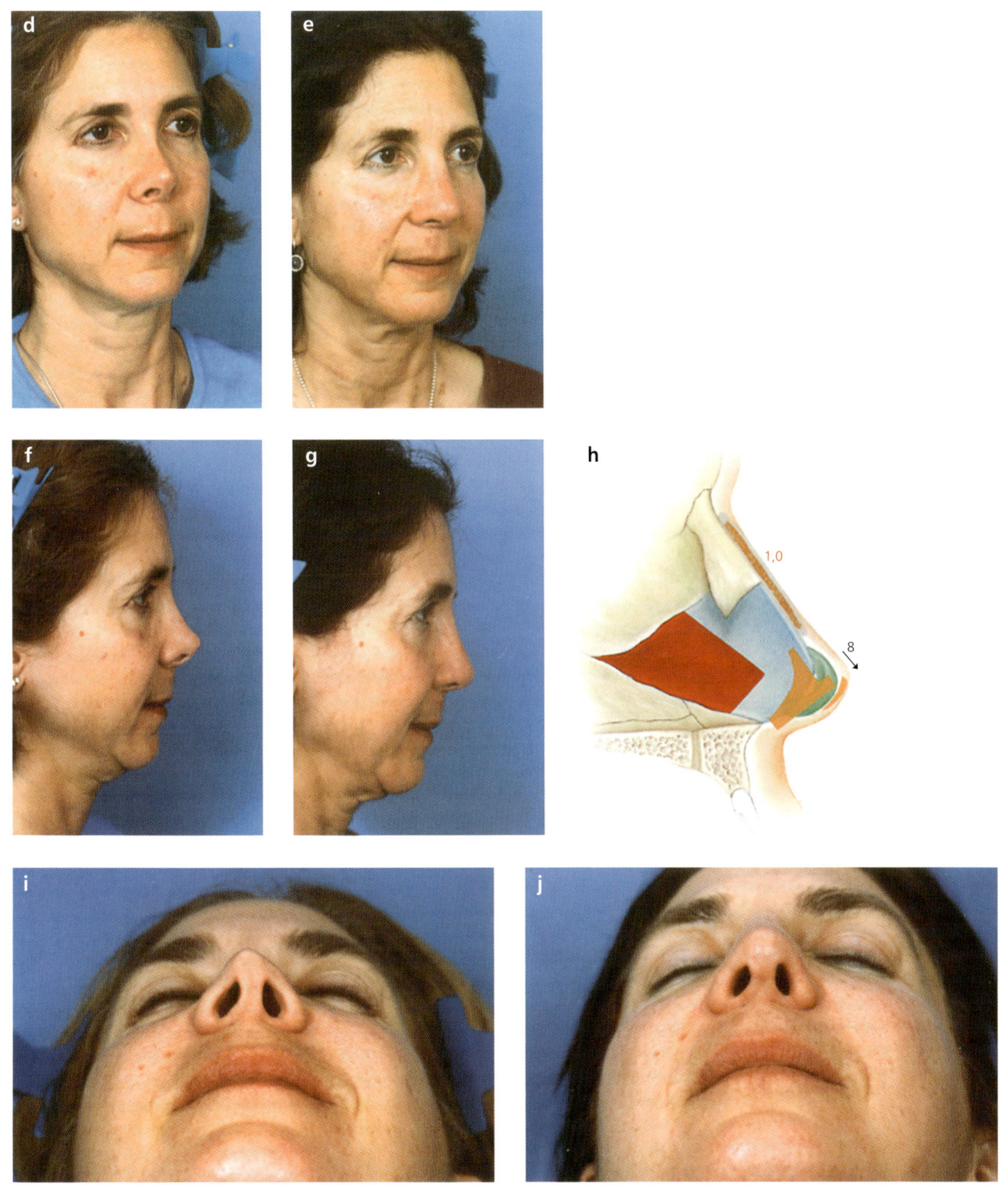

Estudo de Caso: Nariz Excessivamente Excisado   **417**

Fig. 12.3 *(Cont.)*

Nariz em Sela Septal

Nariz com deformidade de sela septal resulta de uma perda de suporte dorsal normalmente fornecida pelos contornos cartilaginoso e/ou ósseo (Daniel, 2006). O diagnóstico é feito facilmente pressionando a ponta do nariz (Fig. 12.4). Se a ponta for facilmente comprimida contra a pré-maxila, então o teste é positivo para falta de suporte septal. O histórico mais comum é trama nasal inicial seguido por uma septorrinoplastia formal para melhorar a função e aparência, não uma simples redução de fratura nasal. Assim, a necessidade de reconstrução septal forte cria um grande desafio, com frequência requerendo enxertos de costela.

Identificando o Problema. Com frequência, temos que expor todo o nariz antes de definir o problema e descobrir as deficiências e enxertos necessários. A integridade septal é comprometida, mas ela é derivada de trauma, cirurgia excessivamente zelosa, fraqueza intrínseca, ou todas as anteriores? Raramente haverá cartilagem rígida suficiente para reconstrução do nariz. As cartilagens de ponta podem ser intactas ou anteriormente removidas, não se sabe até que o nariz seja aberto.

Sequência Cirúrgica. Uma vez que o plano cirúrgico seja refinado, então os enxertos são removidos e moldados (septo, fáscia, costela e, possivelmente, corneto nasal). Modificação dorsal é feita primeiro, e então seguida por osteotomias, que permitem que as paredes laterais sejam posicionadas corretamente (dentro ou fora).

Estabilizando a Fundação Septal. Reconstrução septal com frequência requer enxertos expansores estendidos de costela suturados e um verdadeiro *strut* septal, usando uma configuração em avanço (Fig. 12.5). O *strut septal* é fixado na espinha nasal anterior, empregando uma incisão gengival. Os enxertos expansores são colocados cranialmente no contorno ósseo ao longo do septo cartilaginoso. Se o contorno cartilaginoso estiver intacto, então a sutura padrão de cinco camadas de PDS 5-0 irá dar suporte ao dorso. Se o contorno cartilaginoso ou a cartilagem septal estiverem comprometidos, então podemos penetrar nos ossos nasais, expansores e septo (5 camadas). Podemos algumas vezes suturar dentro da área do teto aberto, incorporando apenas os enxertos expansores e septo cartilaginoso. A sutura em avanço dos expansores até o *strut* septal reduz a largura dos enxertos na área da válvula nasal em comparação com uma técnica encaixe em fenda.

Ponta Estética e Dorso. Uma vez que a camada de fundação esteja estabilizada, então a ponta é criada. Essas pontas com frequência requerem um grande *strut* columelar para dar apoio aos restos alares, assim como uma combinação dos enxertos de ponta. Tentar dar apoio à ponta e ao septo com o mesmo *strut* com frequência leva a uma ponta que se mescla ao dorso e não tem suficiente quebra na parte superior da ponta. O dorso é com frequência "desenhado" para atingir o contorno ideal relativo à ponta. O enxerto é geralmente de fáscia para garantir um dorso suave ou um enxerto CC-F que estreita gradativamente (Daniel, 2009). Esses enxertos são "construídos" na mesa para se encaixarem nas dimensões exatas dos defeitos com relação à extensão, largura e espessura. São orientados para dentro do defeito usando suturas percutâneas e, então, suturados distalmente no contorno cartilaginoso. O trabalho da base e das narinas é feito, conforme necessário.

Nariz em Sela Septal

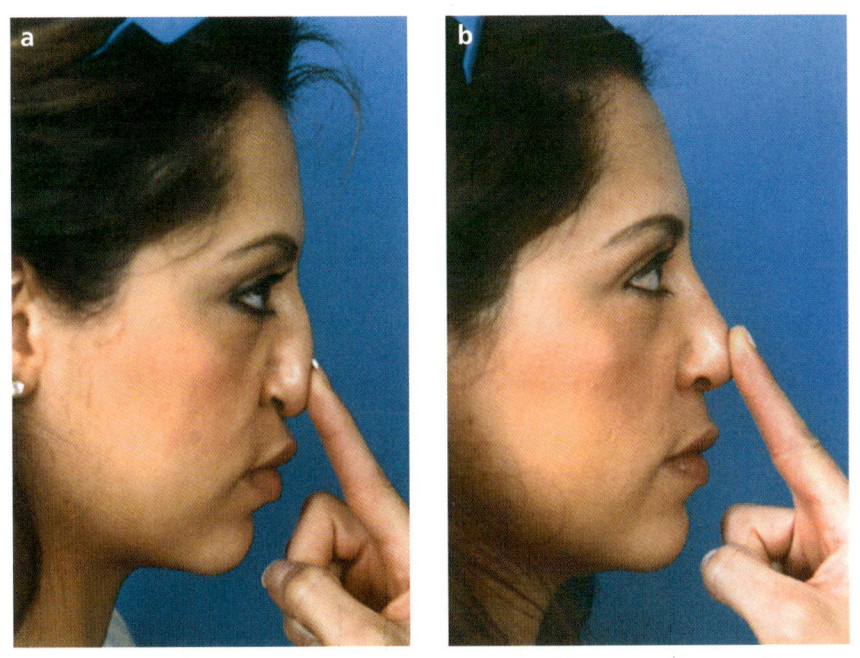

Fig. 12.4 Teste de sela septal. (**a**) Colapso pré-operatório, (**b**) suporte pós-operatório.

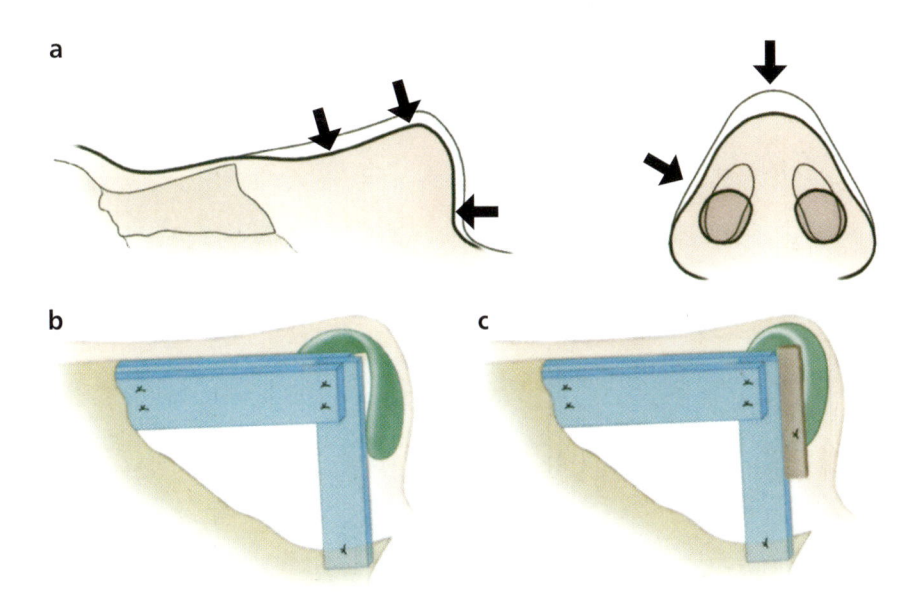

Fig. 12.5 Sela septal. (**a**) Patologia clínica, (**b**) técnicas cirúrgicas.

Estudo de Caso: Nariz em Sela Septal

Análise

Eu fiz uma rinoplastia primária nesta paciente quando ela tinha 22 anos. Foi feita fechada, e não houve cirurgia septal. Ela voltou 4 anos mais tarde com um colapso de sela septal óbvio (Fig. 12.6). Fiquei arrasado que isso pudesse ter acontecido. No entanto, o exame intranasal revelou uma perfuração septal de 4 cm, e a paciente admitiu abuso de substâncias. Eu usei uma abordagem de "dois *struts*" ao problema – um *strut* septal para restaurar o suporte septal em forma de L e um *strut* columelar para projetar a ponta acima da linha dorsal. CC é com frequência colocado na área peripiriforme para superar contratura, ver visualizações laterais (Fig. 12.6f, g).

Técnica Cirúrgica

1) Remoção das porções cartilaginosas da nona e oitava costelas.
2) Abordagem aberta com separação de ponta para expor um septo enfraquecido em colapso.
3) Osteotomia baixa à alta no lado direito.
4) Um suporte septal 20 × 10 mm foi fixado no sulco na ENA.
5) Enxertos expansores estendidos fixados no contorno da cartilagem e, então, no suporte septal, usando uma configuração em avanço.
6) *Strut* columelar inserido com avanço alar sobre o suporte.
7) Enxerto de ponta sobre o domo de cartilagem de costela com cobertura pericondral.
8) Enxerto de fáscia no dorso para suavização.
9) Inserção de 4,0 cc de CC para área peripririforme.
10) Excisões do assoalho da narina. Tábuas alares de costela dividida para contornos alares.

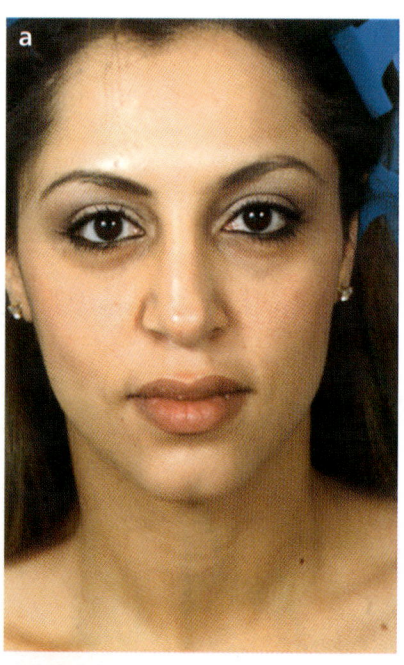

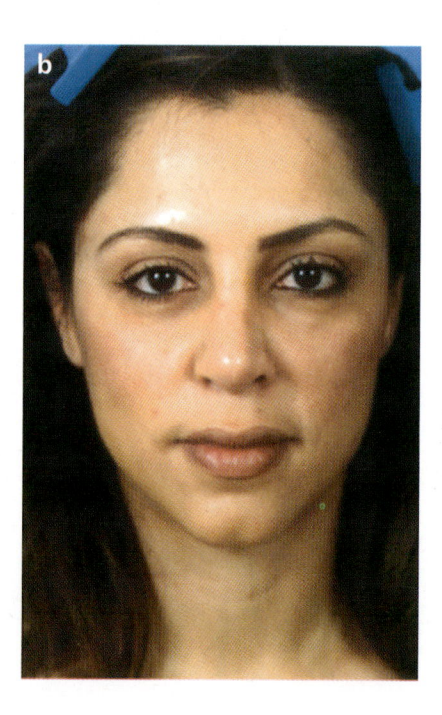

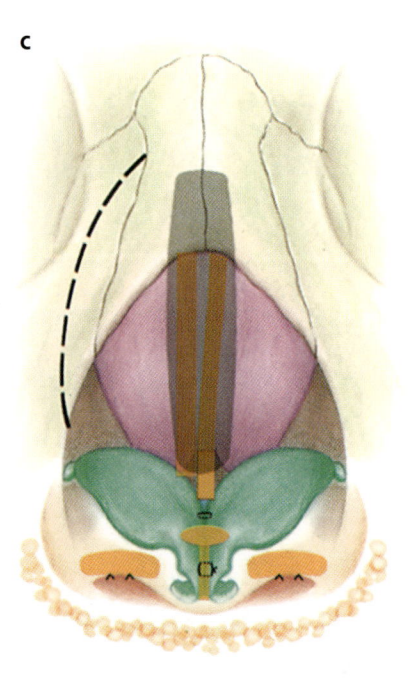

Fig. 12.6 (a-j)

Estudo de Caso: Nariz em Sela Septal 421

Perfuração septal

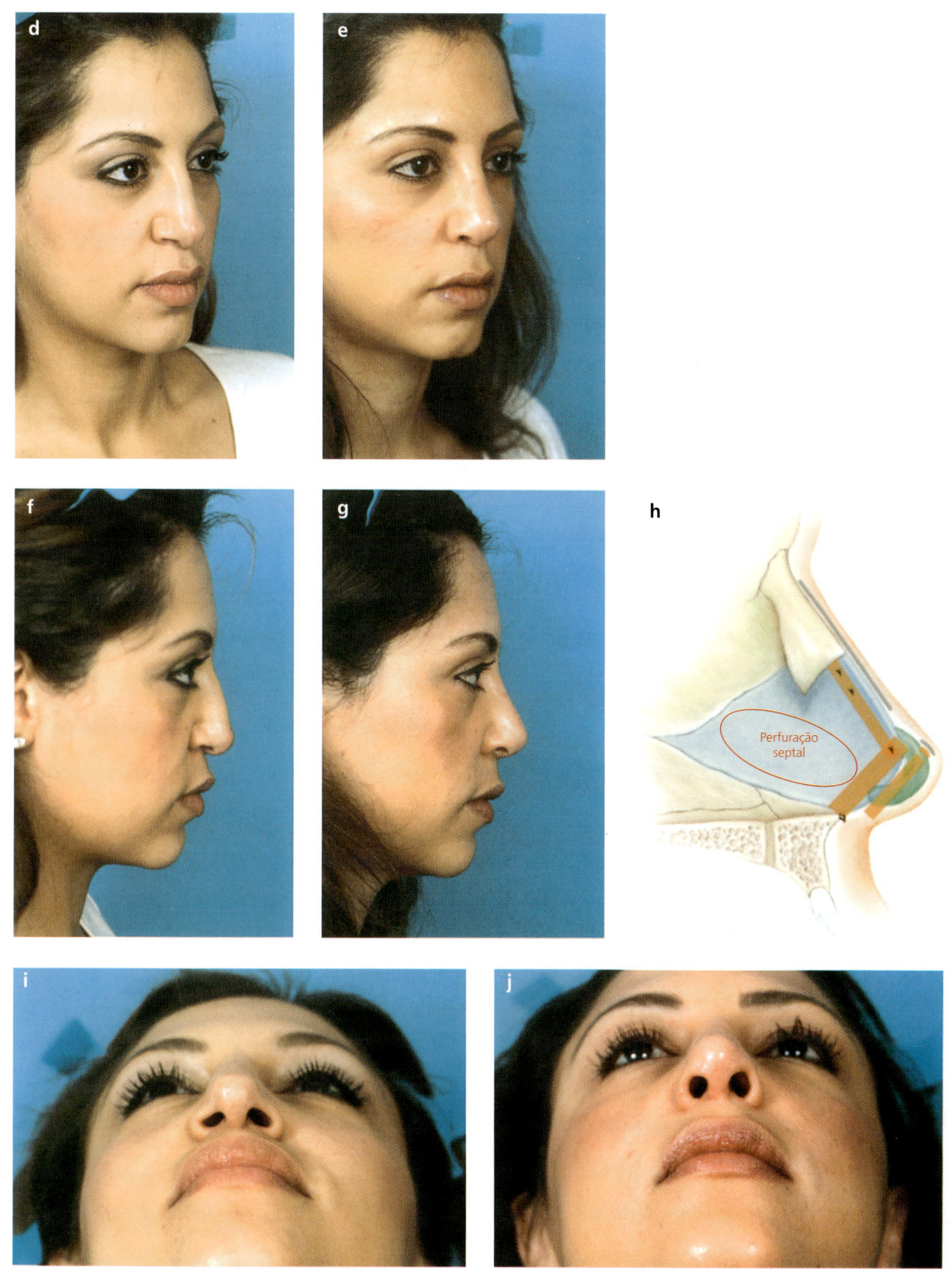

Fig. 12.6 *(Cont.)*

Nariz de Cocaína

A cocaína come o septo, erode o contorno nasal, penetra nos seios maxilares e pode até mesmo vaporizar a cartilagem lateral superior. A progressão é de perfuração septal a perda de suporte septal, à contratura do revestimento da mucosa e, finalmente, a comprometimento do envelope de pele em si. Em resumo, todos os narizes de cocaína são difíceis. A gama é de colapso dorsal corrigível com reconstrução composta a grave colapso da válvula média necessitando de um enxerto dorsal osteocartilaginoso, e eventualmente contratura grave do revestimento intranasal, requerendo retalhos de tecido de mucosa intraoral.

Correção Cirúrgica. O tempo da correção cirúrgica requer que o paciente esteja "limpo" de cocaína por pelo menos 1 ano. Suporte estrutural é crítico, quando o revestimento está contraído. Não é feita nenhuma tentativa de fechar a perfuração septal.

1) *Liberação do Revestimento Nasal.* O revestimento nasal pode ser liberado usando a técnica da "manga" de Meyer (2002), onde o revestimento é liberado acima do contorno ósseo e então arrastado para baixo, deixando a área doadora para cicatrizar por segunda intenção. Em casos graves, pode ser necessário remover a mucosa gravemente fibrosada na área lateral superior para permitir "desrotação" da ponta. Todas as lacerações na mucosa devem ser reparadas até que estejam impermeáveis para minimizar infecção.

2) *Suporte Dorsal.* Eu prefiro um enxerto de costela osteocartilaginoso para um dorso e um enxerto de cartilagem para o *strut* da columela (Fig. 12.7). Esses dois são unidos de forma de encaixe em fenda para forçar a ponta para baixo. Visto que a maioria dos pacientes com nariz de cocaína não fez uma rinoplastia anterior, as cartilagens alares podem ser avançadas sobre o *strut*. Em decorrência do envelope de pele contraído, devemos planejar um *strut* único e avançar a ponta sobre a linha dorsal. Enxertos de ponta muito finos feitos de costela são utilizados com frequência. O fechamento da incisão columelar pode ser difícil. Pode requerer técnicas V-Y e mesmo enxertos de pele nas incisões internas.

3) *Suporte de Narina.* Contratura vestibular e colapso da narina são dois problemas que requerem enxertos extensivos. Enxertos em tábua alar se estendem para dentro da base alar para dar suporte à mucosa contraída (Fig. 12.8). Uma combinação usada em uma contratura grave (ver Fig. 12.9) foi a seguinte: (1) um enxerto de parede lateral verdadeira (20 mm altura × 15 mm de largura) ao longo da borda caudal do contorno ósseo, (2) um enxerto composto (15 mm altura × 8 mm de largura) para liberar o vestíbulo contraído e (3) um enxerto em tábua alar (15 mm de altura × 10 mm de largura) de cartilagem fina de costela para dar suporte ao contorno da narina. Talas nas narinas são inseridas profundamente dentro do nariz, suturadas e deixadas por 3-4 semanas, se possível.

4) *Enxertos Peripiriformes.* Conforme o revestimento nasal se contrai no nariz de cocaína, a base nasal afunda para dentro em direção da abertura piriforme. Cirurgiões recomendam realinhar o nariz com os retalhos de tecido nasolabiais. Esse procedimento é desnecessário e cria cicatrizes faciais irreparáveis – não o faça. Podemos facilmente mover a base nasal para frente, dissecando-se amplamente a área peripiriforme e a maxila, seguido por inserção de enxertos de cartilagem cortada em pequenos cubos (3-5 cc).

Nariz de Cocaína

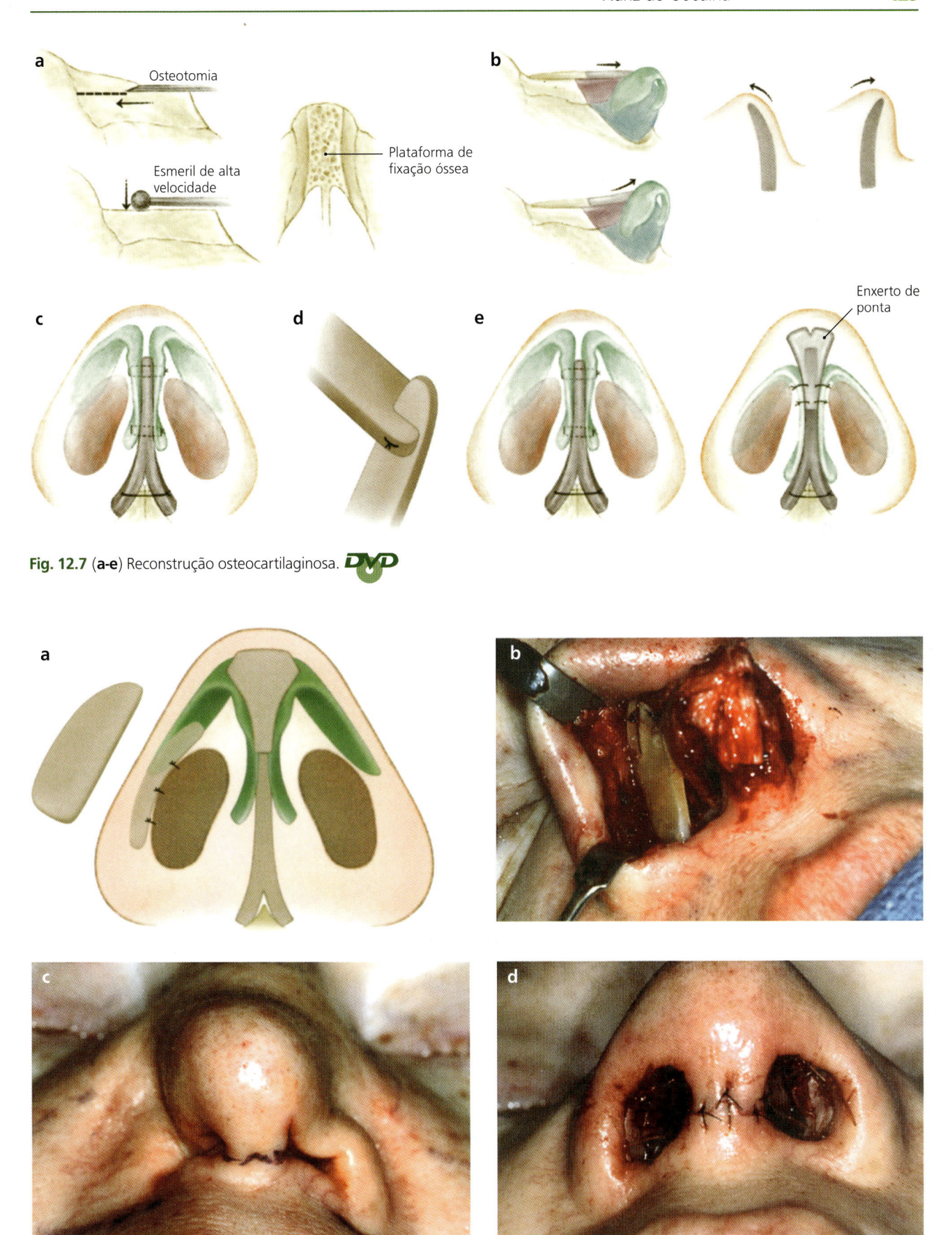

- Osteotomia
- Esmeril de alta velocidade
- Plataforma de fixação óssea
- Enxerto de ponta

Fig. 12.7 (**a-e**) Reconstrução osteocartilaginosa.

Fig. 12.8 (**a-d**) Suporte de narina/base alar.

Estudo de Caso: Nariz de Cocaína

Análise

Uma mulher de 48 anos se apresentou com um histórico de abuso de cocaína e tinha estado "limpa" por 5 anos (Fig. 12.9). Ela sentia que seu nariz estava continuando a se colapsar e sentia que a cirurgia era necessária, por causa da obstrução total nas vias aéreas nasais. Uma perfuração septal de 4-5 cm estava presente. Em decorrência do revestimento nasal restrito, um "avanço de envelope de mucosa" total foi feito. Uma vez mobilizado, uma camada de fundação profunda de enxertos expansores e um *strut* septal verdadeiro deram apoio. O contorno estético foi criado com avanço alar sobre o *strut* columelar e, então, aumento dorsal estético com um enxerto CC-F. O suporte da base nasal foi conseguido com enxertos compostos maciços (15 × 9 mm) colocados nos vestíbulos.

Técnica Cirúrgica

1) Remoção da porção de cartilagem da nona e oitava costelas.
2) Abordagem aberta com separação de ponta, expondo um septo caudal em colapso.
3) Mobilização do total do revestimento mucoso, incluindo a cartilagem lateral superior (CLS).
4) Enxertos expansores fixados de forma avanço para *strut* septal.
5) *Strut* columelar inserido com alares avançados sobre ele. Enxerto de ponta estruturado com cobertura pericondral.
6) Aumento dorsal usando um enxerto CC-F (0,3 cc).
7) Enxertos compostos para defeito de "liberação vestibular".
8) Cartilagem cortada em pequenos cubos (1 cc) para cada área peripiriforme.

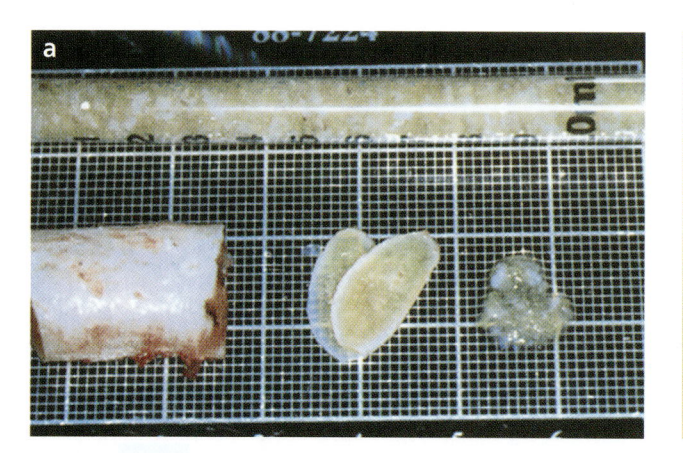

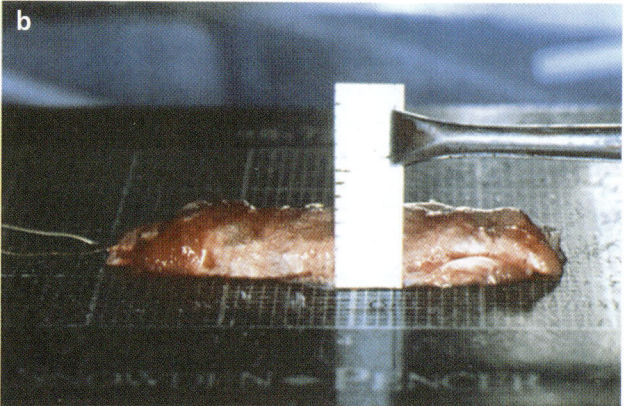

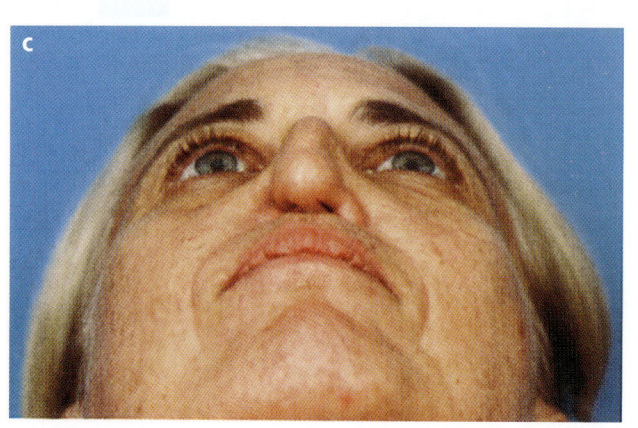

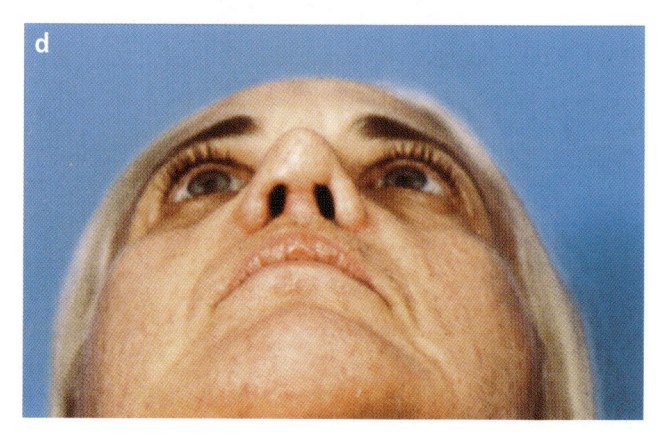

Fig. 12.9 (a-l)

Estudo de Caso: Nariz de Cocaína   **425**

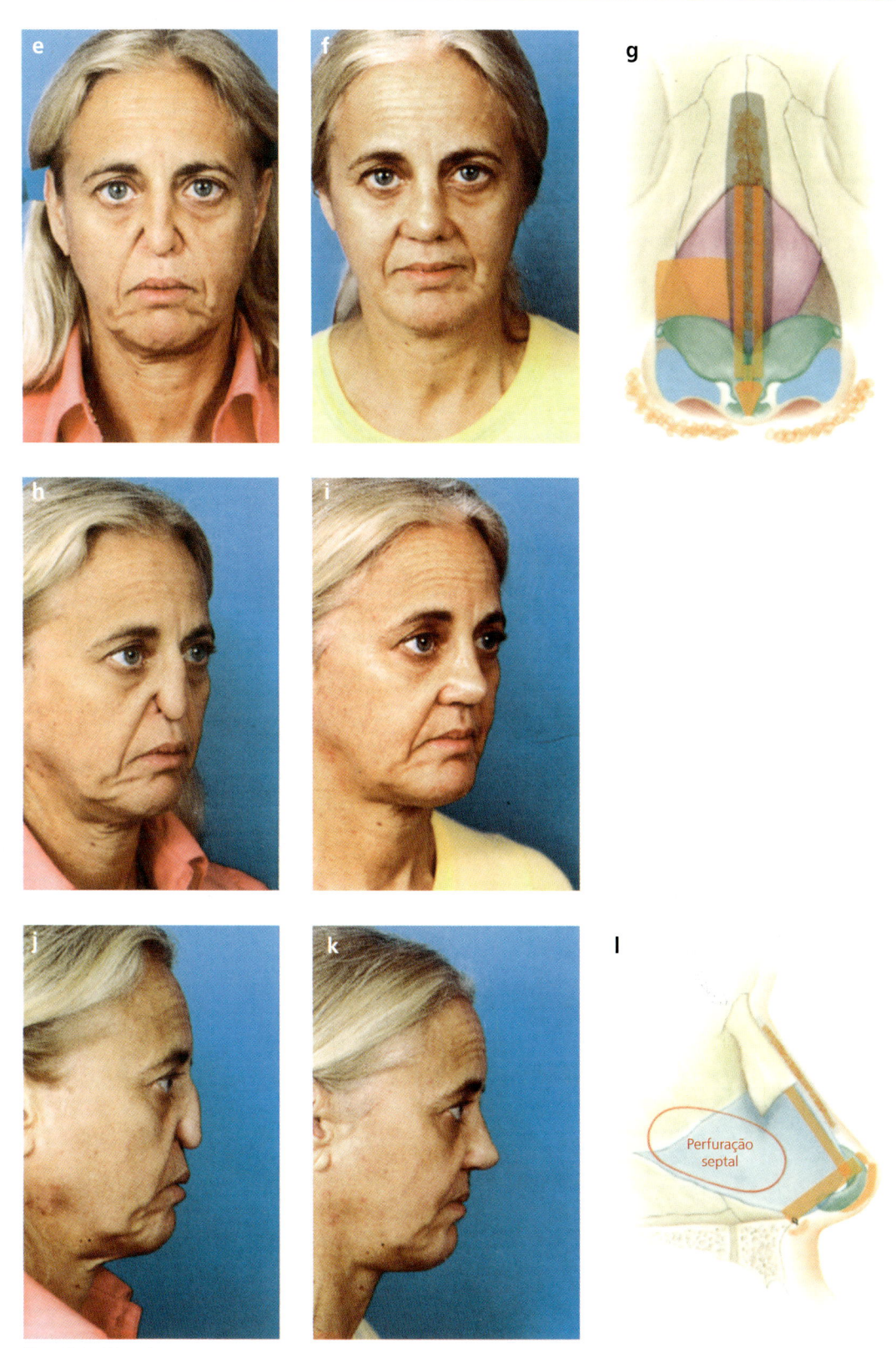

Fig. 12.9 *(Cont.)*

Desastres de Implantes

Extrusão de implante nasal é geralmente anunciada por vermelhidão local seguida por ulceração e exposição. Se a infecção descomprime internamente, os pacientes tentarão ignorar o problema. Se erode externamente, procuram cirurgia imediatamente.

Reconstrução em Etapas. Na maioria dos casos, o implante é removido intranasalmente e qualquer corte na pele externa pode cicatrizar por segunda intenção. Essa abordagem é altamente recomendada para aqueles casos com implantes de Porex infectados graças ao tecido marcado em crescimento e a dificuldade de remover todo o implante. Insiro um enxerto de derme para manter algum contorno e revitalizar a pele danificada.

Reconstrução Precoce. O problema com reconstrução tardia é contratura da pele e uma deformidade grave para o paciente (Fig. 12.10). Uma opção é remover o implante e colocar o paciente sob antibióticos adequados. Reconstrução precoce 7-10 dias em uma ferida limpa é feita com risco limitado. Naquele momento, temos a opção de prosseguir ou retardar, dependendo do grau de infecção. O benefício para o paciente é um retorno rápido a quase normalidade.

Reconstrução Imediata. Uma opção de alto risco é remover o implante e fazer reconstrução imediata. É considerada somente para aqueles com implantes silásticos e que desejam arriscar uma perda completa da reconstrução em razão da infecção persistente (Fig. 12.11). Não faça essa cirurgia em pacientes com implantes Porex. Consultas repetidas e consentimento informado detalhado são essenciais.

1) *Abordagem Aberta.* Uma abordagem aberta é usada a despeito do local de ulceração da pele. O implante, incluindo sua cápsula, é removido, e feita cultura da ferida novamente. A ferida é profusamente irrigada com solução antibacteriana. A viabilidade do plano cirúrgico é reavaliada.
2) *Coleta de Enxerto.* Os enxertos usuais são costela, fáscia e derme, com a última necessariamente sob qualquer ulceração de pele.
3) *Columela e Ponta.* Um grande *strut* columelar é inserido e fixado na espinha nasal anterior. As cartilagens alares são, então, avançadas para cima sobre o *strut* e fixadas em dois pontos. Um enxerto de ponta de extensão total é colocado na posição projetada e enxertos de cobertura adicionados.
4) *Dorso.* Um enxerto CC-F de extensão total é inserido com um enxerto da raiz opcional de fáscia para construir a região glabelar. Se possível, um novo plano de inserção é desenvolvido entre o SMAS nasal e o dorso.
5) *Enxerto de Derme.* Se a pele da ponta estiver comprometida ou os enxertos expostos, então um enxerto de derme com gordura mínima é inserido com o lado da derme para cima sob a ulceração. Permite-se que a ulceração cicatrize por segunda intenção. Podemos esperar que um defeito de ponta cicatrize em 6 semanas. A cicatriz será 50% menor do que o defeito original e, provavelmente, 75% menor do que um fechamento excisional. Uma simples revisão de cicatriz pode ser feita aos 6 meses se requerido.

Desastres de Implantes **427**

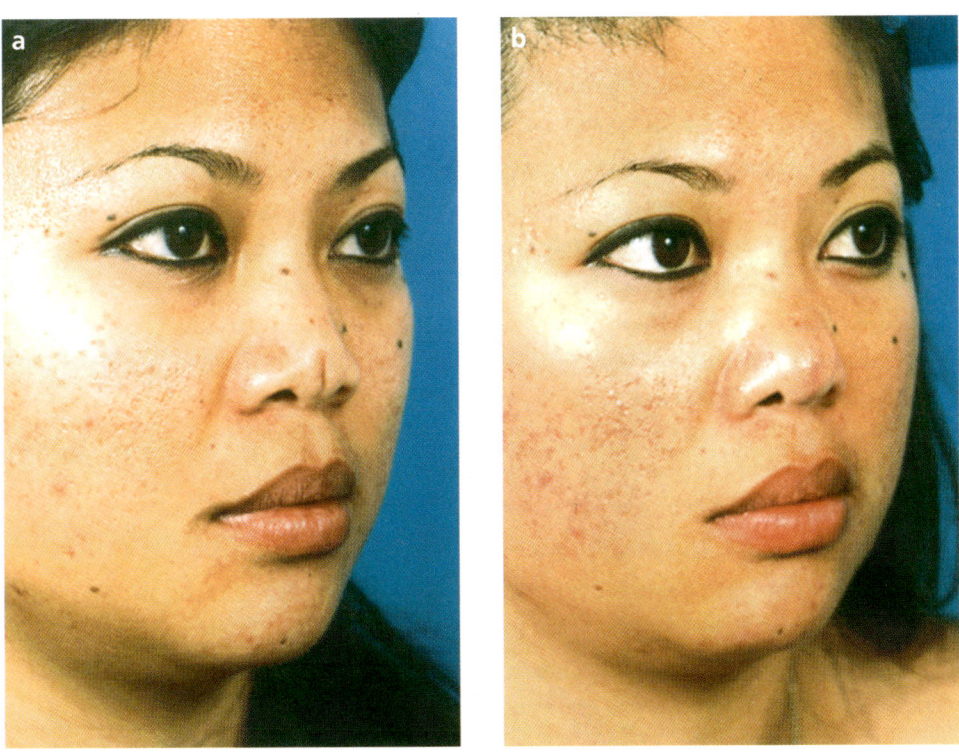

Fig. 12.10 (a, b) Reconstrução precoce após 8 semanas com reconstrução composta e enxerto de derme.

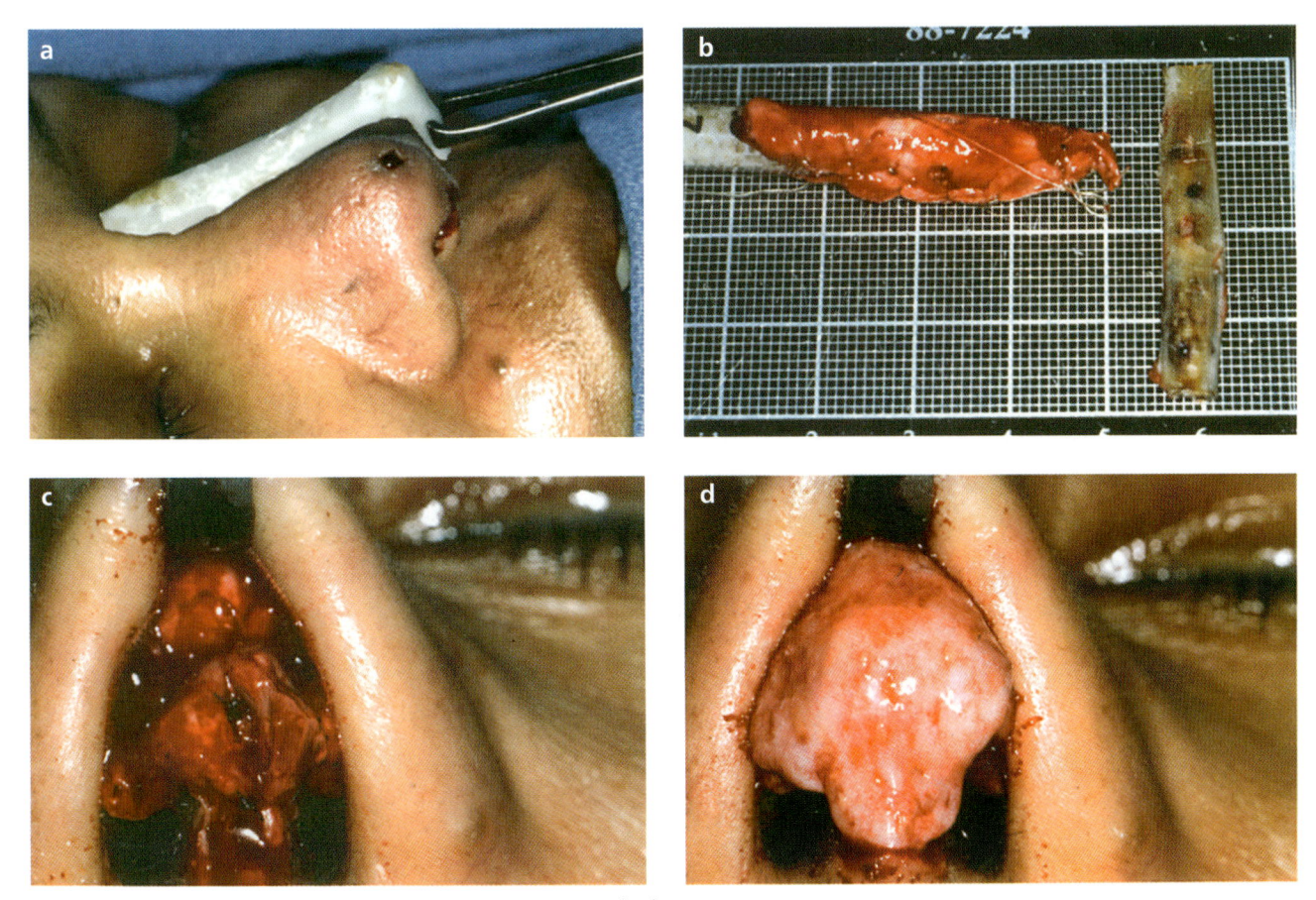

Fig. 12.11 (a-d) Reconstrução imediata, ver Fig. 12.12 para resultado.

Estudo de Caso: Implante Infectado

Análise

Uma mulher de 50 anos de ascendência filipina se apresentou com um implante nasal infectado 23 anos após sua inserção. O implante tinha estado exposto por dois meses (Fig. 12.12). Todas as culturas foram negativas. Foi dada à paciente a escolha de três opções para reconstrução em etapas, precoce, ou imediata. Dado seu horário de trabalho, ela optou por reconstrução imediata apesar do risco significativo de infecção. Em decorrência do dano extensivo à pele da ponta, o fechamento imediato não foi planejado. Nove meses após a cirurgia, o enxerto de derme subjacente tinha permitido à pele se contrair e evitar uma cicatriz deprimida na ponta (fotos intraoperatórias, Fig. 12.11). A paciente tinha conseguido evitar um período de 6-12 meses de aparência anormal e a dificuldade de fixar um envelope de pele contraído.

Técnica Cirúrgica

1) Remoção de porções cartilaginosas da nona e oitava costelas.
2) Remoção do implante e sua cápsula através de uma abordagem aberta.
3) Irrigação profusa da ferida com solução antibiótica.
4) Inserção de um *strut* columelar estrutural fixado na ENA.
5) Avanço simples das cartilagens alares sobre o *strut*.
6) Aumento dorsal com um enxerto CC-F (0,9cc).
7) Cobertura do lóbulo com um enxerto de derme da área suprapúbica.
8) Nenhum fechamento da ferida da ponta.

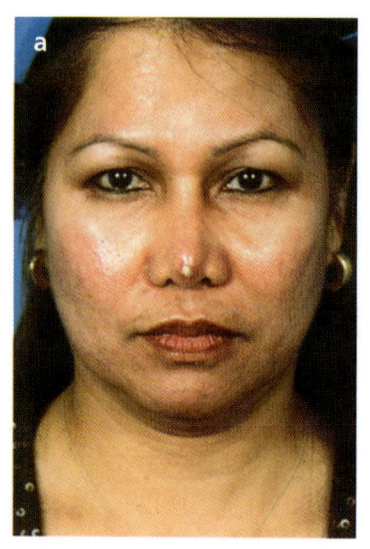

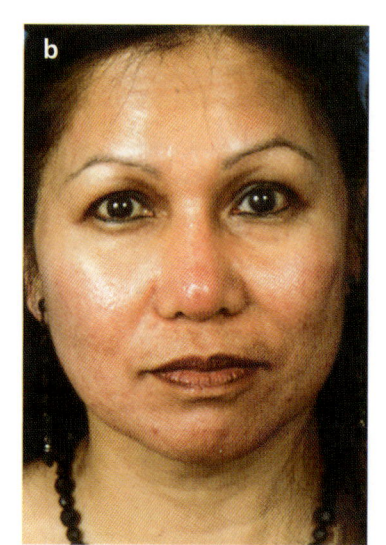

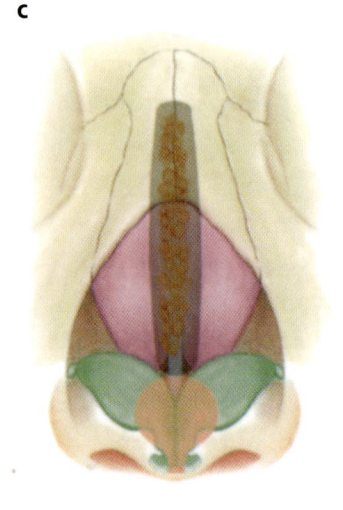

Fig. 12.12 (a-j)

Estudo de Caso: Implante Infectado **429**

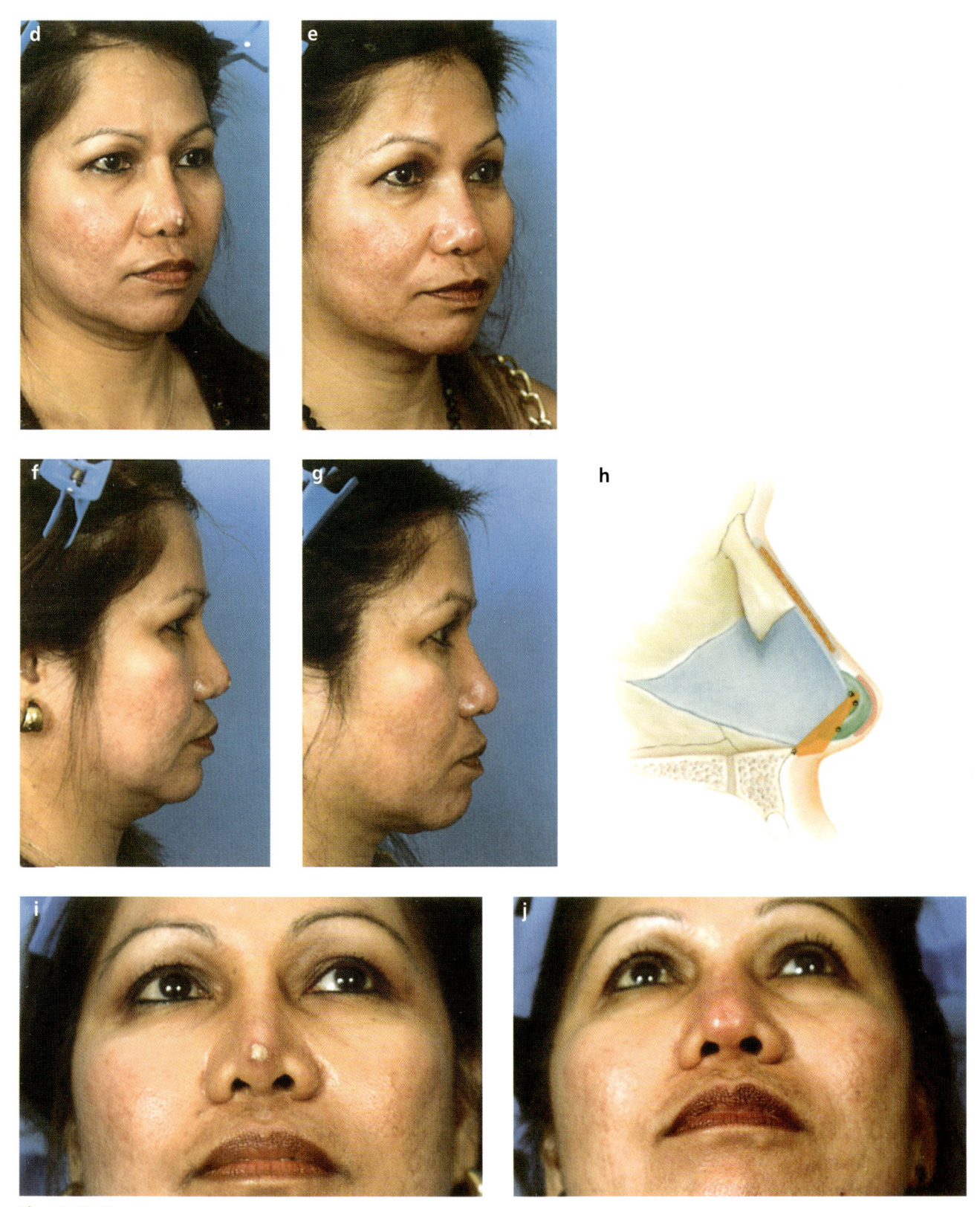

Fig. 12.12 *(Cont.)*

Nariz de Fissura Palatina Unilateral

Por que a deformidade de ponta de nariz de fissura palatina unilateral é infinitamente mais difícil do que a bilateral? A resposta é óbvia – falta de simetria. Pior ainda, nossas tentativas de construção cirúrgica estão em contraste visível com o lado nasal normal. Nossa principal limitação permanece a falta de simetria na narina na visualização basilar.

Limitações Anatômicas. O nariz de fissura palatina unilateral é verdadeiramente uma deformidade de todo o lado da face que tem a fenda. No adolescente a deformidade nasal está relacionada com a gravidade inicial, crescimento puberal e intervenção cirúrgica anterior (Fig. 12.13). Patologicamente há pelo menos nove problemas: (1) o domo afetado é mais baixo, (2) a *crus* lateral está ondulada, (3) a *crus* lateral está inclinada caudalmente, (4) bifidez de ponta, (5) ângulo columelo-narinário obtuso, (6) assoalho ósseo com depressão, (7) ângulo narinário horizontal, (8) assoalho da narina faltando, e (9) septo caudal desviado para o lado normal. De forma crescente, devemos acrescentar as alterações distorções, e cicatrizes de cirurgia anterior.

Técnica Cirúrgica. Em virtude da variabilidade das deformidades, somente um esboço generalizado de possíveis técnicas é oferecido (Fig. 12.14).

1) *Incisão.* Gancho de tração da pele é colocado nos ápices das narinas, e uma incisão em degrau mais baixa no lado da fissura é desenhada. Uma incisão na base da columela nunca é usada, pois isso destrói o movimento normal do segmento lábio-columelar.

2) *Exposição.* A pele nasal é elevada, e o septo, exposto por meio de uma separação dorso-ponta. As cartilagens alares são cuidadosamente analisadas. Se for indicada redução dorsal, é feita nesse momento.

3) *Septo.* Invariavelmente, o septo é desviado em sua porção média para o lado da fissura e caudalmente para o lado normal. Excisão septal total e substituição são com frequência necessárias. Aproximadamente 5-10 mm de cartilagem dorsal cefálica são deixados para fixação de sutura. Um grande suporte septo/columelar em forma de machadinha é moldado com a porção caudal, estabelecendo a projeção da ponta. Uma porção é guardada para um enxerto de ponta.

4) *Criação de Ponta.* A *crus* média/medial é avançada sobre o *strut* septo-columelar. Com frequência é necessário liberar a *crus* lateral de qualquer aderência às cartilagens acessórias. Suturas de criação de domo são inseridas, um enxerto estrutural de ponta é adicionado para se conseguir a projeção e a definição desejadas. Com frequência, a *crus* lateral no lado da fissura permanece distorcida, requerendo um grande enxerto de suporte lateral e com frequência um enxerto composto para o contorno da narina.

5) *Base/Narinas.* As variáveis de narinas são verdadeiramente infinitas, e devemos levar em conta tamanho, forma, eixo e posição. A visualização basilar pré-operatória com frequência mostra que o tamanho total da narina é o mesmo bilateralmente, mas que as quatro subunidades, incluindo o eixo, são radicalmente diferentes. Igualmente, podemos encontrar cicatrizes vestibulares incrivelmente espessas na parede lateral e assoalho que são corrigidas por excisão seguida por grandes enxertos conchais compostos.

6) *Nuances.* Inúmeras pequenas etapas são consideradas, incluindo: um enxerto "de plataforma" de duas pilhas na columela, grânulos de hidroxiapatita sob a base alar no lado da fissura. Talas de retenção das narinas são usadas à noite por 3 meses para minimizar a contratura narinária.

Nariz de Fissura Palatina Unilateral **431**

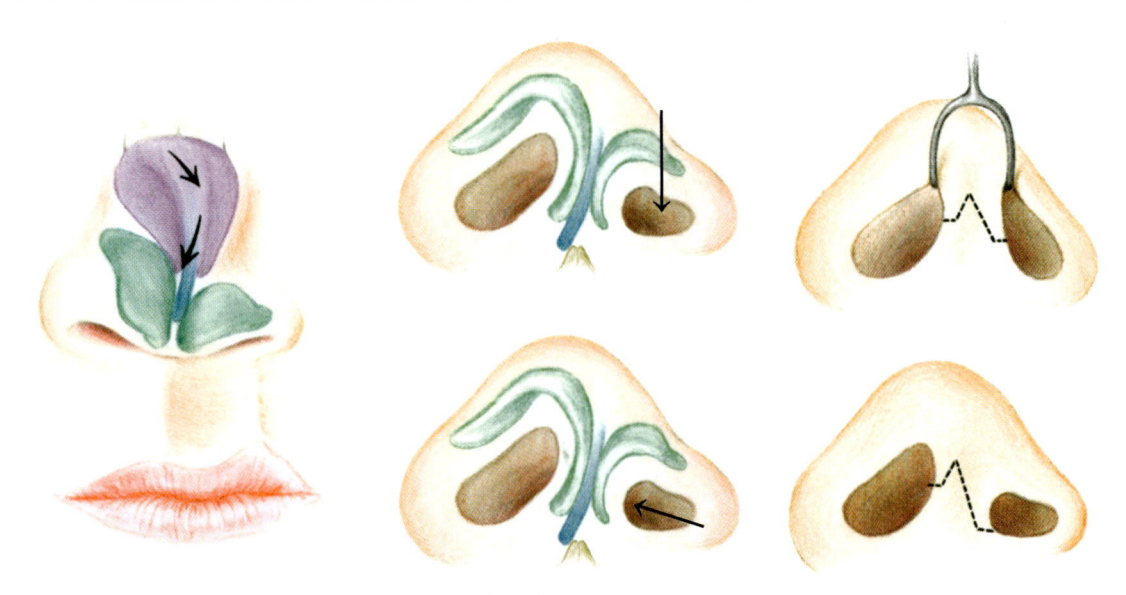

Fig. 12.13 Patologia de nariz de fissura palatina unilateral.

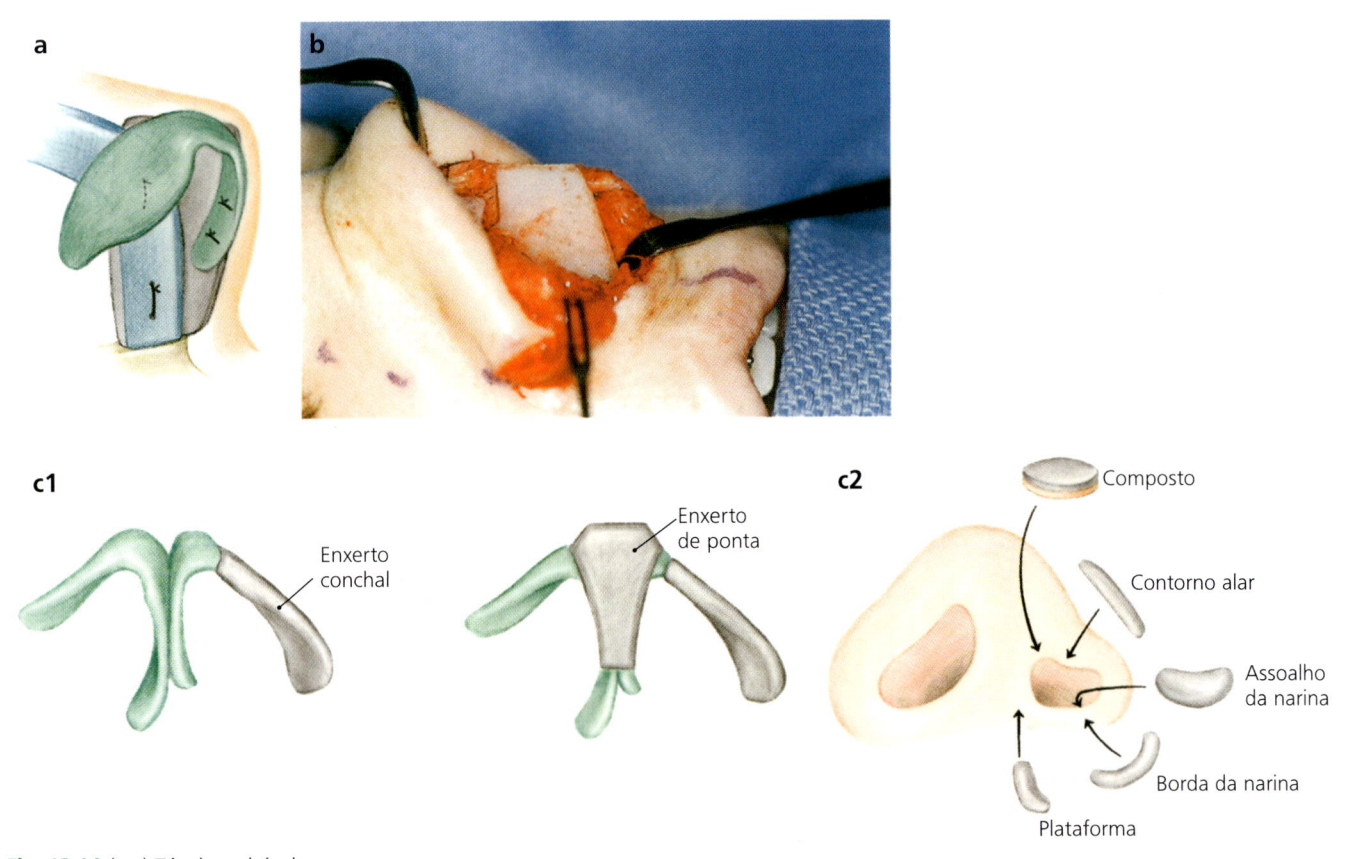

Fig. 12.14 (**a-c**) Técnicas cirúrgicas.

Estudo de Caso: Deformidade Nasal em Fenda Unilateral

Análise

Uma moça de 14 anos de idade se apresentou para reparo de sua deformidade de fissura palatina unilateral (Fig. 12.15). O corpo septal estava gravemente desviado e bloqueava totalmente a via aérea esquerda, enquanto o septo caudal era desviado para a direita. A correção requeria ressecção de deformidades fixas e suporte estrutural em todo o *strut* em L. Manobras sutis não funcionariam. Graças à espessura normal de sua pele, enxertos de sobreposição foram eficazes. Tentativas múltiplas de ajustar o tamanho da narina não foram eficazes. Infelizmente, o dilema da narina não era nada novo. Eu sempre digo ao paciente o seguinte: "Nossa meta é dar a você um nariz atraente com aparência natural sem fissura. O contorno do nariz é mais importante que as narinas".

Técnica Cirúrgica

1) Abordagem aberta por meio de incisão columelar escalonada. Cartilagens alares normais.
2) Redução dorsal gradual (osso: 0,5 mm, cartilagem: 1 mm).
3) Exposição septal revelou grave desvio com necessidade de um "*strut* em L temporário".
4) Ressecção de corpo septal. Criação de um enxerto septo-columelar em machadinha.
5) Inserção de *strut* com fixação à ENA e septo dorsal. Ressecção de septo caudal gravemente desviado. Acréscimo de enxertos expansores com fixação dorsal de cinco camadas.
6) Osteotomias transversal e baixa à baixa.
7) Avanço das alares sobre o *strut* e, então, enxertos de ponta de cobertura e de sobreposição em escudo.
8) Enxerto de contorno alar à esquerda. Enxerto composto e múltiplos enxertos de cartilagem à direita.
9) Turbinectomia inferior parcial à esquerda.

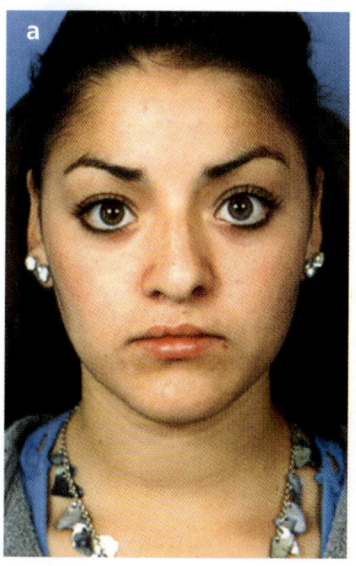

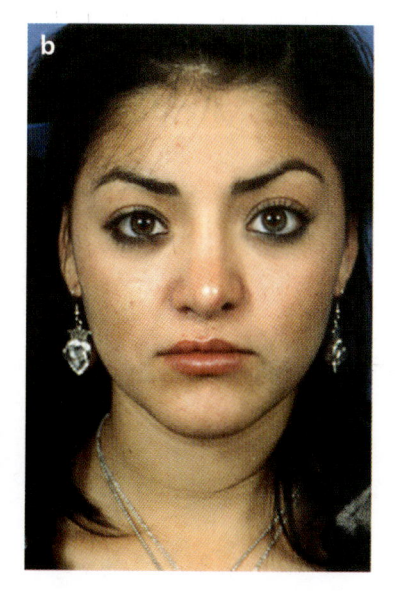

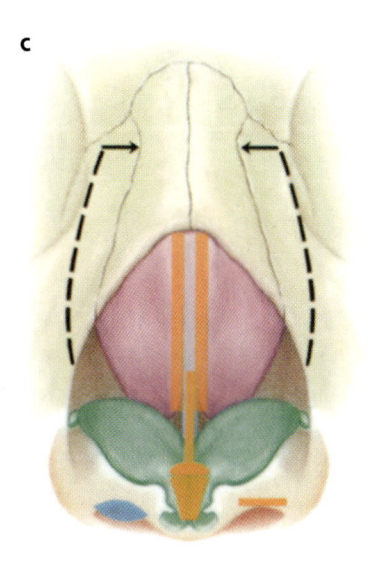

Fig. 12.15 (a-j)

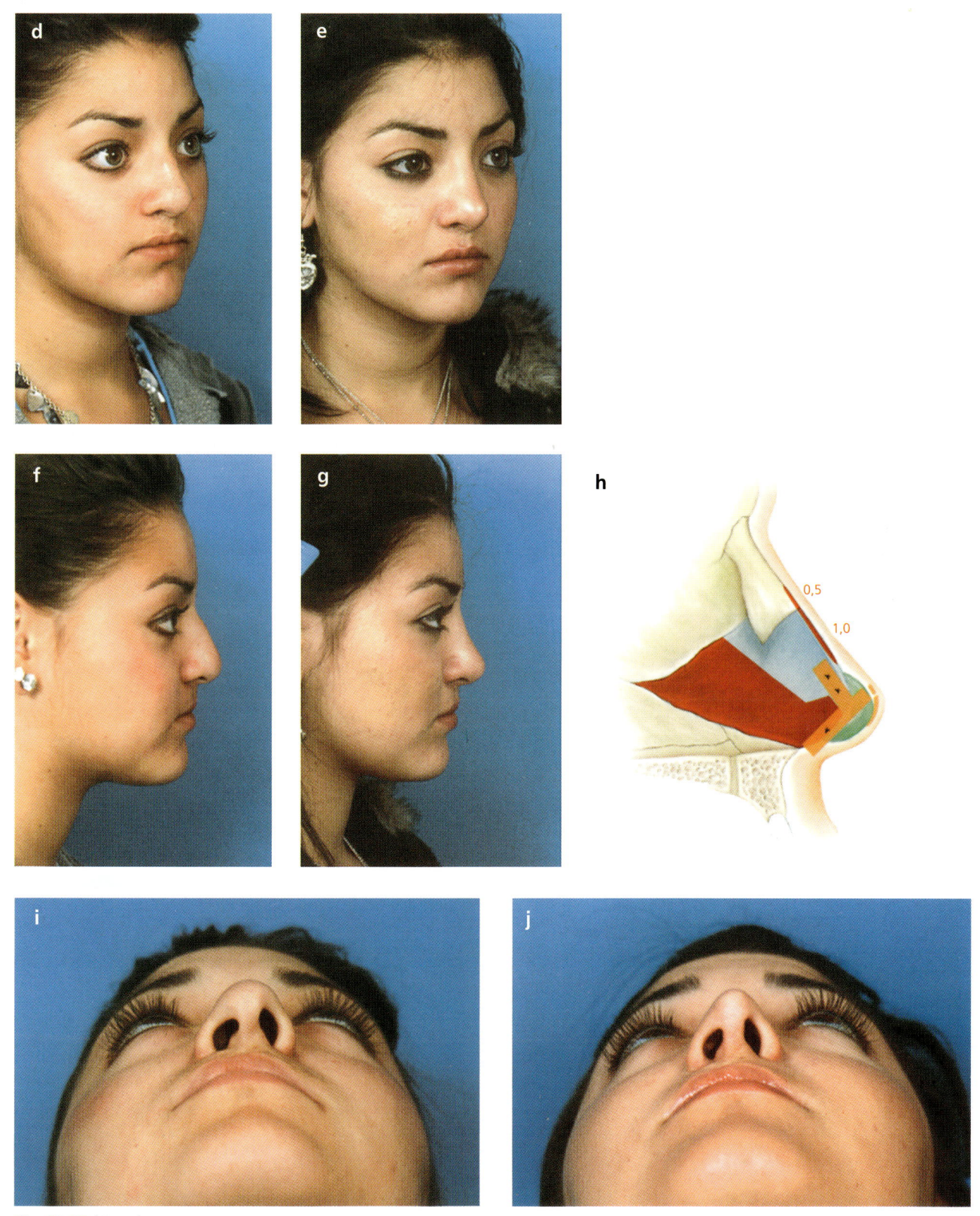

Estudo de Caso: Deformidade Nasal em Fenda Unilateral

Fig. 12.15 *(Cont.)*

Nariz de Fissura Palatina Bilateral

A patologia da deformidade de fissura palatina nasal bilateral é diferente da deformidade unilateral (Fig. 12.16). Esses casos são extremamente difíceis e requerem uma ampla variedade de enxertos de cartilagem. Igualmente, o envelope de pele fibrosado restritivo e grandes problemas funcionais aumentam a demanda por experiência cirúrgica. Uma grande diferença da literatura é que eu não acho que a columela curta seja uma limitação na maioria dos pacientes com fissura palatina bilateral. Enxertos compostos para a columela e retalhos de pele em forquilha estocados não são necessários.

Técnicas Cirúrgicas. Como nas deformidades de fissuras nasais, a estrutura é crítica para dar suporte e conseguir um resultado estético (Fig. 12.16). Sempre que possível, eu uso o V invertido padrão e incisões infracartilaginosas colocadas baixas na columela, mas nunca no ângulo labial da columela. No entanto, cicatrizes preexistentes podem forçar modificações.

Cirurgia Septal. Na maioria dos casos bilaterais, o septo é deficiente em seu terço distal, mas não gravemente desviado. O septo é abordado por uma "separação de ponta" preservando, assim, a integridade do septo membranoso. Essa manobra permite mais controle do enxerto de suporte septo-columelar. Uma grande remoção do corpo septal é feita Um enxerto septo-columelar ligando o septo caudal e a columela fornece apoio e evita distorção secundária. Esses enxertos são com frequência maciços (25 × 20 mm) que atingem tanto extensão (10-15 mm), quanto projeção (5-8 mm). O enxerto é colocado em posição com agulhas percutâneas, como enxerto expansor unilateral justaposto ao septo caudal. Fixação de sutura com PDS 4-0 é feita primeiro na ENA e, então, no septo em múltiplos pontos. Os cornetos nasais podem ser marcantemente alargados já que a ponta larga e achatada confere uma configuração platirrino. Redução cuidadosa é feita, conforme indicado.

Criação de Ponta. As cartilagens alares são avançadas para cima no enxerto septo-columelar usando um gancho de pele duplo colocado nos ápices das narinas. Tração forte irá determinar se é necessário dissecar a base columelar e mobilizar pele adicional do lábio superior. As cartilagens alares são avançadas sobre o *strut*, começando com as plataformas, então o ponto de quebra da columela, e por fim a *crus* mediana. Em seguida, as cartilagens alares são refinadas com suturas de criação de domo e aproximadas do topo do *strut*. Na maioria dos casos, a pele é tão espessa que um enxerto de ponta rígido é usado para ganhar a definição de ponta desejada.

Fechamento/Bases Alares. Todas as incisões são fechadas, e tensão raramente é um problema em razão do prévio avanço para cima da base da columela. Em quase todos os casos bilaterais, o estreitamento da base alar é uma necessidade, e uma excisão combinada assoalho da narina/base alar é a solução usual. Em casos assimétricos, é importante fazer o lado mais grave primeiro e variar a quantidade de excisão. Eu reservo a manobra da sela alar para aqueles casos raros, onde o tamanho da narina é pequeno, ou o assoalho é de largura limitada.

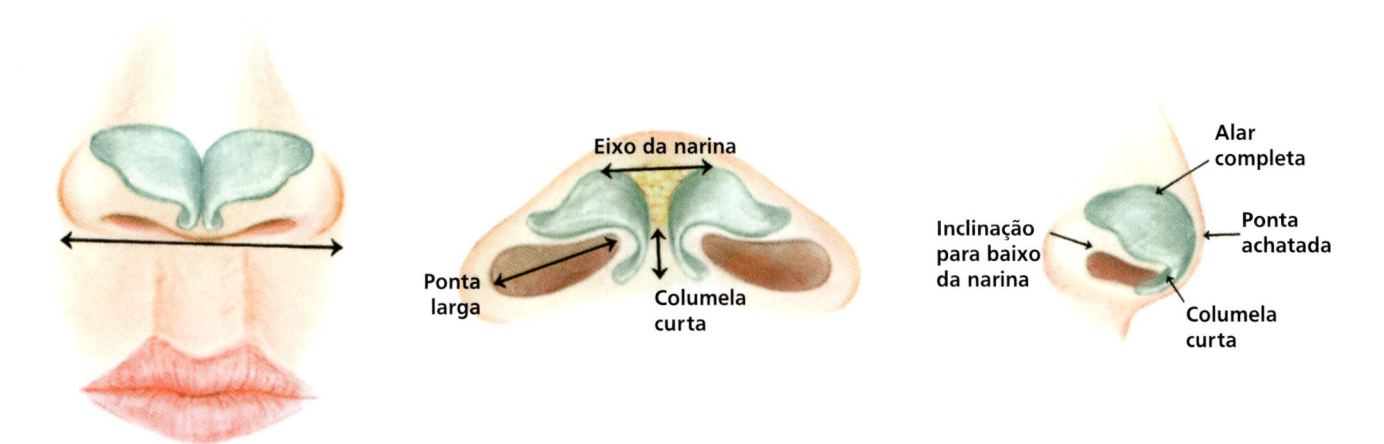

Fig. 12.16 Patologia de deformidade nasal de fissura palatina bilateral.

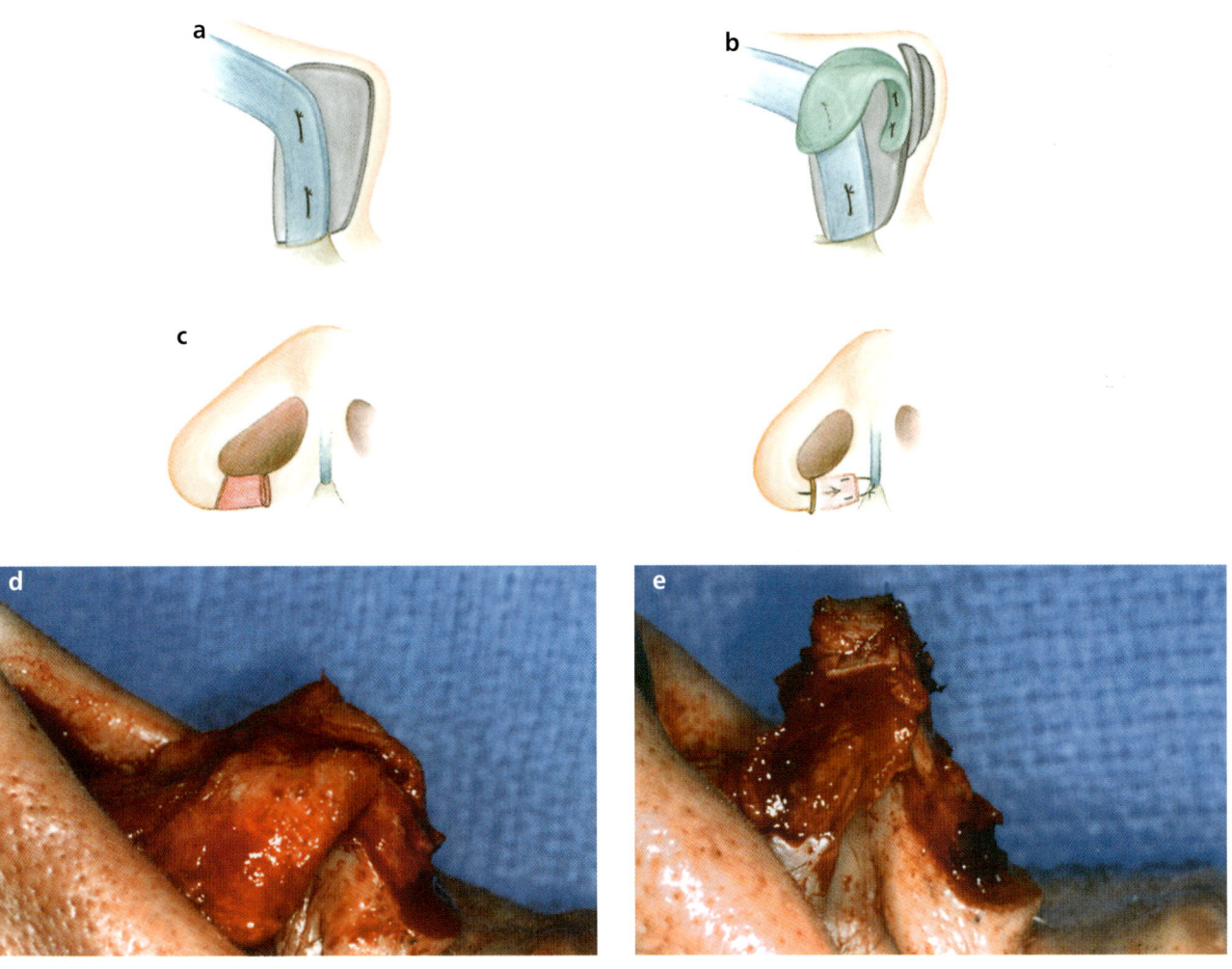

Fig. 12.17 (a-e) Técnicas cirúrgicas.

Estudo de Caso: Deformidade de Fenda Bilateral

Análise

Um paciente de 34 anos tinha se submetido a inúmeras cirurgias (> 20) para sua deformidade de fenda palatina bilateral, incluindo três no seu nariz (Fig. 12.8). O paciente declarou que tinha uma "bolha" como nariz e ficaria grato por qualquer coisa que pudesse ser feita. O envelope de pele era incrivelmente espesso e não complacente. Depois de 2 anos, o resultado foi uma melhora significativa para um nariz que era uma verdadeira deformidade. O *strut* columelar e enxertos de ponta *onlay* criaram um efeito de mastro de tenda que triangulou e deu suporte à ponta (fotos intraoperatórias Fig. 12.7d, e). Favoravelmente, foi inserido um dreno no nariz para reduzir o acúmulo de sangue, seguindo-se à cirurgia de redução da raiz. Assim que o bulbo de sucção foi comprimido, toda a pele nasal dramaticamente "encolheu" ao redor da ponta.

Técnica Cirúrgica

1) Remoção da porção cartilaginosa da nona costela.
2) Abordagem aberta com elevação de pele e um plano subdérmico.
3) Excisão de bola de cicatriz na parte superior da ponta de 9 mm de espessura.
4) Redução de raiz espessa (4 mm). Largura dorsal media 17 mm.
5) Dorso estreitado de 17 para 7 mm usando osteotomias paramedianas, transversas e baixa à baixa.
6) Grande *strut* columelar inserido
7) Restos de contorno alar removidos e substituição com "tábuas" alares.
8) Enxertos *onlay* de espessura dupla nos domos de cartilagem de costela.
9) Dreno nasal (7 Fr) inserido com efeito de contração sobre a pele.

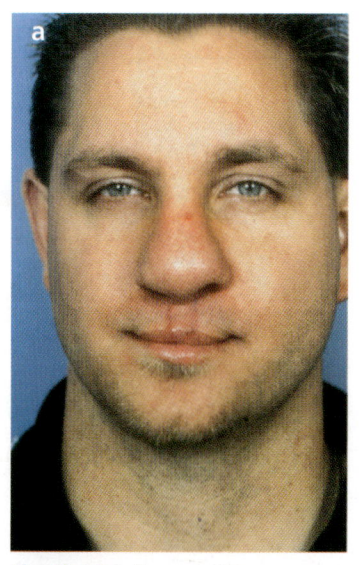

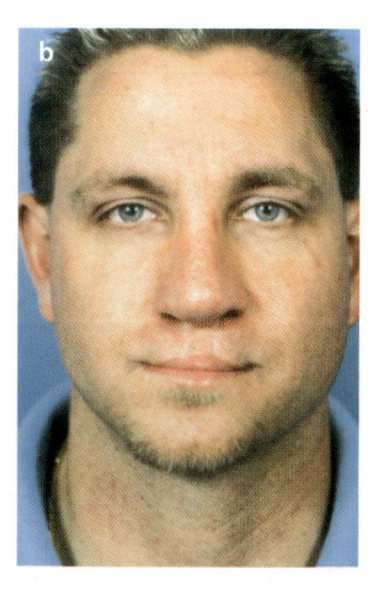

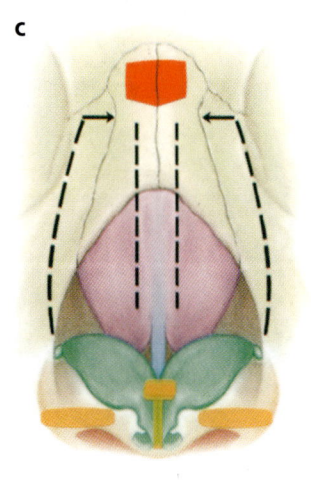

Fig. 12.18 (a-j)

Estudo de Caso: Deformidade de Fenda Bilateral

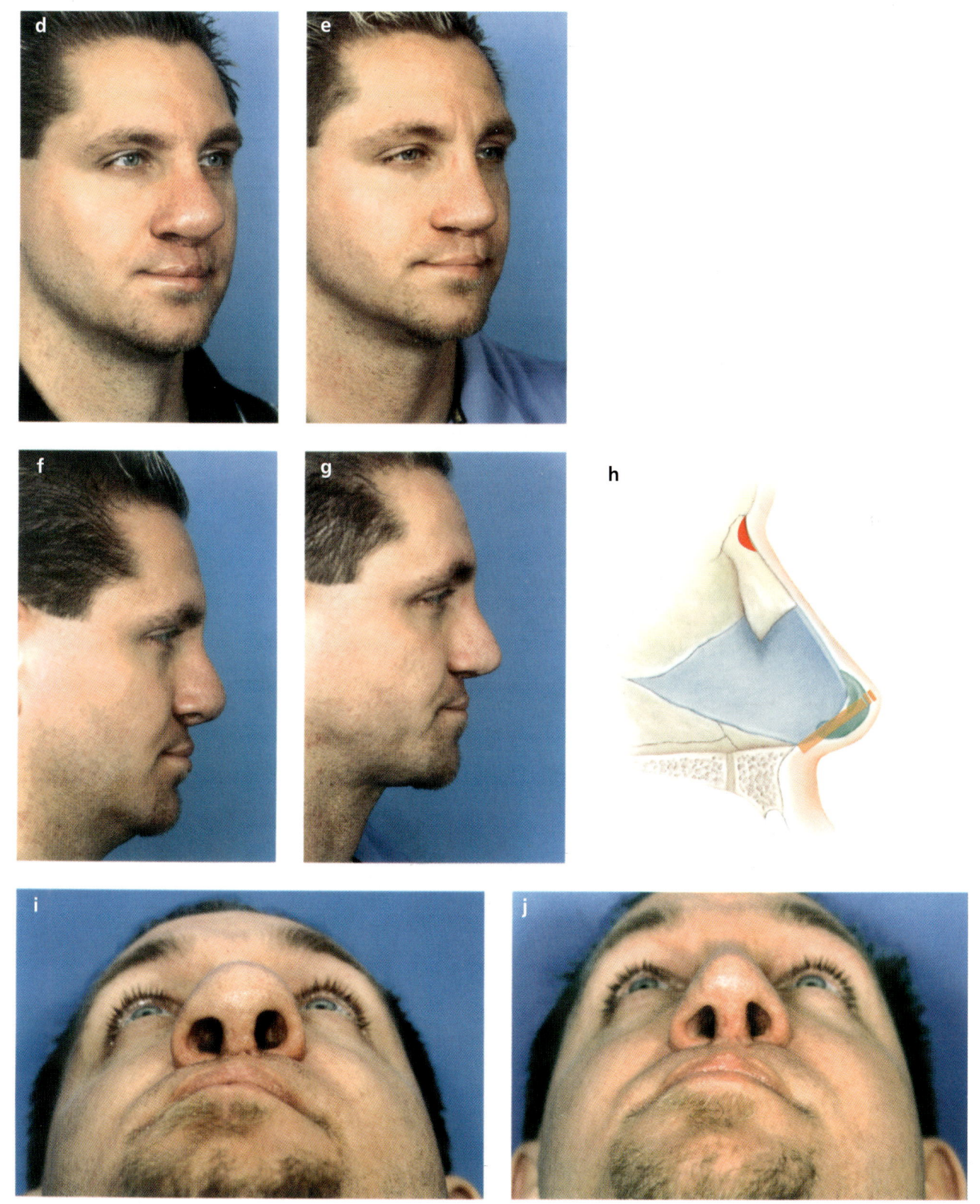

Fig. 12.18 *(Cont.)*

A Prática da Rinoplastia: Uma Conclusão

Com frequência cirurgiões visitantes me perguntam se eu sempre fiz apenas cirurgias de rinoplastia. Eu digo a eles que sim com um sorriso e digo que meu pai foi um pioneiro em microcirurgia reconstrutora, e também um pesquisador no campo de suprimento de sangue para a pele, queimaduras elétricas e transplante de mãos. Minha progressão ao longo de 30 anos de microcirurgia reconstrutora para cirurgião de rinoplastia parece desaparecer no foco intenso requerido para fazer aquela rinoplastia em particular naquele momento em particular. Após "experimentar" 5.000 rinoplastias, que conselho eu tenho para os cirurgiões mais jovens que querem se tornar um cirurgião de rinoplastia?

Etapa nº 1. Ninguém emerge de sua residência ou *fellowship* sendo muito bom em cirurgia de rinoplastia. Falta o requisito experiência. Não temos experiência com uma gama diversa de pacientes nem um entendimento de causa e efeito cirúrgicos. É o que você aprende e qual o seu comprometimento com sua prática que irão determinar se você se tornará um bom cirurgião de rinoplastia. A mensagem é clara, é o comprometimento que conta.

Etapa nº 2. Se aprender cirurgia de rinoplastia é tão difícil, por que se importar? A resposta é simples – criatividade e desafio para o cirurgião, um evento de profunda mudança de vida para o paciente. Não há outro procedimento cirúrgico que fascine e desafie você tanto durante toda a sua carreira cirúrgica.

Etapa nº 3. Onde começar? O primeiro passo é avaliar sua competência principal e confiança em rinoplastia. Sua residência e treinamento de *fellowship* terão expostos você a certas técnicas. Planeje dominar essas técnicas primeiro dentro do contorno da cirurgia básica de rinoplastia (Capítulo 2). Definir casos de Nível 1 e operar dentro de sua zona de conforto são críticos nos primeiros 2 anos de prática. Sua meta é ficar confortável com todo o curso perioperatório da cirurgia de rinoplastia, da consulta até o acompanhamento a longo prazo. Apesar de ser cauteloso, você irá julgar mal alguns casos e terminará fazendo alguns casos de Nível 2, dessa forma expandindo inadvertidamente sua zona de conforto.

Etapa nº 4. Cada rinoplastia que você faz é uma experiência de aprendizado – então maximize-as! Tire fotos de cada consulta de nariz e faça uma análise em três etapas. Elabore um plano cirúrgico. Se voltarem, ficarão impressionados com sua preparação e você pode verificar sua avaliação inicial. Refine seu plano cirúrgico – registre as mudanças que são necessárias intraoperatoriamente. Tire fotos da ponta antes de fechar. Elabore suas "três perguntas". Veja o paciente com frequência pós-operatoriamente e sempre olhe o seu diagrama cirúrgico. Releia a Seção sobre "Ensinando a Você Mesmo Causa e Efeito Cirúrgicos" no Capítulo 1.

Etapa nº 5. Leia tudo o que você puder sobre cirurgia de rinoplastia. Vá ao maior número de encontros possível, tanto locais quanto internacionais. Você aprende muito não apenas com os palestrantes, mas também por conversar com os colegas que estão lá. Não hesite em ir a encontros multiespecialidades ou de diferentes especialidades. Eu acho que DVDs são extraordinariamente valiosos para entender os detalhes de técnicas específicas. Se possível, encontre um curso com dissecções de cadáveres.

Etapa nº 6. Encontre um mentor ou visite diversos cirurgiões que fazem muitas rinoplastias. Quanto mais velho e mais estabelecido o cirurgião, mais provável é que ele ajude você. Por 1 ano, eu passei cada manhã de quinta-feira na sala de cirurgia com o Dr. Paule Regnault e então cada quinta-feira à tarde fazendo meus próprios casos. A experiência foi incrível.

Uma vez por ano, eu passo 2-3 dias na sala de cirurgia com um colega. Eu sempre aprendo muito.

Etapa nº 7. Identifique suas fraquezas e corrija-as. Em decorrência dos meus antecedentes de cirurgião plástico, eu precise reforçar meu conhecimento de administração de obstrução nasal no início da minha prática. Eu fiz o seguinte: (1) fiz o Curso Cottle Rhinology de 3 dias, (2) fui para a Curso de Rinologia da Clínica Mayo e passei uma semana clínica com o doutor Eugere Kern, (3) operei com um colega otorrinolaringologista por 6 meses, e (4) fiz uma residência de 1 ano desenvolvendo um sistema de "rinomanometria localizada".

Etapa nº 8. Conforme você desenvolve mais confiança, então expanda sua zona de conforto para casos de Nível 2 e eventualmente casos de Nível 3. Esteja prevenido – você terá problemas e pacientes infelizes. O que fazer? Tentar ser objetivo, Uma revisão irá fazer a diferença? Você deve arranjar uma consulta para o paciente com um colega? Aprenda com suas revisões. Inicialmente, eu era tão empolgado a respeito de uma de minhas revisões quanto era empolgado a respeito de uma cirurgia primária, já que conseguia ver o que tinha feito de errado. Embora eu não aprecie revisões, ainda é fascinante entender completamente o que deu errado.

Etapa nº 9. Momento de decisão. Perceba que você irá atingir um ponto em que você precisa reavaliar seu comprometimento com a cirurgia de rinoplastia e em que Nível você deseja permanecer. Se você tem um amplo interesse em sua especialidade cirúrgica primária, você pode querer permanecer no Nível 1 e apreciar endireitar narizes masculinos tortos e eliminar as protuberâncias em lindas adolescentes. A cirurgia é divertida, e o estresse limitado. Alguns irão querer assumir o desafio de casos do Nível 2 consistindo em rinoplastias primárias mais difíceis e étnicas que irão requerer competência com um grande número de enxertos. De forma realista, somente cerca de 10% dos cirurgiões irão apreciar fazer casos de Nível 3 e rinoplastias secundárias infinitamente difíceis com seus enxertos de costela necessários. É importante operar dentro de sua zona de conforto. Não há necessidade de desistir de fazer rinoplastia, apenas operar dentro de sua zona de conforto.

Etapa nº 10. Uma prática de rinoplastia é uma jornada na carreira, não um destino. Estou convencido de que poucos cirurgiões iriam querer ou poderiam lidar com uma prática exclusiva de rinoplastia por mais de 10 anos. Embora a maioria dos pacientes aprecie e fique maravilhada com o resultado, há uma minoria cuja infelicidade e angústia erodem a nossa alma. Como já foi dito, "tome cuidado com o que deseja, porque você pode conseguir." Ainda assim, eu continuo a sofrer de "desejo pelo nariz" e a curiosidade sobre como corrigir deformidades nasais desafiadoras. Eu sou tanto amaldiçoado quanto abençoado por ter tido essa aflição pelos últimos 25 anos – tem sido delicioso.

Lista de Leitura

Burget GC, Definitive Rhinoplasty for Adult Cleft lip nasal deformity. In Losee, JE, Kirschner RE Eds Comprehensive Cleft Care, New. York: McGraw Hill, 499-523, 2008

Burget GC, and Menick IJ. Aesthetic Reconstruction of the Nose. St. Louis: Mosby, 1994

Byrd HS, Van der Werff JF, Stevens HP et al. Primary correction of the unilateral cleft nasal deformity. Plast Reconstr Surg 106: 1276, 2000

Byrd HS, El-Musa KA, Yazdani A. Rhinoplasty in the cleft lip nasal deformity. In Gunter JP, Rohrich RJ, Adams WP eds Dallas Rhinoplasty. 2nd ed, St. Louis: QMP, 1261, 2007b

Calvert JC, Brenner KB, DaCosta-Iyer M, Evans GRD, and Daniel RK. Histological analysis of human diced cartilage grafts. Plast Reconstr Surg 118: 230, 2006

Daniel RK. Rhinoplasty and rib grafts: Evolving a flexible operative technique. Plast Reconstr Surg. 94: 597, 1994

Daniel RK. Composite Reconstruction (Video). Alexandria, VA: American Academy of Facial Plastic and Reconstructive Surgery, 2003

Daniel RK. Discussion. Velidedeoglu H, Demir Z, Sahin U et al. Block and Surgical-wrapped diced solvent-preserved costal cartilage cartilage homograft application for nasal augmentation. Plast Reconstr Surg 115: 2081, 2005

Daniel RK. Rhinoplasty: Septal saddle nose deformity and composite reconstruction. Plast Reconstr Surg 119: 1029, 2007

Daniel RK. Diced cartilage grafts in rhinoplasty surgery: current techniques and applications. Plast Reconstr Surg 122: 1883, 2008

Daniel RK, Calvert JC. Diced cartilage in rhinoplasty surgery. Plant Reconstr Surg 113: 2156, 2004

Daniel RK, Brenner KA. Saddle nose deformity: a new classification and treatment, Facial Plast Surg Clinics 14: 301, 2006

Daniel RK. Rhinoplasty: dorsal grafts and the designer dorsum. Plast Surg Clin 2010

DeRosa J, Toriumi DM. Role of septal extension grafts in tip contouring. In Gunter JP, Rohrich RJ, Adams WP eds Dallas Rhinoplasty 2nd ed, St. Louis: QMP, 597, 2007

Goodman, WS External approach Rhinoplasty. Can J Otolayrgol. 2: 207, 1993

Guerrerosantos J, Travanino C, Guerrerosantos F. Multifragmented cartilage wrapped with fascia in augmented rhinoplasty.117; 804, 2006

Gunter, JP, Clark, CP, Friedman RM. Internal stabilization of autogenous rib cartilage grafts in rhinoplasty: a barrier to cartilage warping. Plast Reconstr Surg 100: 162, 1997

Gunter JP, Clark CP, Friedman RM, Hackney FL Internal stabilization of large autologous rib cartilage grafts to avoid warping in rhinoplasty. In Gunter JP, Rohrich RJ, Adams WP eds Dallas Rhinoplasty. 2nd ed, St. Louis: QMP, 705, 2007

Guyuron B, Varghai, A. Lengthening the nose with a tongue-and-groove technique. Plast Reconstr Surg 111: 1533, 2003

Guyuron B, Afrooz PN. Correction of cocaine -related nasal defects. Plast Reconstr Surg 121: 1015, 2008

Heller JB, Gabbay JS, Trussler A et al. Repair of large nasal septal perforations using facial artery musculomucosal (FAMM) flap. Ann Plast Surg 55: 456, 2005

Kelly MH, Bulstrode NW, and Waterhouse N. Versatility of diced cartilage-fascia grafts in dorsal augmentation. Plast Reconstr Surg 120: 1654, 2007

Kim DW, Shah AR, Toriumi DM. Concentric and eccentric carved costal cartilage: a comparison of warping. Arch Facial Plast Surg 8: 42, 2006

Menick, FJ. Anatomic reconstruction of the nasal tip cartilages in secondary and reconstructive rhinoplasty. Plast Reconstr Surg 104: 2187, 1999

Meyer R. Secondary Rhinoplasty. Berlin: Springer, 2002

Pribaz JJ, Weiss DD, Mulliken JB et al. Prelaminated free flap reconstruction of complex central facial defects. Plast Reconstr Surg 104: 357, 1999

Raghavan U, Jones NS, Romo R III. Immediate autogenous cartilage graft in rhinoplasty alter alloplastic implant rejection. Arch Facial Plast Surg 16: 192, 2004

Sheen JH. Aesthetic Rhinoplasty. St. Louis: Mosby, 1978

Índice Remissivo

Os números em *itálico* referem-se a figuras. Os números em **negrito** referem-se a tabelas.

A

Abóbada
  assimétrica, 94
    estudo de caso, 94
      análise, 94
      destaques da técnica cirúrgica, 94
  óssea, 78
    redução da, 78
  osseocartilaginosa, *71*
    redução da, 78
Abordagem
  aberta, 20, 112
    análise, 112
    exposição, 112
    septal, 360
    incisões, 112, *113*
Acidentes técnicos, 222
Afro
  rinoplastia, 334
    grande, 337
      análise, 337
    moderada, 336
      análise, 336
    técnica cirúrgica, 334
Alar
  base, 376
  total, 374
Anatomia
  basilar, *159*
  da ponta, 106, *107*
  do dorso, 70

Anestesia, 18
  local, *21*
  princípios da, 18
Ângulo lábio columelar, 164
Aparência inicial, 63
Asiática
  rinoplastia, 328
    sequência cirúrgica, 328
      análise, 332
      técnica cirúrgica, 332
Assoalho da narina
  excisão do, 162, 171
Aumento dorsal, 86, 390
  análise, 390
  técnicas cirúrgicas, 390

B

Base
  alar, 42
    modificação da, 42
  colapso da, 176
    análise, 176
    técnica cirúrgica, 176
  do nariz, 15
    análise da, 15
  nasal, 155-182
    alteração do contorno e forma da narina, 168
    análise, 160
    anatomia, 158, *159*
      componentes anatômicos, 158

influências extrínsecas, 158
ângulo lábio columelar, 164
    columela, 164
    complexo columelar-narina-contorno alar, 166
        abaixamento do contorno alar, 166
    espinha nasal anterior, 164
estética, 160
estudo de caso, 176
excisões combinadas, 173
    análise, 173
excisões do assoalho da narina, 171
excisões em cunha alar, 172
modificação da base, 162
    excisão de assoalho, 162
    excisão do assoalho da narina, 162
    excisão em cunha alar, 162
tomada de decisão, 170, 174, 178, 180, 402
    princípios, 170, 174, 178, 180
visão geral, 156, *157*
    níveis, 156
secundária
    e narinas, 404
        análise, 404
        técnica cirúrgica, 404

C

Cartilagem
    cortada, 256
        enxerto de, 256
    em cubo e fáscia, 74
    redução da, 27
Cartilagens alares
    simetrização das, 24
Caso
    estudo de, 52, 56, 60, 90, 94, 98
Cirurgia
    de ponta, 36, 370
        simplificando a, 102
    de reconstrução valvular, 218
    de rinoplastia
        básica, 46
        um fundamento da, 2
    de suporte septal, 218, 220
        análise, 220
        técnica cirúrgica, 220
    padrão
        uma sequência da, 3
    septal avançada, 214
    septal secundária, 394
        análise, 394
        técnicas cirúrgicas, 394
    valvular, 214
Colchoeiro crural
    sutura de, 126
        objetivo, 126
        técnica, 126
Colheita septal, 30, *31*
Columela (res)
    cirurgia, 370
    na base nasal, 156, 164
    narina-contorno alar
        complexo, 166
    suturas, 36
Conchas nasais, 214
    enxertos, 236
        compostos, 236, 262
    remoção de, 234
        problemas, 234
        técnica, 234
Costela
    cartilagem de, 229
    remoção de, 240, *241*
Consulta, 14
Contorno alar
    abaixamento do, 166
    enxertos de, 132
        objetivo, 132
        técnica, 132
Criação domal
    sutura de, 120
        objetivo, 120
        técnica, 120
Cruras laterais, 106
    deformidades da, 372
    suporte da
        enxerto de, 260, *261*
    tiras simétricas de, 116
        objetivo, 116
        técnica, 116
Crus medial, 106
Cunha
    alar, *43*
        excisões em, 172

D

Deficiência intrínseca
    de ponta, 144
        análise, 144
        técnica cirúrgica, 144

Deformidade nasal, 14
Desvio de septo, 212
　análise, 212
　técnica cirúrgica, 212
Desvio dorsal, 388
　análise, 388
　técnica cirúrgica, 388
Disjunção septal, 222
Dormência, 63
　após rinoplastia, 63
Dorso
　anatomia do, 70
　assimétrico estreito, 84
　base
　　desproporção, 316
　　　análise, 318
　　　técnica cirúrgica, 318
　enxerto do, 252
　estética do, 72
　largo, 84, *85*
　tomando decisão, 92, *93*
　visão geral, *68*

E

Envelope de pele, 358, 380
　espessa, 358
　fina, 358
Enxertos, 225-267
　aberto estrutural de ponta, 134, *135, 137*, 148
　　análise, 148
　　indicações, 134
　　passos, 134, 136
　　técnica, 134, 148
　avanços recentes, 229
　cartilagem cortada, 256
　compostos, 178
　de cartilagem, 178
　de concha compostos, 236, 262
　de contorno alar, 132, *133*, 258
　　objetivo, 132
　　técnica, 132
　de estrutura de ponta, 142
　de fáscia, 74, 86
　de ponta, 246
　　isolado, 374
　　refinamento, 246
　de raiz, *75*, 250
　de sobreposição, 40, 130, *131*, 142
　　objetivo, 130
　　técnica, 130
　de suporte da crural lateral, 260
　dorsais, 252
　especializados, 264
　estudo de caso, 230
　expansores, 34, 82, *89*, 248
　　aplicação, 248
　　osteotomia e, 368
　　problemas, 248
　　técnica, 248
　osteocartilaginoso, 86
　por que fazer?, 230
　　análise, 230
　　técnica cirúrgica, 230
　preenchimentos
　　fantásticos ou fantasia?, 227
　preparação dos, 34
　princípios, 34
　remoção de
　　concha, 234
　　costela, 240
　　fáscia, 238
　　septo, 232
　sedução dos aloplásticos, 226
　strut columelares, 244
　visão geral, 228
　　análise, 228
　　problemas, 228
　　sequência cirúrgica, 228
Equalização domal, 124
　objetivo, 124
　técnica, 124
Equimose e edema, 62
Espinha nasal anterior, 28
　colocação de enxerto, 28
　na base nasal, 164
　ressecção, 28
Estenose vestibular, *221, 263*
Estética, 160
　do dorso, 72, *73*
　fatores
　　extrínsecos, 110
　　　posição, 110
　　　projeção, 110
　　　rotação, 110
　　intrínsecos, 108, *109*
　　　definição, *108*
　　　forma, 108
　　　largura, 108
　　　volume, 108
Excisão
　alar em cunha, 42, 162
　combinada, 42, 173
　da borda inferior da narina, 42

do assoalho da narina, 162, 171
em cunha alar, 172
óssea da raiz, 97
princípios, 42
Exposição
bidirecional, 20
columela-ponta, 20
septal, 22
abordagens, 22

F
Fáscia
cartilagem em, 74
enxerto de, 74, 86
remoção de, 238
Fatores
cirúrgicos, 54
do paciente, 54
funcionais, 183-224
anatomia, 186, *187*
válvulas nasais, 186
cirurgia septal, 188
alternativas de acesso, 188
anestesia, 188
exposição septal, 188, *189*
cornetos, 208
corpo septal, 190
septo
caudal, 194
dorsal, 196
ósseo/pré-maxila, 192
septoplastia total, 198
tomada de decisão, 210
válvula
da narina, 200
interna, 204
óssea, 206
vestibular, 202
visão geral, 184
níveis, 184
Fenda unilateral
deformidade nasal em, 432
análise, 432
técnica cirúrgica, 432
Fissura palatina bilateral, 434
nariz de, 434
deformidade de, 436
técnicas cirúrgicas, 434
Fissura palatina unilateral, 430
limitações anatômicas, 430
técnicas cirúrgicas, 430

H
Hemorragia, 64
após rinoplastia, 64
Hispânica
rinoplastia, 320
análise, 322
técnica cirúrgica, 322
tipos, 320

I
Implantes
desastres de, 426
infectado, 428
análise, 428
técnica cirúrgica, 428
Infecção
após rinoplastia, 64
Interdomal
sutura, 122
objetivo, 122
técnica, 122

J
Junção columelo-lobular, 106

M
Modificação dorsal, 26, 84, 364, *365*
Mucosa
lacerações da, 222
reparo das, *223*

N
Narina
alteração de tamanho e forma da, 168, *169*
assoalho da
excisões do, 171
contorno da, 170
e base alar, 376
excisão da borda inferior da, 42
Nariz
assimétrico, 308
com desvio, 310
análise, 310
técnica cirúrgica, 310
localizado, 308
base do, 15
com desvio, 386, *387*
com sela septal, 418
comprido
rotacionado para baixo, 290
análise, 292
técnica cirúrgica, 292

curto
  rotacionado para cima, 294
    análise e comentário, 296
    técnica cirúrgica, 296
  de cocaína, 422
    correção cirúrgica, 422
      análise, 424
      técnica cirúrgica, 424
  excessivamente excisado, 416
    análise, 416
    técnica cirúrgica, 416
  fissura palatina unilateral, 430
  largo, 278, *279*
    análise, 280
    técnica cirúrgica, 280
  mais difícil, 54
    nível de dificuldade, 58
  pós-traumático, 312
    análise, 314
    técnica cirúrgica, 314
  subprojetado, 286
  superprojetado, 282
    análise, 284
    técnica cirúrgica, 284
  superssuturado, 152
    análise, 152
    técnica cirúrgica, 152

O

Obstrução nasal, 65
Oriente Médio
  rinoplastia do, 324
    análise e comentário, 326
    técnicas cirúrgicas, 326
Osteotomias, 80, *81*
  baixa-alta, 80
  baixa-baixa, 80
  de duplo nível, *83*
  e enxertos expansores, 368
  especializadas, 82
  princípios, 32
  técnicas de, 32
  tipos de, 32

P

Paciente
  análise do, *17*
  deformidade do, 4
  fatores do, 14
  pedido do, 4

Pele
  envelope de, 380
  espessa
    análise, 382
    secundária, 380
    técnicas cirúrgicas, 382
  fina
    análise, 384
    secundária, 380
    técnicas cirúrgicas, 384
Perfil
  correção de, 90
    análise, 90
    destaques da técnica cirúrgica, 90
Ponta(s)
  análise da, 15, 24, 362
  assimétrica, 308
  caída, 56
  cirurgia de, 36, 370
  deficiência intrínseca de, 144
    análise, 144
    técnica cirúrgica, 144
  definição da, 272
    análise, 272
    técnica cirúrgica, 272
  desafios da, 6
  em bola, 60
    técnica cirúrgica, 60
  enxerto aberto estrutural de, 148
    análise, 148
    técnica cirúrgica, 148
  enxerto isolado, 374
  largura da, 274
    análise, 276, 300
    em bolas e bulbosas, 298, *299*
    técnica cirúrgica, 276, 300
  posição da, 38
    sutura de, 128
      objetivo, 128
      técnica, 128
  quadrada, 302
    mau posicionamento alar, 304
      análise, 304
      técnica cirúrgica, 304
  refinamento da, 40
    enxerto de, 246
  secundária, 398
    análise, 398
    técnica cirúrgica, 398

subprojetada, 288
   análise, 288
   técnica cirúrgica, 288
técnicas de, 101-154
   abordagem aberta, 112
   anatomia da ponta, 106
   enxerto aberto estrutural, 134
      princípios, 134
   enxertos de contorno alar, 132
      princípios, 132
   enxertos de sobreposição, 130
      princípios, 130
   estética, 110
      fatores extrínsecos, 110
      fatores intrínsecos, 108
   estudo de caso, 104, 140, 144, 148, 152
      análise, 144, 148, 152
   não atraente, 140
      análise, 140
      técnica cirúrgica, 140
   strut e suturas columelares, 118
      princípios, 118
   sutura de colchoeiro crural, 126
      princípios, 126
   sutura de criação domal, 120
      princípios, 120
   sutura de equalização, 124
      princípios, 124
   sutura de posição de ponta, 128
      princípios, 128
   suturas de ponta que não funcionam, 150
   sutura interdomal, 122
      princípios, 122
   técnica cirúrgica, 140, 148
   técnica de sutura, 114
   tiras simétricas, 116
      princípios, 116
   tomada de decisão, 138, 142, 146
      problema, 138
      técnica, 138
   visão geral, 102
      níveis, 102
      simplificando a cirurgia, 102
Preenchedores nasais, 342
   para o nariz, 344
      áreas específicas, 345
      cuidados pós-tratamento, 346
      efeitos adversos, 346
      indicações, 344
      satisfação do paciente, 346
      técnica de injeção, 344
      preferência pessoal, 342
      seguimento pós-injeção, 343
      Restylane®, 342
Preenchimentos
   fantásticos ou fantasia?, 227
      desvantagens, 227
      vantagens, 227
Princípios-guia, 10
Problemas
   septais, 65

R

Raiz, 15
   análise da, 15
   e dorso, 67-100
      anatomia, 70
         dorso, 70
      aumento da raiz, 74
         princípios, 74
      aumento dorsal, 86
         princípios, 86
      estudo de caso, 90, 94, 98
      enxertos expansores, 82, 250
         princípios, 82
      estética, 72
         dorso, 72
         estética, 72
      modificação dorsal, 84
         princípios, 84
      osteotomias, 80
         especializadas, 82
         tipos, 80
      redução da raiz, 76
         análise, 98
         princípios, 76
         técnica cirúrgica, 98
      redução dorsal, 78
         princípios, 78
      tomando decisão, 88, 92, 96
         princípios, 92, 96
         técnica, 88
      visão geral, 68
         nível 1, 68
         nível 2, 68
         nível 3, 68
Redução
   da abóbada cartilaginosa, 78
   da abóbada óssea, 78
   de tecido mole, 76

dorsal gradual, 26, 78
óssea, 76
Remoção
   de concha, 234
   de costela, 240
   de fáscia, 238, *239*
     problemas, *238*
     técnica, 238
   de septo, 232
   osteocartilaginoso, 242
Respiração, 63
Restylane, 342
Retração alar, 180
   análise, 180
   destaques da técnica cirúrgica, 180
Rinoplastia
   primária
     avançada, 307-348
       afro, 334
         grande, 337
         moderada, 336
       asiática, 328
         sequência cirúrgica, 328
       desproporção, 316
       do Oriente Médio, 324
       estudo de caso, 310, 314, 318, 322, 326,
         332, 339, 341
       hispânica, 320
       nariz e pontas assimétricos, 308
       nariz pós-traumático, 312
       preenchedores nasais, 342, 344, 347
       revisão de, 338
     tomada de decisão, 269-306
       definição da ponta, 270
         níveis, 270
       estudo de caso, 272, 276, 280, 284, 288,
         292, 296, 300, 304
       largura da ponta, 274
       mau posicionamento alar, 302
       nariz comprido, 290
       nariz curto, 294
       nariz largo, 278
       nariz subprojetado, 286
       nariz superprojetado, 282
       ponta quadrada, 302
       pontas largas, 298
     reconstrutora estética, 407-440, *411*
       composta, *410*
         análise, 414
         técnica cirúrgica, 410, 414
           etapas, 410

       nariz
         com sela septal, 418
           análise, 420
           técnica cirúrgica, 420
         de cocaína, 422
           análise, 424
           correção cirúrgica, 422
           técnica cirúrgica, 424
         de fissura palatina bilateral, 434
           deformidade de, 436
             análise, 436
             técnica cirúrgica, 436
         de fissura palatina unilateral, 430
           limitações anatômicas, 430
           técnicas cirúrgicas, 430
         deformidade nasal
           em fenda lateral, 432
             análise, 432
             técnica cirúrgica, 432
         desastres de implantes, 426
         excessivamente excisado, 416
           análise, 416
           técnica cirúrgica, 416
         implante infectado, 428
           análise, 428
           técnica cirúrgica, 428
       visão geral, 408
     secundária
       técnicas cirúrgicas, 349-378, 400
         abordagem aberta e exposição septal, 360
           considerações, 360
         análise, 352, 400
           da ponta, 362
           fotográficas, 355
         cirurgia de ponta, 370, **371**
         consultas, 354
         envelope de pele, 358
         incisões, divisões e saliências, 372
         modificação dorsal, 364, 365
         narinas e base alar, 376
         osteotomias e enxertos expansores, 368
         planejamento cirúrgico, 355
         suturas de ponta, 372
         técnica cirúrgica, 352
         visão geral, 350
           eliminando os negativos, 350
           finalizando a primária, 350
     tomada de decisão, 379-406
       base e narinas, 402

envelope de pele, 380
   análise, 382
   técnicas cirúrgicas, 382
estudo de caso, 384, 388, 390, 394, 398, 400, 404
modificação dorsal e osteotomias, 386
realizando cirurgia, 396
septo secundário e válvulas, 392
simplificando a, 1-11
  cirurgia de, 2
    básica de, 13-66
      abordagem aberta, 20, *21*
        princípios, *20*
      análise da ponta, 24
        princípios, 24
      anestesia, 18
        local, *20*
        princípios, *18*
      cirurgia de ponta, 36
        princípios, 36
      colheita septal e septoplastia, 30, *31*
        princípios, *30*
      complicações, 64
      consulta, 14
      estudo de caso, 52, 56, 60
      exposição septal e túneis escamosos, 22
      fechamento, moldes e tratamento pós-operatório, 44, 62
        princípios, 44
      marcações, 16
        princípios, 16
      modificação da base alar, 42
        princípios, 42
      modificação dorsal, 26
        princípios, 26
      osteotomias, 32
        princípios, 32
      planejamento cirúrgico, 16
      preparação do enxerto, 34
        princípios, 34
      septo caudal e espinha nasal anterior, 28
        princípios, 28
      sequência cirúrgica, 16, 49
      solução a 95%, 46
      tomada de decisões, 48, 54, 58
        princípios, 54
      vantagens, 49
    estética, 2
    expansiva, 2
    funcional, 2
    progressiva, 2
    reproduzível, 2
    trabalho intensivo da ponta, 2
    zona de conforto, 2
  desafios da ponta, 6
  ensinando a causa e o efeito cirúrgicos, 8
  forma e função, 5
  modificações importantes, 7
  nível de dificuldade
    classificação, 4
      complexidade cirúrgica, 4
      deformidade, 4
      pedido do paciente, 4
      técnicas cirúrgicas, 4
  princípios guia, 10
  sequência cirúrgica padrão, 3

S

Sela septal
  nariz com, 418
    análise, 420
    técnica cirúrgica, 420
Septo
  caudal, 28
    colocação do enxerto, 28
    reposicionamento do, 28
    ressecção do, 28, 29
    sobreposição da columelar ao, 150
  considerações sobre o, 360
  desvio de, 212
  mais difícil, 54
  remoção do, 232
    problemas, 232
    técnica, 232
  secundário
    e válvulas, 392
Septoplastia, 30
  princípios, 30
  total, 216
    análise, 216
    técnica cirúrgica, 216
Septorrinoplastia, 52
  estudo de caso, 52
    análise, 52
Sheen, 408
Simetrização
  das cartilagens alares, 24
Sorriso, 63
  após rinoplastia, 63

Strut
   columelar, 47, 244, 370
      estendido, 244
      e sutura, 118
         objetivo, 118
         técnica, 118
      inserção de, 119
      padrão, 244
Sutura(s)
   columelares, 36
   de colchoeiro crural, 126, *127*
      objetivo, 126
      técnica, 126
   de criação domal, 38, 120, *121*
      objetivo, 120
      técnica, 120
   de equalização domal, 124, *125*
      objetivo, 124
      técnica, 124
   de ponta, 372
      aberta
         técnica de, 114
            fatores e suturas, **115**
            passo a passo, **115**
      análise da, 104
      que não funcionam, 150
      técnica cirúrgica, 104
   de posição da ponta, 38, 128, *129*
      objetivo, 128
      técnica, 128
   especializadas, 142
   interdomal, 38, 122, *123*
      objetivo, 122
      técnica, 122
   princípios, 36
   técnica de, **36**

T

Tecido mole
   excisão de, *77*
   redução de, 76
Técnicas cirúrgicas, 4, 60
   de ponta, 101-154
   destaques das, 56, 90
   expansão das, 58
Tiras simétricas
   alares, *26*
   de cruras laterais, *117*
      objetivo, 116
      técnica, 116
Túneis escamosos, 2

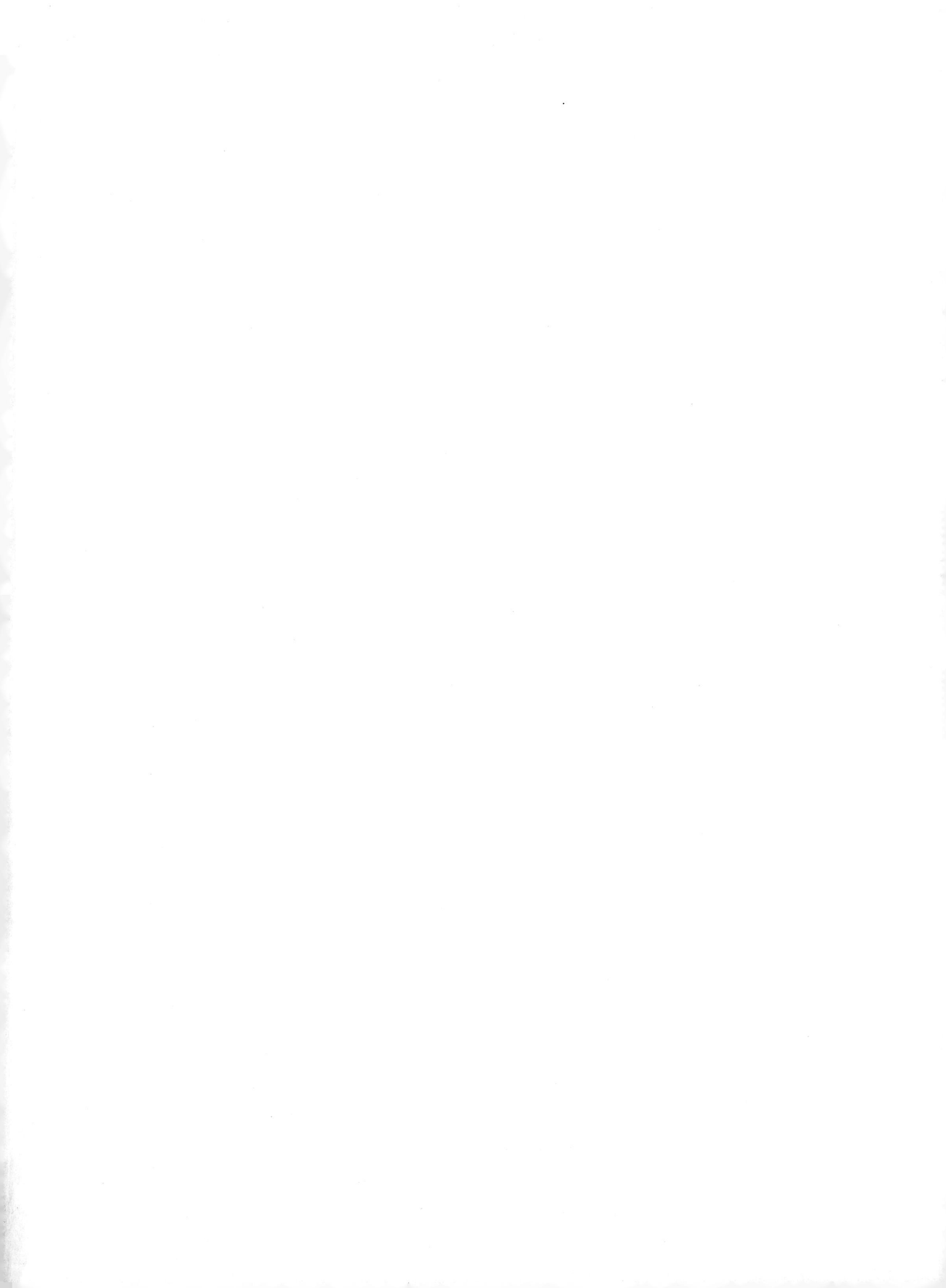